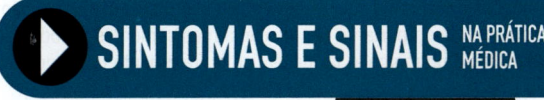

Nota: A Medicina é uma ciência em constante evolução. À medida que novas pesquisas e a própria experiência clínica ampliam o nosso conhecimento, são necessárias modificações na terapêutica, onde também se insere o uso de medicamentos. Os autores desta obra consultaram as fontes consideradas confiáveis, num esforço para oferecer informações completas e, geralmente, de acordo com os padrões aceitos à época da publicação. Entretanto, tendo em vista a possibilidade de falha humana ou de alterações nas ciências médicas, os leitores devem confirmar estas informações com outras fontes. Por exemplo, e em particular, os leitores são aconselhados a conferir a bula completa de todo medicamento que pretendam administrar, para se certificar de que a informação contida neste livro está correta e de que não houve alteração na dose recomendada nem nas precauções e contraindicações para o seu uso. Essa recomendação é particularmente importante em relação a medicamentos introduzidos recentemente no mercado farmacêutico ou raramente utilizados.

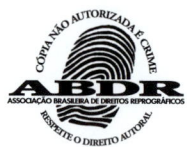
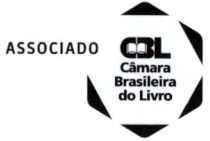

S615   Sintomas e sinais na prática médica : consulta rápida / Organizadores, Alberto Augusto Alves Rosa, José Luiz Möller Flôres Soares, Elvino Barros. – 2. ed. – Porto Alegre : Artmed, 2019.
xxvi, 869 p. : il. color. ; 20 cm.

ISBN 978-85-8271-495-9

1. Clínica médica. 2. Semiologia (Medicina). I. Rosa, Alberto Augusto Alves da. II. Soares, José Luiz. III. Barros, Elvino.

CDU 616-07

Catalogação na publicação: Karin Lorien Menoncin – CRB 10/2147

ALBERTO AUGUSTO ALVES ROSA
JOSÉ LUIZ MÖLLER FLÔRES SOARES
ELVINO BARROS
ORGANIZADORES

2ª EDIÇÃO

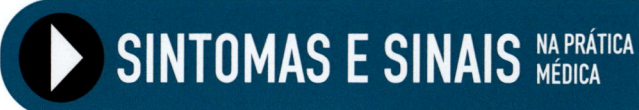

SINTOMAS E SINAIS NA PRÁTICA MÉDICA

CONSULTA RÁPIDA

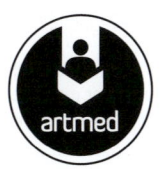

2019

© Artmed Editora Ltda., 2019

Gerente editorial
Letícia Bispo de Lima

Colaboraram nesta edição:
Editora
Simone de Fraga

Capa
Tatiana Sperhacke – TAT Studio

Ilustrações
Gilnei da Costa Cunha

Preparação de originais e Leitura final
Caroline Castilhos Melo

Editoração
Kaéle Finalizando Ideias

Reservados todos os direitos de publicação, em língua portuguesa, à
ARTMED EDITORA LTDA., uma empresa do GRUPO A EDUCAÇÃO S.A.
Av. Jerônimo de Ornelas, 670 – Santana
90040-340 Porto Alegre RS
Fone: (51) 3027-7000 – Fax: (51) 3027-7070

SÃO PAULO
Rua Doutor Cesário Mota Jr., 63 – Vila Buarque
01221-020 – São Paulo – SP
Fone: (11) 3221-9033

SAC 0800 703-3444 – www.grupoa.com.br

É proibida a duplicação ou reprodução deste volume, no todo ou em parte,
sob quaisquer formas ou por quaisquer meios (eletrônico, mecânico, gravação,
fotocópia, distribuição na Web e outros), sem permissão expressa da Editora.

IMPRESSO NO BRASIL
PRINTED IN BRAZIL

AUTORES

Organizadores

Alberto Augusto Alves Rosa Médico internista e nefrologista. Professor associado aposentado no Departamento de Medicina Interna da Faculdade de Medicina da Universidade Federal do Rio Grande do Sul (FAMED/UFRGS). Mestre em Nefrologia pela UFRGS. Doutor em Clínica Médica pela UFRGS. *Fellowship* em Nefrologia na University of Minnesota, EUA.

José Luiz Möller Flôres Soares Médico internista e cardiologista. Preceptor nos Programas de Residência Médica em Clínica Médica do Hospital Nossa Senhora da Conceição/Grupo Hospitalar Conceição (HNSC/GHC) e do Hospital Moinhos de Vento (HMV). Especialista em Pneumologia pelo HCPA/UFRGS. Especialista em Terapia Intensiva pela Associação de Medicina Intensiva Brasileira (AMIB).

Elvino Barros Médico nefrologista. Professor titular da FAMED/UFRGS. Mestre em Nefrologia pela UFRGS. Doutor em Nefrologia pela Universidade Federal de São Paulo/Escola Paulista de Medicina (UNIFESP/EPM).

Adolfo Carlos Bonow Médico neurologista. Especialista em Neurologia Vascular pelo HMV.

Alexandre Balzano Maulaz Médico neurologista. Chefe no Ambulatório de Doenças Cerebrovasculares da Irmandade da Santa Casa de Misericórdia de Porto Alegre (ISCMPA). Especialista em Doenças Cerebrovasculares pela Université de Lausanne, Suíça.

Alice Marquetto Abrantes Médica cardiologista. Especialista em Ecocardiografia pelo Hospital São Lucas/Pontifícia Universidade Católica do Rio Grande do Sul (HSL/PUCRS).

Amanda Veiga Cheuiche Médica internista. Residente de Endocrinologia no HCPA.

Ana Claudia de Souza Médica neurologista.

Ana Laura Fischer Kunzler Médica residente de Clínica Médica no HCPA.

Ana Luiza Mattos da Silva Médica oncologista.

André Luiz Theobald Médico internista.

André Wilson de Lima Oliveira Médico residente de Clínica Médica no HMV.

Andressa Panazzolo Maciel Médica internista. Residente de Cardiologia na ISCMPA.

Andressa Stefenon Médica oncologista.

Ângela Beatriz John Médica pneumologista. Preceptora no Programa de Residência Médica em Medicina do Sono do HCPA. Especialista em Medicina do Sono pela Associação Médica Brasileira (AMB). Mestre e Doutora em Ciências Pneumológicas pela UFRGS.

Ariane Silva Bastos Geller Médica dermatologista. Preceptora voluntária em Cirurgia Dermatológica no Programa de Residência Médica em Dermatologia do HCPA.

Áurea Luiza Fernandes Magalhães Médica residente de Clínica Médica no HMV.

Bárbara Costa Beber Fonoaudióloga. Professora adjunta de Fonoaudiologia na Universidade Federal de Ciências da Saúde de Porto Alegre (UFCSPA). Especialista em Fonoaudiologia: Voz pela Universidade Federal de Santa Maria (UFSM). Mestre em Distúrbios da Comunicação Humana pela UFSM. Doutora em Medicina: Ciências Médicas pela UFRGS.

Beatriz Castellar de Faria Médica dermatologista. Professora na Faculdade de Medicina da Universidade do Extremo Sul Catarinense. Especialista em Dermatologia pela Sociedade Brasileira de Dermatologia (SBD). Mestre em Ciências Médicas pela UFRGS.

Beatriz Graeff Santos Seligman Médica internista. Professora adjunta no Departamento de Medicina Interna da FAMED/UFRGS. Preceptora de Equipe no Serviço de Medicina Interna do HCPA. Especialista em Nefrologia pelo HCPA/UFRGS. Mestre em Clínica Médica pela UFRGS. Doutora em Cardiologia pela UFRGS.

Bernardo F. S. Moreira Médico urologista. Especialista em Urologia pela Sociedade Brasileira de Urologia.

Bianca Kieling Chaves Médica internista.

Brasil Silva Neto Médico urologista. Professor adjunto no Departamento de Cirurgia da FAMED/UFRGS. Mestre e Doutor em Medicina: Ciências Cirúrgicas pela UFRGS. *Research associate* na Lahey Clinic, Boston, EUA.

Brunna Jaeger Médica neurologista. Aluna no Curso de Capacitação em Neuropsiquiatria Geriátrica/Neurologia Cognitiva do HCPA. Mestranda em Ciências Médicas na UFRGS.

Bruno de Almeida Piccoli Ferreira Médico internista.

Bruno Paz Mosqueiro Médico psiquiatra. Especialista em Psicoterapia de Orientação Analítica pelo Centro de Estudos Luiz Guedes (CELG)/UFRGS. Mestre em Ciências Médicas: Psiquiatria pela UFRGS. Doutorando em Psiquiatria e Ciências do Comportamento na UFRGS.

Bruno Salomão Hirsch Médico residente de Gastrenterologia no HCPA.

Camila Degen Meotti Médica otorrinolaringologista. Médica contratada e preceptora no Programa de Residência de Otorrinolaringologia do HCPA. Especialista em Rinologia Funcional e Base Anterior do Crânio pelo HCPA/UFRGS. Mestre em Ciências Cirúrgicas pela UFRGS.

Camila Muratt Carpenedo Médica neurologista. Especialista em Distúrbios do Movimento e Demências pela ISCMPA/UFCSPA.

Carlos Marcelo Severo Médico neurocirurgião. Professor assistente de Neurocirurgia na Escola de Medicina da PUCRS. Preceptor no Instituto Gaúcho de Cirurgia da Coluna Vertebral. Especialista em Neurocirurgia pelo HSL/PUCRS. Mestre em Ciências Médicas pela PUCRS.

Carlos R. M. Rieder Médico neurologista. Professor adjunto de Neurologia na UFCSPA. Professor no Programa de Pós-Graduação em Ciências Médicas da UFRGS e em Ciências da Reabilitação da UFCSPA. Mestre em Ciências Médicas pela UFRGS. Doutor em Clinical Neuroscience pela University of Birmingham, Inglaterra.

Carolina Blaya Dreher Médica psiquiatra. Professora adjunta de Psiquiatria na UFCSPA e na UFRGS. Especialista, Mestre e Doutora em Psiquiatria pela UFRGS.

Carolina Machado Torres Médica neurologista, especialista em epilepsia. Médica contratada no Serviço de Neurologia do HCPA. Mestre e Doutora em Ciências Médicas pela UFRGS. *Fellowship* no Programa de Cirurgia da Epilepsia do HSL/PUCRS.

Carolina Rocha Barone Médica dermatologista. Preceptora no Programa de Residência Médica em Dermatologia da PUCRS. Especialista em Dermatologia pela SBD. Mestranda em Ciências Cirúrgicas na UFRGS.

Clarissa Prati Médica dermatologista. Preceptora no Programa de Residência Médica em Dermatologia da PUCRS. Mestre em Ciências Médicas: Pediatria pela UFRGS. Doutoranda em Ciências da Saúde no Instituto de Assistência Médica ao Servidor Público do Estado de São Paulo/Universidade Cidade de São Paulo (IAMSPE/UNICID).

Clarissa Prieto Herman Reinehr Médica dermatologista. Especialista em Dermatologia pela SBD. Mestre em Ciências da Saúde pela UFRGS.

Cláudio Tarta Médico coloproctologista no Serviço de Coloproctologia do HCPA. Especialista em Coloproctologia pelo Conselho Federal de Medicina (CFM) e Sociedade Brasileira de Coloproctologia. Mestre em Cirurgia pela UFRGS. Doutor em Gastrenterologia pela UFRGS.

Cristina Antonini Arruda Médica gastrenterologista contratada no Serviço de Gastrenterologia do HCPA. Especialista em Endoscopia Digestiva pela Sociedade Brasileira de Endoscopia Digestiva. Mestre em Gastrenterologia pela UFRGS.

Cristina Martino da Silva Médica oncologista.

Daiana Paola Perin Médica residente de Neurologia no HMV. Especialista em Neurologia Vascular pelo HMV.

Daissy Liliana Mora Cuervo Médica neurologista. Mestranda em Ciências da Reabilitação na UFCSPA. *Fellowship* em Neurologia Hospitalar no HMV.

Daniel Marques Barreiro Médico residente de Clínica Médica no HNSC/GHC.

Daniela Dornelles Rosa Médica oncologista no HMV. Professora no Programa de Pós-Graduação em Patologia da UFCSPA. Diretora executiva do *site* Infomama. Mestre e Doutora em Ciências Médicas pela UFRGS. Pós-Doutora pelo Paterson Institute for Cancer Research, Reino Unido.

Denise Manica Médica otorrinolaringologista. Preceptora no Programa de Residência Médica em Otorrinolaringologia do HCPA. Mestre e Doutora em Pediatria pela UFRGS.

Deyse Brancher Médica internista.

Diane Ruschel Marinho Médica oftalmologista. Professora adjunta na FAMED/UFRGS. Chefe no Setor de Córnea, Doenças Externas e Transplantes do Serviço de Oftalmologia do HCPA. Especialista em Córnea, Doenças Externas e Transplantes pelo HCPA/UFRGS. Mestre e Doutora em Oftalmologia pela UNIFESP/EPM.

Dimitris V. Rados Médico endocrinologista. Preceptor no Serviço de Medicina Interna do HCPA. Mestre em Endocrinologia pela UFRGS. Doutorando em Endocrinologia na UFRGS.

Diógenes G. Zãn Médico residente de Neurologia no HCPA. Mestrando em Ciências Médicas: Neurociências na UFRGS.

Eduardo de Carvalho Mazzocato Graduando de Medicina na UFRGS.

Eduardo de Oliveira Fernandes Médico internista e intensivista. Preceptor no Programa de Residência Médica em Clínica Médica do HNSC/GHC. Doutor em Ciências Pneumológicas pela UFRGS. *Fellow* no American College of Physicians. Vice-governador do capítulo brasileiro do American College of Physicians.

Eduardo Drews Amorim Graduando de Medicina na UFRGS.

Erasmo Zardo Médico ortopedista e traumatologista. Professor na Escola de Medicina da PUCRS. Especialista em Cirurgia da Coluna Vertebral pela Twin Cities Scoliosis Center, EUA. Mestre em Neurociências pela PUCRS. Doutor em Ortopedia e Traumatologia pela UNIFESP/EPM.

Érika Vieira Paniz Graduando de Medicina na UFRGS.

Eubrando S. Oliveira Médico intensivista. Especialista em Medicina Intensiva pela AMIB. Especialização em Executivo em Saúde pela Fundação Getúlio Vargas (FGV).

Eveline Predebon Morsch Médica endocrinologista. Coordenadora no Núcleo de Tireoide do Centro de Oncologia do HMV. Especialista em Endocrinologia e Metabolismo pela ISCMPA/UFCSPA. Mestre em Ciências Médicas pela UFCSPA.

Fabiani Palagi Machado Médica nefrologista. Especialista em Transplante Renal pelo HCPA/UFRGS. Mestre em Ciências Médicas pela UFRGS.

Fábio André Selaimen Médico otorrinolaringologista. Mestrando em Ciências Cirúrgicas na UFRGS. *Fellowship* em Otologia no HCPA/UFRGS.

Fabíola Satler Médica endocrinologista e internista no Serviço de Endocrinologia do HCPA. Especialista em Endocrinologia e Metabologia pela Sociedade Brasileira de Endocrinologia e Metabologia (SBEM). Doutora em Endocrinologia pela UFRGS.

Felipe Bauer Pinto da Costa Médico psiquiatra. Especialista em Psicoterapia de Orientação Analítica pelo CELG/UFRGS. Mestre em Ciências Médicas: Psiquiatria pela UFRGS.

Felipe da Costa Huve Médico otorrinolaringologista. Capacitação em Otologia e Implante Coclear pelo HCPA/UFRGS. Mestrando em Ciências Cirúrgicas na UFRGS.

Felipe Dominguez Machado Médico residente de Pneumologia no HCPA.

Fernanda Carine Conci Médica residente de Clínica Médica no HNSC/GHC.

Fernanda Musa Aguiar Médica internista e dermatologista.

Fernanda O. Jakimiu Médica internista.

Fernando Castilho Venero Médico internista. Residente de Oncologia Clínica no HMV.

Fernando Kessler Borges Médico cardiologista.

Fernando Moraes de Moura Médico residente de Clínica Médica no HNSC/GHC.

Fernando S. Thomé Médico nefrologista no HCPA. Professor adjunto no Departamento de Medicina Interna da FAMED/UFRGS. Doutor em Nefrologia pela UFRGS. *Fellow* na University of Toronto, Canadá e na Université de Montréal, Canadá.

Fernando Topanotti Tarabay Médico residente de Neurologia no HMV.

Frances Kopplin Crespo Médica internista.

Francisco Loes Graduando de Medicina na Universidade Federal de Pelotas (UFPel).

Francisco Veríssimo Veronese Médico nefrologista. Especialista em Nefrologia pela Sociedade Brasileira de Nefrologia (SBN). Mestre em Nefrologia pela UFRGS. Doutor em Clínica Médica pela UFRGS. Pós-Doutor em Imunopatologia Renal pela Harvard University, EUA.

Gabriel Dalla Costa Médico internista. Mestrando em Epidemiologia na UFRGS.

Gabriela de Moraes Costa Médica psiquiatra. Professora no Departamento de Neuropsiquiatria da UFSM e no Curso de Medicina da Universidade Franciscana (UNIFRA). Especialista em Psiquiatria Forense pela ISCMPA/UFCSPA. Mestre em Farmacologia pela UFSM.

Gabriela Fehrenbach Médica internista. Residente de Cardiologia no HMV.

Gabriela Fortes Escobar Médica dermatologista. Preceptora no Programa de Residência Médica em Dermatologia do HCPA. Mestre em Ciências Médicas pela UFRGS.

Gerson Schulz Maahs Médico otorrinolaringologista. Professor de Otorrinolaringologia na FAMED/UFRGS. Especialista em Otorrinolaringologia pela Associação Brasileira de Otorrinolaringologia e Cirurgia Cérvico-Facial. Mestre em Clínica Médica pela PUCRS. Doutor em Cirurgia pela PUCRS.

Gilberto Alt Barcellos Médico cardiologista. Preceptor no Programa de Residência Médica em Cardiologia do HNSC/GHC.

Gisele Gus Manfro Médica psiquiatra. Professora associada no Departamento de Psiquiatria e Medicina Legal da FAMED/UFRGS. Coordenadora no Programa de Transtornos de Ansiedade do HCPA. Pesquisadora 1D do CNPq. Doutora em Ciências Biológicas: Bioquímica pela UFRGS.

Gislaine Gradaschi Ceccon Médica dermatologista. Especialista em Dermatologia pela SBD.

Gislaine Krolow Casanova Médica ginecologista e obstetra no Serviço de Ginecologia e Obstetrícia do HCPA. Pesquisadora no Grupo de Endocrinologia Ginecológica do HCPA. Mestre em Fisiologia pela UFRGS. Doutora em Endocrinologia pela UFRGS.

Giullia Menuci Chianca Médica internista.

Gregory Saraiva Medeiros Médico internista. Mestre em Ciências Médicas pela UFRGS.

Guilherme Dornelles Rosa Médico ortopedista e traumatologista, cirurgião de ombro. Membro da Sociedade Brasileira de Ortopedia e Traumatologia.

Guilherme Geib Médico internista e oncologista no Serviço de Oncologia do HCPA e do HMV. Mestre em Epidemiologia pela UFRGS.

Gustavo Alves Médico ortopedista. Especialista em Cirurgia do Joelho pela ISCMPA/UFCSPA.

Gustavo Costa Fernandes Médico neurologista. Coordenador no Programa de Residência Médica em Neurologia do HMV. Mestre em Ciências Médicas pela UFRGS.

Gustavo de Oliveira Cardoso Médico residente de Clínica Médica no HNSC/GHC.

Gustavo Gomes Thomé Médico nefrologista. Mestrando em Ciências Médicas na UFRGS.

Gustavo Paglioli Dannenhauer Médico internista.

Gustavo Weiss Médico neurologista. Preceptor no Programa de Residência Médica em Neurologia do HMV. Especialista em Neurologia Vascular pelo HCPA/UFRGS.

Heitor Tomé da Rosa Filho Médico internista.

Ilóite M. Scheibel Médica pediatra e reumatologista pediátrica no Hospital da Criança Conceição/GHC. Especialista em Reumatologia Pediátrica pela UNIFESP/EPM. Mestre e Doutora em Pediatria pela UFRGS.

Inesângela Canali Médica otorrinolaringologista. Mestre em Pediatria pela UFRGS. Doutoranda em Saúde da Criança e do Adolescente na UFRGS.

Jefferson André Bauer Médico otorrinolaringologista. Mestrando em Cirurgia na UFRGS. *Fellowship* em Otologia no Hospital Mãe de Deus.

João Augusto Polesi Bergamaschi Médico otorrinolaringologista. Especialista em Otologia e Implante Coclear pelo HCPA/UFRGS.

João Henrique Costa Calegari Médico internista aspirante a oficial da Força Aérea Brasileira.

Joel Abramczuk Médico ortopedista e traumatologista. Preceptor no Programa de Residência Médica em Ortopedia e Traumatologia do HSL/PUCRS. Instrutor no Curso de Especialista em Cirurgia da Coluna Vertebral do HSL/PUCRS. Especialista em Cirurgia da Coluna Vertebral pelo HSL/PUCRS.

Joel Schwartz Médico dermatologista. Professor adjunto na FAMED/UFRGS. Chefe no Serviço de Dermatologia da ISCMPA. Especialista em Dermatologia pelo CFM.

Jonatas Fernandez Médico ortopedista e traumatologista. Especialista em Coluna Vertebral pelo Hospital Ortopédico/Lifecenter.

Jordana Balbinot Fonoaudióloga. Mestranda em Ciências Cirúrgicas na UFRGS.

José Geraldo Lopes Ramos Médico. Professor titular de Ginecologia e Obstetrícia na FAMED/UFRGS. Coordenador no Grupo de Ensino do HCPA. Especialista em Ginecologia e Obstetrícia pelo HCPA/UFRGS. Mestre em Nefrologia pela UFRGS. Doutor em Ciências Médicas pela UFRGS.

José Vanildo Morales Professor aposentado no Departamento de Medicina Interna da FAMED/UFRGS. Doutor em Nefrologia pela UFRGS.

José Verri Médico intensivista e cardiologista no CTI do HCPA.

Juliana Catucci Boza Médica dermatologista. Preceptora no Programa de Residência Médica em Dermatologia do HCPA. Mestre em Medicina: Ciências Médicas pela UFRGS. Doutora em Saúde da Criança e do Adolescente pela UFRGS.

Kelin Cristine Martin Médica neurologista, com área de atuação em Neurofisiologia Clínica.

Konrado Massing Deutsch Médico otorrinolaringologista. *Fellowship* em Cirurgia de Cabeça e Pescoço no HCPA.

Larissa Leopoldo Médica dermatologista. Mestranda em Saúde da Criança e do Adolescente na UFRGS.

Leandro Leite Médico dermatologista. Mestrando em Ciências Médicas na UFRGS.

Leandro Totti Cavazzola Médico cirurgião geral e do aparelho digestivo. Professor adjunto no Departamento de Cirurgia da FAMED/UFRGS. Coordenador no Programa de Cirurgia Robótica do HCPA. Chefe no Serviço de Cirurgia Geral do HCPA. Mestre e Doutor em Cirurgia pela UFRGS. Pós-Doutor em Cirurgia Minimamente Invasiva pela Case Western Reserve University, EUA.

Leonardo Augusto Carbonera Médico residente de Neurologia no HCPA.

Leonardo Carbonera Boschin Médico ortopedista e traumatologista. Especialista em Cirurgia do Quadril pela Universidade Federal do Paraná (UFPR) e em "Adult Reconstruction" pela University of Tennessee, EUA.

Leonardo Muraro Wildner Médico internista.

Letícia Krause Schenato Bisch Médica dermatologista. Mestre em Ciências Médicas pela UFRGS.

Letícia Schmidt Rosito Médica otorrinolaringologista. Professora adjunta de Otorrinolaringologia na FAMED/UFRGS. Especialista em Otologia pelo HCPA/UFRGS. Mestre e Doutora em Ciências Cirúrgicas pela UFRGS.

Lia Pinheiro Dantas Médica dermatologista. Preceptora no Programa de Residência Médica em Dermatologia do HCPA. Especialista em Dermatologia pela SBD. Mestre em Ciências Médicas pela UFRGS.

Lisandra dos Santos Rocha Médica neurologista. *Fellowship* em Neurologia Hospitalar no HMV.

Lucas Bandeira Marchesan Médico endocrinologista. Especialista em Endocrinologia e Metabologia pela SBEM. Mestrando em Endocrinologia na UFRGS.

Lucas Gobetti da Luz Médico internista. Residente de Nefrologia na UNIFESP/EPM. *Fellowship* em Nefrologia no International Renal Research Institute of Vicenza, Itália.

Luciana Verçoza Viana Médica endocrinologista. Professora adjunta no Departamento de Medicina Interna da FAMED/UFRGS. Chefe no Serviço de Nutrologia do HCPA. Especialista em Endocrinologia pela SBEM e em Nutrologia pela Associação Brasileira de Nutrologia. Mestre e Doutora em Ciências Médicas: Endocrinologia pela UFRGS.

Luciano Isolan Médico psiquiatra e psiquiatra da infância e adolescência. Especialista em Psicoterapia de Orientação Analítica pelo CELG/UFRGS. Mestre e Doutor em Psiquiatria pela UFRGS. Membro aspirante da Sociedade Psicanalítica de Porto Alegre (SPPA).

Luís Henrique Tieppo Fornari Médico neurologista. Especialista em Distúrbios do Movimento e Demências pela ISCMPA/UFCSPA. Mestre em Ciências da Reabilitação pela UFCSPA.

Luiz Felipe Santos Gonçalves Médico nefrologista. Professor associado no Departamento de Medicina Interna da FAMED/UFRGS. Mestre em Nefrologia pela UFRGS. Doutor em Clínica Médica pela UFRGS.

Luiz Francisco Costa Cirurgião vascular. Professor adjunto no Departamento de Cirurgia da FAMED/UFRGS. Mestre em Cirurgia pela Universidade de São Paulo (USP), Ribeirão Preto. Doutor em Cirurgia Vascular pela UNIFESP/EPM.

Marcelo Basso Gazzana Médico pneumologista, internista e intensivista. Médico no Serviço de Pneumologia do HCPA. Chefe no Serviço de Pneumologia e Cirurgia Torácica do HMV. Professor no Programa de Pós-graduação em Ciências Pneumológicas da UFRGS. Mestre e Doutor em Ciências Pneumológicas pela UFRGS.

Marcelo Krieger Maestri Médico oftalmologista. Professor de Oftalmologia na FAMED/UFRGS. Especialista em Oncologia Ocular pelo HCPA/UFRGS. Mestre em Clínica Médica pela UFRGS. Doutor em Medicina: Ciências Médicas pela UFRGS.

Marcelo Nicola Branchi Médico internista e cardiologista.

Marcelo P. A. Fleck Médico psiquiatra. Professor titular no Departamento de Psiquiatria e Medicina Legal da FAMED/UFRGS. Mestre e Doutor em Ciências Médicas pela UFRGS.

Márcia L. F. Chaves Médica neurologista. Doutora em Ciências Médicas pela UFRGS.

Márcia Zampese Médica dermatologista. Preceptora no Programa de Residência Médica em Dermatologia do HCPA.

Marcio F. Spagnól Médico internista. Mestrando em Ciências Médicas na UFRGS.

Márcio Torikachvili Médico internista.

Marcos Henrique Feital Nunes Médico internista. Residente de Cardiologia no Instituto Dante Pazzanese de Cardiologia.

Marcus Ziegler Médico ortopedista. Preceptor no Programa de Residência Médica em Ortopedia do HSL/PUCRS. Especialista em Cirurgia da Coluna Vertebral pelo HSL/PUCRS, com *short Fellow* no Hospital Cajuru Curitiba, USP e Schoen Kliniken München, Alemanha. Mestre em Gerontologia pela PUCRS.

Maria Celeste Osório Wender Médica ginecologista. Professora titular no Departamento de Ginecologia e Obstetrícia da FAMED/UFRGS. Chefe no Serviço de Ginecologia e Obstetrícia do HCPA. Mestre e Doutora em Medicina: Ciências Médicas pela UFRGS.

Maria Cristina M. dos Santos Médica internista.

Maria Paz Hidalgo Médica psiquiatra. Professora no Departamento de Psiquiatria e Medicina Legal da FAMED/UFRGS.

Mariana Costa Hoffmeister Médica residente de Clínica Médica no HCPA.

Mariana Frizzo de Godoy Médica residente de Clínica Médica no HNSC/GHC.

Mariana Ibaldi Rodrigues Médica residente de Clínica Médica no HNSC/GHC.

Mariana Palazzo Carpena Médica endocrinologista. Preceptora no Serviço de Medicina Interna do HNSC/GHC. Especialista em Clínica Médica pela Sociedade Brasileira de Clínica Médica. Especialista em Endocrinologia pela SBEM. Mestre em Endocrinologia pela UFRGS.

Mariana Rangel Ribeiro Falcetta Médica internista. Médica residente de Endocrinologia no HCPA.

Marília Cunha Goidanich Graduanda de Medicina na UFRGS.

Marina de Borba Oliveira Médica residente de Clínica Médica no HNSC/GHC.

Marina Lise Médica otorrinolaringologista. Preceptora no Serviço de Otorrinolaringologia da Universidade Luterana do Brasil (ULBRA). Especializanda em Cirurgia Plástica da Face no Instituto Jurado.

Marino Muxfeldt Bianchin Médico neurologista. Professor associado no Departamento de Medicina Interna da FAMED/UFRGS. Especialista em Eletrofisiologia pela Sociedade Brasileira de Neurofisiologia Clínica.

Mario Reis Alvares-da-Silva Médico hepatologista. Professor associado no Departamento de Medicina Interna da FAMED/UFRGS. Coordenador no Programa de Pós-Graduação de Ciências em Gastrenterologia e Hepatologia da UFRGS. Livre-Docente em Gastrenterologia Clínica pela USP. Mestre e Doutor em Gastrenterologia pela UFRGS. Pós-Doutor em Transplante Hepático pela USP. *Councilor* da International Association for the Study of the Liver.

Markus Bredemeier Médico internista e reumatologista. Supervisor no Programa de Residência Médica em Reumatologia do HNSC/GHC. Mestre e Doutor em Ciências Médicas pela UFRGS.

Mauren Seidl Médica dermatologista. Professora de Dermatologia na Universidade de Caxias do Sul.

Mauricio Barbosa Marin Médico ortopedista e traumatologista, cirurgião de joelho.

Maurício Nicola Branchi Médico internista e cardiologista. Eletrofisiologista pelo Instituto de Cardiologia/Fundação Universitária de Cardiologia (IC/FUC).

Maurício Noschang L. Silva Médico otorrinolaringologista. Preceptor em Otologia no Programa de Residência Médica em Otorrinolaringologia do HCPA. Mestre em Cirurgia pela UFRGS. *Fellowship* em Otologia no HCPA.

Michele Gracioli Schneider Médica residente de Clínica Médica no HMV.

Mona Lúcia Dall´Agno Médica ginecologista e obstetra. Membro do Grupo de Pesquisa Climatério e Menopausa. Especialista em Reprodução Humana pelo HCPA/UFRGS. Mestranda em Ciências da Saúde: Ginecologia e Obstetrícia na UFRGS.

Natalia Dressler Camillo Médica neurologista.

Nathalia D'Agustini Médica internista. Residente de Oncologia Clínica no HMV.

Nathália Favero Gomes Médica psiquiatra.

Neusa Sica da Rocha Médica psiquiatra. Professora adjunta no Departamento de Psiquiatria e Medicina Legal da FAMED/UFRGS. Professora permanente no Programa de Pós-Graduação em Psiquiatria e Ciências do Comportamento da UFRGS. Coordenadora no Programa de Residência Médica em Psicoterapia da UFRGS. Especialista em Psicoterapia Psicanalítica pelo CELG/UFRGS. Mestre em Ciências Médicas: Psiquiatria pela UFRGS. Doutora em Ciências Médicas: Psiquiatria pela UFRGS, com período sanduíche pela University of Edinburgh, Reino Unido. Pós-Doutora Júnior, CNPq; PRODOC, CAPES.

Nicolino César Rosito Médico cirurgião pediátrico. Professor adjunto de Cirurgia Pediátrica na UFCSPA. Coordenador no Centro de Aperfeiçoamento de Urologia Pediátrica da Associação Brasileira de Cirurgia Pediátrica (CIPE) e HCPA/UFRGS. Especialista em Cirurgia Pediátrica pela CIPE. Mestre em Cirurgia Pediátrica pela UFRGS. Doutor em Medicina pela UFRGS. Pós-Doutor em Cirurgia pela UFRGS.

Oly Corleta Cirurgião geral e do aparelho digestivo. Professor adjunto de Cirurgia na FAMED/UFRGS. Mestre e Doutor em Clínica Cirúrgica pela USP.

Otavio B. Piltcher Médico otorrinolaringologista, com atuação na área de Rinologia. Professor adjunto no Departamento de Oftalmologia e Otorrinolaringologia da FAMED/UFRGS. Mestre em Medicina: Otorrinolaringologia pela Faculdade de Ciências Médicas da Santa Casa de São Paulo (FCMSCSP). Doutor em Medicina: Otorrinolaringologia pela FCMSCSP, com período sanduíche na University of Pittsburgh, EUA.

Patricia Ramos Guzatti Médica residente de Clínica Médica no HNSC/GHC.

Paulo Roberto Lerias de Almeida Médico gastrenterologista. Professor no Programa de Pós-Graduação em Hepatologia da UFCSPA. Preceptor no Programa de Residência Médica em Clínica Médica do HNSC/GHC. Mestre e Doutor em Hepatologia pela UFCSPA.

Pedro Alvarez Jakobson Médico psiquiatra.

Poli Mara Spritzer Médica endocrinologista. Professora titular de Fisiologia e Endocrinologia na UFRGS. Especialista em Endocrinologia pela AMB/SBEM. Mestre em Fisiologia e Endocrinologia pela UFRGS. Doutora em Fisiologia e Endocrinologia pela USP/Ribeirão Preto.

Priscila Silva Médica residente de Clínica Médica no HNSC/GHC.

Rafael Mialski Médico infectologista. Médico no Centro de Informações Estratégicas em Vigilância em Saúde da Secretaria de Estado da Saúde do Paraná (SESA/PR).

Rafaela Fenalti Salla Médica internista. Residente de Endocrinologia e Metabologia no HCPA.

Rafaela Manzoni Bernardi Médica internista. Residente de Pneumologia no HCPA. Mestranda em Ciências Pneumológicas na UFRGS.

Rafaela Oliveira Rosito Graduanda de Psicologia na PUCRS.

Raissa Velasques de Figueiredo Médica residente de Clínica Médica no Hospital-Escola da UFPel.

Raphael Machado de Castilhos Médico neurologista no HCPA e no HNSC/GHC. Mestre em Ciências Médicas pela UFRGS. Doutor em Genética e Biologia Molecular pela UFRGS.

Raphaella Migliavacca Médica otorrinolaringologista. Médica contratada e preceptora no Programa de Residência Médica em Otorrinolaringologia do HCPA. Especialista em Rinologia e Cirurgia Estética e Funcional do Nariz pelo HCPA/UFRGS. Mestre em Ciências Cirúrgicas pela UFRGS.

Renan Rangel Bonamigo Médico dermatologista, com Qualificação em Doenças Sexualmente Transmissíveis. Professor associado no Departamento de Medicina Interna da FAMED/UFRGS. Professor no Programa de Pós-Graduação em Patologia da UFCSPA. Coordenador no Programa de Residência Médica do Ambulatório de Dermatologia Sanitária (ADS)/RS. Mestre e Doutor em Ciências Médicas pela UFRGS.

Renata Gomes Londero Médica neurologista. Responsável pelos Ambulatórios de Cefaleia do HCPA e do GHC. Membro do Centro de Cefaleia do HMV. Mestre e Doutora em Ciências Médicas: Neurologia pela UFRGS.

Renata Heck Médica dermatologista. Médica contratada na Secretaria de Saúde do Rio Grande do Sul. Preceptora no Programa de Residência Médica do ADS/RS. Mestre em Ciências Médicas pela UFRGS.

Renato Marchiori Bakos Médico dermatologista. Professor adjunto de Dermatologia na FAMED/UFRGS. Mestre e Doutor em Ciências Médicas pela UFRGS.

Renato Roithmann Professor de Otorrinolaringologia na Faculdade de Medicina da ULBRA. Associate Scientific Staff, Department of Otolaryngology, Mount Sinai Hospital, Canadá.

Renato Seligman Médico internista. Professor associado da FAMED/UFRGS. Especialista em Clínica Médica pelos Conselhos Federal e Regional de Medicina. Doutor em Pneumologia pela UFRGS.

Ricardo Gasparin Coutinho dos Santos Médico residente de Neurologia no HMV.

Ruhan Falcão Peruchi Médico internista. Residente de Cardiologia no HMV.

Sady Selaimen da Costa Médico otorrinolaringologista. Professor associado na FAMED/UFRGS. Mestre em Medicina: Otorrinolaringologia pela USP. Doutor em Medicina: Clínica Cirúrgica pela USP.

Samanta Schneider Médica ginecologista e obstetra. Mestre em Ciências da Saúde pela UFRGS.

Sandro Cadaval Gonçalves Médico cardiologista no HCPA e no HMV. Supervisor no Programa de Residência Médica em Cardiologia do HMV. Especialista em Cardiologia Intervencionista pela Universidade de Ottawa, Canadá. Mestre e Doutor em Cardiologia pela UFRGS.

Sandro Gularte Duarte Médico de família e comunidade e dermatologista.

Sergio F. M. Brodt Médico internista e intensivista. Chefe no Serviço de Medicina Interna do HMV. Supervisor no Programa de Residência Médica em Clínica Médica do HMV. Título de Intensivista pela AMIB.

Sergio Henrique Prezzi Médico internista. Preceptor nas Residências Médicas de Clínica Médica do HNSC/GHC e do HCPA. Especialista em Nefrologia pela SBN, em Cardiologia pela SBC, em Terapia Intensiva pela AMIB.

Sheila Hickmann Médica reumatologista.

Sheila Martins Médica neurologista. Professora adjunta no Departamento de Medicina Interna da FAMED/UFRGS. Especialista em Organização de Redes Assistenciais pelo Ministério da Saúde/Sírio Libanês. Mestre em Ciências Médicas pela UFRGS. Doutora em Neurologia Vascular pela UNIFESP.

Simone C. Fagondes Médica. Professora no Programa de Pós-Graduação em Ciências Pneumológicas da UFRGS. Coordenadora no Programa de Residência Médica em Medicina do Sono do HCPA. Especialista em Pneumologia Pediátrica pela UFRGS e em Medicina do Sono pela Indiana University, EUA. Doutora em Pneumologia pela UFRGS.

Tania F. Cestari Médica dermatologista. Professora titular no Departamento de Medicina Interna da FAMED/UFRGS. Mestre e Doutora em Dermatologia pela Universidade Federal do Rio de Janeiro (UFRJ).

Tania Weber Furlanetto Médica endocrinologista. Professora permanente no Programa de Pós-Graduação em Medicina: Ciências Médicas da UFRGS. Especialista e Mestre em Endocrinologia pela Pontifícia Universidade Católica do Rio de Janeiro (PUCRJ). Doutora em Medicina: Endocrinologia Clínica pela UNIFESP/EPM. Pós-Doutora pela Northwestern University, EUA.

Tayane Muniz Fighera Médica endocrinologista. Mestre em Clínica Médica pela UFPR.

Thiago Quedi Furian Médico intensivista e cardiologista. Mestre em Ciências da Saúde: Cardiologia e Ciências Cardiovasculares pela UFRGS.

Thomas Peter Maahs Graduando de Medicina na UFCSPA.

Tiago Bortolini Médico urologista. Preceptor no Serviço de Residência de Urologia do Hospital Nossa Senhora das Graças. Mestrando em Ciências Cirúrgicas na UFRGS. *Fellowship* em Neurourologia e Urologia Feminina no HCPA.

Vanessa Cezimbra Friedrich Médica residente de Neurologia no HMV.

Vanessa Santos Cunha Médica dermatologista. Preceptora no Programa de Residência Médica em Dermatologia da PUCRS. Mestre e Doutora em Ciências Médicas pela UFRGS.

Verena Subtil Viuniski Médica residente de Neurologia no HMV.

Verônica Verleine Hörbe Antunes Médica nefrologista no Serviço de Nefrologia do HCPA. Mestre em Nefrologia pela UFRGS.

PREFÁCIO

Esta obra, em 2ª edição, apresenta sintomas e sinais relativos às queixas mais prevalentes dos pacientes que procuram atendimento médico, em todos os níveis de atenção, em medicina interna e em áreas clínicas correlatas.

São aqui reunidas informações úteis e fáceis de serem localizadas devido à disposição dos capítulos em ordem alfabética. Completamente revisada e com a inclusão de novos temas, são abordados conceitos, dados epidemiológicos, classificação, diagnósticos diferenciais e investigação com métodos diagnósticos pertinentes a cada situação, de exames laboratoriais a exames de imagem. Também são disponibilizadas noções de tratamento, além de bibliografia atualizada e *sites* para consulta.

A essência de consulta rápida e a abrangência dos sintomas e sinais abordados tornam esta obra a ferramenta ideal no dia a dia dos profissionais da saúde.

Os organizadores

SUMÁRIO

1. **AFASIA** — 1
   Bárbara Costa Beber
   Raphael Machado de Castilhos
   Márcia L. F. Chaves

2. **AFTAS (ÚLCERAS AFTOSAS)** — 12
   Clarissa Prieto Herman Reinehr
   Renato Marchiori Bakos

3. **ALOPECIAS** — 19
   Carolina Rocha Barone
   Renato Marchiori Bakos
   Tania F. Cestari

4. **ALTERAÇÕES DA FALA** — 27
   Daiana Paola Perin
   Daissy Liliana Mora Cuervo
   Gustavo Costa Fernandes

5. **AMENORREIA** — 31
   Mariana Rangel Ribeiro Falcetta
   Amanda Veiga Cheuiche
   Fabíola Satler

6. **ANOREXIA** — 39
   Cristina Martino da Silva
   Andressa Stefenon
   Alberto Augusto Alves Rosa
   Daniela Dornelles Rosa

7. **ANSIEDADE** — 48
   Luciano Isolan
   Gisele Gus Manfro
   Marcelo P. A. Fleck

8. **APNEIA DO SONO** — 55
   Ângela Beatriz John
   Simone C. Fagondes

9. **ARTRITES** — 69
   Bianca Kieling Chaves
   Sheila Hickmann
   Markus Bredemeier

10. **ASCITE** — 80
    Fernanda O. Jakimiu
    Maria Cristina M. dos Santos
    Paulo Roberto Lerias de Almeida

11. **ASTERÍXIS** — 85
    Mario Reis Alvares-da-Silva
    Elvino Barros
    Eduardo Drews Amorim
    Marino Muxfeldt Bianchin

12. **ATAXIA** — 89
    Carlos R. M. Rieder

13. **BABINSKI** — 98
    Diógenes G. Zãn
    Márcia L. F. Chaves

14. **BAIXO PESO NO ADULTO** — 105
    Rafaela Fenalti Salla
    Mariana Rangel Ribeiro Falcetta
    Fabíola Satler
    Luciana Verçoza Viana

15. **BÓCIO** — 111
    Eveline Predebon Morsch
    Tania Weber Furlanetto

16. **BRADICARDIA** — 116
    Maurício Nicola Branchi
    Marcelo Nicola Branchi

17. **CÃIBRAS** — 122
    Giullia Menuci Chianca
    José Luiz Möller Flôres Soares

18. **CALORÕES OU FOGACHOS** — 125
    Maria Celeste Osorio Wender
    Mona Lúcia Dall'agno

19. **CARDIOMEGALIA** — 131
    André Luiz Theobald
    Alice Marquetto Abrantes
    José Luiz Möller Flôres Soares

20. CEFALEIA — 136
Verena Subtil Viuniski
Adolfo Carlos Bonow
Renata Gomes Londero

21. CIANOSE — 143
Áurea Luiza Fernandes Magalhães
Fernando Topanotti Tarabay
Eubrando S. Oliveira

22. CLAUDICAÇÃO INTERMITENTE — 146
Bruno De Almeida Piccoli Ferreira
Fernando Kessler Borges

23. CONVULSÃO — 152
Carolina Machado Torres
Kelin Cristine Martin

24. CORRIMENTO URETRAL — 157
André Wilson de Lima Oliveira
Rafael Mialski

25. CORRIMENTO VAGINAL — 160
Samanta Schneider
José Geraldo Lopes Ramos

26. DEMÊNCIAS E DISTÚRBIOS COGNITIVOS — 165
Brunna Jaeger
Márcia L. F. Chaves

27. DEPRESSÃO — 175
Nathália Favero Gomes
Gabriela de Moares Costa

28. DERRAME PLEURAL — 183
Felipe Dominguez Machado
Rafaela Manzoni Bernardi

29. DIARREIA — 195
Marina De Borba Oliveira
Marcio F. Spagnól

30. DIMINUIÇÃO DA LIBIDO — 202
Tayane Muniz Fighera
Gislaine Krolow Casanova
Lucas Bandeira Marchesan
Poli Mara Spritzer

31. DIPLOPIA — 211
Leonardo Augusto Carbonera
Márcia L. F. Chaves

32. DISFAGIA E ODINOFAGIA — 223
Patricia Ramos Guzatti
Paulo Roberto Lerias De Almeida

33. DISFONIA — 228
Gerson Schulz Maahs
Konrado Massing Deutsch
Thomas Peter Maahs

34. DISFUNÇÃO ERÉTIL — 233
Bernardo F. S. Moreira

35. DISPEPSIA — 240
Patricia Ramos Guzatti
Paulo Roberto Lerias de Almeida
Bruno Salomão Hirsch
Sergio Henrique Prezzi

36. DISPNEIA — 245
Thiago Quedi Furian
Renato Seligman

37. DISTÚRBIOS DO MOVIMENTO — 251
Luís Henrique Tieppo Fornari
Carlos R. M. Rieder

38. DISÚRIA — 263
Fernando S. Thomé
Verônica Verleine Hörbe Antunes
Gustavo Gomes Thomé
Elvino Barros

39. DOR ABDOMINAL — 269
Mario Reis Alvares-da-Silva
Elvino Barros

40. DOR CERVICAL — 276
Jonatas Fernandez

41. DOR DE GARGANTA — 283
Otavio B. Piltcher
Denise Manica

42. DOR FACIAL — 289
Ricardo Gasparin Coutinho dos Santos
Nathália Favero Gomes
Gustavo Weiss

43. DOR LOMBAR — 296
Carlos Marcelo Severo
Erasmo Zardo
Joel Abramczuk
Marcus Ziegler

44. DOR NO JOELHO — 303
Mauricio Barbosa Marin
Gustavo Alves

45. DOR NO OMBRO — 309
Guilherme Dornelles Rosa

46. DOR NO QUADRIL — 316
Leonardo Carbonera Boschin

47. DOR ÓSSEA — 326
Nathalia D'agustini
Andressa Stefenon
Daniela Dornelles Rosa

48. DOR TORÁCICA — 332
Gabriela Fehrenbach
Márcio Torikachvili
Ruhan Falcão Peruchi
Sandro Cadaval Gonçalves

49. ECZEMAS — 341
Gabriela Fortes Escobar
Sandro Gularte Duarte
Márcia Zampese
Renan Rangel Bonamigo

50. EDEMA — 352
Beatriz Graeff Santos Seligman

51. EMAGRECIMENTO — 356
Mariana Ibaldi Rodrigues
Mariana Palazzo Carpena

52. ENURESE — 362
Nicolino César Rosito
Rafaela Oliveira Rosito

53. EPISTAXE — 370
Marina Lise
Renato Roithmann

54. ESPLENOMEGALIA — 382
Michele Gracioli Schneider
Gabriel Dalla Costa

55. ESTRESSE — 392
Nathália Favero Gomes
Gabriela de Moraes Costa

56. EXANTEMAS — 400
Gislaine Gradaschi Ceccon
Tania F. Cestari

57. EXTRASSÍSTOLES — 403
Gustavo de Oliveira Cardoso
Gustavo Paglioli Dannenhauer
Gilberto Alt Barcellos

58. FADIGA — 411
Lucas Gobetti Da Luz
Gabriel Dalla Costa

59. FEBRE — 421
José Luiz Möller Flôres Soares

60. FEBRE DE ORIGEM OBSCURA — 427
Dayse Brancher
José Luiz Möller Flôres Soares

61. FIBRILAÇÃO ATRIAL — 436
Gabriela Fehrenbach
Márcio Torikachvili
José Luiz Möller Flôres Soares

62. FIBROMIALGIA — 442
Sheila Hickmann
Bianca Kieling Chaves
Markus Bredemeier

63. FUNDO DE OLHO — 448
Marcelo Krieger Maestri
Verônica Verleine Hörbe Antunes
Elvino Barros

64. GALACTORREIA — 461
Lucas Bandeira Marchesan
Gislaine Krolow Casanova
Tayane Muniz Fighera
Poli Mara Spritzer

65. GANHO DE PESO — 469
Eveline Predebon Morsch
Tania Weber Furlanetto

66. GLOSSITE — 473
André Wilson De Lima Oliveira
José Luiz Möller Flôres Soares

67. HALITOSE — 478
Francisco Loes
João Henrique Costa Calegari

68. HEMATÊMESE E MELENA — 484
Mariana Frizzo De Godoy
Priscila Silva
Paulo Roberto Lerias de Almeida

69. HEMATÚRIA — 487
Elvino Barros
Francisco Veríssimo Veronese
Guilherme Geib
Luiz Felipe Santos Gonçalves

70. HEPATOMEGALIA — 498
Maria Cristina M. Dos Santos
Fernanda O. Jakimiu
Paulo Roberto Lerias de Almeida

#	Título	Página
71.	**HÉRNIA INGUINAL** *Oly Corleta* *Leandro Totti Cavazzola*	502
72.	**HIPOCRATISMO DIGITAL** *Felipe Dominguez Machado* *Rafaela Manzoni Bernardi*	507
73.	**HIPOTENSÃO ORTOSTÁTICA** *Marcelo Nicola Branchi* *Maurício Nicola Branchi*	510
74.	**HIRSUTISMO** *Dimitris V. Rados* *Tania Weber Furlanetto*	516
75.	**ICTERÍCIA** *Daniel Marques Barreiro* *Paulo Roberto Lerias de Almeida*	521
76.	**INCONTINÊNCIA FECAL** *Cláudio Tarta*	527
77.	**INCONTINÊNCIA URINÁRIA** *Tiago Bortolini* *Brasil Silva Neto*	533
78.	**INSÔNIA** *Simone C. Fagondes* *Ângela Beatriz John* *Maria Paz Hidalgo*	537
79.	**LESÕES VESICOBOLHOSAS** *Leandro Leite* *Renan Rangel Bonamigo*	546
80.	**LINFADENOPATIA** *Giullia Menuci Chianca* *José Luiz Möller Flôres Soares*	558
81.	**MANCHAS NA PELE** *Clarissa Prati* *Juliana Catucci Boza* *Tania F. Cestari*	564
82.	**MASSAS CERVICAIS** *Daniela Dornelles Rosa* *Andressa Stefenon* *Fernando Castilho Venero*	568
83.	**MIALGIAS** *Sheila Hickmann* *Bianca Kieling Chaves* *Markus Bredemeier*	573
84.	**NÁUSEAS E VÔMITOS** *Michele Gracioli Schneider* *Gabriel Dalla Costa*	581
85.	**NISTAGMO** *Camila Muratt Carpenedo* *Carlos R. M. Rieder*	589
86.	**NOCTÚRIA** *Fernando S. Thomé* *Gustavo Gomes Thomé* *Verônica Verleine Hörbe Antunes* *Elvino Barros*	593
87.	**NÓDULO DE MAMA** *Ana Luiza Mattos da Silva* *Andressa Stefenon* *Daniela Dornelles Rosa*	598
88.	**NÓDULO DE TIREOIDE** *Eveline Predebon Morsch* *Tania Weber Furlanetto*	603
89.	**NÓDULO PULMONAR SOLITÁRIO** *Leonardo Muraro Wildner* *Eduardo De Oliveira Fernandes*	607
90.	**OBESIDADE** *Fernanda Carine Conci* *Mariana Palazzo Carpena*	613
91.	**OBSTRUÇÃO NASAL** *Otavio B. Piltcher* *Camila Degen Meotti* *Raphaella Migliavacca*	618
92.	**OLHO SECO** *Gregory Saraiva Medeiros* *Sergio Henrique Prezzi* *Ilóite M. Scheibel*	625
93.	**OLHO VERMELHO** *Mariana Costa Hoffmeister* *Ana Laura Fischer Kunzler* *Diane Ruschel Marinho* *Heitor Tomé da Rosa Filho*	630
94.	**OLIGÚRIA** *Verônica Verleine Hörbe Antunes* *Fabiani Palagi Machado* *Elvino Barros* *Fernando S. Thomé*	637
95.	**OTALGIA** *Felipe Da Costa Huve* *Maurício Noschang L. Silva* *Sady Selaimen da Costa*	645
96.	**PALPITAÇÕES** *Marcelo Nicola Branchi* *Maurício Nicola Branchi*	651

97. PÂNICO — 655
Carolina Blaya Dreher
Gisele Gus Manfro

98. PANICULITE — 661
Fernanda Musa Aguiar
Joel Schwartz

99. PARALISIA FACIAL — 670
Letícia Schmidt Rosito
Marília Cunha Goidanich
Inesângela Canali
Sady Selaimen da Costa

100. PARESIA — 675
Márcia L. F. Chaves
Sheila Martins

101. PARESTESIA — 684
Ana Claudia de Souza
Leonardo Augusto Carbonera
Sheila Martins
Márcia L. F. Chaves

102. PERDA AUDITIVA — 689
Fábio André Selaimen
Érika Vieira Paniz
Sady Selaimen da Costa

103. PETÉQUIAS — 697
Beatriz Graeff Santos Seligman

104. PIROSE — 703
Mariana Costa Hoffmeister
Cristina Antonini Arruda
Raissa Velasques de Figueiredo
Eduardo De Carvalho Mazzocato

105. PRESSÃO ARTERIAL ELEVADA — 707
Alberto Augusto Alves Rosa

106. PROTEINÚRIA — 720
Elvino Barros
José Vanildo Morales
Francisco Veríssimo Veronese

107. PRURIDO — 733
Beatriz Castellar De Faria
Tania F. Cestari

108. PULSO PARADOXAL — 736
José Verri
Elvino Barros

109. PÚSTULAS — 740
Mauren Seidl
Larissa Leopoldo
Tania F. Cestari

110. SIALORREIA — 746
Vanessa Cezimbra Friedrich
Sergio F. M. Brodt

111. SÍNCOPE — 750
Maurício Nicola Branchi
Marcelo Nicola Branchi

112. SOLUÇOS — 756
Francisco Loes
Mariana Ibaldi Rodrigues

113. SOPRO ABDOMINAL — 759
Fernando Moraes de Moura
Andressa Panazzolo Maciel

114. SOPRO CARDÍACO — 764
Marcos Henrique Feital Nunes
José Luiz Möller Flôres Soares

115. SOPRO CAROTÍDEO — 770
Adolfo Carlos Bonow
Verena Subtil Viuniski
Alexandre Balzano Maulaz

116. SUDORESE — 774
Renata Heck
Clarissa Prati
Renan Rangel Bonamigo

117. TAQUICARDIA — 778
Márcio Torikachvili
Gabriela Fehrenbach
José Luiz Möller Flôres Soares
Ruhan Falcão Peruchi

118. TONTURA E VERTIGEM — 786
Daiana Paola Perin
Gustavo Costa Fernandes
Lisandra dos Santos Rocha

119. TOSSE — 794
Frances Kopplin Crespo
Marcelo Basso Gazzana

120. TRANSTORNOS DA PERSONALIDADE — 805
Neusa Sica Da Rocha

121. TRANSTORNOS DO HUMOR — 812
Felipe Bauer Pinto da Costa
Bruno Paz Mosqueiro
Pedro Alvarez Jakobson
Marcelo P. A. Fleck

122. TREMORES — 820
Natalia Dressler Camillo
Carlos R. M. Rieder

123. ÚLCERA VENOSA 826
Fernanda Musa Aguiar
Joel Schwartz

124. URTICÁRIA 834
Lia Pinheiro Dantas
Vanessa Santos Cunha
Tania F. Cestari

125. VARIZES DE MEMBROS INFERIORES 840
Luiz Francisco Costa

126. XEROSE 847
Ariane Silva Bastos Geller
Letícia Krause Schenato Bisch
Renan Rangel Bonamigo

127. XEROSTOMIA 851
Konrado Massing Deutsch
Jordana Balbinot
Sady Selaimen da Costa

128. ZUMBIDO 857
Letícia Schmidt Rosito
João Augusto Polesi Bergamaschi
Jefferson André Bauer

ÍNDICE 863

CAPÍTULO 1

AFASIA

BÁRBARA COSTA BEBER
RAPHAEL MACHADO DE CASTILHOS
MÁRCIA L. F. CHAVES

CONCEITO ▶

Afasia é um distúrbio de linguagem que afeta, em várias combinações, a produção/compreensão da fala e as habilidades de leitura e escrita. As alterações de linguagem podem surgir a partir de diversos processos patológicos, desde lesões estruturais focais, como acidente vascular cerebral (AVC), até doenças neurodegenerativas, como alguns tipos de demência. A abordagem de um paciente com afasia deve ser sistemática e incluir, além de testes específicos que avaliem as funções linguísticas, um exame físico neurológico completo.

Como os pacientes com afasia às vezes não conseguem fornecer informações para uma história completa, as informações clínicas em relação à causa e à maneira de apresentação podem depender do julgamento dos indivíduos em torno do paciente e da história fornecida pelos familiares. Profissionais da área médica sem treinamento neurológico podem confundir afasia com quadro confusional ou transtorno psiquiátrico.

ASPECTOS EPIDEMIOLÓGICOS ▶

Os estudos sobre a incidência de afasia na população em geral, como consequência de AVC, indicam taxas que podem variar de 43 a 60 indivíduos a cada 100 mil casos novos. Quanto à prevalência, 20 a 35% dos pacientes com diagnóstico de AVC apresentam sintomas de afasia.

Há menos estudos sobre a epidemiologia das afasias decorrentes de processos neurodegenerativos devido à sua menor ocorrência, como é o caso das afasias progressivas primárias (APPs), que são um subtipo de demência frontotemporal (DFT). Um estudo tentou estimar o número de pessoas com DFT nos Estados Unidos, incluindo, na mesma amostra, as APPs e a variante comportamental da DFT. Em pessoas com idades entre 45 e 64 anos, a prevalência variou de 15 a 22 indivíduos a cada 100 mil com DFT. Já a incidência, nessa mesma faixa etária, foi de 2,7 a 4,1 indivíduos a cada 100 mil por ano. Ainda, o estudo estimou prevalência de 10% de casos em indivíduos com menos de 45 anos e 30% naqueles com mais de 65 anos. O estudo também aferiu que há entre 20 mil e 30 mil casos de DFT nos Estados Unidos. Homens e mulheres são igualmente afetados pelas APPs. As APPs constituem 40% dos casos de DFT, enquanto os 60% restantes apresentam-se como DFT comportamental.

NEUROANATOMIA DA LINGUAGEM

A manifestação dos sintomas de linguagem após uma lesão cerebral depende das áreas e dos circuitos cerebrais atingidos. Por esse motivo, a fisiopatologia depende da neuroanatomia da linguagem.

O estudo das afasias e de suas bases neuroanatômicas foi classicamente baseado no resultado de lesões estruturais destrutivas. O entendimento recente, fundamentado na avaliação de formas neurodegenerativas de afasias (APPs) e por estudos de neuroimagem funcional em pessoas sem alterações de linguagem, levou à reformulação do modelo neurobiológico da linguagem.

Em quase todos os indivíduos destros e na grande maioria dos canhotos, o processamento da linguagem ocorre em estruturas localizadas no hemisfério esquerdo; diversas áreas corticais e subcorticais estão envolvidas (**Figura 1.1**). De modo geral, pode-se dividir a representação da linguagem, tomando como referência a fissura silviana, em:

- **Estruturas dorsais:** área de Broca (giro frontal inferior e posterior), córtex pré-frontal, ínsula anterior, córtex temporoparietal esquerdo;
- **Estruturas ventrais:** área de Wernicke (giro temporal superior e posterior), giros temporais médios e inferiores.

As estruturais dorsais (*dorsal stream*) são responsáveis pela fluência, pelo gramatismo da fala e pela codificação fonológica, ou seja, pela produção da fala e pela codificação dos estímulos fonológicos em representações articulatórias. Essas estruturas são mais intensamente lateralizadas no hemisfério esquerdo. As estruturas ventrais (*ventral stream*) são responsáveis pelas associações lexicossemânticas, ou seja, por permitir a interpretação do que é dito. Em geral, as estruturas ventrais são menos lateralizadas. A conexão das estruturais sensitivas ventrais com as áreas motoras dorsais se dá preferencialmente pelo fascículo arqueado, cuja lesão pode resultar na afasia de condução.

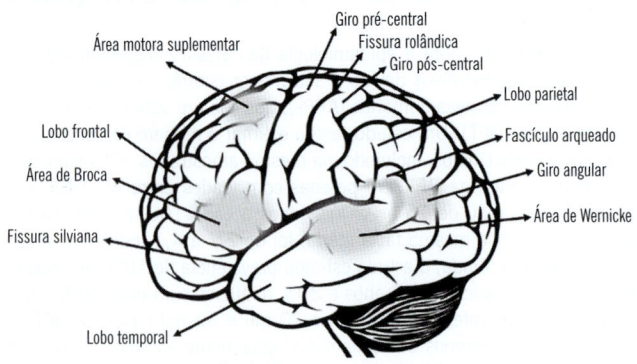

FIGURA 1.1 ▶ **PRINCIPAIS ÁREAS CEREBRAIS ENVOLVIDAS NA LINGUAGEM.**

CLASSIFICAÇÃO ▶ As síndromes afásicas são classificadas em dois grandes grupos: as **afasias fluentes** e as **afasias não fluentes**, que, por sua vez, possuem seus subtipos (Tabela 1.1). A classificação das afasias tem como base a caracterização da linguagem quanto às habilidades de fluência, compreensão e repetição. O fluxograma apresentado na **Figura 1.2** auxilia na classificação. A **Figura 1.3** mostra, de forma pictórica, as regiões neuroanatômicas responsáveis por cada tipo de afasia.

TABELA 1.1 ▶ DESCRIÇÃO DAS SÍNDROMES AFÁSICAS CLÁSSICAS E DAS AFASIAS PROGRESSIVAS PRIMÁRIAS

SÍNDROME	DÉFICITS DE LINGUAGEM	ERROS-CHAVE	OUTROS ACHADOS NO EXAME FÍSICO
Afasias fluentes			
Afasia anômica	Fluência normal, boa compreensão auditiva, boa repetição	Anomia que pode evoluir para mínima dificuldade em encontrar palavras	Variáveis
Afasia de condução	Fluência normal, boa compreensão auditiva, repetição prejudicada	Parafasias fonêmicas, repetição pobre	Paresia/parestesia no membro superior direito, apraxia
Afasia transcortical sensorial	Fluência normal, compreensão pobre, repetição preservada	Parafasias verbais, anomia	Em geral, sem outros achados
Afasia de Wernicke	Fluência normal, compreensão prejudicada, repetição prejudicada	Jargão, logorreia, anomia	Quadrantanopsia superior direita
Afasias não fluentes			
Afasia transcortical motora	Fluência prejudicada, compreensão auditiva preservada, repetição preservada	Fala espontânea reduzida, nomeação melhor que a fala espontânea	Hemiparesia direita desproporcionada (perna > braço) em alguns casos
Afasia de Broca	Fluência prejudicada, compreensão auditiva preservada, repetição prejudicada, agramatismo	Fala lentificada e hesitante, parafasias fonéticas e fonêmicas, anomia, prejuízo articulatório	Hemiparesia desproporcionada (braço > perna) direita, hemiparestesia direita

(Continua)

TABELA 1.1 ▶ DESCRIÇÃO DAS SÍNDROMES AFÁSICAS CLÁSSICAS E DAS AFASIAS PROGRESSIVAS PRIMÁRIAS (Continuação)

SÍNDROME	DÉFICITS DE LINGUAGEM	ERROS-CHAVE	OUTROS ACHADOS NO EXAME FÍSICO
Afasia transcortical mista	Fluência prejudicada, compreensão auditiva marcadamente prejudicada	Expressão verbal gravemente prejudicada, anomia	Hemiparesia direita desproporcionada (perna > braço) em alguns casos
Afasia global	Grave redução da fluência, grave déficit de compreensão, repetição pobre	Fala lentificada e hesitante ou mutismo, prejuízo articulatório, anomia grave	Hemiplegia/hemiparestesia direita, hemianopsia direita
Afasias progressivas primárias			
Variante semântica	Perda do conhecimento semântico	Anomia, dificuldade de compreensão de palavras	Subtipo de demência frontotemporal: alterações de comportamento como desinibição, perda de empatia
Variante não fluente	Fala não fluente, agramatismo, apraxia da fala	Esforço ao falar, fala hesitante, distorções nos sons da fala	Subtipo de demência frontotemporal: alterações de comportamento como desinibição, perda de empatia
Variante logopênica	Fala fluente com erros fonológicos, mas ausência de agramatismo franco	Dificuldade de repetição de sentenças	Subtipo da doença de Alzheimer; surgem, com a evolução, alterações de memória, disfunção executiva e demência

Fonte: Adaptada de Turgeon, Macoir; Gorno-Tempini e colaboradores.

A dicotomização entre afasias fluentes e não fluentes serve bem para o diagnóstico das afasias com causa estrutural. Entretanto, as afasias secundárias a doenças neurodegenerativas, conhecidas como **afasias progressivas primárias** (APPs), apresentam características únicas que não se encaixam no modelo clássico. De acordo com os atuais critérios diagnósticos, as APPs são classificadas em três variantes: a variante semântica, a não fluente (ou agramatical) e a logopênica. A variante semântica tem como principais características a per-

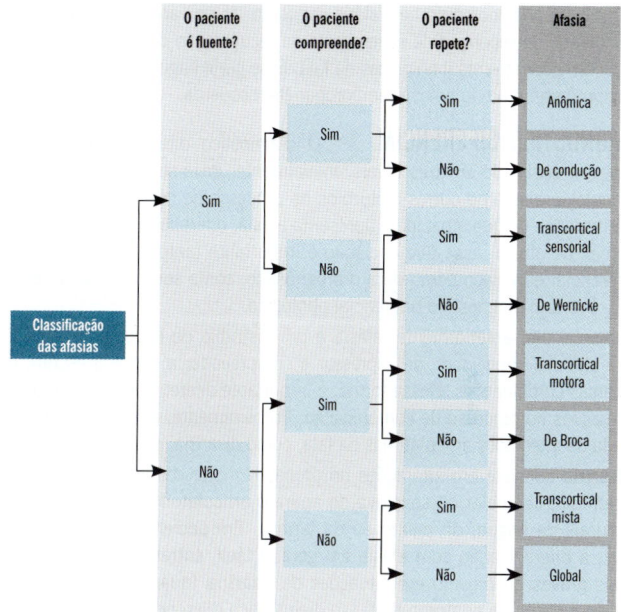

FIGURA 1.2 ▶ FLUXOGRAMA DE CLASSIFICAÇÃO DAS SÍNDROMES AFÁSICAS CLÁSSICAS.

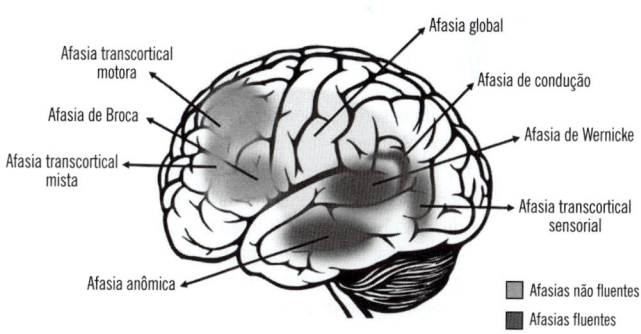

FIGURA 1.3 ▶ REGIÕES NEUROANATÔMICAS RESPONSÁVEIS POR CADA TIPO DE AFASIA.

da do conhecimento semântico e a dificuldade de compreensão de palavras, decorrentes de atrofia ou hipoperfusão do polo temporal, que pode ser bilateral ou não. A variante não fluente/agramatical caracteriza-se principalmente pela presença de agramatismo, esforço ao falar, fala hesitante, distorções nos sons da fala e apraxia de fala, decorrentes do comprometimento em regiões fron-

5

toinsulares posteriores do hemisfério esquerdo. Já na variante logopênica, há dificuldade de repetição de sentenças e de recuperação de palavras isoladas, e podem ocorrer erros fonológicos na fala. Esse perfil linguístico é resultado do comprometimento da junção temporoparietal esquerda.

DIAGNÓSTICO DIFERENCIAL ▶

O diagnóstico diferencial das afasias deve ser realizado em três níveis. Inicialmente, deve-se diferenciar a fenomenologia afasia de outros distúrbios do processo de comunicação. Após a confirmação de que o paciente apresenta afasia, diferenciar entre as diversas formas de afasia; essa diferenciação é importante tanto para o diagnóstico diferencial etiológico como para o prognóstico, como será visto adiante. Por fim, é feito o diagnóstico diferencial etiológico.

Como foi dito anteriormente, afasia é um distúrbio de linguagem adquirido que altera a capacidade de expressar e compreender a fala e a escrita, em diversas combinações. Dessa forma, é importante diferenciar afasia de outras alterações no processo de comunicação. Primeiramente, ela deve ser diferenciada de alterações articulatórias da fala, como disartria, disfonia ou gagueira.

Disartria consiste em alterações no processo motor da fala, seja por lesão piramidal, cerebelar ou sensitiva do aparato articulatório, ou por lesões estruturais da língua, do palato ou da faringe. Em pacientes cuja disartria é leve, a diferenciação com afasia em geral é fácil; entretanto, nas disartrias mais graves ou mesmo em situações de **anartria** (quando a articulação é quase totalmente comprometida), o diagnóstico diferencial com afasia pode ser mais desafiador, e devem ser utilizados outros métodos de investigação da produção da linguagem, como a escrita.

Disfonia caracteriza-se por alterações das pregas vocais, seja por lesão estrutural ou por contração involuntária (distonia) da musculatura associada. Nas disfonias, tanto a produção da linguagem como sua compreensão estão preservadas.

Gagueira é um distúrbio do desenvolvimento caracterizado por alterações na fluência da fala, seja por bloqueios, repetições ou prolongamentos. Nessa condição, a linguagem, seja falada ou escrita, está preservada.

Por fim, a afasia também deve ser diferenciada de alterações neurológicas e psiquiátricas que produzem alterações no conteúdo do pensamento, como esquizofrenia. Nessas situações, a escolha de palavras pode parecer anormal ou o encadeamento do discurso pode estar muito afetado, mas a produção e a compreensão da linguagem estão intactas.

AVALIAÇÃO DAS HABILIDADES DE LINGUAGEM ▶

A investigação da presença de afasia deve ser considerada sempre que o paciente apresentar dificuldades de expressão ou compreensão da fala que claramente não sejam decorrentes de perda auditiva, déficit de atenção, distúrbios do pensamento associado a alguma condição psiquiátrica ou síndrome do sotaque estrangeiro. A avaliação das afasias deve contemplar as principais habilidades da linguagem (fluência, compreensão auditiva, repetição, nomeação, gramática, leitura e escrita) e as manifestações linguísticas.

Diferentes instrumentos podem ser utilizados para a avaliação da linguagem. A bateria Montreal-Toulouse de Avaliação da Linguagem (bateria MTL-Brasil) é um instrumento validado e normatizado para a população brasileira e permite uma avaliação extensiva das funções de linguagem do hemisfério cerebral esquerdo, enquanto a bateria Montreal de Avaliação da Comunicação (bateria MAC) tem como foco a investigação das funções linguísticas do hemisfério direito. No entanto, testes que avaliam habilidades específicas de linguagem também podem ser utilizados, como o teste de nomeação de Boston e o teste Token, que avalia a compreensão auditiva.

FLUÊNCIA ▶ A fluência é uma característica-chave para a avaliação da linguagem e para a classificação das síndromes afásicas, junto com a compreensão auditiva e a repetição. Sua investigação é feita principalmente pela observação da fala espontânea, que pode ser realizada durante a anamnese, ou estimulando a fala do paciente por meio de perguntas que requeiram respostas longas e descritivas, dentro de um contexto natural. Além da investigação da fluência, a observação da fala espontânea permite analisar qualitativamente a linguagem quanto à ocorrência de manifestações linguísticas (descritas na subseção "Manifestações linguísticas", a seguir), quanto à gravidade de seu comprometimento e quanto ao predomínio de déficits de expressão ou compreensão.

Sujeitos são considerados fluentes quando são capazes de, em uma conversa espontânea, falar sem esforço, sem pausas anormais e sem hesitações. Os distúrbios da fluência são, portanto, alterações no ritmo, na velocidade e na taxa de fala, e estão diretamente relacionados com déficits nas habilidades motoras e práxicas.

COMPREENSÃO AUDITIVA DA FALA ▶ A compreensão auditiva da fala é o processo cognitivo pelo qual ocorre a transformação do sinal auditivo em conceitos abstratos. As vias ventrais de conexões do hemisfério esquerdo têm papel crucial nesse processo, com especial participação das regiões temporal lateral posterior e temporal inferior.

A compreensão auditiva pode ser avaliada utilizando diferentes estímulos e comandos. O paciente pode ser solicitado a apontar para objetos ou sequências de objetos, responder perguntas com respostas "sim" ou "não", ou realizar comandos solicitados verbalmente pelo avaliador. Os comandos devem ser apresentados em ordem progressiva de dificuldade.

REPETIÇÃO ▶ A repetição é um processo de linguagem que consiste em dizer uma palavra ou sentença imediatamente após ouvi-la, e envolve os seguintes estágios de processamento da linguagem:

1. Decodificação fonológica e armazenamento temporário da informação na memória de trabalho utilizando o ensaio vocal;
2. Reconhecimento semântico do estímulo como palavra ou pseudopalavra;
3. Codificação fonológica;
4. Planejamento e execução do ato motor articulatório.

A avaliação da habilidade de repetição permite verificar a integridade das conexões entre as áreas corticais envolvidas nos processos de compreensão e expressão da linguagem, e é de grande importância para o diagnóstico diferencial dos subtipos de afasias. Lesões na junção temporoparietal e no fascículo arqueado costumam levar a dificuldades de repetição. A avaliação da repetição deve conter palavras curtas e longas e sentenças curtas e longas, a fim de verificar a ocorrência de dificuldades de acordo com o nível de complexidade do estímulo.

NOMEAÇÃO ▶ A nomeação pode ser avaliada solicitando que o paciente nomeie figuras que representam objetos ou ações, ou utilizando objetos reais. Os estímulos utilizados costumam ser controlados de acordo com inúmeras características linguísticas, a fim de evitar efeito de teto e efeito de chão, e garantir a variabilidade dos estímulos.

A nomeação envolve diferentes estágios cognitivos, como reconhecimento e processamento visual, processamento semântico do estímulo, seleção de uma representação linguística abstrata (ou processamento lexical) e execução do *output* do estímulo (processamento motor da fala). Os processos mais importantes – e que são o principal objetivo de avaliação em tarefas de nomeação – são o processamento semântico e o processamento lexical, sendo que o primeiro depende do córtex temporal anterior e do giro temporal superoposterior, enquanto o segundo depende do giro temporal posterior, do giro angular e do giro frontal inferior. O processamento semântico envolve o acesso às representações conceituais sobre os estímulos que devem ser nomeados, isto é, seu significado e características sensório-motoras que permitem reconhecê-los e identificá-los. Já o processamento lexical envolve o acesso à representação linguística daquele conceito, isto é, o conjunto de fonemas e/ou letras que dá nome àquele estímulo.

Os tipos de erros produzidos na nomeação auxiliam a diferenciar o comprometimento semântico do comprometimento lexical. Pacientes que não conseguem nomear um objeto – mas conseguem descrevê-lo com outras palavras ou demonstrar seu uso por meio de gestos – apresentam comprometimento no acesso lexical. Por outro lado, dificuldades de nomeação acompanhadas de dificuldade no reconhecimento do significado (em descrever o estímulo de outras maneiras) ou de parafasias semânticas podem ser um indicativo de prejuízo no processamento semântico.

GRAMÁTICA ▶ A gramática é o conjunto de regras de uma determinada língua que determina como as palavras são combinadas para compor as sentenças e dar sentido a elas. Distúrbios da gramática são denominados agramatismos, e caracterizam-se principalmente pela omissão de elementos na frase (como preposições e artigos) e pela dificuldade em conjugar os verbos. A fala composta por uma significativa falta de elementos é denominada fala telegráfica. Além disso, o agramatismo é frequentemente associado a lesões nos circuitos cerebrais que envolvem o giro frontal inferior.

LEITURA E ESCRITA ▶ A avaliação da leitura deve consistir em tarefas de leitura de palavras, sentenças e textos. A compreensão da leitura pode ser investigada solicitando que o paciente siga comandos que são fornecidos apenas por escrito (p. ex., "bata na mesa três vezes"). Outro modo de avaliar a compreensão da leitura é solicitar que o paciente explique o que compreendeu da leitura de um texto.

Para avaliar a habilidade de escrita, pode-se solicitar a cópia de palavras ou sentenças escritas, a escrita sob ditado e a composição livre de sentenças.

MANIFESTAÇÕES LINGUÍSTICAS ▶ As manifestações linguísticas são os erros ou comportamentos linguísticos atípicos realizados pelo indivíduo com afasia, e estão descritas na **Tabela 1.2**.

DIAGNÓSTICO DIFERENCIAL ETIOLÓGICO ▶ A afasia desenvolve-se abruptamente em pacientes que tiveram AVC ou trauma craniano. Pacientes com doenças neurodegenerativas ou lesão com massa podem desenvolver afasia de forma insidiosa ao longo de semanas, meses ou anos. "Sinais vizinhos" sugestivos de déficits de áreas corticais adjacentes ou de tratos que correm próximo aos circuitos de linguagem devem ser evocados. Em geral, são específicos para as síndromes afásicas individuais e são uma

TABELA 1.2 ▶ MANIFESTAÇÕES LINGUÍSTICAS NA AFASIA	
TIPO	DEFINIÇÃO
Parafasia	Substituição de uma palavra por outra que pode ou não ter algum tipo de relação com a palavra-alvo
Circunlóquio	Quando o indivíduo faz longos enunciados ou tangencia o tema da conversa por não conseguir acessar o tema principal ou determinada palavra
Neologismo	Utilização de uma palavra que não existe, mas que segue as regras da língua
Estereotipia	Comportamentos verbais involuntários e perseverativos, que podem ocorrer oralmente ou na escrita, podendo ser uma palavra conhecida ou um neologismo
Anomia	Dificuldade em recordar palavras ou em nomear objetos, ações ou pessoas
Agramatismo	Dificuldade na manutenção da estrutura sintática das emissões; caracteriza-se, por exemplo, pela omissão de elementos nas frases e pela simplificação da estrutura frasal
Redução	Redução do número de enunciados de fala esperados em dada unidade de tempo; frases com número de elementos limitado
Supressão	Supressão total de emissão oral ou gráfica; quando ocorre na emissão oral também pode ser chamada de mutismo
Jargão	Fala ou discurso repleto de neologismos

Fonte: Ortiz, 2010.

grande ajuda para o raciocínio de localização (diagnóstico topográfico) (ver **Tabela 1.1**). Esses sinais incluem dificuldades de visão, especialmente hemianopsia, déficits motores ou sensitivos ou déficits neurocomportamentais relacionados, como alexia, agrafia, acalculia ou apraxia. Os pacientes devem ser questionados sobre qualquer indicação de crise epiléptica sutil, como episódios de "olhar parado" (*staring spells*) ou automatismos ou episódios afásicos prévios.

Entre as causas estruturais focais, a grande maioria dos casos de afasia é decorrente de AVC, sendo a oclusão da artéria cerebral média o que mais comumente leva à afasia. Entre as causas neurodegenerativas estão a doença de Alzheimer e as DFTs, como as APPs. Nos casos neurodegenerativos, o que desencadeia o quadro clínico é a morte neuronal progressiva causada pela presença de proteínas alteradas no cérebro, como a β-amiloide, as taupatias e a proteína TDP-43.

Raramente, a afasia é causada por encefalite por herpes simples, uma condição tratável mas com janela curta para diagnóstico. Dicas para o diagnóstico incluem história de febre, crises epilépticas, cefaleia e mudanças comportamentais.

História de cefaleia, aguda ou crônica, também pode ser importante para o diagnóstico de condições subjacentes como tumor cerebral ou má-formação arteriovenosa. O paciente deve ser questionado sobre qualquer história de comprometimento de memória ou ao desempenhar atividades de vida diária em casa, porque disfunção da linguagem pode estar presente em uma condição neurodegenerativa mais generalizada, como uma demência (especialmente doença de Alzheimer ou DFT). A dominância manual do paciente deve ser registrada, bem como história de hipertensão, hemorragia cerebral prévia, doença cardíaca, ou doença vascular carotídea ou intracraniana, ou angiopatia amiloide (uma causa de hemorragia lobar intraparenquimatosa em pacientes em idade mais avançada).

Imagem do sistema nervoso central sempre deve ser realizada, especialmente quando a suspeita for de lesão estrutural (p. ex., sinais neurológicos associados). A tomografia computadorizada de crânio consegue detectar muitas lesões estruturais (como neoplasia, abscesso); entretanto, a ressonância magnética apresenta maior sensibilidade para lesões estruturais pequenas, sinais precoces de AVC e encefalites e para detectar padrões de atrofia em doenças neurodegenerativas. Eletrencefalograma raramente será útil se houver suspeita de crises epilépticas.

PROGNÓSTICO E REABILITAÇÃO ▶

O prognóstico da afasia decorrente de danos estruturais depende, em grande parte, da etiologia subjacente e da gravidade da lesão inicial. Por exemplo, no AVC, a recuperação espontânea pode ocorrer nos estágios agudo e subagudo após a lesão, e tende a ser favorável quando a lesão for menos extensa, quando a gravidade inicial da afasia for menor e quando houver fatores metabólicos favoráveis. Apesar de AVCs hemorrágicos, na maioria das vezes, terem mortalidade inicial mais alta, em longo prazo eles apresentam melhor prognóstico que os AVCs isquêmicos, devido ao fato de os feixes de fibras cerebrais serem deslocados sem sofrer dano.

A terapia fonoaudiológica tem efeito positivo na recuperação da comunicação e é o principal método de reabilitação da afasia pós-AVC. Os mecanismos de recuperação nos estágios agudos e subagudos são difíceis de diferenciar do processo de recuperação espontânea. No estágio crônico, as hipóteses que fundamentam a reabilitação fonoaudiológica são os princípios da reorganização e da plasticidade cerebral. As abordagens terapêuticas fonoaudiológicas mais utilizadas são a abordagem social ou funcional e a abordagem cognitiva neuropsicológica.

O prognóstico das APPs é desfavorável, já que a doença tem característica progressiva e os pacientes evoluem para demência franca. Apesar disso, esses pacientes também podem ser beneficiados com a reabilitação fonoaudiológica, a qual tem objetivo diferente da reabilitação em casos de afasia pós-AVC. Nas fases iniciais da doença, o objetivo da terapia fonoaudiológica é estimular as funções linguísticas e cognitivas para que elas se mantenham preservadas pelo maior tempo possível. Em fases iniciais e moderadas, também é possível focar em modalidades linguísticas que ainda estão preservadas para que elas compensem aquelas que estão prejudicadas. Em fases mais avançadas, a reabilitação visa à utilização de estratégias para facilitar a comunicação do paciente com seus familiares, podendo envolver recursos de comunicação alternativa.

REFERÊNCIAS ▶

Basso A, Forbes M, Boller F. Rehabilitation of aphasia. In: Aminoff MJ, Boller F, Swaab DF, editors. Handbook of clinical neurology: 110. Amsterdam: Elsevier; 2013. p. 325-34.

Bonilha L, Hillis AE, Hickok G, den Ouden DB, Rorden C, Fridriksson J. Temporal lobe networks supporting the comprehension of spoken words. Brain. 2017;140(9):2370-80.

Cahana-Amitay D, Albert ML. Brain and language: evidence for neural multifunctionality. Behav Neurol. 2014;2014:260381.

Cappa SF. The neural basis of aphasia rehabilitation: evidence from neuroimaging and neurostimulation. Neuropsychol Rehabil. 2011;21(5):742-54.

Dickey L, Kagan A, Lindsay MP, Fang J, Rowland A, Black S. Incidence and profile of inpatient stroke-induced aphasia in Ontario, Canada. Arch Phys Med Rehabil. 2010;91(2):196-202.

Engelter ST, Gostynski M, Papa S, Frei M, Born C, Ajdacic-Gross V, et al. Epidemiology of aphasia attributable to first ischemic stroke: incidence, severity, fluency, etiology, and thrombolysis. Stroke. 2006;37(6):1379-84.

Flowers HL, Silver FL, Fang J, Rochon E, Martino R. The incidence, co-occurrence, and predictors of dysphagia, dysarthria, and aphasia after first-ever acute ischemic stroke. J Commun Disord. 2013;46(3):238-48.

Fonseca RP, Parente MAMP, Cote H, Ska B, Joanette Y. Bateria MAC – Bateria Montreal de avaliação da comunicação. [S. l.]: Pró-Fono; 2008.

Gill DJ, Damann KM. Language Dysfunction. CONTINUUM: Lifelong Learning in Neurology. 2015;21(3):627-45.

Gleichgerrcht E, Fridriksson J, Bonilha L. Neuroanatomical foundations of naming impairments across different neurologic conditions. Neurology. 2015;85(3):284-92.

González McF, Lavados GP, Olavarría IV. Incidencia poblacional, características epidemiológicas y desenlace funcional de pacientes con ataque cerebrovascular isquémico y afasia. Rev Méd Chile. 2017;145(2):194-200.

Gorno-Tempini ML, Hillis AE, Weintraub S, Kertesz A, Mendez M, Cappa SF, et al. Classification of primary progressive aphasia and its variants. Neurology. 2011;76(11):1006-14.

Hickok G, Poeppel D. Dorsal and ventral streams: a framework for understanding aspects of the functional anatomy of language. Cognition. 2004;92(1-2):67-99.

Kirshner HS. Aphasia and aphasic syndromes. In: Daroff RB, Jankovic J, Mazziotta JC, Pomeroy SL. Bradley's neurology in clinical practice. 7th ed. New York: Elsevier; c2016.

Knopman DS, Roberts RO. Estimating the number of persons with frontotemporal lobar degeneration in the US population. J Mol Neurosci. 2011;45(3):330-5.

Kuhl PK, Damasio AR. Language. In: Kandel ER, Schwartz JH, Jessel TM, Siegelbaum SA, Hudspeth AJ. Principles of neural science. 5th ed. New York: McGraw-Hill; c2013.

Lezak MD, Howieson DB, Bigler ED, Tranel D. Neuropsychological assessment. 5th ed. New York: Oxford University Press; c2012.

Lezak MD, Howieson DB, Loring DW. Neuropsychological assessment. 4th ed. Oxford: Oxford University Press; 2004.

Moritz-Gasser S, Duffau H. The anatomo-functional connectivity of word repetition: insights provided by awake brain tumor surgery. Front Hum Neurosci. 2013;7:405.

Olney NT, Spina S, Miller BL. Frontotemporal dementia. Neurol Clin. 2017;35(2):339-74.

Ortiz KZ, organizador. Distúrbios neurológicos adquiridos: linguagem e cognição. 2. ed. Barueri: Manole; 2010.

Pagliarin KC, Oliveira CR, Silva BM, Calvette LF, Fonseca RP. Instrumentos para avaliação da linguagem pós--lesão cerebrovascular esquerda. Rev CEFAC. 2013;15(2):444-54.

Parente MAMP, Fonseca RP, Pagliarin KC, Barreto SS, Soares-Ishigaki ECS, Hübner LCz K, et al. Bateria Montreal-Toulouse de avaliação da linguagem: bateria MTL-Brasil. São Paulo: Vetor; 2016.

Rogalski E, Cobia D, Harrison TM, Wieneke C, Thompson CK, Weintraub S, et al. Anatomy of language impairments in primary progressive aphasia. J Neurosci. 2011;31(9):3344-50.

Turgeon Y, Macoir J. Classical and Contemporary Assessment of Aphasia and Acquired Disorders of Language. In: Stemmer, B., Whitaker, H.A. Handbook of Neuroscience of Language. London: Elsevier, 2008.

Watila MM, Balarabe SA. Factors predicting post-stroke aphasia recovery. J Neurol Sci. 2015;352(1-2):12-8.

CAPÍTULO 2

AFTAS (ÚLCERAS AFTOSAS)

CLARISSA PRIETO HERMAN REINEHR
RENATO MARCHIORI BAKOS

CONCEITOS ▶ **Aftas**, também denominadas ulcerações aftosas ou estomatite aftosa, são a afecção mais comum da mucosa oral, acometendo 40% da população em ao menos um episódio na vida.

O termo afta vem da palavra grega *aphthi*, que significa colocar fogo ou inflamar, e foi descrito por Hipócrates ao referir-se à dor associada com lesões orais aftosas. As lesões aftosas geralmente ocorrem em múltiplos episódios durante a vida, sendo, por esse motivo, denominadas como estomatite aftosa recorrente.

ASPECTOS EPIDEMIOLÓGICOS ▶ As lesões costumam iniciar na infância ou na adolescência e diminuem em intensidade e frequência de recorrências com o passar dos anos, sendo incomuns em pacientes acima de 40 anos.
O maior estudo populacional que avaliou a prevalência de ulceração aftosa recorrente data de 1975. Esse estudo aplicou questionário em 21 países, totalizando 10.532 adultos jovens, e encontrou prevalência de no mínimo dois episódios de aftas na vida em 38,7% dos homens e 49,7% das mulheres. O estudo observou, ainda, que os entrevistados da América do Norte apresentavam maior prevalência de aftas, em comparação com indivíduos dos outros continentes.

QUADRO CLÍNICO ▶ Do ponto de vista clínico, as aftas apresentam-se como múltiplas ulcerações dolorosas recorrentes ou isoladas, arredondadas ou ovoides, com margens circunscritas, halos eritematosos e pseudomembranas branco-acinzentadas na base da área ulcerada, que ocorrem na mucosa não queratinizada.

Nas fases iniciais, antes do surgimento da lesão ulcerada, o paciente pode referir sensação de parestesia no local, seguida do surgimento de mácula eritematosa que evolui para pápula e ulceração.

CLASSIFICAÇÃO ▶ A estomatite aftosa recorrente possui duas formas de classificação:

1. Simples;
2. Complexa.

A forma complexa refere-se a pacientes que possuem ao menos três lesões aftosas de forma contínua, podendo também apresentar lesões ulceradas genitais, na ausência de critérios para síndrome de Behçet.

Em relação à morfologia clínica, podem ser classificadas em três subtipos (**Tabela 2.1**):

1. *Minor*;
2. *Major* (periadenite mucosa necrótica recorrente);
3. Herpetiforme.

Em relação ao subtipo herpetiforme, é importante diferenciá-lo da estomatite herpética, uma vez que não há associação com infecção herpética na estomatite aftosa e o tratamento das duas difere. As formas *major* e herpetiforme são os tipos que geralmente fazem o paciente procurar atendimento médico.

CAUSAS ▶ Embora a etiopatogenia das lesões aftosas não seja bem estabelecida, múltiplas causas são associadas ao desenvolvimento de aftas, incluindo trauma local durante escovação de dentes, alimentação e procedimentos odontológicos, fatores genéticos e nutricionais, hipersensibilidade a determinados alimentos, déficits vitamínicos e minerais (ferro, ácido fólico, vitaminas do complexo B), períodos de estresse, infecções virais e bacterianas, e doenças autoimunes e endócrinas. Por esse motivo, é importante, para o médico clínico, o conhecimento a respeito de peculiaridades clínicas

TABELA 2.1 ▶ PRINCIPAIS FORMAS DE APRESENTAÇÃO DE ESTOMATITE AFTOSA E SUAS CARACTERÍSTICAS CLÍNICAS

CARACTERÍSTICAS	FORMA *MINOR*	FORMA *MAJOR*	FORMA HERPETIFORME
Percentual do total de casos	> 70%	10%	10%
Predileção por sexo	Igual	Igual	Mulheres
Morfologia	Arredondadas ou ovais; halo eritematoso; pseudomembranas branco-acinzentadas	Arredondadas ou ovais; halo eritematoso; pseudomembranas branco-acinzentadas	Ulcerações profundas e pequenas que comumente convergem; contorno irregular
Distribuição	Lábios, bochechas, língua, assoalho bucal	Lábios, palato mole, faringe	Lábios, bochechas, língua, assoalho bucal e gengivas
Número de lesões	1-5	1-10	10-100
Tamanho	< 10 mm	> 10 mm	2-3 mm
Prognóstico	Resolução em 4-14 dias; sem cicatriz	Persistem > 6 semanas; alto risco de cicatriz	Resolução em < 30 dias; cicatrizes incomuns

Fonte: Edgar e colaboradores.

nas lesões decorrentes das principais causas, bem como o reconhecimento de doenças sistêmicas que possam ter lesões ulceradas orais como um dos achados do exame clínico.

Mais recentemente, a infecção por *Helicobacter pylori* foi implicada na etiologia da estomatite aftosa recorrente, embora mais estudos sobre o tema sejam necessários. Além disso, imunoglobulina A (IgA) elevada na saliva de pacientes que apresentam estomatite aftosa recorrente foi observada, mesmo nos períodos de remissão das lesões, quando comparados com pacientes-controles, demonstrando que as imunoglobulinas estão envolvidas na patogênese das lesões.

O tabagismo parece exercer efeito protetor para surgimento de aftas. Isso ocorre porque o contato com os componentes da fumaça do cigarro, incluindo a nicotina, causa queratinização da mucosa oral e imunossupressão local, o que reduz a resposta inflamatória.

Quando as lesões aftosas são secundárias a doenças sistêmicas, a tendência é denominá-las lesões ulceradas orais ou lesões aftosas-*like*, sendo o termo estomatite aftosa recorrente reservado aos casos que não possuem associação com doenças.

A Tabela 2.2 apresenta os principais diagnósticos diferenciais de úlceras orais recorrentes, bem como suas causas e base para diagnóstico.

TABELA 2.2 ▶ PRINCIPAIS DIAGNÓSTICOS DIFERENCIAIS DAS ÚLCERAS ORAIS RECORRENTES

CAUSA	EXEMPLOS	ACHADOS SUGESTIVOS	BASE PARA O DIAGNÓSTICO
Desconhecida	Aftas	História de úlceras recorrentes ovais desde a infância	Apresentação clínica, excluir doenças sistêmicas
	Febre recorrente, aftas, faringite e adenite	História de úlceras recorrentes desde a infância, associada a febre, faringite e linfadenite	
Infecções	Infecções recorrentes por herpes-vírus	Úlceras orais recorrentes; podem ocorrer após trauma local; podem ser evidência de imunossupressão	Apresentação clínica e estudo virológico
	Infecção pelo HIV	Infecções orais recorrentes, leucoplasia pilosa e neoplasias (sarcoma de Kaposi, linfomas)	Apresentação clínica, sorologia positiva para infecção pelo HIV
Doenças sistêmicas inflamatórias e autoimunes	Síndrome de Behçet	Úlceras genitais e outras mucosas, pústulas, eritema nodoso, uveíte, envolvimento articular e de SNC	Apresentação clínica e sorologias para excluir outras causas
	Artrite reativa (Reiter)	Uretrite, balanite, conjuntivite, colite, envolvimento articular	Sorologias para excluir outras causas
	Síndrome de Sweet	Febre, úlceras genitais e outras mucosas, lesões avermelhadas na pele	Sorologias para excluir outras causas
	LES	Úlceras orais no palato, mucosa bucal ou lingual na exclusão de infecção ou vasculite; presença de outros critérios para LES: manifestações hematológicas, nefrite, serosite, lúpus cutâneo agudo ou crônico, doença articular e manifestações neurológicas	Diagnóstico baseado na presença de critérios clínicos e laboratoriais (FAN, anti-SM, anti-DNAds, anticorpos antifosfolipídeos) bem estabelecidos

(Continua)

TABELA 2.2 ▶ PRINCIPAIS DIAGNÓSTICOS DIFERENCIAIS DAS ÚLCERAS ORAIS RECORRENTES (Continuação)

CAUSA	EXEMPLOS	ACHADOS SUGESTIVOS	BASE PARA O DIAGNÓSTICO
Reações de hipersensibilidade	Eritema multiforme	Lesões em mucosas, olhos, pele, edema labial	Apresentação clínica e biópsia perilesional
Doenças hematológicas	Neutropenia cíclica	Febres recorrentes, infecções recorrentes intraorais e em outros locais; início na infância ou na adolescência	Apresentação clínica e exame sanguíneo completo
	Leucemias	Infecções, anemia, petéquias/púrpura	Exame sanguíneo completo
Doenças do trato gastrintestinal	Enteropatias sensíveis ao glúten	Defeitos dentários, diarreia, perda de peso, má-absorção	Apresentação clínica, anticorpos antigliadina e antitransglutaminas, e biópsia intestinal
	Doença inflamatória intestinal • Doença de Crohn • Retocolite ulcerativa	Edema labial/facial, diarreia sanguinolenta, perda de peso; doença hepatobiliar e acometimento articular	Clínica e colonoscopia ou biópsia de tecido ulcerado
Medicamentos	AINEs; β-bloqueadores; nicorandil; alendronato	*Rash* cutâneo	História clínica, melhora com suspensão do fármaco
Doenças dermatológicas	Pênfigo vulgar	Lesões orais erosadas que não cicatrizam, acometimento de outras mucosas; podem ocorrer somente lesões em mucosas ou lesões cutâneas associadas	Sinal de Nikolsky e sinal de Asboe-Hansen, biópsia cutânea (bolha intraepidérmica suprabasal), imunofluorescência direta

(Continua)

TABELA 2.2 ▶ PRINCIPAIS DIAGNÓSTICOS DIFERENCIAIS DAS ÚLCERAS ORAIS RECORRENTES *(Continuação)*			
CAUSA	**EXEMPLOS**	**ACHADOS SUGESTIVOS**	**BASE PARA O DIAGNÓSTICO**
Doenças dermatológicas	Penfigoide cicatricial (pênfigo benigno das mucosas)	Lesões mucosas e periorificiais em mucosa oral; as bolhas permanecem intactas por algum tempo e demoram a cicatrizar ao romper; evolução para cicatrizes e sinéquias, podem levar à cegueira; lesões cutâneas semelhantes às do penfigoide bolhoso em 25-30% dos casos	Clínica, biópsia cutânea (bolha subepidérmica), imunofluorescência direta

AINEs, anti-inflamatórios não esteroides; FAN, fator antinuclear; HIV, vírus da imunodeficiência humana (do inglês *human immunodeficiency virus*); LES, lúpus eritematoso sistêmico; SNC, sistema nervoso central.
Fonte: Adaptada de Scully.

CARACTERÍSTICAS DO COMPORTAMENTO DE PACIENTES COM ESSE SINAL ▶

As lesões aftosas são dolorosas e podem levar à dificuldade de deglutição, fala e alimentação. Portanto, é importante atentar para a capacidade do paciente de manter-se adequadamente nutrido e hidratado.

DIAGNÓSTICO E AVALIAÇÃO ▶ O diagnóstico de estomatite aftosa recorrente é eminentemente clínico, mas deve ser guiado por outros achados do exame clínico a fim de descartar outras causas de úlceras orais.

É incomum o início de estomatite aftosa recorrente em adultos que não tiveram episódios na infância ou na adolescência. Por esse motivo, esses pacientes devem ser investigados para exclusão de outras causas de úlceras orais.

A investigação complementar deve ser guiada pelos achados da anamnese e do exame físico. Especificamente, a avaliação anatomopatológica é recomendada quando outros sinais e sintomas ou até mesmo a persistência das lesões apontam para a possibilidade de existir outra patologia causando as úlceras (ver **Tabela 2.2**).

TRATAMENTO ▶ O tratamento das lesões ulceradas orais inclui cuidados locais, tratamentos tópicos e tratamentos sistêmicos. O uso de creme dental que não contenha laurilsulfato de sódio é recomendado, pois favorece a cicatrização e reduz a dor. Bochechos com clorexidina 0,2% são recomendados para evitar superinfecção bacteriana e fúngica, além de prevenir a formação de biofilmes na placa dentária, muitas vezes associada. Alguns alimentos devem ser evitados, como castanhas, chocolate, bebidas e alimentos ácidos, excesso de sal, pimenta e bebidas alcoólicas carbonatadas, pois retardam a cura das lesões.

O alívio da dor local pode ser obtido com anestésicos tópicos (lidocaína em *spray* ou gel) ou substâncias que criem camada de revestimento sobre a lesão (orabase ou géis). Outras opções de tratamento tópico incluem corticosteroides em orabase e aplicação de *laser*. Os tratamentos sistêmicos incluem medicamentos específicos e não específicos (**Quadro 2.1**).

O tratamento sistêmico específico inclui o manejo das causas sistêmicas associadas e a reposição de déficits vitamínicos e minerais. Os tratamentos sistêmicos não específicos incluem medicamentos imunomoduladores e estão indicados quando os tratamentos tópicos falharem. O uso de corticosteroide sistêmico por curto período causa melhora rápida das lesões; porém, o uso por longos períodos não é indicado. Um curso regressivo iniciando com prednisona 0,75 a 1 mg/kg/dia por 7 dias – com redução de 0,25 mg/kg/dia por semana por mais 2 semanas – induz remissão clínica. Se o uso de medicamento sistêmico em longo prazo for necessário, outros medicamentos anti-inflamatórios, como colchicina e dapsona, estão indicados.

É importante ressaltar que a revisão sistemática da base de dados Cochrane não conseguiu comprovar a efetividade de nenhum medicamento oral para tratamento de estomatite aftosa recorrente, em decorrência da heterogeneidade dos estudos. Desse modo, os resultados foram inconclusivos em relação ao medicamento de escolha.

QUADRO 2.1 ▶ TRATAMENTOS PROPOSTOS PARA ESTOMATITE AFTOSA RECORRENTE

Tópicos
- Corticosteroides de alta potência: propionato de clobetasol em prótese adesiva*
- Demais costicosteroides[†]
- *Laser**
- Anestésicos locais[†]
- Tacrolimo[‡]
- Orabase /corticosteroide[‡]

Sistêmicos
- Específicos
  - Vitamina B_{12}*
- Inespecíficos
  - Corticosteroides*
  - Montelucaste*
  - Dapsona[+†]
  - Levamisol[†]
  - Colchicina[+†]
  - Ciclosporina*
  - Tetraciclina[†]
  - Anti-TNF[†]
  - Talidomida*
  - Pentoxifilina[†]
  - Colchicina + dapsona[†]

*Ensaio clínico randomizado.
[†]Estudo retrospectivo ou série de casos de grande porte.
[‡]Relato de caso individual ou pequena série de casos.
[+]Em pacientes com doença de Behçet.
TNF, fator de necrose tumoral (do inglês *tumor necrosis factor*).

REFERÊNCIAS

Edgar NR, Saleh D, Miller RA. Recurrent aphthous stomatitis: a review. J Clin Aesthetic Dermatol. 2017;10(3):26-36.
Embil JA, Stephens RG, Manuel FR. Prevalence of recurrent herpes labialis and aphthous ulcers among young adults on six continents. Can Med Assoc J. 1975;113(7):627-630.
Scully C. Clinical practice. Aphthous ulceration. N Engl J Med. 2006;355(2):165-172.
Shim YJ, Choi JH, Ahn HJ, Kwon JS. Effect of sodium lauryl sulfate on recurrent aphthous stomatitis: a randomized controlled clinical trial. Oral Dis. 2012;18(7):655-660.

LEITURAS RECOMENDADAS

Brocklehurst P, Tickle M, Glenny AM, Lewis MA, Pemberton MN, Taylor J, et al. Systemic interventions for recurrent aphthous stomatitis (mouth ulcers). Cochrane Database Syst Rev. 2012;(9):CD005411.
Cui RZ, Bruce AJ, Rogers RS 3rd. Recurrent aphthous stomatitis. Clin Dermatol. 2016;34(4):475-481.
Femiano F, Lanza A, Buonaiuto C, Gombos F, Nunziata M, Piccolo S, et al. Guidelines for diagnosis and management of aphthous stomatitis. Pediatr Infect Dis J. 2007;26(8):728-732.
Gülseren D, Karaduman A, Kutsal D, Nohutcu RM. The relationship between recurrent aphthous stomatitis, and periodontal disease and Helicobacter Pylori infection. Clin Oral Investig. 2016;20(8):2055-2060.
Huling LB, Baccaglini L, Choquette L, Feinn RS, Lalla RV. Effect of stressful life events on the onset and duration of recurrent aphthous stomatitis. J Oral Pathol Med. 2012;41(2):149-152.
Kozlak ST, Walsh SJ, Lalla RV. Reduced dietary intake of vitamin B12 and folate in patients with recurrent aphthous stomatitis. J Oral Pathol Med. 2010;39(5):420-423.
Letsinger JA, McCarty MA, Jorizzo JL. Complex aphthosis: a large case series with evaluation algorithm and therapeutic ladder from topicals to thalidomide. J Am Acad Dermatol. 2005;52(3 Pt 1):500-508.
Messadi DV, Younai F. Aphthous ulcers. Dermatol Ther. 2010;23(3):281-290.
Mohammad R, Halboub E, Mashlah A, Abou-Hamed H. Levels of salivary IgA in patients with minor recurrent aphthous stomatitis: a matched case-control study. Clin Oral Investig. 2013;17(3):975-980.
Scully C, Porter S. Oral mucosal disease: recurrent aphthous stomatitis. Br J Oral Maxillofac Surg. 2008;46(3):198-206.
Shulman JD. An exploration of point, annual, and lifetime prevalence in characterizing recurrent aphthous stomatitis in USA children and youths. J Oral Pathol Med. 2004;33(9):558-566.
Subramanyam RV. Occurrence of recurrent aphthous stomatitis only on lining mucosa and its relationship to smoking-a possible hypothesis. Med Hypotheses. 2011;77(2):185-187.

CAPÍTULO 3

ALOPECIAS

CAROLINA ROCHA BARONE
RENATO MARCHIORI BAKOS
TANIA F. CESTARI

CONCEITOS E ASPECTOS EPIDEMIOLÓGICOS ▶ O nome alopecia é proveniente da palavra grega *alopekia*, derivada de *alópex*, que significa raposa. Nesse animal, a queda de pelos é frequente, tanto como um fenômeno natural quanto como em decorrência de uma doença.

As **alopecias** são definidas como diminuição ou ausência de cabelos e/ou pelos em áreas onde normalmente eles estariam presentes. Estão entre as cinco queixas que mais levam os pacientes aos consultórios dermatológicos, podendo ter diversas etiologias. Elas são responsáveis por importante impacto psicossocial, uma vez que comprometem a autoestima e a qualidade de vida dos pacientes acometidos.

CLASSIFICAÇÃO ▶

As alopecias podem ser congênitas ou adquiridas, circunscritas ou difusas, cicatriciais (achados de destruição tecidual, como inflamação, atrofia e fibrose) ou não cicatriciais (sem esses achados). A seguir, estão descritos alguns exemplos de cada tipo de alopecia:

- **Alopecias difusas não cicatriciais:** congênitas, eflúvio telógeno (ET), secundárias a alterações metabólicas ou nutricionais, a endocrinopatias, a colagenoses, a fármacos e outros;
- **Alopecias difusas cicatriciais:** radiações ionizantes (doses elevadas), queimaduras extensas e outras;
- **Alopecias circunscritas não cicatriciais:** alopecia androgenética (AAG), alopecia *areata* (AA), traumática, por sífilis, secundária (alopecia "em clareiras"), doenças do tecido conectivo, vírus da varicela-zóster, foliculites, medicamentosas, por tração, tricotilomania (TTM), desnutrição e outras;
- **Alopecias circunscritas cicatriciais:** pseudopelada de Brocq, colagenoses localizadas, quérion, foliculite decalvante, penfigoide cicatricial, neoplasias e outras.

CAUSAS ▶

ALOPECIA ANDROGENÉTICA ▶ Representa o tipo mais comum de calvície em ambos os sexos, sendo mais frequente em homens. Tem caráter progressivo. Acredita-se que, aos 50 anos, 50% dos homens e 25% das mulheres apresentarão sinais de AAG; aos 70 anos, esses percentuais aumentam para cerca de 80% dos homens e 50% das mulheres.

Ocorre pela junção de fatores genéticos com a ação de androgênios sobre os folículos pilosos do couro cabeludo. Há a miniaturização progressiva dos pelos, transformando os folículos terminais em folículos *velus* (pelos atróficos).

Nos homens, pode iniciar após a puberdade; nas mulheres, a frequência aumenta no período pós-menopausa.

ALOPECIA *AREATA* ▶ É a perda dos cabelos em áreas localizadas, com formato arredondado, sem processo inflamatório ou atrofia associada. Os folículos pilosos estão preservados e o cabelo pode voltar a crescer. O quadro clássico, em placas, apresenta bom prognóstico.

A etiologia é desconhecida. Trata-se de uma doença autoimune órgão-específica, mediada por linfócitos T. Costuma ser mais frequente em pacientes que têm história familiar de AA.

Pode ocorrer em qualquer idade, sem preferência por sexo, sendo mais frequente em crianças e adultos jovens. O risco estimado de um indivíduo desenvolvê-la ao longo da vida é de 1,7%.

EFLÚVIO TELÓGENO ▶ Nesse tipo de alopecia, ocorre a queda exagerada e rápida de pelos após um estímulo que provoque o desequilíbrio no ciclo de crescimento do pelo, levando da fase anágena (crescimento maior do pelo) para a fase telógena (fase de involução do pelo e queda). Representa a queda de cabelos em decorrência de diversos estressores físicos e mentais. Costuma ocorrer cerca de 3 meses após o estímulo desencadeante.

Atinge pessoas de qualquer idade, sendo mais frequente em mulheres, no período pós-parto, por suspensão de anticoncepcional oral e também por dietas mais restritivas. O quadro normalmente é autolimitado, retornando ao normal 6 meses a 1 ano após a queda.

As principais causas de ET estão resumidas no **Quadro 3.1**.

QUADRO 3.1 ▶ CAUSAS DO EFLÚVIO TELÓGENO

Fisiológicas
- Alopecia do recém-nascido, pós-parto

Endocrinológicas
- Hipotireoidismo ou hipertireoidismo
- Suspensão ou alteração de fármacos contendo estrogênio

Deficiência nutricional
- Dietas muito restritivas
- Deficiência de biotina, zinco, ferro, ácidos graxos essenciais

Estresse físico
- Doenças febris
- Doenças catabólicas (câncer, infecção crônica)
- Cirurgia de grande porte
- Grandes traumas

Estresse emocional
- Transtornos de ansiedade
- Depressão
- Bipolaridade

Intoxicações
- Tálio, mercúrio, arsênio

Uso de fármacos
- Inibidores da enzima conversora da angiotensina
- Anticoagulantes
- Antineoplásicos
- Antiparkinsonianos
- Anticonvulsivantes
- Antitireoidianos
- β-Bloqueadores
- Contraceptivos após suspensão
- Antidepressivos
- Metais pesados
- Retinoides

TRICOTILOMANIA ▶ É um estado neurótico em que indivíduos (em geral, meninas com menos de 10 anos de idade) arrancam os cabelos, de forma repetitiva e incontrolável, levando à rarefação perceptível de cabelos. Cerca de 40% dos casos não são diagnosticados, e sua incidência é de cerca de 3,4% em mulheres e 1,5% em homens.

Existem critérios definidos para o diagnóstico, de acordo com o *Manual diagnóstico e estatístico de transtornos mentais*, 5ª edição (DSM-5): arrancamento de cabelos com alopecia visível; sentimento de ansiedade antes de praticar o ato ou na tentativa de não fazê-lo; e sentimento de prazer, satisfação ou alívio após o arrancamento. A doença não é ocasionada por outra doença psiquiátrica ou condição dermatológica, e o distúrbio provoca prejuízo ocupacional e social para o paciente.

ALOPECIA CICATRICIAL ▶ Resulta de processos inflamatórios, cicatriciais ou não, com lesão ou destruição das células dos folículos pilosos, o que leva à ausência total ou parcial de folículos terminais em áreas onde estes normalmente estariam presentes.

Os processos inflamatórios mais associados são o lúpus eritematoso cutâneo crônico e sistêmico, o líquen plano pilar, a alopecia frontal fibrosante, a alopecia mucinosa (mucinose folicular), a esclerodermia, entre outros. Já as infecções podem ser decorrentes de tinha do couro cabeludo tipo quérion, herpes-zóster necrosante, acne necrótica, pseudofoliculite da barba, dermatose pustulosa erosiva do couro cabeludo, foliculite dissecante, foliculite decalvante, foliculite queloidiana da nuca, entre outros. Além disso, outros fatores são cicatrizes cirúrgicas e processos neoplásicos.

A pseudopelada de Brocq é o processo cicatricial para o qual qualquer uma dessas etiologias pode evoluir.

QUADRO CLÍNICO E CARACTERÍSTICAS DO COMPORTAMENTO DE PACIENTES COM ESSE SINAL ▶

ALOPECIA ANDROGENÉTICA ▶ A maioria dos pacientes queixa-se de rarefação simétrica e gradual dos cabelos, que se tornam gradativamente mais finos e menos numerosos. Há classificações bem-estabelecidas que mostram a progressão de perda capilar, que é diferente entre homens e mulheres. Em homens, caracteriza-se por rarefação progressiva de cabelos nos recessos frontoparietais ("entradas") e vértex, podendo confluir e formar a alopecia hipocrática. Nas mulheres, acomete primariamente o vértex, com progressão para a região frontotemporal, preservando a linha de implantação frontal do couro cabeludo ("em árvore de natal"), raramente resultando em perda total dos cabelos.

Em casos de início mais precoce ou quando existem outros sinais de hiperandrogenismo (acne, hirsutismo, alterações menstruais), é importante a avaliação endócrina para afastar a presença de doenças com produção aumentada de androgênios, como a síndrome dos ovários policísticos, a hiperplasia suprarrenal congênita e os tumores ovarianos e suprarrenais.

ALOPECIA *AREATA* ▶ O início do quadro é abrupto, com formação de placas arredondadas ou ovaladas bem-definidas, lisas, confluentes ou não, sem alteração de textura da pele. As placas podem estabilizar-se, e, por vezes, há repilação espontânea ao longo de meses. Os novos pelos inicialmente são de cor cinza ou branca, atingindo a repigmentação completa em semanas ou meses. O local de predileção é o couro cabeludo, mas qualquer região com pelos pode ser acometida, como barba, sobrancelhas e região pubiana.

A alopecia *areata* apresenta subtipos, como:

- Em placas;
- Total (perda completa dos pelos terminais do couro cabeludo);
- Universal (perda de todos os pelos terminais do corpo e do couro cabeludo);
- Ofiásica (perda dos cabelos com padrão em faixa ao longo da periferia da região temporal e occipital do couro cabeludo);
- Difusa (variante rara com rarefação difusa).

Alterações ungueais são frequentes, sendo a mais característica o *pitting*, que consiste em pequenas depressões cupuliformes na placa ungueal.

EFLÚVIO TELÓGENO ▶ Ocorre queda difusa dos cabelos por todo o couro cabeludo. Pode também ser notado em outras regiões pilosas do corpo. Em geral, os pacientes perdem 25 a 35% dos cabelos, raramente chegando à perda de 50% dos fios, quando a rarefação se torna aparente.

TRICOTILOMANIA ▶ As alterações capilares são todas secundárias ao arrancamento. Os pacientes puxam os cabelos do couro cabeludo, resultando em alopecia em placas ou total. Outras regiões pilosas também podem ser acometidas, tendo em comum o fato de todas serem regiões de fácil acesso ao paciente.

Os cabelos da placa de alopecia são normais, mas apresentam cortes em diferentes níveis. As placas são irregulares, mal delimitadas, por vezes de aspecto bizarro e não apresentam aspecto inflamatório. Existe forte associação com quadros depressivos.

ALOPECIA CICATRICIAL ▶ Esse grupo tem em comum o desaparecimento dos orifícios foliculares com substituição por tecido fibroso.

A pseudopelada de Brocq é o estágio final das alopecias cicatriciais. Caracteriza-se por áreas pequenas, às vezes confluentes, cuja pele é lisa e atrófica. Ocasionalmente, no centro de uma área, persistem um ou mais fios de cabelos normais. A coloração da pele na região alopécica pode apresentar-se diferente do restante do couro cabeludo, sendo, em geral, descrita como cor de carne. Podem ocorrer dor, ardor e prurido, sendo leves quando presentes.

DIAGNÓSTICO E AVALIAÇÃO ▶

ALOPECIA ANDROGENÉTICA ▶ Na maioria dos casos, o diagnóstico é clínico, levando em consideração a história pessoal, a história familiar e o exame físico compatível. Em alguns casos, pode ser necessária biópsia, na qual uma razão de pelos terminais/*velus* menor ou igual a 3:1 é considerada diagnóstica (o normal é 7:1).

No tricograma, encontra-se aumento percentual dos pelos telógenos. Na dermatoscopia, o achado mais indicativo é a miniaturização dos fios.

Nas mulheres com achados compatíveis com AAG e sinais de hiperandrogenismo, é importante solicitar testosterona total e livre, sulfato de desidroepiandrosterona, prolactina e 17-OH-progesterona para avaliação.

ALOPECIA *AREATA* ▶ O diagnóstico é essencialmente clínico; porém, é imprescindível a avaliação laboratorial para identificar possíveis doenças autoimunes que possam estar associadas. Deve-se fazer investigação para doenças tireoidianas, diabetes melito tipo 1, anemia perniciosa, doença de Addison, vitiligo e lúpus eritematoso.

O achado mais característico na dermatoscopia é a presença de pelos em ponto de exclamação (pelo pelágico), que correspondem a pelos curtos e quebradiços com a extremidade distal mais longa que a proximal.

Caso haja dúvida diagnóstica, procede-se à biópsia, que deve ser realizada na borda ativa da lesão. Geralmente, encontra-se infiltrado linfoide peribulbar típico com aspecto de enxame de abelhas.

EFLÚVIO TELÓGENO ▶ Para o ET, o diagnóstico também é geralmente clínico, com base na anamnese e no exame físico. A história do uso de medicamentos deve ser avaliada criteriosamente, incluindo aqueles sem prescrição (vitaminas, suplementos e homeopatia).

Uma tração delicada do cabelo costuma ser positiva com saída de dois ou mais pelos telógenos normais, ao passo que com uma tração forçada (tricograma) evidencia-se proporção maior que 20% de fios telógenos. Não há achados dermatoscópicos exclusivos, mas a presença de fios em crescimento pode ser indicativa de ET.

Quando a causa é incerta, a avaliação deve incluir exames de tireoide, hemograma (afastar anemia ferropriva), velocidade de hemossedimentação, ferro sérico e ferritina (ou outros relacionados à suspeição clínica). Apesar de controverso, acredita-se que o valor de ferritina deva estar acima de 60 (independentemente do valor de referência do laboratório) para que não seja indicativo de deficiência dos estoques de ferro.

TRICOTILOMANIA ▶ Alguns indivíduos com TTM assumem a sua prática. Para os casos com dúvida diagnóstica, pode-se criar uma "zona de crescimento de cabelo", que consiste na raspagem semanal de uma pequena área do couro cabeludo envolvido para demonstrar que a densidade e a velocidade de repilação estão normais.

Notam-se pelos com comprimentos variáveis na dermatoscopia, visualizando-se pontos pretos, cabelos quebradiços em distâncias variáveis do couro cabeludo e fendas longitudinais de acordo com o nível de quebra da haste capilar. Além disso, áreas de escoriação e sangramento são encontradas em alguns casos.

ALOPECIA CICATRICIAL (PSEUDOPELADA DE BROCQ) ▶ Não existem exames laboratoriais específicos para serem solicitados. Nesse caso, a biópsia é de extrema importância para o diagnóstico etiológico. Observa-se fibrose em substituição aos folículos terminais, com pouca inflamação perifolicular nos folículos da borda. À dermatoscopia, evidencia-se o centro da placa com ausência de óstios foliculares.

TRATAMENTO ▶

ALOPECIA ANDROGENÉTICA ▶ Os tratamentos têm eficácia limitada, e seus objetivos principais são retardar a progressão da queda e aumentar a cobertura do couro cabeludo.

O tratamento pode ser tópico com minoxidil de 2 a 5%, aplicando-se 1 mL na área afetada 2 ×/dia. Como tratamento sistêmico, o fármaco de escolha é a finasterida (inibidor da 5-α-redutase tipo II) na dose de 1 mg/dia para homens. Ela inibe o processo de queda dos cabelos em cerca de 90% dos homens, por pelo menos 5 anos, e promove a repilação em 65% dos casos. A suspensão desses tratamentos pode levar à queda dos cabelos recuperados.

Em mulheres, se a causa for o hiperandrogenismo, recomenda-se o uso de contraceptivos orais, espironolactona ou finasterida em casos selecionados (os dois últimos com risco de feminilização de fetos masculinos; portanto, só podem ser administrados para mulheres em idade fértil se houver contracepção adequada). Para os casos resistentes, procede-se ao tratamento cirúrgico (implante capilar).

ALOPECIA *AREATA* ▶ O tratamento pode ser desafiador, pois a doença tem curso imprevisível e, por vezes, apresenta melhora espontânea. A atividade e a extensão da doença, bem como a idade do paciente, guiarão o tratamento.

Dá-se preferência para tratamento tópico com corticosteroide intralesional (na derme média, onde estão localizados os bulbos pilosos, a cada 4 ou 8 semanas) para adultos com menos da metade do couro cabeludo acometido. Já para crianças com acometimento mais localizado, corticosteroides, minoxidil e antralina tópicos estão indicados. AA com grande acometimento e início recente ou em acentuada progressão deve ser tratada de forma sistêmica, com corticosteroides orais, fototerapia com psoraleno, ciclosporina ou sulfassalazina.

Também devem ser tratadas possíveis causas subjacentes, como doenças autoimunes associadas e estresse emocional.

A remissão espontânea das lesões pode ser observada no primeiro ano em até 80% dos pacientes. No entanto, muitos apresentarão recidivas ao longo da vida, o que caracteriza a AA como uma patologia de prognóstico variado, pois sua resolução não depende necessariamente da terapêutica instituída.

EFLÚVIO TELÓGENO ▶ O tratamento depende da identificação da causa e da eliminação do fator desencadeante. A maioria dos casos é autolimitada e não necessita de intervenção. Orientações ao paciente e apoio psicológico devem ser prestados. Após a remoção do fator desencadeante, demora cerca de 3 meses para que ocorra a redução da queda, uma vez que este é o tempo médio do ciclo dos fios.

TRICOTILOMANIA ▶ Infelizmente, não há protocolos para o tratamento ou a confirmação do hábito de arrancar os fios na TTM; por isso, nem sempre o manejo dessa situação é fácil. Utiliza-se terapia cognitivo-comportamental, psicoterapia e terapia farmacológica.

Na infância, em geral, a conduta é conservadora com terapia comportamental. Nos adultos, o tratamento de rotina inclui o uso de antidepressivos tricíclicos, como a clomipramina. Inibidores seletivos da recaptação da serotonina também podem ser utilizados.

ALOPECIA CICATRICIAL (PSEUDOPELADA DE BROCQ) ▶ A fibrose é irreversível, e os tratamentos dificilmente são efetivos. Utilizam-se glicocorticosteroides tópicos de alta potência e intralesionais. Antibióticos podem ser úteis se for detectada infecção bacteriana associada. Caso persistam áreas pilosas passíveis de serem doadoras de cabelos para implantes, essa técnica pode ser tentada nas áreas cicatriciais.

REFERÊNCIAS ▶

Alchorne AO, Alchorne MM. Alopecias. In: Petri V. Dermatologia. Barueri: Manole; 2003. p 143-7.

American Psychiatric Association. DSM-5: manual diagnóstico e estatístico de transtornos mentais. 5. ed. Porto Alegre: Artmed; 2014.

Bakos RM, Cestari TF. Alopecia. In: Rosa AAA, Soares JLMF, Barros E. Sintomas e sinais na prática médica. Porto Alegre: Artmed; 2006. V. 1, p. 33-7.

Blume-Peytavi U, Blumeyer A, Tosti A, Finner A, Marmol V, Trakatelli M, et al. S1 guideline for diagnostic evaluation in androgenetic alopecia in men, women and adolescents. Br J Dermatol. 2011;164(1):5-15.

Jorge ARCD, Mulinari-Brenner F, Kakizaki. Alopécias não cicatriciais adquiridas, cicatriciais, alterações do formato e coloração e cosmiatria capilar. In: Belda Junior W, Di Chiacchio N, Criado PR. Tratado de dermatologia. 2. ed. São Paulo: Ateneu; 2014. p. 991-1078.

Ramos PM, Miot HA. Female Pattern Hair Loss: a clinical and pathophysiological review. An Bras Dermatol. 2015;90(4):529-43.

Sperlig LC, Sinclair RD, Shabrawi-Caelen L. Alopecias. In: Bolognia JL, Jorizzo JL, Schaffer JV. Dermatologia. 3 ed. Rio de Janeiro: Elsevier; 2015. p. 1093-1114.

Wolff K, Johnson RA, Saavedra AP. Dermatologia de Fitzpatrick: atlas e texto. 7. ed. Porto Alegre: AMGH; 2015. p. 760-89.

LEITURAS RECOMENDADAS ▶

Pereira JM. Compulsive trichoses. An Bras Dermatol. 2004;79(5):609-18.

Rebora A. Proposing a simpler classification of telogen effluvium. Skin Appendage Disord. 2016;2(1-2):35-8.

You HR, Kim SJ. Factors associated with severity of alopecia areata. Ann Dermatol. 2017;29(5):565-70.

CAPÍTULO 4
ALTERAÇÕES DA FALA

DAIANA PAOLA PERIN
DAISSY LILIANA MORA CUERVO
GUSTAVO COSTA FERNANDES

CONCEITOS ▶ A **fala** pode ser definida como a emissão de sons vocais articulados (palavras) que simbolizam e comunicam ideias, sendo uma função de órgãos e músculos inervados pelo tronco encefálico. Para ser executada, depende da **fonação** (produção de sons vocais sem a formação de palavras), da **vocalização** (sons produzidos pela vibração das pregas vocais) e da **articulação** (enunciado de palavras formado por meio dos sons modulados pela contração da faringe, do palato, da língua e dos lábios).

O conjunto dessas ações possibilita a manifestação sonora da **linguagem**, ou seja, o meio sistemático de comunicar ideias ou sentimentos. A linguagem também pode ser exteriorizada por meio de sinais gráficos (escrita) ou gestuais.

A seguir, são apresentados alguns conceitos de alterações na fala e na linguagem:

- **Afasia:** transtorno da linguagem que pode comprometer, em diferentes graus, a compreensão, a expressão e/ou a repetição da fala. Pode ser acompanhada de incapacidade para a leitura (alexia) e para a escrita (agrafia);
- **Disartria:** distúrbio da fala resultante de alterações no controle muscular responsável pela articulação da palavra, as quais podem ocorrer em lesões do sistema nervoso central e/ou do sistema nervoso periférico. Alterações da fala por lesões estruturais do trato vocal (como fenda palatina ou macroglossia) não são consideradas disartria;
- **Disfonia:** dificuldade na produção da voz secundária a alterações laríngeas;
- **Disprosódia:** dificuldade em manter a melodia e o ritmo do discurso. Inflexões, entonações e tom da voz encontram-se afetados. Pode ocorrer em lesões do hemisfério não dominante;
- **Apraxia da fala:** incapacidade de produzir a fala mesmo com os sistemas motor e sensorial e o estado mental intactos. Consiste em um déficit no planejamento e na execução motora;
- **Mutismo:** inabilidade ou recusa em falar. Pode estar presente em casos de demências, lesões frontais e subcorticais. Quadros funcionais (psicogênicos), simulação ou catatonia entram no diagnóstico diferencial;
- **Tartamudez, gagueira ou espasmofemia:** fala espasmódica caracterizada por hesitações involuntárias, nas quais a pessoa é incapaz de produzir o próximo som esperado. O fluxo da fala é frequentemente interrompido.

Neste capítulo, serão abordadas apenas as alterações que acometem a articulação da palavra, as disartrias. As alterações da linguagem e da fonação serão abordadas, respectivamente, no Capítulo 1, Afasia, e no Capítulo 33, Disfonia.

A produção da fala depende da coordenação e da integridade do trato vocal, que compreende os músculos respiratórios e os músculos da laringe, da faringe, do palato mole, da língua e dos lábios. Portanto, depende da integridade do tronco encefálico, do cerebelo, dos nervos cranianos, dos músculos e da junção neuromuscular, sob controle do córtex cerebral.

Os nervos cranianos (NCs) envolvidos são:

- **Nervo trigêmeo (NC V):** controla o músculo masseter e os músculos pterigóideos (abertura e fechamento da mandíbula);
- **Nervo facial (NC VII):** controla a mímica facial, incluindo os lábios;
- **Nervo glossofaríngeo (NC IX) e nervo vago (NC X):** controlam a elevação do palato mole e as musculaturas faríngea e laríngea;
- **Nervo hipoglosso (NC XII):** controla os movimentos da língua.

CLASSIFICAÇÃO

A disartria pode ser classificada de acordo com a manifestação clínica (**Tabela 4.1**).

MANIFESTAÇÕES CLÍNICAS

De acordo com a localização da lesão, podem ser encontradas diferentes manifestações clínicas:

- **Lesão de trato corticospinal:** quando unilateral, a paralisia facial central afeta a metade inferior da hemiface e, em geral, leva à disartria leve. No acometimento bilateral do trato, tem-se a disartria espástica;
- **Lesão do nervo facial (NC VII):** o NC VII inerva os músculos responsáveis pela motricidade facial, e, quando afetado, ocorre paralisia facial periférica (acometendo toda a hemiface). O paciente tem dificuldade na pronúncia de sons labiais (pu/pa) e labiodentais (f e v). Exemplos: paralisia de Bell, tumores de parótida;
- **Lesão do nervo glossofaríngeo (NC IX):** o NC IX possui componentes sensitivos, motores, gustativos e parassimpáticos. Sua lesão pode ocasionar disartria com disfagia, por paresia do músculo estilofaríngeo e do músculo constritor superior da faringe. Lesões isoladas desse nervo são raras, estando, em geral, associadas com lesões do NC X e do nervo acessório (NC XI) no forame jugular (síndrome de Vernet);
- **Lesão do nervo vago (NC X):** o NC X também possui funções sensitivas, motoras e parassimpáticas. Sua porção motora inerva palato, faringe e laringe. Com relação a alterações da fala, sua lesão pode causar paresia do palato mole e da úvula, produzindo voz hiperanasalada. Também costuma estar associado a lesões no forame jugular, junto com o NC IX e o NC XI. Um de seus ramos, o nervo laríngeo recorrente, inerva as pregas vocais, e sua lesão leva à disfonia (ver Capítulo 33, Disfonia);
- **Lesão do nervo hipoglosso (NC XII):** o NC XII é responsável pela inervação dos músculos da língua, e sua lesão causa fraqueza ipsolateral da língua, levando à dificuldade na pronúncia de sons linguais (tu/ta).

TABELA 4.1 ► CLASSIFICAÇÃO DA DISARTRIA			
TIPO	TOPOGRAFIA NEUROLÓGICA	CARACTERÍSTICAS	EXEMPLOS DE ETIOLOGIA
Flácida	Neurônio motor inferior na ponte e no bulbo	Voz anasalada; por vezes, acompanhada de disfonia (por paralisia das pregas vocais)	Esclerose lateral amiotrófica; atrofia bulbar progressiva
Espástica	Neurônio motor superior	Voz arrastada, lentificada, áspera e laboriosa	Doença cerebrovascular, paralisia pseudobulbar, neoplasias de SNC
Atáxica	Cerebelo	Voz arrastada, lembrando paciente alcoolizado, ritmo desarticulado, ênfase igual e excessiva em cada sílaba	Doença cerebrovascular, doenças cerebelares degenerativas; etilismo; intoxicação por lítio
Hipocinética	Extrapiramidal	Fala monótona, sem ritmo; volume diminuído	Doença de Parkinson
Hipercinética	Extrapiramidal	Fonemas prolongados; variações da voz com interrupções súbitas inesperadas	Doença de Huntington
Espástica e flácida	Combinação de neurônio motor superior e inferior	Hipernasalidade, voz áspera; ênfase reduzida; consoantes imprecisas	Esclerose múltipla; esclerose lateral amiotrófica

SNC, sistema nervoso central.
Fonte: Elaborada com base em Melfi.

Podem ocorrer atrofia e fasciculações, em especial com lesões do núcleo do nervo. Exemplos: tumores de base do crânio acometendo o canal do NC XII e manipulação inadvertida durante endarterectomia carotídea;
- **Distúrbios da junção neuromuscular:** a fraqueza da musculatura orofaríngea compromete a voz, deixando-a anasalada (acometimento do palato) e hipofônica. Fatores agravantes, como fala mais prolongada, podem piorar até progredir para anartria. Está, muitas vezes, acompanhada de disfagia. Exemplo: miastenia grave;
- **Lesão de cerebelo:** a disartria de origem cerebelar ocorre quando há comprometimento das regiões vermiana e paravermiana, muitas vezes acompanhada de ataxia de marcha. Lesões cerebelares hemisféricas não tendem a acometer a fala. Ocorre incoordenação articular, chamada de disartria atáxica, com palavras pronunciadas com força e velocidade irregulares. As variações involuntárias da intensidade produzem qualida-

de explosiva e pausas não intencionais, levando à quebra das palavras. Quando a fala é predominantemente arrastada, lembrando uma pessoa alcoolizada, pode ser chamada de fala escandida. Exemplos: ataxias espinocerebelares e degeneração cerebelar paraneoplásica.

DIAGNÓSTICO E AVALIAÇÃO ▶ O diagnóstico baseia-se essencialmente na avaliação clínica. A complementação com protocolos estruturados, como a Bateria Montreal de Avaliação da Comunicação, pode dar informações mais detalhadas acerca do grau de disfunção e das estratégias terapêuticas que podem ser utilizadas.

Para a abordagem do diagnóstico etiológico, podem ser utilizados:

- **Exames laboratoriais:** eletrólitos e função tireoidiana, drogas de abuso;
- **Exames de imagem:** para descartar lesões estruturais no sistema nervoso central ou no trajeto dos NCs, preferencialmente por ressonância magnética com contraste. Em situações de emergência, a tomografia computadorizada, pela maior facilidade e rapidez na aquisição, pode ser suficiente;
- **Eletroneuromiografia:** é utilizada nas suspeitas de miopatias, neuropatias periféricas, doenças do neurônio motor inferior e doenças da junção neuromuscular (idealmente com estimulação repetitiva e estudos de fibra fina).

A avaliação clínica da fala inicia durante a **anamnese**, analisando pronúncia, fluidez, ritmo e entonação. Durante a entrevista, devem ser pesquisados ativamente a história de uso de medicamentos ou drogas ilícitas e os sintomas neurológicos associados, como diplopia e disfagia.

É importante salientar que devem ser excluídas alterações estruturais que possam levar à alteração da fala, como problemas da dentição ou alterações congênitas (fenda palatina e freio lingual curto).

Uma sugestão de **exame físico** direcionado consiste em:

1. Avaliar simetria e motricidade facial: solicitar ao paciente que sorria, enrugue o nariz, eleve as sobrancelhas e feche os olhos com força;
2. Avaliar porção motora do NC V: pedir para cerrar os dentes enquanto o examinador palpa os masseteres, e pedir para lateralizar a mandíbula;
3. Analisar a motricidade da língua e observá-la em repouso, buscando fasciculações e atrofia;
4. Avaliar a mobilidade e a posição em repouso do palato mole: pedir para o paciente falar "A";
5. Analisar a pronúncia de sons labiais ("bibi", "pupa", vogal "U"), sons linguais ("lala", "tete") e sons palatais ("kakaka");
6. Examinar a fatigabilidade da voz: solicitar ao paciente que conte os números até 100 de forma clara;
7. Avaliar a tosse: quando clara, alta e efetiva, sugere integridade das cordas vocais.

TRATAMENTO ▶ O tratamento depende da causa subjacente. Em determinadas doenças, como Parkinson e miastenia grave, muitas vezes é possível corrigir o distúrbio com medicamentos específicos para a etiologia. No entanto, grande parte das causas de disartria depende apenas de tratamentos de reabilitação fonoaudiológica, como sequelas de doenças cerebrovasculares e esclerose lateral amiotrófica.

A reabilitação tem como objetivos a adaptação e a compensação das incapacidades para otimizar a produção da fala por meio da correção respiratória, do fortalecimento da musculatura envolvida, da modificação eficaz da emissão sonora e da adequação da ressonância da voz e da velocidade da fala.

Também podem ser utilizados materiais como livros ou cadernos de desenho, *tablets* ou computadores com programas específicos para otimizar a comunicação.

REFERÊNCIAS ▶

Melfi RS. Communication disorders: motor speech disorders. [S. l.]: Medscape; 2015 [capturado em 24 fev. 2018]. Disponível em: https://emedicine.medscape.com/article/317758-overview#a4

LEITURAS RECOMENDADAS ▶

Beorlegui Rodriguez C. El lenguaje y la singularidad de la especie humana. Thémata Rev Filos. 2007;39:583-90.

Biller J, Gruener G, Brazis PW, DeMyer W. DeMyer's the neurologic examination: a programmed text. 6th ed. New York: McGraw-Hill; c2011.

Campbell WW. De Jong, o exame neurológico. Rio de Janeiro: Guanabara Koogan; 2007.

Ortiz KZ. Distúrbios neurológicos adquiridos: fala e deglutição. Barueri: Manole; 2006.

Ropper AH, Adams RD, Victor M, Brown RH. Adams and Victor's principles of neurology. 8th ed. New York: McGraw-Hill; c2005.

CAPÍTULO 5

AMENORREIA

MARIANA RANGEL RIBEIRO FALCETTA
AMANDA VEIGA CHEUICHE
FABÍOLA SATLER

CONCEITO ▶ **Amenorreia** refere-se à ausência ou à interrupção da menstruação, podendo ser manifestação de diversas patologias localizadas em qualquer nível do eixo hipotálamo-hipófise-ovariano-genital. A ciclicidade da menstruação requer a integridade do eixo gonadotrófico, e o fluxo menstrual requer a existência de endométrio responsivo e permeabilidade do aparelho genital.

ASPECTOS EPIDEMIOLÓGICOS ▶ A prevalência da amenorreia primária é de 0,3% na população feminina, e a da amenorreia secundária (excluindo gestação, lactação e menopausa) é de 3 a 4%.

CLASSIFICAÇÃO
As amenorreias são classificadas em primária e secundária.

A **amenorreia primária** é definida por ausência de menstruação aos 14 anos nas meninas sem desenvolvimento de caracteres sexuais secundários ou aos 16 anos independentemente do estágio do desenvolvimento puberal. Alternativamente, alguns autores consideram o ponto de corte como 13 e 15 anos, respectivamente.

A **amenorreia secundária** é caracterizada pela interrupção da menstruação por pelo menos 3 ciclos consecutivos ou 6 meses.

CAUSAS
A amenorreia pode ser decorrente de situações fisiológicas; medicamentos; alterações anatômicas do trato reprodutivo; anovulação crônica com estrogênio presente; causas ovarianas (hipogonadismo hipergonadotrófico); e causas centrais (hipogonadismo hipergonadotrófico). Apesar das várias causas de amenorreia (**Quadro 5.1**), quatro diagnósticos são responsáveis pela maioria dos casos de amenorreia patológica: síndrome dos ovários policísticos (SOP), insuficiência ovariana primária, amenorreia hipotalâmica e hiperprolactinemia.

DIAGNÓSTICO E AVALIAÇÃO

AMENORREIA PRIMÁRIA
Anamnese e exame físico completos são fundamentais na avaliação da paciente com amenorreia primária. A **anamnese** deve conter informações sobre desenvolvimento puberal, antecedentes clínicos e cirúrgicos, uso de medicamentos, radioterapia ou quimioterapia prévia, traumatismo craniencefálico, atividade física, hábitos alimentares, presença de hirsutismo ou virilização, cefaleia ou distúrbio da visão, anosmia ou hiposmia, galactorreia, história familiar de puberdade tardia e idade da sexarca.

O **exame físico** deve incluir informações de curva de peso e altura, estadiamento dos caracteres sexuais secundários, anormalidades da linha média, presença de estigmas sindrômicos (baixa estatura, hipertelorismo mamário, pescoço alado e cúbito valgo sugerem síndrome de Turner), presença de anosmia ou hiposmia (sugere síndrome de Kallmann), e avaliação da genitália interna e externa. A ultrassonografia pélvica é útil para avaliar a presença de útero ou más-formações do trato genital, bem como volume ovariano e presença de estímulo endometrial pelo estrogênio.

O conjunto de dados colhidos na anamnese e no exame físico permite categorizar a amenorreia primária em três grupos:

1. Associada com retardo puberal (ausência de telarca);
2. Isolada (com telarca);
3. Associada com quadro de hirsutismo e virilização.

Essa divisão auxilia no prosseguimento da investigação. Nas pacientes com retardo puberal, as gonadotrofinas devem ser dosadas para a diferenciação da origem do hipogonadismo: central (gonadotrofinas baixas – hipogonadismo hipogonadotrófico) ou ovariano (gonadotrofinas elevadas – hipogonadis-

QUADRO 5.1 ► CAUSAS DE AMENORREIA

Fisiológicas
- Gestação e lactação
- Pós-menopausa

Iatrogênicas
- Uso de acetato de medroxiprogesterona de depósito
- Dispositivo intrauterino de liberação de levonorgestrel
- Pílula de progesterona

Patológicas: amenorreia primária
- Anormalidades cromossômicas – 50%
  - Síndrome de Turner
  - Outras anormalidades do cromossomo X
- Hipogonadismo hipogonadotrófico – 25%
  - Síndrome de Kallmann
  - Doença hipofisária
  - Amenorreia hipotalâmica
- Alterações anatômicas do trato reprodutivo – 15%
  - Hímen imperfurado
  - Ausência de útero, cérvice ou vagina
    - Agenesia mülleriana (síndrome de Mayer-Rokitansky-Küster-Hauser)
    - Síndrome de insensibilidade androgênica
    - Fusão ou aglutinação labial
- Outras – 10%
  - Hiperplasia suprarrenal congênita
  - Síndrome dos ovários policísticos

Patológicas: amenorreia secundária
- Causas ovarianas – 70%
  - Síndrome dos ovários policísticos
  - Insuficiência ovariana primária
- Causas hipotalâmicas – 15%
  - Amenorreia hipotalâmica
  - Lesões do hipotálamo
  - Drogas (p. ex., opioides)
- Causas hipofisárias – 5%
  - Hiperprolactinemia
  - Hipopituitarismo
  - Síndrome de Sheehan
- Causas uterinas – 5%
  - Sinéquias intrauterinas (síndrome de Asherman)
- Outras condições endocrinológicas – 5%
  - Alterações da função tireoidiana
  - Hiperandrogenismo, síndrome de Cushing, hiperplasia suprarrenal congênita, acromegalia

Fonte: Wass e Owen.

mo hipergonadotrófico). Nesse caso, o estudo do cariótipo é importante para avaliar a presença de disgenesia gonadal/síndrome de Turner. Nos casos de hipogonadismo hipogonadotrófico, a deficiência associada de outros hormônios hipofisários ou a hiperprolactinemia devem ser avaliadas, seguidas de exame de imagem da região selar.

Enquanto o retardo puberal completo está mais relacionado com alterações genéticas e da função hipotalâmico-hipofisária, a amenorreia primária isolada (i.e., com desenvolvimento mamário) sugere que a paciente já foi exposta ao estrogênio previamente. Essas pacientes devem ser avaliadas quanto à anatomia do trato genital, ao cariótipo, à hiperprolactinemia e à possibilidade de gestação. Nas que apresentam sinais clínicos de hiperandrogenismo ou virilização, deve ser avaliada a possibilidade de tumor virilizante suprarrenal ou ovariano, hiperplasia suprarrenal congênita não clássica (HSRC-NC), SOP e síndrome de Cushing.

A **Figura 5.1** apresenta fluxograma de investigação da amenorreia primária.

AMENORREIA SECUNDÁRIA ▶ Na amenorreia secundária, a possibilidade de gestação deve ser a primeira causa a ser excluída. Na **anamnese**, devem ser questionadas informações quanto à idade de menarca e sexarca, padrão menstrual prévio, métodos anticoncepcionais, data da última menstruação, história obstétrica (incluindo história de abortamento, curetagens, cirurgias ginecológicas, parto seguido de hemorragia uterina), doenças da tireoide, galactorreia e uso de medicamentos que causam hiperprolactinemia. A história de ganho ou perda excessiva de peso também deve ser questionada, assim como doença grave, quimioterapia e radioterapia, estresse emocional e exercício físico excessivo.

Pacientes com sinais de hiperandrogenismo (hirsutismo, acne, alopecia) devem ser investigadas para a presença de SOP, HSRC-NC, tumores virilizantes e síndrome de Cushing – a última especialmente na presença de obesidade central, facies em lua cheia, estrias abdominais violáceas, fraqueza proximal e fragilidade cutânea. Na presença de sinais de hipoestrogenismo (fogachos, dispareunia, ressecamento vaginal), deve-se pesquisar a presença de insuficiência ovariana primária.

A **Figura 5.2** demonstra o fluxograma para investigação da amenorreia secundária.

TESTE COM ACETATO DE MEDROXIPROGESTERONA E TESTE DO ESTROGÊNIO ASSOCIADO A UM PROGESTOGÊNIO ▶

Esses testes são uma alternativa quando a dosagem de estradiol não está disponível ou quando há suspeita de lesões no trato genital e exames de imagem não podem ser realizados em curto prazo.

Administram-se 10 mg/dia de acetato de medroxiprogesterona ou didrogesterona por via oral durante 5 a 10 dias. Uma resposta positiva (que corresponde ao sangramento menstrual) demonstra que o trato genital está íntegro e pérvio e sugere que há produção de estrogênio com resposta endometrial, sendo a anovulação a causa patológica mais provável da

Amenorreia primária

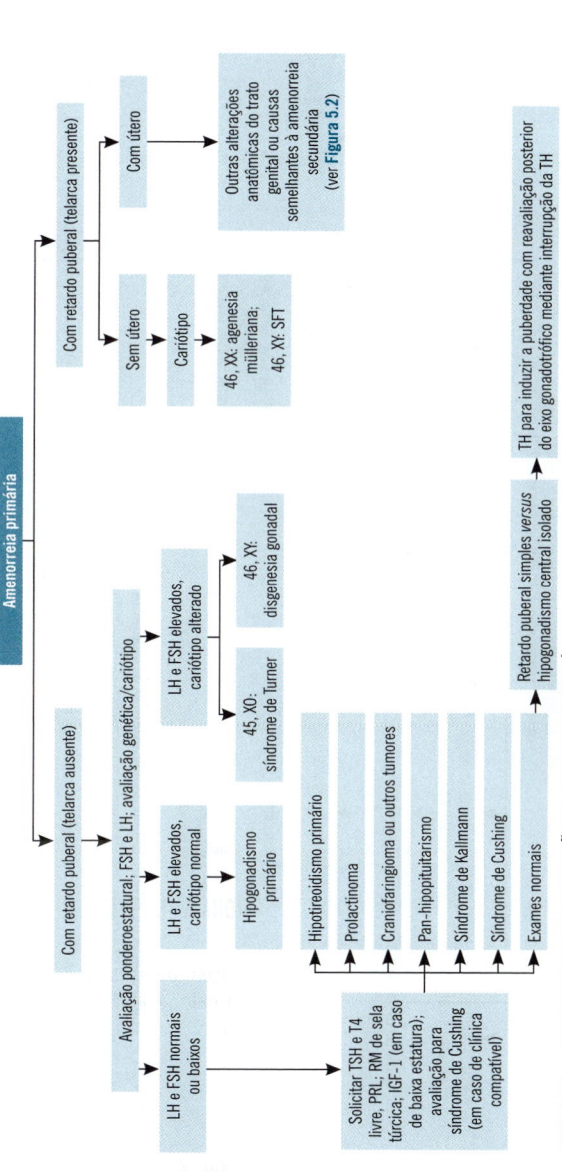

- **Com retardo puberal (telarca ausente)**
  - Avaliação ponderoestatural; FSH e LH; avaliação genética/cariótipo
    - **LH e FSH normais ou baixos**
      - Solicitar TSH e T4 livre, PRL, RM de sela túrcica; IGF-1 (em caso de baixa estatura); avaliação para síndrome de Cushing (em caso de clínica compatível)
        - Hipotireoidismo primário
        - Prolactinoma
        - Craniofaringioma ou outros tumores
        - Pan-hipopituitarismo
        - Síndrome de Kallmann
        - Síndrome de Cushing
        - Exames normais → Retardo puberal simples *versus* hipogonadismo central isolado → TH para induzir a puberdade com reavaliação posterior do eixo gonadotrófico mediante interrupção da TH
    - **LH e FSH elevados, cariótipo normal**
      - Hipogonadismo primário
    - **LH e FSH elevados, cariótipo alterado**
      - 45, X0: síndrome de Turner
      - 46, XY: disgenesia gonadal

- **Com retardo puberal (telarca presente)**
  - Sem útero
    - Cariótipo
      - 46, XX: agenesia mülleriana;
      - 46, XY: SFT
  - Com útero
    - Outras alterações anatômicas do trato genital ou causas semelhantes à amenorreia secundária (ver **Figura 5.2**)

FIGURA 5.1 ▶ **FLUXOGRAMA DE INVESTIGAÇÃO DA AMENORREIA PRIMÁRIA.**

FSH, hormônio folículo-estimulante (do inglês *follicle-stimulating hormone*); IGF-1, fator de crescimento semelhante à insulina tipo 1 (do inglês *insulin-like growth factor-1*); LH, hormônio luteinizante (do inglês *luteinizing hormone*); PRL, prolactina; RM, ressonância magnética; SFT, síndrome de feminilização testicular; T4, tireoxina; TH, terapia hormonal; TSH, tireotrofina.
Fonte: Adaptada de Spritzer e colaboradores.

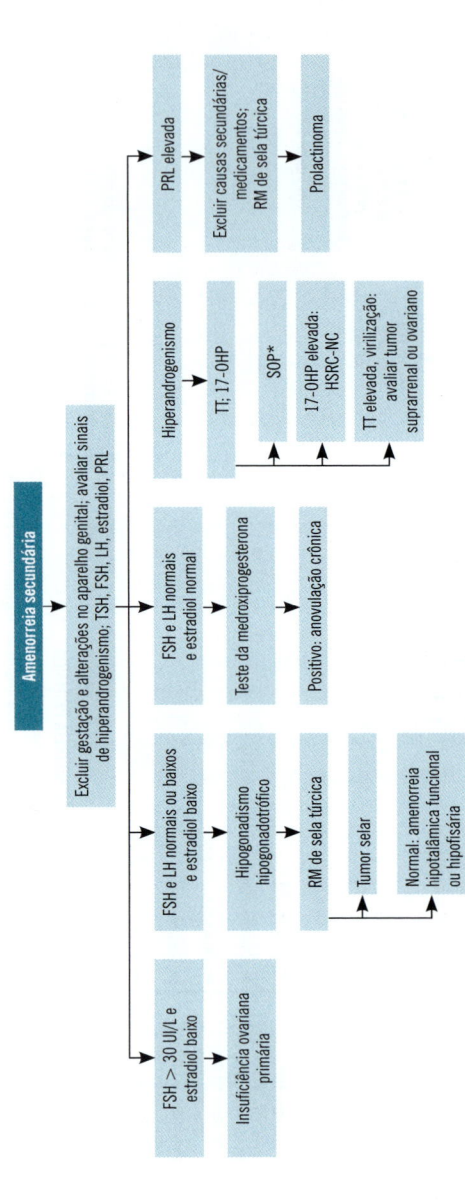

FIGURA 5.2 ▶ FLUXOGRAMA DE INVESTIGAÇÃO DA AMENORREIA SECUNDÁRIA.

* Presença de pelo menos 2 de 3 critérios após exclusão de outras causas: (1). Hiperandrogenismo clínico e/ou bioquímico; (2). Oligomenorreia/amenorreia; (3). Aparência policística dos ovários na ultrassonografia.

17-OHP, 17-OH-progesterona; FSH, hormônio folículo-estimulante (do inglês *follicle-stimulating hormone*); HSRC-NC, hiperplasia suprarrenal congênita não clássica; LH, hormônio luteinizante (do inglês *luteinizing hormone*); PRL, prolactina; RM, ressonância magnética; SOP, síndrome dos ovários policísticos; TSH, tireotrofina; TT, testosterona total.
Fonte: Adaptada de Passos e colaboradores.

amenorreia. O resultado negativo (ausência de sangramento) indica baixa produção estrogênica ou defeito no trato genital.

Uma variação do teste consiste em administrar estrogênios conjugados 1,25 mg/dia ou valerato de estradiol 2 mg/dia durante 21 dias com uso de acetato de medroxiprogesterona ou didrogesterona (10 mg/dia) nos últimos 10 dias, com finalidade de testar a resposta endometrial e a permeabilidade uterina. As causas mais frequentes de resposta negativa (ausência de fluxo menstrual) na amenorreia secundária são as sinéquias uterinas (síndrome de Asherman).

TRATAMENTO ▶ Os objetivos principais do tratamento das amenorreias são corrigir, se possível, a doença de base, prevenir complicações relacionadas ao hipoestrogenismo (p. ex., osteoporose) e restaurar a fertilidade (se desejada).

HIPOESTROGENISMO: TERAPIA HORMONAL ▶ Para indução da puberdade, o estrogênio pode ser administrado por via oral ou transdérmica, inicialmente em doses abaixo das utilizadas para terapia de reposição em mulheres adultas com aumento progressivo: estrogênios conjugados 0,3 mg/dia, ou estradiol micronizado oral 0,25 mg/dia, ou estradiol transdérmico 12,5 µg/dia. Em mulheres com síndrome de Turner, recomendam-se doses iniciais ainda mais baixas de estrogênio transdérmico (6,25 µg/dia). A dose de estrogênio é aumentada gradualmente ao longo de 2 anos. A progesterona (progesterona micronizada oral 200 mg/dia ou medroxiprogesterona 10 mg/dia nos dias 1 a 12 do mês do calendário) é associada após 2 anos de estrogênio ou quando ocorre sangramento menstrual. O início prematuro da terapia com progestogênio pode comprometer o crescimento final mamário.

Nas meninas com suspeita de atraso constitucional, uma vez estabelecidos o crescimento da mama e a menstruação, a terapia com estrogênio pode ser interrompida intermitentemente por períodos de 1 a 3 meses para determinar se ocorrem menstruações espontâneas.

Nos casos de hipogonadismo hipogonadotrófico permanente ou hipogonadismo hipergonadotrófico, a reposição hormonal deverá ser realizada até a idade próxima à esperada para a menopausa com doses recomendadas para mulheres jovens e adultas, mais elevadas em relação às utilizadas no climatério.

A reposição hormonal é realizada com estradiol 2 mg/dia ou estrogênios conjugados 0,925 a 1,25 mg/dia via oral, ou com adesivos de 50 a 100 µg/dia 1 a 2 ×/semana ou gel transdérmico 1 a 1,5 mg/dia. Nas mulheres com útero, a associação com progestogênio é obrigatória: acetato de medroxiprogesterona 10 mg/dia ou progesterona micronizada 200 mg/dia nos últimos 12 dias, ou acetato de medroxiprogesterona 5 mg/dia ou progesterona micronizada 100 mg/dia todos os dias.

ANOVULAÇÃO CRÔNICA COM ESTROGÊNIO PRESENTE ▶ O tratamento da oligomenorreia/amenorreia na SOP tem como objetivo interromper o efeito sem oposição do estrogênio sobre o endométrio por meio da administração de um progestogênio. Nas pacientes que não desejam gestar, a primeira opção é o uso de anticoncepcional oral combinado, que também apresenta o benefício de redução do hiperandrogenismo. Outra opção é o uso de progestogênio isolado (acetato de medroxiprogesterona 5-10 mg/dia nos primeiros 10 dias do mês), embora este não melhore o hiperandrogenismo e nem proporcione anticoncepção.

ANORMALIDADES ANATÔMICAS ▶ O tratamento das condições que envolvem obstrução da via reprodutiva (hímen imperfurado, septo vaginal transverso) é a correção cirúrgica.

As pacientes com síndrome de Asherman são tratadas por histeroscopia com lise das aderências e, posteriormente, uso de estrogênio em doses elevadas para estimular o crescimento endometrial.

Reconstrução vaginal é feita nas pacientes com agenesia mülleriana.

OUTRAS SITUAÇÕES ▶ O tratamento da amenorreia secundária a tumores hipotalâmicos e hipofisários e da hiperprolactinemia deve ser voltado para a doença de base.

Nos casos de amenorreia hipotalâmica funcional, recomenda-se a correção do desequilíbrio energético, o que inclui adequar o consumo calórico e/ou reduzir a atividade física, geralmente necessitando de ganho de peso. Apoio psicológico (p. ex., terapia cognitivo-comportamental) também é aconselhado. Em caso de falha da restauração da menstruação com as medidas anteriores, pode-se fazer uso, por curto período, de terapia hormonal cíclica com interrupção intermitente após correção da causa para determinar o restabelecimento do eixo gonadotrófico.

Os casos secundários a outras endocrinopatias, como doenças da tireoide, síndrome de Cushing e tumores virilizantes, devem ter o tratamento direcionado para a doença de base.

Pacientes com disgenesia gonadal e cromossomo Y presente devem ser submetidas à gonadectomia pelo risco de transformação maligna. Nas pacientes com síndrome de feminilização testicular, a gonadectomia pode ser postergada até que a puberdade tenha sido completada.

REFERÊNCIAS ▶

Goodman NF, Cobin RH, Futterweit W, Glueck JS, Legro RS, Carmina E, American Association of Clinical Endocrinologists (AACE), et al. American Association of Clinical Endocrinologists, American College of Endocrinology, and Androgen Excess and PCOS Society Disease state clinical review: guide to the best practices in the evaluation and treatment of polycystic ovary syndrome - part 2. Endocr Pract. 2015;21(12):1415-26.

Gordon CM, Ackerman KE, Berga SL, Kaplan JR, Mastorakos G, Misra M, et al. Functional hypothalamic amenorrhea: an Endocrine Society clinical practice guideline. J Clin Endocrinol Metab. 2017;102(5):1413-1439.

Klein DA, Poth MA. Amenorrhea: an approach to diagnosis and management. Am Fam Physician. 2013;87(11):781-788.

Liu JH, Patel BP, Collins G. Central causes of amenorrhea. South Dartmouth: Endotext; 2016.

Nácul AP, Vilodre LC, Mallmann ES, Spritzer PM. Amenorreia In: Silveiro SP, Satler F, organizadores. Rotinas em endocrinologia. Porto Alegre: Artmed; 2015. p. 274-82.

Passos EP, Salazar CC, Montenegro IS, Dall'Agno ML, Freitas, F. Amenorreia In: Passos EP, Ramos JGL, Martins-Costa SH, Magalhães JA, Menke CH, Freitas F, organizadores. Rotinas em ginecologia. 7. ed. Porto Alegre: Artmed; 2017. p. 469-79.

Practice Committee of the American Society for Reproductive Medicine. Current evaluation of amenorrhea. Fertil Steril. 2008;90(5 Suppl):S219-25.

Practice Committee of the American Society for Reproductive Medicine. Current evaluation of amenorrhea. Fertil Steril. 2006;86(5 Suppl 1):S148-55.

Spritzer PM, Nácul A, Mallmann ES. Amenorreia: avaliação diagnóstica. In: Vilar L, editor. Endocrinologia clínica. 6. ed. Rio de Janeiro: Guanabara Koogan; 2016. p. 600-607.

Wass J, Owen K, editors. Endocrinology in pregnancy. Wass J, Owen K, editors. Oxford handbook of endocrinology and diabetes. 3rd ed. Oxford: Oxford University Press; c2014. p. 330-1.

CAPÍTULO 6
ANOREXIA

CRISTINA MARTINO DA SILVA
ANDRESSA STEFENON
ALBERTO AUGUSTO ALVES ROSA
DANIELA DORNELLES ROSA

CONCEITO E ASPECTOS EPIDEMIOLÓGICOS ▶ Anorexia é uma manifestação clínica que consiste em perda fisiopatológica de apetite, acompanhada por aversão aos alimentos e incapacidade de ingeri-los. A prevalência de anorexia na população em geral é de 4%.

CAUSAS ▶ Dos pacientes que procuram auxílio médico devido à anorexia e à perda de peso, cerca de 36% têm o diagnóstico de câncer; em 23%, a causa não pode ser estabelecida; e os demais apresentam uma variedade de outras condições, principalmente distúrbios psiquiátricos e gastrintestinais (**Quadro 6.1**).

NEOPLASIAS MALIGNAS ▶ A perda de peso involuntária é reconhecidamente um fator prognóstico adverso em pacientes com câncer. No momento do diagnóstico, ocorre em 15 a 40% dos pacientes e chega a 80% em pacientes com câncer avançado. Alterações metabólicas têm papel importante para que ocorra a perda de peso, incluindo secreção de produtos pelo tumor, como fatores lipolíticos e proteolíticos; fatores humorais, como serotonina e bombesina; e citocinas, como fator de necrose tumoral (TNF, do inglês *tumor necrosis factor*), interleucina (IL)-1, IL-6, e interferon-α. O resultado final é a redução na síntese de lipídeos e proteínas e o aumento na lipólise.

A anorexia contribui para a perda de peso relacionada à caquexia em pacientes com câncer. Entretanto, sua etiologia é multifatorial, com alguns fatores relacionados com a presença do tumor e outros relacionados com fatores re-

QUADRO 6.1 ▶ CAUSAS IDENTIFICÁVEIS DE ANOREXIA
• Neoplasias malignas
• Hipercalcemia
• Insuficiência suprarrenal
• Hipertireoidismo
• Diabetes melito
• Infecção pelo HIV
• Insuficiência cardíaca congestiva
• Doença pulmonar obstrutiva crônica
• Doenças gastrintestinais
• Uso crônico de drogas e fármacos
• Depressão e outros distúrbios psiquiátricos
• Anorexia nervosa

HIV, vírus da imunodeficiência humana (do inglês *human immunodeficiency virus*).

versíveis associados. As causas potenciais de anorexia incluem constipação, êmese, mucosite, depressão, redução do esvaziamento gástrico, disfagia, aversão a alimentos e má-absorção de gorduras. A presença de dor não controlada é uma causa importante e reversível de anorexia.

Para cada tipo de tumor, o tempo de sobrevida é menor nos pacientes com perda de peso involuntária, quando comparados aos que mantiveram o peso. Além da sobrevida, existem diversas consequências da perda de peso, como piora da tolerância à radioterapia e à quimioterapia, aumento da frequência de complicações cirúrgicas, fraqueza, fadiga, perda de energia e inabilidade de realizar as atividades diárias.

HIPERCALCEMIA ▶ A hipercalcemia pode causar anorexia, náuseas e perda de peso. Esses sintomas ocorrem mais comumente em pacientes com câncer, comparados aos com hiperparatireoidismo, e estão relacionados tanto com o grau de elevação do cálcio sérico quanto com a rapidez de instalação da hipercalcemia. (Níveis de cálcio entre 12-14 mg/dL podem ser bem tolerados cronicamente, mas, quando instalados de maneira abrupta, podem causar sintomas importantes.)

DOENÇAS ENDOCRINOLÓGICAS ▶

Insuficiência suprarrenal ▶ a maioria dos pacientes com deficiência de glicocorticosteroides tem anorexia. Sintomas gastrintestinais, como náuseas, vômitos, dor abdominal e diarreia, são comuns e responsáveis, em parte, pela anorexia e, geralmente, correlacionam-se com a gravidade da insuficiência suprarrenal quando esta é de origem hipotalâmica.

Outras causas para anorexia são os distúrbios hidreletrolíticos, o retardo no esvaziamento gástrico e, raramente, a presença de doença péptica.

Hipertireoidismo ▶ anorexia e apatia podem ocorrer nos pacientes idosos com hipertireoidismo.

Diabetes melito ▶ anorexia e perda de peso podem resultar de gastroparesia, diarreia e má-absorção devido à neuropatia autonômica e à insuficiência renal.

Uma síndrome rara de caquexia diabética, causada por polirradiculopatia difusa associada à neuropatia periférica grave – com dor crônica e difícil controle metabólico do diabetes, depressão reacional, gastroparesia, enteropatia e neuropatia autonômica –, também causa anorexia e tende a resolver-se dentro de 6 a 10 meses.

INFECÇÃO PELO HIV ▶ Infecções secundárias, doença gastrintestinal com diarreia, distúrbios neurológicos e a própria infecção primária do vírus da imunodeficiência humana (HIV, do inglês *human immunodeficiency virus*) podem levar à anorexia.

DOENÇAS CARDÍACAS E PULMONARES ▶ Na insuficiência cardíaca congestiva grave e na doença pulmonar obstrutiva crônica, ocorre liberação de TNF-α que, em parte, pode ocasionar anorexia e aumento do gasto energético basal, com consequente perda de peso.

DOENÇAS CRÔNICAS ▶ Qualquer doença crônica afetando qualquer sistema pode causar anorexia e perda de peso. Quando há febre, é comum haver aumento do gasto energético basal, porém, na sua ausência, predomina a anorexia como causa de perda de peso.

DOENÇAS GASTRINTESTINAIS ▶ Anorexia com consequente diminuição na ingestão de alimentos e perda de peso ocorre por diversos mecanismos, como disfagia, sensação de plenitude gástrica, vômito e regurgitação, dor ou desconforto abdominal, inflamação crônica, câncer, má-absorção, fístulas e *bypasses* (espontâneos ou cirúrgicos).

DEPRESSÃO E OUTRAS DOENÇAS PSIQUIÁTRICAS ▶ Anorexia associada à perda de peso pode estar presente na depressão, constituindo um de seus critérios diagnósticos.

Durante as fases maníacas dos distúrbios de humor bipolar, os pacientes podem tornar-se hiperativos, com consequente perda de apetite e impossibilidade de alimentação adequada.

Raramente, pacientes com distúrbios paranoides e alucinações podem desenvolver ideações peculiares a respeito dos alimentos, levando à diminuição da ingesta e à perda de peso.

Pacientes que recebem tratamento com neurolépticos por muitos anos, como clorpromazina, tioridazina e haloperidol, podem apresentar caquexia associada à retirada ou à progressiva descontinuação desses medicamentos. Alterações comportamentais e alterações neuroendócrinas centrais decorrentes da falta ou da descontinuação na dose dos neurolépticos podem ser a causa de anorexia e perda de peso nesses pacientes.

ANOREXIA NERVOSA ▶ Existem dois subtipos desse distúrbio: o restritivo e o de compulsão alimentar/purgativa. Pacientes com o subtipo restritivo reduzem a ingestão alimentar com o objetivo de obter redução do peso corporal. Por outro lado, aqueles com compulsão alimentar/purgativa costumam controlar o peso por meio da indução de vômitos e diarreia (uso de laxativos) ou com uso de diuréticos.

O diagnóstico de anorexia nervosa requer a presença de três critérios, de acordo com o *Manual diagnóstico e estatístico de transtornos mentais*, 5ª edição (DSM-5): (1) restrição de ingesta calórica suficientemente adequada, levando à perda de massa corporal significativa no contexto de idade, sexo, trajetória de desenvolvimento e saúde física; (2) medo de ganhar peso; e (3) importante distúrbio na percepção da imagem corporal.

USO CRÔNICO DE DROGAS E FÁRMACOS ▶ O uso crônico de álcool, nicotina, opioides e estimulantes do sistema nervoso central pode causar anorexia e perda de peso. Tabagistas pesados geralmente são magros e ganham peso ao parar de fumar. Os opioides possuem efeito inibitório direto no centro do apetite, além de diminuírem as secreções gástricas, biliares e pancreáticas e a motilidade intestinal. Anfetaminas e cocaína causam anorexia e perda de peso devido a efeitos estimulantes hipotalâmicos no centro da saciedade.

Fármacos associados à anorexia são inibidores seletivos da recaptação da serotonina, digoxina, metformina, anti-inflamatórios não esteroides e quimioterápicos.

TRATAMENTO ▶ O tratamento deve ser direcionado à resolução da causa básica que está levando à anorexia, como a compensação da insuficiência cardíaca e da doença pulmonar obstrutiva crônica, a correção da hipercalcemia e o controle das demais patologias. Existem diretrizes de avaliação e suporte nutricional para a maioria das doenças, as quais estão disponíveis na internet e nos periódicos médicos indexados. A seguir, são citados os tratamentos mais estudados para situações especiais, em que a anorexia tem destaque como causa de morbimortalidade.

Na Tabela 6.1, estão descritos os principais medicamentos utilizados no tratamento da anorexia.

OUTROS AGENTES ▶ Muitos outros agentes foram sugeridos para o tratamento de anorexia relacionada ao câncer, entre eles ácido eicosapentaenoico, pentoxifilina, etanercepte, infliximabe, sulfato de hidrazina, fluoximesterona, olanzapina, mirtazapina, melatonina, antagonistas de serotonina e suplementos de aminoácidos de cadeia ramificada. No entanto, nenhum desses agentes mostrou benefício quando testado em estudos clínicos controlados.

TRATAMENTO DO PACIENTE COM NEOPLASIA MALIGNA ▶ A melhor maneira de tratar a anorexia é controlar a doença neoplásica de base. Na sua impossibilidade, as opções terapêuticas são aumentar a ingesta de nutrientes e inibir o catabolismo proteico e lipídico, por meio de medicamentos. Infelizmente, não existem dados que confirmem que intervenções nutricionais melhorem a quantidade ou a qualidade de vida em pacientes com câncer avançado. Anorexia é um dos sintomas que promovem discussão sobre os objetivos de tratamento, levando a um foco de definição de prioridades e manejo de sintomas no contexto de cuidados paliativos.

TABELA 6.1 ▶ TRATAMENTO FARMACOLÓGICO DA ANOREXIA			
MEDICAMENTO	DOSE	BENEFÍCIOS	EFEITOS COLATERAIS E LIMITAÇÕES
Estimulantes do apetite			
Progestogênios	Acetato de megestrol 480-800 mg/dia Acetato de medroxiprogesterona 300-1.000 mg/dia	Acetato de megestrol é o fármaco mais estudado no tratamento de anorexia relacionada ao câncer; seu uso leva ao aumento do apetite e da ingesta calórica e à redução de náuseas e vômitos; o ganho de peso é predominantemente de tecido adiposo, sem aumento de massa magra corporal	Estudos randomizados não mostraram efeitos em sobrevida ou qualidade de vida com os fármacos; podem causar complicações tromboembólicas, além de supressão do eixo suprarrenal e alteração do controle glicêmico em pacientes com diabetes insulinodependente
Estimulantes do apetite			
Corticosteroides	Dexametasona 2-8 mg/dia Prednisona 5 mg 3 ×/dia Metilprednisolona 125 mg/dia IV	Aumentam o apetite e a ingesta alimentar, melhorando a sensação de bem-estar e desempenho, geralmente por curto período de tempo (3-4 semanas)	Edema, fraqueza muscular, disforia, hipocalemia, hiperglicemia e supressão imune ECR que comparou dexametasona (0,75 mg 4 ×/dia) e acetato de megestrol (800 mg/dia) mostrou semelhantes aumento do apetite e mudanças no peso não líquido, com tendência a favorecer o progestogênio, porém, com maior incidência de TVP

(Continua)

TABELA 6.1 ▶ TRATAMENTO FARMACOLÓGICO DA ANOREXIA (Continuação)

MEDICAMENTO	DOSE	BENEFÍCIOS	EFEITOS COLATERAIS E LIMITAÇÕES
Dronabinol	2,5 mg 2 ×/dia, 1 h antes do almoço e do jantar; se não for tolerado, iniciar 1 ×/dia; pode ser aumentado até a dose de 20 mg/dia	É a forma sintética do THC; mostrou benefício em pacientes com caquexia relacionada ao HIV em ECR controlado com placebo	Não há evidências para seu uso em pacientes oncológicos e mostrou-se inferior ao acetato de megestrol no aumento do apetite e de peso em ECR
Ciproeptadina	8 mg 3 ×/dia	É um antagonista da serotonina que produz discreto aumento do apetite	Sem efeitos na perda de peso progressiva; não é recomendada para pacientes com caquexia relacionada ao câncer, com exceção de pacientes com síndrome carcinoide, com benefício presumível por antagonizar, de forma direta, a atividade serotoninérgica aumentada
Agentes anabólicos			
Oxandrolona	2,5-20 mg/dia, divididos em 3-4 doses	Tendência de ganho de massa magra em relação ao acetato de megestrol	Não há evidência de benefício sustentado após interrupção do medicamento
Anamorelina	Ainda não comercialmente disponível	É um agonista do receptor de grelina que pode resultar na liberação de hormônio de crescimento pela ligação ao receptor secretagogo do hormônio; foi avaliado em dois ECRs, com ganho de massa magra e do apetite em pacientes com caquexia relacionada ao câncer de pulmão avançado	Não há evidência de benefício em melhora da força muscular

(Continua)

TABELA 6.1 ▶ TRATAMENTO FARMACOLÓGICO DA ANOREXIA (Continuação)			
MEDICAMENTO	DOSE	BENEFÍCIOS	EFEITOS COLATERAIS E LIMITAÇÕES
Talidomida	200 mg/dia	É um potente inibidor de TNF-α e associa-se a aumento de peso em pacientes com tuberculose e HIV	Possui benefício modesto em ganho de peso, sem evidências suficientes em pacientes oncológicos

ECR, ensaio clínico randomizado; HIV, vírus da imunodeficiência humana (do inglês *human immunodeficiency virus*); IV, intravenoso; THC, tetraidrocanabinol; TNF, fator de necrose tumoral (do inglês *tumor necrosis factor*); TVP, trombose venosa profunda.

A nutrição enteral pode ser considerada quando a ingesta alimentar é inadequada, porém o trato gastrintestinal está funcionalmente intacto. Essa técnica é geralmente utilizada para pacientes com câncer do trato aerodigestivo que podem ter interrupção temporária da alimentação durante o tratamento radioterápico.

A maior complicação grave associada com a nutrição enteral é a aspiração, com risco aumentado em pacientes com atraso no esvaziamento gástrico. Se a estase é diagnosticada, procinéticos como metoclopramida e domperidona podem ser administrados. Outros efeitos adversos associados com a nutrição enteral incluem diarreia ou constipação, náusea e vômitos e cólicas abdominais ou distensão.

O uso de nutrição parenteral não tem um papel expressivo para a maioria dos pacientes com câncer avançado. Entretanto, pode promover algum benefício em pacientes selecionados, como aqueles com tumores potencialmente curáveis ou que não apresentam capacidade de manter nutrição adequada devido à obstrução intestinal, na ausência de outro problema ameaçador à vida. Também pode ser útil de forma pré-operatória em pacientes que serão submetidos à ressecção do tumor. Nesse caso, a nutrição parenteral é capaz de reduzir complicações cirúrgicas e, possivelmente, aumentar a sobrevida.

TRATAMENTO DO PACIENTE COM ANOREXIA NERVOSA ▶ O tratamento deve ser multidisciplinar. A terapia cognitivo-comportamental é a forma mais efetiva de psicoterapia em pacientes com distúrbios alimentares. As diretrizes da American Psychiatric Association (APA) estabelecem um programa de reabilitação nutricional de acordo com o peso dos pacientes. A taxa de ganho de peso esperada é 0,9 a 1,4 kg por semana para pacientes hospitalizados e 0,2 a 0,5 kg por semana para pacientes tratados ambulatorialmente. A ingestão calórica inicia com 30 a 40 kcal/kg/dia, sendo aumentada progressivamente.

Poucos estudos controlados avaliaram tratamentos farmacológicos para a anorexia nervosa, os quais demonstraram efetividade apenas para o tratamento de condições associadas, como depressão e transtorno obsessivo-compulsivo. Há dados limitados que sugerem que o uso de antidepressivos auxilia na manutenção do ganho de peso. Medicamentos ansiolíticos podem ser úteis antes das refeições em pacientes com ansiedade antes da alimentação.

Existem relatos de casos na literatura que evidenciam a eficácia da olanzapina, um neuroléptico tienobenzodiazepínico que antagoniza a atividade da serotonina e da dopamina. Não se recomenda o uso de neurolépticos como tratamento único no manejo da anorexia nervosa, mas eles podem ser considerados na prevenção de recidivas em pacientes que estabeleceram seu peso e no tratamento da depressão ou do transtorno obsessivo-compulsivo.

A maioria das complicações de anorexia nervosa pode ser manejada ambulatorialmente se o peso do paciente for $\geq$ 70% do peso corporal ideal ou se o índice de massa corporal (IMC) for $\geq$ 15 kg/m^2, sendo as complicações corretamente diagnosticadas e havendo resposta ao tratamento. Entretanto, algumas situações requerem hospitalização, como instabilidade de sinais vitais, desenvolvimento de arritmia cardíaca (exceto bradicardia sinusal), desidratação grave, síndrome de realimentação moderada a grave (edema importante e fósforo sérico < 2 mg/dL) e ocorrência de complicações agudas da desnutrição (síncope, crise convulsiva, insuficiência cardíaca, insuficiência hepática, hipoglicemia ou distúrbios eletrolíticos).

TRATAMENTO DO PACIENTE COM HIV ▶ Atualmente, não há tratamentos disponíveis que resultem em ganho de peso em longo prazo. No entanto, o aumento da ingestão proteica e a prática de exercícios parecem ajudar. O uso de testosterona ou outros esteroides anabólicos parece ser útil devido aos seus efeitos psicológicos benéficos. A inibição da produção de TNF-α com talidomida (100 mg 4 ×/dia) também parece ser benéfica. O acetato de megestrol não é efetivo para aumento de peso. Tratamento com hormônio do crescimento tem sido avaliado, mas não é recomendado. O dronabinol (2,5-5 mg 2 ×/dia) está aprovado para aumentar o apetite de pacientes infectados pelo HIV com anorexia relacionada à síndrome de imunodeficiência adquirida (Aids, do inglês *acquired immunodeficiency syndrome*).

TRATAMENTO DO PACIENTE IDOSO ▶ Dos diversos medicamentos disponíveis para o tratamento da anorexia, nenhum foi testado especificamente na população idosa e, dessa forma, o Food and Drug Administration (FDA) dos Estados Unidos ainda não aprovou seu uso. O uso de medicamentos não deve, portanto, ser o tratamento de primeira linha em idosos.

O tratamento da depressão pode levar ao ganho de peso. O uso de mirtazapina determina aumento no apetite e promove ganho de peso, além de tratar a depressão subjacente. O dronabinol está sendo estudado em pacientes com doença de Alzheimer, ainda sem resultados conclusivos, embora promissores; deve ser evitado em idosos com déficits cognitivos, pois entre seus efeitos estão tontura, confusão e sonolência. O acetato de megestrol, em doses menores que as utilizadas para o tratamento de pacientes com câncer ou HIV, parece ser efetivo, mas ainda não foi avaliado em ensaios clínicos randomizados controlados. A ciproeptadina pode causar leve aumento no apetite, embora sem aumento de peso comprovado e tendo a tontura como principal efeito adverso; deve-se ter cautela na população idosa. A metoclopramida é um agente procinético; ela alivia a anorexia induzida por náuseas, mas pode causar efeitos adversos importantes nos idosos, como distonia grave e parkinsonismo.

Em alguns casos, é necessária a alimentação por meio de sonda nasogástrica, como nos casos de demência. No entanto, há estudos que mostram não haver ganho de peso nem aumento de sobrevida com alimentação por sonda, mesmo quando são fornecidas as calorias adequadas.

REFERÊNCIAS ▶

American Psychiatric Association. DSM-5: diagnostic and statistical manual of mental disorders. 5th ed. Arlington: APA; c2013.

Practice guideline for the treatment of patients with eating disorders (revision). American Psychiatric Association Work Group on Eating Disorders. Am J Psychiatry. 2000;157(1 Suppl):1-39.

LEITURAS RECOMENDADAS ▶

Bruera E. ABC of palliative care. Anorexia, cachexia, and nutrition. BMJ. 1997;315(7117):1219-22.

Davos CH, Doehner W, Rauchhaus M, Cicoira M, Francis DP, Coats AJ, et al. Body mass and survival in patients with chronic heart failure without cachexia: the importance of obesity. J Card Fail. 2003;9(1):29-35.

Dewys WD, Begg C, Lavin PT, Band PR, Bennett JM, Bertino JR, et al. Prognostic effect of weight loss prior to chemotherapy in cancer patients. Eastern Cooperative Oncology Group. Am J Med. 1980;69(4):491-7.

Dobs AS, Boccia RV, Croot CC, Gabrail NY, Dalton JT, Hancock ML, et al. Effects of enobosarm on muscle wasting and physical function in patients with cancer: a double-blind, randomised controlled phase 2 trial. Lancet Oncol. 2013;14(4):335-45.

Fearon K, Strasser F, Anker SD, Bosaeus I, Bruera E, Fainsinger RL, et al. Definition and classification of cancer cachexia: an international consensus. Lancet Oncol. 2011;12(5):489-95.

Goldberg RM, Loprinzi CL, Mailliard JA, O'Fallon JR, Krook JE, Ghosh C, et al. Pentoxifylline for treatment of cancer anorexia and cachexia? A randomized, double-blind, placebo-controlled trial. J Clin Oncol. 1995;13(11):2856-9.

Inui A. Cancer anorexia-cachexia syndrome: current issues in research and management. CA Cancer J Clin. 2002;52(2):72-91.

Jatoi A, Windschitl HE, Loprinzi CL, Sloan JA, Dakhil SR, Mailliard JA, et al. Dronabinol versus megestrol acetate versus combination therapy for cancer-associated anorexia: a North Central Cancer Treatment Group study. J Clin Oncol. 2002;20(2):567-73.

Jatoi A, Dakhil SR, Nguyen PL, Sloan JA, Kugler JW, Rowland KM Jr, et al. A placebo-controlled double blind trial of etanercept for the cancer anorexia/weight loss syndrome: results from N00C1 from the North Central Cancer Treatment Group. Cancer. 2007;110(6):1396-403.

Kardinal CG, Loprinzi CL, Schaid DJ, Hass AC, Dose AM, Athmann LM, et al. A controlled trial of cyproheptadine in cancer patients with anorexia and/or cachexia. Cancer. 1990;65(12):2657-62.

Loprinzi CL, Kugler JW, Sloan JA, Mailliard JA, Krook JE, Wilwerding MB, et al. Randomized comparison of megestrol acetate versus dexamethasone versus fluoxymesterone for the treatment of cancer anorexia/cachexia. J Clin Oncol. 1999;17(10):3299-306.

Loprinzi CL, Kuross SA, O'Fallon JR, Gesme DH Jr, Gerstner JB, Rospond RM, et al. Randomized placebo-controlled evaluation of hydrazine sulfate in patients with advanced colorectal cancer. J Clin Oncol. 1994;12(6):1121-5.

Martin L, Senesse P, Gioulbasanis I, Antoun S, Bozzetti F, Deans C, et al. Diagnostic criteria for the classification of cancer-associated weight loss. J Clin Oncol. 2015;33(1):90-9.

McGeer AJ, Detsky AS, O'Rourke K. Parenteral nutrition in cancer patients undergoing chemotherapy: a meta-analysis. Nutrition. 1990;6(3):233-40.

Monti M, Lamy O. [Hypophosphatemia and refeeding syndrome: a severe and underdiagnosed adverse effect]. Praxis (Bern 1994). 2003;92(41):1744-7.

Spiller RC. ABC of the upper gastrointestinal tract: anorexia, nausea, vomiting, and pain. BMJ. 2001;323(7325):1354-7.

Srinath R, Dobs A. Enobosarm (GTx-024, S-22): a potential treatment for cachexia. Future Oncol. 2014;10(2):187-94.

Temel JS, Abernethy AP, Currow DC, Friend J, Duus EM, Yan Y, et al. Anamorelin in patients with non-small-cell lung cancer and cachexia (ROMANA 1 and ROMANA 2): results from two randomised, double-blind, phase 3 trials. Lancet Oncol. 2016;17(4):519-31.

SITES RECOMENDADOS ▶

Cancernetwork [http://www.cancernetwork.com]
Edmonton Zone Palliative Care Program [http://www.palliative.org/index.html]
World Health Organization [http://www.who.int/bookorders/index.html]

CAPÍTULO 7

ANSIEDADE

LUCIANO ISOLAN
GISELE GUS MANFRO
MARCELO P. A. FLECK

CONCEITOS ▶ **Ansiedade** pode ser definida como um alarme, ou seja, um "sinal de alerta" a um estímulo percebido como perigoso. Sua principal função parece ser a de capacitar o indivíduo na tomada de decisão de como lidar com uma possível ameaça.

A ansiedade caracteriza-se por sensação difusa, desconfortável e vaga de apreensão e pode ser acompanhada por sintomas somáticos, psíquicos e comportamentais. Os sintomas somáticos podem ser divididos em autonômicos (taquicardia, vasoconstrição, suor, aumento do peristaltismo, taquipneia, midríase), musculares (dores, contraturas, tremores), cenestésicos (parestesias, ondas de frio e calor, calafrios), respiratórios (sensação de sufocamento ou afogamento, hiperventilação), entre outros. Os sintomas psíquicos incluem tensão, nervosismo, apreensão, mal-estar indefinido, insegurança, dificuldade de concentração, sensação de estranheza ou despersonalização e desrealização. Já os sintomas comportamentais podem ser expressos por meio de comportamento inquieto ou evitativo.

A ansiedade, em geral, é uma resposta emocional adequada e adaptativa para lidar com situações de "perigo", envolvendo possíveis ameaças à integridade física, moral ou ao sucesso pessoal ou em circunstâncias que representem frustações de planos e projetos pessoais, perda de posição social, de parentes próximos, expectativas de desamparo, abandono ou punição. Ela estimula o indivíduo a agir para evitar as ameaças ou suas consequências. A ansiedade é considerada patológica.

O **transtorno de ansiedade** (**TA**) ocorre quando a ansiedade se torna uma emoção desagradável e incômoda e/ou quando surge sem estímulo externo claro ou com magnitude não justificada. Nesses casos, a intensidade, a duração ou a frequência das manifestações de ansiedade são desproporcionais, causam sofrimento acentuado e estão associadas ao prejuízo no desempenho social e/ou profissional do indivíduo.

Os sinais e sintomas de ansiedade também podem ocorrer como consequência fisiológica de outra condição médica, devido à intoxicação/abstinência de substâncias ou em função do uso de determinados fármacos (**Quadro 7.1**).

Os TAs incluem transtornos que compartilham características de medo e ansiedade excessivos e perturbações comportamentais relacionadas. Enquanto a ansiedade é a antecipação a uma ameaça futura, o medo é a resposta emocional a uma ameaça iminente real ou percebida. Essas duas condições sobrepõem-se, mas também se diferenciam, com o medo sendo mais frequentemente associado a períodos de excitabilidade autonômica aumentada, pensamentos de perigo imediato e comportamentos de fuga, e a ansiedade sendo mais frequentemente associada à tensão muscular e à hipervigilância em preparação para perigo futuro. Muitas vezes, o nível de medo e/ou ansiedade é reduzido por comportamentos constantes de esquiva.

ASPECTOS EPIDEMIOLÓGICOS

Embora os estudos epidemiológicos sugiram que os TAs sejam os mais prevalentes entre os transtornos psiquiá-

---

QUADRO 7.1 ▸ CONDIÇÕES MÉDICAS E OUTROS FATORES QUE PODEM APRESENTAR SINAIS E SINTOMAS DE ANSIEDADE

- **Doenças cardiovasculares:** anemia, angina, insuficiência cardíaca congestiva, hipertensão arterial sistêmica, prolapso da válvula mitral, infarto agudo do miocárdio, taquicardia atrial paroxística
- **Doenças pulmonares:** asma, doenças obstrutivas crônicas, embolia pulmonar
- **Doenças neurológicas:** doença cerebrovascular, doença de Huntington, epilepsia, doença de Ménière, enxaqueca, esclerose múltipla, ataque isquêmico transitório, tumores cerebrais, doença de Wilson
- **Doenças endócrinas:** doença de Addison, feocromocitoma, hipertireoidismo, hipoglicemia, hipoparatireoidismo, síndrome carcinoide
- **Intoxicação por substâncias:** anfetaminas, anticolinérgicos, cafeína, cocaína, alucinógenos, maconha, nicotina
- **Abstinência de substâncias:** álcool, opioides, sedativos e hipnóticos
- **Fármacos associados à ansiedade:** corticosteroides, carbamazepina, cefalosporinas, tireoxinas, antipsicóticos, antidepressivos, anti-histamínicos, broncodilatadores, digitálicos, bloqueadores dos canais de cálcio, insulina, indometacina, meperidina, aminofilina, metilfenidato, amantadina, bromocriptina, levodopa, metoclopramida, efedrina, adrenalina, pseudoefedrina
- **Outras condições:** anafilaxia, deficiência de vitamina B_{12}, distúrbios hidreletrolíticos, intoxicação por metais pesados, infecções sistêmicas, lúpus eritematoso sistêmico, porfiria, uremia

tricos, com taxas que variam de 3,8 a 25%, muitas vezes são subdiagnosticados e subtratados. A prevalência dos TAs é maior em grupos mais jovens e é aproximadamente duas vezes maior em mulheres do que em homens.

Os TAs estão associados a grande sofrimento emocional e prejuízos substanciais, como altas taxas de absenteísmo e menor produtividade no trabalho, maior utilização dos serviços de saúde, diminuição na qualidade de vida, alta taxa de comorbidade com outros transtornos psiquiátricos, risco aumentado de ideação suicida, tentativas de suicídio e suicídio consumado, além de abuso e dependência de substâncias. Além disso, os TAs estão associados a diversas doenças clínicas, à morbidade e à mortalidade cardiovasculares e à mortalidade por todas as causas.

CAUSAS ▶ A etiologia dos TAs, como acontece com a maioria dos transtornos psiquiátricos, tem origem multifatorial e envolve complexa interação entre fatores genéticos, biológicos, psicológicos e ambientais.

CLASSIFICAÇÃO E DIAGNÓSTICO ▶ As classificações atuais – propostas pela American Psychiatric Association (APA) (*Manual diagnóstico e estatístico de transtornos mentais*, 5ª edição [DSM-5]) e pela Organização Mundial da Saúde (OMS) (*Classificação estatística internacional de doenças e problemas relacionados à saúde*, 10ª revisão [CID-10]), incorporam tentativas de melhor discriminar os TAs e de facilitar a comunicação e a uniformidade clínica.

O diagnóstico dos TAs é eminentemente clínico, dependendo dos sinais e dos sintomas apresentados e de acordo com os critérios diagnósticos estabelecidos nos manuais classificatórios, como a CID-10 e o DSM-5.

No **Quadro 7.2**, estão descritas as principais características clínicas do transtorno de ansiedade generalizada (TAG), do transtorno do pânico (TP), da agorafobia, do transtorno de ansiedade social (TAS), da fobia específica,

---

QUADRO 7.2 ▶ **PRINCIPAIS CARACTERÍSTICAS CLÍNICAS DOS TRANSTORNOS DE ANSIEDADE**

Transtorno de ansiedade generalizada
- Ansiedade e preocupações excessivas que ocorrem, na maioria dos dias, sobre temas do cotidiano (p. ex., desempenho profissional ou acadêmico, saúde própria e dos familiares, finanças, etc.)
- Presença de sintomas físicos (inquietação ou sensação de estar com "os nervos à flor da pele", fatigabilidade, dificuldade de concentração, irritabilidade, tensão muscular, alterações de sono)

Transtorno do pânico
- Ataques de pânico recorrentes e inesperados
- Apreensão ou preocupação persistente quanto à possibilidade de ter novos ataques ou sobre suas consequências, ou uma mudança desadaptativa significativa no comportamento com a finalidade de evitar novos ataques
- O ataque de pânico caracteriza-se por desconforto ou ansiedade intensa e súbita que atinge um pico em poucos minutos, acompanhado de sintomas físicos e/ou cognitivos

(Continua)

QUADRO 7.2 ▶ PRINCIPAIS CARACTERÍSTICAS CLÍNICAS DOS TRANSTORNOS DE ANSIEDADE (Continuação)

Agorafobia
- Ansiedade e/ou medo acentuado desencadeado pela exposição real ou prevista de situações (p. ex., uso de transporte público, permanecer em espaços abertos ou locais fechados, permanecer em uma fila ou ficar em meio a uma multidão, ou sair de casa sozinho) das quais pode ser difícil escapar ou em que o auxílio pode não estar disponível no caso de ocorrerem sintomas do tipo pânico

Transtorno de ansiedade social
- Ansiedade e/ou medo acentuado e persistente de situações sociais de desempenho, nas quais o indivíduo se sente avaliado ou observado pelos outros (p. ex., assinar e/ou comer em público, falar com pessoas de autoridade, falar com pessoas do sexo oposto, fazer uma apresentação, etc.)
- Preocupação em relação a comportar-se de forma a demonstrar sintomas de ansiedade que serão avaliados negativamente
- Situações sociais são evitadas ou suportadas com intenso medo ou ansiedade

Fobia específica
- Ansiedade e/ou medo intenso, irracional e persistente de um objeto ou de uma situação específica (p. ex., animais, ambiente natural, sangue-injeção-ferimentos, etc.)
- O objeto ou situação fóbica é ativamente evitado ou suportado com intensa ansiedade e sofrimento

Transtorno obsessivo-compulsivo
- Presença de obsessões e compulsões
- Obsessões são pensamentos, imagens ou impulsos recorrentes e persistentes que são vivenciados como intrusivos e indesejados
- Compulsões são comportamentos repetitivos ou atos mentais que o indivíduo se sente compelido a executar em resposta a uma obsessão ou de acordo com regras que devem ser aplicadas rigidamente
- Dimensões de sintomas comuns incluem temas relacionados à limpeza (p. ex., obsessões de contaminação e compulsões por limpeza), à simetria (p. ex., obsessões por simetria e compulsões de repetição, organização ou contagem), a pensamentos proibidos (p. ex., obsessões agressivas, sexuais e religiosas e compulsões relacionadas) e a ferimentos (p. ex., medo de ferir-se ou de ferir outras pessoas e compulsões de verificação relacionadas)

Transtorno de estresse pós-traumático
- Desenvolvimento de sintomas característicos após exposição a um ou mais eventos traumáticos
- Os sintomas incluem revivescência persistente do evento traumático, evitação persistente de estímulos associados ao trauma, sintomas cognitivos e de humor e sintomas persistentes de hiperexcitabilidade autonômica

do transtorno obsessivo-compulsivo (TOC) e do transtorno de estresse pós-traumático (TEPT). Apesar de o TOC e o TEPT não constarem mais na seção de TAs do DSM-5, optou-se por mantê-los neste capítulo, tendo em vista que a ansiedade é um sintoma presente nesses quadros.

AVALIAÇÃO

Os TAs são geralmente caracterizados por preocupações, medos e ansiedade excessivos e por comportamentos evitativos. Esses sintomas, em função de sua alta prevalência, devem ser sistematicamente investigados na avaliação inicial de todos os pacientes. Como o medo e a ansiedade são emoções que fazem parte do comportamento habitual de todos os indivíduos, é importante avaliar também a presença de sofrimento e os prejuízos decorrentes da ansiedade. Para o diagnóstico de um TA, é preciso que haja sofrimento ou prejuízo no funcionamento social, profissional ou em outra área importante da vida do indivíduo.

TAs são altamente comórbidos com outros TAs e com outros transtornos psiquiátricos. Embora seja ideal realizar uma avaliação psiquiátrica ampla, a comorbidade com transtornos de humor e com uso de substâncias precisa ser sistematicamente pesquisada. A avaliação do risco de suicídio é mandatória, tendo em vista a prevalência aumentada de mortalidade por suicídio nessa população, independentemente das outras comorbidades psiquiátricas.

Levando em conta que o medo e a ansiedade podem ser decorrentes de doenças clínicas ou do uso ou abstinência de substâncias/medicamentos, é fundamental afastar essas possibilidades (ver **Quadro 7.1**). Nessas situações, o diagnóstico correto é de TA devido a outra condição médica ou TA induzido por substância/medicamento.

É muito importante pesquisar a história pregressa do paciente e investigar se ele teve episódios similares no passado ou episódios de outros quadros psiquiátricos. A presença de história de sintomas de ansiedade durante a infância e de TA em familiares aumenta o risco de suspeição para os TAs. Eventos traumáticos e estressantes no passado também estão associados ao desenvolvimento dos TAs.

TRATAMENTO

O tratamento dos TAs inclui tanto abordagens psicofarmacológicas quanto psicoterápicas e apresenta alguns aspectos comuns e outros específicos para cada transtorno. Neste capítulo, serão abordados aspectos terapêuticos dos TAs de maneira geral e não especificamente para cada transtorno.

É importante ressaltar que, independentemente da abordagem terapêutica sugerida, todos os pacientes devem receber intervenção psicoeducacional, que tem a importante função de orientar e informar o paciente quanto aos seus sintomas, ao diagnóstico e ao próprio tratamento. A opção pelo tratamento farmacológico ou psicoterápico dependerá de vários fatores, como o diagnóstico específico, a gravidade dos sintomas, a experiência e a habilidade do profissional, a disponibilidade dos tratamentos propostos, a resposta prévia do paciente, a presença de comorbidades psiquiátricas e médicas e a preferência do paciente.

A psicoterapia desempenha um importante papel no tratamento dos TAs. Diversos ensaios clínicos e metanálises demonstram a eficácia das psicoterapias no tratamento dos TAs, principalmente da terapia cognitivo-comportamental (TCC), tanto no formato individual quanto em grupo. A TCC tem como objetivo corrigir os pensamentos automáticos catastróficos, as crenças errôneas, a percepção distorcida das reações fisiológicas, a atenção excessiva e a hipervigilância para a possível presença dos objetos e das situações fóbicas e para as sensações corporais.

As principais classes de medicamentos que têm demonstrado eficácia no tratamento dos TAs incluem os inibidores seletivos da recaptação da serotonina (ISRSs) (p. ex., fluoxetina, fluvoxamina, sertralina, paroxetina, citalopram, escitalopram), os inibidores seletivos da recaptação da serotonina e da noradrenalina (ISRSNs) (p. ex., duloxetina, venlafaxina, desvenlafaxina), os antidepressivos tricíclicos (ADTs) (p. ex., imipramina, amitriptilina, nortriptilina, clomipramina) e os benzodiazepínicos (BZDs) (clonazepam, alprazolam, diazepam, lorazepam) (**Tabela 7.1**).

Os ISRSs e os ISRSNs são comumente considerados os fármacos de primeira escolha no tratamento dos TAs em função do baixo perfil de efeitos adversos e da segurança em altas dosagens em casos de tentativas de suicídio. Os efeitos

TABELA 7.1 ▸ PRINCIPAIS MEDICAMENTOS E DOSES UTILIZADAS NOS TRANSTORNOS DE ANSIEDADE

MEDICAMENTO	POSOLOGIA INICIAL*	POSOLOGIA DE MANUTENÇÃO
Antidepressivos tricíclicos		
Amitriptilina	25 mg/dia	75-300 mg/dia
Clomipramina	25 mg/dia	75-250 mg/dia
Imipramina	25 mg/dia	75-300 mg/dia
Nortriptilina	10-25 mg/dia	50-150 mg/dia
Inibidores seletivos da recaptação da serotonina		
Citalopram	10-20 mg/dia	20-40 mg/dia
Escitalopram	5-10 mg/dia	10-20 mg/dia
Fluoxetina	10-20 mg/dia	20-80 mg/dia
Fluvoxamina	50 mg/dia	50-300 mg/dia
Paroxetina	10 mg/dia	20-60 mg/dia
Sertralina	25 mg/dia	50-200 mg/dia
Inibidores seletivos da recaptação da serotonina e da noradrenalina		
Desvenlafaxina	50 mg/dia	50-200 mg/dia
Duloxetina	30 mg/dia	60-120 mg/dia
Venlafaxina	37,5-75 mg/dia	75-225 mg/dia
Benzodiazepínicos		
Alprazolam	0,5-1 mg/dia	0,5-6 mg/dia
Clonazepam	0,25-0,5 mg/dia	0,5-6 mg/dia
Diazepam	2,5-5 mg/dia	5-30 mg/dia
Lorazepam	1-2 mg/dia	1-6 mg/dia

*Pode variar de acordo com características do paciente e preferências do médico.

adversos mais comuns com esses medicamentos incluem náusea, cefaleia, alterações de sono e de apetite, sudorese excessiva, nervosismo, disfunção sexual, entre outros. Devem ser iniciados com doses baixas que são aumentadas gradualmente até a dose terapêutica de acordo com a melhora e/ou com os efeitos adversos. Nas primeiras 2 a 3 semanas de tratamento, pode-se associar um BZD, principalmente em pacientes com sintomatologia ansiosa intensa, enquanto se aguardam os efeitos terapêuticos do antidepressivo, que costumam ocorrer após 4 semanas de uso. Em função do perfil de efeitos adversos, como sedação, prejuízo cognitivo, retardo neuropsicomotor e potencial de abuso, os BZDs devem ser evitados em pacientes com história de abuso/dependência no passado e devem ser utilizados por períodos curtos de tempo. Os ADTs, apesar de sua eficácia, apresentam pior perfil de eventos adversos, maior risco de interações medicamentosas e maior risco à vida associado à superdosagem quando comparados aos ISRSs e aos ISRSNs. Os principais eventos adversos associados aos ADTs incluem boca seca, constipação, ganho de peso, hipotensão postural, sedação, tontura, visão borrada, sonolência, tremores, disfunção sexual e alterações eletrocardiográficas.

Vários outros medicamentos, como os inibidores da enzima monoaminoxidase (fenelzina, tranilcipromina), alguns anticonvulsivantes (pregabalina, gabapentina), antipsicóticos (quetiapina, risperidona, olanzapina, aripiprazol, ziprasidona), β-bloqueadores, buspirona, entre outros, também podem ser utilizados para alguns quadros e situações específicas e em casos resistentes em combinação com os antidepressivos.

A duração ideal do tratamento farmacológico após a redução dos sintomas é alvo de controvérsias. Não há evidências consistentes para essa recomendação, porém, sugere-se tempo de duração mínimo de 1 a 2 anos de tratamento após a remissão dos sintomas. A retirada do medicamento deve ser gradual, especialmente com o uso de BZD, com o objetivo de prevenir efeito-rebote ou recidivas dos sintomas.

Em geral, não há diferenças significativas entre a eficácia da psicoterapia e da farmacoterapia no tratamento da maioria dos TAs. A fobia específica é um diagnóstico que se beneficia predominantemente de uma abordagem psicoterápica, envolvendo sobretudo técnicas comportamentais. De forma geral, não há evidências suficientemente robustas para estabelecer se a combinação de TCC com medicamento é superior a uma dessas abordagens utilizadas isoladamente em curto prazo.

REFERÊNCIAS ▶

American Psychiatric Association. DSM-5: manual diagnóstico e estatístico de transtornos mentais. 5. ed. Porto Alegre: Artmed; 2014.

CID-10. Classificação de transtornos mentais e de comportamento da CID-10: descrições clínicas e diretrizes diagnósticas. Porto Alegre: Artmed; 1993.

Craske MG, Stein MB. Anxiety. Lancet. 2016;388(10063):3048-59.

Sadock BJ, Sadock VA, Ruiz P. Compêndio de psiquiatria: ciência do comportamento e psiquiatria clínica. 11. ed. Porto Alegre: Artmed; 2017.

Salum GA, Manfro GG, Cordioli AV. Transtornos de ansiedade. In: Duncan BB, Schmidt MI, Giugliani ERJ, Duncan MS, Giugliani C. Medicina ambulatorial: condutas de atenção primária baseadas em evidências. 4. ed. Porto Alegre: Artmed; 2013.

LEITURAS RECOMENDADAS ▶

Baldwin DS, Anderson IM, Nutt DJ, Allgulander C, Bandelow B, den Boer JA, et al. Evidence-based pharmacological treatment of anxiety disorders, post-traumatic stress disorder and obsessive-compulsive disorder: a revision of the 2005 guidelines from the British Association for Psychopharmacology. J Psychopharmacol. 2014;28(5):403-39.

Katzman MA, Bleau P, Blier P, Chokka P, Kjernisted K, Van Ameringen M, et al. Canadian clinical practice guidelines for the management of anxiety, posttraumatic stress and obsessive-compulsive disorders. BMC Psychiatry. 2014;14 Suppl 1:S1.

CAPÍTULO 8

APNEIA DO SONO

ÂNGELA BEATRIZ JOHN
SIMONE C. FAGONDES

CONCEITOS E ASPECTOS EPIDEMIOLÓGICOS ▶

A **apneia obstrutiva do sono** (**AOS**) é definida pela ocorrência de episódios recorrentes de interrupção (completa ou parcial) do fluxo aéreo durante o sono. A obstrução caracteriza-se por redução (hipopneias) ou cessação completa do fluxo aéreo (apneias), apesar da manutenção do esforço ventilatório (eventos obstrutivos).

A AOS é uma doença frequente que pode ocorrer em pessoas de todas as faixas etárias. A tríade clássica de sintomas compreende o ronco durante o sono, as apneias assistidas por outra pessoa e a sonolência diurna excessiva (SDE), embora apresentações diversas e até mesmo a repercussão clínica da doença – especialmente com complicações cardiocerebrovasculares e neuropsicológicas – possam suscitar a suspeita diagnóstica. Devido à sua elevada prevalência, à diversidade de apresentações clínicas e às potenciais consequências negativas, a AOS é uma situação que deve ser conhecida por médicos de todas as áreas.

Os primeiros estudos sobre a AOS demonstraram prevalência de 2% em mulheres e 4% em homens norte-americanos entre 30 e 60 anos. Estudos recentes têm demonstrado prevalência maior, com a AOS sendo encontrada em 9 a 24% da população adulta em geral. Um estudo brasileiro, realizado na cidade de São Paulo, estimou prevalência elevada – 32,8% – na população adulta.

A prevalência da AOS costuma aumentar com a idade (envelhecimento), nas mulheres no período pós-menopausa e em pessoas obesas, podendo, nessa população específica, chegar a 70 a 88%.

FISIOPATOLOGIA ▶

O entendimento abrangente da fisiopatologia da AOS aponta para uma situação de estreitamento e/ou colapso da via aérea superior (VAS) durante o sono. Isso é motivado pela redução do tônus muscular e consequente aumento da resistência da VAS que se instala com a perda dos estímulos da vigília. Essas alterações podem ser ainda mais pronunciadas durante o sono REM (do inglês *rapid eye movement* [movimento rápido dos olhos]), estágio do sono em que o relaxamento muscular é máximo.

Recentemente, tem sido adotado o termo "fenótipos da apneia do sono", em que a recorrência dos episódios obstrutivos durante o sono é atribuída, de forma muito semelhante, a um perfil de pacientes com músculos dilatadores da VAS pouco efetivos, a um perfil de pacientes com limiar reduzido para despertar (o que causa fragmentação do sono e deixa o controle neuromotor comprometido) e, ainda, a um terceiro perfil de pacientes com instabilidade do controle ventilatório (**Figura 8.1**).

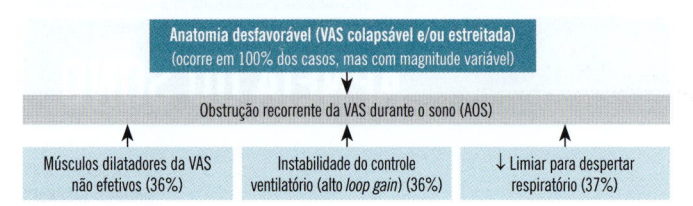

Anatomia desfavorável (VAS colapsável e/ou estreitada)
(ocorre em 100% dos casos, mas com magnitude variável)
↓
Obstrução recorrente da VAS durante o sono (AOS)

- Músculos dilatadores da VAS não efetivos (36%)
- Instabilidade do controle ventilatório (alto *loop gain*) (36%)
- ↓ Limiar para despertar respiratório (37%)

FIGURA 8.1 ▶ FENÓTIPOS DA APNEIA DO SONO.
AOS, apneia obstrutiva do sono; VAS, via aérea superior.
Fonte: Adaptada de Eckert.

Os repetidos episódios de obstrução da VAS (ocasionando modificações bruscas na pressão intratorácica), seguidos por dessaturação cíclica (ciclos de "desoxigenação-reoxigenação") e fragmentação do sono, parecem induzir a ativação simpática, a disfunção endotelial, a hipercoagulabilidade, a geração de espécies reativas de oxigênio e estresse oxidativo, a inflamação e a desregulação metabólica, fatores potencialmente implicados nos efeitos cardiocerebrovasculares da AOS. No campo das alterações neurocognitivas provocadas pela AOS, a redução da plasticidade sináptica e o aumento da apoptose neuronal parecem ter papel central.

O **Quadro 8.1** mostra as consequências da AOS.

QUADRO 8.1 ▶ POTENCIAIS CONSEQUÊNCIAS DA APNEIA OBSTRUTIVA DO SONO

- **Cardiovasculares**: HAS, CI, IC, arritmia, AVC
- **Neuropsicológicas:** SDE, dano à memória e à cognição, dificuldade de concentração e aprendizado, ↓ vigilância, ↑ risco de acidentes, ansiedade e depressão, cefaleia crônica
- **Pulmonares:** hipoxemia, hipercapnia, hipertensão pulmonar
- **Endocrinológicas:** ↓ níveis de GH e de testosterona, instabilidade do DM
- **Gastrintestinal:** doença do refluxo gastresofágico
- **Urológica:** disfunção erétil

AVC, acidente vascular cerebral; CI, cardiopatia isquêmica; DM, diabetes melito; GH, hormônio do crescimento (do inglês *growth hormone*); HAS, hipertensão arterial sistêmica; IC, insuficiência cardíaca; SDE, sonolência diurna excessiva.
Fonte: Adaptado de Loadsman e Hillman.

DIAGNÓSTICO E AVALIAÇÃO
▶ O diagnóstico da AOS é feito com base nas queixas subjetivas do paciente e, idealmente, da pessoa que o observa dormindo, acrescidas de dados epidemiológicos e de informações clínicas referentes a potenciais repercussões clínicas da doença que colocam o indivíduo em risco aumentado para AOS (**Quadro 8.2**).

QUADRO 8.2 ▶ PERFIL DE PACIENTES EM RISCO PARA APNEIA OBSTRUTIVA DO SONO

Pacientes "típicos"
- Síndrome de Pickwick
- Obesidade
- Ronco alto
- Pausas na respiração (apneias)
- HAS

Pacientes "potenciais"
- Idosos, crianças
- Gestantes
- Fibromialgia
- Uvulopalatofaringoplastia
- Cirurgia maxilomandibular
- Cirurgia bariátrica
- Doenças cardiovasculares
- Populações não clínicas
- Sintomas leves a moderados de AOS
- Doenças neurológicas e psiquiátricas
- Doenças neuromusculares e metabólicas

AOS, apneia obstrutiva do sono; HAS, hipertensão arterial sistêmica.
Fonte: Adaptado de Simonds e Backer.

Entre os sintomas que mais frequentemente motivam o paciente a procurar atendimento médico destacam-se o ronco, as apneias observadas durante o sono e a SDE:

- **Ronco:** a presença de ronco durante o sono corresponde à passagem de fluxo aéreo turbulento por área estreitada da VAS, ou seja, obstrução parcial e vibração dos tecidos da faringe durante o sono;
- **Apneia:** é a cessação praticamente completa do fluxo aéreo. Quando acompanhada de persistência do esforço ventilatório (movimentação torácica e/ou abdominal), ela é classificada como obstrutiva;
- **Sonolência diurna excessiva:** refere-se a uma propensão aumentada ao sono com compulsão subjetiva para dormir, tirar cochilos involuntários e ataques de sono em situações e períodos do dia em que não se espera esse comportamento.

HISTÓRIA
▶ Tendo em vista a elevada prevalência e o grande número de casos não identificados, o diagnóstico deve iniciar por alto grau de suspeição clínica. Nos casos em que as queixas não são espontâneas, o questionamento sobre sintomas relacionados ao sono deve sempre estar presente na avaliação clínica desses pacientes.

Assim, a anamnese geral de rotina de uma consulta médica deve ser complementada com a realização de uma entrevista focada em achados sugestivos de AOS (**Quadro 8.3**), detalhando hábitos de sono e sintomatologia durante

QUADRO 8.3 ▶ SINTOMAS SUGESTIVOS DE APNEIA OBSTRUTIVA DO SONO	
Noturnos	**Diurnos**
• Ronco	• Sonolência diurna excessiva
• Pausas respiratórias	• Sono não reparador
• Episódios de sufocação ou engasgos	• Cefaleia matinal
• Despertares frequentes, fragmentação do sono, insônia de manutenção	• Prejuízo na capacidade de concentração
• Noctúria	• Alteração da memória
• Sudorese excessiva	• Dificuldade de aprendizado
• Pesadelos	• Modificação do humor
• Sono agitado	• Irritabilidade
• Pirose e regurgitação	• Diminuição da libido
• Boca seca, odinofagia, halitose	• Fadiga crônica

Fonte: Adaptado de Bittencourt.

o sono, bem como sua repercussão diurna. A presença do(a) companheiro(a) de quarto na consulta é altamente recomendada. Tabagismo e uso de substâncias miorrelaxantes (como álcool e benzodiazepínicos) devem ser pesquisados, pois podem piorar o quadro de AOS.

Uma boa ferramenta para a identificação de pacientes com maior risco de AOS consiste no emprego de escalas e questionários padronizados. Há diversas opções disponíveis na literatura; contudo, na atualidade, os mais utilizados são o escore STOP-Bang e a escala de sonolência de Epworth (ESE) (**Quadros 8.4** e **8.5**, respectivamente). O STOP-Bang possui alta sensibilidade, sendo útil para descartar pacientes com AOS moderada e grave em uma população geral. O seu emprego pode permitir descartar doença significativa em alguns casos e, consequentemente, reduzir o número origi-

QUADRO 8.4 ▶ ESCORE *STOP-BANG*		
• ronco**S**?	Você **ronca alto** (alto o bastante para ser ouvido de portas fechadas ou seu parceiro cutuca você por roncar à noite)?	( ) Sim ( ) Não
• fa**T**igado?	Você frequentemente sente-se **cansado, fatigado ou sonolento** durante o dia (p. ex., adormecendo enquanto dirige)?	( ) Sim ( ) Não
• **O**bservado?	Alguém já observou você **parar de respirar** ou **engasgando/sufocando** durante o sono?	( ) Sim ( ) Não
• **P**ressão?	Você tem ou está sendo tratado por **pressão alta**?	( ) Sim ( ) Não

(Continua)

QUADRO 8.4 ▶ ESCORE *STOP-BANG* (Continuação)

• o**B**esidade com índice de massa corporal (IMC) > 35 kg/m²?	**Índice de massa corporal** (IMC) > 35 kg/m²?	( ) Sim ( ) Não
• id**A**de	**Idade** > 50 anos?	( ) Sim ( ) Não
• circu**N**ferência de pescoço (medida na altura do "pomo-de-adão")	Para homens: circunferência cervical, ≥ 43 cm. Para mulheres: circunferência cervical, ≥ 41 cm.	( ) Sim ( ) Não
• **G**ênero	**Sexo** masculino?	( ) Sim ( ) Não

Critérios de pontuação para a população geral:
- **Baixo risco de apneia obstrutiva do sonho (AOS):** Sim para 0-2 questões
- **Intermediário risco de AOS:** Sim para 3-4 questões
- **Alto risco de AOS:** "Sim" para 5-8 questões
  ou "Sim" para 2 ou mais das 4 questões iniciais (STOP) + gênero masculino
  ou "Sim" para 2 ou mais das 4 questões iniciais (STOP) + IMC > 35 kg/m²
  ou "Sim" para 2 ou mais das 4 questões iniciais (STOP) + circunferência cervical ≥ 43 cm para homens ou ≥ 41 cm para mulheres

AOS, apneia obstrutiva do sono; IMC, índice de massa corporal.
Fonte: Fonseca e colaboradores.

QUADRO 8.5 ▶ ESCALA DE SONOLÊNCIA DE EPWORTH

Qual é a chance de você cochilar ou adormecer, em vez de apenas se sentir cansado, nas seguintes situações? Considere o estilo de vida que você tem levado. Mesmo que você não tenha feito algumas destas coisas recentemente, tente imaginar como elas o afetariam. Escolha o número mais apropriado para responder a cada questão:

0 = nenhuma probabilidade de cochilar
1 = pequena probabilidade de cochilar
2 = média probabilidade de cochilar
3 = grande probabilidade de cochilar

Situação	Probabilidade de cochilar
Sentado e lendo	( ) 0 ( ) 1 ( ) 2 ( ) 3
Assistindo à televisão	( ) 0 ( ) 1 ( ) 2 ( ) 3
Sentado, quieto, em lugar público (p. ex., teatro, reunião ou palestra)	( ) 0 ( ) 1 ( ) 2 ( ) 3
Andando de carro por 1 hora sem parar (como passageiro)	( ) 0 ( ) 1 ( ) 2 ( ) 3
Ao deitar-se à tarde para descansar, quando possível	( ) 0 ( ) 1 ( ) 2 ( ) 3

(Continua)

QUADRO 8.5 ▶ ESCALA DE SONOLÊNCIA DE EPWORTH *(Continuação)*	
Sentado e conversando com alguém	( )0 ( )1 ( )2 ( )3
Sentado, quieto, após almoço sem bebida alcoólica	( )0 ( )1 ( )2 ( )3
Em um carro parado no trânsito por alguns minutos	( )0 ( )1 ( )2 ( )3
Escore total > 10 pontos: ponto de corte para a identificação de indivíduos com grande probabilidade de SDE	

SDE, sonolência diurna excessiva.
Fonte: Bertolazi e colaboradores.

nal de pacientes que seriam submetidos a exames de maior complexidade. No entanto, deve-se considerar a possibilidade de geração de um grande número de casos falso-positivos que irão à investigação complementar. Já a ESE não foi desenvolvida para o rastreamento de AOS, e sim de SDE, que pode fazer parte da sintomatologia da AOS. Ademais, devem-se considerar as múltiplas causas possíveis de SDE, como tempo de sono insuficiente, dor crônica, uso de medicamentos, etc.

EXAME FÍSICO ▶ No exame físico, recomenda-se a medida da pressão arterial, a aferição do peso e da altura com o respectivo cálculo do índice de massa corporal (IMC = peso ÷ altura^2), e a medida das circunferências do pescoço (apresenta correlação com o diagnóstico e a gravidade da AOS) e do abdome, a fim de avaliar a deposição de gordura nas regiões cervical e central, respectivamente. A avaliação atenta das medidas da face e suas proporções pode levar à detecção de alterações craniofaciais, como retrognatia, micrognatia e atresia de maxila, entre outras (**Figura 8.2**). O exame minucio-

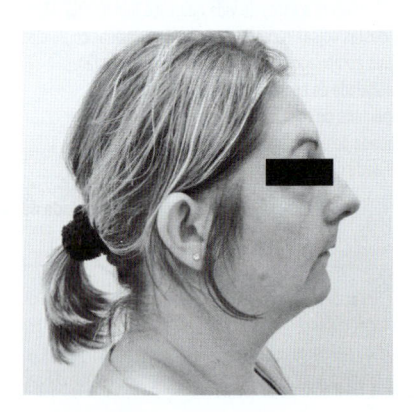

FIGURA 8.2 ▶ **PACIENTE COM ALTERAÇÃO CRANIOFACIAL (RETROGNATIA) E APNEIA OBSTRUTIVA DO SONO.**
Fonte: Arquivo pessoal das autoras (uso com autorização da paciente).

so das estruturas da VAS é essencial, incluindo patência nasal e alterações de palato e língua (**Figura 8.3**). Em pacientes mais jovens, deve-se também avaliar o tamanho das tonsilas palatinas (**Quadro 8.6**).

No diagnóstico diferencial, devem-se considerar algumas situações que podem mimetizar o quadro clínico de AOS, como doença do refluxo gastresofágico, laringospasmo durante o sono, epilepsia com crises noturnas, asma não controlada e com sintomas noturnos, insuficiência cardíaca não compensada, distúrbios da deglutição e doenças psiquiátricas como transtorno do pânico.

POLISSONOGRAFIA ▶ A polissonografia (PSG) é considerada o padrão-ouro para o diagnóstico e a classificação da gravidade da AOS. O exame compreende o registro, a análise e a interpretação de múltiplos e simultâneos parâmetros fisiológicos que são utilizados para o diagnóstico dos transtornos do sono. O exame contempla informações referentes a uma série de dados eletrofisiológicos, integrando sinais referentes ao sono, à respiração, aos batimentos cardíacos e aos sinais de movimento. Para o registro do sono, é necessária a aquisição de sinais de eletrencefalograma, eletro-oculograma

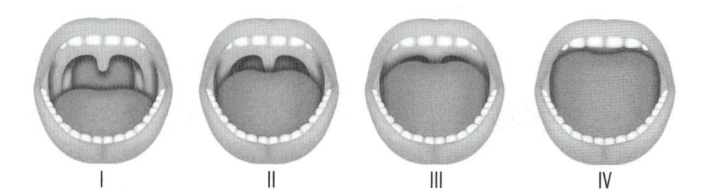

FIGURA 8.3 ▶ CLASSIFICAÇÃO DE MALLAMPATI MODIFICADA. ORIENTAR O PACIENTE PARA QUE, SENTADO, REALIZE ABERTURA BUCAL MÁXIMA E MANTENHA A LÍNGUA RELAXADA NO INTERIOR DA CAVIDADE ORAL, SEM REALIZAR FONAÇÃO. OBSERVA-SE A EXPOSIÇÃO DA OROFARINGE, CLASSIFICADA DE I A IV DE ACORDO COM O GRAU DE VISUALIZAÇÃO DO BORDO LIVRE DO PALATO MOLE EM RELAÇÃO À BASE DA LÍNGUA.

Fonte: Mallampati e colaboradores.

QUADRO 8.6 ▶ **PRINCIPAIS ACHADOS NO EXAME FÍSICO EM PACIENTES COM APNEIA OBSTRUTIVA DO SONO**

- Obesidade (IMC ≥ 30 kg/m^2)
- Circunferência do pescoço (> 43 cm nos homens e > 38 cm nas mulheres)
- Circunferência abdominal (> 95 cm nos homens e > 80 cm nas mulheres)
- Classificação de Mallampati modificada (classes III e IV)
- Hipertrofia de tonsilas palatinas (graus III e IV)
- Presença de palato alto
- Alterações craniofaciais (anormalidades em maxila e mandíbula)

IMC, índice de massa corporal.
Fonte: Adaptado de Bittencourt.

e eletromiograma. A respiração é monitorizada por meio de sensores que identificam a presença de fluxo aéreo oronasal e de esforço respiratório e a ocorrência de ronco. Já a saturação periférica da oxiemoglobina (SpO_2) é verificada por meio da oximetria de pulso. A monitorização não invasiva do dióxido de carbono também pode ser utilizada. A **Figura 8.4** exemplifica um traçado obtido do exame.

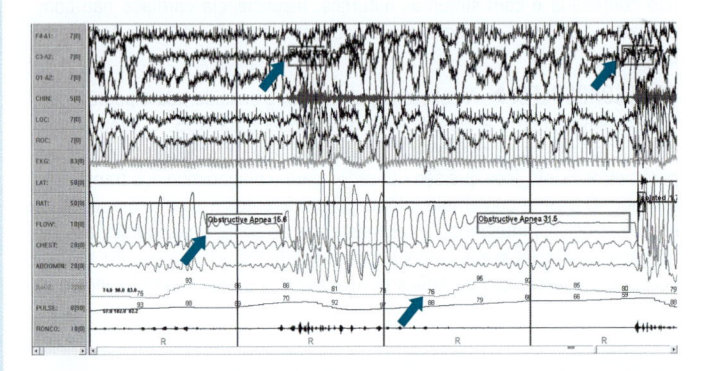

FIGURA 8.4 ▶ DEMONSTRAÇÃO DE TELA COM OS SINAIS OBTIDOS NA POLISSONOGRAFIA. *EM AZUL*, EPISÓDIOS DE APNEIA OBSTRUTIVA SEGUIDOS POR EPISÓDIO DE MICRODESPERTAR E DESSATURAÇÃO (*INDICADOS PELAS SETAS*).
Fonte: Arquivo pessoal das autoras.

A padronização do exame contempla a sua realização durante a noite inteira em laboratório do sono, em local com condições adequadas de luz, temperatura e mínimo nível de ruído. Deve haver um profissional capacitado – idealmente técnico em polissonografia – acompanhando o exame, garantindo a qualidade do registro e possibilitando intervenções durante a PSG, quando necessário. Recomenda-se um registro mínimo de 6 horas. Todos os registros devem ser revisados por médico certificado em medicina do sono.

O índice de apneia-hipopneia (IAH) é utilizado para determinar a ausência ou a presença de AOS, bem como para definir a sua gravidade. Ele é calculado por meio da soma do número de apneias obstrutivas e hipopneias obstrutivas, acrescida das apneias mistas, dividido pelo tempo total de sono, que é o tempo compreendido desde o início do sono até o término do exame. Valores de IAH $\geq$ 5 eventos/hora de sono são considerados anormais. Na **Tabela 8.1**, estão detalhados os níveis de gravidade da AOS.

A PSG é considerada o teste-padrão para o diagnóstico da AOS, uma vez que a história clínica não é suficiente para estabelecer o diagnóstico definitivo nem estimar a sua gravidade. Em casos selecionados, com alta suspeição clínica de AOS e sem comorbidades cardiopulmonares significativas ou descompensadas, pode-se utilizar o estudo portátil durante o sono que contempla apenas as variáveis cardiorrespiratórias e pode ser realizado fora do laboratório do sono (mais comumente no domicílio do paciente) (**Figuras 8.5** e **8.6**).

TABELA 8.1 ▶ CLASSIFICAÇÃO DE GRAVIDADE DA APNEIA OBSTRUTIVA DO SONO CONFORME O ÍNDICE DE APNEIA-HIPOPNEIA	
IAH (EVENTOS/HORA DE SONO)	CLASSIFICAÇÃO
0 a < 5	Sem AOS
≥ 5 a < 15	AOS leve
≥ 15 a < 30	AOS moderada
≥ 30	AOS grave

AOS, apneia obstrutiva do sono; IAH, índice de apneia-hipopneia.
Fonte: American Academy of Sleep Medicine e Berry e colaboradores.

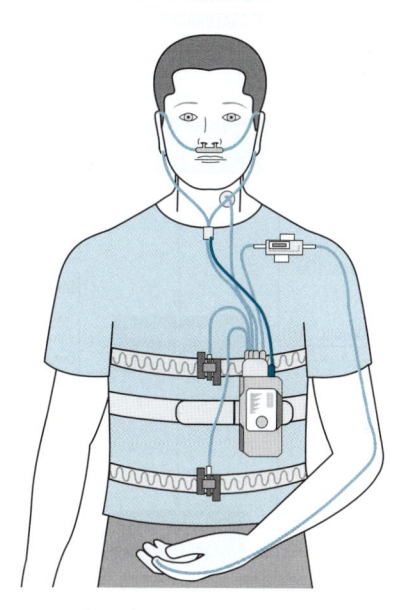

FIGURA 8.5 ▶ REPRESENTAÇÃO GRÁFICA DA MONTAGEM CARDIORRESPIRATÓRIA DE PACIENTE COM O APARELHO PORTÁTIL.

Na **Figura 8.7**, encontra-se um algoritmo completo de avaliação dos pacientes com suspeita de AOS.

TRATAMENTO ▶ O tratamento deve ser personalizado e individualizado, levando em conta as características pessoais e os mecanismos fisiopatológicos predominantes, a gravidade da doença e suas repercussões clínicas.

Os principais objetivos do tratamento da AOS são restabelecer a oxigenação e a ventilação noturna normais e abolir o ronco e a fragmentação do sono.

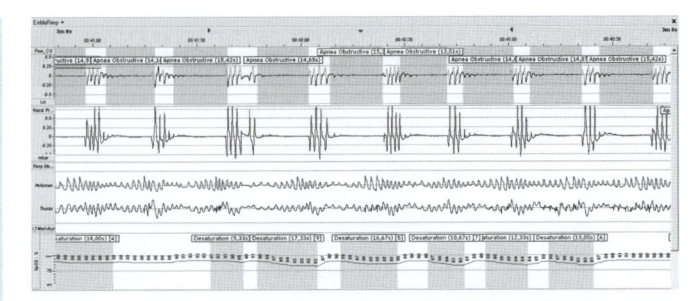

FIGURA 8.6 ► EXEMPLO DE UMA TELA DE EXAME PORTÁTIL DEMONSTRANDO VÁRIAS APNEIAS OBSTRUTIVAS CARACTERIZADAS POR AUSÊNCIA DE FLUXO AÉREO E ESFORÇO NAS FAIXAS TORÁCICA E ABDOMINAL E CONSEQUENTE DESSATURAÇÃO CÍCLICA.

SpO_2, saturação periférica da oxiemoglobina.
Fonte: Arquivo pessoal das autoras.

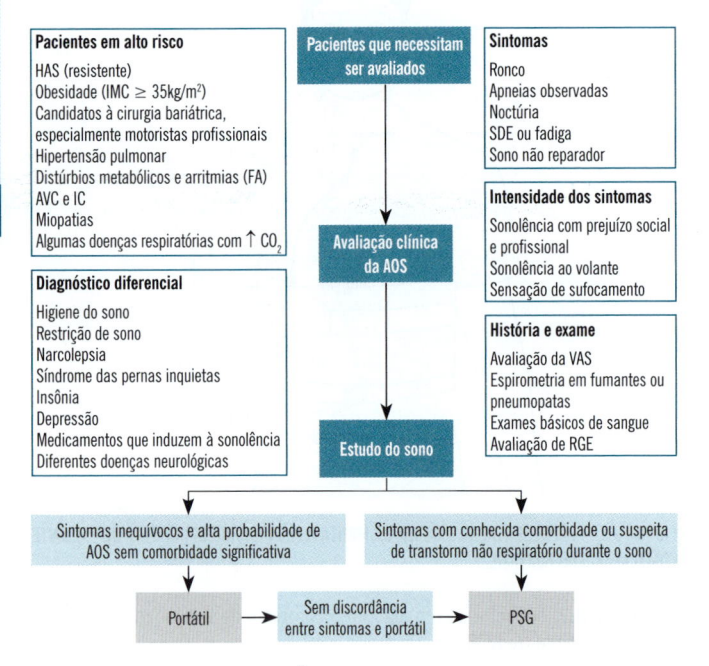

Pacientes em alto risco
- HAS (resistente)
- Obesidade (IMC $\geq$ 35kg/m²)
- Candidatos à cirurgia bariátrica, especialmente motoristas profissionais
- Hipertensão pulmonar
- Distúrbios metabólicos e arritmias (FA)
- AVC e IC
- Miopatias
- Algumas doenças respiratórias com ↑ CO_2

Diagnóstico diferencial
- Higiene do sono
- Restrição de sono
- Narcolepsia
- Síndrome das pernas inquietas
- Insônia
- Depressão
- Medicamentos que induzem à sonolência
- Diferentes doenças neurológicas

Pacientes que necessitam ser avaliados

↓

Avaliação clínica da AOS

↓

Estudo do sono

Sintomas
- Ronco
- Apneias observadas
- Noctúria
- SDE ou fadiga
- Sono não reparador

Intensidade dos sintomas
- Sonolência com prejuízo social e profissional
- Sonolência ao volante
- Sensação de sufocamento

História e exame
- Avaliação da VAS
- Espirometria em fumantes ou pneumopatas
- Exames básicos de sangue
- Avaliação de RGE

Sintomas inequívocos e alta probabilidade de AOS sem comorbidade significativa → Portátil → Sem discordância entre sintomas e portátil → PSG

Sintomas com conhecida comorbidade ou suspeita de transtorno não respiratório durante o sono → PSG

FIGURA 8.7 ► ALGORITMO DE AVALIAÇÃO DOS PACIENTES COM SUSPEITA DE APNEIA OBSTRUTIVA DO SONO.

AOS, apneia obstrutiva do sono; AVC, acidente vascular cerebral; FA, fibrilação atrial; HAS, hipertensão arterial sistêmica; IC, insuficiência cardíaca; IMC, índice de massa corporal; PSG, polissonografia; RGE, refluxo gastresofágico; SDE, sonolência diurna excessiva; VAS, via aérea superior.
Fonte: Adaptada de Simonds e Backer.

Didaticamente, pode-se dividir o tratamento em abordagens clínicas e cirúrgicas. Pode ser indicada a associação de modalidades de tratamento em alguns casos.

TRATAMENTO CLÍNICO ▶ As possibilidades são:

- **Higiene do sono:** deve ser recomendada a todos os pacientes (ver Capítulo 78, Insônia);
- **Perda de peso:** recomendação universal para quem apresenta sobrepeso ou obesidade. A perda de 5 a 10% do peso corporal total tem impacto na AOS. Por outro lado, a correção da AOS também contribui para perda de peso;
- **Terapia posicional:** consiste em evitar a posição supina (deitado de costas) durante o sono. É recomendada quando há clara associação dos eventos obstrutivos com a posição corporal. Geralmente, essa alteração é encontrada em pacientes mais jovens e não obesos;
- **Terapia miofuncional orofacial:** também conhecida como fonoterapia para ronco e apneia, é uma técnica empregada por fonoaudiólogos que consiste em exercícios isotônicos e isométricos para língua e palato mole desenvolvidos para o tratamento da AOS leve a moderada e do ronco. Pode ser indicada de forma isolada ou em associação com outros tipos de tratamento;
- **Aparelho intraoral:** é um dispositivo intraoral utilizado exclusivamente durante o sono sob supervisão concomitante de odontólogo especializado em sono para evitar qualquer alteração na oclusão dentária ou na articulação temporomandibular. Promove o reposicionamento da mandíbula e, consequentemente, da musculatura orofaríngea, permitindo a desobstrução da VAS (**Figuras 8.8** e **8.9**). É indicado apenas em casos individualizados de ronco ou de AOS, especialmente os de menor gravidade. Não apresenta benefício em pacientes obesos;
- **Medicamentos:** até o momento, nenhum medicamento específico é capaz de reduzir a gravidade da AOS de forma significativa;
- **Pressão positiva na via aérea:** é o tratamento de escolha para AOS clinicamente significativa (transtorno grave ou moderado com SDE e/ou

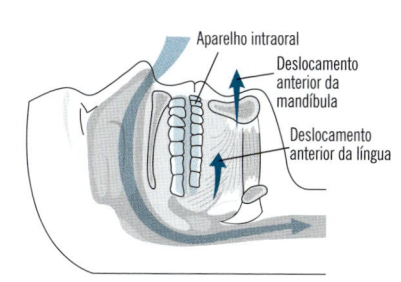

FIGURA 8.8 ▶ **MECANISMO DE AÇÃO DO APARELHO INTRAORAL.**
Fonte: Schoonmaker.

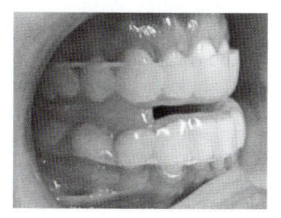

FIGURA 8.9 ▶ **APARELHO INTRAORAL EM POSIÇÃO.**
Fonte: Arquivo pessoal da cirurgiã-dentista Gabriela Vedolin.

comorbidade cardiovascular associada), sendo a medida mais eficaz e mais bem estudada para AOS. O aparelho de pressão positiva contínua na via aérea (CPAP, do inglês *continuous positive airway pressure*) mantém a VAS pérvia durante o sono através da passagem do ar ambiente pressurizado a partir de um gerador de fluxo (mecanismo pneumático), sendo o ar fornecido ao paciente através de uma interface (máscara nasal ou oronasal) (**Figura 8.10**). Em pacientes com necessidade de elevadas pressões ou naqueles com importante hipoventilação associada, deve-se considerar o uso de equipamento com dois níveis de pressão (inspiratória e expiratória), conhecido como *bilevel*. A pressão a ser utilizada deve, idealmente, ser definida no laboratório do sono com nova PSG para titulação do aparelho. Os efeitos adversos mais descritos são cutâneos (relacionados à interface) e nasais (ressecamento nasal, epistaxe) e boca seca. Outras complicações incluem sinusite, aerofagia e ansiedade. Complicações graves são raras.

TRATAMENTO CIRÚRGICO ▶ As possibilidades cirúrgicas são:

- **Cirurgia da VAS:** abrange um grupo heterogêneo de procedimentos cirúrgicos com resultados diversos, cujo objetivo é modificar uma região anatômica da VAS suscetível ao colapso. A cirurgia mais realizada é a uvulopalatofaringoplastia, que é curativa em menos de 50% dos casos, uma vez que a obstrução pode permanecer no local da cirurgia ou em outros pontos da VAS. Uvulopalatofaringoplastia assistida por *laser* pode ser indicada apenas nos casos com ronco de forma isolada. Tonsilectomia e/ou adenoidectomia podem ser recomendadas para os casos de hipertrofia persistente do tecido linfoide, bem como correção de desvio de septo nasal, também para facilitar o uso e a adesão ao tratamento com CPAP;
- **Cirurgia maxilofacial:** indicada especialmente para pacientes com AOS e alterações craniofaciais significativas, com boa taxa de sucesso. Inclui o avanço maxilomandibular e a distração osteogênica de mandíbula, entre outras técnicas;
- **Traqueostomia:** tratamento de exceção na AOS, reservada apenas para pacientes com AOS grave selecionados que falharam no uso de CPAP e sem outras possibilidades terapêuticas;
- **Cirurgia bariátrica:** reservada para pacientes com IMC $\geq$ 40 kg/m^2 ou com IMC $\geq$ 35 kg/m^2 e comorbidades importantes, incluindo AOS. Estudos recentes têm mostrado resultados favoráveis e a melhora ou até mesmo reversão do quadro respiratório obstrutivo durante o sono em alguns casos.

Todos os pacientes deveriam ser informados sobre os benefícios de tratar a AOS e advertidos quanto ao risco de permanecer sem tratamento, especialmente devido às consequências cardiovasculares, neurocognitivas e psiquiátricas em médio a longo prazo.

Caminho do fluxo pneumático

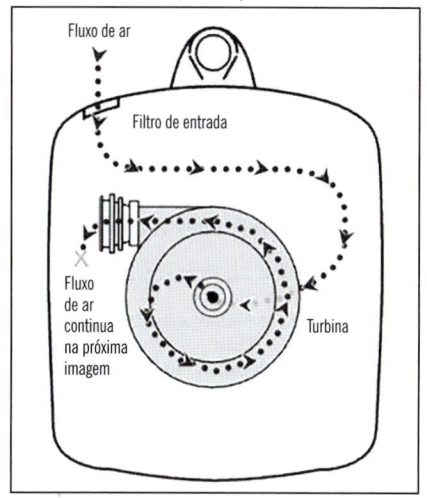

Fluxo de ar da parte posterior do equipamento para a turbina

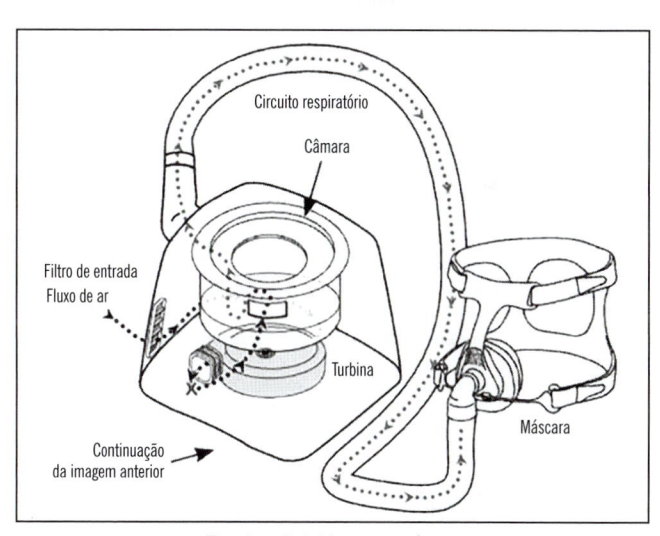

Fluxo de ar da turbina para a máscara

FIGURA 8.10 ▶ **MECANISMO PNEUMÁTICO DO APARELHO DE PRESSÃO POSITIVA CONTÍNUA NA VIA AÉREA.**
Fonte: Imagem cedida pela empresa Fischer & Paykel.

REFERÊNCIAS

American Academy of Sleep Medicine. International classification of sleep disorders (ICSD-3). 3rd ed. Westchester: AASM; 2014.

Berry RB, Budhiraja R, Gottlieb DJ, Gozal D, Iber C, Kapur VK, et al. Rules for scoring respiratory events in sleep: update of the 2007 AASM Manual for the Scoring of Sleep and Associated Events. Deliberations of the Sleep Apnea Definitions Task Force of the American Academy of Sleep Medicine. J Clin Sleep Med. 2012;8(5):597-619.

Bertolazi AN, Fagondes SC, Hoff LS, Pedro VD, Menna Barreto SS, Johns MW. Portuguese-language version of the Epworth sleepiness scale: validation for use in Brazil. J Bras Pneumol. 2009;35(9):877-83.

Bittencourt LRA, coordenadora. Diagnóstico e tratamento da síndrome da apnéia obstrutiva do sono (SAOS): guia prático. São Paulo: Livraria Médica Paulista; 2008.

Dempsey JA, Veasey SC, Morgan BJ, O'Donnell CP. Pathophysiology of sleep apnea. Physiol Rev. 2010;90(1):47-112.

Eckert DJ. Phenotypic approaches to obstructive sleep apnoea - new pathways for targeted therapy. Sleep Med Rev. 2018;37:45-59.

Edwards BA, Landry S, Joosten SA, Hamilton GS. Personalized Medicine for Obstructive Sleep Apnea Therapies: Are We There Yet? Sleep Med Clin. 2016;11(3):299-311.

Epstein LJ, Kristo D, Strollo PJ Jr, Friedman N, Malhotra A, Patil SP, et al. Clinical guideline for the evaluation, management and long-term care of obstructive sleep apnea in adults. J Clin Sleep Med. 2009;5(3):263-76.

Fagondes SC, John AB. Polissonografia no adulto. In: Maahs MAP, Almeida ST. Respiração oral e apneia obstrutiva do sono: integração no diagnóstico e tratamento. Rio de Janeiro: Revinter; 2017.

Feng J, Wu Q, Zhang D, Chen BY. Hippocampal impairments are associated with intermittent hypoxia of obstructive sleep apnea. Chin Med J (Engl). 2012;125(4):696-701.

Fonseca LB, Silveira EA, Lima NM, Rabahi MF. STOP-Bang questionnaire: translation to Portuguese and cross-cultural adaptation for use in Brazil. J Bras Pneumol. 2016;42(4):266-72.

Javaheri S, Barbe F, Campos-Rodriguez F, Dempsey JA, Khayat R, Javaheri S, et al. Sleep apnea: types, mechanisms, and clinical cardiovascular consequences. J Am Coll Cardiol. 2017;69(7):841-58.

John AB, Fagondes S. Apneia do sono. In: Fochesatto Filho L, Barros E, organizadores. Medicina interna na prática clínica. Porto Alegre: Artmed; 2013.

Kushida CA, Littner MR, Morgenthaler T, Alessi CA, Bailey D, Coleman J Jr, et al. Practice parameters for the indications for polysomnography and related procedures: an update for 2005. Sleep. 2005;28(4):499-521.

Loadsman JA, Hillman DR. Anaesthesia and sleep apnoea. Br J Anaesth. 2001;86(2):254-66.

Mallampati SR, Gatt SP, Gugino LD, Desai SP, Waraksa B, Freiberger D, et al. A clinical sign to predict difficult tracheal intubation: a prospective study. Can Anaesth Soc J. 1985;32(4):429-34.

Myers KA, Mrkobrada M, Simel DL. Does this patient have obstructive sleep apnea?: the rational clinical examination systematic review. JAMA. 2013;310(7):731-41.

Sánchez-de-la-Torre M, Campos-Rodriguez F, Barbé F. Obstructive sleep apnoea and cardiovascular disease. Lancet Respir Med. 2013;1(1):61-72.

Simonds AK, Backer W. ERS handbook: respiratory sleep medicine. Sheffield: European Respiratory Society; c2012.

Schoonmaker. Airflow Disorders & Sleep Apnea Solutions. [Internet]. Clinton: Schoonmaker; 2016 [capturado em: 25 abr. 2018]. Disponível em: http://schoonmakerdds.com/cosmetic-and-family-dentistry/

Young T, Peppard PE, Gottlieb DJ. Epidemiology of obstructive sleep apnea: a population health perspective. Am J Respir Crit Care Med. 2002;165(9):1217-39.

LEITURA RECOMENDADA

Kryger MH, Roth T, Dement WC. Principles and practice of sleep medicine. 6th ed. Philadelphia: Elsevier; [2017].

CAPÍTULO 9
ARTRITES

BIANCA KIELING CHAVES
SHEILA HICKMANN
MARKUS BREDEMEIER

CONCEITO E ASPECTOS EPIDEMIOLÓGICOS ▶ Dor articular é uma queixa frequente na prática médica, a qual pode estar relacionada a patologias simples ou até a condições potencialmente ameaçadoras à vida.

As doenças reumáticas são altamente prevalentes, afetando 3 a 8% da população mundial, mas acredita-se que um quarto dos adultos sofra de algum problema relacionado ao sistema musculoesquelético. Como consequência, essas enfermidades são responsáveis por um significativo impacto social e econômico.

DIAGNÓSTICO E AVALIAÇÃO DO PACIENTE COM DOR ARTICULAR:

ARTRALGIA *VERSUS* ARTRITE ▶ O primeiro passo na avaliação do paciente com dor articular é definir se as características clínicas são de dor mecânica ou inflamatória. O quadro é sugestivo de dor mecânica quando a rigidez matinal é de curta duração, a dor melhora com o repouso e é mais associada ao início do movimento. Em geral, isso ocorre na osteoartrose, em que comumente estão ausentes os sinais inflamatórios articulares.

Na artrite, na maioria dos casos, os sintomas tendem a piorar com a imobilidade e o paciente apresenta rigidez matinal prolongada. São identificados sinais inflamatórios ao exame físico. O edema sinovial pode ser evidente em alguns casos (à palpação, percebe-se a articulação mais macia ao toque); porém, é difícil determinar quando a alteração é mais sutil. O rubor é mais frequente em artrites com evolução aguda, como na artrite séptica e na gota. O calor é mais fácil de ser percebido em articulações maiores, especialmente no joelho, que normalmente é mais frio do que a musculatura proximal.

Na **Tabela 9.1**, estão listados os tipos de dor articular e as respectivas características que auxiliam no diagnóstico diferencial.

O tempo de sintomas e o número de articulações dolorosas também são informações importantes que devem ser pesquisadas.

Consideram-se manifestações agudas quando a evolução dos sintomas é de horas até 2 semanas, e manifestações crônicas quando ultrapassam 2 semanas. Questionar o paciente também sobre a evolução dos sintomas, se é intermitente ou constante.

TABELA 9.1 ▶ SINAIS E SINTOMAS DOS PACIENTES QUE APRESENTAM DOR ARTICULAR INFLAMATÓRIA, DOR ARTICULAR NÃO INFLAMATÓRIA E DOR RELACIONADA A ESTRUTURAS PERIARTICULARES

CARACTERÍSTICA	DOR ARTICULAR INFLAMATÓRIA	DOR ARTICULAR NÃO INFLAMATÓRIA	INJÚRIA DE TECIDOS MOLES
Rigidez matinal	Em geral, > 30 min	Em geral, < 30 min	Localizada e breve
Sintomas constitucionais	Presentes (febre, cansaço, inapetência)	Ausentes	Ausentes
Momento de maior desconforto	Após prolongada inatividade	Após uso prolongado	Durante e após o uso
Edema	Comum	Pode estar presente	Incomum
Rubor	Comum	Incomum	Somente localizado no tendão/bursa
Instabilidade	Incomum	Mais comum	Não ocorre
Doença multissistêmica	Mais comum	Não ocorre	Incomum

Quanto ao número de articulações acometidas, classificam-se em monoarticular (somente 1 articulação dolorosa), oligoarticular (2-4 articulações dolorosas) ou poliarticular (5 ou mais articulações dolorosas).

Investigar o tamanho e o tipo de articulação envolvida também auxilia no diagnóstico. As espondiloartrites, por exemplo, classicamente envolvem esqueleto axial (coluna e articulações sacroilíacas) e médias e grandes articulações (ombros, joelhos, tornozelos, cotovelos) de forma assimétrica e oligoarticular, principalmente nos membros inferiores. A artrite reumatoide (AR), por outro lado, costuma acometer os punhos e as pequenas articulações das mãos e dos pés, bem como médias e grandes articulações, de forma simétrica e poliarticular.

Ao avaliar um paciente com suspeita de doença reumatológica, questionar também quanto à presença ou à ausência de sintomas extra-articulares, a fim de identificar possíveis patologias com acometimento inflamatório sistêmico. Investigar sintomas constitucionais como astenia, adinamia, febre, sudorese noturna, inapetência e emagrecimento. Além disso, questionar sobre lesões cutâneas, *rash* cutâneo, fotossensibilidade, alopecia, adenopatia, úlceras orais e genitais, xeroftalmia ou xerostomia, fenômeno de Raynaud, dor torácica, edema, disfagia e alterações urinárias e intestinais.

ALTERAÇÕES LABORATORIAIS ▶

Hemograma, proteína C-reativa e velocidade de hemossedimentação ▶

Patologias que cursam com artrite inflamatória podem provocar leucocitose, anemia normocítica/normocrômica e trombocitose. Aumentos de proteína C-reativa (PCR) e velocidade de hemossedimentação (VHS) costumam ocorrer, apesar da baixa especificidade.

Pesquisa de autoanticorpos ▶ Autoanticorpos são imunoglobulinas que reconhecem antígenos presentes nas células e nos órgãos do próprio indivíduo. Entretanto, é importante salientar que a presença de autoanticorpos, por si só, não é específica de autoimunidade.

Indivíduos com condições inflamatórias crônicas e pessoas hígidas podem apresentar autoanticorpos circulantes.

Fator antinuclear ▶ Fator antinuclear (FAN) é a denominação dada ao teste de imunofluorescência indireta para a pesquisa de autoanticorpos que reagem com componentes intracelulares.

O padrão de fluorescência pode sugerir algumas especificidades de autoanticorpos e direcionar o raciocínio clínico. Por exemplo, um padrão nuclear pontilhado grosso com placa metafásica não corada é sugestivo de presença de anticorpos anti-Sm ou anti-RNP, o que deve motivar a pesquisa específica desses autoanticorpos.

No lúpus eritematoso sistêmico (LES) em atividade, 99% dos pacientes apresentam teste positivo de FAN, sendo a ausência do FAN um forte argumento contra o diagnóstico da doença. A frequência de FAN em indivíduos hígidos varia conforme a população estudada. Contudo, geralmente eles apresentam títulos baixos ou moderados, embora possam apresentar títulos altos em alguns casos. Deve ser solicitado na suspeita de LES, esclerose sistêmica ou doenças mistas do tecido conectivo.

Anticorpos anti-DNA nativo ▶ São encontrados em pacientes com LES e considerados marcadores diagnósticos da doença. Ocorrem com maior frequência e têm títulos mais altos no LES com glomerulonefrite em atividade, sendo, portanto, considerados marcadores de atividade da doença.

Complemento total e frações ▶ A dosagem do complemento é indicada nos estados de imunodeficiência, em que haja suspeita de deficiência congênita ou adquirida de algum componente do complemento, e nas enfermidades associadas à deposição de imunocomplexos, como no LES. Nessa doença, a medida do consumo das frações C3 e C4 é relevante para monitorização da atividade da doença, visto que os imunocomplexos depositados ativam a via clássica do complemento.

O CH50 (complemento hemolítico total) é um teste de rastreamento que avalia a integridade de toda a via clássica (C1-C9), detectando deficiências congênitas ou adquiridas de um ou mais dos componentes dessa via.

Anticorpos anticitoplasma de neutrófilos ▶ A presença de anticorpos anticitoplasma de neutrófilos (ANCAs, do inglês *antineutrophil cytoplasmic antibodies*) é detectada por imunofluorescência indireta, e dois padrões são observados: c-ANCA e p-ANCA.

O padrão c-ANCA está associado à presença de anticorpos antiproteinase 3 (anti-PR3), os quais são considerados marcadores diagnósticos da granulomatose com poliangeíte (antes conhecida como doença de Wegener). O padrão p-ANCA está geralmente associado a anticorpos antimieloperoxidase (anti-MPO), sendo encontrado na poliangeíte microscópica e na glomerulonefrite rapidamente progressiva com crescentes.

Deve-se solicitar ANCA somente na suspeita de vasculites sistêmicas.

Fator reumatoide ▶ O fator reumatoide (FR) pode ser positivo em uma variedade de diagnósticos reumatológicos além da AR, como síndrome de Sjögren, esclerose sistêmica, vasculites e LES. Quando presente na AR, sugere um pior prognóstico. Infecções virais, como as causadas por parvovírus e as hepatites C ou B, podem cursar com poliartrite e FR falso-positivo.

Anticorpos contra peptídeo citrulinado cíclico ▶ O exame anti-CCP (anticorpos contra peptídeo citrulinado cíclico) apresenta a mesma sensibilidade do FR, porém é muito mais específico para o diagnóstico de AR.

Antígeno HLA-B27 ▶ O antígeno HLA-B27 é um produto da classe I do complexo de histocompatibilidade humano. A associação mais frequente é com a espondilite anquilosante, estando presente em mais de 90% dos pacientes acometidos. Não é um marcador da doença, visto que também está presente em 10% dos indivíduos sadios.

Esse exame faz parte da avaliação complementar de espondiloartrites com acometimento axial e de uveíte anterior.

PRINCIPAIS DIAGNÓSTICOS EM REUMATOLOGIA ▶

MONOARTRITES ▶ Monoartrite aguda inflamatória é uma emergência reumatológica devido à necessidade de descartar o diagnóstico de artrite séptica, a qual está associada à mortalidade elevada e à sequela funcional em longo prazo. Outras causas de monoartrite são trauma, infecção, artrite induzida por cristais e osteoartrite. Doenças reumatológicas poliarticulares também podem se manifestar inicialmente com acometimento de uma única articulação.

O exame mais importante para o diagnóstico diferencial entre as monoartrites é a análise do líquido sinovial, conforme descrito na **Tabela 9.2**.

Artrite séptica (bacteriana não gonocócica) ▶ A presença de infecção bacteriana em uma articulação é uma emergência médica, considerando a rápida destruição que ocorre na cartilagem articular. A taxa de mortalidade pode variar de 5 a 15%.

Na maioria dos casos, o paciente apresenta-se com monoartrite muito dolorosa, com sinais flogísticos exuberantes, febre alta e toxemia. As grandes articulações dos membros são as mais frequentemente envolvidas, principalmente o joelho. *Staphylococcus aureus* é o patógeno mais frequente, seguido pelo *Streptococcus pneumoniae* e, menos frequentemente, por bactérias gram-negativas.

TABELA 9.2 ▶ CARACTERÍSTICAS DO LÍQUIDO SINOVIAL CONFORME CONDIÇÃO CLÍNICA

DIAGNÓSTICO	ASPECTO	CELULARIDADE	MICRORGANISMOS	COMENTÁRIO
Artrite bacteriana	Turvo/purulento	Neutrófilos (10.000-100.000)	Em geral, gram-positivos	Sintomas sistêmicos – febre alta, sinais de septicemia
Artrite gonocócica	Turvo/purulento	Neutrófilos (10.000-100.000)	Cocos gram-negativos	Tenossinovite, *rash* cutâneo; vesículas podem estar presentes
Artropatias por cristais	Turvo/purulento	Neutrófilos (10.000-100.000)	–	Identificação de cristais ao microscópio com luz polarizada
Artrite tuberculosa	Turvo/purulento	Mononuclear (5.000-50.000)	BAAR geralmente negativo	Imunossuprimidos; baixas condições socioeconômicas
Poliartropatias inflamatórias	Levemente turvo	Neutrófilos (5.000-50.000)	–	Solicitar autoanticorpos (FR, anti-CCP, FAN)
Osteoartrite	Límpido	Mononuclear (0-2.000)	–	Em geral, não inflamatório
Trauma	Turvo/hemorrágico	Presença de hemácias	–	Considerar TC

anti-CCP, anticorpos contra peptídeo citrulinado cíclico; BAAR, bacilo álcool-ácido resistente; FAN, fator antinuclear; FR, fator reumatoide; TC, tomografia computadorizada.

Em geral, os pacientes apresentam patologias articulares subjacentes, como osteoartrose ou AR. Outros fatores de risco são procedimentos articulares, incluindo artroplastia ou injeção intra-articular, uso de drogas injetáveis, pacientes imunocomprometidos ou em uso de fármacos imunossupressores, diabéticos e presença de infecções em sítios distantes (bacteremia).

É essencial que seja realizada análise do líquido sinovial, o qual geralmente se apresenta com contagem bastante elevada de leucócitos (geralmente > 30.000 a > 50.000) e deve ser encaminhado para Gram e cultura. O percentual de neutrófilos > 90% aponta para esse diagnóstico, mas não há um ponto de corte claramente definido.

Patologias como gota, pseudogota (relacionada à doença por deposição de pirofosfato de cálcio), artrite reativa, artrite psoriática e artrite gonocócica entram no diagnóstico diferencial.

O tratamento da artrite séptica inclui admissão hospitalar, coleta de hemoculturas e início de antibiótico empírico apropriado (com cobertura para *S. aureus*). Deve ser realizada punção articular para drenagem e avaliação ortopédica com vistas à intervenção cirúrgica.

Artrite gonocócica ▶ A infecção articular por *Neisseria gonorrhoeae* constitui a forma mais frequente das artrites bacterianas agudas em jovens. Estima-se que cerca de 1% dos pacientes com infecção urogenital desenvolva bacteremia e artrite.

Os pacientes apresentam-se com febre, lesões cutâneas (*rash*, pápulas, pústulas, petéquias, bolhas hemorrágicas ou necrose), poliartrite migratória e tenossinovites. Com a evolução, geralmente persiste uma monoartrite ou oligoartrite que, se não tratada, pode levar à artrite destrutiva. Muitos pacientes podem apresentar febre, elevação de marcadores de resposta inflamatória aguda e leucocitose, devendo ser realizado diagnóstico diferencial com outras artrites bacterianas.

A investigação inclui *swabs* de uretra, cérvice, reto e faringe inoculados em meio ágar Thayer-Martin.

Artropatia induzida por cristais ▶ A deposição de cristais nas articulações causa artrite inflamatória aguda e crônica, levando ao desenvolvimento de proliferação sinovial e degeneração articular.

Gota ▶ A gota é uma doença inflamatória e metabólica associada à hiperuricemia que é resultante da deposição de cristais de monourato de sódio nos tecidos e nas articulações. Podagra é a clássica monoartrite que acomete a primeira articulação metatarsofalangeana. Outras articulações dos membros também podem ser afetadas, principalmente joelhos e tornozelos, mas também as pequenas articulações das mãos, punhos, cotovelos e estruturas periarticulares.

Os pacientes frequentemente são obesos, com idade entre 40 e 50 anos no início das crises, hipertensos e/ou têm história de abuso de álcool. O primeiro episódio de gota geralmente inicia à noite com dor intensa, edema e vermelhidão da articulação. Podem ocorrer febre e alteração de provas inflamatórias, sendo importante o diagnóstico diferencial com artrite séptica. As crises costumam resolver-se em 3 a 10 dias, mesmo sem tratamento, seguindo-se um período com ausência de quaisquer sinais e sintomas (gota intercrítica) que pode durar meses a anos, até a próxima crise. À medida que a doença evolui, as crises tendem a repetir-se mais precocemente, a ser mais prolongadas e a envolver um número maior de articulações, até que os sintomas podem se tornar crônicos (gota tofácea crônica), sem haver período intercrítico.

As crises podem ser desencadeadas por consumo exagerado de álcool, excessos na dieta, trauma e cirurgia. O ácido úrico pode ser dosado; no entanto, os níveis estarão baixos em 33% dos casos durante a crise. A análise do líquido sinovial com presença de cristais com birrefringência negativa ao microscópio com luz polarizada confirma o diagnóstico.

POLIARTRITES ▶

Infecções virais ▶ Muitos agentes virais podem causar quadro de poliartrite transitória e autolimitada. Geralmente é uma poliartrite simétrica com acometimento de pequenas articulações das mãos e dos pés, a qual pode ser confundida com AR inicial. Os seguintes agentes virais podem causar poliartrite:

- **Parvovírus B19:** geralmente ocorre em adolescentes e adultos jovens. Pode estar associado à positividade transitória do FR. O curso é autolimitado. Em alguns casos, pode ser necessário tratamento por algumas semanas a meses;
- **Hepatite viral:** pode ocorrer no início da infecção e inclusive ser a única manifestação da doença. O vírus da hepatite B pode causar quadro de poliartrite intensa e súbita, aditiva ou migratória, causada pela deposição de imunocomplexos. A hepatite C pode causar artralgias e artrites de evolução crônica, assim como crioglobulinemia;
- **Vírus da imunodeficiência humana (HIV, do inglês *human immunodeficiency virus*):** pode ser a primeira manifestação da doença. Em contrapartida às outras artrites virais, pode ter evolução grave;
- **Chikungunya:** após a inoculação do vírus pelo mosquito *Aedes aegypti*, segue-se um período de incubação de 3 a 7 dias em média. Os sintomas mais comuns são febre e dor articular ou artrite, que geralmente é simétrica e poliarticular, acometendo mãos, punhos, tornozelos e pés. Muitos pacientes desenvolvem sintomas articulares crônicos (20-40%) ou recidivantes (60-80%), incluindo oligoartralgia ou poliartralgia de intensidade variável, em geral, simétrica;
- **Dengue e zika:** a dengue cursa mais frequentemente com artralgias, sendo a presença de sinovite uma manifestação mais específica da febre chikungunya. A infecção por zika vírus cursa com artralgias, notadamente acometendo as pequenas articulações das mãos e dos pés;
- **Rubéola:** artralgias e artrites ocorrem em cerca de 70% dos pacientes, principalmente adolescentes e mulheres adultas. O padrão de acometimento articular costuma ser simétrico, migratório e aditivo, sendo que

joelhos, punhos e mãos são mais comumente envolvidos. Os sintomas costumam resolver-se em 2 semanas, porém, em alguns casos, podem permanecer por períodos de tempo mais longos, e cursar com FR falso-positivo. As manifestações articulares são incomuns em crianças e homens adultos.

Osteoartrite ▶ A osteoartrose, ou osteoartrite, é a doença articular mais frequente, sendo a causa mais comum de dor articular crônica. Acomete cartilagem, osso subcondral, sinóvia, ligamentos, tendões e menisco. A incidência começa a aumentar a partir dos 40 anos de idade. Parece ser mais prevalente no sexo feminino; porém, estudos mostram resultados controversos.

Pode ser chamada de osteoartrite primária quando ocorre na ausência de outras patologias articulares, e de osteoartrite secundária quando há um distúrbio subjacente que predispõe à doença, como AR e outras artropatias inflamatórias, trauma ou história de artrite séptica.

O quadro clínico caracteriza-se por dor insidiosa que pode ser acompanhada de rigidez de curta duração. As articulações acometidas mostram aumento ósseo e crepitação ao exame físico, muitas vezes com limitação do movimento, instabilidade e deformidade. Edema e derrame articular podem estar presentes, porém, tendem a ser menos exuberantes que em patologias inflamatórias. Acomete principalmente as articulações dos joelhos, quadril, mãos, pés e coluna. Quando acomete as mãos, pode ocorrer aumento do tecido ósseo nas articulações interfalangeanas distais (chamados de nódulos de Heberden), bem como nas articulações interfalangeanas proximais (chamados de nódulos de Bouchard). É reconhecido que depressão, distúrbios do sono e outros fatores psicossociais podem afetar a percepção de dor associada a essa doença.

Artrite reumatoide ▶ A AR é uma patologia sistêmica autoimune que se caracteriza por poliartrite simétrica, e que pode levar ao aparecimento de deformidades articulares e incapacidade funcional. Caracteristicamente, acomete punhos, mãos (articulações metacarpofalangeanas e interfalangeanas proximais; às vezes, interfalangeanas distais), pés, joelhos e tornozelos, podendo afetar ombros e quadris, com prolongada rigidez matinal (> 30 minutos). Podem ocorrer sinais sistêmicos como fadiga e febre baixa. O exame físico das articulações acometidas comumente revela edema sinovial, calor, rubor e limitação do movimento articular.

Em relação aos exames laboratoriais, podem ocorrer trombocitose, anemia normocítica/normocrômica, aumento de VHS (em geral, < 50) e elevação de PCR. O FR apresenta soropositividade em até 60 a 70% dos pacientes, sendo que alguns pacientes podem soroconverter no curso da doença. O anti-CCP apresenta a mesma frequência do FR, porém, com especificidade maior (> 95%). A AR soronegativa costuma ter evolução menos agressiva do que a soropositiva. Formas poliarticulares de doença por deposição de pirofosfato de cálcio podem ser facilmente confundidas com AR soronegativa.

Na **Tabela 9.3**, estão os critérios classificatórios da doença de acordo com o American College of Rheumatology (ACR) e a European League Against

TABELA 9.3 ▶ CRITÉRIOS CLASSIFICATÓRIOS PARA ARTRITE REUMATOIDE, DE ACORDO COM O AMERICAN COLLEGE OF RHEUMATOLOGY E A EUROPEAN LEAGUE AGAINST RHEUMATISM (ACR/EULAR) – 2010

CRITÉRIO	PONTUAÇÃO
ACOMETIMENTO ARTICULAR (0-5)	
1 grande articulação	0
2-10 grandes articulações	1
1-3 pequenas articulações (com ou sem envolvimento de grandes articulações)	2
4-10 pequenas articulações (com ou sem envolvimento de grandes articulações)	3
> 10 articulações (pelo menos 1 pequena)	5
SOROLOGIA (0-3)	
FR negativo e anti-CCP negativo	0
FR positivo ou anti-CCP positivo em baixos títulos	2
FR positivo ou anti-CCP positivo em altos títulos	3
DURAÇÃO DOS SINTOMAS (0-1)	
< 6 semanas	0
> 6 semanas	1
PROVAS DE ATIVIDADE INFLAMATÓRIA (0-1)	
PCR normal e VHS normal	0
PCR anormal ou VHS anormal	1

anti-CCP, anticorpos contra peptídeo citrulinado cíclico; FR, fator reumatoide; PCR, proteína C-reativa; VHS, velocidade de hemossedimentação.

Rheumatism (EULAR), sendo necessária pontuação maior ou igual a 6 para seu preenchimento. Esses critérios são mais sensíveis (70-80%) para quadros iniciais do que os do ACR de 1987, porém, com perda de especificidade (aproximadamente 60%).

Lúpus eritematoso sistêmico ▶ O LES é uma doença autoimune sistêmica, com comprometimento multiorgânico, mediada pela produção de vários autoanticorpos. A apresentação clínica é bastante variada e a evolução é crônica, com fases de exacerbações e períodos de remissões. Sintomas constitucionais como fadiga, febre, mialgia e perda de peso são frequentemente observados na fase ativa da doença. Artralgias ou artrites ocorrem em cerca de 90% dos pacientes, geralmente com comprometimento de pequenas articulações das mãos, punhos e joelhos; geralmente não causa erosão ou deformidade. O comprometimento de tecidos periarticulares é comum, podendo causar deformidades articulares que, quando redutíveis, são denominadas artropatia de Jaccoud.

Na Tabela 9.4, estão descritos os critérios classificatórios do ACR (1997) para a doença, sendo necessário ter 4 ou mais critérios positivos para seu preenchimento. Em 2012, novos parâmetros foram sugeridos pelo Systemic Lupus International Collaborating Clinics (SLICC), havendo ganho de sensibilidade com alguma perda de especificidade. Atualmente, ambos os critérios são considerados válidos para auxiliar no diagnóstico.

TABELA 9.4 ▶ CRITÉRIOS CLASSIFICATÓRIOS PARA LÚPUS ERITEMATOSO SISTÊMICO, DE ACORDO COM O AMERICAN COLLEGE OF RHEUMATOLOGY (ACR) – 1997

CRITÉRIO	DEFINIÇÃO
Rash malar	Eritema fixo, plano ou elevado, nas eminências malares; geralmente não afeta a região nasolabial
Rash discoide	Placas eritematosas elevadas, ocorrendo cicatrização atrófica nas lesões antigas
Fotossensibilidade	*Rash* cutâneo resultante de reação incomum ao sol, por história do paciente ou observação do médico
Úlcera oral	Ulceração oral ou nasofaríngea, geralmente não dolorosa, observada pelo médico
Artrite	Artrite não erosiva, envolvendo 2 ou mais articulações periféricas, caracterizada por dor à palpação, edema ou derrame
Serosite	Pleurite: história convincente de dor pleurítica, atrito pleural auscultado pelo médico ou evidência de derrame pleural **ou** Pericardite: documentada por eletrocardiograma ou evidência de derrame pericárdico
Alteração renal	Proteinúria persistentemente $> 0,5$ g por dia ou > 3 cruzes $(+++)$ no exame de urina se não quantificada. Cilindros celulares: hematológico, tubular, granular ou misto
Alteração neurológica	Convulsão: se não houver uso de drogas implicadas ou alterações metabólicas conhecidas. Psicose: se não houver uso de drogas implicadas ou alterações metabólicas conhecidas
Alteração hematológica	Anemia hemolítica: com reticulocitose **ou** Leucopenia: < 4.000 total em 2 ou mais ocasiões **ou** Linfopenia: < 1.500 em 2 ou mais ocasiões **ou** Trombocitopenia: < 100.000 se não houver uso de fármacos causadores

(Continua)

TABELA 9.4 ► CRITÉRIOS CLASSIFICATÓRIOS PARA LÚPUS ERITEMATOSO SISTÊMICO, DE ACORDO COM O AMERICAN COLLEGE OF RHEUMATOLOGY (ACR) – 1997 *(Continuação)*	
CRITÉRIO	**DEFINIÇÃO**
Alteração imunológica	Anti-DNA: anticorpo anti-DNA nativo em títulos anormais **ou** Anti-Sm: presença do anticorpo ao antígeno nuclear Sm **ou** Achados positivos de anticorpos antifosfolipídeos baseados em concentração sérica anormal de anticardiolipina IgG ou IgM, teste positivo para anticoagulante lúpico utilizando teste-padrão ou VDRL falso-positivo
Anticorpo antinuclear	Título anormal do FAN por imunofluorescência ou método equivalente em qualquer momento, se não houver uso de drogas associadas ao lúpus induzido por fármacos

DNA, ácido desoxirribonucleico (do inglês *deoxyribonucleic acid*); FAN, fator antinuclear; IgG, imunoglobulina G; IgM, imunoglobulina M; VDRL, do inglês *Venereal Disease Research Laboratory*.
Fonte: Borba e colaboradores.

REFERÊNCIAS ►

Borba EF, Latorre LC, Brenol JCT, Kayser C, Silva NA, Zimmermann AF, et al. Consenso de Lúpus Eritematoso Sistêmico. Rev Bras Reumatol. 2008;48(4):197

Wallace DJ. Diagnosis and differential diagnosis of systemic lupus erythematosus in adults. Waltham: UpToDate; 2017 [capturado em 28 out. 2017]. Disponível em: https://www.uptodate.com/contents/diagnosis-and--differential-diagnosis-of-systemic-lupus-erythematosus-in-adults

LEITURAS RECOMENDADAS ►

Firestein GS, Budd RC, Gabriel SE, McInnes IB, O'Dell JR. Kelley e Firestein's textbook of rheumatology. 10th ed. Philadelphia: Elsevier; 2017. p. 605-24.

Helfgott SM. Overview of monoarthritis in adults. Waltham: UpToDate; 2017 [capturado em 6 out. 2017]. Disponível em: https://www.uptodate.com/contents/overview-of-monoarthritis-in-adults

Marques CDL, Duarte ALBP, Ranzolin A, Dantas AT, Cavalcanti NG, Gonçalves RSG, et al. Recommendations of the Brazilian Society of Rheumatology for diagnosis and treatment of Chikungunya fever. Part 1 - diagnosis and special situations. Rev Bras Reumatol Engl Ed. 2017;57 Suppl 2:421-37.

Pujalte GGA. Differential diagnosis of polyarticular arthritis. Am Fam Physician. 2015;92(1):35-41

Sato EI. Reumatologia. 2. ed. São Paulo: Manole; 2010. p. 17-34.

Smolen JS. Undifferentiated early inflammatory arthritis in adults. Waltham: UpToDate; 2017 [capturado em 6 out. 2017]. Disponível em: http://www.uptodate.com/contents/undifferentiated-early-inflammatory-arthritis--in-adults

Thabah MM, Chaturvedi MGV. An approach to monoarthritis. Journal of Mahatma Gandhi Institute of Medical Sciences. 2014;19(1):12-8.

Venables PJW, Maini RN. Diagnosis and differential diagnosis of rheumatoid arthritis. Waltham: UpToDate; 2017 [capturado em 28 out. 2017]. Disponível em: https://www.uptodate.com/contents/diagnosis-and-differential-diagnosis-of-rheumatoid-arthritis

CAPÍTULO 10

ASCITE

FERNANDA O. JAKIMIU
MARIA CRISTINA M. DOS SANTOS
PAULO ROBERTO LERIAS DE ALMEIDA

CONCEITO ▶ Ascite é definida como acúmulo de líquido na cavidade peritoneal. É um sintoma que pode ser ocasionado por diversas doenças, com diversos diagnósticos diferenciais; por isso, ao ser detectada, sugere-se realizar uma paracentese diagnóstica para análise do líquido.

CLASSIFICAÇÃO ▶ A ascite pode ser dividida em:

- **Ascite de pequeno volume:** detectada apenas com ajuda de exames de imagem;
- **Ascite moderada:** evidenciada no exame físico por uma moderada distensão abdominal;
- **Ascite volumosa:** distensão abdominal importante, podendo ser verificada tensão abdominal na palpação do abdome.

CAUSAS ▶ O Quadro 10.1 apresenta as causas de ascite. A Tabela 10.1 mostra as causas mais frequentes de ascite e suas respectivas características.

DIAGNÓSTICO E AVALIAÇÃO ▶ Na **anamnese**, deve-se questionar o paciente sobre ganho de peso corporal, alteração da circunferência abdominal, edema de membros inferiores, uso de medicamentos, fatores de risco para doença hepática, história de neoplasia prévia, sinais e/ou sintomas sugestivos de neoplasia atual, etc.

No **exame físico**, deve-se:

- Procurar sinais de doença hepática: eritema palmar, aranhas vasculares, esplenomegalia, ginecomastia;
- Analisar sinais de insuficiência cardíaca: edema periférico, turgência jugular, B3;
- Examinar sinais de malignidade: linfonodomegalias, sarcopenia;
- Avaliar o abdome:
  - Inspeção:
    - Decúbito dorsal: globoso, em alguns casos com protrusão da cicatriz umbilical. O líquido pode deslocar-se para os flancos, conferindo a forma de "ventre batráquio". Circulação colateral quando há hipertensão portal;

QUADRO 10.1 ▶ CAUSAS DE ASCITE

Hepáticas
- Cirrose
- Obstrução da veia hepática, síndrome de Budd-Chiari, doença venosa oclusiva
- Trombose de veia porta
- Obstrução da veia cava inferior
- Hepatite alcoólica
- Câncer hepático

Renal
- Síndrome nefrótica

Cardíacas
- Insuficiência cardíaca congestiva
- Pericardite constritiva

Malignas
- Câncer ginecológico: mama, endométrio, ovário e colo do útero
- Câncer do trato gastrintestinal: esofágico, gástrico, colorretal
- Câncer pulmonar
- Câncer pancreático
- Câncer hepatobiliar
- Câncer primário de peritônio
- Carcinomatose peritoneal
- Mesotelioma
- Metástase hepática

Infecções
- Peritonite bacteriana espontânea
- Peritonite bacteriana secundária
- Peritonite tuberculosa
- Clamídia
- Infecção parasitária
- Infecção fúngica

Miscelânea
- Pancreatite
- Hipoalbuminemia
- Ascite quilosa
- Mixedema
- Perfuração vesical
- Doença do ovário (síndrome de Meigs, *struma ovarii*, hiperestimulação ovariana)
- Lúpus eritematoso sistêmico
- Doença de Whipple
- Sarcoidose

- Percussão:
    - Para a detecção, é necessária a presença de pelo menos 1.500 mL de líquido na cavidade peritoneal;

TABELA 10.1 ▶ CAUSAS MAIS FREQUENTES DE ASCITE E SUAS CARACTERÍSTICAS

CARACTERÍSTICAS \ CAUSAS	CIRROSE	INSUFICIÊNCIA CARDÍACA CONGESTIVA	MALIGNIDADE	TUBERCULOSE	PBE	PANCREATITE
Coloração do líquido ascítico	Claro, levemente amarelado ou leitoso	Amarelo-citrino	Cor de palha, leitoso ou hemático	Leitoso ou normal	Turvo	Turvo ou leitoso
GASA (g/dL)	≥ 1,1	≥ 1,1	< 1,1	< 1,1	< 1,1	< 1,1
DHL	Diminuída	Diminuída ou normal	Aumentada	Aumentada ou normal	Aumentada ou normal	Aumentada ou normal
Glicose	Normal	Normal	Diminuída	Diminuída	Diminuída	
Contagem de células	< 250/µL		Aumentada, com diversos tipos celulares	≥ 250/µL ou normal, em geral predomínio de linfócitos	≥ 250/µL	
Amilase	Normal		Normal ou aumentada			Aumentada

DHL, desidrogenase láctica; GASA, gradiente de albumina soro-ascite; PBE, peritonite bacteriana espontânea.

- Macicez móvel: paciente em decúbito lateral, percussão timpânica na região superior abdominal (em relação à maca) e macicez na região mais próxima à maca;
- Sinal de Piparote: paciente ou ajudante comprime a linha média do abdome com as mãos. Ao percutir em um lado do abdome com as pontas dos dedos, é possível sentir a percussão do outro lado.

Devem ser realizados **exames laboratoriais**: função renal, eletrólitos, função hepática, tempo de protrombina, hemograma e plaquetas.

A **ultrassonografia** (US) abdominal é o exame de imagem de primeira linha para confirmação de ascite.

A **paracentese** é o passo mais importante para realização do diagnóstico. As indicações para esse procedimento são:

- Identificar etiologia de ascite de aparecimento recente;
- Diagnosticar ou excluir peritonite bacteriana espontânea (PBE) em pacientes cirróticos com ascite previamente conhecida e com sintomas relacionados à dor abdominal, à febre, à encefalopatia, à insuficiência renal ou a outros sintomas de infecção;
- Aliviar desconforto abdominal e respiratório em pacientes com ascite volumosa e tensa ou refratária aos diuréticos.

A paracentese deve ser feita com paciente em decúbito dorsal, após solicitar que ele esvazie a bexiga. Após assepsia e anestesia local, a punção é feita no quadrante inferior esquerdo, inserindo uma agulha na linha imaginária traçada entre a cicatriz umbilical e a crista ilíaca anterossuperior, na parte medial ou lateral dessa linha. A agulha é inserida a 45° preferencialmente com uso da técnica em Z. Essa localização visa evitar a punção da artéria epigástrica inferior. Os riscos são pequenos quando realizada por profissional treinado. Hematoma de parede ocorre em 1% dos casos e perfuração intestinal, em 0,6% dos pacientes, sendo que raramente desenvolverão peritonite clínica. Alterações da crase sanguínea, habitualmente observadas em pacientes cirróticos, não devem impedir ou postergar o procedimento. Escape de fluido através do local da paracentese é prevenido com a realização de curativo compressivo. O procedimento pode ser guiado por US para maior segurança.

A **análise do líquido ascítico** também é utilizada para fazer o diagnóstico de ascite. As principais características são:

- Coloração:
  - Palha/amarelo-citrino: a principal causa é a cirrose;
  - Leitoso: sugestivo de ascite com presença de quilomícrons. Geralmente indica comprometimento linfático, sendo a etiologia neoplásica a mais comum, embora possa estar presente na cirrose, nos defeitos congênitos e nos traumatismos;
  - Turvo: pode indicar infecção bacteriana, peritonite, pancreatite, perfuração intestinal;
  - Hemático: está presente em tumores, pancreatite necro-hemorrágica, úlcera perfurada. É raro na cirrose;
- Contagem de células:

- Predomínio de polimorfonucleares: pacientes com ascite e contagem > 250, na ausência de outra infecção abdominal, sugerem PBE. Uma nova dosagem 48 horas após o início do antibiótico pode diferenciar PBE de peritonite bacteriana secundária (PBS) – diminuição é sugestiva de PBE, e aumento é sugestivo de PBS. Sempre coletar culturas na suspeita de infecção – culturas de ascite costumam ser negativas em até 60% dos casos.

A proteína C-reativa (PCR) coletada em líquidos ascíticos aumenta a chance de positividade em relação às culturas, além de ser um método de resultado mais rápido.

Além dos itens supracitados, outras análises podem ser realizadas no líquido ascítico:

- Gradiente de albumina soro-ascite (GASA): é o marcador mais sensível para diferenciar ascite causada por hipertensão portal das demais causas. Apresenta acurácia de 97%. (GASA = albumina do soro – albumina do líquido ascítico.) GASA > 1,1 g/dL é indicativo de hipertensão portal. GASA < 1,1 g/dL sugere outras etiologias;
- Proteína: valores de transudato e exsudato (abaixo ou acima de 2,5-3,0 g/dL) apresentam maior utilidade, como guia fisiopatológico, quando os valores estiverem bastante afastados desses limites estabelecidos. Pacientes cirróticos com proteína < 1 g/dL têm maior chance de PBE. Era utilizada no critério de Light, hoje substituído pelo GASA;
- Glicose: como a glicose ultrapassa a membrana por difusão, normalmente a concentração de glicose no líquido ascítico é semelhante à concentração no soro. O nível de glicose diminui no líquido ascítico por consumo por bactérias, peritonite tuberculosa, PBE, malignidade;
- Desidrogenase láctica (DHL): níveis elevados costumam estar associados à ascite por doença maligna. Antigamente era utilizada para diferenciar transudato de exsudato pelos critérios de Light. Após o GASA, passou a ser menos utilizado;
- Amilase: presença de amilase no líquido ascítico ocorre principalmente em casos de dano ou obstrução do ducto pancreático devido a pancreatite ou trauma pancreático. Ela auxilia na diferenciação da ascite por pancreatite da ascite secundária à cirrose alcoólica. Pode ser encontrada menos comumente na neoplasia maligna, na úlcera péptica perfurada, na cirurgia abdominal superior, na obstrução intestinal mecânica, na doença vascular mesentérica, na obstrução biliar e na colecistite aguda. Portanto, a amilase no líquido ascítico não é um marcador específico de dano pancreático;
- Triglicerídeos: concentração de triglicerídeos maior do que a concentração sérica sugere ascite quilosa. As causas mais comuns são cirurgia abdominal, trauma, pancreatite e linfoma retroperitoneal;
- Adenosina desaminase (ADA): marcador utilizado para diferenciar ascite tuberculosa de outras causas. Valores entre 36 e 40 UI/L têm alta sensibilidade e especificidade para o diagnóstico de tuberculose.

LEITURAS RECOMENDADAS ▶

Andrade Júnior DR, Galvão FHF, Santos SA, Andrade DR. Ascite: estado da arte baseado em evidências. Rev Assoc Med Bras. 2009;55(4):489-96.

Angeleri A, Rocher A, Caracciolo B, Pandolfo M, Palaoro L, Perazzi B. New biochemical parameters in the differential diagnosis of ascitic fluids. Gastroenterology Res. 2016;9(1):17-21.

Aponte EM, O'Rourke MC. Paracentesis. In: StatPearls. Treasure Island: StatPearls; 2017.

Huang LL, Xia HH, Zhu SL. Ascitic fluid analysis in the differential diagnosis of ascites: focus on cirrhotic ascites. J Clin Transl Hepatol. 2014;2(1):58-64.

McHutchison JG. Differential diagnosis of ascites. Semin Liver Dis. 1997;17(3):191-202.

Oey RC, van Buuren HR, de Man RA. The diagnostic work-up in patients with ascites: current guidelines and future prospects. Neth J Med. 2016;74(8):330-5.

Tarn AC, Lapworth R. Biochemical analysis of ascitic (peritoneal) fluid: what should we measure? Ann Clin Biochem. 2010;47(Pt 5):397-407.

CAPÍTULO 11

ASTERÍXIS

MARIO REIS ALVARES-DA-SILVA
ELVINO BARROS
EDUARDO DREWS AMORIM
MARINO MUXFELDT BIANCHIN

CONCEITO ▶

Asteríxis, ou *flapping*, é uma desordem do controle motor caracterizada pela inabilidade de manter postura fixa. O paciente perde a força durante milésimos de segundo, um fenômeno que por vezes é descrito como uma mioclonia negativa. Esta é rapidamente corrigida por mecanismos cerebrais inconscientes de manutenção da postura corporal. A repetição rítmica desse fenômeno causa um tremor característico, que aparece nos membros e especialmente nas mãos. Semiologicamente, ele pode ser bem observado quando o paciente tenta manter a posição de dorsiflexão dos punhos, conforme representado na **Figura 11.1**. Nessa postura, o asteríxis pode ser mais bem visualizado e, por vezes, é parecido com o bater das asas de um pássaro, sendo também chamado de *flapping* das mãos. Esses movimentos são irregulares e têm amplitude variável, e resultam da inabilidade do paciente para manter a postura solicitada.

No paciente com asteríxis, os pulsos e os dedos agitam-se continuamente devido a um ciclo contínuo e involuntário caracterizado por rápido relaxamento da musculatura utilizada na manutenção da postura, seguido de retorno do tônus postural de forma compensatória. Esse ciclo logo se reinicia, de forma repetitiva, produzindo um movimento parecido com o bater de asas de um pássaro.

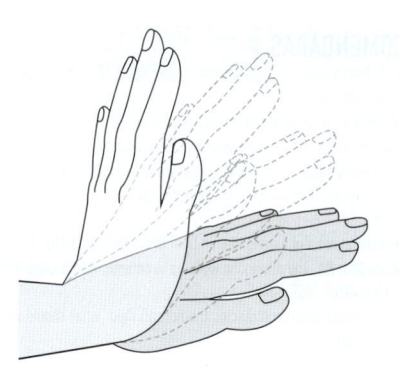

FIGURA 11.1 ▶ MOVIMENTO INVOLUNTÁRIO DAS MÃOS NO PACIENTE COM ASTERÍXIS.

O asteríxis é observado em várias patologias. Apesar disso, ele também é conhecido como "adejo hepático", devido à sua ocorrência frequente em pacientes com encefalopatia portossistêmica.

ASPECTOS EPIDEMIOLÓGICOS
▶ O asteríxis foi primeiramente descrito na década de 1940 em pacientes com encefalopatia hepática. Desde então, ele tem sido utilizado na clínica para diagnóstico e monitorização de encefalopatias, particularmente as encefalopatias hepática e renal. O asteríxis também está presente em cerca de 10% dos pacientes com outras doenças neurológicas, sobretudo as causadas por disfunções cerebrais generalizadas.

CAUSAS
▶ Embora a encefalopatia hepática e a encefalopatia urêmica sejam as causas mais comuns de asteríxis observadas na prática clínica diária, pacientes com muitas outras condições clínicas podem manifestar esse achado ao exame físico. Os pacientes com doenças neurológicas representam um grupo significativo com esse sinal, especialmente os que apresentam lesões cerebrais difusas ou disfunção cerebral generalizada, as encefalopatias. Pacientes com lesões cerebrais em um dos hemisférios podem desenvolver asteríxis no hemicorpo contralateral. São exemplos de diferentes tipos de encefalopatias as causadas por diversas doenças clínicas e as associadas a medicamentos ou outras substâncias tóxicas. Recentemente, o uso frequente de cefalosporinas foi relacionado a muitos casos de encefalopatia.

No **Quadro 11.1**, são apresentadas as condições clínicas mais comumente associadas ao asteríxis. O **Quadro 11.2** lista os medicamentos associados com asteríxis.

FISIOPATOLOGIA
▶ O exato mecanismo fisiopatológico do asteríxis permanece desconhecido. Embora muito tenha sido pesquisado e sugerido, nada é consenso. Alterações funcionais nos centros motores diencefálicos que regulam os transmissores agonistas e antagonistas têm sido consideradas importantes para o seu aparecimento.

QUADRO 11.1 ▶ CAUSAS MAIS COMUNS DE ASTERÍXIS

- Encefalopatia hepática
- Doença renal terminal – uremia
- Doença pulmonar com insuficiência respiratória crônica grave
- Intoxicação medicamentosa

QUADRO 11.2 ▶ MEDICAMENTOS ASSOCIADOS COM ASTERÍXIS

- **Antibióticos:** cefalosporinas e outros β-lactâmicos
- **Psicotrópicos:** clozapina, carbonato de lítio, prometazina
- **Anticonvulsivantes:** carbamazepina, fenobarbital, gabapentina, fenitoína, pregabalina, primidona, ácido valproico
- **Benzodiazepínicos:** lorazepam, clonazepam
- **Narcóticos:** hidromorfona, meperidina
- **Outros medicamentos:** cloreto de amônio, famotidina, ifosfamida, levodopa, metoclopramida, metrizamida, salicilatos

COMO PESQUISAR O SINAL ▶

O sinal de asteríxis é caracterizado por um súbito relaxamento de grupos musculares que mantêm a postura (uma forma de mioclonia negativa), seguido de rápida correção compensatória. À medida que o ciclo se repete, ocorre o tremor característico do asteríxis. Esse sinal é comumente observado nas mãos, nos punhos e nos dedos, mas pode também aparecer durante qualquer ação voluntária de sustentação. A melhor maneira de observar o asteríxis na clínica diária é solicitar ao paciente que estenda seus braços e faça dorsiflexão da mão aberta, mantendo essa posição por algum tempo (ver **Figura 11.1**).

DIAGNÓSTICO DIFERENCIAL E AVALIAÇÃO ▶

A **história clínica** e o **exame físico** podem sugerir várias patologias responsáveis por esse sinal. Por exemplo, história de ingestão crônica de álcool, história de hepatite B ou C, presença de ascite, aranhas vasculares e alterações do nível de consciência podem sugerir encefalopatia hepática. Nesses casos, inicialmente ocorrem leve alteração da personalidade e leve tremor. O tremor progride para asteríxis, uma característica peculiar da encefalopatia hepática. É também acompanhado por letargia, torpor e hiperventilação, achados que precedem o coma. Pacientes com grau avançado de encefalopatia hepática podem apresentar reflexos tendinosos aumentados.

Nos pacientes com suspeita de encefalopatia, deve-se avaliar a possibilidade de sangramento gastrintestinal, responsável pela piora do quadro de encefalopatia. Deve-se lembrar também que hipotensão arterial postural, oligúria, hematêmese e melena são sinais e sintomas comuns nessa situação. Nesse caso, é importante preparar uma linha venosa para reposição da volemia por meio de solução fisiológica e/ou sangue e iniciar outras medidas terapêuticas.

Pacientes com doença pulmonar obstrutiva crônica, em fase final, também podem apresentar o sinal de asteríxis como uma manifestação de hipoxemia e acidose graves. A acidose respiratória inicialmente produz cefaleia, confusão mental, apreensão e diminuição de reflexos. Posteriormente, o paciente torna-se sonolento e, antes do coma, pode aparecer o asteríxis. Outras causas comuns são as alterações metabólicas do paciente com insuficiência renal terminal, o uso de medicamentos e a acidose metabólica de diferentes etiologias.

O asteríxis pode ser um sinal importante de alteração metabólica. É necessário realizar um exame neurológico completo para afastar causas neurológicas. Além da avaliação clínica dos sinais vitais, é necessária uma **investigação laboratorial e por imagem**, que inclui:

- Hemograma e provas de coagulação sanguínea;
- Eletrólitos: potássio (K^+), cálcio (Ca^{2+}), sódio (Na^+), magnésio (Mg^{2+});
- Gasometria arterial;
- Provas de função renal;
- Provas de função hepática;
- Eletrencefalograma;
- Ressonância magnética.

TRATAMENTO ▶ O tratamento é especificamente voltado para a causa básica que determinou o aparecimento do sinal de asteríxis. Se for por descompensação de quadro de cirrose avançada, por exemplo, por sangramento digestivo, a conduta será avaliar e debelar o sangramento, além de medidas para encefalopatia, como a restrição de proteínas e o uso de lactulose, entre outras. No caso de uremia por doença renal crônica ou aguda, a diálise pode ser inicialmente o melhor tratamento desses pacientes. Se o distúrbio surgir pelo uso de medicamento, este deverá ser retirado.

REFERÊNCIAS ▶

Agarwal R, Baid R. Asterixis. J Postgrad Med. 2016;62(2):115-7.

Artieda J, Muruzabal J, Larumbe R, García de Casasola C, Obeso JA. Cortical mechanisms mediating asterixis. Mov Disord. 1992;7(3):209-16.

Butz M, Timmermann L, Gross J, Pollok B, Südmeyer M, Kircheis G, et al. Cortical activation associated with asterixis in manifest hepatic encephalopathy. Acta Neurol Scand. 2014;130(4):260-7.

Faught E. Clinical presentations and phenomenology of myoclonus. Epilepsia. 2003;44 Suppl 11:7-12.

Gray DA, Foo D. Reversible myoclonus, asterixis, and tremor associated with high dose trimethoprim-sulfamethoxazole: a case report. J Spinal Cord Med. 2016;39(1):115-7.

Grosse P, Guerrini R, Parmeggiani L, Bonanni P, Pogosyan A, Brown P. Abnormal corticomuscular and intermuscular coupling in high-frequency rhythmic myoclonus. Brain. 2003;126(Pt 2):326-42.

Nighoghossian N, Trouillas P, Vial C, Froment JC. Unilateral upper limb asterixis related to primary motor cortex infarction. Stroke. 1995;26(2):326-8.

Pal G, Lin MM, Laureno R. Asterixis: a study of 103 patients. Metab Brain Dis. 2014;29(3):813-24.

Sechi G, Murgia B, Sau G, Peddone L, Tirotto A, Barrocu M, et al. Asterixis and toxic encephalopathy induced by gabapentin. Prog Neuropsychopharmacol Biol Psychiatry. 2004;28(1):195-9.

Timmermann L. Gross J, Kircheis G, Häussinger D, Schnitzler A. Cortical origin of asterixis in hepatic encephalopathy. Neurology. 2002;58(2):295-8.

Timmermann L, Gross J, Butz M, Kircheis G, Häussinger D, Schnitzler A. Mini-asterixis in hepatic encephalopathy induced by pathologic thalamo-motor-cortical coup. Neurology. 2003;61(5):689-92.

CAPÍTULO 12
ATAXIA

CARLOS R. M. RIEDER

CONCEITO ▶ Ataxia corresponde à manifestação clínica de decomposição e incoordenação dos movimentos, alterando sua suavidade. É também um termo utilizado para designar um grupo de doenças específicas do sistema nervoso central (SNC), das quais a ataxia é a manifestação clínica proeminente. Ela pode afetar os dedos, as mãos, os braços, as pernas, o corpo, a fala ou o movimento dos olhos. É normalmente causada por perda da função do cerebelo ou de suas vias.

O diagnóstico etiológico é sempre um desafio, devido à grande heterogeneidade clínica. Entre as inúmeras doenças genéticas com envolvimento do SNC já descritas, centenas delas apresentam a ataxia como uma das manifestações clínicas.

CLASSIFICAÇÃO, CAUSAS E DIAGNÓSTICO DIFERENCIAL ▶ As ataxias podem ser classificadas quanto à instalação, à localização e à etiologia.

Em relação à etiologia, podem ser:

- Hereditárias;
- Adquiridas;
- Degenerativas não hereditárias.

Entre as ataxias hereditárias, há as ataxias cerebelares autossômicas recessivas, as ataxias autossômicas dominantes (designadas como ataxias espinocerebelares), as ataxias cerebelares ligadas ao X, as ataxias mitocondriais e algumas formas congênitas.

Independentemente da etiologia, as ataxias podem ser muito similares do ponto de vista de manifestações clínicas. Nas formas genéticas, pode ocorrer grande heterogeneidade genotípica e fenotípica, ou seja, o mesmo genótipo determinando vários fenótipos diferentes (heterogeneidade fenotípica) ou o mesmo fenótipo decorrendo de vários genótipos (heterogeneidade genotípica).

A forma de instalação (súbita ou gradual) pode auxiliar no direcionamento dos diagnósticos etiológicos (**Quadro 12.1**).

Quanto à localização, as ataxias podem ser dos tipos sensorial, cerebelar e labiríntico/vestibular.

ATAXIA SENSORIAL ▶ A ataxia sensorial ocorre quando o sistema nervoso é privado das informações sensoriais, principalmente proprioceptivas, neces-

QUADRO 12.1 ▶ FORMAS DE INSTALAÇÃO E SEUS DIAGNÓSTICOS ETIOLÓGICOS

Início súbito
- Trauma craniano
- AVC
- Neoplasias do SNC
- Infecções
- Intoxicações medicamentosas
- Ingestão alcoólica
- Metabólicas
- Após episódio anóxico/isquêmico

Início gradual
- Hipotireoidismo
- Deficiência de vitaminas (vitaminas E, B_{12}, B_1)
- Fármacos ou substâncias tóxicas (metais pesados, intoxicações medicamentosas)
- Degeneração cerebelar alcoólica
- Síndromes paraneoplásicas
- Anomalias congênitas
- Esclerose múltipla
- Neurossífilis
- Ataxias hereditárias
- Degeneração cerebelar

AVC, acidente vascular cerebral; SNC, sistema nervoso central.

sárias para coordenar a marcha. A perda dessas informações aferentes pode ser causada por interrupção em qualquer nível da via sensorial. Portanto, pode ocorrer por lesões nas fibras nervosas aferentes ao nível dos nervos periféricos, das raízes posteriores, do cordão posterior da medula espinal ou dos lemniscos mediais e, ocasionalmente, por lesão de ambos os lobos parietais. Essas lesões são mais comumente decorrentes de doença do cordão posterior (*tabes dorsalis*, deficiência de vitamina B_{12}, deficiência de cobre) ou doença dos nervos periféricos (p. ex., neuropatia periférica sensorial diabética e alcoólica).

Na ataxia sensorial, o paciente não tem consciência da posição dos membros inferiores no espaço, ou mesmo do corpo inteiro, exceto a consciência propiciada pelo sistema visual, e torna-se extremamente dependente de estímulos visuais para a coordenação. Logo, a diferença na capacidade de caminhar com e sem estímulos visuais é a principal característica da ataxia sensorial. Os pacientes apresentam passos muito altos (marcha escarvante). Após um passo com pronunciada elevação do pé, este é arremessado para a frente e, a seguir, é batido com força no chão para aumentar a propriocepção. O calcanhar pode tocar o solo antes dos dedos e produzir uma audível "batida dupla". Outra característica da marcha na ataxia sensorial é a tendência de o paciente olhar para os pés, observando o chão enquanto caminha. Nos casos leves, a locomoção poderá parecer normal quando o paciente caminha de olhos abertos. No entanto, com os olhos fechados, os pés parecem ser projetados, havendo aumento do cambaleio e da instabilidade, e o paciente pode até mesmo ser incapaz de caminhar.

ATAXIA CEREBELAR ▶ Ataxia cerebelar é resultante de lesões que afetam o cerebelo ou suas conexões aferentes ou eferentes. Nas formas leves de ataxia cerebelar, as incapacidades de caminhar em *tandem* ou sobre uma linha reta no chão podem ser os únicos achados. Durante a interrupção da marcha ou durante uma virada súbita, podem aparecer os indícios de uma marcha cambaleante. Já nas formas mais graves, a marcha é nitidamente desajeitada, cambaleante, instável, irregular, vacilante, titubeante e de base larga. O paciente pode oscilar para todas as direções (para o lado, para trás ou para a frente). Os movimentos das pernas são irregulares e há variação imprevisível do comprimento do passo.

A ataxia cerebelar está presente tanto com os olhos abertos quanto fechados; pode aumentar levemente com os olhos fechados, mas não tanto quanto na ataxia sensorial. A marcha semelhante à da ataxia cerebelar é observada na intoxicação alcoólica aguda. Quando há lesão hemisférica, o paciente cambaleia e desvia-se em direção ao lado acometido.

Na doença localizada em um hemisfério do cerebelo ou na doença vestibular unilateral, há oscilação ou desvio persistente em direção ao lado anormal. Quando tenta caminhar em linha reta ou em *tandem*, o paciente desvia-se em direção ao lado da lesão.

A doença cerebelar ou vestibular unilateral pode causar a virada em direção ao lado da lesão no teste da marcha de Unterberger-Fukuda. Nesse teste, o paciente, com os olhos fechados, marcha no lugar por 1 minuto. Um indivíduo normal mantém o corpo na mesma direção, mas um paciente com lesões vestibulares ou cerebelares gira lentamente em direção à lesão. Em todos os testes que revelam desvio em uma direção, é preciso usar outros achados para diferenciar entre vestibulopatia e lesão do hemisfério cerebelar. A ataxia da marcha cerebelar é comum na esclerose múltipla, na degeneração cerebelar alcoólica, nos tumores cerebelares, no acidente vascular cerebral e nas degenerações cerebelares. Na degeneração cerebelar alcoólica, a doença é restrita ao verme do cerebelo. Geralmente não há nistagmo, disartria nem ataxia apendicular, mesmo das pernas.

ATAXIA VESTIBULAR OU LABIRÍNTICA ▶ O sistema vestibular está envolvido na iniciação e na regulação das reações posturais e na estabilização da cabeça, via reflexos vestibuloespinais. Auxilia, também, na orientação vertical do corpo.

Um paciente com ataxia vestibular mostra distúrbios de equilíbrio em pé e sentado. Na marcha, tende a cambalear quando caminha, tem base de suporte bem ampla e pode inclinar-se para trás ou para o lado da lesão. Os movimentos da cabeça, do tronco e do braço estão, muitas vezes, diminuídos. A ataxia vestibular pode ser acompanhada por vertigem, visão embaralhada e nistagmo, devido ao papel do sistema vestibular de perceber o próprio movimento e estabilizar o olhar via reflexo vestíbulo-ocular. O paciente com doença vestibular bilateral pode tentar reduzir ao mínimo o movimento da cabeça durante a marcha, mantendo a cabeça firme e rígida. O método de solicitar ao paciente que gire a cabeça para a frente e para trás durante a caminhada pode revelar a ataxia.

ABORDAGEM DIAGNÓSTICA ▶ O grande número de causas relacionadas com as ataxias pode tornar o diagnóstico etiológico dessas condições um grande desafio. A **história clínica** detalhada, incluindo história familiar, história de uso de medicamentos, história médica pregressa e exposição ambiental, é fundamental para um diagnóstico correto. **Exames de imagem**, como ressonância magnética (RM), podem auxiliar em muitos casos de ataxias adquiridas (como tumores, lesões vasculares, doenças priônicas). Quando bem indicados, **exames laboratoriais** específicos (p. ex., anticorpos) na investigação de síndromes paraneoplásicas podem esclarecer casos de ataxias esporádicas. **Testes genéticos moleculares** são fundamentais para o diagnóstico das várias ataxias espinocerebelares (SCAs, do inglês *spinocerebellar ataxias*).

Nas ataxias cerebelares em que o padrão de herança é autossômico dominante, 50 a 60% podem ser identificadas pelas testagens genéticas (painel de ataxias dominantes). Quando a clínica sugere fortemente um tipo específico de ataxia, como a presença de retinopatia característica da SCA7, a investigação pode ser orientada nesse sentido. Igualmente, se a história familiar é conhecida como positiva para um determinado tipo de ataxia, o teste pode ser direcionado para a forma de ataxia em questão. As ataxias autossômicas dominantes também podem ser oriundas de mutações novas, falsa paternidade ou penetrância diminuída. No Brasil, devido à sua maior prevalência, é interessante iniciar a investigação com teste molecular para SCA3 (ataxia de Machado-Joseph).

Quando a história sugere um padrão autossômico recessivo, com base em aspectos epidemiológicos, deve-se considerar inicialmente ataxia de Friedreich, ataxia-telangiectasia, ataxia com deficiência de vitamina E, ataxia com apraxia ocular e ataxia espástica autossômica recessiva de Charlevoix-Saguenay. Mesmo nos casos em que a história familiar é negativa, 13% desses pacientes serão de SCAs 1, 2, 3, 6, 8 ou 17 ou ataxia de Friedreich.

As formas genéticas de ataxia devem ser diferenciadas das várias formas de ataxias adquiridas (**Quadro 12.2** e **Tabela 12.1**).

ATAXIAS CEREBELARES AUTOSSÔMICAS DOMINANTES ▶

Ataxia de Machado-Joseph ▶ A doença de Machado-Joseph (SCA3) é a forma de ataxia hereditária mais comum e cuja alteração decorre de um grande número de repetições dos trinucleotídeos CAG. Oftalmoparesia e comprometimento do reflexo vestíbulo-ocular são comuns.

Existem alguns tipos de apresentações clínicas predominantes. A SCA3 tipo I tem início mais precoce (5-30 anos) e apresenta distonia, espasticidade e fasciculações linguais e faciais. A tipo II tem início intermediário (36 anos) e clínica variada; e a tipo III está associada a início em torno dos 40 anos, neuropatia periférica e oftalmoplegia. A tipo IV tem início mais tardio (após

QUADRO 12.2 ▶ ATAXIAS DE ACORDO COM A ETIOLOGIA

Heredodegenerativas
Doenças neurodegenerativas
- Atrofia de múltiplos sistemas

Envelhecimento
Hidrocefalia
Imunomediadas
- Síndrome de Miller-Fisher (variante da síndrome de Guillain-Barré)
- Esclerose múltipla
- Degeneração cerebelar paraneoplásica

Infecciosas
- Romboencefalites virais
- Meningoencefalites

Lesões expansivas do SNC
- Abscessos
- Neoplasias

Doenças priônicas
Polineuropatias
- Síndrome anti-MAG
- Síndrome GALOP: ataxia com polineuropatia de início tardio
- Polineuropatias sensitivas

Doenças sistêmicas
- Amiloidose
- Sarcoidose
- Hipoparatireoidismo
- Doenças da tireoide
- Doença celíaca
- Deficiências de vitamina E
- Deficiência de vitamina B_{12}
- Doença de Behçet

Fármacos e toxinas
Traumas
Acidentes vasculares
Vestibulopatias

Síndrome GALOP, transtorno da marcha, autoanticorpos, início em idade avançada, polineuropatia (do inglês *gait disorder, autoantibodies, late age of onset, polyneuropathy*); SNC, sistema nervoso central.

os 40 anos), apresenta poucas repetições CAG e está associada a parkinsonismo, neuropatia periférica e fasciculações.

Ataxia espinocerebelar tipo 2 ▶ A SCA2 caracteriza-se por apresentar ataxia cerebelar associada à disartria, a tremores, à hiporreflexia ou à arreflexia profunda dos membros superiores e também nos membros inferiores decorrente da neuropatia periférica associada. São frequentemente observadas fasciculações de face e de membros. Um achado muito sugestivo da SCA2 é

TABELA 12.1 ▶ FORMAS DE ATAXIAS HEREDITÁRIAS	
PADRÃO DE HERANÇA	ATAXIAS
Autossômico dominante	SCAs 1-36, ataxias episódicas
Autossômico recessivo	Ataxias de Friedreich, ataxia com deficiência de vitamina E, ataxia-telangiectasia, ataxia com apraxia ocular, ataxia espástica autossômica recessiva de Charlevoix-Saguenay
Ligado ao X	Síndrome com ataxia/tremor relacionada com pré-mutações no X frágil
Congênito	Representa más-formações cerebelares; as ataxias congênitas são classificadas de acordo com o tipo de má-formação presente (como má-formação cerebelar unilateral, da linha média, do verme e hipoplasia pontocerebelar); formas mais conhecidas: más-formações de Dandy-Walker, más-formações de Chiari, disgenesias do verme (p. ex., apraxia oculomotora congênita de Cogan), agenesias do verme (p. ex., síndromes de Joubert, de Dekaban, de Walker-Warburg e de Gillespie)
Mitocondrial	Herança maternal decorrente de mutações do tipo ponto nos genes codificadores para RNAs, de subunidades da cadeia respiratória ou deleções/duplicações do DNA mitocondrial; exemplos: MERRF, NARP, síndrome de Kearns-Sayre, MELAS, IOSCA e MIRAS

AVC, acidente vascular cerebral; DNA, ácido desoxirribonucleico (do inglês *deoxyribonucleic acid*); IOSCA, ataxia espinocerebelar com início na infância (do inglês *infantile-onset spinocerebellar ataxia*); MELAS, miopatia mitocondrial, encefalopatia, acidose láctica, episódios tipo AVC (do inglês *mitochondrial myopathy, encephalopathy, lactic acidosis, and stroke-like episodes*); MERRF, epilepsia mioclônica associada a fibras vermelhas rasgadas (do inglês *myoclonic epilepsy with ragged-red fibers*); MIRAS, síndrome de ataxia recessiva mitocondrial (do inglês *mitochondrial recessive ataxia syndrome*); NARP, fraqueza muscular neurogênica, ataxia e retinite pigmentosa (do inglês *neurogenic muscle weakness, ataxia, and retinitis pigmentosa*); RNA, ácido ribonucleico (do inglês *ribonucleic acid*); SCAs, ataxias espinocerebelares (do inglês *spinocerebellar ataxias*).

a presença de movimentos oculares sacádicos lentos. Outras manifestações clínicas incluem distonia, coreia, parkinsonismo, mioclonia e demência.

Ataxias episódicas ▶ As ataxias episódicas são formas genéticas de ataxia, em geral com herança autossômica dominante, caracterizadas por episódios de ataxia, desequilíbrio da marcha e vertigem, com recuperação após minutos, horas ou dias.

Normalmente iniciam na idade adulta, mas formas da infância podem ocorrer. Existem várias formas e vários genes relacionados. As ataxias episódicas mais comuns são causadas por mutações no gene do canal de potássio voltagem-dependente (ataxia episódica tipo 1) – em que os episódios de ataxia têm curta duração (segundos a minutos), podem estar associados a mioquimias e ser induzidos por exercícios – e mutações no gene *CACNA1A* do canal de cálcio voltagem-dependente (ataxia episódica tipo 2) – em que os episódios de ataxia têm duração mais prolongada, podendo durar de minutos a horas.

ATAXIAS CEREBELARES AUTOSSÔMICAS RECESSIVAS ▶

Ataxia de Friedreich ▶ A ataxia de Friedreich é a forma mais comum de ataxia cerebelar autossômica recessiva. Tem início na adolescência e é acompanhada de alterações de marcha com perda da sensibilidade. É causada por uma mutação que provoca expansão de um trinucleotídeo GAA. Isso causa diminuição acentuada na produção de frataxina, uma proteína localizada na matriz mitocondrial e ligada à homeostasia do ferro.

O diagnóstico clínico deve ser suspeitado em pacientes com ataxia de herança autossômica recessiva, com início antes dos 25 anos e com ausência de reflexos, mas com presença de sinal de Babinski. Com grande frequência, observa-se a presença de deformidades esqueléticas, como pés cavos e escoliose. Poucos pacientes que preenchem esses critérios não possuem a expansão de GAA no gene da frataxina, mas muitos que não se encaixam nesses critérios ainda podem ter ataxia de Friedreich. O eletrocardiograma é anormal em cerca de 80% dos pacientes, e anormalidades ecocardiográficas ocorrem em 25% dos casos. Nas formas clássicas, ocorre incapacidade para deambular após os 10 anos de idade, e o óbito ocorre geralmente em torno dos 37 anos. Análise molecular é o teste diagnóstico.

Ataxia-telangiectasia ▶ A ataxia-telangiectasia é causada por mutações no gene *AT* codificando uma proteína AT mutante. Especula-se que essa proteína tenha alguma função supressora tumoral. A incidência é de 1 a cada 40 mil a 300 mil nascidos vivos. As variações fenotípicas relacionam-se com a idade do aparecimento dos sintomas, o nível de imunodeficiência, o nível de sensibilidade celular à radiação e a presença ou ausência de neoplasias.

Os sinais neurológicos podem incluir apraxia oculomotora, ataxia, sinais extrapiramidais (distonia, coreoatetose, mioclonia e outros), neuropatia sensorial por envolvimento de fibras de grande calibre, atrofia muscular espinal, alterações de memória, reflexos tendinosos profundos reduzidos e extensão em resposta à estimulação plantar. Esses pacientes estão mais predispostos a neoplasias, principalmente leucemia linfocítica crônica T e linfoma de células B. É comum, ainda, o aparecimento de telangiectasias cutâneas e oculares. O diagnóstico diferencial deve ser feito da ataxia com a apraxia oculomotora.

Ataxia por deficiência de vitamina E ▶ A ataxia por deficiência de vitamina E é caracterizada pela presença de ataxia progressiva, com início entre 4 e 18 anos de idade. Apresenta semelhanças com a ataxia de Friedreich, com abolição de reflexos profundos, comprometimento da sensibilidade profunda e sinais piramidais. Distonia e titubeação de cabeça podem estar presentes. Podem ocorrer também problemas cardiológicos.

A doença decorre de uma mutação no gene que codifica a proteína transportadora do α-tocoferol. Ocorre um defeito na incorporação do α-tocoferol às lipoproteínas secretadas pelo fígado, cuja função está relacionada com a proteína de transferência do α-tocoferol. A dosagem sérica de vitamina E pode ser útil para o diagnóstico.

Ataxia com apraxia ocular ▶ Ataxia com apraxia ocular é caracterizada pela associação de ataxia cerebelar com apraxia do movimento ocular. É também observada a presença de arreflexia devida à neuropatia periférica. No entanto, diferentemente da ataxia-telangiectasia, não há telangiectasias ou imunodeficiência. A maior parte dos pacientes apresenta hipoalbuminemia, hipercolesterolemia e elevação de α-fetoproteína.

Ataxia espástica autossômica recessiva de Charlevoix-Saguenay ▶ Essa forma de ataxia é caracterizada por ataxia associada à espasticidade de início na infância. Não raramente é confundida com paralisia cerebral. A doença tem alta prevalência na região de Quebec, no Canadá, porém foi descrita mais recentemente no Brasil. Além da ataxia de início precoce com espasticidade, estão presentes neuropatia, pés cavos, disartria, nistagmo e hipermielinização da retina. Formas de início no adulto podem ocorrer. Alterações de imagem típicas incluem atrofia predominante do verme cerebelar superior e estrias transversais na ponte.

ATAXIAS LIGADAS AO CROMOSSOMO X ▶ As formas de ataxias ligadas ao cromossomo X são raras. No entanto, uma forma mais comum e relevante é conhecida como síndrome com ataxia/tremor relacionada com pré-mutações no X frágil (FXTAS, do inglês *fragile X-associated tremor/ataxia syndrome*). Essa síndrome ocorre predominantemente em homens, acima de 50 anos de idade, e caracteriza-se pela presença de tremor de ação e postural (semelhante ao tremor essencial), ataxia cerebelar e disfunção cognitiva.

Na maioria dos casos, o RM demonstra presença de hipersinal em T2, no nível do pedúnculo cerebelar médio. A FXTAS é causada por expansões intermediárias (entre 50-200 repetições) do trinucleotídeo CGG, no gene que causa a síndrome do X frágil, que representa a forma hereditária mais comum de retardo mental (com expansões superiores a 200 repetições de CGG).

ATAXIAS ADQUIRIDAS ▶

Deficiência de vitamina B_{12} ▶ As características clínicas são polineuropatia sensório-motora, acometimento do SNC (prejuízo cognitivo, encefalopatia e ataxia de marcha), anemia megaloblástica, glossite, diarreia e hiperpigmentação das unhas das mãos. A principal causa é má-absorção gastrintestinal (deficiência do fator intrínseco, pós-gastrectomia, anticorpos contra as células parietais e outras). As demais causas incluem dieta inadequada (como algumas dietas vegetarianas estritas), distúrbios congênitos de proteínas ligadoras de B_{12}, exposição ao óxido nítrico e liberação anormal de B_{12} dos lisossomos.

Degeneração cerebelar alcoólica ▶ A degeneração cerebelar alcoólica ocorre em decorrência do consumo exagerado e crônico de álcool. Ocorre mais comumente em homens de meia-idade.

Em geral, a ataxia tem evolução lenta e crônica, envolvendo especialmente os membros inferiores e pouco os membros superiores, normalmente poupando fala e motricidade ocular. Pode decorrer de ação tóxica direta do álcool e/ou deficiência secundária de tiamina.

Ataxias por causas tóxicas ▶ A exposição a uma série de substâncias pode causar ou agravar quadros de ataxia preexistente. Uma investigação detalhada de todos os produtos ao qual o paciente foi exposto é fundamental. Entre os medicamentos, estão descritos como associados com ataxias o lítio, a fenitoína, a amiodarona, alguns quimioterápicos, as estatinas, entre outros. Entre os produtos tóxicos que podem causar ataxia estão o tolueno, o mercúrio e o bismuto.

Ataxias imunomediadas ▶ O cerebelo – especialmente as células de Purkinje – é um importante alvo de anticorpos em doenças sistêmicas imunomediadas. As principais formas de ataxias imunomediadas são ataxia associada à doença celíaca, ataxia associada ao anticorpo anti-GAD, encefalopatia associada a anticorpos antitireoidianos e degeneração cerebelar paraneoplásica.

A degeneração cerebelar paraneoplásica é um distúrbio degenerativo imunomediado, que acomete o cerebelo e está comumente associado ao câncer pulmonar de pequenas células, às neoplasias de mama e de ovário e ao linfoma. A instalação dos sintomas é subaguda na maioria das vezes. Pode ser acompanhada por outros sinais do sistema nervoso (convulsões, mudanças de humor e personalidade, alterações de memória, coreia, encefalite límbica e neuropatia periférica). Essa forma é, em geral, associada à presença do anticorpo anti-Hu e do câncer de pulmão. No entanto, pode apresentar-se como ataxia cerebelar pura, em geral associada à presença do anticorpo anti-Yo em mulheres com tumores ginecológicos ou de mama. Em homens, a síndrome cerebelar pura está mais frequentemente associada à presença do linfoma de Hodgkin e dos anticorpos anti-Tr e anti-mGluR1. A dosagem dos anticorpos é importante, pois pode anteceder o aparecimento da neoplasia em muitos casos.

Atrofia de múltiplos sistemas ▶ A atrofia de múltiplos sistemas é uma doença neurodegenerativa esporádica de adultos, em que ocorre a associação de sintomas parkinsonianos, cerebelares, piramidais e autonômicos. A presença de sintomas autonômicos é obrigatória para o diagnóstico da doença, embora eles possam não estar presentes no início. Quando presentes, os sintomas parkinsonianos podem ser muito semelhantes aos sintomas da doença de Parkinson, com bradicinesia, rigidez, desequilíbrio de postura e até mesmo tremor de repouso. O quadro cerebelar é caracterizado principalmente por ataxia, alterações da motilidade ocular e desequilíbrio.

TRATAMENTO ▶
O tratamento consiste em identificar as formas adquiridas e tratar a causa subjacente (doença de base). Para as formas degenerativas, não há nenhum tratamento efetivo, e muito do enfoque deve ser voltado para a reabilitação (fonoterapia e fisioterapia).

O aconselhamento genético está sempre indicado nas formas heredodegenerativas.

REFERÊNCIA ▶

de Castilhos RM, Furtado GV, Gheno TC, Schaeffer P, Russo A, Barsottini O, et al. Rede Neurogenetica. Spinocerebellar ataxias in Brazil--frequencies and modulating effects of related genes. Cerebellum. 2014;13(1):17-28.

LEITURAS RECOMENDADAS ▶

Dürr A. Autosomal dominant cerebellar ataxias: polyglutamine expansions and beyond. Lancet Neurol. 2010;9(9):885-94.

Dürr A. Friedreich's ataxia: treatment within reach. Lancet Neurol. 2002;1(6):370-4.

Klockgether T. Sporadic ataxia with adult onset: classification and diagnostic criteria. Lancet Neurol. 2010;9(1):94-104.

Klockgether T. Update on degenerative ataxias. Curr Opin Neurol. 2011;24(4):339-45.

Marto M, Marmolino D. Cerebellar ataxias. Curr Opin Neurol. 2009;22(4):419-29.

Perlman SL. Spinocerebellar degenerations. Handb Clin Neurol. 2011;100:113-40.

Schelhaas HJ, Ippel PF, Beemer FA, Hageman G. Similarities and differences in the phenotype, genotype and pathogenesis of different spinocerebellar ataxias. Eur J Neurol. 2000;7(3):309-14.

Soong BW, Paulson HL. Spinocerebellar ataxias: an update. Curr Opin Neurol. 2007;20(4):438-46.

CAPÍTULO 13

BABINSKI

DIÓGENES G. ZÄN
MÁRCIA L. F. CHAVES

CONCEITOS ▶ O **sinal de Babinski** foi descrito pela primeira vez em 1896 pelo neurologista francês de ancestralidade polonesa Joseph Babinski. Na época, ele utilizou esse sinal como forma de diferenciar a hemiplegia de origem orgânica da paralisia histérica. O sinal de Babinski corresponde à dorsiflexão (extensão) do hálux devido ao recrutamento do músculo extensor longo do hálux como consequência de um estímulo cutâneo na porção plantar lateral do pé (**Figura 13.1**). Cerca de 1 ano após sua observação, Babinski vinculou esse sinal a distúrbios do sistema piramidal. Desde então, o sinal de Babinski é apontado como um dos sinais mais importantes da neurologia clínica e permanece com um dos indicadores mais relevantes de acometimento do sistema piramidal em qualquer nível, desde o córtex motor até as vias descendentes.

Historicamente, diversas outras variantes do sinal de Babinski despontaram como método de pesquisa do reflexo plantar extensor, surgindo uma verdadeira busca pela imortalização eponímica. De todos, os três principais sinais utilizados atualmente como alternativas ao sinal de Babinski são o sinal de Chaddock, o sinal de Oppenheim e o sinal de Gordon.

Estimulação lateral　　　　　　　　Sinal de Babinski

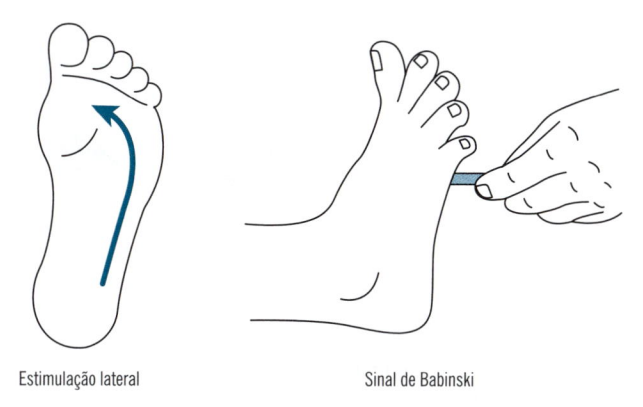

FIGURA 13.1 ▶ TÉCNICA PARA OBTENÇÃO DO SINAL DE BABINSKI.
Fonte: Dohrmann e Nowack.

MECANISMO FISIOLÓGICO ▶

A resposta extensora do reflexo cutâneo-plantar (sinal de Babinski) está incluída dentro de uma resposta mais ampla: o **reflexo flexor sinérgico**, um reflexo motor primitivo cuja ocorrência é normal no primeiro ano de vida. Além da dorsiflexão do hálux, esse reflexo inclui a dorsiflexão dos outros dedos do pé, a dorsiflexão do tornozelo, a flexão do joelho e a flexão do quadril. Ele consiste em um ato defensivo com o objetivo de afastar do perigo a parte estimulada. Os músculos que compõem esse reflexo são o músculo extensor longo do hálux, o músculo extensor curto dos dedos, o músculo tibial anterior, os músculos do jarrete e o músculo tensor da fáscia lata.

À medida que o sistema nervoso amadurece e o sistema piramidal adquire mais controle sobre os neurônios motores espinais, esse reflexo primitivo é inibido. Em geral, esse processo ocorre até o primeiro ano de vida e coincide com a idade em que os bebês começam a andar. Sem a inibição do reflexo flexor sinérgico, a deambulação normal provavelmente seria comprometida. À medida que esse reflexo é inibido, uma **resposta flexora plantar** surge e torna-se normal em adultos e nas crianças a partir de 1 ano (**Figura 13.2**).

Em caso de lesão do sistema piramidal, seja de natureza estrutural ou funcional, o reflexo flexor sinérgico torna-se novamente desinibido. Um dos primeiros sinais de desinibição desse reflexo primitivo é a dorsiflexão do hálux em resposta a um estímulo plantar característico: o sinal de Babinski. Em lesões mais extensas e significativas do trato corticoespinal, os demais componentes do reflexo flexor sinérgico aparecem e o limiar para sua ocorrência é reduzido. Nesses casos, um estímulo tão pequeno quanto puxar cobertas ("Babinski do lençol") ou retirar a meia ou o sapato desencadeia o reflexo. Em outras situações, até mesmo um "Babinski espontâneo" pode surgir sem nenhuma estimulação óbvia do pé.

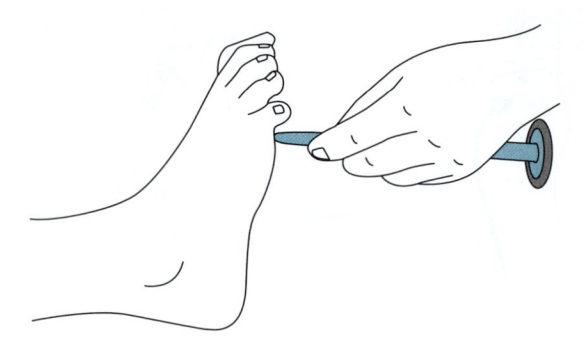

FIGURA 13.2 ▶ **REFLEXO DE FLEXOR NORMAL EM ADULTOS.**
Fonte: Dohrmann e Nowack.

SEMIOTÉCNICA ▶

O paciente deve estar relaxado, de preferência em decúbito dorsal e com os joelhos estendidos. É recomendável alertar o paciente sobre a pesquisa do reflexo e a necessidade de permanecer relaxado. Para pesquisa do sinal de Babinski, deve-se estimular a superfície plantar com um objeto de ponta romba na porção plantar lateral, mais precisamente na distribuição sensorial da raiz de S1 (nervo sural). A estimulação deve iniciar pela região próxima ao calcanhar e seguir lateralmente, em ritmo circulado, passando pelo quinto dedo e indo até pouco antes da base do hálux (ver **Figura 13.1**). A estimulação deve ser suficientemente firme com duração aproximada de 4 a 5 segundos.

A pesquisa do sinal de Chaddock é um método considerado mais sensível, porém, menos específico. Sua vantagem é produzir menos efeito do reflexo de retirada. Ele é obtido por meio da estimulação da face lateral do pé (não plantar) da região abaixo do maléolo lateral até próximo do quinto dedo.

O sinal de Oppenheim é obtido por meio da estimulação (com o polegar ou o cabo do martelo) da face anterior da tíbia. O estímulo deve ser descendente, iniciando pela região infrapatelar e indo até próximo ao tornozelo. A extensão do hálux normalmente é obtida no fim da estimulação.

O sinal de Gordon é menos eficiente e pode ser obtido por meio de uma pressão na panturrilha, próximo ao calcâneo.

A principal resposta avaliada a qualquer uma dessas diferentes técnicas é a movimentação do hálux. São três possibilidades: extensão (dorsiflexão), flexão ou ausência de resposta (reflexo plantar mudo ou silencioso). Também pode ser observada a movimentação dos demais dedos do pé: extensão, flexão ou movimento de abdução (movimento "em leque"). O registro desses achados no prontuário é fundamental, bem como a presença de contração de outros músculos, como o tensor da fáscia lata. A assimetria nas respostas também é relevante e deve ser registrada.

O **Quadro 13.1** contém os métodos para obtenção do reflexo de extensão do hálux.

QUADRO 13.1 ▶ MÉTODOS DE OBTENÇÃO DO REFLEXO DE EXTENSÃO DO HÁLUX

- **Sinal de Babinski:** A superfície plantar é estimulada em sua porção lateral até o arco plantar
- **Sinal de Chaddock:** Região lateral do pé, abaixo do maléolo lateral, até próximo ao quinto dedo
- **Sinal de Oppenheim:** Pressão com o polegar sobre o trajeto da tíbia, em sentido descendente
- **Sinal de Gordon:** Pressão (beliscão) na panturrilha, próximo ao calcâneo, por alguns segundos

Fonte: Dohrmann e Nowack.

Um dos maiores desafios na pesquisa do sinal de Babinski é o reflexo involuntário de retirada. Alguns pacientes têm mais sensibilidade à estimulação plantar e, durante a avaliação, podem movimentar os dedos ou apenas o hálux em extensão apesar de não apresentarem doença piramidal. Nesse caso, convém tranquilizar o paciente, segurar o tornozelo com firmeza (sem tocar na região plantar) e observar se há contração dos demais músculos que compõem o reflexo flexor sinérgico. Se necessário, pesquisar os sinais alternativos pode ser uma boa opção. Outras situações também podem prejudicar a pesquisa do sinal de Babinski (**Tabela 13.1**).

INTERPRETAÇÃO ▶ É considerado patológico o movimento de extensão do hálux. Algumas vezes, a extensão dos demais dedos e a sua abdução (abertura em leque) estão presentes e também têm significado patológico, porém de menor relevância que a extensão do hálux. Também pode ter significado patológico a ocorrência de um reflexo mudo de um lado acompanhado de um flexor vivo contralateral.

TABELA 13.1 ▶ DIFERENTES SITUAÇÕES QUE INTERFEREM NA PESQUISA DO SINAL DE BABINSKI

SITUAÇÃO	SOLUÇÃO
Pacientes que não toleram o estímulo plantar, seja por considerarem desagradável ou por doença (p. ex., neurite periférica)	Tranquilizar o paciente e evitar estímulo traumático; segurar o pé e o tornozelo, sem tocar na planta do pé ou no hálux
Deformidades do pé que tornam difícil a avaliação da movimentação do hálux	Direcionar a atenção para os outros dedos ou para a articulação metatarsofalangeana
Fatores que alteram a sensibilidade cutânea dos pés (calosidades, neuropatia diabética)	Utilizar métodos alternativos, como Chaddock ou Oppenheim
Paralisia do músculo extensor longo do hálux torna a resposta extensora impossível (p. ex., esclerose lateral amiotrófica)	A contração do músculo tensor da fáscia lata pode ser aceita como equivalente

Fonte: Rosa e colaboradores.

Em todas as situações, a presença do sinal de Babinski deve ser interpretada dentro de um contexto maior: o da síndrome piramidal. Essa síndrome decorre do comprometimento do neurônio motor superior (NMS) (que pode ser tanto do corpo neuronal como de seu axônio) e geralmente é acompanhada de outros achados semiológicos relevantes:

- **Déficit de força muscular:** paresia ou plegia é a manifestação semiológica que frequentemente acompanha o reflexo cutâneo plantar em extensão;
- **Aumento dos reflexos profundos:** está associado ao sinal de Babinski em cerca de 75% das vezes em que este aparece;
- **Espasticidade:** seu aparecimento varia de acordo com o tempo da lesão, sendo uma manifestação mais tardia (semanas a meses);
- **Reflexos superficiais:** reflexos como o cutâneo-abdominal e o cremastérico estão diminuídos na síndrome piramidal;
- **Clônus:** embora nem sempre presente, sua ocorrência sinaliza, de maneira confiável, para o acometimento do sistema piramidal.

SENSIBILIDADE E ESPECIFICIDADE DO SINAL DE BABINSKI ▶ Um estudo publicado em 2014 avaliou a capacidade do sinal de Babinski para detecção do acometimento piramidal em 107 pacientes. A sensibilidade do sinal para doença piramidal foi de 51% e a especificidade, de 99%, demonstrando que embora a capacidade de detecção de doença piramidal apenas pelo sinal de Babinski não seja alta, sua presença indica alta probabilidade de acometimento piramidal.

DIAGNÓSTICO DIFERENCIAL ▶ Conforme mencionado anteriormente, o sinal de Babinski é uma manifestação semiológica de lesão do trato corticoespinal (NMS). Assim, o raciocínio diagnóstico em pacientes que apresentam o sinal de Babinski deve limitar-se a causas de lesão do NMS. Para isso, é importante que o médico tenha em mente o trajeto do trato corticoespinal no sistema nervoso central (**Figura 13.3**), pois as possibilidades diagnósticas ficam mais claras se o pensamento for topográfico.

ABORDAGEM DIAGNÓSTICA ▶ A abordagem diagnóstica do sinal de Babinski não deve ser guiada unicamente pela presença desse sinal, uma vez que outras condições podem estar relacionadas com a sua ocorrência (**Quadro 13.2**). Além disso, ele, por si só, não auxilia na topografia da lesão devido à extensão do sistema piramidal. Portanto, é de fundamental importância um exame neurológico completo e minucioso em busca de outros sinais e sintomas para classificar um padrão de acometimento.

Pacientes com alteração do comportamento, crises convulsivas, alteração de campo visual, afasia e apraxia apresentam uma lesão localizada no encéfalo. Por outro lado, alteração de nervos cranianos e rebaixamento de nível de consciência sinalizam para lesões em tronco encefálico. Já as lesões medulares podem vir acompanhadas de nível sensitivo e alteração esfincteriana. Como a presença do sinal de Babinski por si só é insuficiente para topografar onde está a lesão, a pesquisa desses outros sinais e sintomas facilita a investigação diagnóstica.

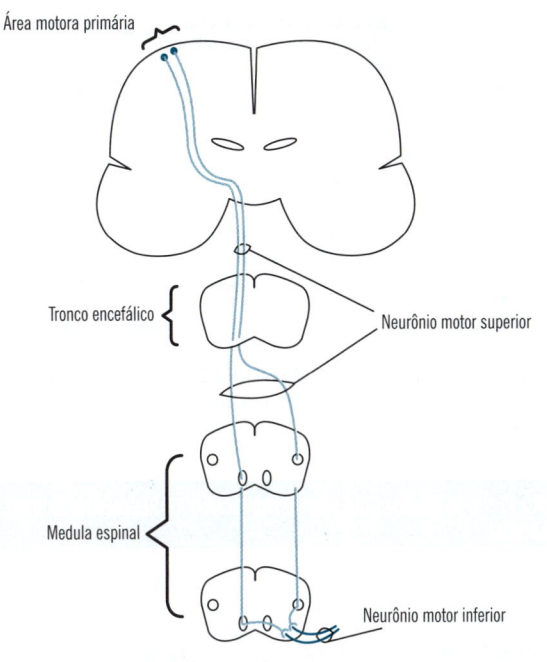

FIGURA 13.3 ▶ TRATO CORTICOESPINAL.
Fonte: Van Gijn.

QUADRO 13.2 ▶ CAUSAS DIVERSAS DE APARECIMENTO DO SINAL DE BABINSKI	
• Em crianças de até 1 ano de idade • Sono profundo • Anestesia geral • Eletroconvulsoterapia • Pacientes epilépticos em estado pós-ictal • Fase apneica da respiração de Cheyne-Stokes	• Narcose • Intoxicação por etanol • Hipoglicemia • Hipnose • Exaustão física • Fármacos: escopolamina, barbitúricos

Fonte: Adaptado de Rosa e colaboradores.

A **Figura 13.4** exemplifica um algoritmo básico para abordagem de um paciente com síndrome piramidal.

Uma vez realizado diagnóstico sindrômico e topográfico, é necessário um diagnóstico etiológico com a finalidade de propor um tratamento específico. Diversas etiologias estão associadas ao acometimento do sistema piramidal, e elas variam de acordo com o local de acometimento, conforme exemplifica o **Quadro 13.3**.

```
Sinal de Babinski associado a outros  ──▶  Acometimento de neurônio
achados de acometimento do NMS              motor inferior
```

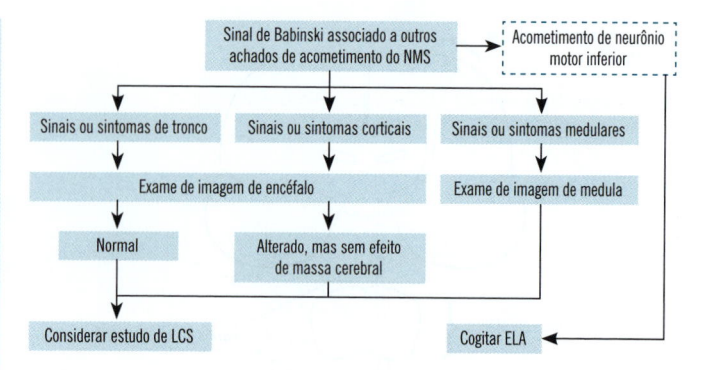

- Sinais ou sintomas de tronco → Exame de imagem de encéfalo → Normal / Alterado, mas sem efeito de massa cerebral
- Sinais ou sintomas corticais → Exame de imagem de encéfalo
- Sinais ou sintomas medulares → Exame de imagem de medula

Considerar estudo de LCS

Cogitar ELA

FIGURA 13.4 ▶ ABORDAGEM DIAGNÓSTICA DO PACIENTE COM SINAL DE BABINSKI.
ELA, esclerose lateral amiotrófica; LCS, líquido cerebrospinal; NMS, neurônio motor superior.
Fonte: Adaptada de Rosa e colaboradores.

QUADRO 13.3 ▶ PATOLOGIAS QUE PODEM PROVOCAR O APARECIMENTO DO SINAL DE BABINSKI

Cérebro
- Infarto/hemorragia
- Neoplasias
- Doenças desmielinizantes: esclerose múltipla
- Doenças degenerativas: ELA, degeneração corticobasal
- Infecções: Aids, leucoencefalopatia multifocal progressiva, abscesso cerebral, encefalites (CMV, HSV, varicela-zóster), doenças priônicas

Tronco encefálico
- Infarto/hemorragia
- Neoplasias
- Doenças desmielinizantes: esclerose múltipla
- Doenças degenerativas: ataxia de Friedreich, paraplegia espástica hereditária
- Mielinólise pontina

Medula espinal
- Infarto/hemorragia
- Neoplasias
- Doenças desmielinizantes: esclerose múltipla
- Doenças degenerativas: ELA, paraplegia espástica hereditária
- Infecções: Aids, paraparesia espástica tropical, abscesso peridural, CMV
- Traumatismo raquimedular com lesão incompleta

Aids, síndrome da imunodeficiência adquirida (do inglês *acquired immunodeficiency syndrome*); CMV, citomegalovírus; ELA, esclerose lateral amiotrófica; HSV, herpes-vírus simples (do inglês *herpes simplex virus*).
Fonte: Adaptado de Rosa e colaboradores.

CONCLUSÕES

- Para a correta avaliação do sinal de Babinski, deve-se conhecer o reflexo flexor sinérgico e seus componentes.
- A estimulação cutânea deve ser feita de forma correta. O paciente deve estar preferencialmente na posição supina, relaxado e com os membros inferiores despidos. Deve-se dar atenção ao movimento inicial do hálux.
- É importante ter a noção de que o sinal de Babinski faz parte de um contexto neuropatológico mais amplo: o da síndrome piramidal, que consiste em lesão do trato corticoespinal ou NMS.
- O raciocínio diagnóstico sobre o sinal de Babinski deve ser organizado topograficamente. Para isso, deve-se ter em mente o trajeto do trato corticoespinal e as estruturas adjacentes a ele.
- Deve-se ter muita cautela ao valorizar um sinal de Babinski não associado a outras manifestações piramidais, principalmente fraqueza muscular e hiper-reflexia.

REFERÊNCIAS

Dohrmann GJ, Nowack WJ. The upgoing great toe. Optimal method of elicitation. Lancet. 1973;1(7799):339-41.
Rosa AAA, Soares JLMF, Barros E. Sintomas e sinais na prática médica. Porto Alegre: Artmed; 2006.
Van Gijn J. Babinski response: stimulus and effector. J Neurol Neurosurg Psychiatry. 1975;38(2):180-6.
Van Gijn J. The Babinski sign and the pyramidal syndrome. J Neurol Neurosurg Psychiatry. 1978;41(10):865-73.

LEITURAS RECOMENDADAS

Isaza Jaramillo SP, Uribe Uribe CS, García Jimenez FA, Cornejo-Ochoa W, Alvarez Restrepo JF, Román GC. Accuracy of the Babinski sign in the identification of pyramidal tract dysfunction. J Neurol Sci. 2014;343(1-2):66-8.
Lance J. The Babinski sign. J Neurol Neurosurg Psychiatry. 2002;73(4):360-2.

CAPÍTULO 14

BAIXO PESO NO ADULTO

RAFAELA FENALTI SALLA
MARIANA RANGEL RIBEIRO FALCETTA
FABÍOLA SATLER
LUCIANA VERÇOZA VIANA

CONCEITO Baixo peso é um estado nutricional representado por baixas reservas corporais de gordura e massa magra. Apesar de utilizados como sinônimos, o termo correto para designação de baixo peso seria **magreza** ou **baixo índice de massa corporal** (IMC), calculado por meio da fórmula peso ÷ (altura)^2. Magreza é conceitualmente definida como IMC < 18,5 kg/m^2 nos adultos ou inferior ao percentil 5 para adolescentes.

ASPECTOS EPIDEMIOLÓGICOS ▶

Segundo a Organização Mundial da Saúde (OMS), em 2014, aproximadamente 462 milhões de adultos estavam abaixo do peso ideal, enquanto, no lado oposto desse quadro, 1,9 bilhão estava com sobrepeso ou obesidade.

Baixo IMC está associado a maiores morbidade e mortalidade, sendo que adultos com baixo peso, quando comparados com aqueles de peso normal, apresentam:

- Maiores taxas de hospitalização;
- Maior incidência de desordens emocionais, alterações no hábito intestinal e na postura (escoliose);
- Alterações nos ciclos menstruais, podendo chegar à amenorreia e à redução da fertilidade;
- Piores desfechos perinatais para a prole, como baixo peso ao nascer e prematuridade;
- Risco aumentado de osteoporose se o baixo peso estiver presente desde a adolescência;
- Aumento da suscetibilidade a infecções por comprometimento do sistema imune.

CLASSIFICAÇÃO ▶

De acordo com a OMS, a magreza é classificada da seguinte maneira:

- **Grau 1:** IMC de 17 a 18,49 (leve). Em indivíduos com alto gasto energético, o IMC de 17 a 18,49 pode ser considerado como normal;
- **Grau 2:** IMC de 16 a 16,99 (moderada);
- **Grau 3:** IMC < 16 (grave).

CAUSAS ▶

Há diferentes causas para o baixo peso; as mais comuns são caquexia, inanição, doenças do trato gastrintestinal que cursam com má-absorção (doença celíaca, síndrome do intestino curto, diarreia crônica) e distúrbios alimentares como anorexia e bulimia (**Tabela 14.1**).

Ainda se discute sobre a existência de uma condição chamada magreza constitucional, em que não há um fundo patológico que explique o baixo peso. Os riscos para o paciente com essa condição ainda não estão claramente estabelecidos.

DIAGNÓSTICO E AVALIAÇÃO ▶

ANAMNESE ▶ Na entrevista do paciente com baixo peso, é importante identificar se houve perda de peso (ver Capítulo 51, Emagrecimento) ou se o peso está mantido em relação ao normal. A detecção de sintomas que possam indicar doenças subjacentes como causadoras de baixo peso deve ser pesquisada de forma ativa pelo profissional da saúde.

TABELA 14.1 ▶ CAUSAS IDENTIFICÁVEIS DE MAGREZA

CAUSA	MECANISMO	CARACTERÍSTICAS	PATOLOGIAS ASSOCIADAS
Magreza constitucional	Desconhecido	Função reprodutiva preservada; sem comprometimento das atividades funcionais; história familiar de magreza; balanço energético positivo; massa muscular preservada	Não estabelecido
Desnutrição crônica	Ingestão inadequada de nutrientes	Marasmo: deficiência proteico-calórica; principal forma de desnutrição Kwashiorkor	Causas secundárias: anorexia nervosa, doenças disabsortivas
Anorexia nervosa	Distúrbio psiquiátrico	Alteração do eixo hipotálamo-hipófise-gonadal que pode causar amenorreia, infertilidade, osteopenia e/ou osteoporose e aumento de cortisol e ACTH, levando a um quadro de pseudo-Cushing; balanço energético negativo, com perda de peso e estoque anormal de gorduras corporais	
Caquexia	Estado pró-inflamatório, com liberação de citocinas e consequente aumento do metabolismo basal e do gasto energético em repouso, levando ao consumo de massa magra para obtenção energética e à hiporexia/anorexia, secundários à inflamação	Síndrome catabólica complexa subjacente à doença de base e caracterizada pela perda muscular associada ou não à perda de tecido adiposo; o principal achado clínico da caquexia é a perda de peso não intencional em adultos (corrigido para retenção hídrica); em geral, a reversão da caquexia depende da possibilidade de tratamento da doença de base	Insuficiência cardíaca avançada, DPOC, malignidades, insuficiência renal crônica, doenças infecciosas (p. ex., Aids e tuberculose)

(Continua)

TABELA 14.1 ▶ CAUSAS IDENTIFICÁVEIS DE MAGREZA (Continuação)			
CAUSA	MECANISMO	CARACTERÍSTICAS	PATOLOGIAS ASSOCIADAS
Sarcopenia	Perda de massa muscular associada à perda de força ou função do músculo; pode ou não estar relacionada ao baixo peso (obesidade sarcopênica)	Pode ser primária ou secundária; a sarcopenia primária é associada ao envelhecimento	Sarcopenia secundária: inatividade, doenças associadas à falência de órgãos ou sistemas, doenças inflamatórias, câncer ou malignidade, doenças endócrinas e má-nutrição
Disabsorção	Mecanismos disabsortivos que podem levar à desnutrição e ao baixo peso crônicos	Doenças intestinais	Doença inflamatória intestinal, síndrome do intestino curto, doença celíaca

ACTH, hormônio adrenocorticotrófico (do inglês *adrenocorticotropic hormone*); Aids, síndrome da imunodeficiência adquirida (do inglês *acquired immunodeficiency syndrome*); DPOC, doença pulmonar obstrutiva crônica.

É importante avaliar o padrão alimentar do paciente (questionando sobre anorexia), bem como alterações recentes nesse padrão, e a adequação do consumo de macronutrientes e micronutrientes. Também é necessário identificar influências socioculturais, avaliar a capacidade funcional e a atividade física normal, além da introdução recente de novos medicamentos.

EXAME FÍSICO ▶ O exame físico do paciente com baixo peso inclui avaliação antropométrica e detecção de possíveis alertas de doença subjacente. Deve-se procurar marcadores que sugerem inflamação, como febre, taquicardia ou hipotermia. O paciente pode apresentar edema, consumo muscular ou sinais de deficiência nutricional específica. Unhas, pele, cabelos e mucosas também podem evidenciar alterações que apontam causa subjacente.

Para avaliação da funcionalidade do paciente, podem-se utilizar a força de preensão palmar (avaliada por meio de dinamometria) e testes como sentar e levantar ou o teste de velocidade de marcha.

AVALIAÇÃO ANTROPOMÉTRICA ▶ Dados de altura e peso são mandatórios na avaliação de magreza. Medidas como pregas cutâneas e circunferências são métodos que requerem examinador treinado para sua execução. Entretanto, a medida da circunferência da panturrilha correlaciona-se positivamente com a massa muscular e é um método simples e não invasivo, sendo considerada pela OMS o índice antropométrico mais sensível para avaliação de massa muscular. Valores abaixo de 31 cm têm sido associados com deficiência de massa muscular.

Novas tecnologias, como bioimpedância ou densitometria corporal total, podem dar informações mais detalhadas quanto à composição corporal, porém, apresentam maior custo.

INDICADORES LABORATORIAIS ▶ Não há um teste laboratorial que permita o diagnóstico de má-nutrição isoladamente, mas alguns testes, em conjunto, podem sugerir desnutrição.

Exames como albumina e pré-albumina podem ser indicadores; porém, deve-se tomar cuidado, uma vez que essa proteína também é marcadora de fase aguda, podendo estar falsamente baixa em um contexto de inflamação aguda ou crônica. Em vista disso, deve-se dosar proteína C-reativa para ajudar a distinguir se há inflamação presente.

Outro marcador laboratorial de depleção proteica é a transferrina, que possui meia-vida mais curta (7-8 dias) e responde mais rapidamente do que a albumina em relação ao estado proteico. A contagem total de linfócitos também auxilia na avaliação do baixo peso, já que se encontra reduzida na desnutrição, demarcando redução da imunidade e maior suscetibilidade a doenças. Contagens abaixo de 800 linfócitos/mm^3 sugerem depleção grave.

Por fim, o cálculo do balanço nitrogenado pode ajudar na avaliação da adequação da ingestão proteica em relação aos gastos energéticos do indivíduo.

TRATAMENTO ▶ O tratamento do baixo peso deve ser guiado pela causa específica. Em muitos casos, a recuperação ponderal é dependente do tratamento da doença de base, como no caso da caquexia e das doenças intestinais.

Como regra geral, o tratamento para ganho ponderal em pacientes com desnutrição consiste no aporte calórico de aproximadamente 50 kcal/kg/dia para adolescentes (15-18 anos) e de cerca de 40 kcal/kg/dia para os adultos. Especialmente em pacientes idosos, indivíduos com sarcopenia ou que queiram aumentar a massa magra, deve-se atentar para o maior aporte proteico, associado à atividade física sempre que possível. Nesses casos, as necessidades proteicas podem variar de 1,2 a 2,0 g/kg/dia. Algumas estratégias nutricionais para aumentar o valor calórico das refeições estão descritas na **Tabela 14.2**.

A maioria dos pacientes pode ser tratada com adequação alimentar; entretanto, o uso de suplementos nutricionais constitui uma alternativa para aumentar o consumo de calorias e/ou proteínas. Vale ressaltar que o suplemento hipercalórico pronto, que contém entre 250 e 300 kcal, deve ser consumido longe das refeições para evitar aumento da saciedade e redução do consumo alimentar na refeição subsequente. Uma estratégia é utilizá-lo à noite, antes de dormir. Suplemento proteico (p. ex., proteína do soro do leite [*whey protein*]) pode ser utilizado como alternativa para aumento do consumo isolado de proteínas, com uma medida (*scoop*) equivalendo a cerca de 24 g desse macronutriente.

O consumo de anabolizantes não está indicado para pacientes com objetivo exclusivo de ganho de peso/massa muscular, devido aos riscos associados. Condições específicas devem ser avaliadas conforme a patologia de base.

TABELA 14.2 ▶ ESTRATÉGIAS PARA AUMENTAR O VALOR PROTEICO-CALÓRICO DAS REFEIÇÕES

MACRONUTRIENTE	RECOMENDAÇÃO AO PACIENTE	EXEMPLO DE ALIMENTO		
Carboidratos	Ingerir pelo menos um alimento rico em amido por refeição Consumir bebidas adoçadas	Arroz, pão, batata ou massa Sucos de fruta, chás, *milk-shake* e refrigerantes Adicionar mel às frutas		
Proteínas	Ingerir 2-3 porções de alimentos com alto conteúdo de proteínas por dia	Alimento	Porção	Proteína (g)
		Atum	90 g	22
		Peixe	90 g	17
		Ovo inteiro	1	6
		Carne de boi	120 g	24
		Iogurte	240 mL	11
		Leite desnatado	240 mL	8
		Queijo	2 fatias	8
		Feijão	1 xícara	14
		Pão integral	2 fatias	6
Gorduras	Evitar alimentos desnatados ou semidesnatados	Leite e iogurte integrais; utilizar creme de leite, queijo amarelo ou nata nas preparações		
	Adição de alimentos ricos em gordura à comida já pronta	Adicionar azeite de oliva ao prato já pronto		

REFERÊNCIAS ▶

Baum JI, Kim IY, Wolfe RR. Protein consumption and the elderly: what is the optimal level of intake? Nutrients. 2016;8(6). pii: E359.

Berrington de Gonzalez A, Hartge P, Cerhan JR, Flint AJ, Hannan L, MacInnis RJ, et al. Body-mass index and mortality among 1.46 million white adults. N Engl J Med. 2010;363(23):2211-9.

Borba V, Scharf M, Moura F. Sarcopenia. In: Hohl A, Moura F, Gaia F, Thomazelli FCS, Lima J, Grando LGR, et al. Suplementação nutricional na prática clínica. Rio de Janeiro: Guanabara Koogan; 2016. p. 89-117.

Cruz-Jentoft AJ, Baeyens JP, Bauer JM, Boirie Y, Cederholm T, Landi F, et al. Sarcopenia: european consensus on definition and diagnosis: report of the European Working Group on Sarcopenia in Older People. Age Ageing. 2010;39(4):412-23.

Houston DK, Nicklas BJ, Ding J, Harris TB, Tylavsky FA, Newman AB, et al. Dietary protein intake is associated with lean mass change in older, community-dwelling adults: the Health, Aging, and Body Composition (Health ABC) Study. Am J Clin Nutr. 2008;87(1):150-5.

Luder E, Alton I. The underweight adolescent. In: Stang J, Story M. Guidelines for adolescent nutrition services [Internet]. Minneapolis: Center for Leadership, Education and Training in Maternal and Child Nutrition; 2005 [capturado em 17 dez. 2017]. Disponível em: http://www.epi.umn.edu/let/pubs/img/adol_ch8.pdf.

Nascimento C, Marques CL, Blume CA, Azevedo MJ. Avaliação nutricional em adultos. In: Silveiro SP, Satler F, organizadores. Rotinas em endocrinologia. Porto Alegre: Artmed; 2015. p. 114-22.

Volpi E, Campbell WW, Dwyer JT, Johnson MA, Jensen GL, Morley JE, et al. Is the optimal level of protein intake for older adults greater than the recommended dietary allowance? J Gerontol A Biol Sci Med Sci. 2013;68(6):677-81.

Who.int [Internet]. Prevalence of underweight among adults, BMI < 18, age-standardized estimates by country. Geneva: WHO; 2017 [capturado em 25 dez. 2017]. Disponível em: http://apps.who.int/gho/data/view.main.NCDBMILT18Av.

Wolfe RR, Miller SL, Miller KB. Optimal protein intake in the elderly. Clin Nutr. 2008;27(5):675-84.

World Health Organization. Physical status: the use of and interpretation of anthropometry. Geneva: WHO; 1995. WHO technical report series nº 854.

LEITURAS RECOMENDADAS ▶

Atti AR, Palmer K, Volpato S, Winblad B, De Ronchi D, Fratiglioni L. Late-life body mass index and dementia incidence: nine-year follow-up data from the Kungsholmen Project. J Am Geriatr Soc. 2008;56(1):111-6.

Auchus RJ, Brower KJ. The public health consequences of performance-enhancing substances: who bears responsibility? JAMA. 2017;318(20):1983-4.

Baggish AL, Weiner RB, Kanayama G, Hudson JI, Lu MT, Hoffmann U, et al. Cardiovascular toxicity of illicit anabolic-androgenic steroid use. Circulation. 2017;135(21):1991-2002.

Estour B, Galusca B, Germain N. Constitutional thinness is not anorexia nervosa: a possible misdiagnosis? Front Endocrinol (Lausanne). 2014;5:175.

Gu D, He J, Duan X, Reynolds K, Wu X, Chen J, et al. Body weight and mortality among men and women in China. JAMA. 2006;295(7):776-83.

Nourhashémi F, Deschamps V, Larrieu S, Letenneur L, Dartigues JF, Barberger-Gateau P, et al. Body mass index and incidence of dementia: the PAQUID study. Neurology. 2003;60(1):117-9.

World Health Organization. Management of severe malnutrition: a manual for physicians and other senior health workers. Geneva: WHO; 1999.

CAPÍTULO 15

BÓCIO

EVELINE PREDEBON MORSCH
TANIA WEBER FURLANETTO

CONCEITO ▶ **Bócio** é o aumento anormal de volume da glândula tireoide, considerando que o volume normal da tireoide é de 7 a 10 mL, com peso de 10 a 20 gramas.

ASPECTOS EPIDEMIOLÓGICOS ▶

A prevalência de bócio pode variar bastante conforme a suficiência de iodo na região, a metodologia do estudo e a subpopulação avaliada. Por exemplo, há descrição de bócio em até 22,6% da população em regiões com deficiência moderada de iodo na Dinamarca, conforme estudo publicado em 2000.

No Brasil, um estudo feito no mesmo ano com uso de ultrassonografia (US) relatou prevalência de bócio em 1,4% da população. No entanto, uma metanálise feita para avaliar o estado nutricional de iodo na população brasileira, publicada em 2015, evidenciou grande heterogeneidade nas metodologias e nas subpopulações estudadas, dificultando a extrapolação dos resultados e reiterando a necessidade urgente de implementação de um programa nacional para análise do estado nutricional de iodo.

CLASSIFICAÇÃO ▶

Pode ser **difuso** (simples), **uninodular** ou **multinodular**. Muitos bócios considerados difusos à palpação são nodulares quando avaliados com US.

Comumente, não há distúrbio hormonal, mas pode haver hipertireoidismo (**bócio tóxico**) ou hipotireoidismo. Em alguns casos, o bócio pode estender-se para dentro do tórax, sendo denominado **retroesternal**, **intratorácico** ou **mergulhante**. Em áreas com prevalência elevada de bócio difuso (maior que 10% da população), este é chamado de **endêmico**.

CAUSAS ▶

A deficiência de iodo é uma causa importante; no entanto, a prevalência de bócio é alta também em áreas geográficas com suficiência de iodo. Fatores genéticos, sexo feminino e idade avançada contribuem para o aumento de volume da tireoide. Outras causas estão listadas no **Quadro 15.1**. Podem ocorrer hipotireoidismo ou hipertireoidismo associados (**Tabela 15.1**).

DIAGNÓSTICO E AVALIAÇÃO ▶

ANAMNESE ▶ Pesquisar sintomas compressivos locais, além de sintomas de disfunção hormonal (ver **Tabela 15.1**). Dor é incomum, mas pode ocorrer na tireoidite subaguda, em hemorragia intranodular e, mais raramente, em

---

QUADRO 15.1 ▶ CAUSAS DE AUMENTO DE VOLUME DA TIREOIDE

- Deficiência de iodo
- Tireoidites autoimunes: Hashimoto, Graves, tireoidite pós-parto, tireoidite silenciosa
- Outras tireoidites: subaguda (de De Quervain), de Riedel, infecciosa (supurativa)
- Fármacos (p. ex., lítio, amiodarona, iodo)
- Substâncias bociogênicas naturais
- Bócio nodular tóxico ou atóxico
- Erros inatos do metabolismo com defeito na síntese de hormônio tireoidiano
- Doenças infiltrativas ou granulomatosas
- Neoplasia maligna de tireoide

Fonte: Adaptado de Kasper e colaboradores.

TABELA 15.1 ▶ SINTOMAS E SINAIS DE HIPOTIREOIDISMO E HIPERTIREOIDISMO		
	SINTOMAS	**SINAIS**
Hipertireoidismo	Hiperatividade Alteração do humor e da libido Insônia Intolerância ao calor Sudorese excessiva Palpitações Tremores Fadiga, fraqueza Dispneia Perda de peso involuntária Aumento do apetite Sede, poliúria, diarreia Oligomenorreia, amenorreia	Taquicardia sinusal, fibrilação atrial Tremor fino, hipercinesia, hiper-reflexia Pele quente e úmida Onicólise Alopecia Miopatia proximal, perda de massa muscular Insuficiência cardíaca congestiva Coreia, paralisia periódica Psicose Osteoporose, hipercalcemia Infertilidade, abortamento Ginecomastia, atrofia testicular Mixedema pré-tibial, hiperpigmentação
Hipotireoidismo	Cansaço, fraqueza Pele seca Intolerância ao frio Queda de cabelos Dificuldade de concentração Depressão Constipação Ganho de peso, edema Dispneia, rouquidão Menorragia, amenorreia Parestesias	Pele seca, fria e grossa Edema da face, das mãos e dos pés Alopecia difusa Madarose Bradicardia Prolongamento da fase de estiramento do reflexo tendinoso Síndrome do túnel do carpo Derrame pericárdico Derrame pleural

Fonte: Adaptada de Kasper e colaboradores.

carcinomas avançados. Dispneia, estridor inspiratório e disfagia podem sinalizar compressão da traqueia e do esôfago por bócios volumosos. Rouquidão pode ocorrer por comprometimento do nervo laríngeo recorrente, mas geralmente está associada à doença maligna. Investigar o uso de fármacos que alteram a função da tireoide.

EXAME FÍSICO ▶ Identificar tamanho da tireoide, consistência, nódulos e sensibilidade. Sempre palpar também os linfonodos cervicais. Um bócio mergulhante volumoso pode causar dificuldade no retorno venoso, com congestão da face e distensão das veias do pescoço. Os sintomas ficam mais evidentes com a elevação dos braços, podendo haver tontura e síncope. Na doença de Graves, pode haver sopro ou frêmito sobre a glândula. Procurar também sinais de disfunção hormonal.

EXAMES COMPLEMENTARES ▶

- **Laboratoriais:** o exame inicial a ser solicitado é a tireotrofina (TSH). Se alterada, deve-se medir a tireoxina (T4) livre. TSH baixa indica hipertireoidismo, enquanto TSH elevada com T4 livre normal ou reduzida é compatível com hipotireoidismo. Anticorpos antitireoperoxidase (anti-TPO), em caso de hipotireoidismo, ou antirreceptor de TSH (TRAb, do inglês *TSH receptor antibody*), em caso de hipertireoidismo, ajudam a identificar autoimunidade.
- **Ultrassonografia:** ver Capítulo 88, Nódulo de tireoide.
- **Cintilografia de tireoide com captação de I^{131} (ou I^{123}):** solicitar somente quando a TSH está baixa. Hipercaptação de iodo difusa sugere doença de Graves, enquanto hiperfunção localizada sugere nódulo hipercaptante. A captação encontra-se reduzida na tireoidite subaguda, silenciosa ou pós-parto, variável na tireoidite de Hashimoto, normal na tireoidite supurativa e normal ou baixa na tireoidite de Riedel.
- **Radiografia, tomografia computadorizada, ressonância magnética:** podem ser úteis em bócios volumosos, para definir a extensão e a relação anatômica com as demais estruturas (p. ex., desvio/compressão traqueal).

DIAGNÓSTICO DIFERENCIAL E TRATAMENTO ▶

O tratamento visa ao alívio dos sintomas compressivos e/ou da deformidade estética, bem como da disfunção hormonal, se existente.

BÓCIO DIFUSO ▶ Consistência aumentada e anticorpos antitireoidianos positivos sugerem tireoidite de Hashimoto ou doença de Graves.

Tratar a alteração hormonal, se estiver presente. Em pacientes sem sintomas compressivos ou disfunção hormonal, geralmente a conduta é apenas observação clínica.

BÓCIO MULTINODULAR ATÓXICO ▶ Predomina em mulheres, idosos e populações com baixa ingestão de iodo. Pode ser muito volumoso e causar sintomas compressivos. Sempre é importante descartar malignidade (ver Capítulo 88, Nódulo de tireoide).

Se os nódulos forem benignos, o aumento da glândula é pequeno a moderado e não há sintomas; a conduta costuma ser observação com exames periódicos. Quando há suspeita de malignidade ou os bócios são muito volumosos/compressivos, indica-se cirurgia. Em pacientes com bócios benignos volumosos que não têm condições clínicas para cirurgia ou não desejam ser operados, pode-se considerar tratamento com iodo radiativo, injeção percutânea de etanol (principalmente em nódulos císticos) ou ablação por radiofrequência.

BÓCIO MULTINODULAR TÓXICO ▶ Ocorre autonomia funcional em um ou mais nódulos, com TSH baixa e hormônios tireoidianos elevados em boa parte dos pacientes. Exposição a iodo, amiodarona ou contrastes iodados pode piorar ou precipitar sintomas (fenômeno de Jod-Basedow).

O tratamento definitivo pode ser feito com iodo radiativo ou cirurgia. Recomenda-se controlar o hipertireoidismo previamente com fármacos antitireoidianos, associando β-bloqueador para controle sintomático se necessário.

TIREOIDITE DE HASHIMOTO ▶ Com predomínio nas mulheres, é a tireoidite mais comum e caracteriza-se por elevação de anticorpos séricos, principalmente anti-TPO. A tireoide geralmente tem aumento difuso de volume e consistência, podendo ou não ter nódulos.

Em caso de hipotireoidismo, indica-se reposição de levotireoxina, levando em consideração o nível sérico da TSH, a idade e os sintomas.

DOENÇA DE GRAVES ▶ Caracteriza-se por hipertireoidismo com bócio difuso (embora nódulos possam estar presentes). Também é mais comum em mulheres. Pode estar associada a outras doenças autoimunes e frequentemente os anticorpos antitireoidianos são positivos.

O quadro pode ser mais grave quando há oftalmopatia ou dermopatia autoimunes associadas. A oftalmopatia tem intensidade variável, podendo ocorrer proptose, retração palpebral, manifestações inflamatórias e compressão de estruturas intraorbitárias. Pode ser agravada pelo tabagismo, que deve ser fortemente desestimulado. Dermopatia é incomum, caracterizando-se por placa endurecida e edemaciada na perna.

O tratamento do hipertireoidismo inclui fármacos antitireoidianos, iodo radiativo ou cirurgia, devendo ser individualizado.

TIREOIDITE PÓS-PARTO ▶ Ocorre nos primeiros meses após o parto, havendo chance de 70% de recorrência nas gestações seguintes. O bócio, quando ocorre, é pequeno, firme e indolor. Autoanticorpos podem estar presentes. Caracteriza-se por hipertireoidismo na fase inicial com evolução posterior para hipotireoidismo, que na maioria dos casos é transitório. Em geral, as disfunções são brandas e não requerem tratamento.

TIREOIDITE SUBAGUDA ▶ Caracteriza-se por dor cervical importante, podendo haver febre, geralmente após uma infecção de via aérea superior. A velocidade de hemossedimentação é marcadamente elevada e pode haver tireotoxicose com evolução posterior para hipotireoidismo.

É uma doença autolimitada e o tratamento é sintomático, com anti-inflamatórios e β-bloqueadores, ou corticosteroide em casos mais intensos.

TIREOIDITE SUPURATIVA ▶ Quadro agudo geralmente causado por bactérias, com febre, disfagia, disfonia, dor e eritema cervical anterior. O tratamento deve ser feito com antibióticos conforme antiobiograma e drenagem da lesão, se necessário.

TIREOIDITE DE RIEDEL ▶ Fibrose progressiva da tireoide, que pode se estender aos tecidos adjacentes. O bócio é muito endurecido (pétreo), fixo e indolor. O tratamento deve ser feito com prednisona para aliviar os sintomas locais. Procedimento cirúrgico pode ser necessário em casos de compressão de traqueia ou esôfago.

REFERÊNCIAS

Campos RO, Barreto IS, Maia LRJ, Rebouças SCL, Cerqueira TLO, Oliveira CA, et al. Iodine nutritional status in Brazil: a meta-analysis of all studies performed in the country pinpoints to an insufficient evaluation and heterogeneity. Arch Endocrinol Metab. 2015;59(1):13-22.

Kasper DL, Fauci AS, Hauser SL, Longo DL, Jameson JL, Loscalzo J. Harrison's principles of internal medicine. 19th ed. New York: McGraw-Hill; [2015].

Knudsen N, Perrild H, Christiansen E, Rasmussen S, Dige-Petersen H, Jørgensen T. Thyroid structure and size and two-year follow-up of solitary cold thyroid nodules in an unselected population with borderline iodine deficiency. Eur J Endocrinol. 2000;142(3):224-30.

Santos, LMP, organizador. Bibliografia sobre deficiência de micronutrientes no Brasil: 1990-2000. Volume 3: iodo e bócio endêmico. Brasília: Organização Pan-Americana da Saúde, 2002.

LEITURAS RECOMENDADAS

Berghout A, Wiersinga WM, Smits NJ, Touber JL. Determinants of thyroid volume as measured by ultrasonography in healthy adults in a non-iodine deficient area. Clin Endocrinol (Oxf). 1987;26(3):273-80.

Chen AY, Bernet VJ, Carty SE, Davies TF, Ganly I, Inabnet WB 3rd, et al. American Thyroid Association statement on optimal surgical management of goiter. Thyroid. 2014;24(2):181-9.

Cramon P, Bonnema SJ, Bjorner JB, Ekholm O, Feldt-Rasmussen U, Frendl DM, et al. Quality of life in patients with benign nontoxic goiter: impact of disease and treatment response, and comparison with the general population. Thyroid. 2015;25(3):284-91.

Durante C, Costante G, Lucisano G, Bruno R, Meringolo D, Paciaroni A, et al. The natural history of benign thyroid nodules. JAMA. 2015;313(9):926-35.

Haugen BR, Alexander EK, Bible KC, Doherty GM, Mandel SJ, Nikiforov YE, et al. 2015 American Thyroid Association management guidelines for adult patients with thyroid nodules and differentiated thyroid cancer: The American Thyroid Association Guidelines Task Force on Thyroid Nodules and Differentiated Thyroid Cancer. Thyroid. 2016;26(1):1-133.

Knobel M. Which Is the Ideal Treatment for Benign Diffuse and Multinodular Non-Toxic Goiters? Front Endocrinol (Lausanne). 2016;7:48.

Pearce EN, Farwell AP, Braverman LE. Thyroiditis. N Engl J Med. 2003;348(26):2646-55.

CAPÍTULO 16

BRADICARDIA

MAURÍCIO NICOLA BRANCHI
MARCELO NICOLA BRANCHI

CONCEITOS E ASPECTOS EPIDEMIOLÓGICOS

O nó sinoatrial (NSA) representa o marca-passo natural do coração. É uma estrutura subepicárdica localizada na junção do átrio direito com a veia cava superior, descrita inicialmente em 1907, a qual tem a capacidade de gerar e propagar corrente elétrica para os átrios e para o nó atrioventricular (NAV), até alcançar o sistema His-Purkinje e despolarizar os ventrículos. Alterações fisiológicas e metabólicas, assim como disfunções e lesões desse sistema de condução, podem acarretar **bradicardia**.

CLASSIFICAÇÃO ▶ A bradicardia pode ser classificada em:

- **Bradicardia sinusal:** é definida como frequência cardíaca sinusal menor que 60 batimentos por minuto (bpm). No eletrocardiograma (ECG), observa-se bradicardia com ondas P positivas nas derivações DI, DII e aVL e negativas em aVR (**Figura 16.1**);

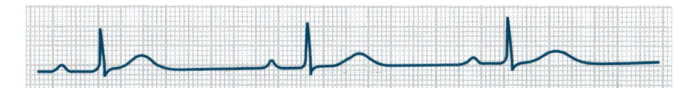

FIGURA 16.1 ▶ BRADICARDIA SINUSAL.
Fonte: Homoud.

- **Pausa sinusal:** é a ausência transitória da onda P no ECG, que pode durar 2 segundos até minutos. Pode ocorrer em corações normais e, em alguns casos, os pacientes apresentam tonturas e síncope (**Figura 16.2**);

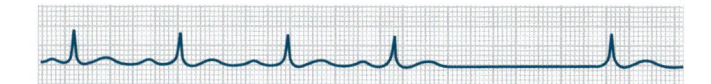

FIGURA 16.2 ▶ PAUSA SINUSAL.
Fonte: Homoud.

- **Bloqueio sinoatrial de primeiro grau:** reflete um retardo na saída do impulso do NSA até o átrio. Não pode ser reconhecido no ECG de superfície;
- **Bloqueio sinoatrial de segundo grau Mobitz I:** é caracterizado por redução gradual do intervalo PP seguida de pausa, a qual é menor que a duração de dois intervalos PP (**Figura 16.3**);

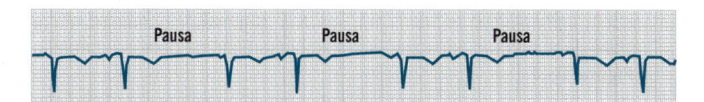

FIGURA 16.3 ▶ BLOQUEIO SINOATRIAL DE SEGUNDO GRAU MOBITZ I.
Fonte: Homoud.

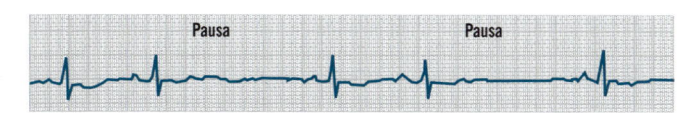

- **Bloqueio sinoatrial de segundo grau Mobitz II:** é caracterizado por redução gradual do intervalo PP em que a pausa é maior e um múltiplo do intervalo PP (2:1, 3:1, 4:1) (**Figura 16.4**);

FIGURA 16.4 ▶ BLOQUEIO SINOATRIAL DE SEGUNDO GRAU MOBITZ II.
Fonte: Homoud.

- **Bloqueio sinoatrial de terceiro grau:** o impulso gerado pelo nó sinusal é bloqueado e não consegue alcançar o átrio. Manifesta-se no ECG como uma parada sinusal, pois, como não há atividade atrial, não é observada onda P;
- **Bloqueio atrioventricular de primeiro grau:** representa um atraso na condução do impulso elétrico do átrio para o ventrículo. Definido como aumento do intervalo PR > 200 milissegundos (ms) no ECG (**Figura 16.5**);

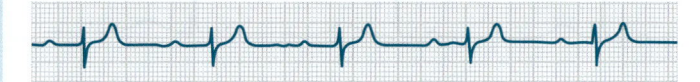

FIGURA 16.5 ▶ BLOQUEIO ATRIOVENTRICULAR DE PRIMEIRO GRAU.
Fonte: Homoud.

- **Bloqueio atrioventricular de segundo grau Mobitz I:** representa uma condução intermitente do impulso elétrico do átrio para o ventrículo. Definido como aumento progressivo do intervalo PR seguido de uma onda P não conduzida para o ventrículo (**Figura 16.6**);

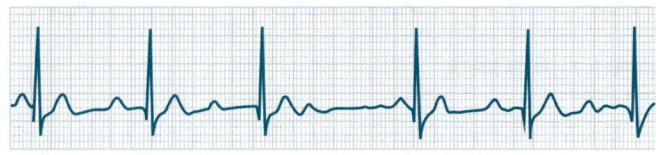

FIGURA 16.6 ▶ BLOQUEIO ATRIOVENTRICULAR DE SEGUNDO GRAU MOBITZ I.
Fonte: Sauer.

- **Bloqueio atrioventricular de segundo grau Mobitz II:** representa uma condução intermitente do impulso elétrico do átrio para o ventrículo, porém com padrão regular (2:1, 3:2). O intervalo PR não se altera antes de a onda P não conduzir o impulso elétrico para o ventrículo (**Figura 16.7**);

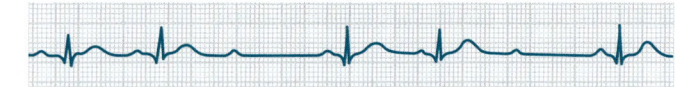

FIGURA 16.7 ▶ BLOQUEIO ATRIOVENTRICULAR DE SEGUNDO GRAU MOBITZ II.
Fonte: Sauer.

- **Bloqueio atrioventricular de alto grau:** duas ou mais ondas P são bloqueadas, porém, alguns batimentos atriais ainda são conduzidos para o ventrículo;
- **Bloqueio atrioventricular de terceiro grau:** existe dissociação atrioventricular, em que as atividades atrial e ventricular ocorrem de maneira independente. O alargamento do complexo QRS pode representar ritmo idioventricular de escape (**Figura 16.8**).

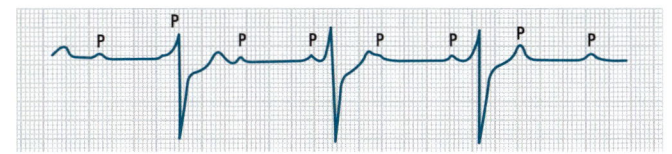

FIGURA 16.8 ▶ **BLOQUEIO ATRIOVENTRICULAR DE TERCEIRO GRAU.**
Fonte: Sauer.

CAUSAS ▶ A bradicardia pode ocorrer como uma resposta fisiológica ou fazer parte de várias condições patológicas. É importante, também, identificar se a causa é reversível ou não.

As causas fisiológicas incluem:

- **Tônus vagal aumentado:** atletas bem-condicionados, sono;
- **Pacientes idosos:** podem apresentar bradicardia sem significado patológico.

As causas patológicas são:

- **Doença do nó sinusal:** frequentemente secundária à substituição por tecido fibroso;
- **Doença coronariana:** o NSA é irrigado pela artéria coronária direita em 55 a 60% dos casos e por ramos da artéria circunflexa nos outros 40 a 45%;
- **Doenças infiltrativas:** amiloidose, sarcoidose, hemocromatose;
- **Doenças cardíacas congênitas:** bloqueio atrioventricular congênito (lúpus neonatal);
- **Outras:** apneia obstrutiva do sono, neoplasias, hipotireoidismo grave, doenças neuromusculares degenerativas, hipotermia, hipertensão intracraniana, sífilis, doença de Lyme.

As causas iatrogênicas são:

- **Fármacos:** inibidores da acetilcolinesterase (rivastigmina, neostigmina), anestésicos/analgésicos (dexmedetomidina, lidocaína, fentanila, morfina, propofol), anti-hipertensivos (clonidina, metildopa), antiarrítmicos (amiodarona, lidocaína), β-bloqueadores, digitálicos, bloqueadores do canal de cálcio, nitratos (nitroglicerina), psicofármaco (lítio), agonistas α-adrenérgicos (midodrina), diazepínicos (lorazepam, diazepam);
- **Cirurgia cardíaca;**
- **Implante de valva aórtica transcateter;**
- **Ablação de arritmias;**
- **Alcoolização septal em pacientes com miocardiopatia hipertrófica.**

APRESENTAÇÃO CLÍNICA ▶ A maioria dos pacientes que se apresentam com bradicardia é assintomática. No entanto, pacientes que apresentam cardiopatia isquêmica estável, por exemplo, podem sentir dor torácica devida à redução da frequência cardíaca.

BRADICARDIA SINUSAL ▶ Sintomas relacionados à baixa frequência cardíaca podem manifestar-se como fadiga, tonturas, síncope, piora da angina e pouca tolerância a exercícios físicos. O desenvolvimento de sintomas e a sua magnitude não se correlacionam com uma frequência cardíaca específica.

Pacientes com doença do nó sinusal são mais idosos, sintomáticos e podem apresentar episódios de bradicardia intercalados com taquicardia.

BLOQUEIO ATRIOVENTRICULAR ▶ Todos os pacientes que se apresentam com bloqueio atrioventricular (BAV), principalmente BAV de segundo grau Mobitz II e BAV de terceiro grau, devem ser questionados sobre a presença de doença cardíaca congênita ou adquirida, assim como sobre medicamentos de uso contínuo. Aqueles que não possuem cardiopatia conhecida devem ser avaliados para a presença de doenças inflamatórias sistêmicas ou infecciosas, como a doença de Lyme (principalmente pacientes que moram em zonas endêmicas).

DIAGNÓSTICO E AVALIAÇÃO ▶ Muitas vezes, o diagnóstico pode ser estabelecido apenas com a **história clínica** e o **ECG**. Contudo, é importante determinar o **nível de BAV**. Pacientes que se apresentam com BAV de primeiro grau, apesar de ser uma condição benigna, podem apresentar distúrbios infra-hissianos (abaixo do NAV), principalmente se o complexo QRS é alargado.

MANOBRAS VAGAIS ▶ O aumento do tônus vagal reduz a condução no NAV, porém, apresenta pouco efeito no sistema de condução infranodal. Pode-se lançar mão de manobras como massagem carotídea e manobra de Valsalva.

TESTE DE ATROPINA ▶ A atropina é um fármaco vagolítico que apresenta efeito variável em pacientes com BAV de primeiro grau, dependendo do nível do bloqueio. Pacientes que apresentam bloqueio em nível do NAV respondem com encurtamento do intervalo PR após o teste com atropina. Nos casos em que o bloqueio localiza-se abaixo do NAV (infra-hissiano), o aumento da frequência cardíaca resultante do efeito do medicamento sobre o NSA provoca piora do BAV.

ESTUDO ELETROFISIOLÓGICO ▶ Consegue-se definir muito bem a condução no nível do NAV durante um estudo eletrofisiológico (EEF) ao determinar o intervalo AH (IAH) e a condução infranodal por meio da medição do intervalo HV (IHV). Mais de 90% dos pacientes com BAV de primeiro grau apresentam distúrbios no nível do NAV (IAH > 125 ms). Já pacientes com bloqueios mais avançados (segundo ou terceiro grau) apresentam-se frequentemente com distúrbios infra-hissianos (IHV > 55 ms).

TRATAMENTO ▶ O tratamento das diversas causas de bradicardia envolve desde medidas conservadoras até implantes de dispositivos. É importante afastar causas reversíveis – como o uso de medicamentos –, tratar condições sistêmicas – como hipotireoidismo e processos infecciosos – e atentar para síndrome coronariana aguda. Pacientes que se apresentam bradicárdicos na emergência com suspeita de infarto agudo do miocárdio devem ser prontamente atendidos, pois a resolução do quadro isquêmico pode provocar cessação da bradicardia. Nos casos em que não é possível diagnosticar uma etiologia, deve-se pensar em doença do nó sinusal.

BRADICARDIA SINUSAL ▶ Afastando causas reversíveis de bradicardia sinusal, pacientes assintomáticos não necessitam de tratamento. No entanto, quando existe suspeita de que os sintomas sejam consequência da bradicardia na presença de instabilidade hemodinâmica, deve-se utilizar atropina (*push* intravenoso de 0,5 mg, podendo repetir a cada 3 minutos até um total de 3 mg). Para os casos em que não há resposta à atropina, o implante de marca-passo temporário deve ser considerado, embora alguns pacientes se beneficiem do uso de dopamina ou glucagon.

BLOQUEIO ATRIOVENTRICULAR DE PRIMEIRO GRAU ▶ Devem ser investigadas as causas reversíveis e tratáveis de BAV de primeiro grau. O uso de marca-passo é muito raro, no entanto, pode ser considerado em pessoas com síndrome do marca-passo, em que há perda da sincronia entre o átrio e o ventrículo, provocando sensações desconfortáveis após cada batimento cardíaco devido a contrações atriais contra uma valva atrioventricular fechada. Portadores de complexos QRS alargados que manifestam importante distúrbio infra-hissiano (IHV > 100 ms) ao EEF são possíveis candidatos a implante de dispositivo cardíaco, assim como pacientes com doenças neuromusculares, pois apresentam maior chance de desenvolver BAVs avançados.

BLOQUEIO ATRIOVENTRICULAR DE SEGUNDO E TERCEIRO GRAUS ▶ Portadores de BAV de segundo grau Mobitz I apresentam, frequentemente, um curso benigno. Seu manejo assemelha-se com o do BAV de primeiro grau.

Pacientes com BAV avançado, BAV de segundo grau Mobitz II e BAV de terceiro grau geralmente apresentam-se com sintomas. É importante tratar causas reversíveis, como o uso de medicamentos que promovam bradicardia, e, principalmente, excluir síndrome coronariana. Para pacientes instáveis (hipotensão, alteração do nível de consciência, dor torácica, evidências de edema agudo de pulmão), deve-se administrar atropina e implantar marca-passo temporário. O uso de dobutamina pode ser considerado em pacientes com sinais e sintomas de insuficiência cardíaca. Já em pacientes estáveis, o implante de marca-passo temporário e o uso de atropina não são necessários; porém, deve-se realizar monitorização cardíaca contínua, com rigorosa avaliação dos sintomas e dos sinais vitais.

Alguns pacientes podem necessitar de implante de marca-passo permanente:

- BAV de terceiro grau sintomático;
- BAV de terceiro grau assintomático em pacientes com cardiomegalia ou evidências de disfunção ventricular caso o nível de bloqueio seja infra-hissiano;
- BAV de terceiro grau em que uma determinada patologia necessite de uso de medicamentos que promovam bradicardia;
- BAV de terceiro grau associado a pausas > 3 segundos;
- BAV de terceiro grau em pacientes com doenças neuromusculares;
- BAV de segundo grau sintomático;
- BAV de segundo ou terceiro graus durante o exercício na ausência de isquemia.

REFERÊNCIAS ▶

Homoud MK. Sinoatrial nodal pause, arrest, and exit block. Waltham: UpToDate; 2018 [capturado em 27 mar. 2018]. Disponível em: https://www.uptodate.com/contents/sinoatrial-nodal-pause-arrest-and-exit-block

Homoud MK. Sinus bradycardia. Waltham: UpToDate; 2017 [capturado em 25 jan. 2018]. Disponível em: https://www.uptodate.com/contents/sinus-bradycardia

Sauer WH. Second degree atrioventricular block: Mobitz type II. Waltham: UpToDate; 2017 [capturado em 25 jan. 2018]. Disponível em: https://www.uptodate.com/contents/second-degree-atrioventricular-block-mobitz-type-ii

LEITURAS RECOMENDADAS ▶

Boyett MR, Honjo H, Kodama I. The sinoatrial node, a heterogeneous pacemaker structure. Cardiovasc Res. 2000;47(4):658-87.

Epstein AE, DiMarco JP, Ellenbogen KA, Estes NA 3rd, Freedman RA, Gettes LS, et al. ACC/AHA/HRS 2008 guidelines for device-based therapy of cardiac rhythm abnormalities: a report of the American College of Cardiology/American Heart Association Task Force on Practice Guidelines (Writing Committee to Revise the ACC/AHA/NASPE 2002 Guideline Update for Implantation of Cardiac Pacemakers and Antiarrhythmia Devices): developed in collaboration with the American Association for Thoracic Surgery and Society of Thoracic Surgeons. Circulation. 2008;117(21):e350-408.

Josephson ME. Clinical cardiac electrophysiology: techniques and interpretations. 2nd ed. Philadelphia: Lea and Febiger; 1993.

Kadish AH, Buxton AE, Kennedy HL, Knight BP, Mason JW, Schuger CD, et al. ACC/AHA clinical competence statement on electrocardiography and ambulatory electrocardiography. A report of the ACC/AHA/ACP-ASIM Task Force on Clinical Competence (ACC/AHA Committee to Develop a Clinical Competence Statement on Electrocardiography and Ambulatory Electrocardiography). J Am Coll Cardiol. 2001;38(7):2091-100.

CAPÍTULO 17
CÃIBRAS

GIULLIA MENUCI CHIANCA
JOSÉ LUIZ MÖLLER FLÔRES SOARES

CONCEITO ▶ Cãibras são movimentos repentinos, dolorosos, espontâneos e sustentados de um músculo ou grupo muscular que podem durar segundos a minutos. Em geral, as cãibras são autolimitadas e resolvem-se com intervenções não farmacológicas, como massagear a área afetada ou contrair a musculatura antagonista.

ASPECTOS EPIDEMIOLÓGICOS ▶ Quase todas as pessoas experimentarão um episódio de cãibras durante a vida. São frequentes em pessoas sem patologias e mais comuns em idosos e após exercício físico prolongado. Em um estudo, a prevalência de cãibra noturna chegou a 56% dos adultos. São discretamente mais frequentes em mulheres. Até 20% dos pacientes com cãibras reportam sintomas diários, que os fazem procurar atendimento médico.

Pessoas sedentárias experimentam cãibras mais frequentemente, mas pessoas com boa aptidão física podem ter cãibras ao mudar a intensidade do exercício realizado.

CAUSAS ▶ São causadas por descargas ectópicas dos nervos ou terminais nervosos. Podem ocorrer em situações fisiológicas como gestação e exercício físico, em condições médicas como hipomagnesemia, hipocalcemia, disfunção renal ou hepática, hipotireoidismo, além de distúrbios neurológicos, como esclerose lateral amiotrófica e neuropatias periféricas.

A maioria das cãibras é idiopática; esta costuma ocorrer nas partes distais dos membros inferiores e pés e, mais frequentemente, no turno da noite.

Diversos medicamentos estão associados com cãibras, como β-agonistas inalatórios de longa ação, diuréticos (provavelmente por depleção de volume e alterações eletrolíticas), benzodiazepínicos, bloqueadores do canal de cálcio, β-bloqueadores, inibidores da enzima conversora da angiotensina, estrogênios e progestogênios, entre outros.

DIAGNÓSTICO E AVALIAÇÃO ▶

A **anamnese** é fundamental para classificar o sintoma do paciente verdadeiramente como cãibra. A ocorrência é mais comum à noite, e o paciente refere que o músculo fica visivelmente mais rígido. A dor é aguda, intensa, involuntária e, em geral, melhora ao massagear a área ou contrair a musculatura antagonista. As cãibras ocorrem predominantemente na panturrilha, mas os músculos dos pés e das coxas frequentemente estão envolvidos.

Por serem involuntárias e ocorrerem mais à noite, as cãibras geralmente não serão vistas durante o exame físico do paciente.

Exames laboratoriais de rotina não estão indicados, mas na suspeita clínica de alguma alteração que possa ser a causa das cãibras, podem ser investigados distúrbios eletrolíticos dosando sódio, cálcio, magnésio, hemograma – houver suspeita de anemia –, função tireoidiana e função renal. A creatina-quinase pode estar alta em casos de cãibras muito frequentes, doença do neurônio motor ou miopatias. No caso de suspeita de doença neurológica, a eletroneuromiografia pode auxiliar no diagnóstico. Devem ser realizados exames de imagem se houver suspeita de doença estrutural causando compressão mecânica.

Os pacientes podem descrever como "cãibras" uma grande gama de sintomas. Portanto, é importante compreender que o desconforto sentido deve levantar vários diagnósticos diferenciais, devendo a anamnese e o exame físico, por fim, direcionar para alguns deles.

Deve ser realizado **exame físico** completo, com inspeção do membro afetado, palpação de pulsos, avaliação de sensibilidade, força e reflexos tendinosos. A pressão sanguínea deve ser medida para avaliação do risco cardiovascular. Doenças neurológicas podem apresentar alterações no exame físico como tremores, alterações de marcha ou assimetria.

DIAGNÓSTICO DIFERENCIAL ▶

CAUSAS VASCULARES ▶

Doença arterial periférica ▶ É importante diferenciar as cãibras – que acontecem de maneira espontânea – da claudicação intermitente – a qual ocorre após utilizar a musculatura ao caminhar e melhora ao repouso. Em geral, a dor piora ao elevar o membro e melhora ao abaixá-lo.

O exame físico é fundamental, sendo a ausência de pulso ou a presença de sopro sugestivas de doença vascular. A presença de feridas, extremidade fria ou descoloração também sugere doença arterial. O índice tornozelo-braquial deve ser realizado na suspeita de causa arterial.

Doença venosa crônica ▶ Também pode causar sintomas como cãibras. Em geral, os sintomas pioram ao abaixar o membro e melhoram ao elevá-lo ou caminhar, por facilitar o retorno venoso. No exame físico, podem ser encontradas varizes varicosas, venulectasias, edema, dermatite ocre e lipodermatoesclerose.

Mialgia por estatina ▶ O uso de estatinas pode causar mialgia com sensação de cãibras, além de miopatia (dano muscular). Os sintomas aparecem em média 1 mês após o início do uso, mas podem ocorrer após 6 a 12 meses e persistir por até 2 meses da cessação do uso. Os sintomas geralmente ocorrem durante os exercícios, limitando a atividade física.

Síndrome das pernas inquietas ▶ É um desconforto e urgência em mexer as pernas que ocorre ao repouso, e melhora com o movimento. Não causa dor e endurecimento do membro como as cãibras. Ocorre à noite e geralmente está associada a movimentos periódicos do membro durante o sono. Nesse caso, os pacientes movem voluntariamente o membro para aliviar o desconforto, o qual ocorre em várias posições do membro durante o repouso. Pode estar associada à síndrome da apneia do sono.

Neuropatia periférica ▶ Pode ser descrita como adormecimento, formigamento e "dor elétrica" com cãibras secundárias. Não está relacionada com exercícios e ocorre tanto durante o dia quanto à noite.

TRATAMENTO ▶ O uso de quinina (como substância única ou na formulação da água tônica), antes considerado o principal tratamento para cãibras, hoje é visto como de pouco benefício; além disso, possui risco de trombocitopenia, nefropatia, hipersensibilidade e prolongamento do intervalo QT. Portanto, esse tratamento não deve ser indicado para todos os pacientes com cãibras, podendo ser considerado, com muita cautela, em pacientes refratários a todas as outras terapêuticas e que possuam cãibras que comprometam a sua qualidade de vida.

Inicialmente, devem-se tentar medidas não farmacológicas e, se possível, retirar os fármacos possivelmente relacionados com as cãibras. Recomenda-se hidratação e evitar diuréticos, mas são medidas que não se mostraram eficazes em alguns estudos. Alongar a musculatura 3 vezes por dia pode reduzir as cãibras, mas não há evidências suficientes para essa recomendação. Em pacientes sedentários, a prática regular de atividade física deve ser orientada.

Ainda existem muitas controvérsias sobre o tratamento farmacológico de cãibras e resultados conflitantes entre estudos. Alguns estudos mostraram benefício no uso de vitaminas do complexo B e vitaminas do complexo E. Em pacientes com anemia, a reposição de ferro mostrou-se benéfica. Em gestantes, suplementação com magnésio trouxe benefício em alguns estudos. Diltiazem e verapamil podem ser opções terapêuticas se não houver efetividade com os medicamentos citados.

Em pacientes que não responderem a essas terapêuticas, pode-se utilizar gabapentina, que tem se mostrado uma possibilidade terapêutica em alguns estudos, especialmente nos pacientes com doença neurológica associada.

REFERÊNCIA ▶

Oboler SK, Prochazka AV, Meyer TJ. Leg symptoms in outpatient veterans. West J Med. 1991;155(3):256-9.

LEITURAS RECOMENDADAS ▶

Allen RE, Kirby KA. Nocturnal leg cramps. Am Fam Physician. 2012;86(4):350-5.

Barohn RJ, Dimachkie MM, Jackson CE. A pattern recognition approach to patients with a suspected myopathy. Neurol Clin. 2014;32(3):569-93, vii.

Berger D. Leg discomfort: beyond the joints. Med Clin North Am. 2014;98(3):429-44.

Katzberg HD. Neurogenic muscle cramps. J Neurol. 2015;262(8):1814-21.

Katzberg HD, Khan AH, So YT. Assessment: Symptomatic treatment for muscle cramps (an evidence-based review): report of the Therapeutics and Technology Assessment Subcommittee of the American Academy of Neurology. Neurology. 2010;74(8):691-6.

Miller TM, Layzer RB. Muscle cramps. Muscle Nerve. 2005;32(4):431-42.

CAPÍTULO 18
CALORÕES OU FOGACHOS

MARIA CELESTE OSORIO WENDER
MONA LÚCIA DALL'AGNO

CONCEITOS ▶ Conceitua-se **climatério** como o período de transição entre a fase reprodutiva e a fase não reprodutiva da mulher. A menopausa é uma data dentro desse período identificada pela ocorrência da última menstruação, constatada retrospectivamente após 12 meses de amenorreia. Ela ocorre, em média, aos 50 anos de idade.

O **fogacho** (ou "calorão") é a ocorrência súbita de hiperemia da face, do pescoço e do tórax, acompanhada de sensação de calor intenso, seguida muitas vezes de sudorese profusa e, posteriormente, de sensação de frio.

ASPECTOS EPIDEMIOLÓGICOS ▶

A prevalência dos fogachos entre mulheres que entram na menopausa naturalmente é maior do que 80% nos Estados Unidos e na Inglaterra, 60% na Suécia e 62% na Austrália.

Um estudo transversal populacional realizado na cidade de Pelotas, Rio Grande do Sul, revelou prevalência de 52% entre mulheres de 40 a 69 anos.

Um estudo populacional norte-americano que acompanhou mulheres desde a fase pré-menopáusica até a pós-menopausa verificou, após 6 anos, que o relato de fogachos aumentava com a evolução da transição menopausal: 37% das pré-menopáusicas, 48% das que se encontravam em fase de transição inicial, 63% das que estavam em transição tardia e 79% das pós-menopáusicas. Escores de ansiedade foram significativamente associados com a ocorrência dos fogachos e também com a gravidade e a frequência destes.

Outro grande estudo populacional (Study of Women's Health Across the Nation [SWAN]), que acompanhou 3.300 mulheres de diferentes origens, relatou que as negras e as hispânicas tinham mais sintomas que as americanas brancas, e que estas últimas apresentavam mais sintomas que as chinesas e as japonesas. Um maior nível educacional foi relacionado com menos sintomas. Tabagismo, maior índice de massa corporal (IMC), sintomas pré-menstruais, percepção de estresse e idade também se associaram significativamente com os fogachos. Nenhum hábito dietético foi relacionado, de maneira expressiva, com ocorrência ou proteção aos sintomas.

Dados norte-americanos apontam que cerca de 90% das mulheres ooforectomizadas (menopausa cirúrgica) referem fogachos. Cerca de 20% das mulheres referem ocorrência de sintoma intolerável.

FISIOPATOLOGIA E CAUSAS ▶

A fisiopatologia exata do fogacho não é conhecida. Entretanto, sabe-se que a redução dos níveis séricos estrogênicos provocam alterações em neurotransmissores cerebrais que causariam instabilidade no centro termorregulador hipotalâmico, tornando-o mais sensível a pequenos aumentos da temperatura corporal relacionados a alterações intrínsecas e ambientais. O fogacho coincide com a elevação do hormônio luteinizante (LH, do inglês *luteinizing hormone*) e é precedido por sensação prodrômica. A relação da elevação do LH com a modificação na temperatura não é bem entendida, pois se observam fogachos mesmo em mulheres hipofisectomizadas (indicando que o mecanismo é independente da elevação do LH). O mesmo mecanismo hipotalâmico que provoca o fogacho também estimula a secreção do hormônio liberador de gonadotrofina (GnRH, do inglês *gonadotropin-releasing hormone*) e eleva o LH. Seguem-se modificações em neurotransmissores e maior atividade neuronal e autonômica.

Outros fatores parecem estar relacionados à fisiopatologia dos fogachos – entre eles, alterações nas concentrações dos hormônios sexuais (estrogênio, hormônio antimülleriano [AMH, do inglês *anti-müllerian hormone*] e hormônio folículo-estimulante [FSH, do inglês *follicle-stimulating hormone*]) e alterações nos sistemas seratoninérgico, noradrenérgico, opioide, suprarrenal e autonômico. A associação com predisposição genética ainda está sendo estudada.

CARACTERÍSTICAS DO COMPORTAMENTO DE PACIENTES COM ESSE QUADRO CLÍNICO ▶

Algumas mulheres apresentam múltiplos sintomas, enquanto outras têm pouca ou nenhuma sintomatologia, apesar de a redução da função ovariana com consequente queda dos níveis estrogênicos ser universal durante o período do climatério perimenopáusico ou pós-menopáusico.

A instabilidade vasomotora é o sintoma mais representativo desse período e ocorre na maioria das mulheres pós-menopáusicas. Apesar de o fogacho ser mais percebido na parte superior do tórax e na face, ocorre aumento de temperatura da pele (por vasodilatação) dos dedos das mãos e dos pés, do antebraço, do braço, do abdome, do dorso, da panturrilha e das nádegas. Também ocorrem palpitações, aumento da frequência cardíaca, ansiedade e irritabilidade. Cerca de 90% dos fogachos são imediatamente seguidos por suores mensuráveis objetivamente.

A duração do fogacho varia de poucos segundos a vários minutos ou, excepcionalmente, cerca de 1 hora. Pode ocorrer raramente, porém, 87% das mulheres sintomáticas têm episódios diários de fogachos, sendo que 33% destas apresentam mais de 10 episódios por dia. São mais comuns e intensos à noite e durante momentos de estresse.

A duração média dos sintomas vasomotores é de 7,4 anos a partir da transição menopausal – 4,5 anos deste total são vivenciados no período pós-menopáusico.

A duração dos sintomas varia conforme a etnia, sendo que as mulheres afro-americanas são as que apresentam fogachos durante mais tempo (média de 10,1 anos), enquanto as asiáticas apresentam o menor tempo de duração (1,8 ano, em média, para as japonesas e 5,4 anos para as chinesas). As mulheres brancas não hispânicas apresentaram sintomatologia durante 6,5 anos, em média, e as hispânicas, 8,9 anos.

O melhor preditor independente para a duração dos sintomas vasomotores e para o tempo de sintomas pós-menopausa é o início dos fogachos em estágios precoces da transição menopausal.

Também foram relacionadas a maior tempo de menopausa aquelas com maior IMC, tabagistas, aquelas com maior sensibilidade aos sintomas, ansiedade, percepção de estresse e sintomas depressivos.

Sabe-se que a presença desses sintomas se associa ao maior risco de doença cardiovascular, óssea e cognitiva. A gravidade do sintoma e sua interferência na qualidade de vida da mulher, bem como sua associação com outros sintomas climatéricos (como perturbação do sono), determinarão a necessidade ou não de tratamento.

DIAGNÓSTICO DIFERENCIAL E AVALIAÇÃO ▶

Os fogachos decorrentes da deficiência estrogênica devem ser diferenciados de outras situações que provocam calores e suores, como feocromocitoma, tumor tipo carcinoide, leucemias, tumores pancreáticos e anormalidades da tireoide.

Como alguma outra manifestação clínica da perimenopausa em geral antecede a ocorrência dos fogachos (particularmente alterações menstruais), a sua presença em mulher de faixa etária característica dispensa as dosagens hormonais. Caso a clínica não seja evidente, a redução estrogênica como causa do fogacho pode ser documentada por meio da dosagem sérica de FSH (elevado na hipoestrogenemia).

TRATAMENTO ▶ Os sintomas podem variar em uma mesma mulher, especialmente no período pré-menopáusico. É esperada redução da intensidade e da frequência dos sintomas com o passar do tempo. Deve-se ter em mente que a resposta ao placebo pode alcançar até 60% em alguns estudos. Por isso, qualquer tipo de tratamento deve ter sua eficácia documentada em estudos randomizados duplo-cegos.

TRATAMENTO DE REPOSIÇÃO HORMONAL ▶ Classicamente, a reposição estrogênica tem sido o tratamento de eleição de sintomas moderados a graves. Hoje há muita confusão – após a veiculação de resultados de ensaios clínicos comparando o uso de uma terapia hormonal ao placebo – sobre eventos cardiovasculares (Women's Health Study) em mulheres com idade média de 63 anos e sobre cognição e ocorrência de Alzheimer em mulheres com idade média de 70 anos, após o início do tratamento de reposição hormonal (TRH).

O uso de um estrogênio natural (17β-estradiol, valerato de estradiol ou estrogênios conjugados) em mulheres com útero, associado à progesterona ou ao progestogênio em mulheres climatéricas e sintomáticas, reduziu os sintomas vasomotores em metanálise de estudos randomizados de alta qualidade entre 65 a 90%. A presença de sintomas vasomotores moderados a graves nas mulheres perimenopáusicas constitui hoje a principal indicação de TRH.

No estudo Women's Health Initiative (WHI), a ocorrência de eventos coronarianos – no grupo de mulheres com idade entre 50 e 59 anos que usaram somente estrogênio ou naquelas com associação estrogênio/progesterona – não foi aumentada, assim como a ocorrência de trombose venosa profunda ou embolia pulmonar.

Aumento no risco de câncer de mama após 5 anos de associação estroprogestativa (risco relativo [RR] 1,26; intervalo de confiança [IC] 1,00-1,59) não foi verificado no grupo de usuárias somente de estrogênio (RR 0,77; IC 0,59-1,01) no estudo WHI.

As contraindicações ao TRH são história passada de câncer de mama ou de endométrio, presença de sangramento uterino anormal sem diagnóstico, hepatopatia aguda e história de trombose venosa profunda ou embolia pulmonar. Avaliação adequada da pré-instituição do TRH, bem como escolha de doses, vias de administração e regime hormonal, são tão importantes quanto o fornecimento de informações suficientes às mulheres candidatas.

TRATAMENTO NÃO HORMONAL ▶ Opções não hormonais podem ser empregadas quando o TRH for contraindicado ou não desejado. Os principais medicamentos são:

- **Sulpirida:** antagonista dopaminérgico cujo efeito sobre os fogachos foi recentemente demonstrado em um ensaio clínico randomizado que testou 50 mg/dia de sulpirida *versus* placebo com melhora significativa após 4 e 8 semanas de tratamento (redução de 25,8 pontos vs. 10,2 pontos após 4 semanas e 32,5 pontos vs. 10,4 pontos após 8 semanas; p = 0,019) com efeitos adversos mínimos nesse período;
- **Clonidina:** melhora os fogachos quando comparada com placebo (37%). Os últimos estudos sugerem que o alívio não compensa os efeitos adversos, sendo os mais frequentes tontura, constipação, boca seca, insônia e baixa libido;
- **Metildopa:** produz melhora nos sintomas. Há poucos estudos – a maioria com pequena amostra. Efeitos adversos são frequentes (50% apresentam cansaço, tontura ou náusea);
- **Propranolol:** alivia os fogachos. O uso de 40 mg/dia não apresentou melhora, mas o uso de 80 a 120 mg/dia mostrou melhora significativa em 70% dos casos;
- **Vitamina E:** já sugeria melhora superior ao placebo em vários estudos-pilotos. Foi testada em estudo com mulheres tratadas por câncer de mama, com leve redução quando comparada com placebo (média de 1 fogacho ou menos/dia). Na dose de 800 UI/dia, não produz efeito colateral. É recomendada nos casos de fogacho leve;
- **Antidepressivos:** venlafaxina (75 mg/dia), desvenlafaxina (50 mg/dia), fluoxetina (20 mg/dia) e paroxetina (12,5 mg/dia) demonstram melhora maior do que o placebo (40-75% de melhora), sendo relacionados efeitos adversos como náusea, boca seca, perda de apetite, cefaleia e tontura. Pode ocorrer disfunção sexual como efeito adverso e particularmente indesejado na mulher climatérica. É relatada redução da libido em 30 a 70% dos casos;
- **Gabapentina:** tem sido estudada na dose de 900 mg/dia, demonstrando alívio entre 45 e 54% na frequência e na intensidade dos fogachos, mas provocando efeitos colaterais em 50% das usuárias (sonolência, tontura, *rash*, palpitações e edema);
- **Fitoestrogênios:** apesar do grande apelo "natural", os fitoestrogênios, até o momento, não demonstraram eficácia comprovadamente superior ao placebo na maior parte dos estudos bem-delineados. Por outro lado, pouco se sabe a respeito da sua segurança, particularmente nas mulheres com contraindicação ao TRH.

REFERÊNCIAS ▶

Anderson GL, Limacher M, Assaf AR, Bassford T, Beresford SA, Black H, et al. Effects of conjugated equine estrogen in postmenopausal women with hysterectomy: the Women's Health Initiative randomized controlled trial. JAMA. 2004;291(14):1701-12.

Avis NE, Crawford SL, Greendale G, Bromberger JT, Everson-Rose SA, Gold EB, et al. Duration of menopausal vasomotor symptoms over the menopause transition. JAMA Intern Med. 2015;175(4):531-9.

Barnabei VM, Cochrane BB, Aragaki AK, Nygaard I, Williams RS, McGovern PG, et al. Menopausal symptoms and treatment-related effects of estrogen and progestin in the women's health initiative. Obstet Gynecol. 2005;105(5 Pt 1):1063-73.

Gold EB, Block G, Crawford S, Lachance L, FitzGerald G, Miracle H, et al. Lifestyle and demographic factors in relation to vasomotor symptoms: baseline results from the study of Women's Health Across the Nation. Am J Epidemiol. 2004;159(12):1189-99.

Hickey M, Davis SR, Sturdee DW. Treatment of menopausal symptoms: what shall we do now? Lancet. 2005;366(9483):409-21.

Maclennan AH, Broadbent JL, Lester S, Moore V. Oral oestrogen and combined oestrogen/progestogen therapy versus placebo for hot flushes. Cochrane Database Syst Rev. 2004;(4):CD002978.

Rapp SR, Espeland MA, Shumaker SA, Henderson VW, Brunner RL, Manson JE, et al. Effect of estrogen plus progestin on global cognitive function in postmenopausal women: the Women's Health Initiative memory study: a randomized controlled trial. JAMA. 2003;289(20):2663-72.

Sclowitz IK, Santos IS, Silveira MF. [Prevalence and factors associated with hot flashes in climacteric and post-climacteric women]. Cad Saude Publica. 2005;21(2):469-81.

LEITURAS RECOMENDADAS ▶

ACOG Practice Bulletin No. 141: management of menopausal symptoms. Obstet Gynecol. 2014;123(1):202-16.

Borba CM. Uso de sulpirida versus placebo na redução de fogachos durante o climatério: ensaio clínico randomizado [dissertação]. Porto Alegre: UFRGS; 2017.

Dhanoya T, Sievert LL, Muttukrishna S, Begum K, Sharmeen T, Kasim A, et al. Hot flushes and reproductive hormone levels during the menopausal transition. Maturitas. 2016;89:43-51.

Evans ML, Pritts E, Vittinghoff E, McClish K, Morgan KS, Jaffe RB. Management of postmenopausal hot flushes with venlafaxine hydrochloride: a randomized, controlled trial. Obstet Gynecol. 2005;105(1):161-6.

Freedman RR. Menopausal hot flashes. In: Kelsey J, Lobo RA, Marcus R. Menopause: biology and pathobiology. Burlington: Academic Press; 2000. p. 215-27.

Freeman EW, Sammel MD, Lin H, Gracia CR, Kapoor S, Ferdousi T. The role of anxiety and hormonal changes in menopausal hot flashes. Menopause. 2005;12(3):258-66.

Huntley AL, Ernst E. Soy for the treatment of perimenopausal symptoms--a systematic review. Maturitas. 2004;47(1):1-9.

Krebs EE, Ensrud KE, MacDonald R, Wilt TJ. Phytoestrogens for treatment of menopausal symptoms: a systematic review. Obstet Gynecol. 2004;104(4):824-36.

Manson JE, Hsia J, Johnson KC, Rossouw JE, Assaf AR, Lasser NL, et al. Estrogen plus progestin and the risk of coronary heart disease. N Engl J Med. 2003;349(6):523-34.

National Institutes of Health. National Institutes of Health State-of-the-Science Conference statement: management of menopause-related symptoms. Ann Intern Med. 2005;142(12 Pt 1):1003-13.

Rossouw JE, Anderson GL, Prentice RL, LaCroix AZ, Kooperberg C, Stefanick ML, et al. Risks and benefits of estrogen plus progestin in healthy postmenopausal women: principal results from the Women's Health Initiative randomized controlled trial. JAMA. 2002;288(3):321-33.

The NAMS 2017 Hormone Therapy Position Statement Advisory Panel. The 2017 hormone therapy position statement of The North American Menopause Society. Menopause. 2017;24(7):728-53.

Thurston RC, Sutton-Tyrrell K, Everson-Rose SA, Hess R, Matthews KA. Hot flashes and subclinical cardiovascular disease: findings from the Study of Women's Health Across the Nation Heart Study. Circulation. 2008;118(12):1234-40.

Thurston RC, Sutton-Tyrrell K, Everson-Rose SA, Hess R, Powell LH, Matthews KA. Hot flashes and carotid intima media thickness among midlife women. Menopause. 2011;18(4):352-8.

Wender MCO. Climatério. In: Passos EP, Ramos JGL, Martins-Costa SH, Magalhães JA, Menke CH, organizadores. Rotinas em ginecologia. 7. ed. Porto Alegre: Artmed; 2017. p. 495-515.

Wender MCO, Pompei LM, Fernandes CE, editores. Consenso brasileiro de terapêutica hormonal da menopausa. São Paulo: Leitura Médica; 2014.

SITES RECOMENDADOS ▶

Associação Brasileira de Climatério [http://www.sobrac.org.br]
International Menopause Society [http://www.imsociety.org]
The North American Menopause Society [http://www.menopause.org]

CAPÍTULO 19
CARDIOMEGALIA

ANDRÉ LUIZ THEOBALD
ALICE MARQUETTO ABRANTES
JOSÉ LUIZ MÖLLER FLÔRES SOARES

CONCEITOS E ASPECTOS EPIDEMIOLÓGICOS ▶ A **cardiomegalia**, ou aumento do tamanho do coração, é um dos sinais característicos da síndrome de insuficiência cardíaca (IC), doença prevalente que afeta 23 milhões de pessoas no mundo e atinge 1 a 2% da população dos países desenvolvidos. A prevalência tende a aumentar com a idade, estando presente em 10% dos indivíduos com mais de 70 anos. A mortalidade anual pode atingir 50% nas classes funcionais mais avançadas (classificação da New York Heart Association [NYHA] III-IV), o que demonstra a importância do conhecimento dessa síndrome.

No Brasil, a IC descompensada é a maior causa de internação hospitalar na rede pública de saúde, consumindo quase 250 milhões de reais por ano e gerando 350 mil internações durante esse período.

CLASSIFICAÇÃO ▶ A cardiomegalia pode apresentar-se das seguintes maneiras:

- Aumento global do coração;
- Aumento de cada câmara individualmente (átrios e ventrículos direito e esquerdo).

CAUSAS ▶ O aumento global do coração é mais frequente na insuficiência cardíaca congestiva. Apesar do envolvimento inicial de apenas uma ou duas câmaras cardíacas, a progressão para o comprometimento de todas as câmaras cardíacas é comum. O paciente com cardiopatia isquêmica ou hipertensão arterial sistêmica pode desenvolver sucessivamente aumento e falência do ventrículo esquerdo, aumento do átrio esquerdo, congestão e hipertensão pulmonar e aumento do ventrículo e do átrio direitos. Em outras circunstâncias, todas as câmaras cardíacas podem ser simultaneamente comprometidas, como na anemia, na miocardite ou na miocardiopatia dilatada. O aumento isolado de uma câmara cardíaca geralmente é consequência de uma lesão específica congênita ou adquirida.

São dois os mecanismos adaptativos desencadeantes do remodelamento e do aumento do volume cardíaco: (1) o mecanismo de Frank-Starling, que prevê melhora da contratilidade com o maior estiramento da fibra cardíaca (reflexo do aumento da pré-carga), e (2) a ativação de sistemas neuro-hormonais (catecolaminas, sistema renina-angiotensina-aldosterona, endotelina e peptídeo natriurético cerebral [BNP, do inglês *brain natriuretic peptide*]).

Esses mecanismos são capazes de gerar lesão celular, resultando em necrose e apoptose celular aceleradas. Outros fatores importantes são a mudança na matriz extracelular, o aumento na síntese do colágeno e a perda da arquitetura de ancoragem dos cardiomiócitos. Sabe-se que alguns marcadores da reciclagem do colágeno, como o peptídeo colágeno N-terminal tipo III (PIIINP, do inglês *procollagen III N-terminal peptide*), estão elevados nas miocardiopatias dilatadas e nos pacientes submetidos ao tratamento para IC. Pode-se perceber a redução desses marcadores, enquanto seus níveis se mantêm inalterados nos pacientes sem tratamento.

Portanto, a cardiomegalia é decorrente não apenas de uma etiologia, mas de múltiplas etiologias que têm como resultados o remodelamento cardíaco, a perda do formato cameral e, consequentemente, a perda da função contrátil. Essas doenças podem ser congênitas ou adquiridas, primárias ou secundárias. O **Quadro 19.1** mostra as principais causas de aumento do volume cardíaco.

Aids, síndrome da imunodeficiência adquirida (do inglês acquired immunodeficiency syndrome); GH, hormônio do crescimento (do inglês growth hormone).

CARACTERÍSTICAS DO COMPORTAMENTO DE PACIENTES COM ESSE SINAL

▶ Os pacientes com cardiomegalia sofrem de disfunção miocárdica; esta é uma síndrome complexa caracterizada por retenção hidrossalina, vasoconstrição e baixo débito. Os sintomas mais prevalentes são a dispneia e o cansaço.

QUADRO 19.1 ▶ CAUSAS DE AUMENTO DO VOLUME CARDÍACO

DOENÇAS DO MIOCÁRDIO

Doença isquêmica do miocárdio
- Lesão cicatricial
- Miocárdio hibernante, miocárdio atordoado
- Doença das artérias coronárias epicárdicas
- Doença isquêmica da microcirculação
- Disfunção endotelial

Dano tóxico
- Abuso de drogas: álcool, cocaína, fármacos anfetamina e anabolizantes
- Metais pesados: cobre, ferro, chumbo, cobalto
- Medicamentos: quimioterápicos, imunomoduladores, antidepressivos, antiarrítmicos, anti-inflamatórios, anestésicos
- Radiação

Dano miocárdico imunomediado e inflamatório
- Relacionados à infecção: bactérias, espiroquetas, fungos, protozoários, parasitoses (doença de Chagas)
- Não relacionados à infecção: miocardite de células gigantes, doenças autoimunes (p. ex., doença de Graves, artrite reumatoide, colagenoses), miocardite eosinofílica

(Continua)

QUADRO 19.1 ▶ CAUSAS DE AUMENTO DO VOLUME CARDÍACO (Continuação)

Infiltração
- Relacionada à malignidade: infiltração direta ou metástases
- Não relacionada à malignidade: amiloidose, sarcoidose, hemocromatose, doença de depósito do glicogênio (doença de Pompe), doença de depósito lipossomal (doença de Fabry)

Alterações metabólicas
- Hormonais: doenças da tireoide e da paratireoide, deficiência de GH, hipercortisolemia, doença de Conn, doença de Addison, diabetes, síndrome metabólica, feocromocitoma, patologias relacionadas à gestação e ao periparto
- Nutricionais: deficiências de tiamina, L-carnitina, selênio, ferro, fosfato ou cálcio, desnutrição (relacionada à malignidade, à Aids, à anorexia nervosa), obesidade

Anormalidades genéticas
- Formas diversas: distrofia muscular, miocardiopatia hipertrófica, miocardiopatia restritiva, miocardiopatia não compactada

CONDIÇÕES ADQUIRIDAS

Hipertensão arterial sistêmica

Defeitos estruturais miocárdicos e valvares
- Adquiridos: doença valvar mitral, tricúspide, aórtica e pulmonar
- Congênitos: defeito do septo ventricular e atrial

Patologias pericárdicas e endomiocárdicas
- Pericárdicas: pericardite constritiva, derrame pericárdico
- Endomiocárdicas: síndrome hipereosinofílica, fibrose endomiocárdica, fibroelastose endomiocárdica

Estados de alto débito
- Anemia grave, sepse, tireotoxicose, doença de Paget, fístula arteriovenosa, gravidez

Hipervolemia
- Dano renal, reposição fluida iatrogênica

ARRITMIAS

Taquicardias
- Atriais e ventriculares

Bradicardias
- Disfunção do nó sinusal e distúrbios de condução

Os sinais e sintomas clássicos decorrentes do aumento cardíaco são apresentados no **Quadro 19.2**.

DIAGNÓSTICO E AVALIAÇÃO ▶

O diagnóstico de cardiomegalia inicia por uma **história clínica** completa, em pacientes com sintomas típicos. Ao **exame físico**, é possível perceber sobrecarga de volume evidenciada por edema periférico e pulmonar e turgência jugular. A inspeção torácica pode demonstrar íctus visível e desviado; à palpação do precórdio, percebe-se impulso ventricular palpável difuso e, por vezes, é possível perceber frêmito. As bulhas cardíacas costumam ser hipofonéticas na ausculta e podem surgir

QUADRO 19.2 ► SINAIS E SINTOMAS DECORRENTES DO AUMENTO CARDÍACO

SINTOMAS	SINAIS
Típicos	**Específicos**
• Dispneia • Ortopneia • Dispneia paroxística noturna • Baixa tolerância ao exercício físico • Fadiga, cansaço • Edema de tornozelo	• Aumento da pressão venosa jugular • Refluxo hepatojugular • Terceira bulha • Íctus desviado
Menos típicos	**Menos específicos**
• Tosse noturna • Sibilância • Inapetência • Confusão • Palpitações • Sonolência • Síncope • Bendopneia	• Ganho de peso (> 2 kg/semana) • Perda de peso (em doença cardíaca avançada) • Caquexia • Edema periférico • Crepitação pulmonar • Murmúrio vesicular reduzido (derrame pleural) • Taquicardia • Pulso irregular • Taquipneia • Ventilação periódica (respiração de Cheyne-Stokes) • Hepatomegalia • Ascite • Oligúria

Fonte: 2016 ESC guidelines for the diagnosis and treatment of acute and chronic heart failure: the task force for the diagnosis and treatment of acute and chronic heart failure of the European Society of Cardiology (ESC).

sopros. O ritmo de galope é frequente na sobrecarga de volume das classes funcionais mais avançadas, assim como o pulso alternante.

A **radiografia de tórax** permite definir o formato do coração e sugerir as câmaras envolvidas, com especificidade de 83%. O índice cardiotorácico é a razão entre o diâmetro transverso total da silhueta cardíaca e o diâmetro total do tórax, presentes na incidência anteroposterior em máxima inspiração. Quando o diâmetro cardíaco ultrapassa a metade do diâmetro torácico, está definida a cardiomegalia (índice cardiotorácico > 0,5), conforme **Figura 19.1**.

A silhueta cardíaca ainda pode revelar sinais de anormalidades congênitas, como defeitos de septo atrial ou ventricular.

O **eletrocardiograma** (ECG) possui sensibilidade de 89% e especificidade de 56% para diagnóstico de IC; portanto, um ECG normal torna pouco provável esse diagnóstico. No ECG, podem ser identificadas algumas alterações que

Radiografia de tórax normal

Índice cardiotorácico

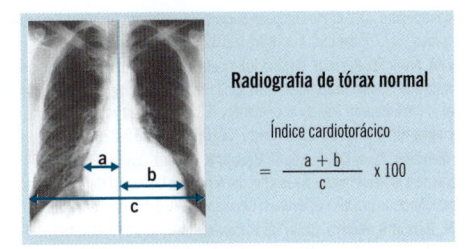

$$= \frac{a + b}{c} \times 100$$

FIGURA 19.1 ▶ RADIOGRAFIA DE TÓRAX NORMAL, SEM CARDIOMEGALIA.

sugerem a etiologia da cardiomegalia, como zonas eletricamente inativas na cardiopatia isquêmica, bloqueio de ramo direito associado ao bloqueio da divisão anterossuperior na doença chagásica, frequência elevada nas taquicardiomiopatias induzidas por álcool e drogas, entre outras.

O **uso laboratorial dos biomarcadores**, como BNP ou fragmento N-terminal do peptídeo natriurético tipo B (NT-proBNP), pode auxiliar na avaliação de diagnóstico diferencial de dispneia em sala de emergência. Em caso de IC, os biomarcadores podem avaliar a gravidade do quadro, bem como o seguimento no manejo. São preditores de risco de morte súbita e readmissão hospitalar. Troponina (us) auxilia como biomarcador de dano miocárdico ou fibrose.

A **ecocardiografia do coração** é o método de eleição para definir o tamanho das câmaras cardíacas (na sístole e na diástole). Além de ser de fácil acesso, rápida e segura, permite fornecer informações como fração de ejeção, massa e espessura da parede ventricular, contração e alteração segmentar, disfunções valvares, presença de trombos, derrame pericárdico, anomalias congênitas, entre outras.

TRATAMENTO ▶ O tratamento da cardiomegalia é direcionado para a causa determinante. Assim, uma estenose aórtica ou uma alteração congênita podem exigir tratamento cirúrgico; já o aumento global do coração tem por eleição o tratamento clínico.

Os fármacos que comprovaram, por meio de ensaios clínicos, impedir o remodelamento cardíaco, atuando sobre o eixo neuro-humoral, são representados por inibidores da enzima conversora da angiotensina, β-bloqueadores, bloqueadores dos receptores da angiotensina, antagonistas dos receptores da aldosterona e, mais recentemente, inibidores do receptor de angiotensina-neprilisina. Esses medicamentos, em pacientes com IC com fração de ejeção reduzida, além de impedirem o remodelamento, reduziram morbidade e mortalidade na IC.

LEITURAS RECOMENDADAS ▶

Braunwald E, Zipes DP, Libby P. Tratado de medicina cardiovascular. 6. ed. São Paulo: Roca; 2003. V. 1.
Braunwald E, Zipes DP, Libby P. Tratado de medicina cardiovascular. 6. ed. São Paulo: Roca; 2003. V. 2.
McMurray JJ, Adamopoulos S, Anker SD, Auricchio A, Böhm M, Dickstein K, et al. ESC guidelines for the diagnosis and treatment of acute and chronic heart failure 2012: the task force for the diagnosis and treatment of

acute and chronic heart failure 2012 of the European Society of Cardiology. Developed in collaboration with the Heart Failure Association (HFA) of the ESC. Eur Heart J. 2012;33(14):1787-847.

Ponikowski P, Voors AA, Anker SD, Bueno H, Cleland JGF, Coats AJS, et al. 2016 ESC Guidelines for the diagnosis and treatment of acute and chronic heart failure: The Task Force for the diagnosis and treatment of acute and chronic heart failure of the European Society of Cardiology (ESC)Developed with the special contribution of the Heart Failure Association (HFA) of the ESC. Eur Heart J. 2016;37(27):2129-2200.

Writing Committee Members, Yancy CW, Jessup M, Bozkurt B, Butler J, Casey DE Jr, et al. 2013 ACCF/AHA Guideline for the management of heart failure: a report of the American College of Cardiology Foundation/American Heart Association task force on practice guidelines. Circulation. 2013;128(16):e240-327.

Yancy CW, Jessup M, Bozkurt B, Butler J, Casey DE Jr, Colvin MM, et al. 2017 ACC/AHA/HFSA Focused Update of the 2013 ACCF/AHA Guideline for the Management of Heart Failure: A Report of the American College of Cardiology/American Heart Association Task Force on Clinical Practice Guidelines and the Heart Failure Society of America. J Am Coll Cardiol. 2017;70(6):776-803.

CAPÍTULO 20

CEFALEIA

VERENA SUBTIL VIUNISKI
ADOLFO CARLOS BONOW
RENATA GOMES LONDERO

CONCEITOS E ASPECTOS EPIDEMIOLÓGICOS ▶ Cefaleia é a dor referida na cabeça, acima dos olhos ou orelhas, na parte posterior da cabeça (occipital) ou atrás do pescoço. A cefaleia é uma queixa extremamente comum, tanto em atendimentos de emergência quanto em consultas ambulatoriais.

A prevalência média de cefaleia é de 46% anualmente. De acordo com o estudo Global Burden of Disease de 2010, cefaleia tipo tensional e migrânea são, respectivamente, a segunda e a terceira doenças mais comuns do mundo, perdendo apenas para cáries dentárias. No Brasil, uma recente revisão evidenciou prevalência média de cefaleia de 70,6%, afetando mais as mulheres do que os homens.

CLASSIFICAÇÃO ▶ As cefaleias podem ser classificadas como primárias ou secundárias, e é de fundamental importância a distinção etiológica destas, especialmente porque as cefaleias secundárias estão associadas a outras patologias subjacentes, algumas potencialmente ameaçadoras à vida.

As cefaleias estão organizadas na Classificação Internacional de Cefaleias (ICHD, do inglês *International Classification of Headache Disorders*), que está em sua terceira edição, a ICHD-3, contemplando aproximadamente 200 tipos de cefaleia distintos, e encontra-se em *site* específico.

A ideia de sistematizar os critérios diagnósticos visa promover maior acurácia, com base nas evidências mais atuais, reduzindo discrepâncias e erros em diagnóstico e terapêutica.

DIAGNÓSTICO E AVALIAÇÃO ▶ Os dados da **anamnese** e do **exame físico** são essenciais para orientar o raciocínio clínico e a investigação complementar. São dados fundamentais da entrevista: duração da cefaleia, velocidade de instalação, tempo do início dos sintomas, relação com decúbito ou esforço, intensidade, sintomas associados (náuseas ou vômitos, fonofobia, fotofobia, rubor facial, lacrimejamento ou rinorreia), fatores de alívio ou exacerbação. Esses dados auxiliam na determinação da urgência do caso, visto que uma dor de cabeça nova, de instalação súbita ou de intensidade progressiva pode ser sinal de alarme (red flag) para alguma patologia que necessite de abordagem emergencial.

Avaliar, ainda, localização, qualidade (pulsátil, constritiva, choque, ardência), intensidade (leve, moderada, intensa) e repercussão nas atividades de vida diária do paciente. Perguntar ativamente sobre história de trauma recente, quedas, acidentes automobilísticos, infecções (sintomas respiratórios altos ou baixos), febre, uso de álcool, tabaco ou outras drogas (lícitas e ilícitas). Visto que há evidência de hereditariedade em cefaleias primárias e de más-formações vasculares, é válido investigar a história familiar. Deve-se avaliar também a história médica, seja de condições crônicas (como atopias, hipertensão, uso de anticoncepcionais) ou infecções do sistema nervoso central, bem como o uso contínuo de medicamentos de qualquer natureza.

A partir dos dados de anamnese e exame físico deve ser possível definir entre cefaleias primárias ou secundárias, guiando investigação inicial necessária e tratamento.

CEFALEIAS PRIMÁRIAS ▶ Conforme a ICHD-3, cefaleias primárias compreendem a migrânea, a cefaleia tipo tensional, as cefaleias trigêmino-autonômicas e outras cefaleias primárias. Considerando as cefaleias mais comuns na prática clínica, neste capítulo serão abordadas a migrânea, a cefaleia tipo tensional e a cefaleia em salvas.

Migrânea ▶ A migrânea caracteriza-se por durar de 4 a 72 horas, ser recorrente, em geral unilateral, pulsátil, de intensidade moderada a grave, intensificada por atividades cotidianas (como subir escadas ou carregar peso) e associada a náuseas e/ou vômitos, fotofobia e fonofobia. Geralmente inicia entre a infância e o início da vida adulta. Pode haver piora no período perimenstrual; por esse motivo, é fundamental questionar as pacientes do sexo feminino sobre essa relação, bem como sobre método anticoncepcional em uso.

Alguns pacientes são capazes de identificar situações ou mesmo alimentos que podem desencadear uma crise migranosa: são os chamados gatilhos. Para a grande maioria, uma situação de estresse pontual ou períodos com maior sobrecarga emocional são gatilhos. No entanto, alguns pacientes observam crises após o consumo de vinho ou outras substâncias alcoólicas, café, chocolates, frutas cítricas, alimentos apimentados ou defumados, derivados do leite e ovos. Obesidade, sedentarismo, consumo excessivo de cafeína, privação ou má-qualidade de sono também são fatores de risco e/ou desencadeantes de crises em pacientes com migrânea e cefaleia tipo tensional.

Uma importante ferramenta é o diário de cefaleia, no qual o paciente registra a ocorrência da dor, sua duração, intensidade, características, associação com ciclo menstrual, consumo de medicamento e sua eficácia no manejo da dor, bem como algum possível gatilho. Isso auxilia no diagnóstico, na monitorização da eficácia do tratamento e/ou na necessidade de profilaxia, além de alertar o médico assistente sobre padrão de uso abusivo de analgésicos.

Quando há alta frequência nas crises (15 ou mais dias por mês), durante mais de 3 meses, com as características da migrânea em pelo menos 8 dias por mês, classifica-se como migrânea crônica. Esta também pode apresentar-se associada à cefaleia por abuso de analgésicos.

A migrânea pode ocorrer nas formas com ou sem aura. Aura é um sintoma neurológico focal (sintomas visuais, sensitivos ou outros atribuíveis ao sistema nervoso central), com duração de 5 a 60 minutos, completamente reversível que, geralmente, desenvolve-se de maneira gradual. Em regra, a aura é seguida de cefaleia com características de migrânea.

Cefaleia tipo tensional ▶ É a cefaleia primária mais prevalente em estudos populacionais, embora não seja a mais vista em emergências e consultórios. A cefaleia é de intensidade fraca a moderada, em aperto ou pressão e, na maioria das vezes, bilateral. Pode estar associada ao dolorimento da musculatura pericraniana, que pode ser percebido à palpação. É classificada como episódica quando ocorre até 14 dias ao mês e crônica se ocorre 15 ou mais dias ao mês. Sua fisiopatogênese ainda não está completamente elucidada.

Cefaleia em salvas ▶ Consiste em crises em geral unilaterais, de curta duração e de fortíssima intensidade. As crises repetem-se ao longo das 24 horas e, caracteristicamente, vêm acompanhadas de sintomas autonômicos homolaterais à dor, como lacrimejamento, edema palpebral, hiperemia conjuntival e da face, rinorreia, rubor facial, miose, sensação de plenitude auricular e sudorese.

CEFALEIAS SECUNDÁRIAS ▶ Toda cefaleia nova que possa ter iniciado após alguma perturbação, seja ela da natureza que for, com estreita relação causal comprovada, é uma cefaleia secundária. Fica implícito que esse distúrbio precisa de fato ser uma causa de cefaleia, como traumatismo craniencefálico, hemorragia intracraniana, lesão intracraniana com efeito de massa e infecção de seios paranasais.

Novamente, ressalta-se que o reconhecimento de uma causa subjacente para o aparecimento do sintoma de dor de cabeça é fundamental para o diagnóstico de afecções potencialmente ameaçadoras à vida. Quando uma cefaleia possui certas características – os sinais de alerta –, deve-se dar seguimento à investigação imagiológica e/ou laboratorial.

QUANDO PEDIR UM EXAME DE IMAGEM PARA UM PACIENTE COM CEFALEIA?

▶ Geralmente, os pacientes que buscam atendimento devido a essa queixa encontram-se ansiosos e questionam sobre a necessidade da realização de um exame de imagem do encéfalo. Porém, de acordo com as diretrizes de uso racional de exames complementares, uma minoria dos pacientes com cefaleia necessita de fato de investigação com neuroimagem.

No **Quadro 20.1**, são apresentados os sinais de alarme. Quando presentes, eles indicam a necessidade de investigar doenças subjacentes como causa de cefaleia, como um sintoma em uma síndrome clínica potencialmente grave. Em resumo, pacientes com cefaleia nova ou que apresentem uma cefaleia primária com mudança no padrão da dor, na maioria dos casos, devem realizar algum exame diagnóstico de neuroimagem.

Pacientes com dor intensa, súbita e incapacitante, com ou sem déficits neurológicos, especialmente durante ou após esforço intenso, devem ser investigados com tomografia computadorizada (TC) de crânio sem contraste e angiotomografia computadorizada (angio-TC) de vasos intracranianos e extracranianos, tendo em vista que esses sintomas podem representar uma hemorragia subaracnóidea por ruptura de aneurisma intracraniano. Pacientes que apresentam febre alta, confusão mental e/ou sinais focais e cefaleia intensa, sobretudo se associados à rigidez nucal, devem ser submetidos, além de a um exame de imagem do sistema nervoso, à análise liquórica por meio de punção lombar para diagnóstico diferencial de infecção do sistema nervoso.

Nos casos de cefaleia após traumatismo craniencefálico, opta-se por realizar neuroimagem em pacientes com déficit focal, sonolência atípica, vômitos em jato ou perda de consciência durante ou após o trauma, bem como em pacientes que fazem uso de anticoagulantes. Se houver história de trauma recente, com ou sem mecanismo de chicote, em paciente com cefaleia nova associada ou não à dor nucal e, por vezes, com síndrome de Horner (ptose palpebral, anisocoria e paresia do músculo reto medial), deve-se considerar

---

QUADRO 20.1 ▶ SINAIS DE ALARME (*RED FLAGS*) DA CEFALEIA

Na anamnese, atentar para:
- Dor muito intensa súbita e/ou explosiva ("Pior dor de cabeça da minha vida!")
- Dor associada a quadro infeccioso (especialmente respiratório)
- Dor nova ou mudança no padrão da dor
- Alteração do estado mental (consciência *vs.* percepção)
- Associação causal com esforço físico
- Cefaleias persistentemente unilaterais
- Pacientes portadores de neoplasia ou Aids
- Pacientes com mais de 50 anos
- Cefaleia refratária ao tratamento clínico

No exame físico, atentar para:
- Déficits focais
- Meningismo
- Rebaixamento do sensório
- Edema papilar

Aids, síndrome da imunodeficiência adquirida (do inglês *acquired immunodeficiency syndrome*).

dissecção carotídea como uma hipótese diagnóstica, realizando TC de crânio sem contraste e angio-TC de vasos intracranianos e extracranianos.

Outro diagnóstico diferencial importante é a trombose venosa cerebral, que cursa com cefaleia e, em alguns casos, sinais focais, chamando a atenção para piora da dor ao deitar-se, devido ao aumento da pressão intracraniana. Mulheres em uso de anticoncepcional oral hormonal, gestantes/puérperas ou pacientes portadores de trombofilias são os mais acometidos. Ainda sobre gestantes e puérperas: atentar para novas cefaleias em pacientes com gestações de risco, visto que este é um dos sintomas de pré-eclâmpsia.

Em pacientes com mais de 50 anos, uma cefaleia nova, unilateral e intensa, com ou sem amaurose fugaz, sempre deve ser investigada, considerando a hipótese de arterite temporal. O diagnóstico precoce desta, com o tratamento instituído adequadamente, evita a perda visual que pode ser irreversível.

Outros cenários que devem ser avaliados cuidadosamente incluem pacientes portadores de síndrome da imunodeficiência adquirida (Aids, do inglês *acquired immunodeficiency syndrome*) ou de neoplasia com cefaleia nova, considerando a hipótese de lesão expansiva intracraniana, bem como pacientes com história pessoal ou familiar de glaucoma, apresentando cefaleia e alteração visual.

TRATAMENTO ▶

Nas cefaleias secundárias, uma vez estabelecida a causa subjacente, trata-se a dor como sintoma e, se possível, a patologia de base.

Nas cefaleias primárias, após identificado o diagnóstico, verifica-se a frequência das crises e seu impacto na vida do paciente. Pacientes com 3 ou mais crises migranosas por mês e pacientes com 15 ou mais crises de cefaleia tipo tensional irão requerer, além de tratamento das crises, profilaxia. A escolha da profilaxia se dá com base no fármaco mais indicado para cada tipo de cefaleia e no perfil do paciente. Conforme o diagnóstico, são utilizados β-bloqueadores, como o propranolol e o metoprolol, antidepressivos tricíclicos, como a amitriptilina e a nortriptilina, e fármacos anticonvulsivantes, como o topiramato e o ácido valproico. Todos são utilizados na migrânea. Em cefaleia tipo tensional, utilizam-se, principalmente, os antidepressivos tricíclicos. Pacientes portadores de asma não devem usar β-bloqueadores. Deve-se evitar o uso de antidepressivos tricíclicos em pacientes obesos ou com sobrepeso. O uso de topiramato é contraindicado em pacientes portadores de litíase renal ou com história familiar ou pessoal de glaucoma; quando prescrito, o paciente deve ser bem orientado sobre seus efeitos adversos, como parestesias e tontura. Toda profilaxia terá seu início de ação em 4 a 8 semanas do início do tratamento, o que deve necessariamente ser orientado ao paciente. As doses, a forma de início do tratamento (sempre em doses reduzidas) e o tempo de tratamento fogem ao escopo desta obra, podendo ser consultados nas referências ao fim deste capítulo.

Nas crises migranosas, o paciente deve ser orientado a usar o fármaco mais eficaz estabelecido para ele o mais precocemente possível, visando evitar o abuso de analgésicos (**Tabela 20.1**). Usar fármacos combinados com cafeína e ergotamina, por exemplo, nem sempre é o mais adequado no controle ál-

TABELA 20.1 ▶ FÁRMACOS UTILIZADOS NA CRISE MIGRANOSA

NOME DO MEDICAMENTO	DOSE	OBSERVAÇÕES
Sumatriptana	• Comprimidos de 25 mg, 50 mg e 100 mg VO: dose máxima de 200 mg/dia • Injeção SC de 6 mg: dose máxima de 2 aplicações/dia • *Spray* nasal com 10 mg/dose: dose máxima de 40 mg/dia	• Iniciar com 50 mg VO; se não houver resultado, tentar 100 mg VO • A injeção SC é a mais eficiente e com maior velocidade de ação, seguida do *spray* nasal • Deve-se optar pelas formas injetável ou *spray* nasal se o paciente apresentar náuseas ou vômitos importantes, não tolerando VO • Todas as apresentações podem ser repetidas em até 2 h, se não houver resposta satisfatória
Naratriptana	Comprimidos de 2,5 mg VO	Menos potente e menos veloz que a sumatriptana, porém apresenta melhor perfil de tolerância e ação prolongada
Rizatriptana	Comprimidos de 10 mg VO: dose máxima de 30 mg/dia	• É o mais potente dos triptanos VO comercializados no Brasil, com ação mais rápida • A associação com propranolol aumenta sua biodisponibilidade: reduzir dose para 5 mg VO • Se não houver resposta satisfatória, repetir dose em até 2 h
Zolmitriptana	Comprimidos de 2,5 mg VO	Boa biodisponibilidade VO, efeito similar ao da sumatriptana
Paracetamol	Comprimidos de 500 mg e 750 mg: dose máxima de 4.000 mg/dia	• Dose recomendada em adultos é de 1.000 mg • Boa opção para pacientes alérgicos a AINEs e dipirona, bem como para idosos • A associação com cafeína potencializa seu efeito, mas deve ser usada com parcimônia
Dipirona	Comprimidos de 500 mg e 1.000 mg: dose máxima de 3.000 mg/dia	A dose recomendada é de 1-2 g na crise migranosa

AINEs, anti-inflamatórios não esteroides; SC, subcutânea; VO, via oral.

gico, e pode levar ao aumento da frequência e da dose de uso pelo paciente. O uso de anti-inflamatórios não esteroides (AINEs) está indicado se de fato o paciente apresenta melhora sintomática; do contrário, deve ser descontinuado. Os fármacos que costumam apresentar melhor resposta clínica são os triptanos, e devem ser prescritos aos pacientes que possuem diagnóstico de migrânea, sempre com orientações sobre seus efeitos adversos (taquicardia, sudorese, diaforese) e uso moderado, visando reduzir o risco de abuso. Seu uso é proscrito em pacientes com história pessoal de infarto agudo do miocárdio e acidente vascular cerebral. Antagonistas da dopamina com efeito antiemético (metoclopramida, domperidona e bromoprida) são úteis mesmo na ausência de náuseas ou vômitos, o que se justifica pela gastroparesia presente nas crises migranosas. Seu uso pode ter adjuvância no efeito dos AINEs e dos triptanos.

É de fundamental importância ressaltar que, seja no cenário emergencial ou ambulatorial, o uso de analgésicos opioides deve ser evitado para portadores de migrânea. O uso desses medicamentos está associado a maior recorrência e pior resposta à analgesia posterior.

Na cefaleia tipo tensional, o uso racional de analgésicos comuns e de AINEs resolve a maior parte das crises. Nesses casos, investigar e tratar disfunções temporomandibulares, estimular atividade física moderada diária e outras medidas comportamentais também podem ser efetivas em longo prazo.

O cuidado com o tratamento medicamentoso no paciente portador de cefaleia sempre deve visar ao seu conforto, também monitorando a frequência do uso dos medicamentos analgésicos. Há preocupação com o abuso desses fármacos, pois se sabe que, com o uso indevido, desenvolve-se a chamada cefaleia por uso abusivo de analgésicos, uma cefaleia secundária que é dispendiosa tanto para o paciente como para o sistema de saúde, requerendo medidas de desintoxicação e reeducação comportamental.

REFERÊNCIAS ▶

International Headache Society. IHS classification ICHD-3 beta. London: IHS; c2016 [capturado em 12 dez. 2017]. Disponível em: https://www.ichd-3.org/.

Queiroz LP, Silva Junior AA. The prevalence and impact of headache in Brazil. Headache. 2015;55 Suppl 1:32-8.

Stovner LJ, Hagen K, Jensen R, Katsarava Z, Lipton R, Scher A, et al. The global burden of headache: a documentation of headache prevalence and disability worldwide. Cephalalgia. 2007;27(3):193-210.

Vos T, Flaxman AD, Naghavi M, Lozano R, Michaud C, Ezzati M, et al. Years lived with disability (YLDs) for 1160 sequelae of 289 diseases and injuries 1990-2010: a systematic analysis for the Global Burden of Disease Study 2010. Lancet. 2012;380(9859):2163-96.

LEITURAS RECOMENDADAS ▶

Bordini CA, Roesler C, Carvalho DS, Macedo DDP, Piovesan E, Melhado EM, et al. Recomendações para o tratamento da crise migranosa: um consenso brasileiro. Arq Neuro-Psiquiatr. 2016;74(3):262-71.

Charles AC. Migraine: a brain state. Curr Opin Neurol. 2013;26(3):235-9.

Charles AC, Baca SM. Cortical spreading depression and migraine. Nat Rev Neurol. 2013;9(11):637-44.

Hansen JM, Lipton RB, Dodick DW, Silberstein SD, Saper JR, Aurora SK, et al. Migraine headache is present in the aura phase: a prospective study. Neurology. 2012;79(20):2044-9.

Speciali JG. Entendendo a enxaqueca. Ribeirão Preto: Funpec; 2003.

Speciali JG; Silva WF, coordenadores. Cefaleias. São Paulo: Lemos; 2002.

CAPÍTULO 21

CIANOSE

ÁUREA LUIZA FERNANDES MAGALHÃES
FERNANDO TOPANOTTI TARABAY
EUBRANDO S. OLIVEIRA

CONCEITOS E ASPECTOS EPIDEMIOLÓGICOS ▶

Cianose é caracterizada pela coloração azulada da pele e das mucosas. Pode resultar do aumento da hemoglobina desoxigenada ou de derivados da hemoglobina (p. ex., metemoglobina, sulfemoglobina). Em geral, torna-se clinicamente evidente quando a hemoglobina desoxigenada ultrapassa 4 a 5 mg/dL no sangue dos capilares, porém, pode variar conforme condições do indivíduo, muitas delas ameaçadoras à vida.

Costuma ser mais acentuada em leitos ungueais, orelhas, lábios e proeminências maxilares. Sua intensidade é definida pela cor e pela espessura da pele, e depende também do estado dos capilares cutâneos.

A gravidade da cianose depende da quantidade absoluta de hemoglobina desoxigenada. Sendo assim, indivíduos anêmicos apresentam percentualmente maior concentração de hemoglobina desoxigenada, ao se apresentarem com cianose, quando comparados aos normoglobulinêmicos ou hiperglobulinêmicos. Logo, a cianose apresenta-se mais tardiamente ou é de mais difícil detecção em pacientes anêmicos.

CLASSIFICAÇÃO E CAUSAS ▶

CIANOSE CENTRAL ▶ A cianose central resulta da redução da pressão parcial de oxigênio, sendo decorrente de alterações pulmonares, desvios vasculares anatômicos (fístulas arteriovenosas pulmonares, desvios intrapulmonares, algumas formas de insuficiência cardíaca congênita) ou hemoglobina com baixa afinidade por oxigênio. A cianose central também pode ocorrer sem dessaturação, e com pressão parcial de oxigênio normal, nos casos em que há anomalias da hemoglobina (carboxiemoglobina, sulfemoglobina e metemoglobina) (**Quadro 21.1**).

CIANOSE PERIFÉRICA ▶ Quando a cianose é periférica, está relacionada à vasoconstrição/vasoespasmo (exposição ao frio, baixo débito cardíaco) ou à oclusão arterial ou venosa em membros. Na cianose periférica isolada, não há dessaturação (**Quadro 21.2**).

QUADRO 21.1 ▶ CAUSAS DE CIANOSE CENTRAL

Redução da saturação arterial de oxigênio
- Altitudes elevadas (menor pressão atmosférica)
- Declínio da função pulmonar (hipoventilação, difusão comprometida, *shunt* e distúrbios de ventilação-perfusão)
- Alterações anatômicas vasculares
- Redução da afinidade da hemoglobina pelo oxigênio

Anomalias de hemoglobina
- Carboxiemoglobinemia
- Sulfemoglobinemia
- Metemoglobinemia

Fonte: Baseado em Goldman e colaboradores; Kasper e colaboradores.

QUADRO 21.2 ▶ CAUSAS DE CIANOSE PERIFÉRICA

- Frio
- Redução do débito cardíaco
- Oclusões arteriais e venosas
- Fluxo sanguíneo redistribuído

Fonte: Adaptado de Goldman e colaboradores; Kasper e colaboradores.

DIAGNÓSTICO E AVALIAÇÃO ▶

BAQUETEAMENTO DIGITAL ▶ O baqueteamento digital é a perda da configuração normal côncava da unha e está mais associado a condições crônicas. Cianose periférica ou início súbito de cianose central não estão associados ao desenvolvimento de baqueteamento digital. Em alguns casos, pode estar relacionado à osteoartropatia hipertrófica.

ESPECTROSCOPIA ▶ É útil no diagnóstico de anomalias de hemoglobina, quando a cianose não é bem explicada por alterações circulatórias e respiratórias.

GASOMETRIA ARTERIAL ▶ É utilizada para avaliar as pressões parciais de oxigênio e dióxido de carbono, assim como distúrbios acidobásicos. É obtida por punção de sítio arterial – podendo ser feita por ordem de preferência: artéria radial, artéria braquial, artéria femoral ou artéria dorsal do pé – e permite avaliar o gradiente de oxigênio alveolar-arterial. Casos de cianose com pressão parcial de oxigênio normal devem levantar a suspeita de metemoglobinemia.

OXIMETRIA DE PULSO ▶ Avalia a fração de hemoglobina saturada de oxigênio, fornecendo valor estimado dessa fração, porém, pouco preciso quando abaixo de 80% e quando a hemoglobina é menor que 5 g/dL. Difere apenas

3% da saturação arterial de oxigênio. É um método de auxílio, visto que a monitorização contínua por gasometria arterial não é viável e, em alguns locais, nem mesmo disponível.

Não é adequada para avaliação de forma isolada, visto que não fornece dados relativos à pressão parcial de dióxido de carbono. Pode ser utilizada de forma contínua ou intermitente, conforme necessidade de monitorização. O oxímetro de pulso avalia apenas dois comprimentos de onda (espectrofotometria), ou seja, não detecta metemoglobina nem carboxiemoglobina.

RADIOGRAFIA DE TÓRAX E TOMOGRAFIA COMPUTADORIZADA ▶ Podem demonstrar ou sugerir causas para a cianose. Cardiomegalia, sinais de tromboembolismo pulmonar, congestão pulmonar ou doença pulmonar obstrutiva podem direcionar a investigação. Angiotomografia e angiografia podem auxiliar na avaliação de cianose de membros em casos de dissecção de grandes vasos ou oclusões arteriais.

ELETROCARDIOGRAMA ▶ Avalia e diferencia causas cardíacas de não cardíacas.

ECOCARDIOGRAMA ▶ Auxilia na diferenciação de causas cardíacas e não cardíacas. Apresenta papel especial na avaliação de cardiopatias, congênitas ou adquiridas.

TRATAMENTO ▶ O tratamento de pacientes que se apresentam com cianose requer o reconhecimento e o tratamento da causa de base e de suas complicações, reduzindo o risco de desfechos relacionados à hipoxia crônica (**Quadro 21.3**).

QUADRO 21.3 ▶ PRINCIPAIS COMPLICAÇÕES RELACIONADAS À HIPOXIA CRÔNICA

Hematológicas
- Eritrocitose/hiperviscosidade
  - Cefaleia, tonturas, sensação de fraqueza, fadiga, alteração do estado mental, distúrbios visuais, parestesias, zumbidos, mialgias

Neurológicas
- Hemorragia cerebral
- Embolia cerebral paradoxal (derivação direita-esquerda)
- Abscesso cerebral

Renais
- Proteinúria
- Hiperuricemia
- Insuficiência renal

Reumatológicas
- Gota
- Osteopatia hipertrófica

Fonte: Adaptado de Goldman e colaboradores; Kasper e colaboradores.

REFERÊNCIAS

Goldman L, Ausiello D. Cecil tratado de medicina interna. 24. ed. São Paulo: Elsevier; 2012.
Kasper DL, Fauci AS, Hauser SL, Longo DL, Jameson JL, Loscalzo J. Harrison's principles of internal medicine. 19th ed. New York: McGraw-Hill; [2015].

LEITURA RECOMENDADA

Martins HS, Brandão Neto RA, Velasco IT. Medicina de emergência: abordagem prática. 12. ed. Barueri: Manole; 2017.

CAPÍTULO 22

CLAUDICAÇÃO INTERMITENTE

BRUNO DE ALMEIDA PICCOLI FERREIRA
FERNANDO KESSLER BORGES

CONCEITO E ASPECTOS EPIDEMIOLÓGICOS

A **claudicação intermitente (CI)** é definida como fadiga, desconforto, cãibras ou dor em determinado grupamento muscular (principalmente membros inferiores), induzida pelo esforço físico e aliviada ao repouso. Durante o exercício, há aumento da demanda metabólica pelo músculo, sendo que o fluxo sanguíneo, que em repouso era adequado para suprir essa demanda, torna-se insuficiente. Os sintomas clássicos da CI manifestam-se após a caminhada de certa distância e aliviam com o repouso, permitindo que o paciente retorne a caminhar, normalmente pela mesma distância previamente caminhada antes da dor.

Cerca de 20% dos adultos com mais de 55 anos podem apresentar essa doença. As estimativas de prevalência variam amplamente, mas é possível afirmar que ela aumenta progressivamente com a idade. Portanto, para pacientes com mais de 40 anos, devem ser incluídas perguntas sobre dificuldade de deambulação, dor em membros inferiores e feridas que não cicatrizam.

A CI é a manifestação mais clássica da doença arterial periférica (DAP). Existem fatores de risco bem-definidos que estão associados ao desenvolvimento de DAP: idade maior que 65 anos, hipertensão arterial sistêmica, tabagismo, diabetes e dislipidemia. O estudo National Health and Nutrition Examination Survey (NHANES) encontrou risco aumentado dessa doença em pacientes com diabetes (razão de chances [RC] 2,71; intervalo de confiança [IC] 95%, 1,03-7,12), um risco excedido apenas por pacientes tabagistas (RC 4,46; IC 95%, 2,25-8,84).

CLASSIFICAÇÃO ▶ As manifestações clínicas de DAP dependem da localização e da gravidade da estenose. Entre os pacientes com diagnóstico novo de doença aterosclerótica dos membros inferiores, 47% são assintomáticos, 47% têm sintomas atípicos e apenas 6% apresentam CI clássica. Entre pacientes com DAP conhecida, 25% são assintomáticos, 61% apresentam sintomas atípicos e 14% apresentam CI clássica. A maioria dos pacientes assintomáticos tem um curso benigno; no entanto, manifestações clínicas podem desenvolver-se ou progredir de forma rápida e imprevisível.

O sistema arterial potencialmente envolvido como causador de CI pode ser dividido em três segmentos: (1) aortoilíaco, (2) femoropoplíteo e (3) vasos tibiais e peroneais, sendo o acometimento de cada um capaz de produzir quadros clínicos distintos e característicos (**Tabela 22.1**).

CAUSAS ▶ A CI ocorre devido à diminuição crônica do fluxo sanguíneo arterial para a musculatura (isquemia muscular). Sua principal causa é a aterosclerose.

CARACTERÍSTICAS DO COMPORTAMENTO DE PACIENTES COM ESSE

SINTOMA ▶ A característica da dor depende do grau de estenose arterial, da presença de circulação arterial colateral e da intensidade do exercício. Ela pode surgir em um ou em ambos os membros inferiores e pode estar localizada nas pernas (mais frequentemente nas panturrilhas), nas coxas ou nos quadris. A percepção da claudicação pelo paciente pode variar de um desconforto leve a uma dor incapacitante.

DIAGNÓSTICO E AVALIAÇÃO ▶ O diagnóstico de DAP é essencialmente clínico e cabe aos métodos complementares a confirmação e a localização precisa da doença. Outras condições clínicas que devem ser diferenciadas de CI encontram-se na **Tabela 22.2**.

TABELA 22.1 ▶ SEGMENTOS DO SISTEMA ARTERIAL ACOMETIDOS E SINAIS CLÍNICOS ASSOCIADOS				
SEGMENTO ANATÔMICO	LOCAL DA CLAUDICAÇÃO INTERMITENTE	FEMORAL	POPLÍTEO	DISTAIS
Aortoilíaco	Coxa, nádegas, panturrilha	Ausente	Ausente	Ausentes
Femoropoplíteo	Panturrilha	Presente	Ausente	Ausentes
Tibioperoneiro	Nenhum ou pé	Presente	Presente	Ausentes

Fonte: Adaptada de McGee e Boyko.

TABELA 22.2 ▶ DIAGNÓSTICO DIFERENCIAL DE CLAUDICAÇÃO INTERMITENTE

DOENÇA	LOCALIZAÇÃO	CARACTERÍSTICAS	RELAÇÃO COM EXERCÍCIO	EFEITO DO REPOUSO	EFEITO DA POSIÇÃO	OUTRAS CARACTERÍSTICAS
Cisto de Baker sintomático	Região poplítea, panturrilha	Edema, empastamento	Presente	Presente	Nenhum	Contínua
Claudicação venosa	Toda a perna, pior na panturrilha	Dor em aperto, sensação de "peso" nas pernas	Após exercício	Diminui lentamente	Alivia com elevação do membro	História de TVP iliofemoral; sinais de estase venosa
Síndrome compartimental crônica	Panturrilha	Dor em aperto, sensação de "peso" nas pernas	Após exercício vigoroso	Alivia muito lentamente	Alivia com repouso	Em geral, em atletas musculosos
Estenose medular	Frequentemente bilateral, nádegas e região posterior da coxa	Dor e fraqueza	Pode simular claudicação	Variável, pode aliviar muito lentamente	Alivia ao flexionar a coluna lombar	Piora ao ortostatismo e à extensão da coluna
Compressão de raiz nervosa	Dor irradiada	Dor em "facada", lancinante	Ao ficar em pé, ao sentar ou ao caminhar	Frequentemente presente no repouso	Melhora com a troca de posição	História de dor lombar
Artrite de quadril	Quadril e coxa	Desconforto	Presente	Alivia lentamente	Alivia com menor carga	Sintomas variáveis; história de artrite

TVP, trombose venosa profunda.
Fonte: Adaptada de Gerhard-Herman e colaboradores.

ANAMNESE E EXAME FÍSICO ▶ Os pacientes com risco aumentado de DAP devem ser submetidos à anamnese abrangente e à revisão de sistemas para avaliar sintomas de oclusão arterial periférica. Exame vascular completo das extremidades inferiores e inspeção cuidadosa das pernas e dos pés são importantes. Para realizar um exame completo, as pernas e os pés devem ser examinados sem vestuário (calça, sapatos e meias). Os achados de exames que sugerem DAP são mostrados no **Quadro 22.1**. Os pulsos das extremidades inferiores devem ser avaliados da seguinte forma: 0, ausente; 1, diminuído; 2, normal; ou 3, limiar.

QUADRO 22.1 ▶ ACHADOS QUE SUGEREM DOENÇA ARTERIAL PERIFÉRICA

- Alteração de pulsos nos membros inferiores
- Sopro
- Lesão de pele que não cicatriza
- Gangrena de extremidades
- Outros achados no exame físico que sugerem obstrução arterial (p. ex., palidez à elevação do membro e rubor ao descenso)

Fonte: Adaptado de Norgren e colaboradores.

A ausência do pulso pedioso é menos específico para o diagnóstico de DAP do que a ausência do pulso tibial posterior, porque o pulso pedioso pode estar ausente em uma porcentagem significativa de pacientes saudáveis. A presença de várias anormalidades no exame físico aumenta a probabilidade diagnóstica, da mesma forma que um exame completamente normal diminui a probabilidade de DAP. A despeito disso, alterações no exame físico, como uma anormalidade de pulso, requerem confirmação com o índice tornozelo-braquial (ITB) para estabelecer o diagnóstico de DAP.

Índice tornozelo-braquial ▶ O ITB é considerado uma ferramenta de triagem para o diagnóstico de DAP. Pode ser o único teste necessário para estabelecer o diagnóstico e deve ser realizado após o exame clínico e antes de qualquer modalidade diagnóstica invasiva.

O ITB possui boa acurácia, com sensibilidade de 68 a 84% e especificidade de 84 a 99%. É calculado pela divisão das pressões sistólicas máximas nas artérias do tornozelo (artéria dorsal do pé [pediosa] e artérias tibiais posteriores) pela pressão sistólica máxima nas artérias braquiais, fazendo uso de esfigmomanômetro e de um dispositivo de Doppler pulsátil. O paciente deve estar em posição supina. Valores entre 1,0 e 1,4 são considerados normais. Valores entre 0,91 e 0,99 são limítrofes e devem ser submetidos a outros testes diagnósticos se a suspeita clínica de DAP for grande. Valores < 0,9 indicam a presença de doença obstrutiva, enquanto índice > 1,4 é indicativo de incompressibilidade arterial devida a uma provável calcificação, o que é mais comum entre indivíduos com diabetes melito e/ou doença renal crônica avançada.

Pulsos arteriais ▶ O nível anatômico da lesão estenótica pode ser corretamente estimado pela palpação dos pulsos periféricos. Os quadros clínicos característicos para cada nível de obstrução são descritos na **Tabela 22.1**.

EXAMES DE IMAGEM ▶ Para pacientes sintomáticos, nos quais o ITB confirma DAP e nos quais a revascularização é considerada, exames de imagem adicionais, como ultrassonografia com Doppler colorido, angiotomografia computadorizada e angiorressonância magnética, são úteis para desenvolver um plano de tratamento individualizado, incluindo assistência na seleção de locais de acesso vascular, localização anatômica, identificação de estenoses significativas e determinação da viabilidade e da modalidade para tratamento invasivo. Todos esses exames não invasivos possuem boa sensibilidade e especificidade quando comparados com a arteriografia.

Ultrassonografia com Doppler colorido ▶ É eficaz em discriminar com precisão vasos obstruídos, estenóticos e normais. Sua acurácia depende da experiência e da habilidade do examinador. É recomendada como avaliação pré-operatória para cirurgia de revascularização endovascular, e também é útil para diagnosticar a localização anatômica e o grau de estenose arterial, mas não apresenta informação morfológica exata em relação à extensão e à natureza das lesões. Apresenta limitações em pacientes obesos mórbidos e na presença de calcificação arterial. A função renal não altera a segurança do método.

Angiotomografia computadorizada e angiorressonância magnética ▶ Ambos são métodos de boa acurácia no diagnóstico da DAP de membros inferiores, com valores de sensibilidade e especificidade superiores a 90%, quando comparados com a arteriografia. As imagens obtidas proporcionam reconstrução tridimensional dos vasos.

Vale lembrar que o contraste iodado utilizado na angiotomografia computadorizada confere risco de nefropatia induzida por contraste e, mais raramente, reação alérgica, além de submeter o paciente à radiação ionizante. A angiorressonância magnética não utiliza radiação ionizante; no entanto, o gadolínio confere risco de esclerose sistêmica nefrogênica em pacientes com insuficiência renal avançada e, portanto, está contraindicado nessa população.

Arteriografia ▶ É o exame padrão-ouro no diagnóstico de DAP. É razoável para os pacientes com claudicação que limita atividades do cotidiano e que não obtiveram resposta adequada às mudanças no estilo de vida. Permite avaliação anatômica detalhada e ajuda a determinar a melhor estratégia de revascularização. No entanto, por ser um método mais invasivo que os demais, não deve ser aplicado como exame de rotina, particularmente em pacientes sem indicação inicial de intervenção cirúrgica ou endovascular.

TRATAMENTO ▶ Os principais objetivos do tratamento da DAP são a melhora da qualidade de vida com alívio dos sintomas e a prevenção da morbimortalidade cardiovascular. A prevenção deve incluir mudanças de estilo de vida, como cessação do tabagismo, perda de peso, alimentação saudável e exercícios físicos. O tratamento medicamentoso vem para somar e inclui fármacos para controle da hipertensão arterial sistêmica, do diabetes melito e da dislipidemia.

TRATAMENTO MEDICAMENTOSO ▶ A terapia antiplaquetária com ácido acetilsalicílico ou clopidogrel é recomendada para reduzir o risco de infarto agudo do miocárdio, acidente vascular cerebral e morte vascular em pacientes com DAP sintomática. Além disso, o tratamento com estatina é indicado para todos os pacientes, visto que melhora os desfechos cardiovasculares e os desfechos dos membros. O cilostazol comprovadamente melhora os sintomas e aumenta a distância caminhada.

TRATAMENTO ENDOVASCULAR ▶ Os procedimentos endovasculares são indicados para pacientes com CI que não responderam ao tratamento com exercício físico ou com medicamentos. São opções de revascularização para pacientes com doença oclusiva aortoilíaca e com claudicação que limita o estilo de vida.

TRATAMENTO CIRÚRGICO ▶ A recomendação de cirurgia deve ser limitada para pacientes em que a CI limita o estilo de vida e quando a terapia endovascular é contraindicada ou apresentou falha terapêutica.

ACOMPANHAMENTO ▶ Pacientes com DAP devem ser submetidos a avaliações clínicas periódicas, incluindo avaliação de doenças cardiovasculares, fatores de risco e sintomas dos membros inferiores. Além disso, pacientes que foram submetidos à revascularização também devem fazer revisões clínicas periódicas e medir o ITB (uma mudança no ITB de 0,15 é considerada clinicamente significativa).

REFERÊNCIAS ▶
Gerhard-Herman MD, Gornik HL, Barrett C, Barshes NR, Corriere MA, Drachman DE, et al. 2016 AHA/ACC guideline on the management of patients with lower extremity peripheral artery disease: executive summary: a report of the American College of Cardiology/American Heart Association Task Force on Clinical Practice Guidelines. J Am Coll Cardiol. 2017;69(11):1465-1508.

McGee SR, Boyko EJ. Physical examination and chronic lower-extremity ischemia: a critical review. Arch Intern Med. 1998;158(12):1357-64.

Norgren L, Hiatt WR, Dormandy JA, Nehler MR, Harris KA, Fowkes FG, et al. Inter-society consensus for the management of peripheral arterial disease (TASC II). J Vasc Surg. 2007;45 Suppl S:S5-67.

Selvin E, Erlinger TP. Prevalence of and risk factors for peripheral arterial disease in the United States: results from the National Health and Nutrition Examination Survey, 1999-2000. Circulation. 2004;110(6):738-43.

LEITURAS RECOMENDADAS ▶
Aung PP, Maxwell HG, Jepson RG, Price JF, Leng GC. Lipid-lowering for peripheral arterial disease of the lower limb. Cochrane Database Syst Rev. 2007;(4):CD000123.

Berger JS, Hochman J, Lobach I, Adelman MA, Riles TS, Rockman CB. Modifiable risk factor burden and the prevalence of peripheral artery disease in different vascular territories. J Vasc Surg. 2013;58(3):673-81.e1.

Hirsch AT, Criqui MH, Treat-Jacobson D, Regensteiner JG, Creager MA, Olin JW, et al. Peripheral arterial disease detection, awareness, and treatment in primary care. JAMA. 2001;286(11):1317-24.

Lane DA, Lip GY. Treatment of hypertension in peripheral arterial disease. Cochrane Database Syst Rev. 2013;(12):CD003075.

Leibson CL, Ransom JE, Olson W, Zimmerman BR, O'fallon WM, Palumbo PJ. Peripheral arterial disease, diabetes, and mortality. Diabetes Care. 2004;27(12):2843-9.

Leng GC, Fowkes FG, Lee AJ, Dunbar J, Housley E, Ruckley CV. Use of ankle brachial pressure index to predict cardiovascular events and death: a cohort study. BMJ 1996;313(7070):1440-44.

Lu L, Mackay DF, Pell JP. Meta-analysis of the association between cigarette smoking and peripheral arterial disease. Heart. 2014;100(5):414-23.

Presti C, Miranda Jr F. Doença arterial periférica obstrutiva de membros inferiores: diagnóstico e tratamento. São Paulo: SBACV; 2015. (Projeto Diretrizes SBACV).

Price JF, Mowbray PI, Lee AJ, Rumley A, Lowe GD, Fowkes FG. Relationship between smoking and cardiovascular risk factors in the development of peripheral arterial disease and coronary artery disease: Edinburgh Artery Study. Eur Heart J. 1999;20(5):344-53.

Wong PF, Chong LY, Mikhailidis DP, Robless P, Stansby G. Antiplatelet agents for intermittent claudication. Cochrane Database Syst Rev. 2011;(11):CD001272.

CAPÍTULO 23
CONVULSÃO

CAROLINA MACHADO TORRES
KELIN CRISTINE MARTIN

CONCEITOS ▶ Uma **crise epiléptica** é a ocorrência transitória de sinais e/ou sintomas secundários à atividade neuronal cerebral anormal excessiva ou síncrona.

O termo "**convulsão**" significa a manifestação motora exuberante durante uma crise epiléptica e, hoje, apesar de consagrado na prática clínica, não faz parte da classificação operacional das crises epilépticas de 2017, proposta pela International League Against Epilepsy (ILAE). Atualmente, entende-se a convulsão como sinônimo de uma crise tônico-clônica generalizada (crise tônico-clônica bilateral, na classificação atual).

No intuito de evitar confusão em relação ao entendimento da terminologia, é importante diferenciar as seguintes situações:

- **Crises provocadas agudas e crises sintomáticas agudas:** crises que ocorrem na vigência de um insulto agudo sistêmico ou do sistema nervoso central. A crise é uma manifestação aguda do insulto (alterações metabólicas, tóxicas ou estruturais). Para pacientes com suspeita de crise sintomática aguda, deve-se obter história a respeito de ocorrência de traumatismo de crânio, uso de medicamentos ou uso de drogas ilícitas, exposição a agentes tóxicos, doenças sistêmicas prévias e pesquisa de alterações metabólicas agudas;
- **Epilepsia:** é um transtorno cerebral caracterizado por uma predisposição permanente a gerar crises epilépticas. Requer a ocorrência de duas ou mais crises não provocadas separadas por intervalo de tempo maior que 24 horas ou uma crise não provocada associada a alto risco de recor-

rência nos próximos 10 anos (pelo menos 60%). O índice de recorrência alto está associado a um exame de eletrencefalograma (EEG) sugestivo de uma síndrome epiléptica e/ou a um exame de ressonância magnética (RM) de crânio com alteração significativa. As crises não provocadas são aquelas que ocorrem fora do contexto de alterações metabólicas, tóxicas ou estruturais agudas.

ASPECTOS EPIDEMIOLÓGICOS

A chance de um indivíduo apresentar convulsão ao longo da vida é de 8 a 10%, mas apenas 2 a 3% dos pacientes desenvolverão epilepsia. Estima-se que a ocorrência de convulsões represente 1,6 milhão de visitas a serviços de emergência nos Estados Unidos por ano.

CLASSIFICAÇÃO

Quando ocorrer um evento de natureza provavelmente epiléptica, devem-se buscar informações a respeito de um início focal ou generalizado da crise. A presença de aura ocorre em crises focais. Interroga-se o paciente a respeito de lembrança sobre a crise e se experimentou alguma sensação imediatamente antes da crise. São exemplos típicos de auras: sensação de desconforto epigástrico ascendente, cheiro ruim, sensação de *déjà-vu*, pensamentos ou memórias intrusivas, sensação de medo inexplicável, alteração em um dos campos visuais ou alterações de sensibilidade em uma parte do corpo. Nas crises de início generalizado, geralmente o paciente não apresenta uma sensação anunciando a crise; portanto, não há aura.

A nova classificação das crises epilépticas proposta pela ILAE em 2017 visa atender às demandas do médico não especialista em epilepsia. As crises são divididas em crises de início focal (limitadas ao envolvimento de um hemisfério cerebral) e crises de início generalizado (com início clínico ou eletrencefalográfico envolvendo ambos os hemisférios cerebrais). O termo "parcial", que era utilizado anteriormente, foi substituído pelo termo "focal".

As crises também podem ser classificadas como de início desconhecido.

As **crises de início focal** são subdivididas em crises sem comprometimento da percepção e crises em que a percepção é abalada. A percepção engloba a noção de conhecimento a respeito de si e do ambiente. O termo "crise parcial simples" foi substituído por "crise focal perceptiva" (a percepção está preservada), e o termo "crise parcial complexa" foi substituído por "crise focal disperceptiva" (com a percepção comprometida). O termo "crise tônico-clônica secundariamente generalizada" foi substituído por "crise focal evoluindo para tônico-clônica bilateral". As crises focais (tanto perceptivas quanto disperceptivas) podem apresentar início motor ou não motor. As crises focais com início motor podem ser com automatismos, atônicas, clônicas, espasmos epilépticos, hipercinéticas, mioclônicas ou tônicas. As crises focais com início não motor podem ser autonômicas, parada comportamental, cognitivas, emocionais ou sensoriais.

As **crises de início generalizado** também são divididas em crises motoras e não motoras. As crises não motoras são chamadas de ausência, e, nas crises motoras, assume-se que há atividade motora bilateral desde o início.

As crises de início generalizado motoras podem ser tônico-clônicas, clônicas, tônicas, mioclônicas, mioclono-tônico-clônicas, mioclono-atônicas, atônicas ou espasmos epilépticos. As crises de início generalizado não motoras subdividem-se em ausências típicas, ausências atípicas, ausências mioclônicas ou ausências com mioclonias palpebrais.

As **crises de início desconhecido** podem ser classificadas em motoras e não motoras. As crises motoras podem ser tônico-clônicas ou espasmos epilépticos. As crises não motoras são de parada comportamental.

A classificação das crises epilépticas de acordo com a ILAE-2017 está resumida na **Figura 23.1**.

CAUSAS ▶

Epilepsia é uma doença crônica em que o cérebro apresenta tendência a ter crises recorrentes devido a um excesso de sincronização que ocorre em determinadas áreas, causado por circuitos cerebrais aberrantes. De forma geral, há excesso de mecanismos excitatórios e diminuição dos mecanismos inibitórios cerebrais.

Existem muitas causas para ocorrência de crises epilépticas, sendo as mais comuns: traumatismo de crânio, tumores cerebrais, gliose, sequelas de processos inflamatórios ou isquêmicos, esclerose mesial temporal, más-formações do desenvolvimento cortical, más-formações vasculares cerebrais, doenças autoimunes e alterações genéticas.

Crises de início focal
- Perceptivas
- Disperceptivas

Início motor
- Automatismos
- Atônicas
- Clônicas
- Espasmos epilépticos
- Hipercinéticas
- Mioclônicas
- Tônicas

Início não motor
- Autonômicas
- Parada comportamental
- Cognitivas
- Emocionais
- Sensoriais

Crise focal evoluindo para tônico-clônica bilateral

Crises de início generalizado

Motoras
- Tônico-clônicas
- Clônicas
- Tônicas
- Mioclônicas
- Mioclono-tônico-clônicas
- Mioclono-atônicas
- Atônicas
- Espasmos epilépticos

Não motoras (ausências)
- Típicas
- Atípicas
- Mioclônicas
- Mioclonias palpebrais

Crises de início desconhecido

Motoras
- Tônico-clônicas
- Espasmos epilépticos

Não motoras
- Parada comportamental

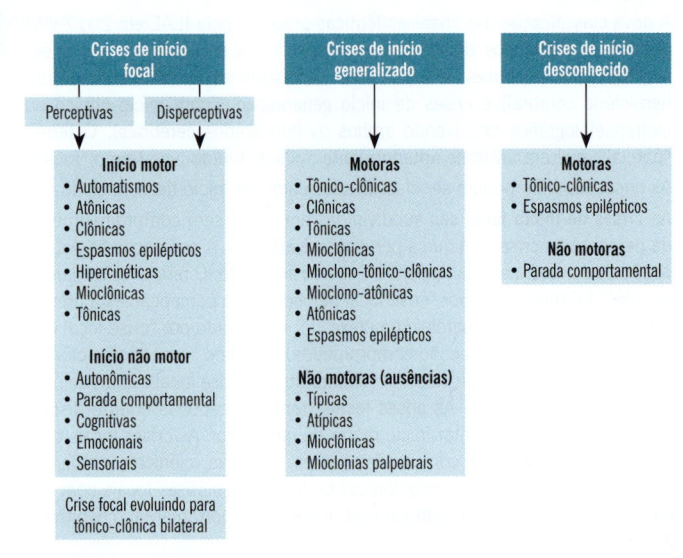

FIGURA 23.1 ▶ **CLASSIFICAÇÃO DOS TIPOS DE CRISES EPILÉPTICAS PELA INTERNATIONAL LEAGUE AGAINST EPILEPSY (ILAE) – 2017.**
Fonte: Fisher e colaboradores.

De forma diversa, as crises provocadas agudas ocorrem devido a fatores transitórios metabólicos, tóxicos ou uso de medicamentos, não havendo tendência à recorrência. Nas crises sintomáticas agudas, ocorre um insulto agudo ao sistema nervoso central, e a crise é a repercussão aguda desse processo, não sendo caracterizada epilepsia nesse contexto. No **Quadro 23.1**, podem ser vistos fatores relacionados às crises provocadas agudas e, no **Quadro 23.2**, fatores relacionados às crises sintomáticas agudas.

DIAGNÓSTICO E AVALIAÇÃO ▶
O diagnóstico de epilepsia é clínico. A obtenção de uma **história clínica** detalhada, a **descrição de uma testemunha** que tenha presenciado a crise e um **exame clínico** completo são fundamentais para esclarecer o diagnóstico de crises epilépticas. Quadros de enxaqueca, hipoglicemia, síncope, distúrbios do sono, eventos isquêmicos cerebrais, tiques e distúrbios psiquiátricos podem mimetizar crises epilépticas.

O exame clínico/neurológico também deve fazer parte da investigação. O **EEG** (quando disponível) deve ser realizado, assim como um **exame de imagem cerebral**, preferencialmente RM de crânio (exceto nos casos de epilepsias generalizadas genéticas, como na epilepsia de ausência da infância, em que a neuroimagem não é indicada). O resultado de EEG normal não exclui o diagnóstico de epilepsia, pois até 50% dos pacientes adultos podem apresentar EEG normal após a primeira crise e, à medida que os exames são repetidos, a sensibilidade do método aumenta.

Pacientes adultos que apresentam uma primeira crise epiléptica não provocada têm risco de recorrência de crise entre 21 e 45% nos primeiros 2 anos seguintes. Aqueles com história de insulto cerebral prévio, atividade epileptiforme no EEG, neuroimagem significativamente alterada e ocorrência de crise durante o sono parecem ter risco ainda maior de recorrência.

QUADRO 23.1 ▶ FATORES RELACIONADOS ÀS CRISES PROVOCADAS AGUDAS

- Intoxicação ou abstinência por álcool
- Abstinência a benzodiazepínicos
- Hiponatremia
- Hipocalcemia
- Hipomagnesemia
- Hipoglicemia
- Hiperglicemia
- Medicamentos: antibióticos (imipenem, cefepima), antipsicóticos (clozapina), antidepressivos (bupropiona), anfetaminas, analgésicos opioides (tramadol, meperidina)
- Drogas ilícitas (cocaína, *ecstasy*)

QUADRO 23.2 ▶ FATORES RELACIONADOS ÀS CRISES SINTOMÁTICAS AGUDAS

- Acidente vascular cerebral (dentro da primeira semana)
- Traumatismo craniencefálico (fase aguda)
- Infecção do sistema nervoso central

TRATAMENTO ▶

ATENDIMENTO EMERGENCIAL ▶ O atendimento agudo do paciente que apresenta uma convulsão envolve estabelecer ambiente seguro para que ele não se machuque (afastar mesas e cadeiras, colocar o paciente em decúbito lateral para facilitar a saída de secreções da cavidade oral e para evitar aspirações) e chamar auxílio. Em ambiente hospitalar, deve-se administrar oxigênio por cateter nasal.

A maioria das crises epilépticas cessa espontaneamente dentro de 2 minutos. No caso de crises convulsivas que persistem por mais de 5 minutos, estabelece-se o diagnóstico de *status epilepticus*, que apresenta abordagem específica.

Uma vez estabelecido o diagnóstico de epilepsia, o paciente deve ser orientado quanto à possibilidade de ocorrência de novas crises. Deve-se evitar exposição a atividades de risco, como prática de esportes aquáticos, direção de veículos automotores e trabalho em altura.

TRATAMENTO MEDICAMENTOSO ▶ O tratamento medicamentoso da epilepsia tem a finalidade de evitar a ocorrência de crises, com o menor nível de efeitos adversos possível, e conferir melhor qualidade de vida ao indivíduo. A escolha do fármaco anticonvulsivante será individualizada, tendo em vista o tipo de crise epiléptica, o sexo, a idade reprodutiva do paciente, a presença de comorbidades clínicas, o perfil psiquiátrico e a atividade laborativa.

De forma resumida, as recomendações da ILAE são:

- **Adultos com crises de início focal:** carbamazepina, levetiracetam e fenitoína têm eficácia e efetividade estabelecidas (nível A de evidência). O ácido valproico apresenta provável eficácia e efetividade nesse grupo de pacientes (nível B de evidência), enquanto gabapentina, oxcarbazepina, lamotrigina, fenobarbital, topiramato e vigabatrina apresentam possível eficácia e efetividade (nível C de evidência);
- **Adultos com crises tônico-clônicas bilaterais:** carbamazepina, lamotrigina, oxcarbazepina, fenobarbital, fenitoína, topiramato e ácido valproico são possivelmente eficazes e efetivos (nível C de evidência);
- **Adultos com crises de início generalizado (ausências, crises mioclônicas):** ácido valproico e topiramato são potencialmente eficazes e efetivos (nível D de evidência), enquanto carbamazepina, oxcarbazepina, fenitoína e gabapentina podem exacerbar crises de ausência e crises mioclônicas. Há relatos de que a lamotrigina exacerba crises mioclônicas em alguns pacientes.

REFERÊNCIAS ▶

Brigo F. An evidence-based approach to proper diagnostic use of the electroencephalogram for suspected seizures. Epilepsy Behav. 2011;21(3):219-222.

Cascino GD. Neuroimaging in epilepsy: diagnostic strategies in partial epilepsy. Seminars in neurology. 2008;28(4):523-532.

Fisher RS, Acevedo C, Arzimanoglou A, Bogacz A, Cross JH, Elger CE, et al. ILAE official report: a practical clinical definition of epilepsy. Epilepsia. 2014;55(4):475-82.

Fisher RS, Cross JH, French JA, Higurashi N, Hirsch E, Jansen FE, et al. Operational classification of seizure types by the International League Against Epilepsy: position paper of the ILAE Commission for Classification and Terminology. Epilepsia. 2017;58(4):522-530.

Glauser T, Ben-Menachem E, Bourgeois B, Cnaan A, Guerreiro C, Kälviäinen R, et al. Updated ILAE evidence review of antiepileptic drug efficacy and effectiveness as initial monotherapy for epileptic seizures and syndromes. Epilepsia. 2013;54(3):551-63.

Hauser WA, Beghi E. First seizure definitions and worldwide incidence and mortality. Epilepsia. 2008;49 Suppl 1:8-12.

Jetté N, Wiebe S. Initial evaluation of the patient with suspected epilepsy. Neurol Clin. 2016;34(2):339-50, vii.

Rizvi S, Ladino LD, Hernandez-Ronquillo L, Téllez-Zenteno JF. Epidemiology of early stages of epilepsy: risk of seizure recurrence after a first seizure. Seizure. 2017;49:46-53.

Wyman AJ, Mayes BN, Hernandez-Nino J, Rozario N, Beverly SK, Asimos AW. The first-time seizure emergency department electroencephalogram study. Ann Emerg Med. 2017;69(2):184-191.e1.

CAPÍTULO 24
CORRIMENTO URETRAL

ANDRÉ WILSON DE LIMA OLIVEIRA
RAFAEL MIALSKI

CONCEITOS E ASPECTOS EPIDEMIOLÓGICOS ▶ Corrimento uretral é um sinal observado em casos de uretrite, a inflamação da uretra que costuma cursar também com disúria e prurido uretral, embora frequentemente sejam assintomáticos.

As uretrites são um importante problema de saúde pública pelo fato de quase invariavelmente anunciarem uma infecção sexualmente transmissível (IST), razão pela qual concentram sua prevalência na população adulta jovem.

CAUSAS ▶ Vários microrganismos podem ocasionar uma infecção uretral potencialmente manifestada como corrimento. A bactéria *Neisseria gonorrhoeae* é o patógeno clássico descrito, motivo pelo qual as uretrites são classificadas como gonocócicas ou não gonocócicas. As uretrites não gonocócicas, no entanto, são as ISTs de maior prevalência na população masculina; entre elas, a uretrite causada por *Chlamydia trachomatis* responde por até 30% dos casos. Outros agentes implicados nessa categoria incluem outras bactérias atípicas – *Mycoplasma genitalium* e *Ureaplasma urealyticum*. Mais raramente, um protozoário (*Trichomonas vaginalis*), alguns vírus (principalmente herpes-vírus simples [HSV, do inglês *herpes simplex virus*] e adenovírus), *Haemophilus influenzae*, *Treponema pallidum* (cancro sifilítico endouretral) e até fungos (*Candida* spp.) já foram reportados.

A despeito de poder ser atribuído a causas não infecciosas, a literatura médica é muito limitada na definição desses casos de corrimento uretral/uretrite.

Essas causas incluem trauma, instrumentalização, inserção de corpos estranhos ou irritação química (lubrificantes, espermicidas e afins).

CARACTERÍSTICAS DO COMPORTAMENTO DE PACIENTES COM ESSE SINTOMA

▶ O corrimento uretral manifesta-se principalmente em homens – mulheres geralmente cursam com cervicite e, mais tarde, podem desenvolver doença inflamatória pélvica. O corrimento pode variar de mucoide a purulento e pode estar presente durante todo o dia ou ser escasso e estar presente apenas na primeira micção da manhã. Vale ressaltar que as características da secreção isoladamente não são confiáveis para o diagnóstico etiológico, visto que algumas apresentações clínicas são sugestivas de alguns patógenos específicos.

A uretrite gonocócica apresenta menor período de incubação (2-5 dias) e maior probabilidade de transmissão por ato sexual (cerca de 50%). Apenas 5 a 10% dos homens com evidência laboratorial de uretrite são assintomáticos, ao passo que mulheres frequentemente são assintomáticas. Uma apresentação aguda de corrimento uretral francamente purulento sugere gonorreia.

Em geral, o período de incubação da uretrite não gonocócica é mais longo – 14 a 21 dias –, mas pode ser curto o bastante para simular uma uretrite gonocócica. Até 42% dos homens são assintomáticos, o que contribui para sua maior prevalência apesar da menor taxa de transmissão (estimada em 20% por ato sexual). Homens com disúria isolada têm maior probabilidade de infecção por *C. trachomatis*, enquanto disúria associada a úlceras genitais, linfadenopatia e febre sugerem infecção por HSV. No contexto de uma uretrite não gonocócica por clamídia, *Ureaplasma* spp. ou *Mycoplasma* spp., em raras ocasiões, os pacientes podem desenvolver síndrome de artrite reativa (anteriormente denominada síndrome de Reiter) acompanhada de outras manifestações extra-articulares.

As uretrites, notadamente quando decorrentes de infecção por clamídia e gonococo, podem ocasionar complicações por infecção ascendente do trato urogenital, causando orquiepididimite ou prostatite. Práticas de sexo anal e sexo oral estão associadas, respectivamente, à proctite e à faringite pelos mesmos patógenos. Apesar de incomum, conjuntivite devida à ejaculação no olho também já foi descrita.

DIAGNÓSTICO E AVALIAÇÃO

▶ Um paciente com corrimento uretral deve ser submetido a **exame físico** a fim de confirmar a presença da secreção e para pesquisa de linfonodomegalias inguinais e úlceras concomitantes, além das complicações supracitadas (p. ex., dor ou edema testicular na orquiepididimite). A **anamnese** pode confirmar história de exposição sexual de risco. Deve-se questionar quanto a sinais e sintomas referidos em parceiros, que devem ser encaminhados para avaliação médica caso o contato sexual tenha ocorrido nos últimos 60 dias, independentemente de serem assintomáticos.

Os critérios diagnósticos de uretrite infecciosa em um paciente com sintomas sugestivos são:

- Corrimento uretral purulento ou mucopurulento ao exame; ou
- Amostra de *swab* uretral contendo ≥ 2 leucócitos por campo à microscopia em óleo de imersão corada pelo método de Gram – a presença

de diplococos gram-negativos intracelulares confirma o diagnóstico de uretrite gonocócica e sua ausência permite o diagnóstico presuntivo de uretrite não gonocócica; ou
- Exame de fita urinária positivo para esterase leucocitária na urina de primeiro jato ou exame microscópico de sedimento urinário de primeiro jato contendo ≥ 10 por campo de grande aumento.

O **teste de amplificação de ácidos nucleicos** (**NAAT**, do inglês *nucleic acid amplification test*), quando disponível, pode confirmar o agente etiológico.

Se nenhum dos critérios anteriores for cumprido, permite-se o diagnóstico presuntivo em homens sexualmente ativos com apresentação clínica compatível.

Na ausência de melhora clínica após tratamento adequado, são consideradas causas menos comuns de acordo com a plausibilidade, por exemplo, uma parceira sexual com tricomoníase.

Cabe lembrar que todo paciente com diagnóstico de uretrite infecciosa deve ser testado também para vírus da imunodeficiência humana (HIV, do inglês *human immunodeficiency virus*) e sífilis.

TRATAMENTO ▶ A cobertura empírica de ambos os tipos de uretrite é rotineira, e o esquema preconizado pelo Ministério da Saúde, conforme protocolo, consta a seguir.

Uma nota técnica foi publicada retificando o esquema inicialmente proposto ao recomendar contra o uso empírico de ciprofloxacino em razão de altas taxas de resistência do gonococo observadas em um estudo multicêntrico.

Para as uretrites gonocócica e não gonocócica, utilizar ceftriaxona 500 mg intramuscular, dose única, + azitromicina 1 g via oral (VO), dose única.

Na uretrite por clamídia, usar:

- Azitromicina 1 g VO, dose única; ou
- Doxiciclina 100 mg VO, 2 ×/dia por 7 dias; ou
- Amoxicilina 500 mg VO, 3 ×/dia por 7 dias.

Uma orientação importante durante o tratamento é manter abstinência sexual por 7 dias, mesmo que o esquema terapêutico seja com dose única.

Causas específicas (p. ex., *T. vaginalis*) devem ser preferencialmente confirmadas com testes apropriados de acordo com a suspeição. Caso não seja possível ou a investigação permaneça infrutífera, convém pesar o risco-benefício de um tratamento empírico.

REFERÊNCIAS ▶

Brasil. Ministério da Saúde. Departamento de vigilância, prevenção e controle das IST, do HIV/Aids e das Hepatites Virais. Nota informativa nº 6-SEI/2017 – COVIG/CGVP.DIAHV/SVS/MS. Atualização da recomendação nacional do tratamento preferencial da infecção gonocócica anogenital não complicada (uretra, colo do útero e reto). Brasília: Ministério da Saúde; 2017 [capturado em 13 dez. 2017]. Disponível em: http://www.aids.gov.br/pt-br/legislacao/nota-informativa-no-6-sei2017-covigcgvpdiahvsvsms

Brasil. Ministério da Saúde. Protocolo clínico e diretrizes terapêuticas (PCDT): atenção integral às pessoas com infecções sexualmente transmissíveis. Brasília: Ministério da Saúde; 2015.

Moi H, Blee K, Horner PJ. Management of non-gonococcal urethritis. BMC Infect Dis. 2015;15:29.

LEITURAS RECOMENDADAS ▶

Brill JR. Diagnosis and treatment of urethritis in men. Am Fam Physician. 2010;81(7):873-8.

Centers for Disease Control and Prevention. 2015 sexually transmitted diseases treatment guidelines: disease characterized by urethritis and cervicitis. Atlanta: CDC; 2015 [capturado em 20 out. 2017]. Disponível em: https://www.cdc.gov/std/tg2015/urethritis-and-cervicitis.htm

---

CAPÍTULO 25

CORRIMENTO VAGINAL

SAMANTA SCHNEIDER
JOSÉ GERALDO LOPES RAMOS

CONCEITOS ▶ Sintomas vaginais são comuns e representam uma das principais causas de consulta ao ginecologista. Entretanto, nem sempre a secreção vaginal aumentada representa uma patologia.

O **corrimento vaginal** fisiológico é formado a partir de secreções de glândulas sebáceas e sudoríparas vulvares, secreção das glândulas de Bartholin e Skene, esfoliação de células vaginais e cervicais e microrganismos. Ele sofre influências hormonais e orgânicas, podendo variar conforme os níveis hormonais. O tecido descamado é composto por células epiteliais vaginais, e depende da quantidade de estrogênio. Células superficiais predominam em mulheres na menacme devido à estimulação estrogênica, enquanto células parabasais profundas predominam em mulheres no período pós-menopausa.

A flora vaginal é comumente aeróbia, composta sobretudo por lactobacilos, que convertem o glicogênio em ácido láctico, mantendo o pH vaginal normal (menor que 4,5). Células epiteliais vaginais estimuladas por estrogênio são ricas em glicogênio, o que faz mulheres na pós-menopausa terem pH vaginal levemente aumentado.

CAUSAS ▶ As principais causas de infecções da vulva e da vagina (vulvovaginites) são a vaginose bacteriana, a candidíase e a tricomoníase.

VULVOVAGINITES ▶

Vaginose bacteriana ▶ É a principal causa de vulvovaginite, e ocorre em 22 a 50% dos casos. É uma infecção polimicrobiana, que ocorre por uma alteração da flora bacteriana normal, causando diminuição do número de lactobacilos e supercrescimento de bactérias anaeróbias, entre elas a *Gardnerella vaginalis*. Existe associação entre vaginose e doença inflamatória pélvica, infecção pós-aborto, infecção de cúpula vaginal pós-histerectomia, alterações no exame citopatológico, além de riscos gestacionais como trabalho de parto e parto pré-termo, ruptura prematura de membranas e corioamnionite.

Candidíase ▶ Representa 17 a 39% das causas de vulvovaginites. É uma infecção causada por espécies de cândida, sendo a *Candida albicans* responsável pela maioria dos casos. Outras espécies incluem *Candida glabrata* e *Candida tropicalis*.

Pode ser dividida em candidíase não complicada e candidíase complicada, conforme mostra o **Quadro 25.1**.

QUADRO 25.1 ▶ CLASSIFICAÇÃO DA CANDIDÍASE VULVOVAGINAL	
Candidíase não complicada	**Candidíase complicada**
• Esporádica	• Recorrente (4 ou mais por ano)
• Sintomas leves a moderados	• Sintomas graves
• Mulheres imunocompetentes	• Causada por cândida não *albicans*
	• Mulheres com diabetes ou imunodeprimidas
	• Gestantes

Fonte: Adaptado de ACOG Committee on Practice Bulletins-Gynecology.

Estima-se que 75% das mulheres terão pelo menos um episódio de candidíase vulvovaginal ao longo da vida. Fatores predisponentes incluem gestação, diabetes e uso de antibióticos.

A candidíase vulvovaginal recorrente é caracterizada por quatro ou mais episódios em 1 ano. As espécies de cândida não *albicans* estão mais associadas à recorrência e são mais resistentes à terapia convencional.

Vaginite por *Trichomonas* ▶ É uma doença sexualmente transmissível (DST) causada pelo protozoário *Trichomonas vaginalis*. É responsável por 4 a 35% dos casos de vulvovaginite.

OUTRAS CAUSAS DE CORRIMENTO VAGINAL ▶

Vaginite atrófica ▶ É mais comum em mulheres na pós-menopausa.

Vaginite inflamatória descamativa ▶ É uma causa rara, caracterizada por vaginite exsudativa difusa e esfoliação de células vaginais.

CARACTERÍSTICAS DO COMPORTAMENTO DE PACIENTES COM ESSE SINTOMA ▶

VAGINOSE BACTERIANA ▶ A maioria das mulheres é assintomática. Mulheres sintomáticas se queixam de secreção vaginal com odor fétido ("cheiro de peixe"), que piora após a relação sexual ou o período menstrual.

CANDIDÍASE ▶ Sintomas incluem corrimento vaginal esbranquiçado e grumoso, prurido e edema vulvar e vaginal. Também podem ocorrer dispareunia e disúria terminal.

VAGINITE POR *TRICHOMONAS* ▶ Nas mulheres, a infecção frequentemente é assintomática, mas pode apresentar-se com corrimento vaginal abundante e bolhoso, amarelo-esverdeado, acompanhado de prurido vulvar intenso. Também é possível observar eritema vaginal e colpite macular (colo em framboesa).

VAGINITE ATRÓFICA ▶ Há corrimento vaginal purulento, prurido, queimação ou dispareunia.

VAGINITE INFLAMATÓRIA DESCAMATIVA ▶ As mulheres apresentam corrimento vaginal purulento, associado à queimação ou à irritação e à dispareunia.

DIAGNÓSTICO E AVALIAÇÃO

▶ A avaliação da paciente com queixa de corrimento vaginal inclui **anamnese** e pesquisa de sintomas como odor fétido, prurido, irritação, queimação, inchaço, dispareunia (dor na relação sexual) e disúria. Também devem ser questionados a localização dos sintomas (vulva, vagina, ânus), a duração, a relação com ciclo menstrual, a história sexual, o uso de duchas vaginais e o tratamento prévio. O **exame físico** inclui avaliação da vulva e exame especular, seguido de coleta da secreção vaginal. A secreção vaginal normal tem cor branca e consistência flocular, localizada no fórnice posterior da vagina. O exame das secreções pode ser feito por preparação a fresco (amostragem da secreção vaginal suspensa em 0,5 mL de soro fisiológico em uma lâmina). O exame microscópico normal (exame a fresco) evidencia muitas células epiteliais superficiais, lactobacilos e menos de 1 leucócito por célula epitelial. A coloração de Gram mostra predomínio de bacilos gram-positivos (lactobacilos).

Algumas mulheres podem apresentar secreção vaginal acima do normal sem outras alterações – exame especular e exame a fresco normais, sem outros sintomas associados.

VAGINOSE BACTERIANA ▶ O diagnóstico é feito com base nos critérios de Amsel (presença de três dos quatro itens a seguir):

1. Secreção vaginal cremosa, homogênea, cinzenta, aderida às paredes vaginais;
2. pH vaginal maior que 4,5;
3. Teste das aminas positivo (acréscimo de hidróxido de potássio [KOH] à secreção com liberação de odor de peixe, devido à volatização das bases aminadas);
4. Identificação de *clue cells* no exame a fresco (células epiteliais vaginais recobertas por *G. vaginalis* aderidas à membrana celular).

CANDIDÍASE ▶ Em geral, o pH vaginal é normal (menor que 4,5). A presença de fungo (hifas e pseudo-hifas) no exame a fresco é encontrada em até 80% dos casos e é facilitada ao adicionar KOH 10%, pois há rompimento do material celular que está ao redor. A cultura também pode ser utilizada (ágar Sabouraud), mas geralmente só é considerada em casos de candidíase complicada.

VAGINITE POR *TRICHOMONAS* ▶ O pH é maior que 5,0. O exame a fresco mostra organismos flagelados, ovoides e móveis, discretamente maiores que os leucócitos.

VAGINITE ATRÓFICA ▶ Ao exame, há atrofia genital externa e perda das pregas vaginais. O pH encontra-se alto, e o exame a fresco evidencia predomínio de células parabasais e aumento do número de leucócitos.

VAGINITE INFLAMATÓRIA DESCAMATIVA ▶ A causa é desconhecida, e a coloração de Gram mostra grande número de cocos gram-positivos (em geral, estreptococos do grupo A).

TRATAMENTO ▶

VAGINOSE BACTERIANA ▶ O tratamento de escolha é com metronidazol via oral (VO) por 7 dias, inclusive em gestantes. O tratamento do parceiro não é recomendado. As opções de tratamento estão listadas na **Tabela 25.1**.

TABELA 25.1 ▶ PRINCIPAIS OPÇÕES DE TRATAMENTO DA VAGINOSE BACTERIANA		
MEDICAMENTO	DOSE	INTERVALO DE USO
Metronidazol 500 mg	500 mg VO 12/12 horas	7 dias
Metronidazol 0,75% gel	5 g VV por dia	7 dias
Tinidazol 500 mg	1 g VO por dia	5 dias
Clindamicina 300 mg	300 mg VO 6/6 horas	7 dias

VO, via oral; VV, via vaginal.
Fonte: Adaptada de ACOG Committee on Practice Bulletins-Gynecology; Naud e colaboradores.

É importante orientar as pacientes a não ingerir bebida alcoólica durante o tratamento, mantendo abstinência por 24 horas após o uso do metronidazol e 72 horas após o uso do tinidazol, devido ao risco de reação tipo dissulfiram.

Após o tratamento, a vaginose pode recorrer em até 30% dos casos devido à patogenicidade da bactéria, à reinfecção ou à falha em restabelecer a flora vaginal.

CANDIDÍASE ▶ O tratamento de casos não complicados pode ser feito com azólicos tópicos por até 7 dias ou antifúngico VO em dose única. O tratamento com azólicos tópicos é mais efetivo do que o tratamento com nistatina, com taxa de cura de 80 a 90%. Casos complicados exigem tratamento mais agressivo, com a taxa de cura aumentando quando se repete a dose de fluconazol 3 dias após a primeira ou no uso prolongado de agentes tópicos por 7 a 14 dias.

Casos de candidíase recorrente podem ser tratados com fluconazol 150 mg a cada 3 dias com o total de 3 doses como terapia de remissão, seguido de manutenção com 150 mg semanalmente por 6 meses. O uso intermitente de tratamento tópico também pode ser considerado.

Em gestantes, os azólicos tópicos são o tratamento de escolha (miconazol, isoconazol), podendo ser utilizados em qualquer trimestre. Recomenda-se tratamento por 7 dias. O uso de antifúngicos orais é contraindicado na gestação.

Pacientes assintomáticas não necessitam de tratamento, bem como parceiros assintomáticos, mesmo em casos de candidíase recorrente. Mais detalhes sobre o tratamento podem ser encontrados na **Tabela 25.2**.

TABELA 25.2 ▶ PRINCIPAIS OPÇÕES DE TRATAMENTO DA CANDIDÍASE VULVOVAGINAL

MEDICAMENTO	DOSE	INTERVALO DE USO
Clotrimazol 1% creme	5 g (1 aplicador) VV por dia	7-14 dias
Clotrimazol 2% creme	5 g VV por dia	3 dias
Miconazol 2% creme	5 g VV por dia	7 dias
Butoconazol 2% creme	5 g VV por dia	Dose única
Fluconazol 150 mg	1 cp VO por dia	Dose única
GESTANTES		
Miconazol 2% creme	5 g VV por dia	7 dias
Clotrimazol 1% creme	5 g VV por dia	7-14 dias
RECORRÊNCIA E PROFILAXIA		
Fluconazol 150 mg	1 cp VO por semana	6 meses
Cápsulas de ácido bórico 600 mg	1 cápsula VV por dia	7-14 dias

VO, via oral; VV, via vaginal.
Fonte: Adaptada de Workowski e colaboradores; Naud e colaboradores.

VAGINITE POR *TRICHOMONAS* ▶ O tratamento é realizado com metronidazol VO (2 g em dose única ou 500 mg 12/12 horas por 7 dias) ou tinidazol VO (2 g em dose única). O tratamento tópico não é aconselhável. O rastreamento de outras DSTs deve ser oferecido, e o parceiro deve ser tratado.

VAGINITE ATRÓFICA ▶ O tratamento é feito com creme vaginal de estrogênio tópico (estriol ou promestrieno).

VAGINITE INFLAMATÓRIA DESCAMATIVA ▶ O tratamento é feito com clindamicina 2% creme. Com um aplicador, administram-se 5 g via vaginal por dia durante 7 dias.

REFERÊNCIAS ▶

ACOG Committee on Practice Bulletins-Gynecology. ACOG Practice Bulletin. Clinical management guidelines for obstetrician-gynecologists, Number 72, May 2006: Vaginitis. Obstet Gynecol. 2006;107(5):1195-1206.
Berek JS. Berek e Novak: tratado de ginecologia. 15. ed. Rio de Janeiro: Guanabara Koogan; 2014.
Naud P, Vettorazzi J, Mattos JC, Magno V. Vulvovaginites. In: Passos EP, Ramos JGL, Martins-Costa SH, Magalhães JA, Menke CH, organizadores. Rotinas em ginecologia. 7. ed. Porto Alegre: Artmed; 2017. Cap. 8, p. 139-56.
Workowski KA, Bolan GA, Centers for Disease Control and Prevention. Sexually transmitted diseases treatment guidelines, 2015. MMWR Recomm Rep. 2015;64(RR-03):1-137.

CAPÍTULO 26
DEMÊNCIAS E DISTÚRBIOS COGNITIVOS

BRUNNA JAEGER
MÁRCIA L. F. CHAVES

CONCEITOS ▶ O **comprometimento cognitivo** é caracterizado por um declínio das habilidades cognitivas em relação a um nível prévio de funcionamento. Ele pode envolver um ou múltiplos domínios (aprendizado e memória, linguagem, funções executivas, atenção, habilidades visuoespaciais, personalidade ou comportamento).

Alterações do desempenho cognitivo podem ser observadas como consequência de uma ampla variedade de condições e em qualquer faixa etária. Acima dos 65 anos de idade, as habilidades cognitivas são muito mais suscetíveis a transtornos metabólicos, infecções, ação de drogas, lesão vascular e disfunção neuronal. Nessa faixa etária, o aparecimento de distúrbio cognitivo ocorre mais frequentemente como consequência de doenças demenciais ou psiquiátricas (depressão, principalmente) e do uso de medicamentos, especialmente na vigência de politerapia.

O comprometimento cognitivo sem demência já foi considerado uma consequência normal do envelhecimento cerebral. Uma variedade de rótulos já foi proposta para descrever déficit cognitivo subclínico. Conceitos mais antigos, como o "esquecimento benigno do envelhecimento", consideravam que o comprometimento discreto ocorria dentro do limite da normalidade. Anos de pesquisas em psicologia cognitiva evidenciaram que o envelhecimento normal não está associado ao declínio significativo da memória recente e do julgamento. Em estudos longitudinais e naqueles que avaliam somente idosos mais saudáveis, o único achado consistente relacionado à idade é a lentificação do desempenho. A evocação tardia nos idosos saudáveis está preservada na décima década de vida.

Mais recentemente, a "normalidade" desses estados subclínicos foi questionada, porque foi observado que os indivíduos com déficit objetivamente demonstrado apresentam risco aumentado para o desenvolvimento de doenças neurodegenerativas, mostram diferenças quantitativas e qualitativas em estudos de imagem cerebral e compartilham fatores de risco biológicos e ambientais. Diversos conceitos foram propostos para ligar comprometimento cognitivo a estados patológicos, sendo comprometimento cognitivo leve (CCL) o conceito que predomina nos Estados Unidos.

ASPECTOS EPIDEMIOLÓGICOS

A demência afeta cerca de 47 milhões de pessoas no mundo, das quais cerca de 60% vivem em países subdesenvolvidos. A cada ano, registram-se aproximadamente 10 milhões de novos casos. Estima-se que 5 a 8% da população geral acima dos 60 anos de idade tenham demência. Acima dos 80 anos, essa frequência pode chegar a 20 a 25%. De todas as causas, a doença de Alzheimer (DA) é a mais comum, responsável por 60 a 80% dos casos, seguida pela demência vascular e pela combinação das duas. Hoje, 1 indivíduo desenvolve DA nos Estados Unidos a cada 66 segundos; em meio século, estima-se que esse número dobre e que seja diagnosticado 1 indivíduo com DA a cada 33 segundos.

Outras doenças que provocam demência primariamente e precisam ser distinguidas de DA são demência por corpos de Lewy (DCL) (sinucleinopatia, mecanismo similar à doença de Parkinson) e demência frontotemporal (DFT) (taupatia). No entanto, essas duas causas são bem menos frequentes do que DA, sendo que a DCL ocorre em pacientes em idade mais avançada (podendo apresentar sinais extrapiramidais, alucinações, intolerância ao medicamento neuroléptico, etc.) e a DFT ocorre em pacientes mais jovens (podendo haver mais comprometimentos comportamentais e da linguagem, como perda de adequação social, desinibição, etc.).

CLASSIFICAÇÃO

A classificação do comprometimento cognitivo está relacionada à presença ou não de demência (**déficit com demência** ou **déficit sem demência**). Demência é um termo geral para um declínio nas habilidades mentais, grave o suficiente para interferir nas atividades da vida diária. Essa definição pressupõe dois pré-requisitos importantes:

1. Função cognitiva prévia "normal" ou "padrão de funcionamento prévio conhecido";
2. Comprometimento de múltiplas funções de diferentes localizações no sistema nervoso central (SNC).

Dessa forma, não é um diagnóstico patológico, mas clínico. Pode ou não pressupor alterações estruturais subjacentes. Demência é mais bem definida se caracterizada como uma síndrome, isto é, um conjunto de sinais e sintomas produzidos por causas diferentes. A classificação das demências em estáticas, progressivas ou reversíveis é dada segundo características dessa causa.

CAUSAS

As causas de demência estão resumidas no **Quadro 26.1**.

DIAGNÓSTICO E AVALIAÇÃO

É importante excluir causas tratáveis. A exclusão de doenças sistêmicas e psiquiátricas como causas da demência deve ser o objetivo inicial do processo diagnóstico. A seguir, buscam-se causas primárias ou secundárias de transtornos do SNC, que deverão ser manejadas de maneira específica. A exclusão de qualquer causa identificável é o primeiro passo para o diagnóstico das causas degenerativas primárias do SNC que se manifestam exclusivamente por alterações cognitivas, já que esses diagnósticos são feitos basicamente por processo de exclusão.

QUADRO 26.1 ► CAUSAS DE DEMÊNCIA

DEMÊNCIAS SECUNDÁRIAS A CAUSAS SISTÊMICAS
Distúrbios metabólicos, nutricionais, endócrinos e tóxicos
- Hiponatremia e hipocalcemia
- Insuficiências renal, hepática e pulmonar, diálise
- Anemia perniciosa, deficiência de tiamina
- Hipotireoidismo e hipertireoidismo, Cushing, hiperparatireoidismo
- Intoxicação por metais pesados (chumbo)
- Encefalopatia por fármacos (α-metildopa, cimetidina, anticolinérgicos) e pela combinação de vários medicamentos
- Alcoolismo
- Síndrome de Marchiafava-Bignami

Infecções
- Neurossífilis
- Meningite crônica (listéria, fungos, brucelose, tuberculose, sarcoidose)
- Neurocisticercose e outras doenças parasitárias
- Encefalite viral
- Panencefalite esclerosante subaguda
- Leucoencefalopatia multifocal progressiva
- Doença de Creutzfeldt-Jakob

Doenças vasculares
- Demência multi-infarto e outras demências vasculares
- Doença de Binswanger
- Embolias associadas à dislipidemia
- Doença do colágeno (vasculites)
- Más-formações arteriovenosas
- Angioencefalopatia diencefálica subaguda

Neoplasias
- Lesões expansivas, hipertensão intracraniana, hidrocefalia
- Metástases múltiplas, carcinomatose meníngea
- Quimioterapia, efeitos de radiação (radioterapia)
- Encefalopatia límbica

DEMÊNCIAS ASSOCIADAS A DOENÇAS NEUROLÓGICAS
Doenças com outros sinais e/ou sintomas neurológicos anormais
- Doença de depósito lipídico
- Mucopolissacaridoses
- Aminoacidúrias
- Leucoencefalopatias
- Facomatoses
- Demência na doença de Parkinson
- Demência por corpos de Lewy
- Doença de Huntington
- Doença de Wilson
- Paralisia supranuclear progressiva

(Continua)

QUADRO 26.1 ▶ CAUSAS DE DEMÊNCIA (Continuação)

DEMÊNCIAS ASSOCIADAS A DOENÇAS NEUROLÓGICAS

Doenças com outros sinais e/ou sintomas neurológicos anormais
- Doença de Hallervorden-Spatz
- Degeneração estriatonigral
- Degeneração olivopontocerebelar
- Hidrocefalia de pressão normal

Doenças que se manifestam somente por alteração cognitiva
- Doença de Alzheimer
- Demência frontotemporal (variantes comportamental, associada à doença do neurônio motor e afasia progressiva primária – variantes semântica, agramática e não fluente)
- Demências atípicas (sem diagnóstico conclusivo)

Fonte: Adaptado de Chaves.

A **anamnese** deve ser obtida de forma detalhada, pois as informações sobre a maneira de instalação, a evolução, os antecedentes mórbidos e familiares, o uso de medicamentos, a exposição a substâncias tóxicas, etc., serão utilizadas nos critérios formais para o diagnóstico de DA e demência vascular. Na anamnese, é importante destacar os diferentes aspectos cognitivos que podem estar comprometidos, mesmo que de forma leve (**Quadro 26.2**).

O **exame físico** geral, assim como o **exame neurológico**, deverá buscar evidências de que uma causa específica qualquer possa estar relacionada com a demência. É fundamental identificar a alteração cognitiva de forma objetiva. Deve-se utilizar algum **teste** (ou bateria de testes) estruturado e com valor diagnóstico conhecido para identificar a presença e a forma de alteração cognitiva (p. ex., o miniexame do estado mental, com seus pontos de corte corrigidos de acordo com a escolaridade) (**Quadro 26.3**). Atualmente, a detecção de demência continua sendo profundamente baseada na escala de avaliação clínica da demência (CDR, do inglês *clinical dementia rating*), que avalia

QUADRO 26.2 ▶ SINTOMAS DE DEMÊNCIA

Orientação e habilidade espacial
- Comprometimento de orientação no tempo e no espaço
- Perder-se em locais familiares

Comprometimento da memória recente e do aprendizado
- Fazer a mesma pergunta várias vezes
- Esquecer eventos recentes que ocorreram poucas horas ou dias antes
- Esquecer conversas recentes
- Alocar itens erroneamente de forma repetida
- Esquecer nome de amigos ou membros da família

Linguagem
- Problemas para encontrar palavras
- Perda da habilidade de conversação

(Continua)

QUADRO 26.2 ▶ SINTOMAS DE DEMÊNCIA (Continuação)

Comprometimento do julgamento e de habilidades de raciocínio
- Incapacidade de lidar com eventos inesperados

Funções executivas – perda de interesse ou incapacidade para desempenhar passatempos ou tarefas diárias, como
- Usar o telefone
- Lidar com as finanças, talão de cheques, dinheiro, contas bancárias
- Fazer compras
- Preparar alimentos
- Organizar a casa
- Conduzir automóvel (sofrer acidentes ou perder-se)
- Desempenhar atividades ocupacionais

Alterações no humor ou no comportamento
- Menos iniciativa
- Irritabilidade
- Depressão
- Mudanças sutis nas relações interpessoais
- Ansiedade de início recente
- Agitação na forma de paranoia, irritabilidade, ilusão ou pensamento ilógico

QUADRO 26.3 ▶ MINIEXAME DO ESTADO MENTAL

- Orientação temporal (ano, estação, mês, dia, dia da semana)
- Orientação espacial (cidade, estado, país, rua e andar)
- Registro (repetir palavras como p. ex., pente, rua, azul)
- Atenção e cálculo:
  - Subtração seriada de 7 a partir de 100
  - Interromper após a 5ª subtração correta
  - Repetir uma sequência de dígitos (p. ex., 5 8 2 6 9 4 1)
- Evocação (lembrar-se das 3 palavras ditas anteriormente: pente, rua, azul)
- Linguagem:
  - Nomear objetos como p. ex., caneta e relógio e depois apresentá-los
  - Repetir: "nem aqui, nem ali, nem lá"
  - Seguir o comando: "pegue o papel com a mão direita, dobre-o ao meio e coloque-o no chão"
  - Ler e obedecer: "feche os olhos"
  - Escrever uma frase completa
  - Copiar o desenho:

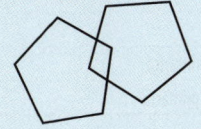

Escore total máximo: 30 pontos
Pontos de corte:
escolaridade > 4 anos completos – escore 24
escolaridade ≤ 4 anos – escore 17

Fonte: Folstein e colaboradores.

memória, orientação, cuidados pessoais, hábitos e atividades de lazer e atividades na comunidade. Ela define o impacto funcional do problema e classifica os indivíduos em normais (escore 0), demência suspeita ou duvidosa (escore 0,5), demência leve (escore 1), demência moderada (escore 2) e demência grave (escore 3). Além da demência grave classificada pela CDR, que representa a maior gravidade cognitiva e o impacto funcional correspondente, há os estágios terminais da doença, que não são avaliados pela escala.

Uma **investigação laboratorial** de rotina deve ser solicitada para afastar ou identificar causas sistêmicas e/ou tratáveis, e deve incluir dosagem de eletrólitos, cálcio, glicose, provas de função renal, hepática e tireoidiana, níveis séricos de vitamina B_{12}, além de teste sorológico para sífilis. A **punção lombar** deve ser realizada sempre na presença de sinais e sintomas de infecção do SNC, podendo estar indicada em outras situações especiais, mesmo quando não existe sintomatologia de infecção evidente.

Estudos anatômicos (tomografia computadorizada e ressonância magnética) servem para excluir alterações como tumores, hidrocefalia, doença vascular, etc., ou identificar o grau de atrofia cerebral quando presente.

As dificuldades do diagnóstico diferencial entre doença cerebrovascular (demência vascular) e DA são mais bem esclarecidas pela história e pelo exame clínico e auxiliadas pela aplicação da escala isquêmica de Hachinski (**Tabela 26.1**).

TABELA 26.1 ► ESCALA ISQUÊMICA DE HACHINSKI

VARIÁVEL	ESCORE
Início abrupto	2
Deterioração mental gradual	1
Curso flutuante	2
Confusão noturna	1
Preservação relativa da personalidade	1
Depressão	1
Queixas somáticas	1
Labilidade emocional acentuada	1
História de hipertensão	1
História de AVC	2
Evidência de aterosclerose associada	1
Sintomas neurológicos focais	2
Sinais neurológicos focais	2
Escore total ≥ 7: sugestivo de demência vascular (multi-infarto)	
Escore total ≤ 4: sugestivo de demência "degenerativa" primária	

AVC, acidente vascular cerebral.
Fonte: Hachinski e colaboradores.

DIAGNÓSTICO DIFERENCIAL ▶ Os algoritmos de decisões diagnósticas para comprometimento de memória e suspeita de demência são apresentados nas **Figuras 26.1** e **26.2**, respectivamente.

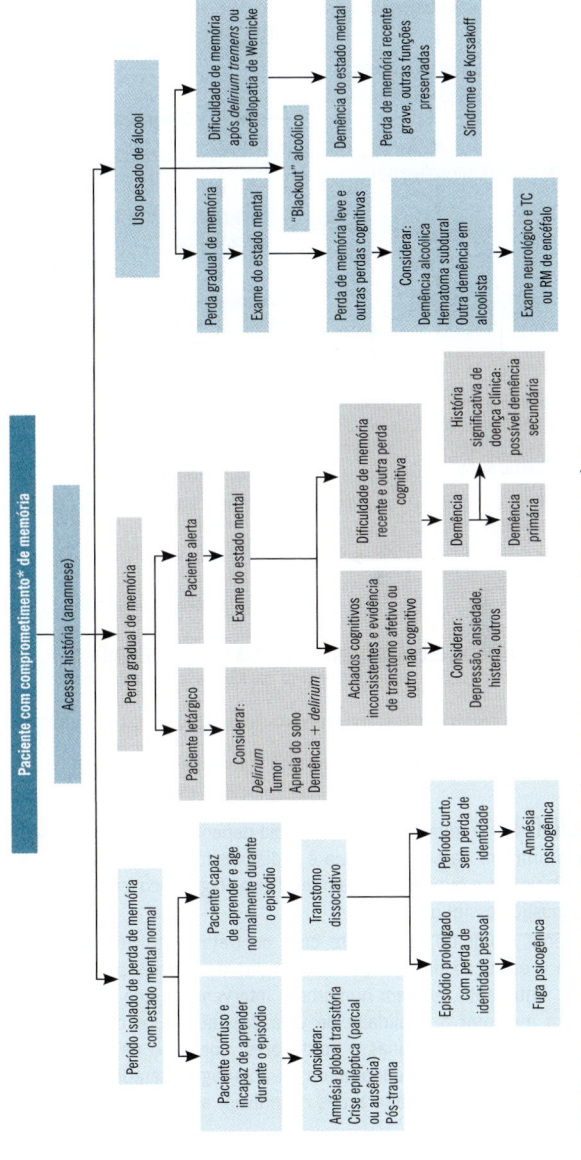

FIGURA 26.1 ▶ **ALGORITMO DE DECISÕES DIAGNÓSTICAS PARA COMPROMETIMENTO DE MEMÓRIA.**
*O comprometimento de memória DEVE ser demonstrado objetivamente por testes cognitivos.
RM, ressonância magnética; TC, tomografia computadorizada.
Fonte: Weisberg e colaboradores.

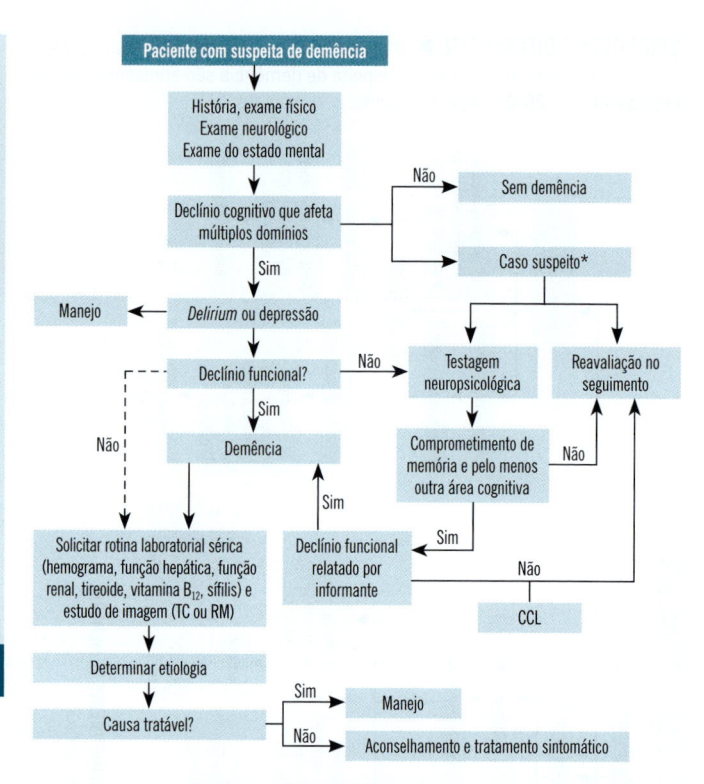

```
Paciente com suspeita de demência
            │
            ▼
    História, exame físico
    Exame neurológico
    Exame do estado mental
            │
            ▼                        Não
    Declínio cognitivo que afeta ──────────▶ Sem demência
    múltiplos domínios                              │
            │ Sim                                   ▼
            ▼                                  Caso suspeito*
Manejo ◀── Delirium ou depressão                    │
            │                                       ▼
            ▼               Não          Testagem          Reavaliação no
    Declínio funcional? ──────────▶  neuropsicológica       seguimento
            │ Sim                              │
            ▼                                  ▼
        Demência                    Comprometimento de    Não
            ▲                       memória e pelo menos
            │ Sim                   outra área cognitiva
    Declínio funcional ◀── Sim
    relatado por                          Não
    informante                             │
            ▼                              ▼
Solicitar rotina laboratorial sérica      CCL
(hemograma, função hepática, função
renal, tireoide, vitamina B₁₂, sífilis) e
estudo de imagem (TC ou RM)
            │
            ▼
    Determinar etiologia
            │
            ▼              Sim
    Causa tratável? ──────────▶ Manejo
            │ Não
            └──────▶ Aconselhamento e tratamento sintomático
```

FIGURA 26.2 ▶ **ALGORITMO DE DECISÕES DIAGNÓSTICAS PARA SUSPEITA DE DEMÊNCIA.**
*História de declínio fortemente suspeita ou ameaça ao emprego, mas não óbvio na testagem do estado mental.
†Reconhece-se que alguns médicos investigarão amplamente pacientes que não apresentam declínio funcional mesmo SEM testagem neuropsicológica.
CCL, comprometimento cognitivo leve; RM, ressonância magnética; TC, tomografia computadorizada.

TRATAMENTO ▶

O tratamento da demência depende da sua causa; sendo assim, o primeiro passo no manejo é o diagnóstico acurado do tipo de demência. Pacientes e familiares devem receber o diagnóstico e o aconselhamento prognóstico assim que possível.

Até o presente momento, não existe cura ou tratamento que desacelere ou cesse a evolução da doença no caso das demências progressivas, como a DA. Entretanto, existem numerosas intervenções que se mostram efetivas para melhorar a qualidade de vida dos indivíduos com demência, bem como de suas famílias e cuidadores, por meio de abordagem multidisciplinar. Portanto, o fundamento da abordagem terapêutica ainda é o tratamento sintomático: alterações cognitivas, sintomas psiquiátricos e comportamentais, nutrição, reabilitação, controle de fatores de risco e questões sociais e de segurança.

Aqui serão apresentadas as linhas gerais para os manejos comportamentais e ambientais. Os tratamentos das doenças primárias deverão ser buscados nos seus capítulos específicos.

ALTERAÇÕES COGNITIVAS ▶ Duas classes de medicamentos são aprovadas para DA: os inibidores da acetilcolinesterase (donepezila, rivastigmina e galantamina) e o antagonista do receptor NMDA (*N*-metil-D-aspartato) (memantina). Os inibidores da colinesterase mostraram-se efetivos em ensaios clínicos duplos-cegos controlados por placebo nas medidas cognitivas, no comportamento, nas atividades de vida diária e no estado clínico global. Porém, também estão mais associados a efeitos adversos (náusea, vômito, cefaleia, dor abdominal). Seus efeitos nos desfechos cognitivos e funcionais parecem discretos e puramente sintomáticos. São aprovados para uso na DA leve a moderada. A memantina tem efeitos benéficos na cognição, no comportamento, na atividade de vida diária e na função global e é utilizada como terapia adicional aos inibidores da colinesterase na fase moderada a grave da DA.

As dificuldades cognitivas também podem ser manejadas por abordagem ambiental e terapia ocupacional. O manejo ambiental envolve a adequação do local onde o paciente vive às necessidades e às dificuldades do momento. Algumas medidas incluem: facilitar a identificação de portas, como do banheiro e do quarto; trocar as roupas por outras que sejam vestidas mais facilmente, como abrigos, camisetas, calças com elástico ou velcro no lugar de botões e zíperes; e manter os familiares conscientes da natureza da doença e sua progressão, favorecendo um entendimento do comportamento do paciente como manifestação – sintoma – da doença, em vez de teimosia ou "birra".

SINTOMAS PSIQUIÁTRICOS E COMPORTAMENTAIS ▶

Estratégias farmacológicas ▶ Os sintomas psiquiátricos mais frequentes são os dos transtornos do humor (depressão e mania), a ideação delirante e paranoide, a agitação psicomotora, a agressividade verbal e física, a inquietação e a perambulação, e as alucinações auditivas e visuais. O tratamento desses sintomas é feito com uso de medicamento apropriado em dose adequada para a faixa etária, cuidado especial com sintomas adversos e possibilidade de selecionar um único fármaco que cubra um espectro maior de sintomas (**Tabela 26.2**).

Manejo ambiental ▶ Esse manejo é semelhante ao descrito para auxiliar as dificuldades cognitivas, pois quanto mais adequado estiver o ambiente que o paciente frequenta e quanto mais os familiares/cuidadores estiverem cientes da doença e suas manifestações, mais simples será o manejo dos sintomas, exigindo menos fármacos. Dessa forma, é consenso que essas medidas influenciam na evolução do quadro demencial, na sobrevida e em sua qualidade.

TABELA 26.2 ▶ PRINCIPAIS OPÇÕES FARMACOLÓGICAS PARA SINTOMAS PSIQUIÁTRICOS MAIS FREQUENTES

SINTOMAS PSIQUIÁTRICOS	PRINCIPAIS LINHAS FARMACOLÓGICAS
Depressão	Antidepressivos de ação serotoninérgica Antidepressivos tricíclicos Carbamazepina IMAOs ECT
Mania	Carbonato de lítio Carbamazepina
Alucinações	Tioridazina Haloperidol Clorpromazina Levomepromazina Olanzapina Clozapina
Agitação/agressividade e perambulação	Clorpromazina Clordiazepóxido Tioridazina Carbamazepina Propranolol Olanzapina Clozapina
Conduta perseverativa (incluindo ecolalia)	Tioridazina Haloperidol Risperidona

ECT, eletroconvulsoterapia; IMAOs, inibidores da monoaminoxidase.

REFERÊNCIAS ▶

Chaves ML. Demências. In: Taborda JG, Prado-Lima P e Busnello ED, organizadores. Rotinas em psiquiatria. Porto Alegre: Artmed; 1995. v. 1, p. 58-65.

Chaves ML, Finkelsztejn A, Stefani MA, organizadores. Rotinas em neurologia e neurocirurgia. Porto Alegre: Artmed; 2008. p. 157-83.

Folstein MF, Folstein SE, McHugh PR. "Mini-mental state". A practical method for grading the cognitive state of patients for the clinician. J Psychiatr Res. 1975;12(3):189-98.

Hachinski VC, Iliff LD, Zilhka E, Du Boulay GH, McAllister VL, Marshall J, et al. Cerebral blood flow in dementia. Arch Neurol. 1975;32(9):632-7.

Petersen RC, Stevens JC, Ganguli M, Tangalos EG, Cummings JL, DeKosky ST. Practice parameter: early detection of dementia: mild cognitive impairment (an evidence-based review). Report of the Quality Standards Subcommittee of the American Academy of Neurology. Neurology. 2001;56(9):1133-42.

Rikkert MG, Tona KD, Janssen L, Burns A, Lobo A, Robert P, et al. Validity, reliability, and feasibility of clinical staging scales in dementia: a systematic review. Am J Alzheimers Dis Other Demen. 2011;26(5):357-65.

Weisberg LA, Strub RL, Garcia CA. Decision making in adult neurology. 2nd ed. Saint Louis: B.C. Decker; 1993.

LEITURAS RECOMENDADAS ▶

Chaves MLF. Demências. In: Kapczinski F, Quevedo J, Izquierdo I, organizadores. Bases biológicas dos transtornos psiquiátricos. Porto Alegre: Artmed; 2003. v. 1, p. 371-87.

Grossman M, Irwin DJ. The mental status examination in patients with suspected dementia. Continuum (Minneap Minn). 2016;22(2 Dementia):385-403.

SITES RECOMENDADOS ▶

Alzheimer's Association [www.alz.org]
Associação Brasileira de Alzheimer [www.abraz.com.br]
World Health Organization [www.who.int]

CAPÍTULO 27

DEPRESSÃO

NATHÁLIA FAVERO GOMES
GABRIELA DE MOARES COSTA

CONCEITOS E ASPECTOS EPIDEMIOLÓGICOS ▶

O termo **depressão**, quando relacionado à saúde mental, remete a um indivíduo triste, pessimista, sem energia frente à vida, configurando um estado patológico de sofrimento psíquico. Além dessas características afetivas em semelhança, os **transtornos depressivos** são acompanhados também de alterações cognitivas e somáticas, levando a um importante impacto na capacidade funcional da população acometida.

O transtorno depressivo maior (TDM) é o principal representante dos transtornos depressivos. De acordo com a World Mental Health Survey, 6% das pessoas no mundo sofrem de TDM, sendo mais comum no sexo feminino. No Brasil, sua prevalência anual gira em torno de 8%. E, quando se observa a prevalência durante a vida, a taxa brasileira chega a 17%, indicando que cerca de 1 a cada 5 indivíduos apresentará TDM ao longo da vida. Geralmente, inicia na terceira década de vida, com pico de prevalência entre 18 e 29 anos. Seu curso varia entre remissão e cronicidade e está associado com limitação das atividades diárias, uso maior dos serviços de saúde e piora da saúde física. Apenas pouco mais da metade dos pacientes atinge remissão, e, destes, ainda há chance de que cerca de 80% apresentem outro episódio ao longo de suas vidas. Estudos relacionam o aumento do risco de desenvolvimento de diabetes melito, doenças coronarianas e infarto agudo do miocárdio, elevando, consequentemente, o risco de mortalidade para 60 a 80%.

O TDM também pode levar diretamente à morte, por meio do ato suicida. Estudos demonstram que pacientes com esse diagnóstico têm 20 vezes mais chance de morrer por essa causa do que a população geral. Estima-se, ainda, que metade das mortes por suicídio seja de indivíduos que se encontravam em episódio depressivo.

Entre os fatores de risco para o desenvolvimento de TDM estão: experiências traumáticas na infância, eventos estressantes durante o curso da vida, neuroticismo e história familiar positiva.

Ao longo deste capítulo, serão apresentados especialmente os sinais e os sintomas dos transtornos relacionados à depressão, além de noções de diagnóstico e tratamento.

CAUSAS ▶ As principais causas da depressão são:

- Transtorno depressivo maior;
- Transtorno depressivo persistente;
- Luto complicado;
- Depressão pós-parto;
- Uso de substâncias/medicamentos;
- Outras condições médicas;
- Outros transtornos psiquiátricos.

DIAGNÓSTICO E AVALIAÇÃO ▶

TRANSTORNO DEPRESSIVO MAIOR ▶ Como citado anteriormente, é o grande representante dos transtornos depressivos. Sua etiologia é multifatorial, envolvendo fatores biológicos, psicológicos e ambientais.

É caracterizado por 2 sintomas principais: (1) humor deprimido e (2) perda de interesse ou prazer. Outros sintomas são:

- Perda/ganho de peso importante ou perda/aumento do apetite;
- Insônia ou hipersonia;
- Agitação ou retardo psicomotor observado por terceiros;
- Fadiga ou perda de energia;
- Sentimentos de inutilidade ou culpa excessiva e inapropriada;
- Capacidade diminuída de tomar decisões, pensar ou concentrar-se;
- Pensamentos recorrentes de morte, ideação suicida recorrente, tentativa de suicídio ou plano suicida.

Para o diagnóstico, feito durante a entrevista clínica quando há suspeita, é necessário que estejam presentes, na maior parte dos dias e em quase todos os dias, 5 dos sintomas supracitados (sendo pelo menos 1 deles humor deprimido ou perda de interesse ou prazer), em um período contínuo de no mínimo 2 semanas. É preciso ainda que os sintomas tragam sofrimento ou prejuízo clinicamente significativo ao indivíduo e que não sejam relacionados ao uso de substâncias ou outras condições médicas/psiquiátricas. Perguntar sobre pensamentos de morte, desejo de morrer ou planos suicidas no momento da entrevista é indispensável para posterior conduta médica, podendo ser indicada a internação, dependendo do caso.

Outros sintomas e sinais que não estão inclusos nos critérios diagnósticos também podem estar presentes, sustentando o diagnóstico: irritabilidade, perda de interesse sexual, isolamento social, esquecimentos episódicos, sentimento de vazio, queixas somáticas (p. ex., dor, tontura, queixas gastrintestinais), angústia e apatia. Além disso, o entrevistador pode utilizar outros métodos complementares, como escalas e questionários relacionados ao TDM (p. ex., a escala de avaliação de depressão de Hamilton).

Após firmado o diagnóstico, há especificadores que englobam nível de gravidade (leve, moderado, grave) e de tipo de curso (em remissão parcial, em remissão completa), além de especificadores que ajudam a caracterizar o tipo de episódio depressivo atual, como visto na **Tabela 27.1**.

É importante investigar sobre uso de medicamentos, substâncias psicoativas, episódios de mania/hipomania e sintomas psicóticos proeminentes que podem estar presentes no quadro, indicando outro possível diagnóstico psiquiátrico diferente do TDM. A solicitação de exames auxilia na exclusão de diagnósticos clínicos como anemias graves, alterações tireoidianas, deficiência de vitamina B_{12} e ácido fólico. Casos que necessitam de investigação mais detalhada se restringem a cursos atípicos (início abrupto, presença de sintomas psicóticos importantes, início após os 60 anos, presença de sintomas neurológicos).

TABELA 27.1 ▶ ESPECIFICADORES DO EPISÓDIO DEPRESSIVO ATUAL DO TRANSTORNO DEPRESSIVO MAIOR

ESPECIFICADOR	CARACTERÍSTICAS
Com sintomas de ansiedade	Sintomas de tensão, inquietude, preocupações excessivas, medo de perder o controle
Com características mistas	Presença de 3 sintomas característicos de hipomania/mania*
Com características melancólicas	Falta de reatividade a estímulos prazerosos, piora pela manhã, desespero, humor vazio, insônia terminal, culpa excessiva
Com características atípicas	Reatividade do humor quando estimulado por eventos prazerosos, hiperfagia, ganho de peso, hipersonia, sensação de peso nos membros, sensibilidade à rejeição
Com características psicóticas	Presença de delírios e/ou alucinações
Com catatonia	Presença do diagnóstico de catatonia
Com início no periparto	Ocorre durante a gravidez até 4 semanas após o parto
Com padrão sazonal	Há relação regular entre o início dos episódios e determinada estação do ano, com remissões completas entre os períodos

*Humor elevado, autoestima inflada, pressão de fala, pensamento acelerado, aumento de energia, envolvimento em atividades com potencial de consequências prejudiciais, redução da necessidade de sono.
Fonte: Adaptada de American Psychiatric Association.

Quanto à população idosa, os sintomas e os sinais do TDM podem não estar frequentemente relacionados ao humor depressivo. As queixas costumam ter o enfoque na alteração do sono e do apetite, no déficit de memória, no isolamento social, no prejuízo no autocuidado e em sintomas somáticos (fadiga, dor). Alguns casos não preenchem critérios formais para TDM e/ou podem ser confundidos com quadros de demência. Questionários como a escala de depressão geriátrica e o miniexame do estado mental podem ser úteis para o rastreamento de sintomas e o acompanhamento clínico.

É preciso ter cautela para indicar o tratamento adequado, tendo sempre em mente outras possíveis causas dos sintomas. Se necessário, a entrevista com familiar ou cuidador pode tornar-se fonte importante de informações, especialmente na investigação de episódios prévios de mania ou hipomania, para caracterização do transtorno depressivo como unipolar, afastando o diagnóstico de transtorno bipolar (com importantes implicações terapêuticas, incluindo evitar o uso de antidepressivos nesta última).

TRANSTORNO DEPRESSIVO PERSISTENTE ▶ É representado por humor deprimido na maior parte dos dias, quase todos os dias, além de 2 ou mais dos seguintes: aumento ou redução do apetite, insônia ou hipersonia, baixa energia ou fadiga, concentração pobre ou dificuldade em tomar decisões, sentimentos de desesperança e baixa autoestima.

Para o diagnóstico, é necessário que os sintomas perdurem por 2 anos, sem períodos em que o indivíduo não apresenta sintomas por mais de 2 meses. Pode haver diagnóstico concomitante com TDM. É preciso, ainda, que os sintomas tragam sofrimento clinicamente significativo ao indivíduo e que não sejam relacionados ao uso de substâncias ou outras condições médicas/psiquiátricas.

LUTO COMPLICADO ▶ Luto é a experiência da perda de alguém querido. É caracterizado por forte saudade, tristeza, pensamentos e imagens do falecido. Pode ser acompanhado de ansiedade, raiva, depressão, aumento da frequência cardíaca e pressão arterial, distúrbios do sono, mudanças no sistema imune, elevação dos níveis de cortisol sanguíneo e uso de substâncias/medicamentos. O processo de adaptação costuma ser flutuante, e a intensidade dos sintomas tende a diminuir assim que as consequências da perda são entendidas e aceitas, junto com o surgimento do sentimento de esperança e a elaboração de planos futuros.

Todavia, em cerca de 2 a 3% da população, o quadro prolonga-se e intensifica-se mais do que o esperado, causando prejuízos na capacidade funcional do indivíduo. O paciente tem dificuldades em retomar suas atividades diárias, em aceitar a perda e em imaginar um futuro significativo sem a pessoa querida. Nota-se também a evitação de situações que o lembrem da morte do falecido. Além disso, o paciente pode tornar-se confuso quanto à sua própria identidade e ao seu papel social, podendo apresentar pensamentos suicidas. Há maior chance de luto complicado quando a perda é de crianças ou cônjuges e quando há morte repentina e violenta. Entre os fatores de risco estão: história de transtornos de humor e ansiedade, uso de substâncias, múltiplas perdas e pouco suporte social.

No momento, ainda há falta de consenso quanto a critérios formais para o diagnóstico de luto complicado.

É importante lembrar que a avaliação é feita por entrevista clínica, podendo ser auxiliada por questionários autoaplicáveis, por exemplo, o *Brief Grief Questionnaire*. A investigação de ideação suicida é essencial para avaliação de riscos e posterior conduta.

A **Tabela 27.2** mostra o diagnóstico diferencial de luto complicado e TDM.

DEPRESSÃO PERIPARTO ▶ Apresentada como especificador do TDM (ver **Tabela 27.1**); a prevalência da depressão periparto gira em torno de 6,5 a 12,9%. Entre os fatores de risco encontram-se fatores genéticos, baixo suporte social e dificuldades de relacionamento com o cônjuge. Os sintomas incluem distúrbios do sono, ansiedade, irritabilidade, sensação de estar sobrecarregada e pensamentos de morte. Deve-se realizar investigação de rotina durante a entrevista clínica sobre possíveis sintomas de tristeza, desesperança e pouca capacidade de sentir prazer, além da avaliação do risco de suicídio e perigo ao recém-nascido ou a terceiros. Administrar o questionário denominado escala de depressão pós-parto de Edimburgo pode ser útil.

TABELA 27.2 ▶ **DIAGNÓSTICO DIFERENCIAL DE LUTO COMPLICADO E TRANSTORNO DEPRESSIVO MAIOR**

CARACTERÍSTICA	LUTO COMPLICADO	TRANSTORNO DEPRESSIVO MAIOR
Sintomas afetivos	• Humor deprimido persistente focado na perda • Em geral, anedonia não está presente • Angústia, ansiedade, saudade, perda e sensação de vazio proeminentes • Culpa focada em possíveis falhas com relação ao falecido	• Humor deprimido persistente não ligado a pensamentos específicos • Anedonia • Angústia, ansiedade e sensação de vazio podem estar presentes • Culpa relacionada à sensação de inutilidade
Sintomas comportamentais e cognitivos	• Dificuldade de concentração pode ocorrer • Preocupações focadas na memória do falecido • Evitação focada em situações que relembrem a perda • Pensamentos de morte têm foco no falecido e no desejo de unir-se a ele	• Dificuldade de concentração é comum • Preocupações focadas em pensamentos negativos sobre si, os outros e o mundo • Evitação relacionada a relações interpessoais • Pensamentos de morte têm foco em acabar com a própria vida por sentimentos de desvalia, por crer que não merece viver

Fonte: Adaptada de Shear.

A depressão periparto é diferente dos sintomas depressivos leves – chamados de *baby blues* – que 70% das mães podem experimentar entre os primeiros 2 a 5 dias após o parto. Nesse caso, há sintomas de tristeza, labilidade de humor, irritabilidade e ansiedade, mas sem prejuízos funcionais graves e sintomas psicóticos. Em geral, a resolução é espontânea.

A psicose pós-parto é frequentemente uma manifestação do transtorno afetivo bipolar e representa uma emergência psiquiátrica devido aos riscos envolvidos, requerendo atenção ao tratamento, que é diferente do tratamento da depressão periparto.

USO DE SUBSTÂNCIAS/MEDICAMENTOS ▶ Algumas substâncias podem induzir sintomas depressivos, por exemplo, drogas de abuso, toxinas, corticosteroides, anticoncepcionais, agentes cardiovasculares, anticonvulsivantes, antipsicóticos, agentes imunológicos, etc. É importante observar a relação do início do quadro com o uso da substância suspeita, além de outros sinais e sintomas associados a ela. Se confirmada essa correlação, a descontinuação deve ser considerada.

OUTRAS CONDIÇÕES MÉDICAS ▶ Entre as patologias que podem cursar com sintomas depressivos estão acidente vascular cerebral, hipotireoidismo, síndrome de Cushing, esclerose múltipla, lesão cerebral traumática, doença de Parkinson, etc. Assim como o uso de substâncias/medicamentos, é preciso que a doença tenha relação com o início do quadro, além da observação de outros sintomas e sinais associados a ela. O tratamento da patologia de base deve ser instituído.

OUTROS TRANSTORNOS PSIQUIÁTRICOS ▶ Transtorno disfórico pré-menstrual, transtorno bipolar e transtorno do ajustamento são outras patologias psiquiátricas que também cursam com sintomas depressivos e devem ser consideradas no diagnóstico diferencial.

TRATAMENTO ▶

TRANSTORNO DEPRESSIVO MAIOR E TRANSTORNO DEPRESSIVO PERSISTENTE ▶

Duas formas de tratamento são utilizadas: psicoterapia e farmacoterapia.

Diretrizes recomendam que nas formas leves do transtorno é possível realizar inicialmente apenas psicoterapia, enquanto nas formas moderada e grave está indicada a farmacoterapia ou o tratamento combinado.

Estudos não indicam diferenças na efetividade entre os tipos de terapia. Além disso, uma metanálise comparando psicoterapia com medicamentos não mostrou grandes diferenças quanto às taxas de resposta e de remissão do transtorno. Todavia, quando o tratamento em monoterapia é comparado com o tratamento combinado, este último indica melhores resultados.

Com relação aos medicamentos utilizados, como primeira linha encontram-se principalmente os inibidores seletivos da recaptação da serotonina (ISRSs) (fluoxetina, sertralina, citalopram, escitalopram, paroxetina, fluvoxamina), os inibidores seletivos da recaptação da serotonina e da noradrenalina (ISRSNs) (duloxetina, venlafaxina, desvenlafaxina) e outros. A escolha do medicamento é influenciada pelos sintomas do paciente, suas condições clínicas, sua aceitação, preferência e tolerância, além do custo. Após 4 a 8 semanas, é considerada resposta ao fármaco quando há mais de 50% de redução dos sintomas. No caso de resposta parcial, sugere-se inicialmente o aumento da dose do medicamento vigente. Em caso de falha na resposta, a troca por outra classe medicamentosa deve ser considerada.

Outras opções terapêuticas descritas na literatura incluem a associação de antidepressivos com diferentes mecanismos de ação, a potencialização do antidepressivo com lítio, antipsicótico atípico ou T_3 e a sua associação com psicoterapia, estimulação magnética transcraniana ou eletroconvulsoterapia. Quando houver delírios e alucinações, o uso de um antipsicótico adjuvante é indicado.

A fase aguda do tratamento costuma durar de 0 a 3 meses, e o objetivo é atingir a remissão dos sintomas. A fase de continuação compreende os próximos 4 a 6 meses, seguida da fase de manutenção. A literatura médico-científica recomenda que a mesma dose necessária para atingir a remissão dos sintomas seja utilizada nas demais fases do tratamento para evitar recaídas, e o tempo de duração da fase de manutenção deve ser de pelo menos 1 ano a fim de evitar recorrências.

Deve ser considerado o tratamento em regime de internação hospitalar nos casos em que houver a concordância do paciente/responsável e a necessidade de esclarecimento diagnóstico de graves comorbidades, ou mediante riscos iminentes a si próprio ou a terceiros.

A eletroconvulsoterapia tem sido recomendada pela literatura científica como alternativa terapêutica nos casos de depressão grave com risco de suicídio, catatonia, características psicóticas ou características melancólicas e ausência de resposta aos tratamentos prévios, bem como nos casos refratários ao tratamento farmacológico e/ou psicoterápico.

LUTO PATOLÓGICO ▶ Vários ensaios clínicos mostraram a eficácia da psicoterapia, sendo a primeira linha de tratamento. Tem como objetivos restaurar o funcionamento individual, mostrando a possibilidade de um futuro feliz, e facilitar o contato com o luto sem o intenso sofrimento antes vivenciado, por meio da aceitação da perda. Estratégias para reduzir a evitação dos pensamentos e das situações que lembrem o falecido são as mais eficazes.

Outros tratamentos incluem medicamentos antidepressivos. Apesar de os dados referentes a estes serem escassos, são comumente utilizados na prática. Sempre que possível, adaptar a escolha do tratamento às condições do paciente. Em caso de ideação suicida, considerar internação para contenção de riscos.

DEPRESSÃO PERIPARTO ▶ Nos casos leves e moderados, estão indicadas intervenções de suporte social e profissional e psicoterapia. Caso não se obtenha resposta favorável ou em casos graves, o uso de medicamentos é necessário.

São utilizados os ISRSs, sendo a maioria compatível com a lactação. A sertralina tem sido recomendada como opção com boa eficácia e tolerabilidade na gestação e na lactação em comparação aos demais antidepressivos, mas o seu uso deve sempre ser discutido com a paciente/responsável. Sugere-se evitar a fluoxetina e a paroxetina durante a gestação devido à possibilidade de aumento no risco de más-formações cardíacas, segundo Reefhuis e colaboradores. Outros ISRSs com favorável relação risco-benefício durante a lactação são a fluoxetina e o citalopram. Se houver necessidade de utilização do lítio como tratamento adjuvante em casos graves, é recomendada a suspensão do aleitamento materno (relembrando a contraindicação ao seu uso no primeiro trimestre gestacional devido ao risco de má-formação cardíaca fetal). O tratamento adjuvante com antipsicóticos deve ser reservado a casos selecionados, sempre observando o risco-benefício.

REFERÊNCIAS

American Psychiatric Association. DSM-5: manual diagnóstico e estatístico de transtornos mentais. 5. ed. Porto Alegre: Artmed; 2014. p. 155-88.

Bromet E, Andrade LH, Hwang I, Sampson NA, Alonso J, Girolamo G, et al. Cross-national epidemiology of DSM-IV major depressive episode. BMC Med. 2011;9:90.

Reefhuis J, Devine O, Friedman JM, Louik C, Honein MA. Specific SSRIs and birth defects: bayesian analysis to interpret new data in the context of previous reports. BMJ. 2015;351:h3190.

Seedat S, Scott KM, Angermeyer MC, Berglund P, Bromet EJ, Brugha TS, et al. Cross-national associations between gender and mental disorders in the World Health Organization World Mental Health Surveys. Arch Gen Psychiatry. 2009;66(7):785-95.

Shear MK. Clinical practice. Complicated grief. N Engl J Med. 2015;372(2):153-60.

LEITURAS RECOMENDADAS

American Psychiatric Association. Practice guideline for the treatment of patients with major depressive disorder. 3rd ed. [Arlington]: APA; 2010 [capturado em 13 dez. 2017]. Disponível em: http://www.psychiatryonline.org/pb/assets/raw/sitewide/practice_guidelines/guidelines/mdd.pdf

Cipriani A, Hawton K, Stockton S, Geddes JR. Lithium in the prevention of suicide in mood disorders: updated systematic review and meta-analysis. BMJ. 2013;346:f3646.

Dalgalarrondo P. Psicopatologia e semiologia dos transtornos mentais. 2. ed. Porto Alegre: Artmed; 2008. p. 307-13.

Folstein MF, Folstein SE, McHugh PR. "Mini-mental state". A practical method for grading the cognitive state of patients for the clinician. J Psychiatr Res. 1975;12(3):189-98.

Humes EC, Vieira MEB, Fráguas Júnior R, editores. Psiquiatria interdisciplinar. Barueri: Manole; 2016. p. 57-64.

Kok RM, Reynolds CF 3rd. Management of depression in older adults: a review. JAMA. 2017;317(20):2114-22.

Kupfer DJ. Long-term treatment of depression. J Clin Psychiatry. 1991;52 Suppl:28-34.

Kupfer DJ, Frank E, Phillips ML. Major depressive disorder: new clinical, neurobiological, and treatment perspectives. Lancet. 2012;379(9820):1045-55.

National Institute for Health and Care Excellence. Depression in adults: recognition and management. London: NICE; 2016 [capturado em 13 dez. 2017]. Disponível em: https://www.nice.org.uk/guidance/cg90

Otte C, Gold SM, Penninx BW, Pariante CM, Etkin A, Fava M, et al. Major depressive disorder. Nat Rev Dis Primers. 2016;2:16065.

Paradela EMP, Lourenço RA, Veras RP. Validação da escala de depressão geriátrica em um ambulatório geral. Rev Saúde Pública. 2005;39(6):918-23.

Qaseem A, Barry MJ, Kansagara D, Clinical Guidelines Committee of the American College of Physicians. Nonpharmacologic versus pharmacologic treatment of adult patients with major depressive disorder: a clinical practice guideline from the American College of Physicians. Ann Intern Med. 2016;164(5):350-9.

Silva MT, Galvão TF, Martins SS, Pereira MG. Prevalence of depression morbidity among Brazilian adults: a systematic review and meta-analysis. Rev Bras Psiquiatr. 2014;36(3):262-70.

Skovlund CW, Mørch LS, Kessing LV, Lidegaard Ø. Association of hormonal contraception with depression. JAMA Psychiatry. 2016;73(11):1154-62.

Stewart DE, Vigod S. Postpartum depression. N Engl J Med. 2016;375(22):2177-86.
Walker ER, McGee RE, Druss BG. Mortality in mental disorders and global disease burden implications: a systematic review and meta-analysis. JAMA Psychiatry. 2015;72(4):334-41.
World Health Organization. Mental health: WHO releases guidance on responsible reporting on suicide. Geneva: WHO; c2017 [capturado em 13 dez. 2017]. Disponível em: http://www.who.int/topics/suicide/en/

CAPÍTULO 28

DERRAME PLEURAL

FELIPE DOMINGUEZ MACHADO
RAFAELA MANZONI BERNARDI

CONCEITO ▶ Derrame pleural (DP) corresponde ao aumento de líquido no espaço entre a pleura visceral e a pleura parietal, onde fisiologicamente existe uma pequena quantidade de líquido para permitir o deslizamento pleural. O líquido pleural origina-se dos capilares da pleura parietal, infiltrando o espaço pleural e sendo absorvido pela rede linfática local. O DP origina-se em situações em que a formação de líquido excede a capacidade de reabsorção.

CLASSIFICAÇÃO ▶ Os DPs podem ser classificados em **transudatos** e **exsudatos**, conforme a concentração proteica do líquido. Os transudatos apresentam baixa concentração de proteínas, sendo originados por aumento da pressão hidrostática (p. ex., insuficiência cardíaca [IC]), diminuição da pressão coloidosmótica (p. ex., hipoalbuminemia em pacientes desnutridos), aumento da pressão negativa intrapleural (p. ex., atelectasias) e passagem de líquido da cavidade abdominal (p. ex., ascite e hemodiálise peritoneal). Em contrapartida, os exsudatos ocorrem quando os níveis de proteína do líquido são elevados, ocasionados pelo aumento da permeabilidade dos capilares da pleura ou pela obstrução da via de drenagem linfática, principalmente por processos inflamatórios/infecciosos e neoplásicos.

CAUSAS ▶ Diversas são as causas de DP, porém, apenas quatro condições correspondem a cerca de 75% dos casos. São elas: câncer (27%), IC (21%), pneumonia (19%) e tuberculose (TB) (9%). A causa mais comum é a IC.

Quando as causas são avaliadas de acordo com a faixa etária, notam-se diferenças importantes em relação às condições mais frequentes. Em crianças, os derrames parapneumônicos correspondem à grande maioria dos DPs. Em pacientes com menos de 34 anos, a TB (52%) e a pneumonia (26%) são as causas mais importantes. Nos pacientes octogenários, a IC (45%) e as neoplasias (24%) são as etiologias mais frequentes.

O **Quadro 28.1** apresenta as causas de DP.

QUADRO 28.1 ▶ CAUSAS DE DERRAME PLEURAL

Causas de transudato
- IC (21%)*
- Cirrose hepática/hidrotórax (3%)
- Síndrome nefrótica
- Desnutrição
- Atelectasias
- Hipotireoidismo
- Diálise peritoneal
- Urinotórax
- Pulmão encarcerado
- Fístula durapleural – LCS
- Migração de cateter venoso central extravascular
- Hipertensão arterial pulmonar
- Doença relacionada à IgG4
- Síndrome das unhas amarelas
- Síndrome da veia cava superior

Causas de exsudato
- Neoplasias (27%)
- Derrames parapneumônicos (19%)
- Tuberculose (9%)
- Cirurgias abdominais (4%)
- Doenças do pericárdio (4%)
- TEP (1,6%)[†]
- Cirurgia de revascularização cardíaca (1%)
- Colagenoses (0,9%) – principalmente LES e AR
- Ruptura esofágica
- Quilotórax
- Pseudoquilotórax (colesterol)
- Asbestose benigna
- Fármacos[‡]
- Pancreatite
- Derrames de origem ginecológica (síndrome de Meigs)
- Uremia
- Pleurite pós-radioterapia
- Hemotórax

*Corresponde a transudato em 75% quando são utilizados os critérios de Light.
[†]Exsudato em 80% dos casos de TEP.
[‡]Fármacos que podem induzir derrame pleural: nitrofurantoína, sulfas, amiodarona, bleomicina, ciclofosfamida, metotrexato, β-bloqueadores, entre outros.
AR, artrite reumatoide; IC, insuficiência cardíaca; IgG4, imunoglobulina G4; LCS, líquido cerebrospinal; LES, lúpus eritematoso sistêmico; TEP, tromboembolia pulmonar.
Fonte: Porcel e colaboradores.

DIAGNÓSTICO E AVALIAÇÃO ▶

Seguindo a correta abordagem semiológica e a avaliação complementar, chega-se ao diagnóstico definitivo em aproximadamente 80% dos DPs. Dos 20% dos DPs sem diagnóstico, apenas 5 a 8% correspondem a neoplasias, sendo o mesotelioma a causa mais comum de falsos-negativos. A grande maioria (> 80%) dos DPs sem diagnóstico definitivo tem resolução espontânea.

ANAMNESE E EXAME FÍSICO ▶

O DP pode ser assintomático ou apresentar-se com tosse, dor ventilatório-dependente, dispneia progressiva e trepopneia (dispneia ao permanecer em posição de decúbito lateral para o lado contrário ao do derrame).

Ao exame físico, notam-se macicez à percussão, diminuição do frêmito toracovocal, diminuição do murmúrio vesicular – ou até mesmo sua abolição – e egofonia à ausculta.

Achados da história clínica e do exame físico podem indicar a causa do DP antes da avaliação do líquido pleural; por exemplo, tosse produtiva e febre alta sugerem derrame parapneumônico. Queixa de dispneia aos esforços, ortopneia, dispneia paroxística noturna, turgência jugular e edema em membros inferiores podem indicar a presença de IC descompensada. Febre vespertina, perda de peso e sudorese noturna, principalmente em pacientes jovens, levam à suspeita de TB pleural. Já em pacientes com mais de 50 anos, com alta carga tabágica e perda de peso, deve-se sempre investigar a presença de neoplasia.

EXAMES DE IMAGEM ▶

A radiografia de tórax é o primeiro exame na avaliação do paciente com suspeita de DP. Ela permite visualizar DP na presença de 200 mL ou mais de líquido. Os achados clássicos são o velamento do ângulo costofrênico, tanto na incidência posteroanterior quanto em perfil, a parábola de Damoiseau e a identificação de lâmina de líquido móvel no decúbito lateral para o lado do derrame (incidência de Laurell). A presença de derrame loculado ou derrame cisural pode simular o achado de nódulo pulmonar.

As principais causas de DP bilateral são IC (53% dos casos), câncer (18%) e doenças relacionadas ao pericárdio (7%). Dos pacientes com IC, 60% apresentam-se com DP bilateral, 30% com derrame unilateral à direita e 10% com derrame unilateral à esquerda.

Nos casos de DP parapneumônico, podem ser encontrados focos de consolidação justapleural ao derrame. Derrames decorrentes de cirrose hepática surgem geralmente no hemitórax direito (em 75% dos casos), e 10% dos pacientes não apresentam ascite evidenciada na ultrassonografia (US) de abdome. A TB causa comumente derrame unilateral, apresentando lesões em parênquima pulmonar em cerca de 50% das radiografias de tórax e 80% das tomografias computadorizadas (TCs) de tórax.

É crescente a utilização da US de tórax na abordagem do paciente com DP. Ela permite avaliação direta à beira do leito, tem baixo custo, isenta o paciente de exposição à radiação e apresenta melhor sensibilidade para visualização de derrame e septações se comparada à radiografia de tórax. Esse exame também permite a realização de toracocentese e biópsia de pleura guiadas, com redução das complicações dos procedimentos.

A TC é utilizada para complementar os demais exames de imagem em casos de suspeita de câncer, TB, derrame parapneumônico complicado e em caso de dúvida diagnóstica. A presença de nódulos pleurais e espessamento pleural > 1 cm pode indicar neoplasias como diagnóstico provável. A TC de abdome pode demonstrar achados que indiquem causas extrapulmonares.

Outros exames, como ressonância magnética (RM), cintilografia e tomografia por emissão de pósitrons (PET, do inglês *positron emission tomography*), são utilizados principalmente para avaliar casos de forte suspeita de neoplasia e casos de diagnóstico incerto.

TORACOCENTESE ▶ A toracocentese consiste na retirada de líquido da cavidade pleural, sendo indicada para a grande maioria dos derrames para elucidação diagnóstica, à exceção de derrames devidos à IC. Devem ser retirados no mínimo 20 a 40 mL de líquido para análise, que devem ser divididos em 3 frascos (5 mL para bioquímica, 5-10 mL para microbiologia e 10-25 mL para citologia; estes últimos devem conter anticoagulante – heparina ou ácido etilenodiaminotetracético [EDTA, do inglês *ethylenediaminetetraacetic acid*]). Para as culturas de aeróbios e anaeróbios, é aconselhável introduzir o líquido diretamente nos recipientes comercializados para esse fim (p. ex., BACTEC®). Na avaliação do pH, recomenda-se coleta separada em seringa de gasometria, tomando cuidado para manter a amostra fora de contato com o ar (o contato com o meio causa alcalinização da amostra). Não é recomendado retirar mais de 1.200 a 1.500 mL pelo risco de edema pulmonar de reexpansão.

ANÁLISE DO LÍQUIDO PLEURAL ▶ A avaliação do aspecto macroscópico da amostra de líquido pleural pode indicar a causa provável do DP, conforme mostra a Tabela 28.1.

TABELA 28.1 ▶ ASPECTO MACROSCÓPICO DO LÍQUIDO PLEURAL

CARACTERÍSTICA	CAUSAS MAIS FREQUENTES
Amarelo-citrino	Grande maioria dos derrames
Turvo	Pleurites crônicas, como nas colagenoses ou no quilotórax
Leitoso	Quilotórax e pseudoquilotórax
Hemático	Neoplasias, embolia pulmonar, trauma e derrame iatrogênico; considera-se hemotórax quando o hematócrito do líquido > 50% do hematócrito do sangue
Achocolatado, marrom	Abscesso amebiano ou hemotórax não drenado
Enegrecido	Aspergilose, algumas neoplasias, fístula pancreático-pleural
Verde-escuro	Biliotórax
Urina	Urinotórax
Límpido	Presença de líquido cerebrospinal – derivação durapleural ou derivação ventrículo-pleural; presença de β_2-transferrina confirma o diagnóstico

A avaliação da causa do derrame inicia a partir da diferenciação dos derrames em transudatos e exsudatos, conforme apresentado anteriormente. Para esse fim, utilizam-se principalmente os critérios de Light (**Quadro 28.2**).

QUADRO 28.2 ▶ CRITÉRIOS DE LIGHT

- Relação entre proteína do líquido pleural/proteína sérica > 0,5
- Relação entre LDH do líquido pleural/LDH sérico > 0,6
- Valores de LDH > dois terços (67%) o limite superior do LDH sérico

LDH, lactato desidrogenase.
Fonte: Light e colaboradores.

A positivação de um dos critérios indica a presença de exsudato. Até 30% dos pacientes com derrame por insuficiência cardíaca congestiva (ICC) e 18% dos derrames por cirrose são classificados como exsudatos pelos critérios de Light; destes, são classificados erroneamente 80% em ICC e 60% em cirrose. Isso ocorre especialmente em casos de uso de diuréticos ou contagem de hemácias no líquido pleural > 10.000. Nesses casos, devem ser solicitados colesterol do líquido pleural, albumina e proteína do líquido pleural e sérica. Valores de colesterol < 45 mg/dL, gradiente proteína sérica-pleural > 3,1 g/dL e gradiente albumina sérica-pleural > 1,2 g/dL classificam esses derrames como transudatos.

Os exames solicitados de rotina e os exames para avaliação complementar estão listados na **Tabela 28.2**.

TABELA 28.2 ▶ EXAMES SOLICITADOS NA AVALIAÇÃO DO DERRAME PLEURAL

EXAME	CARACTERÍSTICAS
Exames solicitados de rotina	
Proteína do líquido pleural e sérica	Utilizada para diferenciar exsudato de transudato pelo critério de Light; proteína total do líquido ≥ 3 g/dL indica exsudato (útil para pacientes em uso de diuréticos)
LDH do líquido pleural e sérico	Utilizada nos critérios de Light
Glicose do líquido pleural	Valores < 60 mg/dL indicam derrame parapneumônico complicado, empiema e pleurite reumatoide
pH do líquido pleural	Valores < 7,2 indicam derrame parapneumônico complicado, empiema e pleurite reumatoide
Pesquisa direta de bactérias – Gram	Derrame complicado, empiema
Exame de cultura para bactérias	Derrame complicado, empiema

(*Continua*)

TABELA 28.2 ▶ EXAMES SOLICITADOS NA AVALIAÇÃO DO DERRAME PLEURAL (Continuação)	
EXAME	CARACTERÍSTICAS
Citologia	> 50% neutrófilos: derrames parapneumônicos, 20% dos derrames neoplásicos e 10% dos derrames por TB (fase inicial) > 50% linfócitos: câncer e TB > 10% eosinófilos: cerca de 50% dos derrames idiopáticos e neoplasias (se > 30% de eosinófilos, baixa probabilidade de neoplasia)
Citopatológico do líquido	Positivo em até 64% dos derrames malignos; os sítios primários são pulmonar (37%) e mama (16%); apresenta sensibilidade baixa para mesoteliomas e carcinomas escamosos de pulmão
Exames complementares	
Colesterol do líquido pleural	Se > 45 mg/dL, sugere exsudato Se > 200 mg/dL, indica fortemente pseudoquilotórax (colesterol)
Albumina do líquido pleural e sérica	A diferença entre albumina sérica e pleural (gradiente de albumina*) pode ser utilizada para diferenciar exsudato de transudato em pacientes com IC em uso de diuréticos ou derrames com > 10.000 hemácias; gradiente > 1,2 g/dL é consistente com transudato, mesmo com algum critério de Light positivo
Triglicerídeos	Valores > 110 mg/dL indicam quilotórax; < 50 mg/dL excluem quilotórax
ADA	Valores > 35 apresentam sensibilidade de 93% e especificidade de 90% para TB; pode estar aumentada também em 45% dos derrames complicados, 70% dos empiemas e 60% dos linfomas
Interferon-γ	Utilizado para diagnóstico de TB pleural; apresenta sensibilidade e especificidade superiores às da ADA; por ser um exame de alto custo, não é amplamente utilizado na prática médica
GeneXpert MT®	Exame que apresenta altíssima especificidade para derrame por TB, porém, baixa sensibilidade (variando de 25-62% conforme a prevalência regional)
NT-proBNP no líquido pleural	Valores > 1.500 pg/mL estão presentes em aproximadamente 95% dos derrames por IC
PCR e procalcitonina	PCR > 15 mg/L associada a exsudato neutrofílico indica fortemente a favor de derrame parapneumônico; PCR > 100 mg/L indica derrame complicado; procalcitonina tem utilidade no diagnóstico diferencial de derrame infectado e inflamação pós-pleurodese

(Continua)

TABELA 28.2 ► EXAMES SOLICITADOS NA AVALIAÇÃO DO DERRAME PLEURAL *(Continuação)*	
EXAME	CARACTERÍSTICAS
Amilase	Valores acima de 5 vezes o limite superior do sangue indicam pancreatite (isoenzima pancreática), ruptura de esôfago (isoenzima salivar) ou derrame maligno
Marcadores tumorais (CEA, EMA, TTF-1, mesotelina, CA 15-3, CA 125, CYFRA)	Utilidade apenas na suspeita de derrames neoplásicos

*O gradiente de albumina é calculado pela diferença da concentração entre a albumina sérica e a albumina pleural (albumina sérica — albumina do líquido pleural).
ADA, adenosina desaminase; CA, antígeno tumoral (do inglês *cancer antigen*); CEA, antígeno carcinoembrionário (do inglês *carcinoembryonic antigen*); CYFRA, fragmento da citoqueratina (do inglês *cytokeratin fragment*); EMA, antígeno da membrana epitelial (do inglês *epithelial membrane antigen*); IC, insuficiência cardíaca; LDH, lactato desidrogenase; NT-proBNP, fragmento N-terminal do peptídeo natriurético tipo B; PCR, proteína C-reativa; TB, tuberculose; TTF-1, fator de transcrição da tireoide 1 (do inglês *thyroid transcription factor 1*).

A **Tabela 28.3** mostra a avaliação completa do líquido pleural e achados dos exames complementares nas principais causas de DP.

DERRAME PARAPNEUMÔNICO ► O derrame parapneumônico ou derrame associado à pneumonia inicialmente é estéril, ocasionado por inflamação da pleura adjacente – este recebe o nome de derrame não complicado. Com a evolução do quadro, bactérias migram e infectam a pleura, causando uma série de alterações que levam à piora do prognóstico e à falha no tratamento apenas com uso de antibióticos. Quando identificadas, essas alterações indicam a realização de drenagem pleural. O estágio final do derrame parapneumônico complicado corresponde ao empiema, coleção de pus dentro da cavidade pleural.

São indicações de drenagem pleural:

- Derrame ocupando mais de metade do hemitórax visto na radiografia de tórax;
- Derrame loculado visualizado na radiografia de tórax, na US de tórax ou na TC;
- Aspiração de pus (empiema);
- pH do líquido pleural < 7,2;
- Glicose do líquido pleural < 60 mg/dL;
- Identificação de bactérias por Gram ou cultura positiva do líquido pleural;
- Ausência de resposta com uso de antibioticoterapia adequada.

TABELA 28.3 ▶ AVALIAÇÃO DO LÍQUIDO PLEURAL E ACHADOS DOS EXAMES COMPLEMENTARES NAS PRINCIPAIS CAUSAS DE DERRAME PLEURAL

CAUSA	ACHADOS NOS EXAMES DE IMAGEM	EXAME MACROSCÓPICO DO LÍQUIDO PLEURAL	EXSUDATOS OU TRANSUDATOS	CELULARIDADE DO LÍQUIDO PLEURAL	GLICOSE DO LÍQUIDO PLEURAL (< 60 G/DL)	PH DO LÍQUIDO PLEURAL (< 7,2)	ACHADOS QUE CONFIRMAM A ETIOLOGIA	EXAMES ESPECÍFICOS
Insuficiência cardíaca	Cardiomegalia; derrame bilateral em radiografia de tórax em 60% dos casos e à direita em 30%	Amarelo-citrino	Transudatos (75%) Exsudatos (25%)	—	Normal	Normal	—	NT-proBNP > 1.500 pg/mL
Câncer	Radiografia de tórax pode mostrar lesões em parênquima pulmonar; a TC mostra espessamento ou nodularidade pleural	Amarelo-citrino ou hemático	Exsudatos	Predomínio de linfócitos; pode haver > 10% de eosinófilos	Normal ou baixa (principalmente em caso de doença avançada)	Normal ou diminuído (em casos raros)	Citologia positiva (sensibilidade maior para adenocarcinomas e baixa sensibilidade para mesotelioma e escamoso)	Marcadores tumorais positivos no líquido pleural

(Continua)

TABELA 28.3 ▶ AVALIAÇÃO DO LÍQUIDO PLEURAL E ACHADOS DOS EXAMES COMPLEMENTARES NAS PRINCIPAIS CAUSAS DE DERRAME PLEURAL *(Continuação)*

CAUSA	ACHADOS NOS EXAMES DE IMAGEM	EXAME MACROSCÓPICO DO LÍQUIDO PLEURAL	EXSUDATOS OU TRANSUDATOS	CELULARIDADE DO LÍQUIDO PLEURAL	GLICOSE DO LÍQUIDO PLEURAL (< 60 G/DL)	PH DO LÍQUIDO PLEURAL (< 7,2)	ACHADOS QUE CONFIRMAM A ETIOLOGIA	EXAMES ESPECÍFICOS
Derrames parapneumônicos	Presença de focos de consolidação; presença de septações na TC e na US de tórax	Amarelo-citrino ou turvo ou purulento nos casos de empiema ou achocolatado nos casos de abscesso amebiano	Exsudatos	> 10.000 células/µL; em casos raros, > 50.000 células/µL; predomínio de neutrófilos	Baixa em casos de derrame complicado	Diminuído no derrame complicado	Presença de bactérias no Gram ou positividade do exame de cultura; pus nos casos de empiema	PCR e procalcitonina
Tuberculose pleural	Lesões cavitadas em ápices	Amarelo-citrino	Exsudatos	Predomínio de neutrófilos na fase inicial e, após, linfócitos; a presença de > 5% de células mesoteliais remete a outra causa	Baixa	Normal ou diminuído (em casos raros)	Exame de cultura positivo; presença de BAAR no líquido pleural ou biópsia de pleura	ADA > 35 (apresenta altas sensibilidade [89%] e especificidade [95%] quando associada a derrame com predomínio de linfócitos) GeneXpert MT®

(Continua)

DERRAME PLEURAL

TABELA 28.3 ▶ AVALIAÇÃO DO LÍQUIDO PLEURAL E ACHADOS DOS EXAMES COMPLEMENTARES NAS PRINCIPAIS CAUSAS DE DERRAME PLEURAL (Continuação)

CAUSA	ACHADOS NOS EXAMES DE IMAGEM	EXAME MACROSCÓPICO DO LÍQUIDO PLEURAL	EXSUDATOS OU TRANSUDATOS	CELULARIDADE DO LÍQUIDO PLEURAL	GLICOSE DO LÍQUIDO PLEURAL (< 60 G/DL)	PH DO LÍQUIDO PLEURAL (< 7,2)	ACHADOS QUE CONFIRMAM A ETIOLOGIA	EXAMES ESPECÍFICOS
Cirrose	TC ou US de abdome com evidência de cirrose ou hipertensão portal; derrame predominantemente em hemitórax direito	Amarelo-cítrino	Transudatos (82%)	Pode haver > 10% de eosinófilos	Normal	Normal	–	–
Tromboembolia pulmonar	Diagnóstico confirmado por angio-TC	Amarelo-cítrino ou hemático	Exsudatos (raramente transudato)	Predomínio de neutrófilos; pode haver aumento de eosinófilos	Normal	Normal	Confirmação imagética de tromboembolia	–
Pleurites reumáticas	Acometimento articular no caso das artrites	Amarelo-cítrino ou turvo se for crônico	Exsudatos	> 10.000 células/μL; predomínio de linfócitos	Muito baixa: < 30 mg/dL em 75%	Diminuído	Positividade para anti-dsDNA nos casos de LES	Presença de anticorpos específicos no soro

(Continua)

TABELA 28.3 ▶ AVALIAÇÃO DO LÍQUIDO PLEURAL E ACHADOS DOS EXAMES COMPLEMENTARES NAS PRINCIPAIS CAUSAS DE DERRAME PLEURAL *(Continuação)*

CAUSA	ACHADOS NOS EXAMES DE IMAGEM	EXAME MACROSCÓPICO DO LÍQUIDO PLEURAL	EXSUDATOS OU TRANSUDATOS	CELULARIDADE DO LÍQUIDO PLEURAL	GLICOSE DO LÍQUIDO PLEURAL (< 60 G/DL)	PH DO LÍQUIDO PLEURAL (< 7,2)	ACHADOS QUE CONFIRMAM A ETIOLOGIA	EXAMES ESPECÍFICOS
Quilotórax	TC é mandatória para avaliar a presença de lesões associadas	Leitoso	Exsudatos	–	Normal	Normal	Triglicerídeos > 110 mg/dL no líquido pleural	–
Pseudoquilotórax (colesterol)	Pode estar associado a espessamento pleural	Turvo ou leitoso	Exsudatos	Linfócitos	Normal	Normal	Colesterol > 200 mg/dL no líquido pleural	–
Pancreatite	Achados sugestivos de pancreatite na TC de abdome	Amarelo-citrino ou hemático	Exsudatos	> 10.000 células/μL; predomínio de neutrófilos	Normal	Normal	Amilase elevada (isoenzima pancreática)	–

ADA, adenosina desaminase; angio-TC, angiotomografia computadorizada; BAAR, bacilo álcool-ácido resistente; LES, lúpus eritematoso sistêmico; NT-proBNP, fragmento N-terminal do peptídeo natriurético tipo B; PCR, proteína C-reativa; TC, tomografia computadorizada; US, ultrassonografia.

MANEJO FRENTE AO DERRAME PLEURAL SEM DIAGNÓSTICO DEFINIDO

▶ Se a causa de base do DP não for identificada após avaliação inicial do paciente com exames de imagem e análise do líquido pleural, deve-se realizar nova coleta de líquido pleural e utilizar os métodos complementares conforme suspeita clínica:

- **Insuficiência cardíaca:** fragmento N-terminal do peptídeo natriurético tipo B (NT-proBNP);
- **Derrame parapneumônico:** nova amostra pra Gram e culturas, proteína C-reativa, procalcitonina;
- **Tuberculose pleural:** complementar com TC de tórax, adenosina desaminase (ADA), interferon-γ, biópsia de pleura (com preferência pela biópsia por cirurgia torácica videoassistida (VATS, do inglês *video-assisted thoracoscopic surgery*);
- **Neoplasias:** exames de imagem complementares, como RM e PET-TC, marcadores tumorais (p. ex., mesotelina em casos de suspeita de mesotelioma pleural), biópsia de pleura guiada por US ou TC de tórax. Na ausência de alterações tomográficas, deve-se proceder à pleuroscopia, com preferência pela VATS para visualização direta e biópsia de lesões suspeitas.

Em caso de DP de etiologia indefinida, mesmo após investigação exaustiva, é indicado o acompanhamento clínico do paciente. Na literatura atual, não há uma rotina definida para guiar o seguimento desses pacientes, mas parece razoável realizar acompanhamento mensal nos primeiros 3 meses, trimestral no primeiro ano e, após, semestral, tendo em vista que uma parte desses pacientes pode apresentar neoplasia oculta.

REFERÊNCIAS ▶

Hallifax RJ, Talwar A, Wrightson JM, Edey A, Gleeson FV. State-of-the-art: radiological investigation of pleural disease. Respir Med. 2017;124:88-99.

Light RW, Macgregor MI, Luchsinger PC, Ball WC Jr. Pleural effusions: the diagnostic separation of transudates and exudates. Ann Intern Med. 1972;77(4):507-13.

Porcel JM, Azzopardi M, Koegelenberg CF, Maldonado F, Rahman NM, Lee YC. The diagnosis of pleural effusions. Expert Rev Respir Med. 2015;9(6):801-15.

Porcel JM, Esquerda A, Vives M, Bielsa S. Etiología del derrame pleural: análisis de más de 3.000 toracocentesis consecutivas. Arch Bronconeumol. 2014;50(5):161-5.

LEITURAS RECOMENDADAS ▶

Bhatnagar R, Maskell N. The modern diagnosis and management of pleural effusions. BMJ. 2015;351:h4520.

Ferreiro L, Toubes M, Valdés L. Contribución del análisis del líquido pleural al diagnóstico de los derrames pleurales. Med Clin (Barc). 2015;145(4):171-7.

Hooper C, Lee YC, Maskell N, BTS Pleural Guideline Group. Investigation of a unilateral pleural effusion in adults: British Thoracic Society pleural disease guideline 2010. Thorax. 2010;65 Suppl 2:ii4-17.

Light RW. Pleural effusions. Med Clin North Am. 2011;95(6):1055-70.

Porcel JM, Light RW. Pleural effusions. Dis Mon. 2013;59(2):29-57.

CAPÍTULO 29

DIARREIA

MARINA DE BORBA OLIVEIRA
MARCIO F. SPAGNÓL

CONCEITO ▶ Diarreia é definida como aumento da frequência das evacuações e redução da consistência das fezes. Os pacientes muitas vezes se referem à perda incontrolável de fezes (incontinência) ou ao aumento isolado na frequência de evacuação (pseudodiarreia) como diarreia. Deve-se definir com precisão a queixa do paciente para a correta abordagem do sintoma.

CLASSIFICAÇÃO ▶

A Tabela 29.1 mostra a classificação da diarreia de acordo com o tempo de evolução.

TABELA 29.1 ▶ CLASSIFICAÇÃO DA DIARREIA DE ACORDO COM O TEMPO DE EVOLUÇÃO	
TIPO	TEMPO DE EVOLUÇÃO
Diarreia aguda	< 14 dias
Diarreia persistente	14-30 dias
Diarreia crônica	> 30 dias

CAUSAS ▶

DIARREIA AGUDA ▶ A maioria dos casos de diarreia aguda é de curso autolimitado e causada por infecção (ver Tabela 29.2). Considerando todos os casos, a etiologia viral constitui a principal causa; entretanto, ao analisar apenas os casos de diarreia grave, a etiologia bacteriana passa a ser a mais frequente.

DIARREIA CRÔNICA ▶ Dor abdominal, febre ou sangramento gastrintestinal sugerem processos inflamatórios como causa da diarreia. Distensão e flatulência sugerem má-absorção de carboidratos. Perda de peso significativa sugere má-absorção ou malignidade colorretal – especialmente nos pacientes com idade superior a 50 anos e na presença de anemia.

DIAGNÓSTICO E AVALIAÇÃO ▶

DIARREIA AGUDA ▶ A avaliação inicial inclui **anamnese** cuidadosa e **exame físico** voltado para identificação de sinais de desidratação, sugerido pela

TABELA 29.2 ▶ DIARREIA INFECCIOSA: PATÓGENOS CAUSADORES E EPIDEMIOLOGIA

PATÓGENO		EPIDEMIOLOGIA E SUSPEITA CLÍNICA
Não Inflamatória*		
Toxinas	Ingestão alimentar há < 24 horas	*Staphylococcus aureus* (carnes e laticínios)
		Bacillus cereus (arroz frito)
		Clostridium perfringens (carnes reaquecidas)
Vírus	Rotavírus	Contágio pessoa a pessoa; creches; duração: 4-8 dias
	Norovírus	≈ 50% de todos os casos; vômitos proeminentes; duração: 1-3 dias
Bactérias	*Escherichia coli* (toxigênica)	> 50% dos casos de diarreia do viajante; duração: < 7 dias
	Vibrio cholerae	Desidratação e distúrbios eletrolíticos graves
Protozoários	*Giardia*	Água contaminada, piscinas; síndrome de má-absorção; anemia
	Cryptosporidium	Autolimitado; em imunossuprimidos, infecção crônica
	Cyclospora	Produtos contaminados
Inflamatória†		
Vírus	Citomegalovírus	Imunossuprimidos; diagnóstico por biópsia colônica
Bactérias	*Campylobacter*	"Pseudoapendicite"; síndrome de Guillain-Barré; artrite reativa
	Salmonella	5% com bacteremia; destes, 5-10% são infecções à distância, potencialmente graves; ↑ risco > 50 anos
	Shigella	Pequeno inóculo; início súbito; fase aquosa inicial; disenteria
	E. coli (O157:H7)	Produção de toxina Shiga; síndrome hemolítico-urêmica
	Clostridium difficile	Uso recente de antibióticos; idosos, institucionalização
Protozoário	*Entamoeba histolytica*	Água, alimentos contaminados; abscesso hepático

*Predomina afecção de intestino delgado; diarreia volumosa, disabsortiva.
†Predomina invasão colônica; diarreia de menor volume; presença de sangue e muco nas fezes; tenesmo.

presença de mucosas secas, turgor cutâneo reduzido, hipotensão postural e alteração do estado mental. Febre não costuma ser um bom sinal discriminador, porém, quando muito alta ou persistente, pode sugerir infecção por bactérias ou *Entamoeba histolytica*. Nos casos infecciosos, deve-se atentar para sintomas extraintestinais (síndrome hemolítico-urêmica, síndrome de Guillain-Barré, abscesso hepático, glomerulonefrite, eritema nodoso, artrite reativa), distúrbios eletrolíticos e sintomas pós-infecciosos.

A **Figura 29.1** mostra a abordagem do paciente com diarreia aguda.

DIARREIA CRÔNICA ▶ A avaliação diagnóstica deve ser guiada por **anamnese** e **exame físico** minuciosos.

Um importante diagnóstico diferencial a ser considerado é a síndrome do intestino irritável, cujo diagnóstico é estabelecido por meio dos critérios pro-

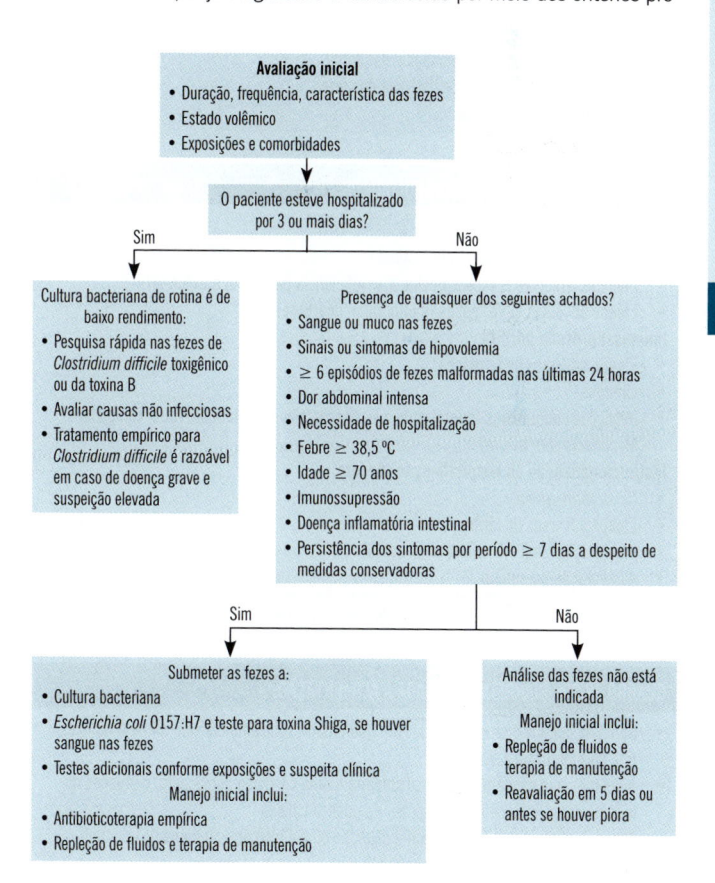

Avaliação inicial
- Duração, frequência, característica das fezes
- Estado volêmico
- Exposições e comorbidades

↓

O paciente esteve hospitalizado por 3 ou mais dias?

Sim ↙ ↘ Não

Cultura bacteriana de rotina é de baixo rendimento:
- Pesquisa rápida nas fezes de *Clostridium difficile* toxigênico ou da toxina B
- Avaliar causas não infecciosas
- Tratamento empírico para *Clostridium difficile* é razoável em caso de doença grave e suspeição elevada

Presença de quaisquer dos seguintes achados?
- Sangue ou muco nas fezes
- Sinais ou sintomas de hipovolemia
- ≥ 6 episódios de fezes malformadas nas últimas 24 horas
- Dor abdominal intensa
- Necessidade de hospitalização
- Febre ≥ 38,5 °C
- Idade ≥ 70 anos
- Imunossupressão
- Doença inflamatória intestinal
- Persistência dos sintomas por período ≥ 7 dias a despeito de medidas conservadoras

Sim ↙ ↘ Não

Submeter as fezes a:
- Cultura bacteriana
- *Escherichia coli* O157:H7 e teste para toxina Shiga, se houver sangue nas fezes
- Testes adicionais conforme exposições e suspeita clínica

Manejo inicial inclui:
- Antibioticoterapia empírica
- Repleção de fluidos e terapia de manutenção

Análise das fezes não está indicada
Manejo inicial inclui:
- Repleção de fluidos e terapia de manutenção
- Reavaliação em 5 dias ou antes se houver piora

FIGURA 29.1 ▶ **ABORDAGEM DO PACIENTE COM DIARREIA AGUDA.**

postos por Roma IV e não requer investigação adicional na ausência de sinais de alarme (**Quadro 29.1**).

Associações epidemiológicas devem ser consideradas no diagnóstico diferencial e podem apontar para quadros específicos (**Quadro 29.2**).

A elaboração de uma história alimentar cuidadosa é essencial. A relação dos alimentos com a diarreia se dá de diferentes maneiras e deve ser considerada (**Quadro 29.3**).

QUADRO 29.1 ▶ DIAGNÓSTICO DA SÍNDROME DO INTESTINO IRRITÁVEL – CRITÉRIOS DE ROMA IV (2016)

Dor abdominal recorrente (sintoma predominante), ao menos 1 ×/semana, nos últimos 3 meses, associada a 2 dos seguintes:
- Relacionada à defecação
- Associada à alteração da frequência das fezes
- Associada à alteração da consistência das fezes

Ausência de sinais de alarme

QUADRO 29.2 ▶ VÍNCULOS EPIDEMIOLÓGICOS

Diabetes melito
- Alteração da motilidade gastrintestinal
- Doenças associadas (doença celíaca, insuficiência pancreática exócrina)
- Efeitos adversos de fármacos (metformina, acarbose)

Imunossupressão por HIV
- Efeitos adversos de fármacos
- Linfoma
- Infecções oportunistas (criptosporidiose, citomegalovirose, herpes-vírus, complexo *Mycobacterium avium*)

Institucionalização ou hospitalização recente
- *Clostridium difficile*
- Efeitos adversos de fármacos
- Impactação fecal com diarreia paradoxal
- Alimentação parenteral

HIV, vírus da imunodeficiência humana (do inglês *human immunodeficiency virus*).

QUADRO 29.3 ▶ DIARREIA ASSOCIADA À ALIMENTAÇÃO

- Substâncias que quando ingeridas em quantidade suficiente causam diarreia no intestino normal: frutose, álcool
- Alimentos que causam diarreia secundária a uma condição subjacente: derivados do leite na deficiência de lactase, glúten na doença celíaca
- Alterações intestinais que limitam a digestão ou a absorção: síndrome do intestino curto, insuficiência pancreática
- Intolerâncias individuais idiossincráticas

A revisão detalhada dos medicamentos de uso corrente também é fundamental. A diarreia corresponde a cerca de 7% dos efeitos adversos medicamentosos, e há mais de 700 substâncias implicadas. Além disso, devem ser investigadas exposição prévia à radioterapia e história de cirurgias.

Exames complementares devem ser realizados na presença de sinais de alarme, quando a causa não é evidente ou quando há necessidade de excluir diagnósticos diferenciais, e devem sempre ser individualizados (**Quadro 29.4**). Nos casos em que a avaliação é inconclusiva, deve-se lembrar da diarreia factícia, que responde por até 15% das diarreias inexplicadas encaminhadas a centros terciários.

A **Figura 29.2** apresenta a abordagem do paciente com diarreia crônica.

TRATAMENTO ▶

DIARREIA AGUDA ▶ A reidratação é a base do tratamento, sendo recomendada para praticamente todos os casos e realizada preferencialmente por via oral e com soluções que contenham água, sal e açúcar.

QUADRO 29.4 ▶ DIARREIA CRÔNICA

Diarreia aquosa
- Secretória
  - Toxinas bacterianas
  - Má-absorção de ácidos biliares
  - Distúrbios de motilidade
  - Endocrinopatias: doença de Addison, tumor neuroendócrino, hipertireoidismo, carcinoma medular da tireoide
  - Abuso de laxativos estimulantes
  - Neoplasias: adenocarcinoma de colo, linfoma, adenoma viloso
  - Vasculites
- Osmótica
  - Má-absorção de carboidratos
  - Abuso de laxativos osmóticos

Diarreia inflamatória
- Diverticulite
- Doenças infecciosas
- Doença inflamatória intestinal: doença de Crohn, retocolite ulcerativa
- Colite isquêmica
- Neoplasias: adenocarcinoma de colo, linfoma
- Colite actínica

Diarreia gordurosa
- Má-absorção
  - Isquemia mesentérica
  - Doença celíaca
- Má-digestão
  - Concentração inadequada de ácido biliar luminal
  - Insuficiência pancreática exócrina

DIARREIA

História e exame físico

- **Dor abdominal**
  - Doença inflamatória intestinal
  - Síndrome do intestino irritável
  - Isquemia mesentérica

- **Perda de peso**
  - Má-absorção
  - Neoplasia

- **Diarreia iatrogênica**
  - Fármacos
  - Radiação
  - Cirurgia

- **Doenças sistêmicas**
  - Hipertireoidismo
  - Diabetes melito
  - Síndromes tumorais
  - Aids

Sinais de alarme
- ≥ 50 anos
- Presença de sangue ou muco nas fezes
- Febre
- Perda de peso

Presença de sinais de alarme/diagnóstico não estabelecido

- Hemograma completo
- Eletrólitos, função renal
- Análise das fezes

Diarreia invasiva/inflamatória
Leucócitos fecais + Lactoferrina + Pesquisa de sangue oculto
- Excluir infecção
- Exame de imagem
- Colonoscopia/sigmoidoscopia

Diarreia aquosa

Diarreia secretória
Osmolaridade fecal < 50 mOsm/L
- Excluir infecção
- Exame de imagem
- Colonoscopia/sigmoidoscopia
- Considerar:
  - Dosagem de peptídeos plasmáticos
  - Serotonina e histamina urinárias
- Teste da colestiramina

Diarreia osmótica
Osmolaridade fecal > 125 mOsm/L

- pH 4 a 6 — **Má-absorção de carboidratos**
  - Revisão dietética
  - Teste respiratório com hidrogênio

- pH > 6 — **Abuso de laxantes**

Diarreia gordurosa
Teste da gordura fecal
- Exame de imagem
- Considerar insuficiência pancreática exógena:
  - Teste de secretina
  - Dosagem de quimiotripsina nas fezes

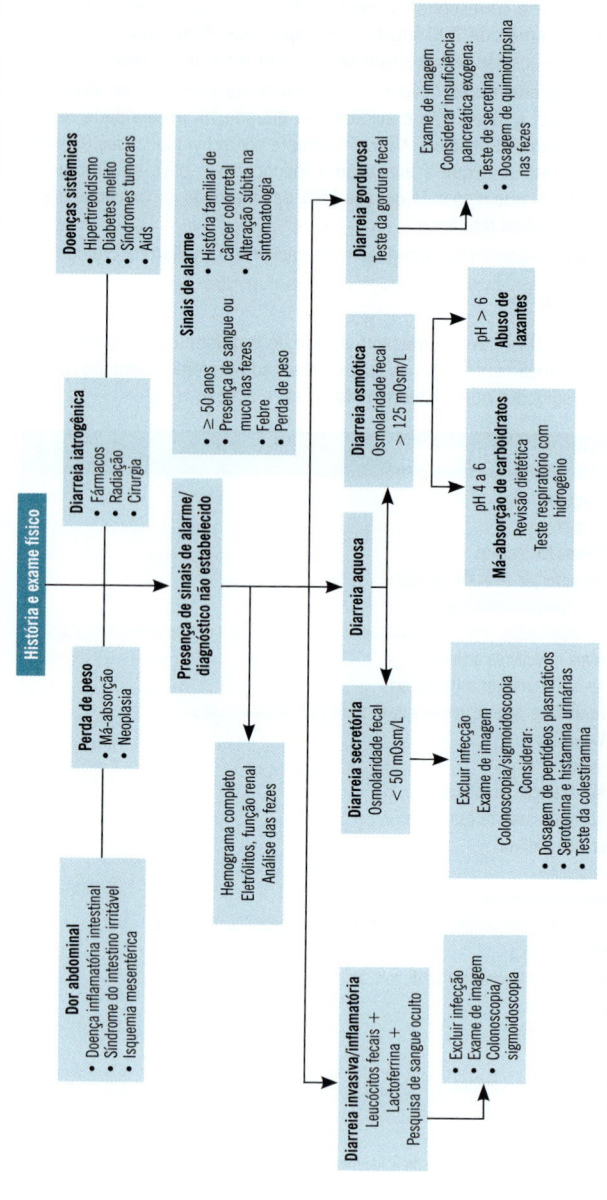

FIGURA 29.2 ▶ ABORDAGEM DO PACIENTE COM DIARREIA CRÔNICA.
Aids, síndrome da imunodeficiência adquirida (do inglês *acquired immunodeficiency syndrome*).

A decisão de tratar os casos de diarreia aguda deve ser individualizada (ver **Figura 29.1**). O agente de escolha é geralmente uma fluoroquinolona oral (ciprofloxacino 500 mg, 2 ×/dia) por 3 a 5 dias. Azitromicina (500 mg, 1 ×/dia por 3 dias) ou eritromicina (500 mg, 2 ×/dia por 5 dias) também apresentam taxas de resposta equivalentes. Quando há elevada suspeita de diarreia por *Clostridium difficile*, o tratamento empírico com metronidazol e/ou vancomicina deve ser iniciado, conforme gravidade do quadro.

DIARREIA CRÔNICA ▶ Diferentemente da diarreia aguda, em que a maioria dos casos é autolimitada e não necessita de nenhum tratamento adicional além da terapia de reidratação oral, a diarreia crônica tende a tornar-se um problema em longo prazo, comprometendo a qualidade de vida do paciente. Nos casos em que não há tratamento específico, a terapia sintomática pode ser necessária, lembrando que ela é contraindicada na presença de diarreia inflamatória/infecciosa.

Os fármacos mais utilizados são os opioides, entre os quais se destaca a loperamida, agonista opioide fraco que não atravessa a barreira hematencefálica e tem benefício adicional nos pacientes que apresentam incontinência fecal associada, atuando no aumento da pressão basal do esfíncter anal e na melhora da dinâmica retal. Considerando a piora característica da diarreia com a alimentação, sugere-se a dose de 2 a 4 mg antes das refeições, com uma dose extra antes de dormir nos casos em que a diarreia noturna for um problema, não ultrapassando a dose de 16 mg ao dia.

Outros fármacos que podem ser utilizados são os agonistas α-adrenérgicos (clonidina), quando houver diarreia secretória resistente aos opioides. Os antagonistas dos receptores 5HT3 (alosetrona, ondansetrona) devem ser administrados especialmente na síndrome do intestino irritável. A somatostatina e seus análogos têm eficácia sugerida nos casos de diarreia associada à síndrome da imunodeficiência adquirida (Aids, do inglês *acquired immunodeficiency syndrome*), quimioterapia, gastrectomia e intestino curto. A colestiramina é utilizada na diarreia induzida por sais biliares.

REFERÊNCIAS ▶

Dryden MS, Gabb RJ, Wright SK. Empirical treatment of severe acute community-acquired gastroenteritis with ciprofloxacin. Clin Infect Dis. 1996;22(6):1019-1025.

DuPont HL. Persistent diarrhea: a clinical review. JAMA. 2016;315(24):2712-2727.

Fauci AS, Longo DL, Kasper DL, Hauser SL, Jameson JL, Loscalzo J. Medicina interna de Harrison. 19. ed. Porto Alegre: Artmed; 2016.

Musher DM, Musher BL. Contagious acute gastrointestinal infections. N Engl J Med. 2004;351(23):2417-2427.

Schiller LR. Antidiarrheal drug therapy. Curr Gastroenterol Rep. 2017;19(5):18.

Schiller LR, Pardi DS, Sellin JH. Chronic diarrhea: diagnosis and management. Clin Gastroenterol Hepatol. 2017;15(2):182-193.e3.

Shane AL, Mody RK, Crump JA, Tarr PI, Steiner TS, Kotloff K, et al. 2017 Infectious Diseases Society of America clinical practice guidelines for the diagnosis and management of infectious diarrhea. Clin Infect Dis. 2017;65(12):e45-e80.

CAPÍTULO 30
DIMINUIÇÃO DA LIBIDO

TAYANE MUNIZ FIGHERA
GISLAINE KROLOW CASANOVA
LUCAS BANDEIRA MARCHESAN
POLI MARA SPRITZER

CONCEITOS ▶ A Organização Mundial da Saúde (OMS) define a **saúde sexual** como um estado físico, emocional, mental e social de bem-estar em relação à sexualidade, com a possibilidade de vivenciar experiências sexuais seguras e agradáveis. A função sexual envolve uma interação complexa entre fatores biológicos, socioculturais e psicológicos. As disfunções sexuais formam um grupo heterogêneo de condições definidas como uma perturbação clinicamente significativa na capacidade de experimentar prazer sexual. Seu diagnóstico requer a avaliação de problemas que são mais bem explicados por algum transtorno mental não sexual, pelos efeitos de uma substância ou por uma condição médica.

As disfunções sexuais podem manifestar-se de diferentes maneiras, incluindo, nas mulheres, perda do desejo ou da excitação sexual, inabilidade para atingir o orgasmo, dor nas relações sexuais ou uma combinação desses distúrbios. Nos homens, as disfunções sexuais incluem a diminuição da libido, a disfunção erétil, a ejaculação anormal ou também uma combinação desses fatores. Em 2013, foi publicada a 5ª edição do *Manual diagnóstico e estatístico de transtornos mentais* (DSM-5), que passou a considerar as disfunções sexuais gênero-específicas e uniu em uma única classificação os transtornos do desejo e da excitação femininos, sendo esta chamada de transtorno do interesse/excitação sexual feminino (**Quadro 30.1**).

Diminuição da libido é a disfunção sexual relacionada à redução do desejo sexual, também denominada transtorno do desejo sexual hipoativo (TDSH). É definida pela deficiência persistente ou recorrente de pensamentos e fantasias sexuais, bem como da receptividade à atividade sexual, causando dificuldades interpessoais.

ASPECTOS EPIDEMIOLÓGICOS ▶ Estima-se que 43% das mulheres e 31% dos homens sejam afetados por alguma forma de disfunção sexual, desde redução do desejo a distúrbios associados ao orgasmo. Porém, pode ser difícil estabelecer sua prevalência em função dos diferentes critérios utilizados para avaliação e diagnóstico.

QUADRO 30.1 ▶ DISFUNÇÕES SEXUAIS DE ACORDO COM O DSM-5

Disfunções sexuais femininas
- Transtorno do interesse/excitação sexual feminino
- Transtorno da dor genitopélvica/penetração
- Transtorno do orgasmo feminino

Disfunções sexuais masculinas
- TDSH masculino
- Transtorno erétil
- Ejaculação retardada
- Ejaculação prematura

Outras
- Disfunção sexual induzida por substância/medicamento
- Disfunção sexual não especificada

DSM-5, 5ª edição do *Manual diagnóstico e estatístico de transtornos mentais*; TDSH, transtorno do desejo sexual hipoativo.
Fonte: American Psychiatric Association.

Um grande estudo norte-americano incluindo 31.581 mulheres demonstrou que 10% das pacientes avaliadas relataram redução do desejo sexual, sendo a faixa etária entre 45 e 64 anos a mais afetada (12,3%). A duração dos sintomas também pode afetar diretamente a prevalência de TDSH. Em um estudo realizado por meio de questionários, a presença de distúrbios sexuais foi relatada por 34,8% dos homens e 53,8% das mulheres. Contudo, quando considerados apenas distúrbios presentes há 6 meses ou mais, a prevalência foi de 6,2% nos homens e 15,6% nas mulheres.

RESPOSTA SEXUAL HUMANA ▶ Modelos teóricos tentam explicar a resposta sexual humana desde 1920, quando Sigmund Freud descreveu uma complexa sequência de eventos que terminariam na execução do ato sexual. Quarenta anos depois, um novo modelo de 4 estágios foi proposto, sendo a percepção de cada estágio muito variável para cada indivíduo, e diferente para homens e mulheres. O ato sexual começaria com a excitação, seguida de um platô, do orgasmo e da resolução. Mais tarde, Helen Kaplan introduziu a noção de desejo sexual. Em 2002, Rosemary Basson descreveu o "Modelo circular da resposta sexual feminina". De acordo com esse modelo, a mulher iniciaria a relação sexual a partir da "neutralidade sexual", atingindo graus crescentes de excitação, motivada pela intimidade, pelo ganho secundário do vínculo afetivo, ou por outras razões não sexuais. Esse modelo valoriza a resposta e a receptividade femininas, postulando que, para muitas mulheres, é o desejo de intimidade, em vez de um impulso biológico, o desencadeador do ciclo de resposta sexual.

A percepção de desejo está frequentemente associada a dois componentes: biológico e psicológico. O primeiro é modulado, em grande parte, pela idade, pela presença de comorbidades e por hormônios. Já o componente psicológico está relacionado a experiências prévias e características da relação.

Biologicamente, o desejo sexual é o resultado do equilíbrio entre fatores excitatórios e inibitórios e depende da integração de diferentes hormônios e neurotransmissores. A testosterona é um hormônio fundamental para as funções sexuais masculina e feminina. Em mulheres, a testosterona é sintetizada a partir de hormônios precursores produzidos nos ovários e nas glândulas suprarrenais, e exerce ação no sistema nervoso central na geração do desejo sexual, bem como perifericamente, estimulando o fluxo sanguíneo na vulva e no canal vaginal. Os estrogênios também são essenciais para a função sexual feminina e apresentam ação central, promovendo o desejo sexual, e ação periférica, em que estimulam a resposta excitatória e a lubrificação da vulva e da vagina. O aumento do fluxo sanguíneo e a lubrificação da genitália permitem uma resposta ao estímulo excitatório e afetam indiretamente o desejo sexual. Outros agentes envolvidos no estímulo sexual são o óxido nítrico, um potente vasodilatador, e neurotransmissores como dopamina, noradrenalina e serotonina. Estes últimos atuam sobre o sistema límbico, especificamente associados à recompensa, à motivação e à inibição sexual, respectivamente.

Diferentes condições clínicas podem estar associadas a transtornos no desejo sexual. A presença de uma doença crônica muda a dinâmica da relação com impacto negativo na satisfação sexual do paciente e do parceiro. Em um estudo brasileiro multicêntrico, a prevalência de TDSH foi de 9,5% dos indivíduos avaliados, e foi observada associação com doenças cardiovasculares, câncer de mama, idade avançada, ressecamento vaginal, dispareunia e baixo nível educacional. Fármacos utilizados no tratamento de hipertensão, bem como inibidores seletivos da recaptação da serotonina (ISRSs) e quimioterápicos, também podem estar associados ao TDSH. Em relação ao eventual efeito de anticoncepcionais orais combinados sobre a libido, uma metanálise com 36 estudos e 13.673 mulheres reportou efeito neutro do uso de anticoncepcionais sobre a função sexual.

CLASSIFICAÇÃO ▶

A diminuição da libido pode ser classificada como **primária** ou **secundária**, **generalizada** ou **situacional**, devendo ser vivenciada em quase todas ou em todas as ocasiões da atividade sexual (75-100%) por um período mínimo de 6 meses.

CAUSAS ▶

A etiologia da diminuição da libido é multifatorial, e pode estar relacionada com distúrbios psicológicos, como depressão e ansiedade, conflitos interpessoais, fadiga, estresse, perda de privacidade, transtornos relacionados ao abuso físico ou sexual, uso de medicamentos e condições de saúde que tornem a atividade sexual desconfortável, como endometriose ou a síndrome urogenital na menopausa. A atividade sexual plena é regulada de forma coordenada pela inter-relação entre os sistemas neurológico, vascular e endocrinológico. Alterações em qualquer desses sistemas podem interferir potencialmente na função sexual. Dessa forma, a resposta sexual humana é influenciada por fatores biológicos, psicológicos e sociais.

As causas da diminuição da libido em homens e em mulheres são apresentadas nos **Quadros 30.2** e **30.3**, respectivamente.

QUADRO 30.2 ► CAUSAS DA DIMINUIÇÃO DA LIBIDO EM HOMENS

- Uso de medicamentos: ISRSs, antiandrogênios, inibidores da 5-α-redutase e analgésicos opioides
- Alcoolismo e drogas recreacionais
- Depressão
- Fadiga
- Problemas no relacionamento interconjugal
- Outras disfunções sexuais (medo ou sentimento de humilhação)
- Distúrbio de aversão sexual
- Doenças crônicas sistêmicas, distúrbios vasculares e neurológicos
- Deficiência de testosterona

ISRSs, inibidores seletivos da recaptação da serotonina.
Fonte: Elaborado com base em Cunninghan.

QUADRO 30.3 ► CAUSAS DA DIMINUIÇÃO DA LIBIDO EM MULHERES

- Fadiga e estresse
- Puerpério
- Hipoestrogenismo e menopausa
- Depressão e ansiedade
- Problemas no relacionamento com o(a) parceiro(a)
- Sentimento de medo ou vergonha em relação ao sexo
- Uso de medicamentos: ISRDs (antipsicóticos), fármacos que induzem hiperprolactinemia, fármacos antiepilépticos (lamotrigina, gabapentina, topiramato), antidepressivos (ISRSs)
- Hiperprolactinemia
- Doenças crônicas sistêmicas, distúrbios vasculares e neurológicos
- Abuso de substâncias: álcool e drogas
- Patologias ginecológicas que causam dor/desconforto ou inibição intensa durante a atividade sexual: incontinência urinária, prolapso genital, endometriose, miomatose, infecções ginecológicas

ISRDs, inibidores seletivos da recaptação da dopamina; ISRSs, inibidores seletivos da recaptação da serotonina.
Fonte: Elaborado com base em Shifren.

CARACTERÍSTICAS DO COMPORTAMENTO DE PACIENTES COM ESSE SINTOMA

► A diminuição da libido pode apresentar-se clinicamente por qualquer uma das seguintes manifestações:

- Perda da motivação para atividade sexual, manifestada por desejo sexual espontâneo (pensamentos sexuais ou fantasias) reduzido ou ausente, desejo sexual em resposta a sugestões eróticas e estimulação sexual reduzido ou ausente, ou inabilidade para manter o desejo ou interesse sexual durante atividade sexual;

- Perda do desejo para iniciar ou participar da atividade sexual, incluindo respostas comportamentais como evitar situações que possam levar à atividade sexual, acompanhadas por sentimento de perda, angústia, tristeza, preocupação e sofrimento.

Indivíduos com diminuição da libido apresentam maior incidência de insatisfação com seus parceiros e de sentimentos de infelicidade, frustração, raiva e baixa autoestima, e menores índices de qualidade de vida e de satisfação em todas as etapas da atividade sexual. Além disso, despesas totais com saúde são maiores em mulheres com TDSH, incluindo número de consultas médicas, uso de medicamentos, uso de serviços de radiologia, laboratório e procedimentos ambulatoriais.

CARACTERÍSTICAS CLÍNICAS DA DIMINUIÇÃO DA LIBIDO EM HOMENS ▶

A prevalência da diminuição da libido é estimada em 5 a 15% dos homens. Ela aumenta com a idade e, muitas vezes, vem acompanhada por outros distúrbios sexuais. A disfunção erétil frequentemente se apresenta como sintoma dominante e pode mascarar outras condições, como abuso de substâncias, problemas no relacionamento e, mais raramente, conflitos relacionados com preferência sexual.

A redução dos níveis de testosterona associada ao envelhecimento pode cursar com redução da função sexual e do bem-estar geral. Distúrbios sexuais funcionais em homens comumente são decorrentes de doença crônica subjacente.

CARACTERÍSTICAS CLÍNICAS DA DIMINUIÇÃO DA LIBIDO EM MULHERES

▶ Em mulheres jovens, essa queixa comumente é referida com alterações ginecológicas ou doenças crônicas. Na pós-menopausa, é comum a diminuição da libido se manifestar isoladamente, associada ao hipoestrogenismo. A redução dos níveis de estrogênio, característica da pós-menopausa, leva a alterações anatômicas e funcionais no trato urogenital, como redução do número de vasos sanguíneos e da função das células musculares e perda de colágeno e elastina.

As manifestações clínicas incluem redução da lubrificação vaginal, dispareunia, prolapso e sangramento vaginal. Os sintomas urinários incluem infecções recorrentes, incontinência e disúria. Quando presentes, esses sintomas podem causar diminuição da libido, além de dor e desconforto durante a atividade sexual.

DIAGNÓSTICO E AVALIAÇÃO ▶

O diagnóstico de diminuição da libido baseia-se na queixa de sofrimento, angústia ou preocupação pela deficiência persistente ou recorrente de pensamentos e fantasias sexuais, bem como da receptividade à atividade sexual, por um período de pelo menos 6 meses e afetando a maior parte dos encontros sexuais (75-100%). O diagnóstico não requer a perda completa do desejo sexual, mas comprometimento significativo com duração superior a 6 meses. Sofrimento pessoal é um pré-requisito obrigatório para o diagnóstico, e pode manifestar-se como frustração, tristeza, baixa autoestima ou preocupação.

AVALIAÇÃO CLÍNICA E COMPLEMENTAR DA DIMINUIÇÃO DA LIBIDO ▶

História clínica ▶ A história clínica detalhada é fundamental para avaliar qualquer disfunção sexual. Circunstâncias que possam reduzir a motivação para atividade sexual devem ser questionadas, como redução do desejo espontâneo ou em resposta a estímulos sexuais. Os sintomas também podem incluir problemas no relacionamento e comportamentos para evitar a atividade sexual, como dormir em camas separadas ou restringir o contato físico. A história clínica deve abranger a história médica pregressa, incluindo existência de doenças crônicas, como hipertensão, diabetes ou doença cardiovascular, ou a presença atual ou pregressa de doenças psiquiátricas, neurológicas ou endocrinológicas. Uso de medicamentos, drogas recreacionais e álcool deve ser pesquisado. Nas mulheres, atentar para condições ginecológicas que possam afetar negativamente a receptividade sexual, seja por causarem dor/desconforto ou inibição durante a relação sexual: endometriose, doença inflamatória pélvica ou outras infecções genitais, prolapso genital, atrofia vulvovaginal, miomatose uterina, sangramento uterino anormal e incontinência urinária. Nos homens, considerar que a diminuição da libido pode ser consequência de outra disfunção sexual, frequentemente a disfunção erétil. Condições que potencialmente aumentam a fadiga ou estresse devem ser questionadas: nascimento do primeiro filho, criação de filhos, excesso de trabalho, dificuldades interpessoais com o cônjuge ou no trabalho, cirurgias, história de abuso sexual ou traumas.

História sexual ▶ Perguntas abertas e empatia com o(a) paciente são requisitos para uma anamnese sexual adequada. Deve-se questionar sobre início, duração e gravidade da diminuição da libido. Para auxiliar no diagnóstico de TDSH, algumas perguntas podem ser formuladas de forma direta:

- No passado, o seu nível de desejo ou interesse sexual era bom e satisfatório?
- Você percebe que houve diminuição do desejo ou do interesse sexual?
- Você se sente incomodado pelo seu nível de desejo ou interesse sexual?
- Você gostaria que seu nível de desejo ou interesse sexual aumentasse?
- Por favor, liste todos os fatores que você sente que possam estar contribuindo para a atual diminuição do desejo sexual: cirurgia, depressão, condições médicas; medicamentos, drogas ou álcool; gestação, nascimento de filhos, menopausa; outros problemas sexuais, como dor na relação sexual; problemas sexuais do(a) parceiro(a); problemas na relação com o(a) parceiro(a) (interconjugais); estresse ou fadiga.

Exame físico ▶ O exame físico deve ser realizado para descartar condições que possam contribuir para diminuição da libido, como deficiência de hormônios sexuais ou hipotireoidismo. Em mulheres, galactorreia deve ser investigada e pode indicar aumento dos níveis de prolactina. Sinais de hipoestrogenismo podem estar presentes em mulheres: atrofia vaginal com palidez da mucosa e diminuição das pregas, redução do introito vaginal e rarefação dos pelos vulvares. Em homens, a possibilidade de hipogonadismo também deve ser investigada, e a presença de atrofia testicular pode ser observada em alguns casos. A distribuição dos pelos corporais, a atrofia da massa muscular e a presença de ginecomastia também podem indicar uma condição subjacente.

Avaliação laboratorial ▶ Apesar de o diagnóstico de TDSH não necessitar de confirmação laboratorial, é importante avaliar possíveis causas hormonais e metabólicas associadas (**Figuras 30.1** e **30.2**).

TRATAMENTO ▶ Além da terapia específica da doença de base, se houver, o tratamento da diminuição da libido deve incluir a abordagem dos aspectos biológicos e estratégias de apoio biopsicossocial, bem como terapia farmacológica quando houver indicação.

TRATAMENTO NÃO FARMACOLÓGICO ▶ Inclui psicoterapia, terapia cognitivo-comportamental ou terapia de casal específica.

TRATAMENTO FARMACOLÓGICO PARA DIMINUIÇÃO DA LIBIDO EM MULHERES ▶

Terapia hormonal da menopausa ▶ A diminuição da libido pode iniciar junto com sintomas de hipoestrogenismo, como fogachos, redução na lubrificação vaginal, sudorese noturna e insônia. Nesses casos, o uso de estrogênios sistêmicos pode trazer benefícios para a função sexual. Em mulheres com útero, devem ser associados a progesterona/progestogênios para proteção

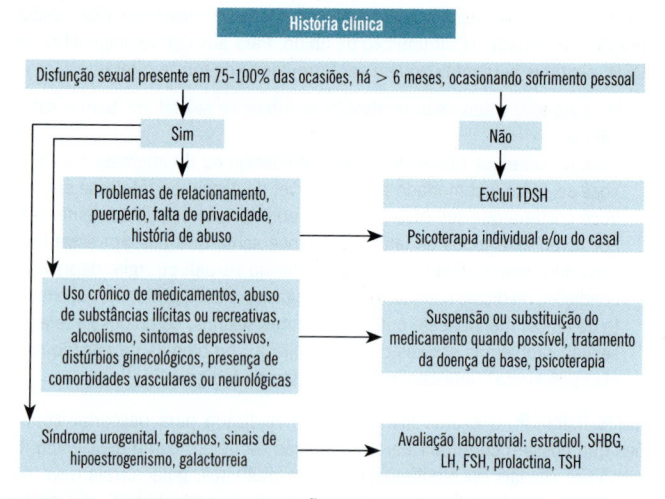

FIGURA 30.1 ▶ **FLUXOGRAMA PARA AVALIAÇÃO DA DIMINUIÇÃO DA LIBIDO EM MULHERES.**
FSH, hormônio folículo-estimulante (do inglês *follicle-stimulating hormone*); LH, hormônio luteinizante (do inglês *luteinizing hormone*); SHBG, globulina ligadora de hormônios sexuais (do inglês *sex hormone-binding globulin*); TDSH, transtorno do desejo sexual hipoativo; TSH, tireotrofina.

```
                        ┌─────────────────────┐
                        │   História clínica  │
                        └─────────────────────┘
                                  │
   Disfunção sexual presente em 75-100% das ocasiões, há > 6 meses, ocasionando sofrimento pessoal
                     │                               │
                    Sim                             Não
                     │                               │
       ┌─────────────────────────────┐       ┌─────────────────┐
       │ Problemas de relacionamento,│       │  Exclui TDSH    │
       │ falta de privacidade,       │       └─────────────────┘
       │ história de trauma ou abuso │──┐
       └─────────────────────────────┘  │    ┌─────────────────────────────┐
                     │                  └──► │ Psicoterapia individual     │
                     │                       │ e/ou do casal               │
                     ▼                       └─────────────────────────────┘
       ┌─────────────────────────────┐
       │ Uso crônico de medicamentos,│       ┌─────────────────────────────┐
       │ abuso de substâncias        │       │ Suspensão ou substituição do│
       │ ilícitas, sintomas          │──────►│ medicamento quando possível,│
       │ depressivos, alcoolismo,    │       │ tratamento da doença de     │
       │ presença de comorbidades    │       │ base, psicoterapia          │
       │ vasculares ou neurológicas  │       └─────────────────────────────┘
       └─────────────────────────────┘
                     │
                     ▼
       ┌─────────────────────────────┐       ┌─────────────────────────────┐
       │ Sinais de hipogonadismo:    │       │ Avaliação laboratorial:     │
       │ atrofia muscular ou         │──────►│ testosterona total, SHBG,   │
       │ testicular, redução da      │       │ LH, FSH, prolactina, TSH    │
       │ barba e dos pelos corporais,│       └─────────────────────────────┘
       │ ginecomastia                │
       └─────────────────────────────┘
```

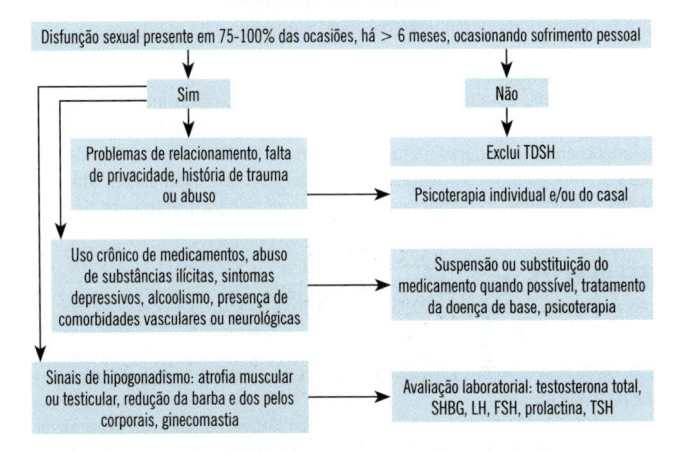

FIGURA 30.2 ► FLUXOGRAMA PARA AVALIAÇÃO DA DIMINUIÇÃO DA LIBIDO EM HOMENS.
FSH, hormônio folículo-estimulante (do inglês *follicle-stimulating hormone*); LH, hormônio luteinizante (do inglês *luteinizing hormone*); SHBG, globulina ligadora de hormônios sexuais (do inglês *sex hormone-binding globulin*); TDSH, transtorno do desejo sexual hipoativo; TSH, tireotrofina.

endometrial. Além disso, o uso de estrogênio por via vaginal, mesmo sem absorção sistêmica significativa, pode aumentar o fluxo sanguíneo e a lubrificação local, com melhora da satisfação sexual. A tibolona é um esteroide sintético com propriedades estrogênicas, progestogênicas e androgênicas e é considerada uma alternativa de terapia hormonal da menopausa (THM), com benefício para melhora da libido. Indicações, contraindicações e efeitos adversos da THM podem ser revisados em referências que constam no fim deste capítulo.

Terapia com testosterona ► O uso de testosterona não é recomendado para disfunção sexual em mulheres, exceto para TDSH e por períodos curtos de tempo (*off-label*). No entanto, preparações de testosterona para mulheres não estão disponíveis na maioria dos países, inclusive no Brasil, e formulações para homens não devem ser utilizadas por mulheres, pelos efeitos adversos relacionados com doses muito elevadas.

Flibanserina ► Atua como agonista do receptor da serotonina 1A e antagonista do receptor da serotonina 2A, resultando na redução dos níveis de serotonina e no aumento da atividade da dopamina e da noradrenalina. A experiência clínica ainda é limitada. A flibanserina foi aprovada nos Estados Unidos, mas ainda não está disponível no Brasil.

Bupropiona/buspirona ► Outras opções que estão sendo propostas para uso *off-label* para tratamento de TDSH em mulheres incluem a bupropiona, um inibidor seletivo da recaptação da noradrenalina e da dopamina, e a buspirona, um agonista da serotonina. Relatos indicam aumento do prazer sexual e da excitação nas usuárias, mas a segurança do uso exclusivamente para tratamento da diminuição da libido ainda não está estabelecida.

TRATAMENTO FARMACOLÓGICO PARA DIMINUIÇÃO DA LIBIDO EM HOMENS

▶ Em homens, as alternativas de terapia farmacológica incluem fármacos para tratamento de ejaculação precoce (ISRSs e antidepressivos tricíclicos), disfunção erétil (inibidores da fosfodiesterase-5) e diminuição da libido associada ao hipogonadismo (testosterona intramuscular). Não existe, até o momento, medicamento disponível especificamente para tratamento de TDSH masculino.

REFERÊNCIAS ▶

American Psychiatric Association. DSM-5: manual diagnóstico e estatístico de transtornos mentais. 5. ed. Porto Alegre: Artmed; 2014.

Basson R, Berman J, Burnett A, Derogatis L, Ferguson D, Fourcroy J, et al. Report of the international consensus development conference on female sexual dysfunction: definitions and classifications. J Urol. 2000;163(3):888-93.

Cunninghan GR, Rosen RC. Overview of male sexual dysfunction. Waltham: UpTpDate; 2017 [capturado em 25 fev. 2018]. Disponível em: https://www.uptodate.com/contents/overview-of-male-sexual-dysfunction

Freud S, Hubback CJM. Beyond the pleasure principle. London: The International Psycho-analytical Press; 1922.

Marques FZC, Chedid SB, Eizerik GC. Resposta sexual humana. Rev Ciências Médicas. 2008;17(3-6):175-83.

Masters WH, Johnson VE. Human sexual response. Boston: Little, Brown and Company; 1966.

Pastor Z, Holla K, Chmel R. The influence of combined oral contraceptives on female sexual desire: a systematic review. Eur J Contracept Reprod Health Care. 2013;18(1):27-43.

Shifren JL. Sexual dysfunction in women: epidemiology, risk factors and evaluation. Waltham: UpTpDate; 2017 [capturado em 25 fev. 2018]. Disponível em: https://www.uptodate.com/contents/sexual-dysfunction-in-women-epidemiology-risk-factors-and-evaluation

Who.int [Internet]. Sexual and reproductive health. Geneva: WHO; c2018 [capturado em 25 fev. 2018]. Disponível em: http://www.who.int/reproductivehealth/en/

LEITURAS RECOMENDADAS ▶

Abdo CH, Valadares AL, Oliveira WM Jr, Scanavino MT, Afif-Abdo J. Hypoactive sexual desire disorder in a population-based study of Brazilian women: associated factors classified according to their importance. Menopause. 2010;17(6):1114-21.

Basaria S. Male hypogonadism. Lancet. 2014;383(9924):1250-63.

Basson R. Women's sexual dysfunction: revised and expanded definitions. CMAJ. 2005;172(10):1327-33.

Basson R, Schultz WW. Sexual sequelae of general medical disorders. Lancet. 2007;369(9559):409-24.

Cappelletii M, Wallen K. Increasing women's sexual desire: the comparative effectiveness of estrogens and androgens. Horm Behav. 2016;78:178-93.

Clayton AH, Goldfischer ER, Goldstein I, Derogatis L, Lewis-D'Agostino DJ, Pyke R. Validation of the decreased sexual desire screener (DSDS): a brief diagnostic instrument for generalized acquired female hypoactive sexual desire disorder (HSDD). J Sex Med. 2009;6(3):730-8.

Farrell Am E. Genitourinary syndrome of menopause. Aust Fam Physician. 2017;46(7):481-4.

Foley K, Foley D, Johnson BH. Healthcare resource utilization and expenditures of women diagnosed with hypoactive sexual desire disorder. J Med Econ. 2010;13(4):583-90.

Goldstein I, Kim NN, Clayton AH, DeRogatis LR, Giraldi A, Parish SJ, et al. Hypoactive Sexual Desire Disorder: International Society for the Study of Women's Sexual Health (ISSWSH) Expert Consensus Panel Review. Mayo Clin Proc. 2017;92(1):114-28.

Malary M, Khani S, Pourasghar M, Moosazadeh M, Hamzehgardeshi Z. Biopsychosocial determinants of hypoactive sexual desire in women: a narrative review. Mater Sociomed. 2015;27(6):383-9.

Mercer CH, Fenton KA, Johnson AM, Wellings K, Macdowall W, McManus S, et al. Sexual function problems and help seeking behaviour in Britain: national probability sample survey. BMJ. 2003;327(7412):426-7.

Nijland EA, Weijmar Schultz WC, Nathorst-Boös J, Helmond FA, Van Lunsen RH, Palacios S, et al. Tibolone and transdermal E2/NETA for the treatment of female sexual dysfunction in naturally menopausal women: results of a randomized active-controlled trial. J Sex Med. 2008;5(3):646-56.

Pfaus JG. Pathways of sexual desire. J Sex Med. 2009;6(6):1506-33.

Rösing D, Klebingat KJ, Berberich HJ, Bosinski HA, Loewit K, Beier KM. Male sexual dysfunction: diagnosis and treatment from a sexological and interdisciplinary perspective. Dtsch Arztebl Int. 2009;106(50):821-8.

Shifren JL, Monz BU, Russo PA, Segreti A, Johannes CB. Sexual problems and distress in United States women: prevalence and correlates. Obstet Gynecol. 2008;112(5):970-8.

Snyder PJ, Bhasin S, Cunningham GR, Matsumoto AM, Stephens-Shields AJ, Cauley JA, et al. Effects of testosterone treatment in older men. N Engl J Med. 2016;374(7):611-24.

Stahl SM, Sommer B, Allers KA. Multifunctional pharmacology of flibanserin: possible mechanism of therapeutic action in hypoactive sexual desire disorder. J Sex Med. 2011;8(1):15-27.

Sturdee DW, Panay N, International Menopause Society Writing Group. Recommendations for the management of postmenopausal vaginal atrophy. Climacteric. 2010;13(6):509-22.

The NAMS 2017 Hormone Therapy Position Statement Advisory Panel. The 2017 hormone therapy position statement of The North American Menopause Society. Menopause. 2017;24(7):728-53.

Wierman ME, Arlt W, Basson R, Davis SR, Miller KK, Murad MH, et al. Androgen therapy in women: a reappraisal: an endocrine society clinical practice guideline. J Clin Endocrinol Metab. 2014;99(10):3489-510.

CAPÍTULO 31

DIPLOPIA

LEONARDO AUGUSTO CARBONERA
MÁRCIA L. F. CHAVES

CONCEITO ▶ **Diplopia** é uma palavra de origem grega que significa visão dupla. Quando o paciente se apresenta com queixa de alteração visual, deve-se distinguir a visão dupla (visão de um objeto em dois locais diferentes no espaço) da visão borrada (indefinição do objeto).

Para compreender o aparecimento da diplopia, é preciso lembrar que os olhos são posicionados de maneira que a imagem se forme exatamente no mesmo ponto da retina em ambos os olhos, e que o movimento ocular é conjugado, permitindo esse posicionamento da imagem. Um mínimo desvio no eixo de um dos olhos projeta a imagem em um local diferente na retina, causando diplopia (pode-se experimentar "diplopia" ao pressionar discretamente um dos olhos por cima da pálpebra, mantendo os olhos abertos e fixos em um determinado objeto).

ASPECTOS ANATÔMICOS ▶ Seis músculos e quatro pares de nervos cranianos (NCs) participam do controle do olhar conjugado (Tabela 31.1 e Figura 31.1).

Quando o indivíduo deseja olhar para o lado direito, o córtex visual frontal esquerdo (área 8 de Brodmann) estimula o núcleo do nervo abducente (NC-VI) (localizado na ponte) à esquerda, levando à contração do músculo reto lateral e causando o desvio lateral do olho esquerdo. O núcleo do NC-VI esquerdo, por sua vez, estimula, através do fascículo longitudinal medial, o núcleo do nervo oculomotor (NC-III) (localizado no mesencéfalo) à direita, desviando medialmente o olho direito. Dessa forma, o olho direito "acompanha" o olho esquerdo, para manter a conjugação do olhar.

O olhar conjugado vertical é comandado pelo núcleo rostral intersticial do fascículo longitudinal medial e pelo núcleo intersticial de Cajal (ambos localizados no mesencéfalo). O comando de olhar para baixo ativa o subnúcleo do músculo reto inferior do NC-III de um lado e o núcleo do nervo troclear (NC-IV) – que, por sua vez, ativa o músculo oblíquo superior – contralateral

TABELA 31.1 ▶ NERVOS CRANIANOS E MÚSCULOS DA MOVIMENTAÇÃO OCULAR EXTRÍNSECA ENVOLVIDOS NO CONTROLE DO OLHAR CONJUGADO

NERVOS CRANIANOS	MÚSCULOS INERVADOS
Nervo oculomotor (NC-III)	Reto superior
	Reto medial
	Reto inferior
	Oblíquo inferior
Nervo troclear (NC-IV)	Oblíquo superior
Nervo abducente (NC-VI)	Reto lateral

NC, nervo craniano.

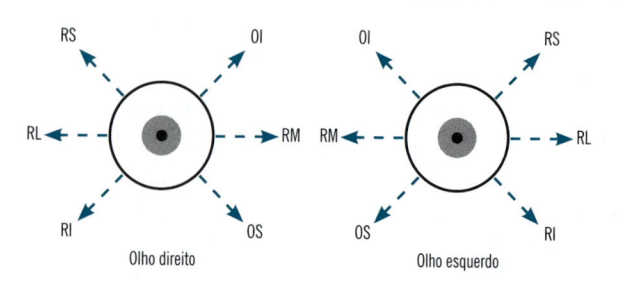

FIGURA 31.1 ▶ MÚSCULOS ENVOLVIDOS NA MOVIMENTAÇÃO OCULAR EXTRÍNSECA.
OI, oblíquo inferior; OS, oblíquo superior; RI, reto inferior; RL, reto lateral; RM, reto medial; RS, reto superior.

(em nível mesencefálico). O comando de olhar para cima ativa o NC-III bilateralmente – mais precisamente os subnúcleos dos músculos reto superior ipsolateral e oblíquo inferior contralateral (**Figura 31.2**).

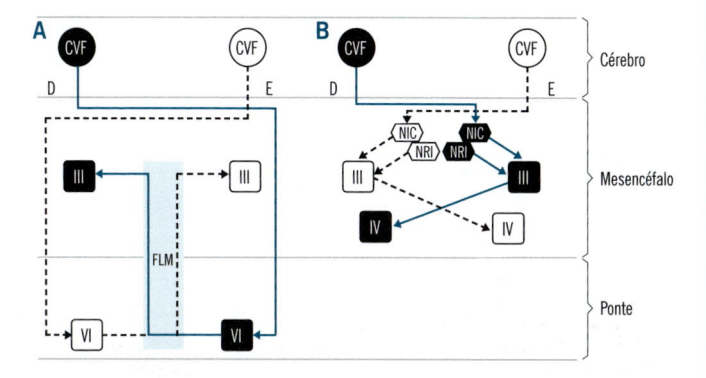

FIGURA 31.2 ▶ REPRESENTAÇÃO ESQUEMÁTICA DO CONTROLE DO OLHAR CONJUGADO (A) HORIZONTAL E (B) VERTICAL. AS SETAS INDICAM A DIREÇÃO DO ESTÍMULO. A LINHA CONTÍNUA REPRESENTA O ESTÍMULO A PARTIR DO HEMISFÉRIO CEREBRAL DIREITO, E A LINHA TRACEJADA REPRESENTA O ESTÍMULO A PARTIR DO HEMISFÉRIO CEREBRAL ESQUERDO.

CVF, córtex visual frontal; FLM, fascículo longitudinal medial; III, núcleo do nervo oculomotor; IV, núcleo do nervo troclear; NIC, núcleo intersticial de Cajal; NRI, núcleo rostral intersticial do fascículo longitudinal medial; VI, núcleo do nervo abducente.

O nervo vestibulococlear (NC-VIII) também participa do controle da mirada horizontal e vertical, fornecendo informações sobre a posição do corpo no espaço e estabilizando o olhar.

A lesão em uma ou mais das topografias supradescritas pode resultar em anormalidades do movimento ocular. A diplopia está associada a lesões mesencefálicas, pontinas, nos núcleos dos NCs nos nervos propriamente ditos, na placa motora ou na musculatura ocular extrínseca.

ASPECTOS EPIDEMIOLÓGICOS E CAUSAS ▶

Diplopia foi a queixa principal de 275 (1,4%) entre os 19.664 pacientes atendidos em uma emergência oftalmológica em Londres, dos quais 75% apresentavam diplopia binocular. Não há dados de prevalência da diplopia na população em geral. As principais causas e suas frequências reportadas nesse estudo estão nas **Tabelas 31.2** e **31.3**.

Diplopia pode ser observada em 0,17 a 0,85% dos pacientes submetidos à cirurgia de catarata, sendo causada por restrição muscular ou paresia devido à anestesia retrobulbar (25%), percepção de um desvio (foria) congênito após a retirada do tampão ocular e retomada da visão binocular (34%) ou defeito prismático da lente implantada (4%).

Miastenia grave tem prevalência global de 0,5 a 15 casos a cada 100 mil indivíduos, com incidência aproximada de 2 casos a cada 1 milhão. A di-

TABELA 31.2 ▶ CAUSAS DE DIPLOPIA MONOCULAR – $n = 69$

CAUSAS	FREQUÊNCIA
Causas extraoculares	
Lentes bifocais	4
Lentes de contato	2
Lentes de miopia	1
Causas oculares	
Lesão palpebral	3
Lesão corneana	18
Lesão da íris	2
Lesão do cristalino	27
Lesão retiniana	4
Causa não estabelecida	8

Fonte: Adaptada de Morris.

TABELA 31.3 ▶ CAUSAS DE DIPLOPIA BINOCULAR – $n = 206$

CAUSAS	FREQUÊNCIA
Lentes bifocais	4
Problemas de convergência/acomodação	7
Descompensação de desvio prévio	13
Trauma	27
Causas musculares	
Estrabismo	9
Doença de tireoide	11
Miastenia grave	7
Miosite orbital	1
Causas orbitais	
Sinusite frontoetmoidal	2
Celulite orbitária	1
Tumor orbitário	5
Lesões infranucleares	
Paralisia do nervo oculomotor (NC-III)	
Diabetes melito	7

(Continua)

TABELA 31.3 ▶ CAUSAS DE DIPLOPIA BINOCULAR – n = 206 (Continuação)	
CAUSAS	FREQUÊNCIA
Lesões infranucleares	
Vascular	3
Tumor hipofisário	1
Pseudotumor orbitário	2
Pós-traumática	1
Associada a zóster oftálmico	1
Desconhecida	3
Paralisia do nervo troclear (NC-IV)	
Congênita	14
Diabetes melito	1
Vascular	1
Herpes-zóster	1
Trauma	6
Desconhecida/perda de seguimento	3
Paralisia do nervo abducente (NC-VI)	
Diabetes melito	10
Vascular	10
Esclerose múltipla	4
Herpes-zóster	2
Tumor cerebral	2
Hipertensão intracraniana benigna	1
Desconhecida/perda de seguimento	8
Lesões supranucleares	
Oftalmoplegia internuclear	6
Isquemia de tronco encefálico	4
Desvio oblíquo	2
Migrânea (enxaqueca)	2
Encefalopatia de Wernicke	1
Outras causas/causa não estabelecida	**23**

NC, nervo craniano.
Fonte: Adaptada de Morris.

plopia aparece como primeira queixa em 75% dos pacientes com miastenia grave, sendo que 50% se apresentam à emergência com queixas oculares isoladas, e até 17% dos pacientes seguidos por 17 anos mantiveram apenas a manifestação ocular da doença.

Em estudo realizado na década de 1980, com 1.000 pacientes que apresentavam comprometimento dos nervos oculares, a ausência de uma causa definida foi mais comum (em torno de 30%) nas lesões isoladas de NC-III, NC-IV e NC-VI. Nos comprometimentos múltiplos, a causa mais comum foi neoplasia (35%) e trauma craniano (21%) (Tabela 31.4). Em outro estudo sobre frequência de causas de paralisia dos nervos oculares, todos os casos ($n = 165$) em um período de 9 anos foram avaliados retrospectivamente. Paralisia do NC-VI foi a maioria (57%), seguido por NC-IV (21%), NC-III (17%) e múltiplas (5%). Causa indeterminada (35%) e causa vascular (32%) foram as etiologias mais frequentes. Uma série maior, de 4.278 casos de paralisia oculomotora acompanhados ao longo do tempo, também mostrou que o comprometimento do NC-VI foi o mais frequente. A probabilidade de definir um diagnóstico era maior entre pacientes com menos de 50 anos de idade e entre aqueles que apresentassem achados neurológicos associados ou paralisias oculares múltiplas.

A incidência anual ajustada para idade da paresia combinada de NC-III, NC-IV e NC-VI foi de 7,6 a cada 100 mil em um estudo de ocorrências pediátricas de base populacional. O nervo mais afetado era o NC-IV (36%), seguido por NC-VI (33%), NC-III (22%) e, por último, múltiplas (9%). A causa mais comum era congênita para NC-III e NC-IV, indeterminada para NC-VI, e trauma para as formas múltiplas.

TABELA 31.4 ▶ CAUSAS DE PARALISIA DE NERVO OCULAR – $n = 1.000$

CAUSA	FREQUÊNCIA			
	OCULOMOTOR (NC-III)	TROCLEAR (NC-IV)	ABDUCENTE (NC-VI)	MÚLTIPLOS
Indeterminada	67 (23%)	62 (36%)	124 (30%)	10 (8%)
Trauma craniano	47 (16%)	55 (32%)	70 (17%)	25 (21%)
Neoplasia	34 (12%)	7 (4%)	61 (15%)	41 (35%)
Vascular*	60 (21%)	32 (19%)	74 (18%)	6 (5%)
Aneurisma	40 (14%)	3 (2%)	15 (4%)	13 (11%)
Outras	42 (14%)	3 (2%)	15 (4%)	13 (11%)
Total	290 (100%)	162 (100%)	359 (100%)	108 (100%)

*Inclui pacientes com diabetes melito, hipertensão e aterosclerose.
NC, nervo craniano.
Fonte: Baseada em Rush e Younge.

DIAGNÓSTICO E AVALIAÇÃO ▶ O paciente que procura assistência médica por queixa de visão dupla precisa confirmar que tem diplopia e não outros sintomas, como borramento visual ou poliopia (visão de múltiplos objetos). Questionar a velocidade de instalação da diplopia, os fatores desencadeantes, a flutuação de sintomas durante o dia e sua evolução (p. ex., estática, progressiva) auxilia na investigação etiológica.

O médico deve inspecionar o paciente e investigar assimetria de posição dos olhos, desvio compensatório da cabeça e outros sinais associados ao desvio ocular, como proptose (protrusão do globo ocular), assimetria pupilar ou ptose palpebral.

Deve-se examinar a movimentação ocular, pedindo para o paciente acompanhar o movimento do indicador do examinador – sugere-se "desenhar no ar" a bandeira do Reino Unido para avaliar os movimentos em todas as direções. O paciente deve ser capaz de informar se a imagem dupla está separada lateral, vertical, obliquamente ou de forma torcida (uma das imagens "rodada no próprio eixo") (**Figura 31.3**). Questionar se a diplopia surge ou se intensifica ao mover os olhos em algum sentido específico permite localizar o olho e o músculo afetados. A seguir, orienta-se proceder à avaliação de cada olho separadamente, com o **teste de cobertura** intermitente, cobrindo um dos olhos de cada vez e avaliando a movimentação em todas as direções. O desaparecimento da diplopia à cobertura de um dos olhos caracteriza diplopia binocular. A persistência de diplopia em um dos olhos (diplopia monocular) no teste de cobertura chama a atenção para a necessidade de avaliar lesões intrínsecas do olho. Caso a diplopia persista em ambos os olhos, mesmo

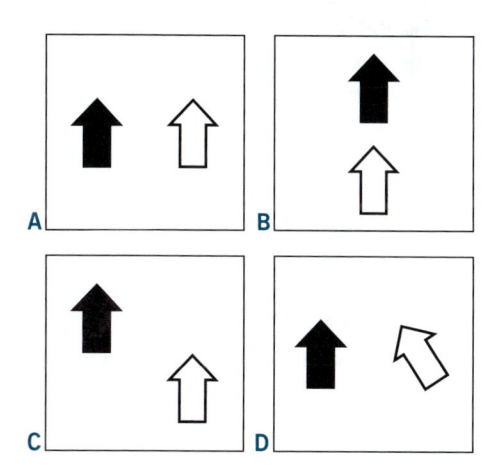

FIGURA 31.3 ▶ REPRESENTAÇÃO ESQUEMÁTICA DA VISÃO DE OBJETOS PELO PACIENTE COM DIPLOPIA: (A) DIPLOPIA HORIZONTAL; (B) DIPLOPIA VERTICAL; (C) DIPLOPIA OBLÍQUA; (D) DIPLOPIA DE TORÇÃO.

durante o teste de cobertura, considerar transtornos factícios/psiquiátricos como diagnóstico diferencial.

Outro teste de valor diagnóstico da diplopia, principalmente quando não há desvio ocular no repouso, ou quando a queixa de visão dupla está associada a um movimento específico, é o **teste do vidro vermelho**. Coloca-se um vidro vermelho sobre o olho direito do paciente (por convenção), e pede-se que ele olhe para uma fonte luminosa – lanterna de bolso, por exemplo. Move-se a lanterna, a partir de uma distância de aproximadamente 1 metro, em direção ao paciente. Em seguida, move-se a fonte luminosa vertical e horizontalmente. Pede-se ao paciente se a visão ficou dupla; se sim, qual das luzes (branca ou vermelha) se moveu, e em qual das direções para a qual foi movida a lanterna elas se afastaram. Lembrar que as imagens se afastam quando se olha na direção de ação do músculo afetado.

Ao identificar qual movimento ocular está prejudicado e ao associá-lo aos outros achados de história clínica e exame físico, pode-se localizar a lesão do ponto de vista topográfico (**Tabela 31.5**). A partir disso, deve-se avaliar a necessidade de exames complementares para corroborar ou refutar a hipótese diagnóstica.

TABELA 31.5 ▶ LOCALIZAÇÃO DAS LESÕES NEUROLÓGICAS QUE CAUSAM DIPLOPIA BINOCULAR

ALTERAÇÃO DA MUSCULATURA OCULAR EXTRÍNSECA	ACHADOS ASSOCIADOS	LOCALIZAÇÃO
Desvio medial intermitente do olho	Fatigabilidade na mirada para cima; ptose palpebral bilateral	Placa motora (junção mioneural)
Desvio lateral e inferior do olho	Midríase unilateral	Nervo oculomotor (NC-III)
Desvio medial e superior do olho	Inclinação lateral da cabeça para o lado do olho não afetado	Nervo troclear (NC-IV)
Desvio medial do olho	Paralisia/paresia da abdução; rotação lateral da cabeça para o lado do olho afetado	Nervo abducente (NC-VI)
Olho imóvel	Hipoestesia frontal	Seio cavernoso
Olho imóvel	Amaurose/borramento visual unilateral	Seio cavernoso/ápice da órbita
Paralisia unilateral ou bilateral do reto medial	Adução lenta do olho afetado	Fascículo longitudinal medial
Estrabismo sem paresia da movimentação ocular	Ambliopia (presente ou não)	Estrabismo congênito

(Continua)

TABELA 31.5 ▶ LOCALIZAÇÃO DAS LESÕES NEUROLÓGICAS QUE CAUSAM DIPLOPIA BINOCULAR (Continuação)		
ALTERAÇÃO DA MUSCULATURA OCULAR EXTRÍNSECA	ACHADOS ASSOCIADOS	LOCALIZAÇÃO
Desvio medial de ambos os olhos	Cefaleia; edema de papila do nervo óptico	Intracraniana (processo expansivo/ hipertensão intracraniana)
Paresia/paralisia de um ou mais NCs da movimentação ocular	Um ou mais dos seguintes: paresia facial, hemiparesia/plegia, ataxia, hipoestesia/anestesia, disartria, disfagia	Lesões de tronco encefálico

NC, nervo craniano.
Fonte: Friedman.

DIAGNÓSTICO DIFERENCIAL ▶ Os movimentos oculares anormais dissociados podem resultar de alterações em vários níveis do neuroeixo. Entre essas alterações, são observadas anormalidades da atividade dos músculos extraoculares individualmente (miopatias oculares), da junção mioneural (miastenia grave), dos nervos oculomotores, dos três pares de núcleos no tronco encefálico ou do fascículo longitudinal medial internuclear que acopla os olhos, permitindo movimentos paralelos.

As alterações do movimento ocular que resultam de alteração dos músculos extraoculares ou de sua inervação periférica (como dos NCs III, IV e VI) são chamadas de **paralisias oculares**. Anormalidades do olhar conjugado são chamadas de paralisias do olhar conjugado e são provocadas por doenças de estruturas centrais.

A Figura 31.4 apresenta uma organização do raciocínio diagnóstico na forma de um algoritmo para investigação da diplopia, e, a seguir, encontram-se algumas das causas a serem consideradas no diagnóstico diferencial da diplopia.

Miastenia grave ▶ Nessa doença, o organismo produz anticorpos que bloqueiam o receptor de acetilcolina na fenda sináptica da junção neuromuscular, levando à fatigabilidade. Esse sintoma é mais notado com a repetição do movimento ou ao fim do dia. Achados associados são a ptose palpebral bilateral e a fraqueza em musculatura proximal dos membros.

Diante da suspeita clínica, pode-se realizar o teste do gelo, aplicando uma bolsa de gelo sobre a pálpebra fechada, um olho por vez, durante 2 a 5 minutos. A distância entre a pálpebra superior e o centro da pupila é medida antes e após o teste. Caso haja aumento de ao menos 2 mm nessa distância, o teste é considerado positivo. A sensibilidade é de aproximadamente 80%, mas o valor preditivo ainda é controverso na literatura. O teste do edrofônio (Tensilon®) utiliza esse inibidor da acetilcolinesterase, administrado de maneira intrave-

DIPLOPIA

```
                            Diplopia
                   ┌───────────┴───────────┐
               Monocular                Binocular
                   │                        │
              Exame ocular          Desvio ocular em repouso
           ┌───────┴───────┐         ┌───────┴───────┐
        Normal          Anormal     Sim              Não
           │               │         │                │
     Considerar      Astigmatismo    │          Teste da cobertura
   transtorno factício/ Subluxação do cristalino      ou
    psiquiátrico        Catarata                teste do vidro
                      Hemorragia vítrea              vermelho
                          Outras                       │
                                                  Se normal,
                                            considerar transtorno
                                            factício/psiquiátrico
```

Ramos do "Sim":
- **Fatigabilidade** → Teste do gelo ou teste do edrofônio
  - Positivo → Miastenia grave
  - Negativo → Revisar história clínica
- **Limitação da movimentação ocular**
  - Com proptose → Trombose venosa, Doença tireoidiana
  - Sem proptose

↓ Ver ↓

Padrão da diplopia
- Vertical
- Torsional
- Oblíqua
- Horizontal
  - Piora de perto
  - Piora de longe

Músculos acometidos
- Reto lateral (n. abducente)
- Oblíquo superior (n. troclear)
- Outros músculos (n. oculomotor)

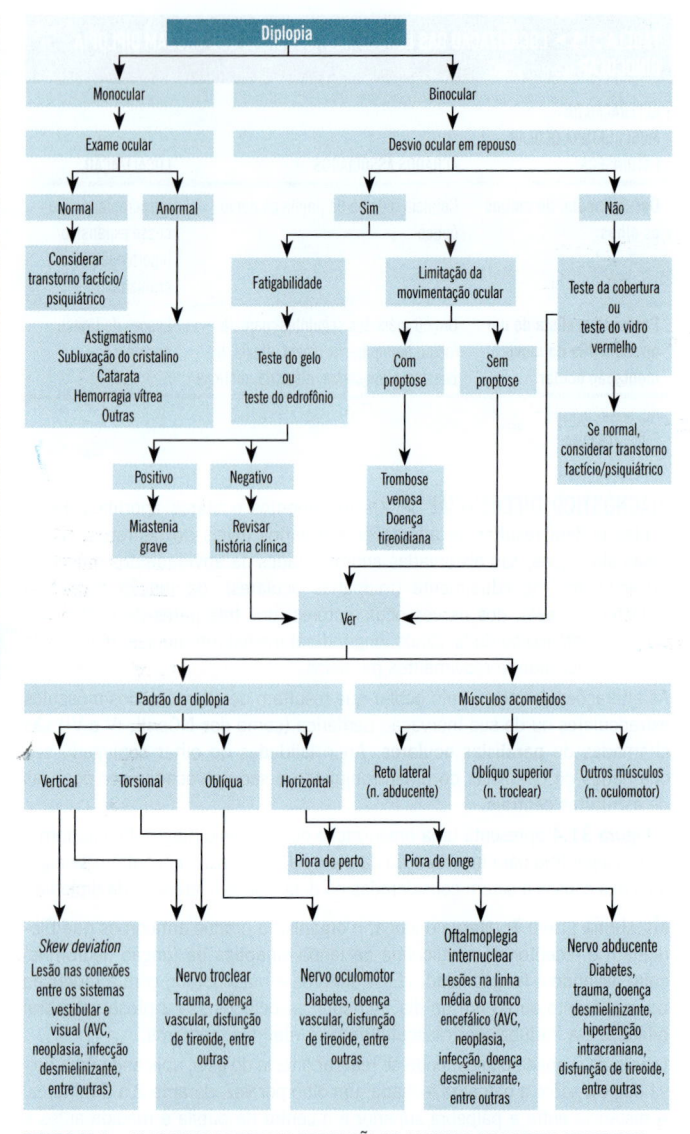

Skew deviation
Lesão nas conexões entre os sistemas vestibular e visual (AVC, neoplasia, infecção desmielinizante, entre outras)

Nervo troclear
Trauma, doença vascular, disfunção de tireoide, entre outras

Nervo oculomotor
Diabetes, doença vascular, disfunção de tireoide, entre outras

Oftalmoplegia internuclear
Lesões na linha média do tronco encefálico (AVC, neoplasia, infecção, doença desmielinizante, entre outras

Nervo abducente
Diabetes, trauma, doença desmielinizante, hipertenção intracraniana, disfunção de tireoide, entre outras

FIGURA 31.4 ▶ ALGORITMO DE TOMADA DE DECISÃO NO PACIENTE COM QUEIXA DE DIPLOPIA.
AVC, acidente vascular cerebral.

nosa, sendo a observação da resposta feita por meio da melhora da ptose ou diplopia. Sua sensibilidade é de 80 a 90%, mas a especificidade é baixa. A eletroneuromiografia evidencia padrão decremental na estimulação repetitiva. O tratamento da miastenia grave é feito com inibidores da acetilcolinesterase (piridostigmina), que dão alívio sintomático. Pacientes com anticorpo antirreceptor de acetilcolina positivo no soro, com menos de 5 anos de doença, têm benefício na timectomia, mesmo na ausência de timoma. A associação de fármacos imunossupressores visa reduzir a recorrência de crises, levando em consideração o caráter imune da doença.

Oftalmopatia associada à doença tireoidiana ▶ Os pacientes com tireoidite autoimune podem desenvolver oftalmopatia. O processo inflamatório da gordura retrobulbar, que pode ou não envolver a musculatura ocular extrínseca, leva à protrusão do olho (proptose). Em casos mais graves, pode levar à diplopia, e esta pode ser definitiva. O tratamento específico da doença tireoidiana elimina a progressão da oftalmopatia; entretanto, pacientes com oftalmopatia grave beneficiam-se da associação de corticoterapia para reduzir o processo inflamatório e a protrusão ocular.

Acidente vascular cerebral ▶ Diante da queixa de diplopia de início súbito associada a outro déficit neurológico (como alterações de força, sensibilidade, coordenação motora ou equilíbrio), o médico deve estar atento para a possibilidade de acidente vascular cerebral (AVC). Nesses casos, exame de imagem (tomografia computadorizada [TC] de crânio sem contraste) deve ser realizado com brevidade, para definir a indicação de terapias de reperfusão (trombólise intravenosa ou trombectomia) no caso de AVC isquêmico ou de abordagem cirúrgica frente ao AVC hemorrágico.

Trauma ▶ O paciente com diplopia pós-traumática precisa ser avaliado para lesões de globo ocular, fraturas de órbita com envolvimento da musculatura ocular extrínseca ou lesões no trajeto dos NCs responsáveis pela conjugação do olhar. O tratamento é feito por meio da abordagem cirúrgica da lesão traumática.

Lesão expansiva intracraniana ▶ Tumores de caráter benigno ou maligno, hematomas intracranianos extraparenquimatosos, processos infecciosos com formação de abscesso e aneurismas são exemplos de patologias que podem levar ao aparecimento de diplopia. O diagnóstico é feito por meio de exame de imagem do crânio (TC ou ressonância magnética), com biópsia em casos selecionados. O tratamento da causa primária pode levar à resolução do quadro – deve-se levar em consideração que quanto antes for resolvida a compressão, maior será a probabilidade de melhora da diplopia. O processo expansivo leva ao comprometimento dos vasos dos nervos (*vasa nervorum*), causando isquemia do nervo e podendo levar a lesões definitivas.

Paresia de nervo craniano associada ao diabetes melito ▶ Pacientes diabéticos de longa data têm risco de complicações macrovasculares e microvasculares. A lesão isolada de NC é uma complicação da lesão crônica ao endotélio dos vasos dos nervos. Em dado momento, o suprimento vascular ao nervo é interrompido, levando ao súbito aparecimento de diplopia. É de suma importância diferenciar a paresia isolada de NC associada ao diabetes do AVC (que comumente tem outros achados no exame neurológico), sendo que este último deve ser prontamente avaliado e a terapêutica, instituída com brevidade. A paresia de NC associada ao diabetes tem prognóstico favorável na maioria dos casos, não sendo necessária qualquer terapêutica específica, exceto o adequado controle da glicemia.

Trombose de seio venoso cerebral ▶ Os pacientes com trombose venosa cerebral podem apresentar diplopia, seja por hipertensão intracraniana, por acometimento da drenagem venosa no ápice orbitário ou por compressão direta de nervo secundária à congestão venosa. Deve-se avaliar essa possibilidade no paciente com diplopia de evolução aguda/subaguda e com um ou mais dos seguintes: dor ocular, cefaleia, congestão venosa ocular, proptose ou amaurose monocular. A investigação com exame de imagem e estudo da circulação venosa intracraniana (angiotomografia computadorizada ou angiorressonância magnética venosas) é fundamental para a confirmação diagnóstica, caso se evidencie indicação de anticoagulação sistêmica.

TRATAMENTO ▶ O tratamento é direcionado para a causa da paralisia propriamente dita (doença vascular, processos expansivos, etc.), quando conhecida. Como a causa indeterminada costuma ser a mais comum, não há tratamento específico, mas tem sido observado que cerca de metade desses pacientes apresenta recuperação completa (em aproximadamente 3 meses), e a grande maioria (80%) apresenta pelo menos recuperação parcial. Entre as causas conhecidas, a causa vascular é a que apresenta o melhor prognóstico, e em geral 50% para todos os grupos, exceto para tumores.

REFERÊNCIAS ▶

Friedman D. Pearls: diplopia. Semin Neurol. 2010;30(1):54-65.

Holmes JM, Mutyala S, Maus TL, Grill R, Hodge DO, Gray DT. Pediatric third, fourth, and sixth nerve palsies: a population-based study. Am J Ophthalmol. 1999;127(4):388-92.

Morris RJ. Double vision as a presenting symptom in an ophthalmic casualty department. Eye (Lond). 1991;5(Pt 1):124-9.

Richards BW, Jones FR Jr, Younge BR. Causes and prognosis in 4,278 cases of paralysis of the oculomotor, trochlear, and abducens cranial nerves. Am J Ophthalmol. 1992;113(5):489-96.

Rush JA, Younge BR. Paralysis of cranial nerves III, IV, and VI. Cause and prognosis in 1,000 cases. Arch Ophthalmol. 1981;99(1):76-9.

Tiffin PA, MacEwen CJ, Craig EA, Clayton G. Acquired palsy of the oculomotor, trochlear and abducens nerves. Eye (Lond). 1996;10(Pt 3):377-84.

LEITURAS RECOMENDADAS ▶

Brady-McCreery KM, Speidel S, Hussein MA, Coats DK. Spontaneous intracranial hypotension with unique strabismus due to third and fourth cranial neuropathies. Binocul Vis Strabismus Q. 2002;17(1):43-8.

Dinkin M. Diagnostic approach to diplopia. Continuum (Minneap Minn). 2014;20(4 Neuro-ophthalmology):942-65.

Kelbsch C, Besch D, Wilhelm H. [Acute diplopia: differential diagnosis and treatment options]. Klin Monbl Augenheilkd. 2017;234(11):1348-53.

Norman AA, Farris BK, Siatkowski RM. Neuroma as a cause of oculomotor palsy in infancy and early childhood. J AAPOS. 2001;5(1):9-12.

Peragallo JH, Newman NJ. Diplopia-an update. Semin Neurol. 2016;36(4):357-61.

CAPÍTULO 32

DISFAGIA E ODINOFAGIA

PATRICIA RAMOS GUZATTI
PAULO ROBERTO LERIAS DE ALMEIDA

CONCEITOS ▶ **Disfagia** é definida como um sintoma caracterizado por impedimento ou dificuldade de passagem do bolo alimentar da boca até o estômago. Pacientes com disfagia podem queixar-se de dificuldade para engolir, sensação de passagem lenta ou parada do bolo alimentar no seu trajeto até o estômago.

Odinofagia é definida como o sintoma de dor ao engolir ou na passagem do bolo alimentar pelo esôfago. Abrange desde um desconforto retroesternal ao engolir, até uma dor intensa, com irradiação para o dorso, que impede o paciente de alimentar-se ou mesmo de engolir a saliva.

CLASSIFICAÇÃO ▶ A disfagia é dividida em **disfagia orofaríngea** (ou de transferência) e **disfagia esofágica** (ou de condução).

CAUSAS ▶ Há uma imensa variedade de patologias que podem apresentar-se com disfagia. A anamnese é parte primordial na diferenciação dos tipos de disfagia e no direcionamento do raciocínio clínico.

As causas de disfagia esofágica são:

- **Distúrbios neuromusculares primários**
  - Acalásia
  - Espasmo esofágico distal
  - Esôfago hipertensivo
  - Esôfago em quebra-nozes
  - Esfíncter esofágico inferior hipertensivo
- **Distúrbios neuromusculares secundários**
  - Doença de Chagas
  - Dismotilidade relacionada ao refluxo gastresofágico
  - Esclerodermia
- **Distúrbios estruturais (mecânicos)**
  - Tumores
  - Divertículos
  - Esofagite eosinofílica
  - Anéis e membranas (p. ex., anel de Schatzki)
  - Corpo estranho
  - Compressões extrínsecas (massa mediastinal, compressão vascular, osteófitos)

No **Quadro 32.1**, são citadas as principais causas de disfagia orofaríngea.

QUADRO 32.1 ▶ CAUSAS DE DISFAGIA OROFARÍNGEA

Iatrogênicas
- Efeitos adversos de medicamentos (quimioterapia, neurolépticos), pós-operatório, radiação, corrosiva (lesões por comprimidos, intencional)

Infecciosas
- Difteria, botulismo, doença de Lyme, sífilis, mucosites (herpes, CMV, cândida)

Metabólicas
- Amiloidose, síndrome de Cushing, tireotoxicose, doença de Wilson

Miopáticas
- Doenças do tecido conectivo, dermatomiosite, miastenia grave, distrofia miotônica, distrofia oculofaríngea, polimiosite, sarcoidose, síndromes paraneoplásicas

Neurológicas
- Encefalopatias metabólicas, esclerose lateral amiotrófica, doença de Parkinson, demência

Estruturais
- Membrana cricofaríngea, divertículo de Zenker, anel cervical, tumor orofaríngeo, osteófitos cervicais e anormalidades esqueléticas

CMV, citomegalovírus.
Fonte: Adaptado de Coelho.

As causas mais comuns de odinofagia incluem ingesta de álcalis, esofagite induzida por comprimidos presos no esôfago, pós-irradiação e esofagites infecciosas. É infrequente nos pacientes com doença do refluxo gastresofágico (DRGE) e, quando presente nesses casos, está associada com esofagite ulcerativa grave. Raramente, carcinomas esofágicos podem causar odinofagia. As principais causas de odinofagia são:

- **Ingesta de ácidos ou álcalis**
- **Induzida por comprimidos**
  - Cloreto de potássio, preparações de ferro, bifosfonados, ácido acetilsalicílico e outros AINEs (anti-inflamatórios não esteroides), quinidina, tetraciclinas e derivados, zidovudina
- **Infecções**
  - CMV (citomegalovírus), EBV (vírus Epstein-Barr [do inglês *Epstein-Barr virus*]), HIV (vírus da imunodeficiência humana [do inglês *human immunodeficiency virus*]), micobacterioses (*Mycobacterium tuberculosis* e complexo *Mycobacterium avium*), *Candida albicans*, herpes simples, histoplasmose, *Cryptosporidium*, *Pneumocystis*
- **DRGE (doença do refluxo gastresofágico) grave**
- **Carcinoma esofágico**

CARACTERÍSTICAS DO COMPORTAMENTO DE PACIENTES COM ESSES SINTOMAS ▶

Diversas são as características que devem ser questionadas ao paciente, e algumas são mencionadas a seguir.

Disfagia exclusiva para alimentos sólidos pode ser vista em doenças que levam ao estreitamento do lúmen esofágico, por exemplo, causas neoplásicas, estenose péptica, obstruções mecânicas ou obstruções extrínsecas. É importante lembrar que, no caso das doenças neoplásicas, pode ocorrer a progressão da disfagia de sólidos até líquidos. No entanto, as patologias que acometem a motilidade esofágica causam, desde o início, disfagia tanto para sólidos quanto para líquidos.

Pacientes que apresentam disfagia orofaríngea sentem a dificuldade na deglutição do alimento e engasgam ao tentar engolir, podendo apresentar tosse, aspiração traqueal ou regurgitação nasal. Pode ser acompanhada de sialorreia em casos graves. Já os pacientes com disfagia esofágica sentem que o alimento "tranca" na extensão do esôfago. Pode-se questionar ao paciente se a sensação de obstrução ocorre acima ou abaixo da fúrcula esternal. No primeiro caso, a obstrução esofagiana encontra-se entre a faringe e o esôfago distal, enquanto, no segundo, encontra-se provavelmente no esôfago distal.

Os sintomas associados à disfagia também podem auxiliar no diagnóstico etiológico. Por exemplo, a pirose é um sintoma típico de DRGE, mas pode estar presente também na acalásia, em estenoses pépticas, na atividade motora anormal e nas neoplasias. Por outro lado, pacientes com estenoses pépticas podem não apresentar história prévia de pirose. Regurgitação de alimentos não digeridos, principalmente à noite, e perda de peso podem estar associadas à acalásia. Pacientes com dor torácica podem apresentar distúrbios da motilidade esofágica.

Existem vários medicamentos em forma de comprimidos que são potencialmente cáusticas para o esôfago e podem causar ulceração profunda e estenose quando em contato prolongado com a mucosa esofágica. Sempre questionar se o medicamento foi tomado sem água e se o paciente deitou-se logo após a ingesta, sendo estes fatores de risco para a impactação do comprimido no esôfago.

Esofagite infecciosa ocorre mais comumente em pacientes imunodeficientes (síndrome da imunodeficiência adquirida [Aids, do inglês *acquired immunodeficiency syndrome*], malignidade avançada, transplantados em uso de fármacos imunossupressores e corticoterapia crônica). Os agentes mais comuns são *Candida* (associada à lesão oral em 37% dos casos), herpes simples e citomegalovírus (CMV). Odinofagia é, em geral, o sintoma predominante na esofagite infecciosa.

Pacientes com esclerodermia apresentam distúrbio esofágico associado ao fenômeno de Raynaud e queimação retroesternal.

DIAGNÓSTICO E AVALIAÇÃO ▶

ENDOSCOPIA DIGESTIVA ALTA E ESOFAGOGRAMA ▶ Devem ser realizados inicialmente para excluir obstruções mecânicas e alterações anatômicas. O esofagograma é mais sensível que a endoscopia digestiva alta (EDA) na detecção de estenoses leves, como anéis e estenoses pépticas < 10 mm de diâmetro. Esse exame é ideal para identificação de acalásia e espasmo esofagiano difuso. Já a EDA é indispensável para a identificação de alterações na mucosa esofagiana, como nas causas infecciosas e na DRGE, além de identificar obstruções mecânicas. A EDA permite, ainda, a realização de biópsias para diagnóstico definitivo.

As características endoscópicas e/ou histológicas das lesões de mucosa de causas infecciosas e medicamentosas são demonstradas no **Quadro 32.2**.

QUADRO 32.2 ▶ CARACTERÍSTICAS MACROSCÓPICAS E MICROSCÓPICAS DAS CAUSAS INFECCIOSAS E MEDICAMENTOSAS

Cândida
- Placas esbranquiçadas, pouco elevadas, < 1 cm, lineares, aderentes, difíceis de serem retiradas com lavado

Herpes simples
- Lesões ulceradas com anel amarelo, podendo unir-se e cobrir-se com placas de fibrina
- Na biópsia, há células gigantes, multinucleadas, com balonização e corpos de inclusão intranuclear tipo Cowdry, em vidro esmerilhado

Citomegalovírus
- Úlceras gigantes, > 2 cm, planas, ovoides, no esôfago distal, ou também úlceras lineares ou longitudinais profundas
- Na biópsia, há presença de inclusões intracelulares, com halo ao redor do núcleo e pequenas inclusões citoplasmáticas

Histoplasmose
- Macroscopia não característica
- Confirmação por métodos especiais de coloração e cultura

Mycobacterium tuberculosis
- Podem ocorrer fístulas, úlceras solitárias, estenoses fibrosas, ulceração hipertrófica ou compressão extrínseca por linfonodos

Medicamentos
- Necrose localizada da mucosa com cicatrização capaz de ocasionar estenoses parciais
- Lesões em forma de erosões, uma ou duas úlceras (*kissing ulcers*), algumas com grandes dimensões
- Raramente, há perfuração esofágica

MANOMETRIA ESOFÁGICA ▶ Avalia as pressões intraluminais e a atividade muscular no esfíncter esofágico inferior (EEI), no corpo do esôfago e no esfíncter esofágico superior e sua coordenação com a faringe durante o repouso e a deglutição. É ideal para o diagnóstico das disfagias de condução esofagiana.

TRATAMENTO

O tratamento é administrado conforme a etiologia. O tratamento é específico nas causas infecciosas. São dadas orientações profiláticas nas causas medicamentosas – ingerir o medicamento com água e nunca deitar em seguida. Alguns tratamentos específicos serão citados a seguir.

ACALÁSIA

Existem diversas opções terapêuticas possíveis no tratamento da acalásia. A escolha depende do grau e da falha terapêutica de métodos prévios. Nenhum método é capaz de restaurar a atividade muscular ou de reverter o comprometimento do relaxamento esofagiano.

A meta do tratamento é reduzir o gradiente de pressão do EEI. A dilatação pneumática visa romper as fibras do EEI, sendo inflado um balão nesse local. Mais de um terço dos pacientes apresenta recorrência dos sintomas com esse método em 4 a 6 anos. A esofagomiotomia com fundoplicatura é um método com boas taxas de sucesso (70-90%) e pode ser realizada em casos refratários. Os relaxantes da musculatura lisa, como os nitratos e os bloqueadores do canal de cálcio, diminuem a pressão no EEI e podem ser usados 15 a 30 minutos antes das refeições para melhora da disfagia. No entanto, possuem ação dose-dependente, eficácia incompleta, curta duração e muitos efeitos adversos. A injeção endoscópica de toxina botulínica no EEI é capaz de reduzir sua pressão em 50% dos casos; entretanto, os sintomas recorrem em mais de 50% das situações em 6 meses. Estudos comparativos demonstram que sua eficácia em longo prazo é inferior à da dilatação pneumática, além de ser mais cara devido à necessidade de injeções repetidas.

ESPASMO ESOFÁGICO DIFUSO E DISTÚRBIOS MOTORES SEMELHANTES

Pacientes que possuem algum grau de refluxo patológico associado ao distúrbio de motilidade podem beneficiar-se do uso de inibidores da bomba de prótons. Relaxantes da musculatura lisa, como nitratos e bloqueadores dos canais de cálcio, podem ser úteis; no entanto, os resultados dos estudos são conflitantes. Além disso, antidepressivos podem ser eficazes em alguns pacientes, por reduzirem a percepção da dor visceral.

DOENÇA DO REFLUXO GASTRESOFÁGICO E SUAS COMPLICAÇÕES

Os antissecretores ácidos são os medicamentos de escolha no tratamento da DRGE. Os mais utilizados são os inibidores da bomba de prótons. Eles atuam diminuindo a secreção ácida gástrica e, consequentemente, a agressão à mucosa esofagiana.

REFERÊNCIAS

Coelho J. Aparelho digestivo: clínica e cirurgia. 4. ed. São Paulo: Atheneu; 2012. V. 1.

Feldman M, Friedman LS, Brandt LJ. Sleisenger and Fordtran's gastrointestinal and liver disease: pathophysiology, diagnosis, management. 10th ed. Philadelphia: Saunders; 2015. V. 1.

LEITURAS RECOMENDADAS

Cook IJ. Disorders causing oropharyngeal dysphagia. In: Castell DO, Richter JE. The esophagus. 3rd ed. Philadelphia: Lippincott Williamms & Wilkins; 1999. p. 165-84.

Kahrilas PJ, Ghosh SK, Pandolfino JE. Esophageal motility disorders in terms of pressure topography: The Chicago classification. J Clin Gastroenterol. 2008;42(5):627-35.

CAPÍTULO 33

DISFONIA

GERSON SCHULZ MAAHS
KONRADO MASSING DEUTSCH
THOMAS PETER MAAHS

CONCEITOS E ASPECTOS EPIDEMIOLÓGICOS ▶

A **disfonia** pode ser definida como a alteração na qualidade, no tom, na intensidade ou no esforço da emissão da voz, impactando a comunicação social e profissional.

Cerca de um terço da população apresenta alguma alteração na produção da voz ao longo da vida. Desse modo, é uma queixa com grande impacto social, principalmente pelo fato de a voz ser instrumento de trabalho de diversas profissões, como professores, apresentadores e cantores, levando a visitas frequentes ao consultório médico.

As pregas vocais apresentam características anatômicas e fisiológicas únicas, que as tornam muito sensíveis a uma ampla variedade de anormalidades, com diversos diagnósticos diferenciais. Além disso, é uma área de visualização restrita sem os equipamentos adequados, muitas vezes disponíveis apenas em ambientes terciários. Por isso, é uma queixa que pode ser difícil de ser tratada pelo médico generalista. Portanto, cabe ao não especialista identificar quais pacientes necessitam, de fato, de encaminhamento ao otorrinolaringologista.

FISIOLOGIA DA VOZ E DISFONIA ▶

A fonação é um complexo processo que depende do funcionamento adequado de quatro sistemas:

1. **Pulmões:** criam fluxo de ar através das pregas vocais;
2. **Laringe e pregas vocais:** sua movimentação cria diferentes resistências ao fluxo de ar para a emissão da voz;
3. **Faringe e cavidades nasal e oral:** responsáveis pela ressonância e pela projeção da voz;
4. **Sistema nervoso:** controle neural da fonação.

A laringe é uma estrutura que vai desde a base da língua até a traqueia. É composta por três cartilagens ímpares (tireóidea, cricóidea e epiglótica) e três pares de cartilagens (aritenóideas, cuneiformes e corniculadas). As cartilagens estão fixadas a músculos, ligamentos e articulações (algumas delas, inclusive, sinoviais). Doenças sistêmicas com repercussão muscular (Parkinson, miastenia grave, esclerose múltipla, etc.) ou articular (artrite reumatoide, lúpus) podem causar disfonia.

No interior da laringe estão as pregas vocais. Elas são formadas por um corpo (músculo vocal e ligamento vocal) e por uma cobertura (epitélio e camada superficial da lâmina própria). A cobertura possui grande mobilidade em relação ao corpo, e essa propriedade é responsável pela vibração das pregas vocais e pela emissão sonora. A voz humana possui frequência de 150 Hertz (Hz, ou ciclos por segundo) nos homens, 200 a 300 Hz nas mulheres e cerca de 250 Hz nas crianças. Pacientes tabagistas, principalmente mulheres, podem desenvolver um edema na lâmina própria das pregas vocais, dificultando sua vibração e causando voz grave (edema de Reinke). Durante um quadro de infecção da via aérea superior (IVAS), pode haver uma reação inflamatória sobre o epitélio vocal (laringite), o que restringe a vibração vocal e causa disfonia. Lesões neoplásicas, mesmo que iniciais, podem fixar a mucosa das pregas vocais e gerar rouquidão.

Quase todos os músculos intrínsecos da laringe são inervados pelo nervo laríngeo recorrente (NLR). A exceção é o músculo cricotireóideo (ação tensora da prega vocal) que é inervado pelo nervo laríngeo superior, que também é responsável pela inervação sensitiva da laringe. O NLR emerge do nervo vago na altura da artéria subclávia à direita e do arco da aorta à esquerda e ascende até a laringe pela goteira traqueoesofágica. Doenças no tórax, como neoplasia de ápice pulmonar ou cirurgias torácicas, podem atingir o NLR e causar disfonia. Condições cervicais, como câncer esofágico, câncer de tireoide ou cirurgias cervicais, podem comprometer a porção cervical do NLR e causar disfonia.

CLASSIFICAÇÃO ▶ A disfonia é classificada conforme sua forma etiológica:

- **Disfonia orgânica:** causada por uma alteração no próprio aparelho fonador que independe do uso da voz;
- **Disfonia funcional:** alteração na produção vocal na ausência de uma alteração orgânica. É causada por mau uso da voz, alterações psicogênicas ou inadaptações vocais;
- **Disfonia organofuncional:** quando há uma causa orgânica secundária a um distúrbio funcional da voz.

CAUSAS ▶

DIAGNÓSTICO E AVALIAÇÃO ▶
Tendo em vista que não é possível visualizar a laringe no exame físico desarmado, o médico generalista deve estar preparado para identificar os sinais de alerta (**Quadro 33.1**) para encaminhar o paciente disfônico para avaliação especializada com o otorrinolaringologista. Para isso, **anamnese** detalhada deve ser realizada em todos os pacientes. Deve-se questionar sobre a duração da disfonia (quadros de poucos dias e autolimitados geralmente são infecciosos, e evoluções de mais de 2 semanas

QUADRO 33.1 ▶ SINAIS DE ALERTA	
• Disfonia > 2 semanas	• Estridor
• Tabagismo/etilismo	• Hemoptise
• Otalgia	• Perda de peso
• Disfagia/odinofagia	• Massa cervical

necessitam de investigação); os hábitos vocais (uso profissional da voz, trauma vocal); os sintomas associados, como disfagia, odinofagia e perda de peso; e os hábitos de vida (tabagismo e etilismo aumentam a chance de doença maligna). Comorbidades associadas, cirurgias prévias, história de intubação orotraqueal e uso crônico de medicações devem sempre ser questionados.

No **exame físico**, devem ser realizados oroscopia, palpação cervical em busca de nódulos ou massas, ausculta pulmonar e teste de pares cranianos.

Exames de imagem, como tomografia computadorizada (TC) ou ressonância magnética (RM), têm baixo rendimento para avaliação do forro mucoso da laringe e só devem ser solicitados para investigar condições específicas que necessitem de sua utilização. Quando necessário, o otorrinolaringologista pode avaliar o aparelho fonador no consultório. Para isso, são utilizados endoscópios rígidos e/ou flexíveis que, acoplados a uma câmera de vídeo, fonte de luz e monitor, permitem uma visão detalhada e dinâmica da laringe. Esse exame é denominado videolaringoscopia indireta. Quando a suspeita é de um distúrbio da vibração da prega vocal, pode ser utilizada luz estroboscópica para avaliar a qualidade da onda mucosa. Em alguns casos, quando indicado, o otorrinolaringologista pode realizar laringoscopia direta sob anestesia geral para realização de microscopia, palpação ou biópsia da laringe.

TRATAMENTO ▶ O tratamento da disfonia é direcionado para a causa principal dos sintomas (Tabela 33.1). Qualquer paciente com disfonia com duração de mais de 2 semanas ou com os sinais de alerta deve ser encaminhado para o otorrinolaringologista.

TABELA 33.1 ▶ TRATAMENTO DA DISFONIA DE ACORDO COM A CAUSA

CAUSA	TRATAMENTO
Disfonia orgânica	
Laringite aguda	Repouso, hidratação, corticosteroides
Laringite crônica	Tratamento específico
Paralisia de prega vocal	Tratar a causa, medicalização cirúrgica da prega vocal, fototerapia
Papilomatose respiratória	Cirurgia
Neoplasia maligna	Cirurgia, radioterapia
Disfonia funcional	
Abuso vocal	Fonoterapia
Mau uso vocal	Fonoterapia
Distonia laríngea	Fonoterapia, aplicação de toxina botulínica na prega vocal
Disfonia organofuncional	
Nódulo vocal	Cirurgia, fototerapia
Pólipo vocal	Cirurgia, fototerapia
Granuloma	Cirurgia, fototerapia

O fluxograma da **Figura 33.1** auxilia no manejo do paciente disfônico e exemplifica o tratamento de causas benignas que pode ser administrado pelo clínico.

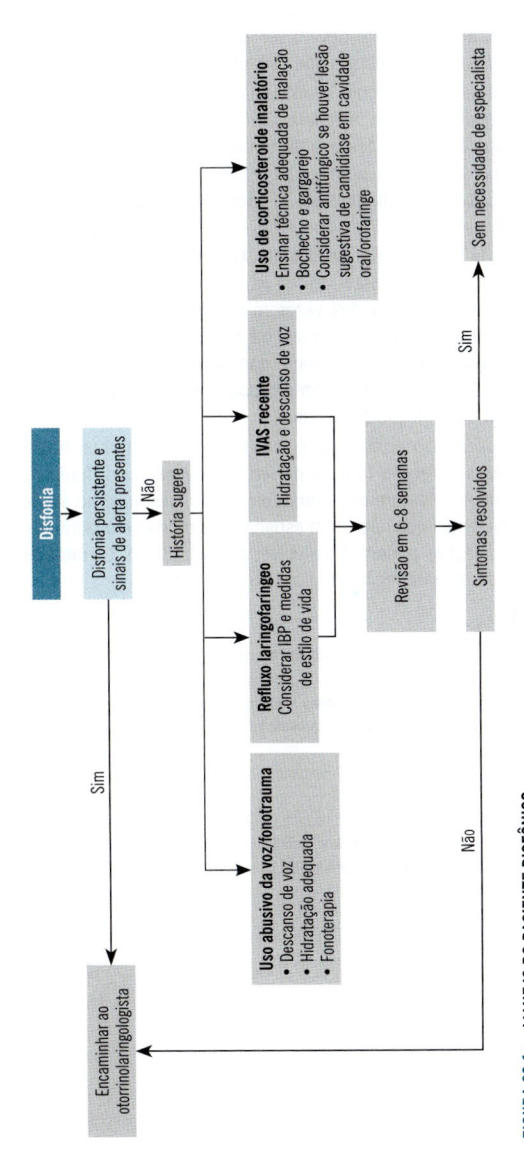

FIGURA 33.1 ▸ MANEJO DO PACIENTE DISFÔNICO.
IBP, Inibidor da bomba de prótons; IVAS, infecção da via aérea superior.
Fonte: Cooper e Quested.

Pacientes que fazem uso profissional da voz ou com história de fonotrauma podem ser orientados a realizar repouso vocal e medidas de higiene vocal. Evitar tabagismo, uso de álcool e ingestão de cafeína e manter hidratação adequada são medidas que contribuem para uma boa qualidade vocal. Casos refratários ao tratamento devem ser encaminhados para fonoterapia na intenção de desenvolver técnicas de uso adequado da voz.

Pacientes com queixa de disfonia e sintomas de refluxo gastresofágico sem sinais de alerta podem realizar teste terapêutico com inibidores da bomba de prótons. Além disso, orientações quanto a modificações no estilo de vida e comportamento antirrefluxo devem ser fornecidas com o intuito de extinguir essa condição. Caso a disfonia persista, o paciente deve ser encaminhado a um especialista.

Laringite é a causa mais comum de disfonia. Geralmente está acompanhada de sintomas de IVAS, como tosse, dor de garganta, sintomas nasais e febre em alguns casos. Na maioria das vezes, é um quadro autolimitado, mas pode haver melhora sintomática com uso de corticosteroides. A maioria dos quadros de laringite é de etiologia viral e não deve, portanto, receber prescrição de antimicrobianos. Hidratação e repouso vocal também auxiliam a diminuir o tempo de evolução da disfonia.

Pacientes que fazem uso crônico de corticosteroides inalatórios frequentemente desenvolvem infecção fúngica na laringe, causando disfonia. O uso desses medicamentos sempre deve ser questionado, assim como a maneira de aplicação. Pacientes que não usam espaçadores ou não realizam enxágue bucal após as inalações podem desenvolver essa condição. O tratamento é realizado com uso de antifúngicos tópicos ou sistêmicos.

REFERÊNCIAS ▶

Cooper L, Quested RA. Hoarseness: an approach for the general practitioner. Aust Fam Physician. 2016;45(6):378-81.

Pinho SMR, Camargo Z, Sakae FA, Pontes P. Disfonias: classificação, diagnóstico e tratamento. In: Caldas Neto S, Mello Júnior JF, Martins RHG, Costa SS, coordenadores. Tratado de otorrinolaringologia. 2. ed. São Paulo: Roca; 2011.

Reiter R, Hoffmann TK, Pickhard A, Brosch S. Hoarseness--causes and treatments. Dtsch Arztebl Int. 2015;112(19):329-37.

Schwartz SR, Cohen SM, Dailey SH, Rosenfeld RM, Deutsch ES, Gillespie MB, et al. Clinical practice guideline: hoarseness (dysphonia). Otolaryngol Head Neck Surg. 2009;141(3 Suppl 2):S1-S31.

Sulica L. Hoarseness. Arch Otolaryngol Head Neck Surg. 2011;137(6):616-9.

CAPÍTULO 34
DISFUNÇÃO ERÉTIL

BERNARDO F. S. MOREIRA

CONCEITOS E ASPECTOS EPIDEMIOLÓGICOS ▶ A disfunção erétil (DE)
é definida como a incapacidade persistente ou recorrente em obter e manter ereção suficiente para a atividade sexual adequada, com duração mínima de 3 meses. Aproximadamente 20% dos homens adultos apresentam algum grau de DE classificada como moderada a grave.

O mecanismo da ereção está associado a um complexo processo neurológico e vascular, do qual participam neurotransmissores como a dopamina, a acetilcolina, a serotonina, a ocitocina e outros, como o peptídeo intestinal vasoativo (VIP, do inglês *vasoactive intestinal peptide*). Por meio de estudos de imagem avançados, verificou-se atividade cortical intensa durante o processo, gerada por estímulos visuais e táteis, destacando-se a atividade do córtex frontal. Além dos neurotransmissores facilitadores da ereção, existem os inibidores e, entre eles, destacam-se a noradrenalina, os peptídeos opioides e as endotelinas.

O mecanismo neurológico da ereção passa pela atividade parassimpática do plexo pélvico e somática dos nervos cavernosos, enquanto a detumescência peniana é mediada pela atividade simpática. A irrigação peniana é feita pelos ramos cavernosos das artérias penianas, ramos da artéria pudenda interna. O mecanismo de ereção inicia pelo relaxamento das fibras lisas existentes nos corpos cavernosos, ocorrendo o enchimento dos espaços lacunares, que comprimem o plexo venoso, diminuindo o retorno venoso e gerando a rigidez do pênis. O principal agente que participa desse mecanismo é o óxido nítrico, presente no endotélio vascular. O óxido nítrico, sintetizado pela enzima óxido nítrico sintetase, provavelmente é o responsável pelo relaxamento da musculatura lisa dos corpos cavernosos, determinando a rigidez peniana. O processo de detumescência resulta da interrupção da liberação do óxido nítrico, decorrente da atividade simpática e da liberação da enzima fosfodiesterase. (Existem 11 subtipos, mas se destaca a fosfodiesterase-5 com principal agente inibidor.)

De forma geral, as ereções classificam-se em psicogênicas, quando resultam de estímulos audiovisuais; reflexas, que são resultantes de estímulos táteis na área genital; e noturnas ou tumescência peniana noturna, que ocorrem durante o sono REM (do inglês *rapid eye movement* [movimento rápido dos olhos]). Em resumo, quanto à etiologia da DE, o problema básico é um desequilíbrio entre a contração e o relaxamento da musculatura lisa dos corpos cavernosos.

CLASSIFICAÇÃO

DISFUNÇÃO ORGÂNICA ▶ Decorre de problemas neurovasculares, doenças sistêmicas (diabetes, neoplasias, hipertensão, medicamentos, doenças penianas, envelhecimento, etc.), doenças neurológicas como Parkinson e esclerose múltipla, e outras que causam diminuição da libido e/ou inibição da sinalização para o início do processo de ereção. O processo de envelhecimento pode induzir à diminuição da produção de testosterona, além de maior rigidez e obstrução crônica do sistema vascular. Medicamentos que atuam no sistema nervoso central, como ansiolíticos, antipsicóticos e anti-hipertensivos (diuréticos e β-bloqueadores), também estão relacionados à DE (**Quadro 34.1**). Os fármacos antiandrogênicos (flutamida, nilutamida) frequentemente utilizados no bloqueio dos receptores androgênicos celulares e os decapeptídeos utilizados no bloqueio do hormônio luteinizante (LH, do inglês *luteinizing hormone*) inibem a ação da testosterona ou bloqueiam sua produção. A radioterapia pélvica, assim como o trauma perineal, também pode gerar DE em curto, médio e longo prazos, pela lesão dos nervos erigentes e dano na irrigação dos corpos cavernosos.

QUADRO 34.1 ▶ SUBSTÂNCIAS ASSOCIADAS À DISFUNÇÃO ERÉTIL

- **Anti-hipertensivos:** tiazida, β-bloqueadores
- **Antidepressivos:** tricíclicos; inibidores seletivos da recaptação da serotonina
- **Antipsicótico:** fenotiazina
- **Antiandrogênicos:** não esteroides (flutamida), esteroide (ciproterona), análogos do LHRH
- **Drogas:** maconha, cocaína
- **Fármacos antiúlceras:** antagonistas dos receptores H_2 (cimetidina)
- **Agentes citotóxicos:** ciclofosfamida, metotrexato
- **Opioide:** morfina

LHRH, hormônio liberador do hormônio luteinizante (do inglês *luteinizing hormone-releasing hormone*).

DISFUNÇÃO PSICOGÊNICA ▶ É comumente associada à ansiedade em diferentes níveis e à diminuição ou à falta completa de libido. Com frequência, esses pacientes relatam ter ereções rígidas durante o sono (tumescência peniana noturna) ou com outras formas de estímulo, não necessariamente eróticas.

DISFUNÇÃO MISTA ▶ Em geral, as disfunções sexuais de origem orgânica apresentam algum componente psicogênico, complicando ainda mais o quadro de DE, enquanto pacientes com distúrbios psicogênicos primários poderão apresentar DE pelo uso de fármacos antipsicóticos, ansiolíticos e antidepressivos.

CAUSAS ▶ A DE está associada a diversas patologias, como doenças cardiovasculares, diabetes, neoplasias, doenças neurológicas, obesidade, sedentarismo, dislipidemia, tabagismo, uso de drogas, cirurgias (prostatectomia radical), hiperplasia benigna da próstata ou lesão vascular, causando déficit de oxigenação dos corpos cavernosos. Também pode haver a associação de mais de um fator de risco. Destacam-se aspectos psicológicos como a depressão e a ansiedade de desempenho como causa primária e/ou associada a causas orgânicas (**Quadro 34.2**).

QUADRO 34.2 ▶ FATORES DE RISCO PARA DISFUNÇÃO ERÉTIL

- Diabetes
- Hipertensão
- Doenças cardiovasculares
- Hipercolesterolemia
- Hiperplasia benigna da próstata
- Sintomas urinários obstrutivos
- Aumento do índice de massa corporal (> 30 kg/m^2)
- Sedentarismo
- Tabagismo
- Antidepressivos
- Anti-hipertensivos

DIAGNÓSTICO E AVALIAÇÃO ▶

Em pacientes de risco cardiovascular, a DE pode ser um sinal de alerta para um evento isquêmico agudo, sendo, portanto, um possível marcador de doença cardiovascular. Devido a um potencial risco cardiovascular associado à atividade sexual, o Consenso de Princeton classifica em três níveis de risco os pacientes com DE, que desejam iniciar e/ou continuar a atividade sexual.

No grupo de baixo risco, estão os pacientes assintomáticos com menos de três fatores, como angina estável ou infarto agudo do miocárdio não complicado ou insuficiência cardíaca classe I. Os demais serão classificados como de risco intermediário ou alto risco.

O tratamento da DE deve levar em conta vários aspectos do paciente. O processo diagnóstico inclui a idade, as condições gerais de saúde, os aspectos emocionais e sua história sexual (libido, frequência e duração das ereções). Deve-se realizar exame clínico completo, com avaliação de caracteres sexuais e ênfase para genitália externa, consistência e volumes dos testículos, epidídimos, cordões espermáticos, anéis inguinais e pênis com sua textura, presença de placas fibróticas, curvaturas e presença de más-formações (hipospádias, epispádias).

Para uma avaliação mais ampla, utiliza-se o International Index of Erectile Function (IIEF-5) Questionnaire, que deve ser aplicado considerando os aspectos da disfunção nos últimos 6 meses. Ele é composto por 5 questões, abordando aspectos psicológicos e orgânicos, sua frequência, intensidade e grau de satisfação do paciente, perante seu desempenho.

EXAMES DIAGNÓSTICOS ▶

Considerar alguns aspectos relevantes que requerem exames específicos:

- Pacientes com DE primária (sem causa orgânica e/ou psíquica);
- Trauma perineal em pacientes jovens (ocorrência de fístula cavernoesponjosa);
- Doenças penianas (curvaturas, doença de Peyronie, etc.);

- Psicoses, usuários de drogas, tabagismo de longa data, etilismo;
- Distúrbios orgânicos de ordem geral (diabetes, hipertensão, cardiopatias, obesidade, distúrbios endócrinos, doenças neurológicas centrais e periféricas, vasculopatias);
- Avaliação da(o) parceira(o).

Os exames básicos incluem: glicemia em jejum, hemoglobina glicosilada, perfil lipídico completo, testosterona e LH, função tireoidiana e outros, de acordo com os achados de história e exame clínico.

Os exames específicos indicados em casos de DE moderada e grave incluem:

- **Análise da tumescência peniana noturna com equipamento (RigiScan®):** aparelho que registra a presença e a intensidade da rigidez peniana durante o sono. Realizar em duas noites consecutivas ou não. Exame importante nos casos duvidosos de componentes psicológicos nos quais as informações obtidas não sejam conclusivas;
- **Ultrassonografia com Doppler das artérias e veias penianas sem e com estímulo farmacológico (prostaglandinas):** exame que permite avaliar o sistema vascular dos corpos cavernosos, das artérias penianas e do sistema arterial e venoso pélvico;
- **Teste de ereção fármaco-induzida (TEFI):** indicado nos casos em que não houve resposta ao tratamento com fármacos de primeira linha (terapia oral). Utiliza-se a injeção de fármacos intracavernosos (papaverina ou prostaglandina, associadas ou não). O procedimento pode ser realizado ambulatorialmente, observando o grau e o tempo da ereção. O paciente deve ser advertido do risco de ereção com tempo superior a 4 horas (priapismo), ocorrência que deve ser tratada com drenagem dos corpos cavernosos;
- **Cavernosograma com ou sem cavernosometria:** indicado para pacientes com graves alterações anatômicas dos corpos cavernosos e fístulas cavernoesponjosas, normalmente presentes em jovens com trauma perineal (patologia que pode ser resolvida com a radiologia intervencionista, realizando embolização da fístula);
- **Estudos de arteriografia:** indicados para doença arterial aguda pós-trauma e crônica, bem como para pacientes de anomalias vasculares passíveis de tratamento cirúrgico (doença arterial crônica);
- **Estudo endócrino (sindrômico);**
- **Avaliação psiquiátrica;**
- **Avaliação neurológica (condução nervosa).**

Os estudos podem ser combinados, dependendo de cada caso e de situações específicas.

TRATAMENTO ▶ A cura será bem-sucedida no tratamento da DE apenas em algumas situações específicas. Entre elas, podem-se citar: DE de origem psicogênica com a utilização de entrevistas, da terapia sexual de casal e da educação sexual; DE arteriogênica pós-traumática, em pacientes jovens com sucesso em cerca de 70% dos casos; e DE de origem hormonal, nos casos de falência gonadal (hipogonadismo hipogonadotrófico). As demais situações terão respostas variadas ao tratamento, segundo peculiaridades de cada caso.

Entre os tratamentos disponíveis, é possível classificá-los em:

- **Primeira linha:** inibidores de fosfodiesterases (iPDEs), tratamento oral e/ou psicoterapia;
- **Segunda linha:** injeção intracavernosa e vacuoterapia;
- **Terceira linha:** próteses penianas.

PRIMEIRA LINHA DE TRATAMENTO ▶ A primeira linha de tratamento é sempre a primeira escolha para praticamente todos os tipos de DE, apresentando poucos efeitos adversos e resultando em boa aceitação pelos pacientes.

Os iPDEs não são iniciadores da ereção, necessitando de estímulo sexual para que esta ocorra. São vasodilatadores que impedem a ação das fosfodiesterases, enzimas presentes nos corpos cavernosos, que transformam o GMPc em 5'-GMP, o que mantém o processo de ereção. O objetivo final é obter uma ereção suficiente para penetração. Todos os inibidores apresentam efeitos vasodilatadores, causando aumento da circulação geral e peniana (rubor facial, obstrução nasal, cefaleia pulsátil, etc.) em graus variáveis.

Os iPDEs podem ser utilizados isoladamente e por demanda, ou combinados, de acordo com cada manifestação de DE, ocorrendo como consequência um incremento nos efeitos colaterais. Os mais comumente encontrados, assim como em todos os fármacos, são cefaleia, rubor facial, tontura, congestão nasal e dispepsias e, em raras situações, alterações visuais (sildenafila e vardenafila), enquanto o tadalafila está associado a mialgias lombares.

A escolha do fármaco deve ser feita em comum acordo com o paciente, considerando idade e frequência das relações sexuais, informando sobre o tempo de ação e os efeitos colaterais possíveis de cada fármaco. O uso contínuo torna a relação sexual mais espontânea, sendo indicado para relacionamentos sexuais com maior frequência, enquanto o uso sob demanda é indicado para relacionamentos menos frequentes e irregulares. A associação dos dois métodos pode ser considerada nas situações mais graves de DE.

Um questionamento frequente é quanto ao risco cardiovascular dos iPDEs. Vários estudos patrocinados pelos laboratórios e estudos clínicos independentes não demonstraram risco em indivíduos saudáveis ou aumento de risco em portadores de angina estável. O uso de nitratos concomitantemente com iPDEs deve ser evitado pois aumenta o risco de hipotensão com suas consequências. O uso concomitante de alguns α-bloqueadores também pode induzir hipotensão, devendo ser utilizados com intervalo mínimo de 4 horas. O ajuste da dosagem nos iPDEs deve ser feito em casos de insuficiência hepática e renal, pacientes portadores de vírus da imunodeficiência humana (HIV, do inglês *human immunodeficiency virus*) em uso de inibidores de proteases e em pacientes em uso de fenobarbital, fenitoína e carbamazepina. Nos pacientes com hipogonadismo, a associação com androgênios melhora o resultado do tratamento da DE.

Sildenafila ▶ Foi o primeiro iPDE conhecido. É apresentado em dosagens de 25, 50 e 100 mg. Após a administração oral, seus efeitos são perceptíveis depois de 30 a 60 minutos, com duração de até 6 horas; a meia-vida é de 3 a 5 horas. Recomenda-se não utilizar com alimentação rica em gorduras, o que leva à diminuição da absorção do fármaco. A dose inicial recomendada é de 50 mg, adaptada ao paciente e de acordo com os eventuais efeitos colaterais. O sucesso obtido está relacionado à dosagem. Com 50 mg, verifica-se uma taxa de 77% de ereção suficiente para penetração, aumentando com a dose de 100 mg para 84%.

Vardenafila ▶ Sua fórmula é muito semelhante à do sildenafila. É apresentado em comprimidos de 10 e 20 mg, e é efetivo após 30 minutos da administração. A dose inicial recomendada é de 10 mg, também com redução da absorção com alimentação rica em gorduras. A meia-vida plasmática é de 4 a 5 horas, podendo o efeito estender-se para 10 horas.

Observou-se uma potência maior *in vitro* que o sildenafila, resultado não observado na prática clínica com 10 mg. A taxa de sucesso foi de 76%, melhorando para 80% com 20 mg.

Tadalafila ▶ É apresentado em dosagens de 5 e 20 mg. A dosagem de 5 mg é para uso diário e contínuo, enquanto a dosagem de 20 mg é utilizada por demanda. A efetividade do produto inicia aos 30 minutos da administração, sem haver restrição alimentar. Seu pico de eficácia inicia após 2 horas da administração. Sua eficácia é de 81% na dosagem de 20 mg, tendo melhor desempenho nos subgrupos de difícil tratamento. A eficácia da medicação perdura por cerca de 36 horas.

SEGUNDA LINHA DE TRATAMENTO ▶ Consiste na aplicação de fármacos vasoativos intracavernosos ou intrauretrais.

A segunda linha de tratamento está reservada para os pacientes com DE que não respondem à terapia oral com iPDE. Podem ser utilizados pelo menos três tipos de fármacos: a papaverina, a prostaglandina e a fentolamina, isoladamente ou em combinações (bimix, trimix). O único fármaco aprovado para tratamento intracavernoso é a prostaglandina (Caverject®), na dosagem de 5 a 40 µg. O paciente deve ser orientado junto com a(o) parceira(o) em pelo menos duas sessões para a correta aplicação do(s) fármaco(s).

O índice de aceitação, embora haja algum receio inicial, é de 50% com eficácia de 70%, e satisfação de aproximadamente 80%. Existe também um índice elevado de desistência pelas complicações decorrentes do processo de aplicação. Essas complicações incluem hematomas, fibrose peniana, dor, ereções dolorosas e longas, e priapismo em 1 a 2% dos casos. As associações de fármacos papaverina + prostaglandina (bimix) e papaverina + prostaglandina + fentolamina (trimix) aumentam a eficácia e o número e intensidade das complicações, especialmente a fibrose peniana causada pela papaverina. Se a ereção permanecer por mais de 4 horas após o uso desses fármacos, o paciente deve ser tratado com drenagem, evitando, com isso, o dano definitivo da estrutura dos corpos cavernosos.

O uso da terapia intrauretral de prostaglandina em um pequeno supositório contendo 500 a 1.000 µg de prostaglandina (Muse®) é menos invasivo, porém, o resultado é inferior ao uso intracavernoso, necessitando de cuidado para aplicação, a fim de evitar o dano uretral e a disúria pós-aplicação.

Vacuoterapia ▶ Os equipamentos de vácuo permitem um afluxo maior de sangue venoso peniano, que permanece retido no interior do pênis após a aplicação de um anel constritor na base do pênis. Em pacientes idosos, atinge alta eficácia e satisfação, porém, pode causar dor e hematomas penianos e dificulta a emissão do sêmen porque o anel constritor pode comprimir a uretra.

TERCEIRA LINHA DE TRATAMENTO ▶ A decisão de implantar uma prótese peniana deve levar em conta pelo menos dois fatores: (1) a falha no(s) tratamento(s) anterior(es) e (2) as condições clínicas gerais do paciente, além das condições locais do pênis (**Quadro 34.3**). O paciente deve ser alertado de que é um tratamento definitivo e irreversível, pois é necessária a remoção do tecido intracavernoso para a inserção da prótese, não sendo possível o processo reverso.

QUADRO 34.3 ▶ CONTRAINDICAÇÕES POTENCIAIS PARA IMPLANTE DE PRÓTESE PENIANA

- Condição da disfunção erétil
- Disfunção erétil causada por conflitos de relacionamento
- Disfunção erétil potencialmente reversível
- Dificuldade de seguir orientações sobre o problema
- Problemas com higiene pessoal
- Lesão medular
- Diabetes não controlado

As próteses penianas são classificadas em semirrígidas ou maleáveis e infláveis ou hidráulicas. As próteses penianas evoluíram muito desde 1973, quando Jonas idealizou uma prótese de silicone com um metal maleável no seu interior, permitindo que esta fosse dobrada inúmeras vezes para apropriada dissimulação, com maior conforto ao paciente e resultado estético excelente. As próteses semirrígidas são mais simples, tanto do ponto de vista de sua implantação como de sua funcionalidade, enquanto as próteses infláveis apresentam maior risco de comprometimento do reservatório e da bomba de insuflação, necessitando sempre, nessas situações, de tratamento cirúrgico do problema.

Existem vários modelos, tanto de próteses semirrígidas como de próteses infláveis, com indicações precisas, sempre levando em conta a condição local do pênis e o custo do equipamento. Os implantes infláveis são de dois e três volumes. Os de dois volumes são compostos por dois cilindros infláveis e um dispositivo escrotal conectando o reservatório do líquido hidráulico com a bomba de infusão. Já os de três volumes incluem os cilindros, o reservatório fixado no abdome e a bomba localizada na bolsa escrotal. O índice de sucesso e satisfação é alto, tanto com as semirrígidas quanto com as infláveis, sendo as principais complicações a infecção e a extrusão da prótese, que ocorrem nos dois tipos de próteses, e os defeitos mecânicos que podem ocorrer nas infláveis (vazamentos) e nas semirrígidas (quebra da haste metálica).

O implante da prótese peniana pode ser realizado ambulatorialmente com anestesia local ou com outro tipo de anestesia, a critério do paciente, sempre com cuidados de assepsia da pele da região e cobertura com antibióticos locais e sistêmicos, que irão reduzir o risco da infecção. Devem-se evitar próteses com tamanho inferior ao comprimento dos corpos cavernosos que causem desconforto e dificuldade de penetração, e próteses colocadas com comprimento excessivo que podem extruir pela glande ou pela uretra, além de causar dor, desconforto e encurvamento peniano.

Os pacientes diabéticos, grupo importante de portadores de DE que necessitam de tratamento de terceira linha, devem ser tratados de forma especial, com o adequado controle de sua patologia, além dos cuidados rígidos de higiene da pele peniana, escrotal e perineal. A antibioticoterapia, assim como nos outros pacientes, deve ser feita localmente e de forma sistêmica.

LEITURAS RECOMENDADAS ▶

Al-Enezi A, Al-Khadhari S, Al-Shaiji TF. Three-piece inflatable penile prosthesis: surgical techniques and pitfalls. J Surg Tech Case Rep. 2011;3(2):76-83.

Burnett AL. Evaluation and manangement of erectile dysfunction. In: Wein AJ, Kavoussi LR, Novick AC, Partin AW, Peters CA, et al. Campbell-Walsh urology. 10th ed. Philadelphia: Sauders; 2011. p. 612-68.

Burnett AL, Musicki B. The nitric oxide signaling pathway in the penis. Curr Pharm Des. 2005;11(31):3987-94.

Faria GE, Da Ros C, Fascio Jr FN. Tratamento da disfunção erétil. In: Nardi AC, Nardozza Jr A, Bezerra CA, Fonseca CEC, Truzzi JC, Rios LAS, et al. Urologia Brasil. São Paulo: Planmark; 2013. p. 266-79.

Lue TF. Erectile dysfunction. N Engl J Med. 2000;342(24):1802-13.

Nardozza Jr A, Cabrini M. Disfunção erétil. In: Reis RB, Zequi SC, Zerati Filho M. Urologia moderna. Rio de Janeiro: Sociedade Brasileira de Urologia; 2013. p 211-18.

Nardozza Jr A, Gromatzky C, Fasci N. Indicações, dosagens e administração dos inibidores de PDE5. International Braz J Urol. 2005;31(suppl 1):21-3.

Wespes E, Amar E, Earddley I, Giuliano F, Hatzichristou D, Hatzimouratidis K, et al. Diretrizes para disfunção sexual masculine: disfunção erétil e ejaculação premature. In: European Association of Urology. Pocket guidelines. [São Paulo]: Sociedade Brasileira de Urologia; 2012. p. 161-75.

CAPÍTULO 35

DISPEPSIA

PATRICIA RAMOS GUZATTI
PAULO ROBERTO LERIAS DE ALMEIDA
BRUNO SALOMÃO HIRSCH
SERGIO HENRIQUE PREZZI

CONCEITO ▶ A palavra **dispepsia** refere-se a uma série de sintomas do abdome superior, incluindo dor ou desconforto epigástrico, plenitude pós-prandial, saciedade precoce, eructação, náuseas e vômitos, pirose e regurgitação. Investigação clínica adequada é necessária para a identificação de etiologias orgânicas.

No entanto, a maioria dos pacientes enquadra-se na dispepsia chamada funcional, em que – segundo o consenso de Roma IV – os sintomas impactam nas atividades diárias do indivíduo e não há evidência de causa orgânica após uma investigação clínica adequada.

ASPECTOS EPIDEMIOLÓGICOS
É um sintoma comum na prática médica, relacionado a um vasto e heterogêneo grupo de diagnósticos diferenciais, com fisiopatologias distintas. Sua prevalência é estimada em torno de 25%, sendo responsáveis por 5% das consultas médicas e por 40 a 70% das queixas gastrintestinais.

Aproximadamente 25% dos pacientes com dispepsia apresentam etiologia orgânica e 75% dos casos considerados de causa funcional, porém frequentemente há sobreposição de diagnósticos.

CLASSIFICAÇÃO E CAUSAS
De modo geral, a dispepsia pode ser dividida em dois grandes grupos: **orgânica** e **funcional**. As principais causas orgânicas são a doença do refluxo gastresofágico (DRGE) e a doença ulcerativa péptica (DUP). Menos comumente, a doença celíaca (DC) e as neoplasias também são causas relevantes. As inúmeras causas de dispepsia estão citadas no **Quadro 35.1**.

QUADRO 35.1 CAUSAS DE DISPEPSIA.

FUNCIONAIS	ORGÂNICAS
Distúrbios Esofágicos Dor torácica Funcional Pirose Funcional Hipersensibilidade ao Refluxo *Globus* Disfagia Funcional	**Luminais** Isquemia gástrica ou intestinal (mesentérica) Intolerâncias Alimentares Neoplasia gástrica ou esofágica Infecções (CMV, fungos, tuberculose, sífilis) Gastroparesias (diabética, pós-vagotomia, esclerodermia, pós viral, idiopática) DRGE DUP Desordens infiltrativas gástricas (doença de Ménétrier, doença de Crohn, gastrite e esofagite eosinofílica, sarcoidose, amiloidose) Parasitoses (giardíase, strongiloidíase)
Dispepsia Funcional Síndrome do desconforto pós prandial Síndrome da saciedade precoce Síndrome da dor epigástrica Síndrome da queimação epigástrica	**Condições Sistêmicas** Insuficiência suprarrenal Diabetes melito Insuficiência cardíaca e isquemia miocárdica Gravidez Insuficiência renal Tireoidopatias e hiperparatireoidismo

(Continua)

QUADRO 35.1 CAUSAS DE DISPEPSIA. (Continuação)	
FUNCIONAIS	**ORGÂNICAS**
Eructações Supra gástricas excessivas Gástricas excessivas	**Medicamentos** Acarbose, aspirina, AINES, colchicina, digitálicos, estrogênios, etanol, gemfibrozil, ferro, levodopa, narcóticos, niacina, nitratos, orlistate, cloreto de potássio, quinidina, sildenafila, teofilina
Náuseas e vômitos Náuseas e vômitos crônicos Síndrome do vômito cíclico Síndrome da hiperêmese canabinóide	**Disordens pancreáticas** Colelitíase, coledocolitíase, disfunção do esfíncter de Oddi, pancreatite crônica e neoplasias
Síndrome da Ruminação	

DOENÇA DO REFLUXO GASTRESOFÁGICO ▶ Na DRGE, os pacientes com dispepsia podem apresentar esofagite erosiva, mas frequentemente não possuem alterações endoscópicas. A DRGE é caracterizada por refluxo patológico, ocasionando sintomas e/ou esofagite erosiva vista à endoscopia. Pirose (queimação retroesternal) e regurgitação são os sintomas mais prevalentes.

DOENÇA ULCERATIVA PÉPTICA ▶ A DUP é uma das causas orgânicas mais estabelecidas de dispepsia. Ela é marcada pela dor epigástrica, e está frequentemente relacionada com idade avançada, uso de anti-inflamatórios não esteroides (AINEs) e ácido acetilsalicílico e infecção por *Helicobacter pylori* (HP).

Enquanto a úlcera gástrica geralmente piora com a alimentação, a úlcera duodenal pode apresentar sintomatologia 2 a 5 horas pós-prandial, quando há produção ácida sem alimento para tamponar, e durante a noite, quando a estimulação ácida circadiana é intensificada.

DISPEPSIA FUNCIONAL ▶ A dispepsia funcional tem prevalência mundial de 10 a 30%. É a principal causa de dispepsia, e não é explicada por alterações orgânicas, bioquímicas ou estruturais. Os sintomas estão presentes nos últimos 3 meses e iniciaram há pelo menos 6 meses. Os pacientes costumam ter sintomas vagos, sem caracterização detalhada.

É uma condição que tem impacto nas atividades diárias, com redução na qualidade de vida e estresse emocional devido aos sintomas. São fatores de risco: infecção por HP, uso de AINEs, hipersensibilidade visceral, distúrbio na motilidade gástrica, alteração na microbiota gastrintestinal, sexo feminino, idade avançada, alto nível socioeconômico e baixo nível educacional.

Até 40% dos pacientes com dispepsia funcional podem apresentar sintomas da síndrome do intestino irritável, que é caracterizada por dor ou desconforto abdominal associado à alteração na frequência ou no formato das fezes.

NEOPLASIA ▶ Neoplasia gástrica deve ser lembrada em pacientes com história familiar de malignidade ou de cirurgia gástrica prévia, imigração de áreas endêmicas de câncer gástrico e infecção por HP. O câncer esofágico deve ser lembrado em homens, tabagistas, etilistas e naqueles com história de pirose de longa data.

GASTROPARESIA ▶ É o retardo no esvaziamento gástrico na ausência de obstrução mecânica, causando náuseas, vômitos, saciedade precoce, distensão abdominal e epigastralgia. A principal etiologia orgânica é o diabetes.

DOR BILIAR ▶ É a manifestação clínica de colelitíase, microlitíase, coledocolitíase, disfunção de esfíncter de Oddi e distúrbio funcional de vesícula biliar. É caracterizada por episódio de dor intensa no quadrante superior direito ou no epigástrio, podendo irradiar para dorso ou ombro direito, associada a náuseas e vômitos.

DOENÇA INFILTRATIVA DO ESTÔMAGO ▶ É encontrada na síndrome de Ménétrier, doença de Crohn, gastrenterite eosinofílica, sarcoidose, amiloidose e linfoma.

MÁ-ABSORÇÃO DE CARBOIDRATOS ▶ Causa de dispepsia que deve ser lembrada na suspeita de doença celíaca e de intolerância à lactose.

DIAGNÓSTICO E AVALIAÇÃO ▶ A abordagem inicial deve conter:

- Anamnese (história clínica detalhada);
- Exame físico;
- Exames complementares em casos selecionados.

Na **anamnese**, a presença de sinais de alarme (perda ponderal não intencional, sangramento digestivo, disfagia progressiva, odinofagia, vômitos persistentes e história familiar positiva para neoplasia em abdome superior) indicam investigação para neoplasia maligna. Na maioria dos casos, a história clínica é capaz de distinguir etiologias gastresofágicas, pancreáticas ou biliares.

O **exame físico** deve procurar massa abdominal palpável, linfonodomegalias, ascite, palidez e icterícia. A presença de dor à palpação abdominal tem baixa acurácia no diagnóstico diferencial.

Os **exames laboratoriais** iniciais incluem: hemograma completo, testes de função e lesão hepática, amilase e lipase, glicemia, potássio e cálcio. Outros exames como tireotrofina (TSH), exame parasitológico de fezes (EPF) e anticorpos para doença celíaca devem ser solicitados conforme suspeita clínica.

O principal método diagnóstico é a **endoscopia digestiva alta** (EDA), capaz de diagnosticar a maioria das dispepsias orgânicas. Esse exame é o teste padrão-ouro para diagnóstico de patologias orgânicas do abdome superior. A EDA deve sempre ser realizada em pacientes com mais de 45 a 55 anos, com sinais de alarme (náusea, vômitos, eructação e ruminação inexplicáveis) ou uso de AINEs, além das indicações para outras patologias (p. ex., hemorragia digestiva alta). Porém, pequenos achados endoscópicos, como gastrite e duodenite endoscópicas, não parecem ter correlação com sintomas.

De acordo com as diretrizes do American College of Gastroenterology (ACG) e do Canadian Association of Gastroenterology (CAG) publicadas em 2017, pacientes com quadro dispéptico iniciado após os 60 anos e/ou com sinais de alarme devem ser submetidos à EDA com biópsia para detecção de HP (**Figura 35.1**). Há divergências entre literaturas com relação ao ponto de corte da idade para realizar EDA, sendo recomendada a partir dos 45 anos por outras instituições.

Pacientes com dispepsia que não preenchem esses critérios devem ser submetidos a teste não invasivo para HP (p. ex., teste respiratório com ureia marcada, antígeno fecal); caso resulte positivo, deve-se erradicar o HP.

Em casos refratários, deve-se realizar EDA em pacientes que ainda não realizaram, e reconsiderar outros diagnósticos diferenciais, solicitando exames complementares conforme suspeita (testes de esvaziamento gástrico para gastroparesia, pHmetria com impedanciometria para DRGE, ultrassonografia abdominal ou tomografia computadorizada em caso de patologia pancreatobiliar ou isquemia mesentérica, EPF, anticorpo para doença celíaca, etc.).

TRATAMENTO ▶ O uso empírico de inibidores da bomba de prótons (IBPs) em pacientes jovens e sem fatores de risco pode ser realizado na suspeita de DRGE. Além disso, o tratamento do HP após confirmação da infecção também pode ser recomendado. De resto, deve-se tratar conforme os achados endoscópicos.

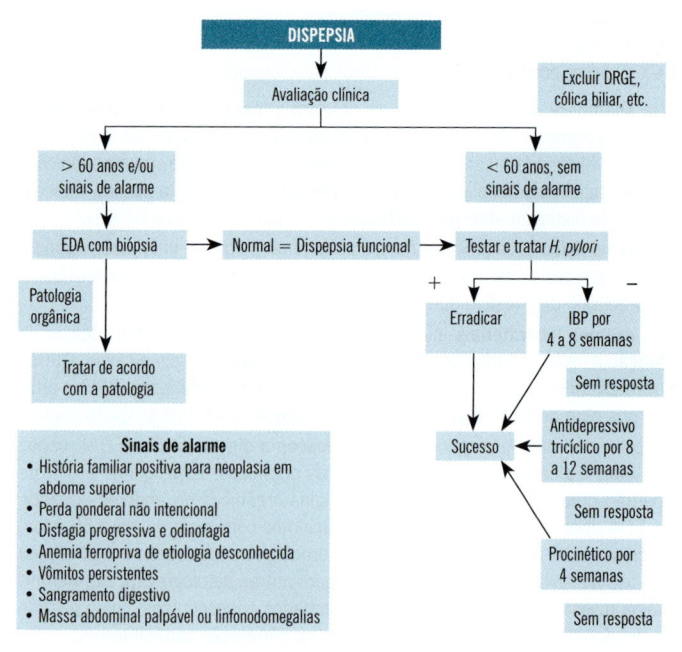

FIGURA 35.1 ▶ **ALGORITMO PARA AVALIAÇÃO E MANEJO DE DISPEPSIA.**
DRGE, doença do refluxo gastresofágico; EDA, endoscopia digestiva alta; IBP, inibidor da bomba de prótons.

Na dispepsia funcional, há alguma evidência estatística no benefício da erradicação do HP em pacientes crônicos. IBPs e procinéticos são eficientes. Além disso, antidepressivos podem ser usados como medicamentos de segunda linha. Em pacientes HP-negativos ou cujos sintomas não aliviaram após a erradicação, deve-se iniciar tratamento com IBP por 4 a 8 semanas. Caso não haja sucesso no alívio dos sintomas, deve-se acrescentar antidepressivos tricíclicos (p. ex., amitriptilina) por 8 a 12 semanas. No caso de falha terapêutica, podem ser prescritos medicamentos procinéticos (p. ex., domperidona).

Considerar encaminhamento a terapias psicológicas em pacientes refratários.

REFERÊNCIAS ▶

Aziz Q, Fass R, Gyawali CP, Miwa H, Pandolfino JE, Zerbib. Functional Esophageal Disorders. Gastroenterology. 2016;150:1368-79.

Coelho J. Aparelho Digestivo, Clínica e Cirurgica. 4a edição. São Paulo: Atheneu; 2012. v. 1.

Drossman DA, Hasler WL.Rome IV-Functional GI Disorders: Disorders of Gut-Brain Interaction. Gastroenterology. 2016 May;150(6):1257-61.

Feldman M, Friedman LS, Brandt LJ. Sleisenger and Fordtran's gastrointestinal and liver disease: pathophysiology/ diagnosis/management. 10th ed. Philadelphia: Elsevier Saunders; 2015. V. 1.

Ford AC, Marwaha A, Lim A, Moayyedi P. What is the prevalence of clinically signicant endoscopic findings in subjects with dyspepsia? Systematic review and meta-analysis. Clin Gastroenterol Hepatol 2010; 8:830-7.

Longstreth GF, Lacy BE, et al. Approach to the adult with dyspepsia. Post TW, ed. UpToDate. Waltham, MA: UpToDate Inc. 2017.

Moayyedi P, Can the clinical history distinguish between organic and functional dyspepsia?, JAMA. 2006 Apr 5;295(13):1566-76.

Moayyedi P, et al. ACG and CAG Clinical Guideline: Management of Dyspepsia. The American Journal of Gastroenterology (2017) 112, 988-1013 (2017).

Stanghellini V, Chan FK, Hasler WL, Malagelada JR, Suzuki H, Tack J, et al. Gastroduodenal Disorders. Gastroenterology 2016; 150(6):1380-1392.

Talley NJ, American Gastroenterological Association medical position statement: Evaluation of dyspepsia, Gastroenterology. 2005;129(5):1753.

Talley NJ, Silvestein MD, Agreus L, et al. American Gastroenterological Association (AGA) technical review: evaluation of dyspepsia. Gastroenterology 1998; 114:582.

CAPÍTULO 36

DISPNEIA

THIAGO QUEDI FURIAN
RENATO SELIGMAN

CONCEITOS E ASPECTOS FISIOPATOLÓGICOS ▶ Dispneia corresponde

à sensação experimentada quando o ato de respirar passa à esfera consciente como um esforço desagradável. Sua intensidade, assim como a dor, é moldada por fatores cognitivos e contextuais.

A dispneia pode representar alguma anormalidade quando acontece em repouso ou com atividades anteriormente toleradas – ou realizadas sem limitações por pessoas da mesma idade, sexo, massa corporal, treinamento físico e motivação emocional.

A fisiopatologia da dispneia é bastante complexa. Geralmente é decorrente de um distúrbio cardiopulmonar e é provocada pela estimulação de receptores por alterações metabólicas, distensão do interstício pulmonar, tensão dos músculos da respiração e alterações do sistema nervoso central.

CLASSIFICAÇÃO ▶ A dispneia pode ser **aguda** ou **crônica**.

CAUSAS ▶ A dispneia pode ser atribuída a causas pulmonares, cardíacas, metabólicas, psiquiátricas, entre outras.

As principais causas, divididas por alterações pulmonares e cardiovasculares, estão apresentadas nos **Quadros 36.1** e **36.2**.

QUADRO 36.1 ▶ CAUSAS RESPIRATÓRIAS DE DISPNEIA

Obstrução
- Vias aéreas superiores
  - Edema de glote
  - Corpo estranho
  - Neoplasias
- Vias aéreas inferiores
  - Asma
  - DPOC

Restrição
- Derrame pleural
- Ascite
- Pneumotórax
- Cifoescoliose
- Espondilite anquilosante

Disfunção neuromuscular
- Síndrome de Guillain-Barré
- Esclerose lateral amiotrófica
- Miopatias
- Obesidade
- Trauma

Doenças intersticiais com difusão de oxigênio reduzida
- Fibrose pulmonar intersticial idiopática
- Doenças reumáticas (esclerodermia, AR, LES)
- Pneumoconioses
- Vasculites
- Doença intersticial por medicamento ou tratamentos (oxigenoterapia, radioterapia)

(Continua)

QUADRO 36.1 ▶ CAUSAS RESPIRATÓRIAS DE DISPNEIA (Continuação)
Vascular pulmonar • Tromboembolismo pulmonar • SARA
AR, artrite reumatoide; DPOC, doença pulmonar obstrutiva crônica; LES, lúpus eritematoso sistêmico; SARA, síndrome da angústia respiratória aguda.

QUADRO 36.2 ▶ DISPNEIA RELACIONADA COM CARDIOPATIA E ESTADOS DE ALTO DÉBITO	
Cardiopatias	**Estado de alto débito cardíaco**
• Insuficiência cardíaca congestiva • Cardiopatia isquêmica • Cardiopatia hipertensiva • Miocardiopatias • Valvulopatias • Arritmias • Tamponamento cardíaco • Cardiopatias congênitas	• Anemia • Fístulas arteriovenosas adquiridas • Fístulas arteriovenosas congênitas • Tireotoxicose • Doença cardíaca do beri béri • Doença óssea de Paget • Displasia fibrosa • Mieloma múltiplo • Policitemia vera • Síndrome carcinoide • Gravidez

DIAGNÓSTICO E AVALIAÇÃO ▶

DISPNEIA AGUDA ▶ Dois terços dos pacientes que se apresentam nos serviços de emergência têm história de doença cardíaca ou pulmonar. Dados da história e exame são úteis na avaliação do indivíduo agudamente enfermo.

O médico deve atentar para sinais como taquipneia, taquicardia, estridor, uso de musculatura acessória, agitação, letargia, movimento abdominal paradoxal e dificuldade de falar devido à dispneia.

O oxímetro de pulso é uma ferramenta rápida; porém, a gasometria arterial é mais sensível. A radiografia de tórax pode indicar a doença primária, mas outros exames complementares, como eletrocardiograma, espirometria, hematócrito e cintilografia pulmonar, podem ser necessários. A utilização do algoritmo para avaliação depende da intensidade e das características do quadro do paciente. Por exemplo, em situações agudas e graves, a análise da gasometria arterial pode ser a primeira avaliação laboratorial, ao passo que pode ser realizada mais tardiamente em casos crônicos e menos graves. O uso de medicamentos pode ser feito em qualquer momento se o clínico estiver confiante em relação ao diagnóstico (**Figura 36.1**).

DISPNEIA CRÔNICA ▶ As causas mais comuns na prática clínica são doença pulmonar obstrutiva crônica (DPOC) e insuficiência cardíaca congestiva (ICC).

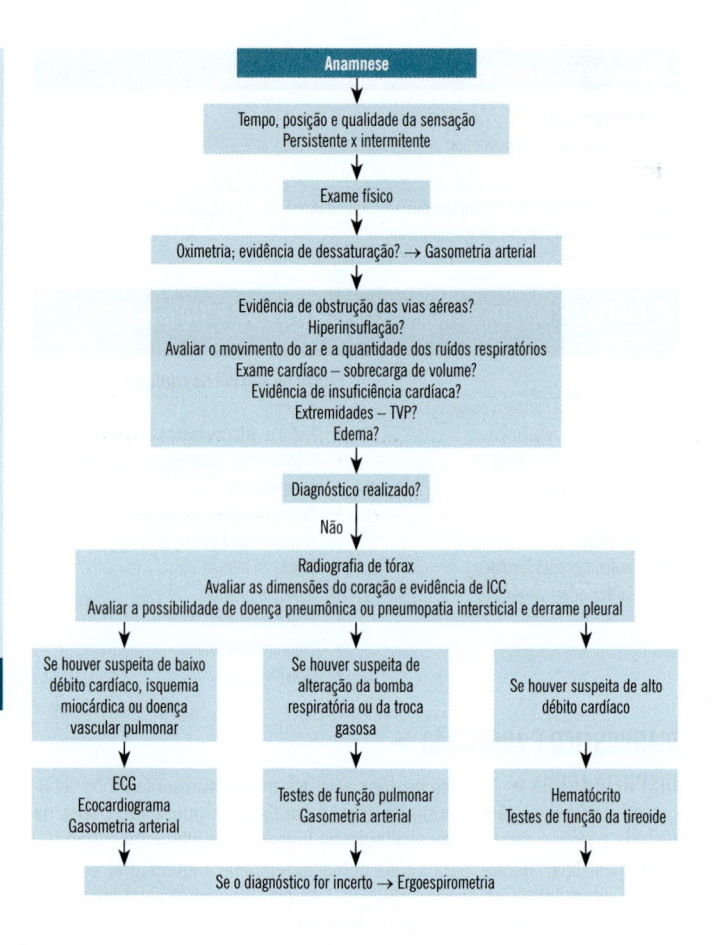

```
                          ┌─────────────────┐
                          │    Anamnese     │
                          └────────┬────────┘
                                   ▼
              Tempo, posição e qualidade da sensação
                      Persistente x intermitente
                                   ▼
                            Exame físico
                                   ▼
         Oximetria; evidência de dessaturação? → Gasometria arterial
                                   ▼
                  Evidência de obstrução das vias aéreas?
                              Hiperinsuflação?
         Avaliar o movimento do ar e a quantidade dos ruídos respiratórios
                    Exame cardíaco – sobrecarga de volume?
                       Evidência de insuficiência cardíaca?
                              Extremidades – TVP?
                                   Edema?
                                   ▼
                           Diagnóstico realizado?
                                   │ Não
                                   ▼
                            Radiografia de tórax
                Avaliar as dimensões do coração e evidência de ICC
      Avaliar a possibilidade de doença pneumônica ou pneumopatia intersticial e derrame pleural
```

FIGURA 36.1 ▶ **ALGORITMO PARA AVALIAÇÃO DO PACIENTE COM DISPNEIA.**
ECG, eletrocardiograma; ICC, insuficiência cardíaca congestiva; TVP, trombose venosa profunda.
Fonte: Adaptada de Schwartzstein e Feller-Kopman.

Cerca de 75% dos casos são resolvidos com a história e o exame físico. Tempo de início do quadro, manifestações associadas como sibilos e roncos, dor torácica, história de doença cardíaca ou pulmonar, fatores predisponentes para embolia pulmonar e dispneias posicionais, além de medicações em uso, são dados importantes na investigação da queixa.

Classicamente, a ortopneia é correlacionada com a ICC. A presença de dispneia paroxística noturna reforça essa hipótese. Todavia, pacientes pneumopatas também podem apresentar ortopneia.

O exame físico pode mostrar alterações na ausculta cardíaca ou pulmonar que auxiliam no diagnóstico. A inspeção à procura de deformidades da caixa torácica, edema em membros inferiores, turgência venosa jugular, baqueteamento digital e sinais vitais auxilia no diagnóstico.

O método diagnóstico inicial mais útil é a radiografia de tórax. Pacientes com dispneia e radiografia de tórax normal ou não diagnóstica necessitam de outros métodos para investigação (**Tabela 36.1**). A maioria desses pacientes tem doença pulmonar. A espirometria é muito útil nesses casos. Certos casos necessitam de provas de broncoprovocação, já que alguns asmáticos podem apresentar espirometria normal.

Anemia geralmente não causa dispneia, a não ser que se desenvolva em um curto período de tempo ou se for grave. Testes de função da tireoide também podem ser necessários. É importante estar atento para sinais de cirrose e alterações de provas de função hepática.

Investigação completa de função pulmonar, ecocardiograma e ergometria podem ser necessários para diagnóstico e avaliação da capacidade funcional.

TABELA 36.1 ▶ SUSPEITA DIAGNÓSTICA E INVESTIGAÇÃO DE DISPNEIA

SUSPEITA CLÍNICA	TESTES
Doença obstrutiva da via aérea	*Peak flow*, espirometria, broncoprovocação
Doença intersticial pulmonar	Função pulmonar e TC de tórax de alta resolução
Fraqueza da musculatura respiratória	Função pulmonar e pressões inspiratórias/expiratórias
Tromboembolismo pulmonar agudo	Gasometria arterial, D-dímeros, ultrassonografia com Doppler venoso de membros inferiores, angiotomografia pulmonar
Hipertensão pulmonar	Cintilografia pulmonar, ecocardiografia, angiografia pulmonar
Doença arterial coronariana	Eletrocardiograma, cintilografia miocárdica, ergometria
Miocardiopatia	Ecocardiografia
Doença da tireoide	Provas de função da tireoide
Anemia	Hematócrito e hemoglobina
Doença pulmonar e cardíaca	Ergoespirometria
Condicionamento físico inadequado	Ergoespirometria
Ansiedade/hiperventilação	Ergoespirometria

TC, tomografia computadorizada.

Em alguns casos, a distinção da causa pulmonar ou cardíaca da dispneia só pode ser feita com a ergoespirometria.

DIAGNÓSTICO DIFERENCIAL ▶

Doença obstrutiva das vias aéreas ▶ Pode ocorrer de modo agudo, como por aspiração de corpo estranho ou por angioedema de glote. Sinais típicos de obstrução das vias aéreas extratorácicas são o estridor e a retração das fossas supraclaviculares à inspiração. Na maioria dos casos, a tosse crônica acompanha a bronquite crônica e as bronquiectasias. O paciente com enfisema geralmente tem dispneia crônica evoluindo para dispneia em repouso.

Doenças difusas do parênquima pulmonar ▶ Os pacientes são taquipneicos, com valores de pressão parcial de dióxido de carbono (pCO_2) e pressão parcial de oxigênio (pO_2) abaixo do normal. Os volumes estão diminuídos, e os pulmões, menos complacentes.

Doenças oclusivas vasculares pulmonares ▶ As evidências de uma fonte de êmbolos ajudam na elaboração diagnóstica. A gasometria arterial é anormal na maioria das vezes.

Doenças da parede torácica ou dos músculos respiratórios ▶ O exame físico auxilia nesse diagnóstico, evidenciando deformidades como cifoescoliose ou fraqueza muscular e ptose palpebral nas síndromes miastênicas. As doenças neuromusculares geralmente estão acompanhadas de manifestações clínicas em outros sistemas.

Doença cardíaca ▶ Nos pacientes cardiopatas, a dispneia de esforço decorre mais comumente da elevação da pressão capilar pulmonar. Algumas vezes, a dispneia pode substituir o desconforto torácico decorrente de isquemia miocárdica.

Ansiedade ▶ É de difícil avaliação. Muitas vezes, é acompanhada de dor torácica atípica. Há suspiros frequentes e um padrão de respiração irregular. É um diagnóstico de exclusão.

TRATAMENTO ▶

O tratamento deve ser direcionado à causa da dispneia. Dessa forma, broncodilatadores, corticosteroides, diuréticos, digoxina, vasodilatadores e antibióticos serão utilizados conforme a etiologia da dispneia.

A suplementação de oxigênio pode ser necessária. Muitos pacientes têm melhora da sua qualidade de vida com reabilitação cardiopulmonar.

Benzodiazepínicos podem ser usados cuidadosamente para tratar as queixas de ansiedade. Opioides melhoram a sensação de dispneia e são muito úteis em pacientes considerados terminais.

REFERÊNCIA ▶

Schwartzstein RM, Feller-Kopman D. Approach to the patient with dyspnea. In: Braunwald E, Goldman L, editors. Primary cardiology. 2nd ed. Philadelphia: WB Saunders; 2003. p. 101-16.

LEITURAS RECOMENDADAS

Fang JC, O'Gara PT. The history and physical examination: an evidence-based approach. In: Mann DL, Zipes DP, Libby P, Bonow RO. Braunwald's heart disease: a textbook of cardiovascular medicine. 10th ed. Philadelphia: Elsevier; 2015.

Parshall MB, Schwartzstein RM, Adams L, Banzett RB, Manning HL, Bourbeau J, et al. An official American Thoracic Society statement: update on the mechanisms, assessment, and management of dyspnea. Am J Respir Crit Care Med. 2012;185(4):435-52.

Schwartzstein RM. Dyspnea. In: Kasper DL, Fauci AS, Hauser SL, Longo DL, Jameson JL, Loscalzo J, editors. Harrison's principles of internal medicine. 19th ed. New York: McGraw-Hill Education; 2015.

Tintinalli JE, Stapcynzki JS, Ma OJ, Cline D, Meckler GD, Yealy DM, editors. Tintinalli's emergency medicine: a comprehensive study guide. 8th ed. New York: McGraw-Hill; 2016.

CAPÍTULO 37

DISTÚRBIOS DO MOVIMENTO

LUÍS HENRIQUE TIEPPO FORNARI
CARLOS R. M. RIEDER

INTRODUÇÃO

Distúrbios do movimento, ou movimentos anormais, podem ser divididos em hipercinéticos ("excesso de movimentos") ou hipocinéticos ("poucos movimentos"). Os quadros hipocinéticos são referidos também como síndromes rigidoacinéticas, sendo a doença de Parkinson o melhor exemplo. Entre os movimentos hipercinéticos, estão as coreias, os tiques, as distonias e as mioclonias.

Aqui serão discutidos os principais movimentos anormais hipercinéticos. No fim do capítulo, serão ligeiramente abordados dois tópicos importantes referentes aos movimentos anormais: os movimentos de origem psicogênica e os movimentos anormais desencadeados por medicamentos.

DISTÚRBIOS DO MOVIMENTO HIPERCINÉTICOS

TIQUES

Conceito ▶ **Tique** é um movimento involuntário estereotipado, rápido, sem propósito, arrítmico e repetitivo que é frequentemente antecedido por urgência e necessidade de realizá-lo.

Aspectos epidemiológicos ▶ A prevalência de tiques entre 6 e 18 anos de idade é estimada em 3 a 8 a cada 1.000 para a síndrome de Tourette (ST), 8 a 40 a cada 1.000 para o tique motor crônico e pelo menos 8 a cada 1.000 para o tique fônico crônico.

Classificação ▶ Em relação à duração, os tiques são classificados como:

- **Transitórios:** duração inferior a 1 ano;
- **Crônicos:** duração superior a 1 ano.

Os tiques representam um grupo heterogêneo de condições, podendo causar prejuízo nas atividades sociais ou ocupacionais. Os tiques podem, em geral, ser suprimidos durante um período de tempo variável. A supressão transitória e voluntária do movimento gera ansiedade, e, quando liberado, o movimento ressurge acompanhado de sensação de alívio. Essa liberação após algum tempo de supressão pode fazer o tique ressurgir com maior intensidade. O padrão e a intensidade dos tiques variam ao longo do tempo e podem acometer qualquer grupo muscular. Os tiques são frequentemente exacerbados por estresse emocional.

O **Quadro 37.1** resume a classificação dos tiques.

QUADRO 37.1 ▶ CLASSIFICAÇÃO DOS TIQUES

- **Tiques motores simples:** movimentos focais que envolvem um grupo de músculos, como o piscar dos olhos, a protrusão da língua, as expressões faciais, o levantar dos ombros ou o virar da cabeça
- **Tiques motores complexos:** são movimentos coordenados ou de padrão sequencial que lembram um gesto normal e envolvem diferentes grupos musculares; exemplos incluem pular, sacudir a cabeça, fazer gestos obscenos (copropraxia) e imitar gestos de outra pessoa (ecopraxia)
- **Tiques fônicos simples:** são vocalizações; geralmente, barulhos e sons sem sentido, elementares, como grunhidos, pigarro, tosse ou até sons de animais
- **Tiques fônicos complexos:** compreendem sílabas sem significado, palavras ou frases (como dizer "cale a boca"), repetição de seus próprios dizeres, especialmente a última sílaba de uma palavra (palilalia), repetição de palavras ou frases ditas por outros (ecolalia), ou falar obscenidades sem razão ou provocação (coprolalia)
- **Tiques sensoriais:** sensações geralmente desconfortáveis, como pressão, cócegas, frio, calor ou parestesias que se localizam em certa parte do corpo e das quais se obtém alívio após a realização de um movimento voluntário da determinada área

Causas ▶ Em geral, tiques primários iniciam na infância, sendo a ST a causa de tique primário mais comum. Tiques secundários, embora muito menos comuns, devem ser suspeitados quando iniciam na vida adulta ou quando ocorrem concomitantemente a outros sintomas/sinais neurológicos. A urgência premonitória pode estar ausente nos tiques secundários.

Tiques transitórios benignos são comuns, especialmente abaixo dos 10 anos de idade. A ST, em contrapartida, é uma condição crônica e potencialmente grave de tique. Ela é definida como um distúrbio neurocomportamental que consiste em tiques motores e fônicos (que mudam de caráter ao longo do tempo), idade de início antes dos 21 anos (em 95% dos casos, entre 4-13 anos) e sintomas que atingem pico de intensidade no período peripuberal, amenizando ao longo do tempo, porém com duração superior a 1 ano. Em média, os tiques fônicos começam 1 a 2 anos após o início dos tiques motores. Os sintomas remitem até os 18 anos de idade em aproximadamente 75% dos casos. Os tiques aumentam em frequência e intensidade com o estresse, o exercício físico, a agitação, a fadiga e a exposição a medicamentos dopaminérgicos, esteroides e estimulantes do sistema nervoso central (SNC). Indivíduos com tiques frequentemente apresentam associação com alguns distúrbios do comportamento, principalmente transtorno de déficit de atenção com hiperatividade (TDAH) (50%) e transtorno obsessivo-compulsivo (TOC). Parece muito mais provável que a ST seja uma doença complexa, com contribuição poligênica e potencial envolvimento de fatores ambientais.

Causas secundárias de tiques incluem: distúrbios do desenvolvimento neurológico (p. ex., retardo mental, distúrbios do espectro do autismo, anormalidades genéticas e cromossômicas); lesões cerebrais agudas (p. ex., traumáticas, vasculares, infecciosas); pós-infecção (p. ex., coreia de Sydenham [CS]); doenças neurodegenerativas (p. ex., doença de Huntington, neurodegeneração com acúmulo de ferro cerebral); e medicações e toxinas (p. ex., anfetaminas, cocaína, heroína, metilfenidato, levodopa).

Tratamento ▶ O manejo dos tiques baseia-se primeiramente na intervenção psicoeducativa voltada a instruir pacientes e familiares sobre o curso natural dos tiques, os fatores de exacerbação e alívio e o desenvolvimento potencial de sintomas não motores.

A terapia farmacológica deve ser iniciada com cautela devido aos potenciais efeitos adversos. Antipsicóticos de primeira geração (p. ex., haloperidol e pimozida) e de segunda geração (p. ex., risperidona) parecem ser igualmente eficazes no tratamento dos tiques. Os α_2-agonistas (p. ex., clonidina) são considerados medicamentos de primeira linha para o tratamento dos tiques nos Estados Unidos e no Canadá. O benefício dos α_2-agonistas possui maior magnitude em pacientes com ST caracterizada por tiques motores e TDAH do que em pacientes com apenas tiques motores. Benzodiazepínicos podem diminuir os tiques, mas geralmente causam sonolência e letargia. Os bloqueadores dos canais de cálcio podem ter efeito em alguns casos. A toxina botulínica pode ajudar a controlar os tiques motores e fônicos que não respondem à medicação. Para tratamento do TOC, os inibidores seletivos da recaptação da serotonina e os antidepressivos tricíclicos são os mais efetivos. Para o TDAH, os psicoestimulantes são os mais efetivos e eficazes, particularmente o metilfenidato.

Várias técnicas de terapia cognitivo-comportamental podem ser utilizadas. A cirurgia estereotáxica com colocação de estimulador cerebral profundo pode ser considerada em casos graves.

MIOCLONIAS ▶

Conceito ▶ **Mioclonia** é o distúrbio hipercinético mais rápido e mais breve, manifestando-se como um movimento brusco, arrítmico, simples e involuntário.

Aspectos epidemiológicos, classificação e causas ▶ Esses movimentos similares a um "choque" podem ser causados por contrações musculares súbitas (mioclonia positiva) ou por lapsos do tônus muscular (mioclonia negativa), muitas vezes movimentando um membro em torno de uma articulação. Um exemplo de mioclonia negativa é o asteríxis encontrado na encefalopatia hepática. As mioclonias também podem ser isoladas ou repetitivas (p. ex., o tremor poliminimioclônico é uma forma de mioclonia repetitiva e arrítmica que pode ser encontrada em algumas doenças neurodegenerativas). Podem ocorrer espontaneamente (em repouso) ou durante o movimento (mioclonia de ação) ou podem ser provocadas por estímulos táteis ou acústicos externos (mioclonia reflexa vs. *startle* excessivo).

Considera-se que as mioclonias tenham muitas causas possíveis com fisiopatologia distinta. Podem ser classificadas de acordo com a origem do estímulo gerador do distúrbio (**Quadro 37.2**): mioclonias do córtex cerebral sensório-motor (corticais), mioclonias do tronco encefálico, mioclonias da medula espinal ou mioclonias provenientes de um nervo periférico ou de uma raiz nervosa espinal. Devido à heterogeneidade da apresentação clínica e sua frequente

---

QUADRO 37.2 ▶ CLASSIFICAÇÃO DAS MIOCLONIAS DE ACORDO COM A ORIGEM DO ESTÍMULO

Corticais
- Mioclonia pós-hipoxia
- Mioclonia induzida por fármacos
- Epilepsia parcial contínua
- Alguns casos de asteríxis
- Epilepsia mioclônica progressiva
- Ataxia mioclônica progressiva
- Mioclonia em doenças neurodegenerativas com envolvimento cortical
- Encefalopatias infecciosas

Corticais-subcorticais
- Crise convulsiva mioclônica primária generalizada
- Mioclonia epiléptica primária generalizada

Subcorticais-supraespinais
- Mioclonia essencial
- Mioclonia reticular reflexa
- Síndrome de opsoclonia-mioclonia
- Síndrome de Lance-Adams (pós-hipoxia)

Espinais
- Mioclonia proprioespinal
- Mioclonia espinal segmentar

associação com outros distúrbios do movimento, existem poucos dados epidemiológicos das mioclonias. A maioria das mioclonias é de origem epiléptica (cerca de 15%) ou sintomática/secundária (cerca de 75%).

Mioclonias subcorticais podem surgir dentro de dias a semanas após a recuperação da consciência em sobreviventes de parada cardiorrespiratória, na maioria das vezes quando a insuficiência ventilatória antecede a parada cardíaca. Essas mioclonias de ação recebem o nome de síndrome de Lance-Adams. Mioclonias também podem ser manifestação de uma síndrome paraneoplásica (mioclonia paraneoplásica) e, portanto, sempre se recomenda o rastreio para neoplasias diante de uma etiologia indeterminada de mioclonia.

As mioclonias também podem ser classificadas em primárias – as quais podem ser subdivididas em fisiológicas (p. ex., mioclonias hípnicas), essenciais (idiopáticas ou hereditárias) ou epilépticas – e secundárias (em que a mioclonia é uma manifestação de um transtorno subjacente).

Mioclonia primária fisiológica ▶ As mioclonias fisiológicas ocorrem em indivíduos hígidos. Há pouco ou nenhum prejuízo funcional e o exame físico não tem particularidades. O exemplo mais comum são os espasmos musculares durante o sono. Não necessita de tratamento.

Mioclonia primária essencial ▶ Os espasmos musculares podem ocorrer a qualquer momento e determinam alguma incapacidade (gerando problema físico ou social). A mioclonia é geralmente o mais proeminente ou único achado. A mioclonia essencial é considerada idiopática em sua maioria, mas já foram identificados casos hereditários (herança autossômica dominante). A evolução é estável ou lentamente progressiva e geralmente não há outros sinais neurológicos.

Mioclonia primária epiléptica ▶ É considerada como a presença de mioclonia durante a epilepsia. Pode ocorrer como o único componente da convulsão ou como um dos sintomas em uma síndrome epiléptica. A causa pode ser idiopática, genética ou uma encefalopatia. A mioclonia é acompanhada por uma descarga eletrencefalográfica ictal generalizada, mas pode manifestar-se de forma generalizada, segmentar ou focal.

Mioclonia secundária ▶ É a categoria mais comum. Há uma causa subjacente identificável que pode ser neurológica ou não. Geralmente, há manifestações de envolvimento difuso do SNC. As doenças neurodegenerativas são causas comuns de mioclonias secundárias; um exemplo são as mioclonias ortostáticas encontradas em sinucleinopatias e na doença de Alzheimer.

Os quadros infecciosos e as síndromes pós-infecciosas por vários agentes etiológicos são outras causas de mioclonias secundárias. Nos trópicos, as doenças infecciosas mais comumente associadas às mioclonias são febre tifoide, malária, meningite tuberculosa, todo o espectro relacionado ao vírus da imunodeficiência humana (HIV, do inglês *human immunodeficiency virus*) e panencefalite esclerosante subaguda.

As drogas, as toxinas, as condições metabólicas e os medicamentos (morfina, fenitoína, carbamazepina, levodopa, lítio, antidepressivos, verapamil) são provavelmente as causas mais comuns de mioclonias secundárias; geralmente, há melhora completa após a descontinuação do agente causal. O asteríxis que acompanha a encefalopatia hepática ou urêmica é uma causa bem-conhecida de mioclonia secundária.

Tratamento ▶ A investigação das mioclonias deve buscar a causa subjacente e seu tratamento. As mioclonias (particularmente as corticais) podem ser atenuadas por ácido valproico, clonazepam e levetiracetam. Fármacos antiepilépticos indicados para convulsões focais (como fenitoína, carbamazepina e lamotrigina) podem causar piora das mioclonias corticais.

COREIAS E BALISMOS ▶

Conceitos ▶ **Coreia** (do grego, dança) caracteriza-se por um movimento involuntário contínuo, não sustentado, não estereotipado, sem propósito e de velocidade variável, o qual pode acometer qualquer parte do corpo. A intensidade do movimento também é variável. Alguns movimentos fundem-se de forma imperceptível com movimentos propositados ou atos semipropositados; outros são generalizados e intensos, levando a um estado de intensa inquietude.

Balismos são movimentos de grande amplitude da porção proximal dos membros. Costumam acometer um único lado do corpo, sendo, nesses casos, denominados hemibalismo.

Aspectos epidemiológicos, classificação, causas, diagnóstico e avaliação, e tratamento ▶ O **Quadro 37.3** resume as principais causas de coreia.

QUADRO 37.3 ▶ CAUSAS COMUNS DE COREIA

Doenças neurodegenerativas
- Doença de Huntington
- Atrofia dentatorubro-palidolusiana
- Degenerações cerebelares
- Neurodegeneração associada à pantotenato-quinase (síndrome de Hallervorden-Spatz)

Lesões dos núcleos da base
- AVC
- Neoplasias
- Infecções
- Processos inflamatórios

Medicamentosas
- Síndromes tardias secundárias aos antagonistas da dopamina
- Antiparkinsonianos
- Agentes estimulantes
- Opioides
- Anticonvulsivantes
- Hormônios exógenos (estrogênios)

(Continua)

QUADRO 37.3 ▶ CAUSAS COMUNS DE COREIA (Continuação)

Condições metabólicas
- Doença de Wilson
- Hipertireoidismo
- Hiperglicemia
- Hipoglicemia
- Distúrbios hidreletrolíticos

Outras causas sistêmicas
- Coreia de Sydenham
- Lúpus eritematoso
- Policitemia vera
- Neuroacantocitose
- Coreia gravídica
- Degeneração hepatocerebral
- Síndromes paraneoplásicas

Síndromes de coreia essencial
- Coreia familiar benigna
- Coreia senil
- Coreia paroxística
- Coreoatetose paroxística cinesiogênica
- Coreoatetose paroxística distônica

AVC, acidente vascular cerebral.

Coreias infecciosas ▶ Algumas infecções no SNC podem manifestar-se por meio de coreia. Encefalites virais (p. ex., varicela-zóster, sarampo, caxumba, HIV), neurotuberculose, neurossífilis e neurocisticercose são alguns exemplos. No contexto da infecção por HIV, hemicoreia e hemibalismo são relativamente comuns e geralmente se associam a lesões focais secundárias à neurotoxoplasmose ou ao linfoma primário do SNC, por exemplo.

Coreias metabólicas/endocrinológicas ▶ Degeneração hepatolenticular adquirida (encontrada na hepatopatia crônica grave), distúrbios hidreletrolíticos (hipercalcemia, hipomagnesemia, hiponatremia), hipertireoidismo, hipoglicemia e estado hiperosmolar hiperglicêmico não cetótico são alguns exemplos. Coreia e balismo unilaterais (e não generalizados), fato oposto ao esperado em distúrbios metabólicos, são comumente observados em casos de hiperglicemia não cetótica. A coreia geralmente acompanha o episódio hiperglicêmico, embora possa iniciar dias após. A tomografia computadorizada de crânio revela hiperdensidade no putame contralateral ao hemicorpo envolvido.

Coreia de Sydenham ▶ Trata-se de uma complicação tardia da infecção pelo estreptococo β-hemolítico do grupo A (cerca de 1-6 meses após) e pode apresentar-se como único sintoma de febre reumática. Em apenas 20 a 30% dos casos, há evidência de infecção estreptocócica prévia. É mais frequente nas regiões tropicais, e, com a introdução dos antibióticos e melhores condições sanitárias, sua incidência está reduzindo gradualmente.

A CS é uma coreia imunomediada cuja origem está associada à produção de anticorpos contra o estreptococo β-hemolítico do grupo A que fazem reação cruzada com antígenos citoplasmáticos de neurônios do núcleo caudado e dos núcleos subtalâmicos. Além da coreia, normalmente generalizada, sujeitos com CS apresentam também irritabilidade, labilidade emocional, sintomas obsessivo-compulsivos, déficit de atenção e ansiedade.

O diagnóstico é sugerido pela presença de coreia na infância. Geralmente, não há história de infecção estreptocócica bem-definida, e os testes para fator reumatoide, anticorpos antinucleares, títulos antiestreptolisina e pesquisa de bandas oligoclonais no líquido cerebrospinal são negativos na maioria dos casos. A ressonância magnética (RM) geralmente é normal.

A CS é uma condição autolimitada que dura 5 a 16 semanas, mas apresenta recorrência em 20 a 35% dos casos. O prognóstico é bom, havendo recuperação completa na maioria das vezes. A taxa de mortalidade é de aproximadamente 2%, sempre associada às complicações cardíacas. Mulheres previamente afetadas têm risco aumentado de desenvolver coreia durante a gravidez (coreia gravídica) ou durante a terapia de reposição hormonal.

Não há tratamento específico. Tratamento sintomático com benzodiazepínicos, neurolépticos, tetrabenazina, ácido valproico ou corticosteroides pode ser considerado nos casos de coreia grave. Profilaxia com penicilina por pelo menos 10 anos é recomendada para prevenir outras manifestações da febre reumática.

Outras coreias imunomediadas ▶ A coreia no lúpus eritematoso sistêmico (LES) tem sido associada à presença de anticorpos antifosfolipídeos em 80 a 90% dos pacientes. Nesses casos, trata-se de síndrome do anticorpo antifosfolipídeo (SAAF) secundária ao LES; no entanto, há casos de coreia descritos na SAAF primária. A coreia do LES é intermitente, em geral aparece de maneira precoce no curso da doença e é caracteristicamente generalizada. Outras condições imunomediadas associadas à coreia incluem poliarterite nodosa, doença de Behçet, síndrome de Sjögren, doença celíaca, coreias paraneoplásicas (p. ex., anti-Hu associado ao carcinoma pulmonar de pequenas células e anti-NMDA associado à neoplasia de ovário) e idiopáticas associadas a anticorpos. O tratamento com neurolépticos e glicorticosteroides é eficaz para a maioria dos casos. Anticoagulação, imunossupressores e plasmaférese devem ser considerados individualmente.

Coreia vascular ▶ Coreia vascular (CV) é o distúrbio do movimento mais comum após um acidente vascular cerebral. Comumente, o início da coreia é súbito, podendo ser precedido de hemiplegia ou hemiparesia. Nesses casos, os movimentos coreiformes ou balísticos aparecem no retorno da função motora do lado afetado. Esse tipo de distúrbio do movimento resulta de uma lesão destrutiva no núcleo subtalâmico contralateral ou de suas conexões. A CV também se associa à policitemia vera e à síndrome de encefalopatia reversível posterior. Em geral, a coreia tende a diminuir com o passar do tempo, porém pode persistir. Nesses casos, neurolépticos podem ser úteis.

Doença de Huntington ▶ A doença de Huntington (DH) é uma doença hereditária autossômica dominante cujos sintomas iniciam mais frequentemente entre 30 e 50 anos de idade, havendo, no entanto, ampla variabilidade (da infância até indivíduos com mais de 80 anos). Em geral, a DH manifesta-se por meio de um (ou mais) dos três principais grupos de manifestações clínicas: sintomas motores, cognitivos e/ou neuropsiquiátricos. A coreia, sintoma motor mais frequente (cerca de 90% dos pacientes), é referência para o diagnóstico clínico e marca o início da doença. Nas formas juvenis, o parkinsonismo pode predominar (variante Westphal). Outras manifestações motoras comuns são: anormalidades nos movimentos oculares, disartria, mioclonia, distonia e ataxia. Disfagia é o sintoma terminal mais proeminente, e a aspiração é a causa mais comum de morte. A apatia é considerada o sintoma neuropsiquiátrico mais prevalente (28,1%), seguida de depressão, irritabilidade/agressividade e comportamentos obsessivo-compulsivos. Ideação suicida (prevalência entre 8-10%) deve ser sempre questionada. Alterações de personalidade e episódios psicóticos também são comuns. O prejuízo de atenção e a disfunção executiva são característicos e surgem precocemente, mesmo na ausência de queixa do paciente ou dos familiares. A prevalência da doença nos Estados Unidos e na Europa é de 4 a 8 a cada 100 mil, não havendo predileção por gênero. A DH tem sua maior prevalência na região do Lago de Maracaibo, na Venezuela, com aproximadamente 2% da população afetada; no Peru, identifica-se a segunda maior população de pacientes com DH.

A mutação característica da DH é a expansão do trinucleotídeo CAG no gene *HTT* localizado no cromossomo 4. Expansões da repetição CAG iguais a 40 ou mais resultam em doença; entre 36 e 39 repetições, há uma zona de penumbra, em que a penetrância é incompleta. A proteína resultante anormal agrega-se no citoplasma e no núcleo dos neurônios, gerando disfunção celular e morte celular subsequente. O tamanho da expansão é inversamente proporcional à idade de início dos sintomas.

A neuroimagem evidencia ventrículos aumentados (característica imagem de borboleta do ventrículo lateral), resultantes da degeneração do núcleo caudado. A tomografia por emissão de pósitrons/tomografia computadorizada (PET [do inglês *positron emission tomography*]/TC) tem mostrado, em alguns casos, hipometabolismo no núcleo caudado e no putame de indivíduos afetados.

Até o presente momento, não há tratamento capaz de mudar o curso da doença. O tratamento é sintomático. O tratamento da depressão e da psicose baseia-se nos antidepressivos e nos antipsicóticos típicos e atípicos. A coreia pode ser controlada com neurolépticos, como o haloperidol, e depletores da dopamina pré-sináptica, como a reserpina e a tetrabenazina. Aconselhamento genético é fortemente recomendado antes dos testes genéticos, principalmente em pessoas assintomáticas que estejam sob risco.

Neuroacantocitose ▶ É uma doença rara, multissistêmica, degenerativa e hereditária, com padrão de herança autossômica recessiva, dominante ou ligada ao X. Além de coreia, os pacientes apresentam tiques, convulsões, amiotrofia, reflexos tendinosos abolidos, distonia associada à alimentação (língua empurra a comida para fora da boca), extensão cervical, automutilação – geralmente os indivíduos mordem os lábios e a língua –, creatina-fosfoquinase (CPK) elevada e hepatoesplenomegalia. Sintomas psiquiátricos, como depressão, ansiedade e distúrbios obsessivo-compulsivos, são comuns. Há pouca deterioração cognitiva. O início ocorre geralmente na adolescência ou na vida adulta jovem, a evolução é progressiva e a sobrevida média após o diagnóstico é de 15 anos. O diagnóstico depende da presença de mais de 15% de acantócitos no esfregaço de sangue periférico. A RM mostra atrofia predominante da cabeça do núcleo caudado. O tratamento existente é apenas o sintomático.

Coreia senil ▶ Trata-se de uma coreia generalizada de início tardio sem história familiar e sem demência. A coreia tem início insidioso e intensidade moderada, havendo envolvimento dos membros. Com a maior disponibilidade dos testes moleculares, muitos sujeitos com coreia senil foram posteriormente diagnosticados como portadores de DH de início tardio.

DISTONIAS ▶

Conceito e aspectos epidemiológicos ▶ Distonia é um distúrbio do movimento hipercinético caracterizado por contração muscular involuntária frequentemente iniciada ou exacerbada por movimentação voluntária. Ocasiona postura anormal, torsão e movimentos repetitivos de uma parte do corpo. As posturas anormais podem ser dolorosas.

Após o parkinsonismo e o tremor, a distonia é o distúrbio do movimento mais comum. Estima-se que a prevalência de distonias de início precoce (idade inferior a 20 anos) esteja entre 24 e 50 a cada 1 milhão de indivíduos, enquanto a distonia de início tardio oscile entre 101 e 430 a cada 1 milhão de indivíduos.

As distonias de início precoce são geralmente hereditárias e com tendência à progressão para distonia generalizada; as distonias de início tardio são geralmente esporádicas e tendem a permanecer focais ou segmentares.

Classificação e causas ▶ Uma classificação proposta para as distonias é baseada em 2 eixos: eixo I – características clínicas – e eixo II – etiologia.

O **Quadro 37.4** apresenta a classificação quanto às características clínicas. Quanto à etiologia, os portadores de distonias podem ser classificados em distonias hereditárias (dominantes, recessivas, ligadas ao X e mitocondriais), distonias adquiridas (causa perinatal, tóxica, infecciosa, neoplásica, vascular, psicogênica) ou distonias idiopáticas (causa desconhecida) (esporádicas ou familiares).

Tratamento ▶ Salvo algumas distonias potencialmente controláveis (p. ex., doença de Wilson, distonia dopa-responsiva), o tratamento é essencialmente sintomático. Existem três tipos principais de tratamento sintomático: (1) tratamento farmacológico; (2) tratamento com toxina botulínica; e (3) tratamento cirúrgico. Para a maioria dos pacientes com distonias multifocais ou generalizadas, o tratamento de primeira opção é o farmacológico oral. Triexifenidil é o agente anticolinérgico preferido e é a única medicação oral estudada em ensaios duplo-cegos para tratamento da distonia. Denervação química com toxina botulínica é a primeira opção para o tratamento de distonias focais ou segmentares.

> **QUADRO 37.4 ▶ CLASSIFICAÇÃO DAS DISTONIAS QUANTO ÀS CARACTERÍSTICAS CLÍNICAS**
>
> **Início**
> - Infância
> - Adolescência (13-20 anos)
> - Vida adulta inicial (21-40 anos)
> - Vida adulta tardia (> 40 anos)
>
> **Distribuição**
> - Focal: 1 região isolada do corpo (p. ex., blefaroespasmo, distonia oromandibular, disfonia espasmódica, distonia cervical, cãibra do escrivão)
> - Segmentar: 2 ou mais regiões contíguas (p. ex., distonia craniocervical, distonia axial [pescoço e tronco], distonia braquial [braço e ombro])
> - Multifocal: 2 ou mais regiões não contíguas
> - Hemidistonia: múltiplas regiões em um hemicorpo (normalmente sintomáticas)
> - Generalizada: tronco e 2 ou mais regiões (com ou sem envolvimento das pernas)
>
> **Padrão temporal**
> - Curso (estático vs. progressivo)
> - Variabilidade (persistente, ação-específica, diurna [intensidade flutuante com a variação circadiana], paroxística)
>
> **Características associadas**
> - Isolada (distonia com ou sem tremor)
> - Combinada
>   - Com outro distúrbio do movimento (p. ex., mioclonia, parkinsonismo)
>   - Com outra manifestação neurológica (p. ex., demência)
>   - Com outra manifestação sistêmica (p. ex., organomegalia)

DISTÚRBIOS DO MOVIMENTO PSICOGÊNICOS ▶

Os distúrbios do movimento psicogênicos (DMPs) são compreendidos como o resultado de distúrbios psicológicos ou psiquiátricos em vez de neurológicos. Entretanto, a psicopatologia nem sempre é evidente. O termo distúrbio do movimento "funcional" tem sido proposto como alternativa, em função de não possuir conotação pejorativa, facilitando a aceitação por ocasião do diagnóstico.

Os problemas neurológicos de origem psicogênica são responsáveis por 1 a 9% dos diagnósticos neurológicos e perfazem 2 a 20% dos pacientes referenciados aos serviços de distúrbios do movimento. A idade média de início descrita em algumas séries de casos oscila entre 37 e 50 anos, e há predomínio do sexo feminino (cerca de 61-87% dos indivíduos afetados).

Os DMPs são, frequentemente, um desafio diagnóstico e de tratamento. Os sintomas podem mimetizar uma gama de movimentos anormais. A incapacidade e o prejuízo na qualidade de vida podem atingir magnitudes semelhantes a doenças neurodegenerativas, como a doença de Parkinson. Tremor e distonia são as apresentações mais comuns do DMP. Em geral, o tremor psicogênico é abolido ou modificado por abstração mental, apresenta igual magnitude em repouso, postura ou ação e tende a assumir a frequência induzida pelo examinador. A distonia psicogênica predomina nos membros inferiores, é normalmente fixa e surge rapidamente (muitas vezes, após uma pequena lesão periférica).

Alguns fatores de risco para os DMPs foram identificados: história de abuso sexual, cirurgia ou outro trauma físico prévio e eventos estressantes significativos durante a vida. A presença de comorbidades psiquiátricas, como depressão ou transtorno de ansiedade, é um fator prognóstico positivo para os transtornos conversivos em geral. Valores prognósticos negativos têm sido associados a sintomas presentes há muito tempo (mais de 6 meses), início insidioso dos movimentos e diagnósticos psiquiátricos prévios de hipocondria ou transtorno factício.

O tratamento com estratégias cognitivas e reabilitação física pode beneficiar alguns pacientes. Visto que a curta duração da doença se correlaciona com melhor prognóstico, o diagnóstico precoce e o início do tratamento são essenciais.

DISTÚRBIOS DO MOVIMENTO INDUZIDOS POR MEDICAMENTOS ▶

Vários medicamentos podem causar distúrbios do movimento sob a forma aguda ou a forma tardia. As medicações mais frequentemente associadas são os bloqueadores dopaminérgicos (utilizados como antipsicóticos e antieméticos).

REAÇÕES AGUDAS ▶

Distonias agudas ▶ São contrações musculares constantes ou intermitentes, gerando posturas desconfortáveis nos membros, no tronco, no pescoço, na língua e na face. Metade dos pacientes apresenta distonia nas primeiras 48 horas após o início da exposição à medicação; 90%, após a primeira semana. Alguns fatores de risco são sexo masculino, idade inferior a 30 anos, predisposição familiar e doenças psiquiátricas subjacentes. Antipsicóticos atípicos são menos associados às reações distônicas agudas. O risco desse efeito adverso é provavelmente dose-dependente. Anticolinérgicos (biperideno 5 mg) e anti-histamínicos parentais (prometazina 50 mg ou difenidramina 50 mg) são opções de tratamento, além da suspensão da medicação desencadeante.

Crises oculógiras ▶ As crises oculógiras são um tipo de distonia aguda caracterizada por desvio conjugado e tônico do olhar com duração de minutos ou horas. Benzodiazepínicos (p. ex., clonazepam) são opções úteis, além dos anticolinérgicos.

Acatisia aguda ▶ Acatisia aguda ocorre nas primeiras semanas do uso do fármaco. Consiste em sensação de inquietação ou aversão por estar parado. Embora comumente associada aos neurolépticos típicos, pode ocorrer em até 30% dos indivíduos tratados com clozapina. Anticolinérgicos, β-bloqueadores e benzodiazepínicos são boas opções de tratamento.

Parkinsonismo induzido por fármacos ▶ O parkinsonismo secundário medicamentoso pode manifestar-se de forma idêntica ao parkinsonismo idiopático. Idade avançada, sexo feminino, demência e história familiar de doença de Parkinson são possíveis fatores de risco. Além da suspensão da medicação desencadeante (p. ex., ou substituição por neuroléptico atípico), levodopa pode ser administrada (apesar do pouco benefício).

DISCINESIA TARDIA ▶ A discinesia tardia consiste em movimentos repetitivos (estereotipados) e rápidos. A parte inferior da face é a mais frequentemente envolvida, havendo movimentos mastigatórios ou protrusão da língua. Existem outras formas importantes de manifestações tardias, como a distonia tardia (mais comumente cervical e em indivíduos mais jovens), a acatisia tardia, os tiques tardios, a mioclonia tardia e o tremor tardio. Diferentemente da clássica discinesia oral, as discinesias tardias são bastante incapacitantes.

REFERÊNCIAS ▶

Albanese A, Bhatia K, Bressman SB, Delong MR, Fahn S, Fung VS, et al. Phenomenology and classification of dystonia: a consensus update. Mov Disord. 2013;28(7):863-73.

Baron MS. Movement disorders in the older patient: differential diagnosis and general management. Cleve Clin J Med. 2005;72 Suppl 3:S38-51.

Benito-León J, Louis ED. Essential tremor: emerging views of a common disorder. Nat Clin Pract Neurol. 2006;2(12):666-78; quiz 2p following 691.

Hallett M, Weiner WJ, Kompoliti K. Psychogenic movement disorders. Parkinsonism Relat Disord. 2012;18 Suppl 1:S155-7.

Jankovic J. Movement disorders in 2016: progress in parkinson disease and other movement disorders. Nat Rev Neurol. 2017;13(2):76-8.

Vercueil L. Myoclonus and movement disorders. Neurophysiol Clin. 2006;36(5-6):327-31.

Visser-Vandewalle V. DBS in tourette syndrome: rationale, current status and future prospects. Acta Neurochir Suppl. 2007;97(Pt 2):215-22.

Walker FO. Huntington's disease. Lancet. 2007;369(9557):218-28.

SITES RECOMENDADOS ▶

International Parkinson and Movement Disorder Society [www.movementdisorders.org]

Worldwide Education and Awareness for Movement Disorders [cpfamilynetwork.org/resources/we-move-worldwide-education-awareness-for-movement-disorders/]

CAPÍTULO 38

DISÚRIA

FERNANDO S. THOMÉ
VERÔNICA VERLEINE HÖRBE ANTUNES
GUSTAVO GOMES THOMÉ
ELVINO BARROS

CONCEITO ▶ Disúria é um sintoma clínico caracterizado por dificuldade para urinar. Pode ser acompanhada de dor, ardência, ardor, sensação de queimação, desconforto ao urinar, micção dolorida e hesitação. É um dos chamados sintomas miccionais que costuma ocorrer simultaneamente com polaciúria (micções em intervalos curtos, geralmente ocasionadas por irritação ou inflamação da mucosa vesical) e urgência urinária (sensação exagerada de desejo miccional, também causada por irritação ou inflamação vesical).

ASPECTOS EPIDEMIOLÓGICOS

A disúria é uma queixa comum no consultório, com prevalência de 5 a 15% entre as consultas de nível primário. Estima-se que cerca de 25% das mulheres adultas e sexualmente ativas terão pelo menos 1 episódio de disúria ao ano. Nos homens, é uma queixa que tende a ser mais frequente com o avanço da idade. Na maioria das vezes, a disúria é causada por uma infecção do trato urinário (ITU) simples, mas uma avaliação médica completa é necessária para o diagnóstico correto.

CAUSAS

A causa mais frequente de disúria é a infecção bacteriana do trato urinário. Pode manifestar-se clinicamente por cistite, prostatite, pielonefrite ou uretrite, dependendo da área do sistema urinário afetada. Outras causas são infecções secundárias a outros microrganismos, como fungos, vírus e protozoários. Deve-se ter em mente também outras situações capazes de causar irritação na mucosa vesical, como presença de sangue, neoplasia, cálculos urinários, traumatismo urogenital, além de doenças ginecológicas (**Quadro 38.1**).

QUADRO 38.1 ▶ CAUSAS POTENCIAIS DE DISÚRIA

- **Infecções:** cistite, prostatite, pielonefrite, uretrite, cervicite, epididimorquite, vulvovaginite
- **Condições hormonais:** hipoestrogenismo, endometriose
- **Causas anatômicas:** obstruções (p. ex., hiperplasia prostática), estreitamento uretral, divertículos, cálculos
- **Causas funcionais:** bexiga neurogênica, incontinência por espasmo do músculo detrusor da bexiga
- **Litíase:** cálculos do ureter terminal ou vesicais
- **Neoplasias:** tumores renais, cânceres de bexiga, próstata, vagina e pênis
- **Condições inflamatórias:** espondiloartropatias, doenças autoimunes
- **Fármacos:** penicilina G, ticarcilina, ciclofosfamida
- **Traumas:** sondagem vesical, relação sexual, determinadas atividades físicas (andar de bicicleta ou a cavalo)
- **Causas psicogênicas:** somatização, depressão maior, ansiedade

As doenças sexualmente transmissíveis (DSTs) também podem produzir sintomas de disúria.

DIAGNÓSTICO E AVALIAÇÃO

O diagnóstico diferencial da disúria requer, inicialmente, uma detalhada anamnese e um bom exame físico. A **anamnese** deve buscar história de traumas recentes, sintomas associados – especialmente os ginecológicos – e episódios prévios semelhantes. A história sexual é importante, sobretudo em adolescentes e adultos jovens, devido à possibilidade de uma DST. O **exame físico** deve incluir exame dos órgãos genitais nos homens e exame ginecológico nas mulheres.

Os principais quadros clínicos relacionados à disúria são:

- **Infecção do trato urinário (ITU):** o quadro mais comum, a cistite, costuma apresentar-se por disúria, polaciúria e urgência. A dor é mais comumente descrita no fim da micção, ao contrário da uretrite, em que a dor ocorre no início. A cistite normalmente tem início mais abrupto, enquanto os sintomas de uretrite são mais insidiosos (**Tabela 38.1**). Pode haver descrição de dor durante a relação sexual. Febre, dor lombar, náuseas e vômitos sugerem a presença de pielonefrite. No homem com sintomas sugestivos de ITU associados com dor na região anal ou perineal, deve ser considerada a hipótese de prostatite;

TABELA 38.1 ▶ DIAGNÓSTICO DIFERENCIAL DA INFECÇÃO DO TRATO URINÁRIO

QUADRO CLÍNICO	ETIOLOGIA	LEUCOCITÚRIA	CULTURA	SINTOMAS
Cistite	*Escherichia coli*, *Staphylococcus saprophyticus*, etc.	Sim	$\geq 10^3$	Início abrupto, disúria, polaciúria, urgência, desconforto suprapúbico
Uretrite	*Chlamydia trachomatis*, *Neisseria gonorrhoeae*, herpes simples	Sim	$< 10^3$	Início gradual, corrimento uretral, dor abdominal baixa
Vaginite	Cândida, *Trichomonas*	Sim	$< 10^3$	Corrimento vaginal fétido, prurido, dispareunia

- **Vulvovaginite:** nesse caso, a ardência ao urinar costuma ser descrita como externa, localizada na região dos pequenos e grandes lábios. Pode ser acompanhada de corrimento vaginal (de características variáveis de acordo com a etiologia) e prurido vaginal (especialmente na candidíase). Dispareunia ocorre com frequência. Para mais informações, ver Capítulo 25, Corrimento vaginal;
- **Doenças sexualmente transmissíveis (DSTs):** devem ser suspeitadas sempre em adolescentes e adultos jovens, especialmente se houver história de troca de parceiros ou relações desprotegidas. Lesões nos órgãos genitais, corrimento vaginal ou uretral e dor durante as relações ou na ejaculação podem favorecer esse diagnóstico;
- **Prostatismo:** associado ao aumento no volume da próstata (hiperplasia ou câncer de próstata), costuma ser caracterizado por noctúria, hesitação, redução do calibre do jato urinário, gotejamento final e urgência, ocorrendo sobretudo em homens > 45 anos. No toque retal, pode haver aumento do volume da próstata ou nódulo localizado;
- **Outras causas ginecológicas:** em mulheres pré-menopáusicas com disúria, dismenorreia e história de infertilidade, a hipótese de endometriose deve

ser considerada. Já nas pós-menopáusicas sem reposição hormonal, a presença de disúria e sangramento pós-coital, além de atrofia vaginal ao exame, sugere vaginite atrófica;
- **Outros:** a presença de hematúria associada à dor lombar intensa sugere nefrolitíase. Desconforto urinário e hematúria podem estar presentes em outros contextos, de origem glomerular ou em neoplasias do trato urinário (ver Capítulo 69, Hematúria).

A investigação dos pacientes com disúria pode ser abordada de acordo com as **Figuras 38.1** a **38.3**. Nos pacientes em que o exame clínico sugere uma causa uroginecológica ou DST, inicia-se a abordagem como demonstrado nas

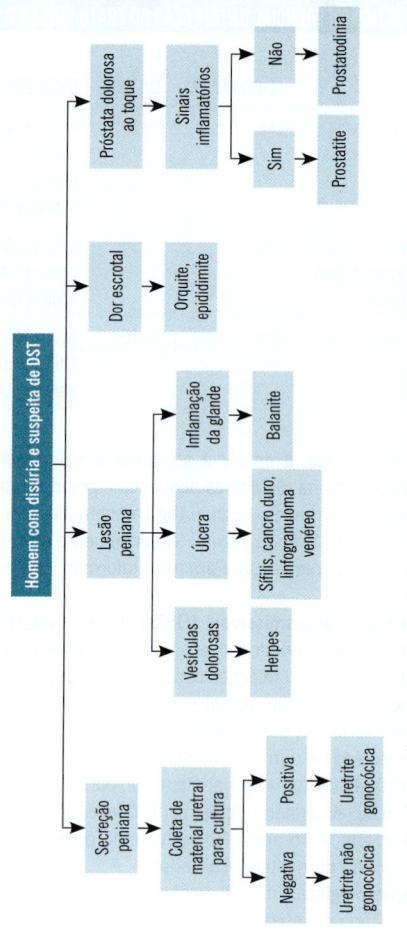

FIGURA 38.1 ▲ **AVALIAÇÃO DE HOMENS COM DISÚRIA E SUSPEITA DE DOENÇA SEXUALMENTE TRANSMISSÍVEL.**
DST, doença sexualmente transmissível.
Fonte: Adaptada de Bremnor e Sadovsky.

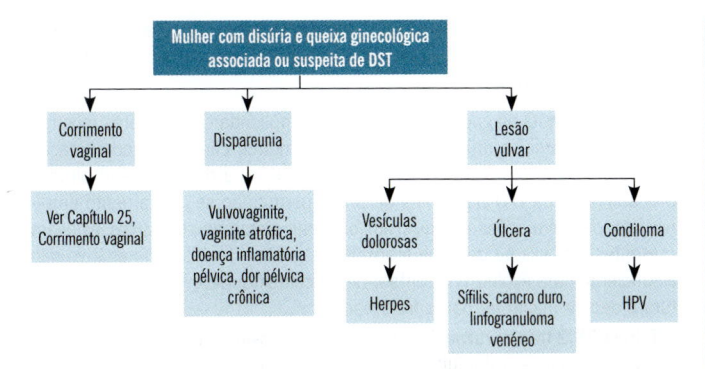

```
                    ┌─────────────────────────────────────┐
                    │ Mulher com disúria e queixa ginecológica │
                    │ associada ou suspeita de DST          │
                    └─────────────────────────────────────┘
```

- Corrimento vaginal → Ver Capítulo 25, Corrimento vaginal
- Dispareunia → Vulvovaginite, vaginite atrófica, doença inflamatória pélvica, dor pélvica crônica
- Lesão vulvar:
  - Vesículas dolorosas → Herpes
  - Úlcera → Sífilis, cancro duro, linfogranuloma venéreo
  - Condiloma → HPV

FIGURA 38.2 ▶ AVALIAÇÃO DE MULHERES COM DISÚRIA E SUSPEITA DE PATOLOGIA GINECOLÓGICA.
DST, doença sexualmente transmissível; HPV, papilomavírus humano (do inglês *human papilloma virus*).
Fonte: Adaptada de Bremnor e Sadovsky.

Disúria

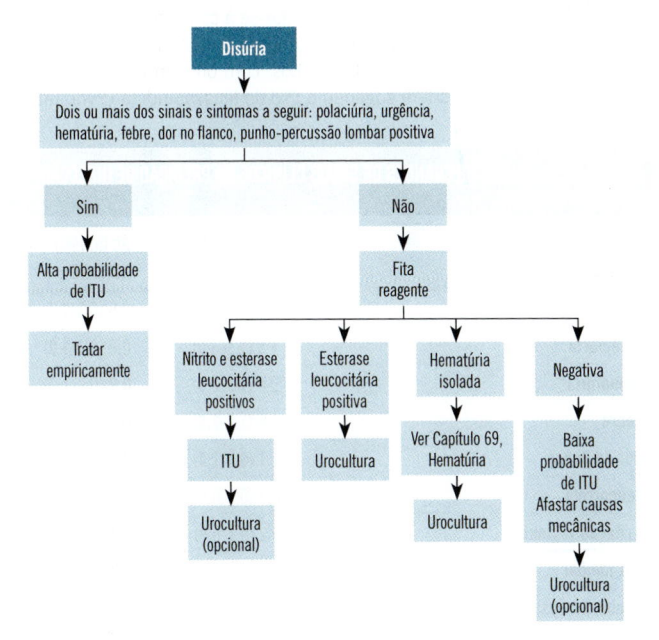

Dois ou mais dos sinais e sintomas a seguir: polaciúria, urgência, hematúria, febre, dor no flanco, punho-percussão lombar positiva

- **Sim** → Alta probabilidade de ITU → Tratar empiricamente
- **Não** → Fita reagente:
  - Nitrito e esterase leucocitária positivos → ITU → Urocultura (opcional)
  - Esterase leucocitária positiva → Urocultura
  - Hematúria isolada → Ver Capítulo 69, Hematúria → Urocultura
  - Negativa → Baixa probabilidade de ITU. Afastar causas mecânicas → Urocultura (opcional)

FIGURA 38.3 ▶ AVALIAÇÃO DE PACIENTES COM DISÚRIA.
ITU, infecção do trato urinário.

Figuras **38.1** (para homens) e **38.2** (para mulheres). Já para os pacientes com sintomatologia indicativa de ITU, a abordagem pode iniciar como indicado na **Figura 38.3**.

EVIDÊNCIAS ▶ O diagnóstico de ITU não complicada em mulheres mostrou ser bastante preciso utilizando apenas parâmetros clínicos. A combinação de sintomas (p. ex., disúria e urgência, na ausência de leucorreia) eleva a probabilidade de ITU para mais de 90%, permitindo seu tratamento empírico. Já para situações em que um ou mais sintomas sugestivos estavam presentes, um exame de urina (com fita reagente – Multistix®) negativo não é suficiente para excluir ITU; então, nesse contexto, deve-se solicitar urocultura e decidir iniciar ou não o tratamento.

A **Tabela 38.2** traz as razões de chances (RCs) positivas e negativas para ITU dos vários sinais e sintomas envolvidos nesse contexto.

Já em adolescentes e adultos jovens com alto risco de contrair uma DST, os exames clínico e de urina são pouco sensíveis para o diagnóstico. Deve-se proceder a uma investigação mais detalhada, mesmo na ausência de anormalidades nos exames e na presença de ITU.

TRATAMENTO ▶ O tratamento deve limitar-se à causa básica do sintoma. No caso de ITU, vários esquemas terapêuticos com antibióticos podem ser utilizados. Em pacientes muito sintomáticos, com ou sem ITU, médicos de diferentes especialidades têm sugerido o uso de fenazopiridina (Pyridium®).

TABELA 38.2 ▶ RAZÃO DE CHANCES DE SINAIS CLÍNICOS NA PREDIÇÃO DE INFECÇÃO DO TRATO URINÁRIO

SINAL CLÍNICO	RC (IC 95%) PRESENTE	RC (IC 95%) AUSENTE
Disúria	1,5 (1,2-2,0)	0,5 (0,3-0,7)
Polaciúria	1,8 (1,1-3,0)	0,6 (0,4-1,0)
Hematúria	2,0 (1,3-2,9)	0,9 (0,9-1,0)
Febre	1,6 (1,0-2,6)	0,9 (0,9-1,0)
Dor no flanco	1,1 (0,9-1,4)	0,9 (0,8-1,1)
Leucorreia	0,3 (0,1-0,9)	3,1 (1,0-9,3)
Irritação vaginal	0,2 (0,1-0,9)	2,7 (0,9-8,5)
Dor lombar	1,6 (1,2-2,1)	0,8 (0,7-0,9)
Punho-percussão lombar positiva	1,7 (1,1-2,5) Anormal	0,9 (0,8-1,0) Normal
Exame de urina com fita reagente (Multistix®)	4,2	0,3

IC, intervalo de confiança; RC, razão de chances.
Fonte: Adaptada de Bent e colaboradores.

REFERÊNCIAS ▶

Bent S, Nallamothu BK, Simel DL, Fihn SD, Saint S. Does this woman have an acute uncomplicated urinary tract infection? JAMA. 2002;287(20):2701-10.

Bremnor JD, Sadovsky R. Evaluation of dysuria in adults. Am Fam Physician. 2002;65(8):1589-96.

LEITURAS RECOMENDADAS ▶

Car J. Urinary tract infections in women: diagnosis and management in primary care. BMJ. 2006;332(7533):94-7.

Chu CM, Lowder JL. Diagnosis and treatment of urinary tract infections across age groups. Am J Obstet Gynecol. 2018. pii: S0002-9378(17)32805-3.

Claudius I. Dysuria in adolescents. West J Med. 2000;172(3):201-5.

Hooton TM. The current management strategies for community-acquired urinary tract infection. Infect Dis Clin North Am. 2003;17(2):303-32.

Mehta A, Williams V, Parajuli B. Child with dysuria and/or hematuria. Indian J Pediatr. 2017;84(10):792-8.

Michels TC, Sands JE. Dysuria: evaluation and differential diagnosis in adults. Am Fam Physician. 2015;92(9):778-88.

Pietrucha-Dilanchian P, Hooton TM. Diagnosis, treatment, and prevention of urinary tract infection. Microbiol Spectr. 2016;4(6).

Roberts RG, Hartlaub PP. Evaluation of dysuria in men. Am Fam Physician. 1999;60(3):865-72.

SITES RECOMENDADOS ▶

American Academy of Family Physicians [http://www.aafp.org]

Family Practice Notebook [http://www.fpnotebook.com]

CAPÍTULO 39

DOR ABDOMINAL

MARIO REIS ALVARES-DA-SILVA
ELVINO BARROS

CONCEITOS ▶ **Dor abdominal** é um sintoma comum que ocorre devido a patologias clínicas, cirúrgicas ou até mesmo psiquiátricas, em pacientes de todas as faixas etárias.

É importante estar atento para os conceitos de alodinia e hiperalgesia. Eles referem-se a uma curva hipotética de estimulação e resposta. Na alodinia, estímulos fisiológicos ou inócuos são percebidos como dolorosos. Na hiperalgesia, ocorre uma resposta exagerada a um estímulo doloroso. A relação entre dor e sensibilização é fundamental, porque pode explicar as diferentes respostas dos indivíduos a um mesmo estímulo doloroso.

ASPECTOS EPIDEMIOLÓGICOS ▶ Do ponto de vista epidemiológico, estima-se que 20 a 40% da população apresentem sintomas dispépticos, e, destes, 40 a 80% têm dor abdominal por doença funcional do trato gastrintestinal. Nem todos esses pacientes irão consultar, mas, mesmo assim, a dor abdominal é um dos sintomas que mais frequentemente motivam a procura de auxílio médico.

Cerca de 5% dos pacientes adultos que procuram os serviços de emergências médicas queixam-se de dor abdominal, e a maioria deles é internada para avaliação da causa desse sintoma. No entanto, esse quadro é diferente em relação aos pacientes com mais de 60 anos, dos quais 50% necessitarão de internação hospitalar para avaliação do quadro abdominal.

CLASSIFICAÇÃO
Os quadros dolorosos abdominais podem ser **agudos** ou **crônicos**. Os quadros de dor abdominal de forte intensidade e de início recente são chamados, de maneira genérica, de abdome agudo, especialmente quando secundários a processos inflamatórios ou infecciosos graves.

QUADROS AGUDOS
A dor abdominal aguda sinaliza a existência de algum evento intra-abdominal; é, portanto, um sintoma-sentinela a ser considerado para a elaboração diagnóstica. Causas variadas podem produzi-la, e cabe ao médico valorizá-las adequadamente.

Os quadros de abdome agudo podem ser classificados como **inflamatórios** (apendicite, diverticulite, pancreatite, colangite), **obstrutivos** (bridas, volvos), **perfurativos** (úlcera péptica, divertículos, ferimentos), **isquêmicos** (isquemia mesentérica, colite isquêmica) e **hemorrágicos** (ruptura de vísceras e de aneurismas, ferimentos).

QUADROS CRÔNICOS
A dor abdominal crônica apresenta a particularidade de, em alguns casos, poder deixar de ser apenas um sintoma-sentinela e assumir características de uma doença própria. É muito útil a divisão dos quadros dolorosos crônicos em origem **funcional** (dispepsia funcional, síndrome do intestino irritável) ou **orgânica** (neoplasias, patologia péptica, isquemia). Os quadros mais prevalentes são os de origem funcional.

As dores crônicas de origem orgânica podem apresentar padrão intermitente, sugerindo alterações na função (endometriose, porfiria), ou padrão contínuo, sugerindo alterações fisiopatogênicas definidas (pancreatite crônica, neoplasias).

CAUSAS, DIAGNÓSTICO E AVALIAÇÃO
O diagnóstico diferencial das múltiplas causas de quadros dolorosos abdominais costuma ser desafiador e requer a utilização de todos os recursos possíveis. Inicia-se pela realização de uma adequada **anamnese** (tipo, local, cronologia, fatores associados, fatores de melhora e piora, fatores desencadeantes, sintomas associados, repercussão no estado geral, ritmo, periodicidade, sintomas diurnos e/ou noturnos), utilizando todas as manobras necessárias do **exame físico** geral e abdominal (ver adiante). Por fim, são usados, racionalmente, os recursos laboratoriais e complementares disponíveis.

As causas são diversas, devido a patologias digestivas, ou, ainda, por alterações patológicas ou funcionais de outros sistemas. A idade é um fator a ser considerado (**Quadro 39.1**).

QUADRO 39.1 ▶ CAUSAS DE DOR ABDOMINAL AGUDA EM DIFERENTES IDADES

- **Na infância**, são comuns intussuscepção, pielonefrite, refluxo gastresofágico, diverticulite de Meckel, gastrenterite bacteriana e viral
- **Em crianças maiores**, são prevalentes diverticulite de Meckel, cistite, pneumonite, gastrenterite, linfadenite, doença inflamatória intestinal
- **Em crianças de todas as idades**, as causas mais comuns de dor são apendicite aguda e trauma abdominal secundário ao abuso infantil
- **Na adolescência**, são prevalentes doença inflamatória pélvica, doença inflamatória intestinal e as causas semelhantes ao abdome agudo do adulto
- **No idoso**, são prevalentes doenças do trato biliar, dor inespecífica, malignidade, obstrução intestinal e hérnias encarceradas

CAUSAS NÃO DIGESTIVAS ▶ As patologias não digestivas que podem causar dor abdominal, tanto aguda quanto crônica, são **cardiológicas** (infarto agudo do miocárdio, pericardites), **respiratórias** (pneumonias, patologias pleurais), **metabólicas** (porfirias, cetoacidose diabética, uremia), **neurológicas** (*tabes dorsalis*, lesões medulares), **intoxicações** (chumbo), **infecções** (herpes-zóster), **hematológicas** (anemia falciforme), **ortopédicas** (contusões, fraturas), entre outras.

No **Quadro 39.2**, estão listadas as patologias que podem, com maior frequência, levar à dor abdominal.

QUADRO 39.2 ▶ LOCALIZAÇÃO DA DOR NAS DIFERENTES REGIÕES DO ABDOME

Quadrante superior direito
- Colecistite aguda
- Cólica biliar
- Distensão ou inflamação hepática aguda

Quadrante superior esquerdo
- Infarto esplênico
- Isquemia da flexura esplênica

Quadrante inferior direito
- Apendicite
- Doença de Crohn
- Ileíte terminal infecciosa
- Gravidez ectópica
- Cisto de ovário
- Salpingite
- Doenças renais
- Cálculo ureteral direito
- Pielonefrite
- Sacroileíte

Quadrante inferior esquerdo
- Diverticulite aguda
- Colite infecciosa ou inflamatória
- Sacroileíte
- Doenças tubo-ovarianas

(Continua)

QUADRO 39.2 ▶ LOCALIZAÇÃO DA DOR NAS DIFERENTES REGIÕES DO ABDOME.
(Continuação)

Dor abdominal central
- Gastrenterite aguda
- Gastrite
- Úlcera péptica
- Pancreatite aguda

Dor abdominal difusa
- Peritonite aguda infecciosa
- Apendicite
- Diverticulite
- Doença inflamatória intestinal
- Megacólon tóxico
- Úlcera perfurada
- Peritonite bacteriana espontânea
- Peritonite aguda não infecciosa
- Pancreatite hemorrágica
- Pós-operatório de cirurgia abdominal

CAUSAS DIGESTIVAS ▶ A seguir, são discutidos aspectos úteis na abordagem semiológica da dor abdominal de origem digestiva. Uma história cuidadosa é a chave do diagnóstico. As seguintes informações devem ser sempre obtidas:

- **Localização:** as patologias abdominais que causam dor podem ser divididas topograficamente, para auxiliar no diagnóstico diferencial, em **epigástricas** (patologias de esôfago distal, estômago, duodeno, pâncreas, vias biliares e fígado), **periumbilicais** (patologias de intestino delgado e apêndice) e **hipogástricas** (cólons, ureteres, bexiga, órgãos ginecológicos);
- **Características temporais:** a pergunta "desde quando?" é uma das primeiras a serem feitas, e outros aspectos que devem ser ressaltados são o modo de início, o padrão de variação com o tempo (dor periódica ou intermitente) e o tempo de duração do episódio. Periodicidade é um termo utilizado para dor de longa duração (semanas a meses), com intervalos livres de sintomas. A história prévia de quadro semelhante deve ser questionada;
- **Caráter e intensidade da dor:** esses atributos são bastante variáveis e sujeitos à subjetividade. Dor em cólica refere-se à dor de início abrupto, intensa e de fim igualmente abrupto, relacionada classicamente à obstrução visceral e a contrações peristálticas vigorosas. Alguns pacientes referem-se à cólica como sinônimo de diarreia – e isso deve ser notado. Ademais, a clássica dor relacionada à colelitíase – a cólica biliar – não se caracteriza como uma dor realmente em cólica, pois sua intensidade costuma aumentar até um platô, em que persiste com duração de algumas horas até o alívio. Com frequência, as patologias pépticas produzem dor em queimação ou ardência. Em distúrbios funcionais, é comum a dor abdominal em peso, associada à distensão do abdome;
- **Fatores de alívio e de exacerbação:** devem ser sempre pesquisados e analisados no contexto geral da dor apresentada pelo indivíduo. As dores

relacionadas à doença péptica com frequência aliviam com a ingestão de alimentos, enquanto alívio com eructação ou flatulência remete às dores de causa funcional. Os medicamentos que provocam alívio ou piora igualmente devem ser listados;
- **Sintomas associados:** presença de alteração do hábito intestinal, distensão abdominal, eructação ou flatulência excessivas, icterícia, colúria, acolia, febre, sangramento digestivo e emagrecimento devem ser sempre pesquisados. Não raro, os sintomas associados fornecem pistas valiosas para o diagnóstico correto.

INVESTIGAÇÃO ▶

Exames laboratoriais ▶ A investigação laboratorial dependerá da suspeita do diagnóstico etiológico. Hemograma e provas de função renal, pancreática e hepática deverão ser solicitados conforme cada caso.

Radiografia simples de abdome ▶ Poderá mostrar alterações, como distensão de alças abdominais, níveis hidroaéreos, calcificações (calcificações pancreáticas são diagnósticas de pancreatite crônica) e perda de definição do músculo iliopsoas (suspeita de patologia retroperitoneal).

Radiografia simples de abdome na posição ereta ▶ Pode demonstrar a presença de ar livre na cavidade – pneumoperitônio.

Ultrassonografia ▶ É um exame excelente para diagnóstico de doença biliar e do trato urinário. É menos sensível em pacientes obesos. Apresenta vantagens de ser de baixo custo e altamente resolutivo em muitos casos. No entanto, a sensibilidade é baixa na pesquisa de litíase coledociana.

Testes e manobras no paciente com dor abdominal ▶ Pacientes idosos podem apresentar-se com quadros clínicos muito graves, de localização abdominal, sem que o exame físico demonstre anormalidades mais significativas. Isso é válido também para os pacientes imunodeprimidos.

- O **sinal de Blumberg** (dor no ponto de McBurney à descompressão súbita) sugere irritação peritoneal secundária à apendicite aguda. A presença de dor à descompressão súbita em outras localizações não é chamada de sinal de Blumberg, mas também traduz irritação peritoneal.
- Para realizar o **sinal do obturador**, com o paciente em decúbito dorsal, o examinador flexiona a coxa dele com os joelhos fletidos e faz a rotação de sua perna, interna e externamente. Quando positivo (dor hipogástrica durante a manobra), sugere processo inflamatório adjacente ao músculo obturador (**Figura 39.1**).
- Para pôr em prática o **sinal do psoas**, pede-se ao paciente que se deite sobre o lado não afetado e estenda sua outra perna contra a resistência da mão do examinador. Quando positivo (dor durante a manobra), sugere processo inflamatório intra-abdominal adjacente ao músculo iliopsoas (**Figura 39.2**).

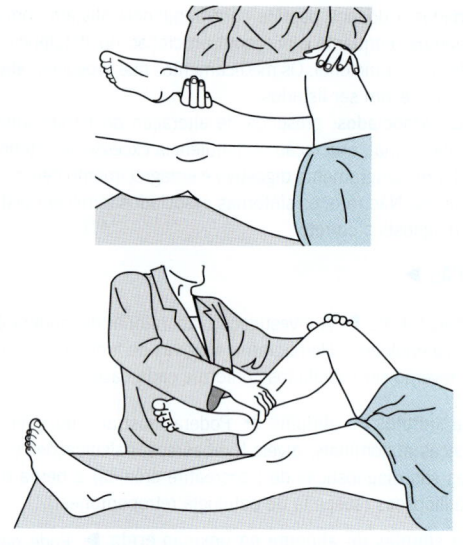

FIGURA 39.1 ► TESTE DO OBTURADOR.

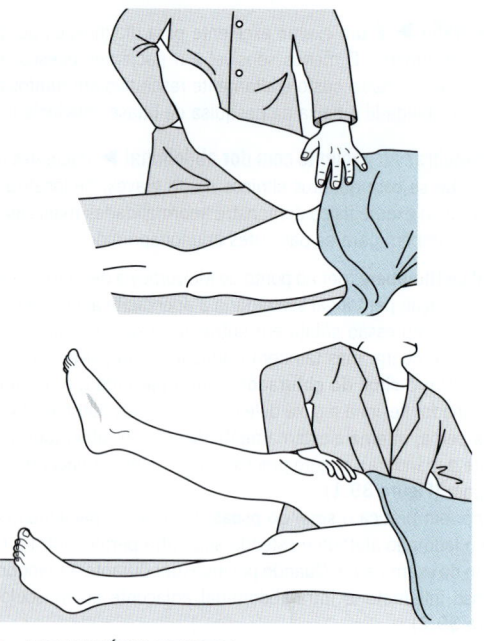

FIGURA 39.2 ► TESTE DO MÚSCULO ILIOPSOAS.

- O **sinal de Rovsing** caracteriza-se pelo aparecimento de dor no quadrante inferior direito durante compressão exercida no lado esquerdo. Sugere irritação peritoneal, como apendicite aguda e pelviperitonite (**Figura 39.3**).

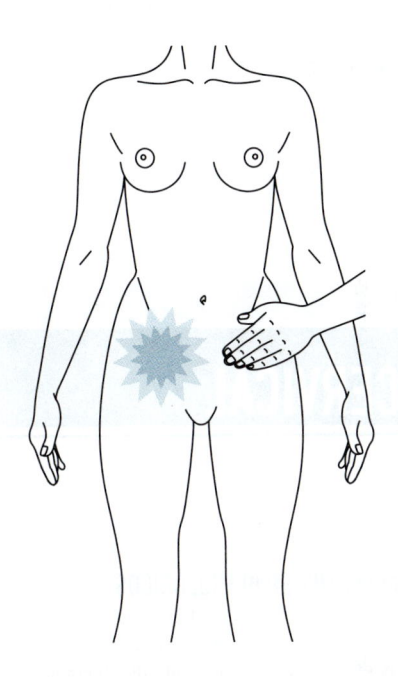

FIGURA 39.3 ▶ MANOBRA PARA PESQUISA DO SINAL DE ROVSING. DOR NO QUADRANTE INFERIOR DIREITO APÓS COMPRESSÃO EXERCIDA NO QUADRANTE INFERIOR ESQUERDO.

TRATAMENTO ▶ O tratamento do quadro de dor abdominal, com uso de analgésicos ou não, dependerá da intensidade do quadro doloroso, além da presença de náuseas e vômitos. Nos casos de dor leve, pode-se optar por observar e investir no diagnóstico correto das possíveis causas da dor. Os pacientes com dor intensa devem ser tratados com analgésicos por via parenteral, iniciando com dipirona. Conforme a necessidade, devem ser utilizados morfina e derivados.

REFERÊNCIAS ▶

Cattau EL Jr, Benjamin SB, Knuff TE, Castell DO. The accuracy of the physical examination in the diagnosis of suspected ascites. JAMA. 1982;247(8):1164-6.

Croft P, Lewis M, Hannaford P. Is all chronic pain the same? A 25-year follow-up study. Pain. 2003;105(1-2):309-17.

Drossman DA. Chronic functional abdominal pain. Am J Gastroenterol. 1996;91(11):2270-81.

Joseph MM. Abdominal pain: a cry for help. Ann Emerg Med. 2003;42(4):E1-2.

Roshan M, Rao AP. A study on relative contributions of the history, physical examination and investigations in making medical diagnosis. J Assoc Physicians India. 2000;48(8):771-5.

Roy S, Weimersheimer P. Nonoperative causes of abdominal pain. Surg Clin North Am. 1997;77(6):1433-54.

Srinivasan R, Greenbaum DS. Chronic abdominal wall pain: a frequently overlooked problem. Practical approach to diagnosis and management. Am J Gastroenterol. 2002;97(4):824-30.

SITES RECOMENDADOS ▶

American Association for the Study of Liver Diseases [http://www.aasld.org]
American College of Gastroenterology [http://www.acg.gi.org]
Gastroenterology [http://www.gastroenterology.com]
Sociedade Brasileira de Hepatologia [http://www.sbhepatologia.org.br]

CAPÍTULO 40

DOR CERVICAL

JONATAS FERNANDEZ

CONCEITOS E ASPECTOS EPIDEMIOLÓGICOS ▶

A **dor na região cervical** é o quarto sintoma mais prevalente relacionado à incapacidade, perdendo apenas para a dor lombar, a depressão e as artralgias. Constitui 40% de todos os casos de dor nas costas, sendo que metade dos pacientes irá experimentar um episódio de dor cervical importante no curso de sua vida. A prevalência está ao redor de 15 a 50% e está associada a outras comorbidades, como cefaleia, lombalgia, artralgias e depressão.

A International Association for the Study of Pain (IASP) define a dor de origem cervical como proveniente de uma área na região posterior da coluna cervical, da região superior da linha nucal até o processo espinhoso da primeira vértebra torácica. Essa definição considera, portanto, dor posterior que, por sua vez, pode ser dividida em dor alta, até C3, e dor baixa, abaixo de C4. Dor na região cervical anterior normalmente é descrita como dor na garganta e não dor cervical. A dor na região alta pode ser referida como dor de cabeça, e a dor na região baixa pode ser referida como dor na região escapular, na parede torácica anterior, no ombro ou no membro superior.

CLASSIFICAÇÃO ▶

Existem muitas maneiras de classificar a dor cervical, incluindo a sua duração (**aguda**: < 6 semanas; **subaguda**: 6 semanas a 3 meses; e **crônica**: > 3 meses), gravidade, etiologia/estrutura e tipo (**mecânica** vs. **neuropática**). Entre esses elementos, a duração é o melhor preditor do resultado. Com a variedade de diversos tratamentos, a curta duração foi associada com melhores prognósticos. A associação de maior duração da dor e pior prognóstico é consistente com os achados em estudos de coorte de que altos escores de dor e incapacidade são preditores de péssimos resultados na dor espinal.

A classificação mais relevante é a que divide a dor em mecânica, neuropática ou secundária a outra causa (dor referida de origem cardíaca ou vascular).

Dor mecânica refere-se à dor originada na coluna ou nas suas estruturas adjacentes, como ligamentos ou músculos. Exemplos comuns de dor mecânica incluem dor originária das facetas articulares (p. ex., artrite), dor discogênica e dor miofascial.

Dor neuropática refere-se à dor resultante principalmente de lesão ou doença envolvendo o sistema nervoso periférico, que geralmente envolve irritação química ou mecânica da raiz nervosa. Os exemplos mais comuns de dor neuropática periférica são os sintomas da hérnia de disco e estenose do canal vertebral. Mielopatia ou sintomas originários de patologias da medula são exemplos de dor neuropática central.

A grande maioria dos pacientes apresenta uma mistura de sintomas neuropáticos e nociceptivos, incluindo síndrome pós-laminectomia e doença discal degenerativa, que resultam na combinação de dor mecânica da ruptura do ânulo com sintomas radiculares da herniação do núcleo pulposo, por exemplo.

A classificação da Task Force on Neck Pain auxilia na decisão clínica da melhor intervenção baseada em evidência e divide a dor cervical em 4 graus:

Grau 1: dor cervical sem sinais ou sintomas de patologia estrutural maior e ausente ou pouca interferência nas atividades da vida diária;

Grau 2: dor cervical sem sinais ou sintomas de patologia estrutural maior, mas com interferência nas atividades da vida diária;

Grau 3: dor cervical sem sinais ou sintomas de patologia estrutural maior, mas com sinais neurológicos de compressão nervosa;

Grau 4: dor cervical com sinais ou sintomas de patologia estrutural maior.

As patologias estruturais maiores são fraturas, lesões da medula espinal, infecções, neoplasias ou doenças sistêmicas.

Diferenciar a dor neuropática da dor mecânica é muito importante, pois afeta diretamente o tratamento.

CAUSAS

Incluem fatores psicossociais, genéticos, problemas de sono, tabagismo, obesidade, estilo de vida sedentário, dor cervical prévia, trauma, lombalgia e estado de saúde deficitária.

Embora funcionários que utilizam computador, trabalhadores manuais, trabalhadores da saúde e motoristas ocupacionais tenham sido associados com maior probabilidade de ter dor cervical, a baixa satisfação e o baixo suporte no trabalho são os fatores de risco mais associados com a presença da dor cervical.

Fatores associados com piores prognósticos são: sexo feminino, idade avançada, patologias psicossociais coexistentes e sintomas radiculares (**Quadro 40.1**).

QUADRO 40.1 ▶ FATORES ASSOCIADOS AO DESENVOLVIMENTO OU À PERSISTÊNCIA DA DOR CERVICAL

- Psicopatologia
- Baixa satisfação no trabalho
- Ocupação/ambiente de trabalho ruim
- Sexo feminino
- Genética
- Dor lombar/outras condições reumatológicas
- Trauma/lesão prévia na região cervical
- Estilo de vida sedentário
- Ganho secundário
- Tabagismo
- Dor de cabeça

Fonte: Cohen.

Um estudo realizado por Gore e colaboradores demonstrou que nos pacientes com cervicalgia que apresentaram recorrências, estas estavam associadas à presença de radiculopatia e a altos escores de dor. Nenhuma associação foi encontrada entre o grau de degeneração e a satisfação com os resultados.

DIAGNÓSTICO E AVALIAÇÃO ▶

HISTÓRIA ▶ Coletar uma história completa ajuda a identificar importantes achados para diferenciar dor cervical primária de dor no ombro, síndrome do desfiladeiro torácico, plexopatia braquial, dor nos membros superiores, patologia vascular e doenças viscerais com dor referida (coração e pulmões).

Pacientes com dor neuropática comumente descrevem seus sintomas como dor lancinante, sensação de corrente elétrica e queimação, enquanto a dor mecânica é descrita como latejante e dolorida. Dor neuropática é quase sempre acompanhada de irradiação para um ou ambos os membros superiores, em geral na distribuição de um ou múltiplos dermátomos. Devido ao fato de C6 e C7 serem as raízes afetadas com mais frequência, os sintomas radiculares normalmente irradiam para os dois primeiros dedos (polegar e indicador). A dor mecânica surge na região das facetas articulares, discos ou músculos e pode irradiar para membro superior, mas tende a não seguir um dermátomo e ser mais variável. A dor originada da região atlantoaxial, da região atlantoccipital e de facetas e discos superiores tende a estender-se para a região occipital.

Sintomas e sinais associados podem ajudar a diferenciar os dois tipos de dores. Dor neuropática é frequentemente acompanhada de anestesia, parestesia e disestesia. A presença de sintomas neurológicos confirmados em pacientes com resultados de imagem normais necessita de pesquisa de outras origens da dor neuropática, como a plexopatia braquial e as síndromes do túnel do carpo e cubital.

Fatores de piora e melhora dos sintomas devem ser levados em conta. Dor mecânica de qualquer origem é classicamente associada a pouca intensidade ao repouso que se agrava ao movimento, e a dor neuropática não apresenta essa previsibilidade de exacerbação.

A radiculopatia cervical pode ser diferenciada da dor mecânica pelo sinal de abdução do braço ipsolateral atrás da cabeça como sinal de alívio dos sintomas, manobra que é sintomática na patologia do ombro. Uma condição que é muito semelhante à radiculopatia cervical é a síndrome do desfiladeiro torácico, que pode ter origem neurogênica (95% dos casos), arterial ou venosa. Em geral, essa síndrome é unilateral e afeta, mais frequentemente, mulheres; o pico de prevalência é na quarta década de vida. Na metade dos casos, ela é precedida por um trauma ou estresse repetitivo. A ultrassonografia com Doppler ajuda no diagnóstico da origem vascular, mas tem baixa sensibilidade para o tipo neuropático. O teste de Adson e a palpação de contratura muscular no triângulo dos escalenos ou na inserção do músculo peitoral menor apresentam baixa especificidade no diagnóstico.

Muitas vezes, o evento inicial facilita a identificação da origem da dor. O evento mais comum é a lesão traumática em chicote, que ocorre quando os movimentos da cabeça e da coluna cervical continuam quando o tronco para bruscamente.

EXAME FÍSICO ▶ Deve ser utilizado na confirmação da história clínica, diferenciando os pacientes com doenças tratáveis. Distúrbios da marcha, lesões cerebrais e lesões traumáticas maiores devem ser notados.

A aparência geral deve ser observada em relação à expressão facial e a movimentos indicativos de dor. Pacientes que referem dores intensas na ausência de eventos que justifiquem essa gravidade devem ser avaliados para presença de patologia não orgânica. Rotação e inclinação lateral podem indicar torcicolo. Atrofia muscular e braço abduzido ao redor da cabeça podem ser observados em radiculopatia, plexopatia braquial ou compressão nervosa. Deve-se diferenciar a fraqueza neurológica da fraqueza induzida pela dor. Nos indivíduos com lesão nervosa, fraqueza muscular e reflexos assimétricos podem estar presentes, embora 10% dos indivíduos assintomáticos apresentem ausência ou assimetria de reflexos.

O arco de movimento pode ser limitado em todos os tipos de dor cervical, mas movimentos exacerbados específicos podem fornecer pistas sobre a origem. Por exemplo, a dor irradiada para o braço reproduzível com a flexão do pescoço em direção ao lado afetado pode indicar estenose foraminal e/ou radiculopatia. Os testes de abdução do ombro de distração do pescoço como alívio da radiculopatia têm sensibilidade moderada (cerca de 50%), mas alta especificidade (> 80%).

Para a mielopatia, o sinal de Hoffmann é pesquisado pelo pinçamento da falange distal do dedo médio, exercendo pressão sobre a unha. Normalmente, a resposta é fraca ou ausente; a flexão dos dedos pode indicar lesão piramidal.

O sinal de Kernig é realizado com o paciente em decúbito dorsal. A coxa é fletida sobre a bacia, em ângulo reto, e a perna é estendida sobre a coxa. Observar resistência, limitação e dor à manobra.

No sinal de Lhermitte, a flexão brusca do pescoço determina dor em "descarga elétrica" ao longo da coluna, chegando até as extremidades inferiores. Aparece em lesões em nível cervical – hérnias, tumores, aderências meníngeas –, bem como em afecções desmielinizantes (esclerose múltipla).

A avaliação dos reflexos dos membros superiores pode ser feita das seguintes maneiras:

- **Bicipital:** nervo musculocutâneo, centro reflexo C5-C6;
- **Tricipital:** nervo radial, C6 a C8;
- **Estilorradial (braquiorradial):** nervo radial, C5-C6 (braquiorradial), C7-C8-T1 (flexores dos dedos). Lembrar a importância da "dissociação" desse reflexo – ausência da flexão do braço e presença da flexão dos dedos –, que indica lesão segmentar em nível de C5-C6;
- **Pronadores da mão:** nervos mediano, ulnar e radial, C6-C7;
- **Flexores dos dedos:** nervos mediano e ulnar, C7-C8-T1. Utiliza-se a técnica de Wartenberg, em que o examinador coloca dois dedos sobre os dedos semiflexionados do paciente e percute.

Os significados das alterações dos reflexos profundos são:

- **Hiper-reflexia:** reflexos vivos ou exaltados, com diminuição do período de latência e aumento de amplitude, constituindo, junto com a presença de hipertonia, clônus e automatismo medular, a síndrome de liberação piramidal. A hiper-reflexia pode aparecer também no tétano e na hidrofobia, nas intoxicações por estricnina e atropina, em distúrbios metabólicos, como hepático e uremia, e até em distúrbios psicogênicos;
- **Clônus:** provocar passivamente a distensão brusca de um tendão, desencadeando uma série de contrações clônicas e rítmicas, involuntárias, de duração subordinada ao tempo que se mantém a distensão (clônus inesgotável). Pesquisar pé, rótula, mão e mandíbula;
- **Hiporreflexia:** observada em neurites, polirradiculoneurites, afecções do cordão posterior, polimiosites e degeneração muscular progressiva, crises de paralisia periódica e miastenia, traumatismo raquimedular (fase de choque espinal), hipertensão intracraniana grave, coma, etc.

DIAGNÓSTICO DIFERENCIAL ▶ A história e o exame físico são de fundamental importância para diferenciar a dor neuropática da dor mecânica.

Deve-se atentar para os "sinais de alerta" (**Figura 40.1**) diante de um paciente com dor cervical: fraturas patológicas, neoplasias, doenças inflamatórias sistêmicas, infecções, mielopatia cervical, cirurgia cervical prévia, etc.

Quando a causa do sintoma é encontrada, deve-se investigar e tratar a origem da dor. Porém, quando a causa não é encontrada e os sinais de alerta são afastados, deve-se considerar o diagnóstico de dor cervical não específica ou idiopática com a devida explicação ao paciente sobre a sua condição, bem como realizar a monitorização e a observação do sintoma e a sua resposta ao tratamento.

Nos pacientes em que há suspeita de alguma alteração estrutural (p. ex., fratura e torcicolo), radiografias são suficientes na maioria dos casos. Ressonância magnética (RM) é o exame mais sensível para detectar lesões

Fatores associados com a idade	Sintomas e sinais físicos
> 20 anos • Anormalidades congênitas • Sinais de nascimento • Alteração na distribuição do cabelo • Sinais na pele • História familiar • Infecções relacionadas ao uso indevido de substâncias **> 50 anos** • História de câncer • Doença vascular	• Febre • Enrijecimento do pescoço • Vômitos ou náuseas • Perda de peso inexplicada • Torcicolo • Mobilidade limitada do pescoço • Eritema ou exsudato • Sensibilidade aumentada no pescoço
Miscelânea	**Achados neurológicos**
• Elevação da VHS • Elevação da PCR • Elevação dos leucócitos • Sintomas novos no contexto de uma artrite inflamatória • Trauma	• Sinais de Hoffmann e de Babinski • Hiper-reflexia • Tônus muscular alterado • Incontinência • Alteração na cognição • Ataxia • Perda visual • Cefaleia nova ou intensa • Fotofobia ou fonofobia

FIGURA 40.1 ▶ SINAIS DE ALERTA.
PCR, proteína C-reativa; VHS, velocidade de hemossedimentação.

nos tecidos moles, mas tem o achado de alta taxa de anormalidades em pacientes assintomáticos (ao redor de 60% nos indivíduos com 40 anos e 80% nos indivíduos com mais de 60 anos), sendo as alterações da intensidade dos discos e as protrusões discais as mais comuns. Mesmo assim, a RM é recomendada para avaliação dos sinais de alerta nos pacientes com déficits neurológicos graves e progressivos, e nos pacientes com cirurgia cervical prévia e dores persistentes sem melhora com o tratamento conservador. A eletroneuromiografia também pode ser considerada em pacientes com sintomas discrepantes dos achados radiológicos e para descartar neuropatia periférica.

TRATAMENTO ▶ A grande maioria dos episódios de dor cervical aguda terá resolução nas primeiras 6 semanas com ou sem um tratamento específico, mas cerca de 50% dos indivíduos continuarão a apresentar algum grau de dor ou recorrências frequentes 1 ano após o início dos sintomas. Para a dor aguda, o tratamento parece ter pouco efeito na persistência dos sintomas.

TRATAMENTO CONSERVADOR ▶ É utilizado na maioria dos casos e consiste em medicamentos analgésicos, relaxantes musculares, repouso, uso de colar cervical, métodos de analgesia e alongamentos fisioterápicos. Além disso, podem ser utilizados agulhamento a seco dos pontos-gatilhos, infiltrações com anestésico e corticosteroides e bloqueios facetário e foraminal. Os pacientes que não estão em crise devem ser encorajados a praticar exercícios físicos para alongamento e reforço muscular da região.

CIRURGIA ▶ É reservada aos casos de lesão estrutural comprovada com os exames complementares. Pode ser realizada tanto pela abordagem anterior quanto posterior, dependendo do tipo de patologia e, principalmente, da sua localização. Como exemplo, pode-se citar a hérnia de disco foraminal, que é tratada cirurgicamente com abordagem anterior ou posterior com descompressão e artrodese ou abordagem posterior com foraminotomia.

REFERÊNCIAS ▶

Beith ID, Kemp A, Kenyon J, Prout M, Chestnut TJ. Identifying neuropathic back and leg pain: a cross-sectional study. Pain. 2011;152(7):1511-6.

Cohen SP. Epidemiology, diagnosis, and treatment of neck pain. Mayo Clin Proc. 2015;90(2):284-99.

Côté P, van der Velde G, Cassidy JD, Carroll LJ, Hogg-Johnson S, Holm LW, et al. The burden and determinants of neck pain in workers: results of the bone and joint decade 2000-2010 task force on neck pain and its associated disorders. J Manipulative Physiol Ther. 2009;32(2 Suppl):S70-86.

Croft PR, Lewis M, Papageorgiou AC, Thomas E, Jayson MI, Macfarlane GJ, et al. Risk factors for neck pain: a longitudinal study in the general population. Pain. 2001;93(3):317-25.

Dieleman JL, Baral R, Birger M, Bui AL, Bulchis A, Chapin A, et al. US spending on personal health care and public health, 1996-2013. JAMA. 2016;316(24):2627-46.

El Sissi W, Arnaout A, Chaarani MW, Fouad M, El Assuity W, Zalzala M, et al. Prevalence of neuropathic pain among patients with chronic low-back pain in the Arabian Gulf Region assessed using the Leeds assessment of neuropathic symptoms and signs pain scale.J Int Med Res. 2010;38(6):2135-45.

Fejer R, Kyvik KO, Hartvigsen J. The prevalence of neck pain in the world population: a systematic critical review of the literature. Eur Spine J. 2006;15(6):834-48.

Fishbain DA, Cole B, Lewis JE, Gao J. What is the evidence that neuropathic pain is present in chronic low back pain and soft tissue syndromes? An evidence-based structured review. Pain Med. 2014;15(1):4-15.

Gore DR, Sepic SB, Gardner GM, Murray MP. Neck pain: a long-term follow-up of 205 patients. Spine (Phila Pa 1976). 1987;12(1):1-5.

Hogg-Johnson S, van der Velde G, Carroll LJ, Holm LW, Cassidy JD, Guzman J, et al. The burden and determinants of neck pain in the general population: results of the Bone and Joint Decade 2000-2010 Task Force on Neck Pain and Its Associated Disorders. Spine (Phila Pa 1976). 2008;33(4 Suppl):S39-51.

Kääriä S, Laaksonen M, Rahkonen O, Lahelma E, Leino-Arjas P. Risk factors of chronic neck pain: a prospective study among middle-aged employees. Eur J Pain. 2012;16(6):911-20.

Linton SJ. A review of psychological risk factors in back and neck pain. Spine (Phila Pa 1976). 2000;25(9):1148-56.

Liu R, Kurihara C, Tsai HT, Silvestri PJ, Bennett MI, Pasquina PF, et al. Classification and treatment of chronic neck pain: a longitudinal cohort study. Reg Anesth Pain Med. 2017;42(1):52-61.

Maroufi N, Ahmadi A, Mousavi Khatir SR. Comparison of neck muscle activity between healthy and chronic neck pain patients using electromyography. J Mazandaran Univ Med Sci. 2011;21(85):38-46.

Nilsen TI, Holtermann A, Mork PJ. Physical exercise, body mass index, and risk of chronic pain in the low back and neck/shoulders: longitudinal data from the Nord-Trøndelag Health Study. Am J Epidemiol. 2011;174(3):267-73.

Radhakrishnan K, Litchy WJ, O'Fallon WM, Kurland LT. Epidemiology of cervical radiculopathy. A population--based study from Rochester, Minnesota, 1976 through 1990. Brain. 1994;117(Pt 2):325-35.

Vasseljen O, Woodhouse A, Bjørngaard JH, Leivseth L. Natural course of acute neck and low back pain in the general population: the HUNT study. Pain. 2013;154(8):1237-44.

Vos CJ, Verhagen AP, Passchier J, Koes BW. Clinical course and prognostic factors in acute neck pain: an inception cohort study in general practice. Pain Med. 2008;9(5):572-80.

Woodhouse A, Pape K, Romundstad PR, Vasseljen O. Health care contact following a new incident neck or low back pain episode in the general population; the HUNT study. BMC Health Serv Res. 2016;16:81.

CAPÍTULO 41

DOR DE GARGANTA

OTAVIO B. PILTCHER
DENISE MANICA

CONCEITOS E ASPECTOS EPIDEMIOLÓGICOS ▶ O termo **dor de garganta** refere-se a qualquer sensação dolorosa na faringe ou próximo a ela, enquanto odinofagia se refere à dor com a deglutição. A dor pode ser intensa a ponto de causar disfagia (dificuldade para engolir).

A faringe é um órgão com alta concentração de tecido linfoide, e é um local compartilhado pelos tratos respiratório e digestivo. Por isso, está muito propensa a respostas reacionais, especialmente contra organismos patogênicos. Esses processos inflamatórios infecciosos caracterizam as faringotonsilites, causadas mais frequentemente por vírus, seguidos por bactérias (especialmente o estreptococo β-hemolítico do grupo A [EBHGA]) e, mais raramente, por fungos. As faringotonsilites serão o foco deste capítulo, mas outras causas de dor de garganta não infecciosas também serão citadas.

A dor de garganta, uma das queixas mais frequentes entre pacientes que procuram o serviço de emergência, é frequentemente tratada de maneira inadequada com antibióticos. Há o receio, pelos médicos e pelos pacientes, de deixar de tratar uma infecção estreptocócica, para a qual o antibiótico definitivamente está indicado. No entanto, a faringotonsilite estreptocócica é responsável por apenas 15 a 20% dos casos de faringotonsilite aguda dos 5 aos 15 anos de idade (idade do pico de prevalência do estreptococo). Deve-se ter em mente que o tratamento com antibióticos eleva os custos, provoca efeitos colaterais desnecessários e – o mais importante e mais grave – faz surgir cepas bacterianas cada vez mais resistentes.

CAUSAS ▶

CAUSAS COMUNS ▶

Faringotonsilites virais ▶ São a causa mais comum de dor de garganta e normalmente são causadas por vírus respiratórios. Algumas apresentam-se com quadro característico:

- **Adenovírus:** causa febre faringoconjuntival, uma conjuntivite folicular benigna geralmente acompanhada de febre, faringite e adenite cervical;
- **Coxsackie:** causa herpangina ou síndrome mão-pé-boca. A incidência diminui com o aumento da idade;

- **Herpes:** normalmente causa estomatite e é restrito à mucosa anterior, mas pode estender-se aos pilares;
- **Vírus Epstein-Barr (EBV, do inglês *Epstein-Barr virus*):** causa mononucleose infecciosa. O EBV é um vírus altamente linfotrófico. Causa edema dos tecidos linfáticos, inclusive fora da região cervical (axilar e inguinal). Raramente, pode causar obstrução de via aérea pela hipertrofia tonsilar. Causa odinofagia intensa que pode se manter por semanas. Pode ocorrer também esplenomegalia e hepatomegalia.

Faringotonsilite estreptocócica ▶ O EBHGA ou *Streptococcus pyogenes* é a causa mais comum de faringotonsilite bacteriana. As manifestações incluem início súbito de odinofagia, febre alta, exsudato faringotonsilar, petéquias no palato e linfadenopatias cervicais. Pode haver *rash* cutâneo com espessamento e aspereza da pele, caracterizando o quadro de escarlatina. Antes dos 3 anos de idade, a prevalência de infecções bacterianas de orofaringe é muito baixa.

As complicações dessa infecção são divididas em supurativas (abscesso peritonsilar, retrofaríngeo e cervical) e não supurativas (febre reumática e glomerulonefrite aguda).

Outras faringotonsilites bacterianas ▶ Outros microrganismos causam faringite bacteriana, mas são menos comuns:

- *Neisseria gonorrhoeae*: pode causar exsudato, mas mais comumente permanece quiescente e é diagnosticado apenas por cultura;
- *Corynebacterium diphtheriae*: causa uma membrana faríngea espessa e marcada linfadenopatia;
- **Estreptococos dos grupos G e C, *Mycoplasma pneumoniae* e *Chlamydia pneumoniae*:** também têm sido implicados como agentes de faringotonsilite;
- *Streptococcus viridans*: é a bactéria mais frequentemente encontrada nas tonsilas de indivíduos sem infecção aguda, possivelmente participando de inibição de crescimento e/ou aderência das bactérias patogênicas.

É sempre importante lembrar que o uso de antibióticos leva ao desequilíbrio dessa flora normal.

CAUSAS AMEAÇADORAS À VIDA ▶

Epiglotite ▶ A incidência de epiglotite tem diminuído desde a introdução da vacina contra *Haemophilus influenzae* tipo B. A doença manifesta-se por aspecto toxêmico, febre alta, salivação e ruído respiratório.

Abscesso retrofaríngeo ▶ É mais comum em crianças pela presença dos linfonodos retrofaríngeos que regridem após os 5 anos de idade. Outras queixas incluem dor cervical (torcicolo) e febre. Exame de imagem com contraste é necessário para confirmar o diagnóstico.

Abscesso peritonsilar ▶ Pode apresentar-se como uma complicação de uma faringite ou, mais raramente, como manifestação inicial da dor. Causa dor de garganta unilateral intensa, sialorreia, trismo, febre e comprometimento do estado geral. Ao exame físico, vê-se abaulamento unilateral no palato mole desviando a úvula, e tem aspecto flutuante à palpação.

Síndrome de Lemierre ▶ Infecção incomum causada pelo *Fusobacterium necrophorum* ou flora anaeróbia mista e associada com tromboflebite venosa jugular e disseminação da infecção por êmbolos sépticos. Na maioria das vezes, a apresentação inicial é com faringite.

OUTRAS CAUSAS ▶

Faringotonsilite irritativa ▶ O ressecamento da faringe pode levar à dor, especialmente em respiradores orais. Também pode estar presente na síndrome de Sjögren, após radioterapia ou por efeitos colaterais de medicamentos (xerostomia).

Corpo estranho ▶ Ocasionalmente, corpos estranhos – sobretudo espinha de peixe – podem alojar-se na faringe, causando dor.

Exposição química ▶ Normalmente, ocorre no contexto de ingestão de substâncias e é acompanhada de lesões na cavidade oral.

Dor referida ▶ Abscessos dentários, adenite cervical e otite média são causas de dor referida.

Faringite por refluxo laringofaríngeo ▶ Além da dor crônica, o refluxo laringofaríngeo pode causar disfonia, tosse, sensação de *globus*, pigarro e disfagia. Pode manifestar-se sem a presença de sintomas esofágicos associados.

Neoplasia da via aerodigestiva superior ▶ Sempre atentar para essa possibilidade em pacientes com dor mais prolongada e otalgia referida, emagrecimento, massa cervical, hemoptise e dispneia. Ocorre mais frequentemente em pacientes tabagistas e etilistas, mas pode ocorrer sem esses fatores de risco. A lesão ulcerada pode ser visível na oroscopia, mas é fundamental o encaminhamento para otorrinolaringologista para laringoscopia se houver suspeita.

Faringite psicogênica ▶ Muitas vezes, a causa da dor de garganta não é encontrada e essa possibilidade deve ser levantada. Frequentemente, está associada à sensação de *globus*.

CAUSAS SISTÊMICAS ▶

Doença de Kawasaki ▶ Febre alta com no mínimo quatro dos seguintes achados: conjuntivite, mucosite, eritema e/ou edema periférico, exantema no tronco e adenopatia cervical.

Síndrome de Stevens-Johnson ▶ Presumivelmente imunomediada, causa lesões vesiculares e ulcerativas em mucosa, incluindo faringe, genitália e conjuntiva. Normalmente é autolimitada, mas pode progredir para desidratação ou envolver o sistema pulmonar.

Síndrome de Behçet ▶ Doença inflamatória sistêmica crônica que pode envolver a cavidade oral.

Síndrome PFAPA ▶ Doença inflamatória cíclica de etiologia desconhecida. Geralmente, ocorre em idade escolar com ciclos a cada 4 semanas. Manifesta-se com febre periódica, estomatite aftosa, faringite e adenite (PFAPA, do inglês *periodic fever, aphthous stomatitis, pharyngitis, cervical adenitis*).

Hospedeiro imunossuprimido ▶ Pode desenvolver faringite por qualquer microrganismo, com suscetibilidade aumentada para infecções fúngicas, especialmente *Candida albicans*.

DIAGNÓSTICO E AVALIAÇÃO
▶ Aspectos da **história** e do **exame físico** podem sugerir etiologia viral ou bacteriana. Coriza, obstrução nasal, espirros, disfonia, aftas (Coxsackie ou herpes) e sintomas gastrintestinais associam-se a doenças virais. Já a infecção pelo EBHGA costuma ter início súbito, com febre ≥ 38 °C e dor de garganta sem sinais de envolvimento mais extenso das vias aéreas (coriza, tosse, etc.).

Outros dados importantes da história do paciente com dor de garganta incluem condições de imunossupressão, imunizações, viagens, atividade sexual e recorrência.

O exame físico é fundamental. Para exame da cavidade oral e da faringe, utiliza-se uma fonte de luz e solicita-se que o paciente abra a boca. Para um melhor exame, utilizam-se abaixadores de língua que devem ser colocados nos terços anterior e médio da língua para evitar o reflexo nauseoso. É importante realizar também palpação cervical.

Como já citado, dependendo das características da dor e do tempo de evolução, é importante o encaminhamento para otorrinolaringologista para realização de nasofibrolaringoscopia flexível ou laringoscopia indireta.

No contexto das faringotonsilites infecciosas, é consenso que o diagnóstico de faringotonsilite estreptocócica deve ser suspeitado pelos dados clínicos e epidemiológicos e confirmado por **exame de cultura** ou **teste rápido para detecção do antígeno estreptocócico**. A identificação da faringotonsilite por EBHGA com base exclusivamente em sinais clínicos é considerada imprecisa e não recomendada. Claro que esses exames não são necessários quando o quadro é altamente sugestivo de infecção viral: pacientes afebris, com conjuntivite, tosse, disfonia, coriza ou úlceras orais. Também não são necessários em crianças menores de 3 anos, exceto se houver fatores de risco como irmão com faringite por EBHGA.

O exame de cultura da orofaringe é considerado o padrão-ouro e apresenta sensibilidade de 90 a 95%. A desvantagem é o tempo para o resultado.

O teste rápido de detecção do antígeno estreptocócico tem especificidade de 95% e sensibilidade de 75%. Assim, um resultado positivo deve ser tratado imediatamente. Já o resultado negativo é forte suspeita e deve ser confirmado por cultura. A desvantagem é o custo.

Em locais onde o teste rápido e a cultura não são amplamente disponíveis, a **aplicação de escores clínicos** pode ter validade (escore de Centor modificado – **Tabela 41.1**). Uma opção possível é reavaliar os escores 2-3 em 48 a 72 horas, já que o início da administração do antibiótico para prevenção de febre reumática pode ocorrer em até 9 dias do princípio do quadro.

Na suspeita de mononucleose infecciosa, realizar hemograma completo (leucocitose intensa e linfocitose são as alterações clássicas), pesquisa de linfócitos atípicos e testes sorológicos para EBV. Já o monoteste (pesquisa de anticorpos heterófilos da classe IgM ou teste de Paul-Bunnell) é o exame mais comum e barato, mas não é fidedigno na fase inicial e em crianças menores de 5 anos.

TABELA 41.1 ▶ ESCORE DE CENTOR MODIFICADO E MANEJO

CRITÉRIOS	PONTOS
Temperatura > 38 °C	1
Ausência de tosse	1
Aumento de linfonodos cervicais anteriores	1
Edema ou exsudato tonsilar	1
Idade	
• 3-14 anos	1
• 15-44 anos	0
• 45 anos ou mais	−1

ESCORE	RISCO DE INFECÇÃO ESTREPTOCÓCICA	MANEJO SUGERIDO
≤ 0	1-2,5%	Sem testes, sem antibiótico
1	5-10%	
2	11-17%	Fazer cultura; antibiótico apenas em caso de cultura positiva
3	28-35%	
≥ 4	51-53%	Tratar empiricamente com antibiótico e/ou cultura

Fonte: McIsaac e colaboradores.

TRATAMENTO ▶ A faringotonsilite viral deve ser tratada com analgésicos/antitérmicos, lavagem nasal e hidratação. Orienta-se reavaliação clínica em 48 a 72 horas se a febre persistir.

Em contrapartida ao cenário desolador da crescente resistência antimicrobiana, o EBHGA, patógeno da faringotonsilite por EBHGA, mantém-se, de forma inusitada, sensível à penicilina. Infelizmente, o uso indiscriminado de antibióti-

DOR FACIAL

TABELA 42.1 ▶ PRINCIPAIS CAUSAS DE DOR FACIAL: ASPECTOS CLÍNICOS E TRATAMENTO

CAUSA	CARACTERÍSTICAS DA DOR FACIAL	PRINCIPAL ESTRUTURA ANATÔMICA ACOMETIDA	CARACTERÍSTICAS CLÍNICAS – SINAIS E SINTOMAS	TRATAMENTO
Neuralgia do trigêmeo	Semelhante a choques elétricos na face inferior	Nervo trigêmeo	Paroxismos de dor facial no território de inervação trigeminal – ramos V2 e V3	Primariamente medicamentoso (carbamazepina, oxcarbazepina, lamotrigina, fenitoína); em refratários: toxina botulínica, descompressão microvascular e rizotomia
Herpes-zóster oftálmico	Neuralgia intensa no território oftálmico – ramo V1 do trigêmeo	Nervo trigêmeo	Dor intensa associada à erupção vesicular periorbital	Antivirais (aciclovir, valaciclovir, fanciclovir)
Tumores de ângulo pontocerebelar	Lesão variável de nervos cranianos, podendo, em alguns casos, ter acometimento múltiplo	Tronco encefálico	Variáveis	Variável; em casos precocemente diagnosticados, há possibilidade de tratamento cirúrgico curativo
Infecções dentárias	Dor intensa em territórios terminais da inervação trigeminal	Dente	Geralmente, o dente acometido está na arcada superior, causando dor em região maxilar – ramo V2 do trigêmeo	Tratamento odontológico; em casos graves ou na suspeita de abscesso, devem ser consideradas drenagem e antibioticoterapia sistêmica
Sinusopatias	Dor facial profunda	Seios da face, especialmente maxilares e etmoidais	Sensibilidade à percussão facial, secreção nasal purulenta e, em alguns casos, febre	Tratamento sintomático e soro fisiológico nasal; na suspeita de sinusite bacteriana, é indicada antibioticoterapia sistêmica

(Continua)

TABELA 42.1 ▶ PRINCIPAIS CAUSAS DE DOR FACIAL: ASPECTOS CLÍNICOS E TRATAMENTO (Continuação)

CAUSA	CARACTERÍSTICAS DA DOR FACIAL	PRINCIPAL ESTRUTURA ANATÔMICA ACOMETIDA	CARACTERÍSTICAS CLÍNICAS – SINAIS E SINTOMAS	TRATAMENTO
Cefaleia em salvas	Cefaleia unilateral grave acompanhada de dor retro-ocular "em facadas"	Cefaleia trigeminal	Ptose unilateral com edema e rubor palpebral, miose, injeção conjuntival e congestão nasal	Nas crises: oxigênio por máscara facial Transicional: corticosteroides Preventivo: verapamil, divalproato, topiramato, lítio
Arterite temporal	Dor na região temporal	Vasculite de grandes artérias – especialmente a artéria temporal	Hipersensibilidade do couro cabeludo; dor à mastigação, febre baixa, astenia e borramentos visuais intermitentes	Corticoterapia
Síndrome de Ramsay Hunt	Dor/alteração sensitiva em região retroauricular e conduto auditivo	Raiz sensitiva do nervo facial – nervo intermédio	Paralisia facial infranuclear, vesículas em conduto auditivo externo e região pré-auricular	Antivirais (aciclovir, valaciclovir); colírios hidratantes e proteção ocular durante o sono; considerar corticoterapia (prednisona)
Glaucoma	Redução da acuidade visual, dor ocular	Órbita	Muitas vezes, assintomáticos	Tratamento oftalmológico específico, dependendo da gravidade de cada caso
Disfunção temporomandibular	Dor temporomandibular e tensão dos músculos da mastigação	Articulação temporomandibular	Dor temporomandibular associada a estresse emocional elevado	Medidas comportamentais associadas a tratamento com profissional especializado

(V3) do nervo trigêmeo (NC-V). Raramente há envolvimento do ramo oftálmico (V1). Os episódios álgicos são intermitentes e incomuns durante a noite. As crises costumam ocorrer em intervalos de alguns minutos.

A ressonância magnética (RM) de crânio é o melhor exame, apesar de a tomografia computadorizada (TC) de crânio ser uma opção mais acessível, porém com menor sensibilidade.

Tratamento ▶ É primariamente medicamentoso, sendo a carbamazepina o fármaco de escolha, iniciando com 100 a 200 mg 2 ×/dia. Outras opções incluem oxcarbazepina, lamotrigina, fenitoína, valproato, gabapentina e baclofeno. Em casos selecionados, refratários ao tratamento medicamentoso, podem ser indicadas injeções de toxina botulínica, descompressão microvascular e rizotomia.

LESÕES SECUNDÁRIAS DO TRIGÊMEO ▶ A dor facial e a dormência são características da maioria das lesões do trigêmeo. A distribuição do território depende da região do nervo acometida.

Causas ▶ Afecções dentárias, sinusite e fraturas ósseas são potenciais causas secundárias de lesão da inervação trigeminal, assim como as seguintes etiologias:

- **Herpes-zóster oftálmico:** ocorre quando há uma infecção latente do vírus no gânglio gasseriano (trigeminal). A maioria dos pacientes apresenta-se com erupção vesicular periorbital característica e neuralgia grave dentro da primeira divisão do NC-V – ramo oftálmico;
- **Acidente vascular cerebral:** pode levar à dor ou à hipoestesia facial quando acomete território do tronco encefálico, ao nível da ponte, próximo à raiz do NC-V;
- **Neurinomas do trigêmeo:** são neoplasias raras e geralmente benignas, bem-demarcadas e de crescimento lento. Na apresentação clínica sintomática, há dormência e parestesia dentro da distribuição do NC-V. Raramente, quando há crescimento do tumor para dentro da fossa posterior, pode haver diversidade de sintomatologia como ataxia cerebelar, paralisia facial (lesão do nervo facial [NC-VII]) e tinido ou perda auditiva (lesão do nervo vestibulococlear [NC-VIII]). Quando há crescimento tumoral para cima, na parede do seio cavernoso lateral, produz lesões de nervo óptico (NC-II), nervo oculomotor (NC-III), nervo troclear (NC-IV) e nervo abducente (NC-VI);
- **Tumores do ângulo pontocerebelar:** em geral, os neurinomas acústicos envolvem inicialmente o NC-VIII, tendo como principal manifestação clínica a perda auditiva progressiva. Tumores grandes podem comprimir a raiz sensitiva do NC-V, levando à dormência ou à dor facial, com subsequente perda ipsilateral do reflexo corneano.

Diversas neoplasias podem acometer o NC-V, incluindo meningiomas, linfomas, hemangioblastomas, gangliocitomas, condromas, sarcomas, carcinoma de células escamosas, carcinoma nasofaríngeo, adenocarcinoma de glândula salivar e doença metastática. A síndrome do queixo dormente consiste em dormência unilateral do queixo e do lábio inferior adjacente; geralmente é um sinal de câncer primário ou metastático envolvendo a mandíbula, a base do crânio ou leptomeninges.

Ainda devem ser consideradas como causas de lesão do trigêmeo o aneurisma de carótida ou de artéria basilar, a esclerose múltipla, as vasculites e a hanseníase.

Diagnóstico e avaliação ▶ Na suspeita de neoplasia, os exames de imagem por TC ou RM têm grande valor diagnóstico.

INFECÇÃO DENTÁRIA ▶ Infecções dentárias podem levar à inflamação local e, a exemplo dos abscessos dentários, podem gerar irritação das terminações nervosas da árvore trigeminal.

O dente acometido associado à dor facial e à cefaleia está mais frequentemente na arcada superior. O médico deve considerar a hipótese de infecção dentária como causa de dor facial na ausência de outras patologias identificáveis. Uma revisão odontológica cuidadosa pode ser diagnóstica.

INFECÇÃO/INFLAMAÇÃO DOS SEIOS NASAIS (SINUSITE) ▶ O paciente típico com infecção ativa dos seios nasais apresenta-se com desconforto profundo na região facial maxilar e/ou etmoidal. Nas infecções agudas, geralmente há sensibilidade à percussão, secreção nasal purulenta e, por vezes, febre.

Quando há infecção do seio esfenoidal, o quadro pode ser mascarado, apresentando-se apenas com cefaleia profunda, e há, nesses casos, maior risco de complicação por meningite bacteriana.

NEURALGIA GLOSSOFARÍNGEA ▶ É uma condição clínica rara que se caracteriza por paroxismos de dor intensa, unilateral, na distribuição do nervo glossofaríngeo (NC-IX) e do nervo vago (NC-X) – ao nível da região posterior da faringe, da fossa tonsilar, da base da língua e da orelha. A deglutição e a mastigação são desencadeantes comuns da patologia. A dor é semelhante a choques elétricos ou facadas, e alguns pacientes descrevem a dor como sensação de espinha de peixe presa na garganta.

Os impulsos dolorosos aferentes podem estimular o NC-X, causando um reflexo vasovagal e resultando em bradicardia e até mesmo síncope.

CEFALEIA EM SALVAS (*CLUSTER HEADACHE*) ▶ Na cefaleia em salvas, o paciente típico é do sexo masculino.

Diagnóstico e avaliação ▶ Cefaleia unilateral intensa acompanhada de dor retro-ocular, por vezes descrita como "em facadas", presença de artéria temporal saliente e pulsante, ptose unilateral com edema e rubor palpebral, miose e injeção conjuntival, lacrimejamento, congestão nasal, rinorreia, rubor e sudorese ipsolateral à dor são sinais e sintomas que sugerem o diagnóstico. Os ataques costumam ser noturnos, com frequência de 1 a 3 episódios com duração de 15 minutos a 3 horas.

Tratamento ▶ No tratamento abortivo, o mais importante é o uso de oxigênio por máscara facial com fluxo de 7 a 15 L/min durante cerca de 20 minutos; essa conduta pode ser associada à administração de sumatriptana subcutânea. Cuidado especial deve ser reservado a pacientes portadores de doença pulmonar obstrutiva crônica (DPOC), que não podem receber oxigenoterapia em alto fluxo pelo risco de depressão respiratória. No tratamento transicional, pode-se utilizar corticoterapia por 1 a 2 semanas. Para o tratamento preventivo, os fármacos de escolha incluem verapamil, divalproato, topiramato e lítio.

ARTERITE TEMPORAL ▶ A arterite temporal, ou arterite de células gigantes, é uma patologia de origem autoimune, vasculite que acomete grandes artérias, incluindo a artéria temporal. A cefaleia é o sintoma mais comum e proeminente.

Acomete idosos e há complicações potencialmente graves, em particular a cegueira permanente.

Diagnóstico e avaliação ▶ A dor geralmente ocorre na região temporal, acompanhada de sensibilidade do couro cabeludo. Dor à mastigação, febre baixa, mal-estar e borramentos visuais intermitentes também são manifestações comuns. Há associação com a polimialgia reumática, que consiste em dor e rigidez simétricas dos músculos das cinturas escapular e pélvica. À ectoscopia, podem ser visualizadas e palpadas artérias temporais rígidas, sensíveis e não pulsáteis.

Os exames laboratoriais costumam revelar elevação da velocidade de hemossedimentação (VHS entre 60-110 mm/h) e da proteína C-reativa (PCR). O diagnóstico é firmado por biópsia de artéria temporal; no entanto, o tratamento corticoterápico não deve ser retardado pelo exame histopatológico, a fim de evitar graves complicações. O tratamento com corticosteroides não altera os achados patológicos se a biópsia for realizada nos primeiros dias do início da terapia.

GLAUCOMA ▶ Na forma aguda do glaucoma de ângulo fechado, os sintomas incluem dor ocular intensa, cefaleia hemicraniana e ipsolateral, visão turva, visão de halos coloridos, náusea e vômitos. Os principais sinais são pressão intraocular elevada (frequentemente acima de 40 mmHg), redução da acuidade visual, edema de córnea, midríase média paralítica ou pupila hiporreativa e hiperemia conjuntival com injeção ciliar.

Nas formas intermitentes ou crônicas, os pacientes podem ser assintomáticos; portanto, é fundamental orientá-los a manter avaliações oftalmológicas periodicamente.

DISFUNÇÃO TEMPOROMANDIBULAR ▶ Distúrbio com graus variáveis de acometimento, relacionado à pressão interarticular temporomandibular excessiva, associada à tensão emocional elevada. O microtrauma resulta de eventos traumáticos a partir de cargas adversas repetitivas, que podem causar mudanças adaptativas e degenerativas na articulação temporomandibular, bem como produzir disfunção dolorosa dos músculos da mastigação. Hábitos como apertamento dentário ou rangimento (bruxismo), roer as unhas e mascar chicletes com frequência podem precipitar a disfunção.

O diagnóstico é clínico. Quando há suspeita dessa disfunção, recomenda-se palpar a articulação temporomandibular durante o exame físico, a fim de avaliar a presença de dor e crepitação da articulação temporomandibular. Nesse caso, o paciente deverá ser acompanhado por profissional com experiência no manejo de disfunção temporomandibular.

SÍNDROME DE TOLOSA-HUNT ▶ A presença de dor e/ou hipoestesia na região superior de uma hemiface associada a uma oftalmoplegia deve levantar suspeita para essa patologia.

Acomete o seio cavernoso, geralmente por lesão granulomatosa, que tende a cursar com resolução espontânea. No seio cavernoso, estão contidos NC-III, NC-IV, NC-VI e ramos V1 e V2 do NC-V (ramos oftálmico e maxilar).

Dependendo do local de compressão, a síndrome pode variar em sua clínica. Em alguns casos, a lesão está na região da fissura orbital superior. O diagnóstico é de exclusão, e devem ser afastadas lesões tumorais ou más-formações vasculares intracavernosas.

SÍNDROME DE RAMSAY HUNT ▶ É a segunda causa mais comum de paralisia facial atraumática, apenas menos comum que a síndrome de Bell.

Causas ▶ Ocorre por reativação do vírus do herpes-zóster latente no gânglio geniculado do NC-VII.

Diagnóstico e avaliação ▶ O paciente apresenta classicamente a tríade de paralisia/paresia facial periférica unilateral (desvio da comissura labial para o lado não afetado, lagoftalmo ipsolateral à lesão e paresia da musculatura orbicular ipsolateral, levando à dificuldade de piscar o olho acometido) associada à dor neurálgica e à erupção de vesículas herpéticas dentro do canal auditivo externo, do palato ipsolateral e de dois terços anteriores da língua. Essas áreas de dor e erupção ocorrem devido ao acometimento do ramo sensitivo do NC-VII, o nervo intermédio.

Hipoacusia, zumbidos e vertigem podem ocorrer devido à proximidade do NC-VII ao NC-VIII no ângulo pontocerebelar ou via vasos dos vasos (*vasa vasorum*).

Tratamento ▶ O tratamento básico é semelhante ao da síndrome de Bell: proteger o olho afetado com uso de colírios hidratantes, pomadas oftalmológicas lubrificantes e oclusão ocular à noite para o sono. Especificamente para combater a infecção pelo vírus do herpes-zóster, recomenda-se o uso de aciclovir ou valaciclovir por 7 a 10 dias.

SÍNDROME PARATRIGEMINAL DE RAEDER ▶ Dor frontotemporal e maxilar unilateral de forte intensidade, associada à semiptose palpebral e à miose (síndrome de Horner), com preservação da sudorese. Ocorre em tumores parasselares e lesões granulomatosas e traumáticas.

DIAGNÓSTICO E AVALIAÇÃO
▶ Na **história médica**, devem ser pesquisados início, temporalidade (paroxística ou constante), localização e áreas de gatilho, qualidade da dor (lancinante, queimação, tipo choque), presença de aura, sintomas associados (sudorese, lacrimejamento, rinorreia, febre) e comorbidades (diabetes, doença dentária, trauma ou cirurgias).

Muitas vezes, o **exame físico** pode ser normal, mas deve incluir inspeções ocular, nasal e da cavidade oral; palpação de pontos-gatilhos e da articulação temporomandibular; avaliação de NCs; e exames motor e sensitivo.

TRATAMENTO ▶ Ver Tabela 42.1.

REFERÊNCIAS ▶

Netter FH, Royden Jones H, Burns T, Aminoff MJ, Pomeroy SL. Coleção Netter de ilustrações médicas: sistema nervoso: cérebro. 2. ed. Rio de Janeiro: Elsevier; 2014. p. 324-8.

Sociedade Brasileira de Glaucoma. 2ª consenso de glaucoma primário de ângulo fechado. [S. l.]: Novartis; 2012 [capturado em 5 dez. 2017]. Disponível em: https://www.sbglaucoma.com.br/pdf/consenso04.pdf.

LEITURAS RECOMENDADAS ▶

Baehr M, Frotscher M. Duus diagnóstico topográfico em neurologia: anatomia, fisiologia, sinais e sintomas. 5. ed. Rio de Janeiro: DiLivros; 2015. p. 160-72.

Campbell WW. DeJong o exame neurológico. 6. ed. Rio de Janeiro: Guanabara Koogan; 2007. p. 162-90.

Fernandes Neto AJ. Disfunção temporomandibular - DTM: disfunção periodontal. [Uberlândia]: Universidade Federal de Uberlândia; 2017 [capturado em 5 dez. 2017]. Disponível em: http://www.fo.ufu.br/sites/fo.ufu.br/files/conteudo/page/dtm_disfuncao_periodontal_fernandesneto_aj_2017.pdf

Netter FH, Royden Jones H. Neurologia de Netter. Porto Alegre: Artmed; 2006. p. 204-14.

Whyte CA, Tepper SJ. Pearls & Oy-sters: trigeminal autonomic cephalalgias. Neurology. 2010;74(11):e40-2.161-75.

CAPÍTULO 43

DOR LOMBAR

CARLOS MARCELO SEVERO
ERASMO ZARDO
JOEL ABRAMCZUK
MARCUS ZIEGLER

CONCEITO ▶ A **dor lombar**, ou lombalgia, é caracterizada pela presença de dor ou desconforto abaixo da 12ª costela e acima da região glútea, podendo ter irradiação ou não para os membros inferiores.

ASPECTOS EPIDEMIOLÓGICOS ▶ De acordo com pesquisa por amostra a domicílio, realizada pelo Instituto Brasileiro de Geografia e Estatística (IBGE), as dores nas colunas cervical, torácica e lombar são a segunda condição de saúde mais prevalente no Brasil (13,5%) entre as patologias crônicas, perdendo apenas para hipertensão arterial (14%).

Mudanças no perfil da população brasileira têm ocorrido nos últimos anos, como aumento do número de idosos, aumento de hábitos sedentários e consequentes índices de sobrepeso que, conforme estimativas, atingem cerca de 58,4% das mulheres e 52,5% dos homens.

Estudos mostram que 80% dos indivíduos terão algum episódio de lombalgia ao longo de suas vidas, sendo este sintoma uma causa importante de limitação funcional e faltas ao trabalho em indivíduos com menos de 45 anos. Porém, menos de 60% dos indivíduos com dor lombar procuram tratamento médico durante as crises.

Cerca de 80 a 90% das crises de dor lombar aguda são resolvidas em até 6 semanas, independentemente do tipo de tratamento, e apenas 5% evoluem para dor lombar crônica.

CLASSIFICAÇÃO ▶

As lombalgias podem ser classificadas em **agudas**, quando o sintoma dura até 4 semanas, **subagudas**, se dura menos de 12 semanas, e **crônicas**, quando a evolução supera 12 semanas.

CAUSAS ▶

A idade é o principal fator de risco para o surgimento da lombalgia, tendo maior incidência a partir da terceira década de vida. Outros fatores de risco incluem obesidade, sedentarismo, tabagismo, baixo nível de escolaridade, condições psicossociais, baixo nível de satisfação com o trabalho, trabalho com peso e entorses, alterações no clima, depressão, ansiedade, diabetes, artrite reumatoide, cólica renal, pielonefrite aguda e presença de degenerações prévias na coluna.

Pacientes com baixo nível de escolaridade podem ter maior prevalência de lombalgia e constituem um fator de risco para duração maior da crise dolorosa e menores resultados com as terapias convencionais.

Fatores psicossociais associados a estresse, ansiedade e depressão são relacionados a maiores taxas de lombalgia aguda e constituem fator de risco para desenvolver cronicidade dos sintomas.

Baixo nível de satisfação com o trabalho também pode ser associado a crises de lombalgia aguda e maior evolução para cronicidade dos sintomas.

Algumas revisões sistemáticas demonstraram que a prevalência de dor lombar é duas vezes maior em países desenvolvidos, onde a demanda por trabalho físico tem intensidade menor em comparação aos países em desenvolvimento, em que a exigência física laboral costuma ser maior. Assim, pode-se concluir que o sedentarismo tem maior impacto nas crises de lombalgia quando comparado ao trabalho físico intenso.

DIAGNÓSTICO E AVALIAÇÃO ▶

A lombalgia é um sintoma e não uma patologia. Portanto, é necessário pensar na etiologia da doença no momento da entrevista com o paciente.

A avaliação inicial deve observar a história do paciente, dando ênfase para a duração dos sintomas.

Quanto à descrição da dor, é importante analisar a gravidade dos sintomas, momento do dia em que ocorrem, presença de irradiação e possíveis fatores que os agravam e atenuam. A presença de alterações neurológicas também deve ser investigada em busca de sintomas de dormência ou perda de força em membros inferiores, bem como alterações vesicais ou intestinais.

A história médica pregressa deve enfatizar a existência de neoplasia, infecção recente, distúrbios endocrinológicos ou renais, osteoporose e fraturas decorrentes dessa patologia, cirurgias lombares e tratamentos prévios para dores decorrentes de degenerações da coluna lombar.

O desafio clínico inicial é distinguir as lombalgias associadas aos sinais de alerta (*red flags*) (**Quadro 43.1**) e diferenciar as lombalgias de causas ortopédicas (**Quadro 43.2**) das lombalgias de etiologias não ortopédicas (**Quadro 43.3**).

QUADRO 43.1 ▶ SINAIS DE ALERTA

- Idade > 50 anos
- Sintomas sistêmicos: febre, calafrios, suores noturnos, fadiga, perda de apetite, perda de peso
- História de neoplasia maligna
- Dor que não melhora com repouso e ocorre durante o sono (dores noturnas)
- História de infecção recente, principalmente de pele e trato urinário
- Imunossupressão
- História de uso de drogas intravenosas
- Falha na resposta à terapia medicamentosa inicial
- Uso prolongado de corticosteroides ou diagnóstico de osteoporose
- Trauma

Fonte: Patrick, Emanski e Knaub.

QUADRO 43.2 ▶ LOMBALGIAS DE CAUSAS ORTOPÉDICAS

- **Espasmo muscular:** dores generalizadas associadas ou não a espasmos musculares na região lombar que podem irradiar para as nádegas e as coxas; pioram com a marcha ou com movimentos de inclinação da coluna
- **Hérnia discal:** lombalgia associada a dores irradiadas para o dermátomo correspondente à raiz comprimida; pode ser acompanhada de alterações sensitivas e motoras
- **Espondilose lombar:** dores decorrentes do envelhecimento e da degeneração da coluna; pioram pela manhã, após levantar, e melhoram ao longo do dia; as dores variam dependendo da atividade realizada e podem piorar com a extensão do tronco
- **Estenose do canal lombar:** dor lombar associada ou não à claudicação neurogênica que melhora com a marcha em flexão da coluna lombar
- **Espondilolistese:** lombalgia que pode irradiar para uma ou ambas as pernas, conforme o dermátomo atingido; pode aumentar com os movimentos de flexão e extensão e ser acompanhada de alterações sensitivas e motoras
- **Espondilólise:** é uma das causas mais comuns de lombalgia persistente em crianças e adolescentes; ocorre por trauma ou exercícios físicos intensos em atletas de alto desempenho que resultam em fratura da *pars articularis*

(*Continua*)

QUADRO 43.2 ▶ LOMBALGIAS DE CAUSAS ORTOPÉDICAS (Continuação)

- **Espondilite anquilosante:** é mais comum em homens jovens; consiste em um quadro de dor lombar associada à rigidez matinal que pode irradiar para as nádegas e melhora com exercícios
- **Infecção (abscesso peridural/espondilodiscite):** tem início insidioso que evolui para dores muito intensas, que não melhoram ao longo do dia e se mantêm durante o período de sono; associa-se a sintomas constitucionais; geralmente apresenta história de infecção recente e pode associar-se a sintomas de radiculopatia e alterações sensitivas e motoras
- **Neoplasias malignas:** em geral, a dor lombar ocorre em indivíduos com mais de 50 anos, associada à perda inexplicada de peso e à história de neoplasia maligna; pode ser associada à radiculopatia e a alterações neurológicas
- **Síndrome da cauda equina:** podem ocorrer retenção urinária, incontinência fecal ou diminuição do tônus esfincteriano associado à anestesia em sela, que pode ser acompanhada de fraqueza dos membros inferiores
- **Fratura por osteoporose:** idade avançada associada ou não ao uso de corticosteroides
- **Trauma:** história de traumatismo que pode ou não ser associado a déficits sensitivos e motores

Fonte: Patrick, Emanski e Knaub.

QUADRO 43.3 ▶ PRINCIPAIS CAUSAS DE LOMBALGIAS NÃO ORTOPÉDICAS

Urogenitais
- Nefrolitíase
- Pielonefrite
- Prostatite
- Endometriose
- Cisto de ovário

Gastrintestinais
- Esofagite
- Gastrite ou úlcera péptica
- Colecistite ou colelitíase
- Pancreatite
- Diverticulite
- Infecções abdominais

Cardiovasculares
- Aneurisma torácico ou abdominal
- Infarto agudo do miocárdio ou isquemia cardíaca

Neurológicas
- Compressão de raízes por hérnia discal
- Neoplasia

Fonte: Patrick, Emanski e Knaub.

EXAME FÍSICO ▶ Anamnese detalhada e exame físico completo sem a necessidade de exames complementares costumam ser suficientes para a avaliação de lombalgias musculoligamentares com até 4 semanas de evolução. Quando há um ou mais sinais de alerta, a suspeita de lombalgia decorrente de complicações clínicas deve ser considerada.

O exame físico inicia-se pela inspeção, buscando alterações do alinhamento, curvaturas fisiológicas, atrofias e alterações tegumentares. A palpação de toda a coluna deve ser realizada em busca de pontos álgicos, pontos de contratura muscular e pontos de localização da dor externos à coluna vertebral. Após a palpação, um exame neurológico detalhado deve ser feito avaliando força, sensibilidade e reflexos tendinosos profundos dos membros inferiores.

EXAMES COMPLEMENTARES ▶ Exames de imagem são indicados em pacientes com sinais de alerta ou sintomas dolorosos persistentes após 4 a 6 semanas de tratamento conservador.

Radiografia da coluna em incidência anteroposterior (AP) + perfil (P) é o exame de escolha inicial e pode ser utilizada para diagnosticar fraturas, tumores e infecções da coluna, bem como para verificar o grau de degeneração da coluna e se existem doenças estruturais, como espondilolistese ou escoliose.

Ressonância magnética (RM) pode ser utilizada em pacientes com queixas neurológicas, suspeita de fratura oculta, tumor, infecção precoce e hérnia discal lombar. A RM é o exame com maior sensibilidade para o diagnóstico de lombalgias relacionadas a sinais de alerta. Nos casos de lombalgia axial, esse exame perde especificidade, pois costuma mostrar alterações degenerativas decorrentes da idade e que não produzem sintomas álgicos na maioria dos indivíduos, podendo ser até um fator causador de confusão no momento do diagnóstico.

A tomografia computadorizada da coluna lombossacra é útil para analisar, com mais detalhes, fraturas, anormalidades ósseas como sacroileíte, espondilolisteses, alterações facetárias e deformidades congênitas.

Os exames de hemograma, velocidade de hemossedimentação (VHS), proteína C-reativa (PCR) e contagem de leucócitos são úteis para detectar infecção ou malignidade nos pacientes com lombalgia de duração maior que 4 semanas.

O exame de urina deve ser considerado na suspeita de pielonefrite. Proteinúria pode ser considerada em paciente com suspeita de mieloma múltiplo.

A pesquisa de HLA-B27 pode ser considerada se houver suspeita radiológica de espondilite anquilosante.

TRATAMENTO ▶

TRATAMENTO MEDICAMENTOSO ▶ O American College of Physicians (ACP) e a American Pain Society (APS) recomendam o uso de anti-inflamatórios não esteroides (AINEs), incluindo os tradicionais ou os inibidores seletivos da ciclogigenase-2 (COX-2) como primeira escolha para os casos de lombalgias agudas. A associação com paracetamol na dose de até 4 g/dia pode ser considerada. Nos pacientes sem risco aumentado de efeitos colaterais, esse tratamento pode ser ampliado por até 4 semanas. Cabe ressaltar que os principais efeitos adversos dos AINEs são: nefrotoxicidade, alterações gastrintestinais – incluindo possibilidade aumentada de sangramentos –, reações cardiovasculares e aumento de pressão arterial. Quanto ao paracetamol, a principal reação adversa é a hepatotoxicidade, principalmente em pacientes alcoolistas.

Relaxantes musculares de ação central (benzodiazepínicos, ciclobenzaprina, metocarbamol, carisoprodol, baclofeno, clorzoxazona, metaxalona, orfenadrina e tizanidina) podem ser utilizados pelo efeito sedativo e relaxante. Estudos observacionais com miorrelaxantes (não diazepínicos) mostraram eficácia em relação ao placebo em 1 semana de uso quando associados aos AINEs. Os principais efeitos adversos são tonturas e sonolência.

Os opioides têm seus estudos mais direcionados para as lombalgias crônicas. As associações de tramadol com paracetamol ou de codeína com paracetamol têm eficácia quando comparadas ao placebo, agindo nos receptores opioides. Entre os principais efeitos colaterais estão sedação, confusão, náusea, constipação e depressão respiratória quando utilizados em altas doses.

O uso de glicorticosteroides também se mostrou efetivo para o tratamento de dores radiculares. Seu uso para lombalgia crônica é controverso, não sendo recomendado como primeira opção terapêutica. Entre os principais efeitos colaterais estão insônia, alteração de humor e alteração glicêmica.

Os antidepressivos tricíclicos, como amitriptilina e nortriptilina, também são opções terapêuticas e podem ser utilizados no tratamento de lombalgias crônicas.

Bloqueios anestésicos em pontos-gatilhos, facetas e espaço peridural têm evidência moderada para controle do quadro álgico lombar. A injeção de anestésico local em pontos-gatilhos da dor age contendo o mecanismo de irritação e a miotoxicidade causada pela isquemia decorrente da contratura muscular localizada.

Injeções epidurais podem ser úteis em casos de radiculopatias decorrentes de reações inflamatórias e edema de raiz nos casos de herniação discal. Alguns estudos também defendem bloqueios epidurais em casos de lombalgias crônicas.

TRATAMENTO NÃO MEDICAMENTOSO ▶

Repouso ▶ O repouso deve ser feito por períodos curtos com duração média de 3 a 4 dias, respeitando uma avaliação individual criteriosa.

Alguns estudos não mostram benefício do repouso prolongado em relação ao grupo de retorno precoce às atividades, sendo que o repouso pode aumentar o risco de cronificação dos sintomas.

TRATAMENTO FISIOTERÁPICO ▶ Existem várias técnicas terapêuticas que podem ser utilizadas na reabilitação. Alguns fatores podem influenciar no resultado final, como capacidade cognitiva, motivação, comorbidades clínicas, suporte social e recursos financeiros, e devem ser levados em consideração no momento da escolha da terapia e do acompanhamento do paciente.

Algumas modalidades terapêuticas são amplamente utilizadas e discutidas na literatura.

A estimulação elétrica transcutânea (TENS, do inglês *transcutaneous electrical nerve stimulation*) – que consiste em uma corrente de baixa frequência modulada para estimular fibras nervosas que transmitem sinais ao cérebro e são interpretadas no tálamo como dor – promove excitação das fibras A-β mielinizadas e ocasiona inibição pelas células T das fibras C, que conduzem estímulos dolorosos, o que explica o efeito analgésico. A durabilidade do efeito analgésico é explicada pela liberação de opioides endógenos. Os efeitos da TENS nas lombalgias ainda requerem maiores estudos randomizados.

Os aparelhos eletroterapêuticos, como ultrassom, corrente interferencial vetorial e *laser*, não demonstraram consistência na sua utilização para uma fidedigna mensuração nos casos de lombalgia.

Métodos como a acupuntura também carecem de estudos com maiores evidências, mas também são uma alternativa de tratamento muito utilizada, principalmente em associação com outros métodos.

A massoterapia consiste em massagens como medida terapêutica, realizando a manipulação dos tecidos e promovendo relaxamento, sensação de bem-estar e liberação de endorfinas.

EXERCÍCIOS ▶
Os exercícios podem ajudar como forma de prevenção e tratamento da dor.

A utilização de modalidades de exercícios de reforço muscular e alongamentos adequados é uma forma efetiva de tratamento das lombalgias já na fase subaguda das dores. O mecanismo fisiológico dos exercícios de analgesia ocorre pela liberação de β-endorfinas da hipófise e do hipotálamo que exercem poder analgésico quando entram em contato com receptores opioides centrais e periféricos. O importante é participar de alguma atividade física que tenha adequada supervisão profissional. Exercícios aeróbicos e de fortalecimento paravertebral mostraram-se eficazes.

Exercícios do método de Pilates têm sido amplamente utilizados com o objetivo de realizar conscientização dos músculos estabilizadores da região lombopélvica. Alguns estudos têm mostrado eficácia na melhora da dor em um prazo de 12 meses quando comparados ao grupo-controle.

Reeducação postural global (RPG) também demonstrou melhora do quadro de lombalgia crônica quando comparado ao grupo-controle.

Também são alternativas os exercícios na água, com destaque para hidroginástica e hidroterapia, que demonstraram benefícios para a melhora das dores e para a incapacidade funcional dos pacientes. A modalidade de exercícios dentro da água pode não ser ideal para todos os tipos de pacientes, sendo importante a adequada monitorização do ambiente e das atividades por parte do fisioterapeuta envolvido nas atividades.

REFERÊNCIAS

Andersson GB, Svensson HO, Odén A. The intensity of work recovery in low back pain. Spine (Phila Pa 1976). 1983;8(8):880-4.

Chou R, Qaseem A, Snow V, Casey D, Cross JT Jr, Shekelle P, et al. Diagnosis and treatment of low back pain: a joint clinical practice guideline from the American College of Physicians and the American Pain Society. Ann Intern Med. 2007;147(7):478-91.

Ferreira ML, Machado G, Latimer J, Maher C, Ferreira PH, Smeets RJ. Factors defining care-seeking in low back pain--a meta-analysis of population based surveys. Eur J Pain. 2010;14(7):747.e1-7.

Gomes I, Schwanke CHA, Schneider RH, Resende TL. Atualizações em geriatria e gerontologia V: fisioterapia e envelhecimento. Porto Alegre: EdiPUCRS; 2014.

Hart LG, Deyo RA, Cherkin DC. Physician office visits for low back pain. Frequency, clinical evaluation, and treatment patterns from a U.S. National Survey. Spine (Phila Pa 1976). 1995;20(1):11-9.

Hoy D, Brooks P, Blyth F, Buchbinder R. The epidemiology of low back pain. Best Pract Res Clin Rheumatol. 2010;24(6):769-81.

Linton SJ. A review of psychological risk factors in back and neck pain. Spine (Phila Pa 1976). 2000;25(9):1148-56.

Patrick N, Emanski E, Knaub MA. Acute and chronic low back pain. Med Clin North Am. 2014;98(4):777-89, xii.

Shekelle PG, Markovich M, Louie R. An epidemiologic study of episodes of back pain care. Spine (Phila Pa 1976). 1995;20(15):1668-73.

van Tulder M, Koes B, Bombardier C. Low back pain. Best Pract Res Clin Rheumatol. 2002;16(5):761-75.

Woolf AD, Pfleger B. Burden of major musculoskeletal conditions. Bull World Health Organ. 2003;81(9):646-56.

CAPÍTULO 44

DOR NO JOELHO

MAURICIO BARBOSA MARIN
GUSTAVO ALVES

CONCEITO ▶ O **joelho** é uma articulação que se divide basicamente em três compartimentos (anterior, lateral e medial). Pode haver **dor** em um dos compartimentos ou mesmo em todos, como nas artroses tricompartimentais.

CLASSIFICAÇÃO, CAUSAS, DIAGNÓSTICO, AVALIAÇÃO E TRATAMENTO ▶

Dores no joelho podem ser divididas conforme as causas: as de **origem traumática**, como as fraturas e as lesões ligamentares, e as de **origem mecânica**, como a artrose.

DORES DE ORIGEM TRAUMÁTICA ▶

Lesões ligamentares ▶ São lesões típicas de atletas profissionais ou recreacionais, em esportes com mudanças bruscas de direção ou em esportes de

Síndrome da banda iliotibial ▶ O principal sintoma é a dor lateral no joelho. É comum em atletas corredores de longa distância e ciclistas, sendo causada pela inflamação da banda iliotibial devido ao atrito com o fêmur distal (epicôndilo lateral).

Diagnóstico e avaliação: O paciente apresenta dor lateral no joelho que piora nas atividades físicas e dor à palpação na região lateral do joelho, junto ao epicôndilo lateral. A RM demonstra inflamação lateral com maior acurácia.

Tratamento: Conservador, com gelo, anti-inflamatórios, alongamento da banda iliotibial e fisioterapia. Também se recomenda pausa ou diminuição dos treinos até o alívio dos sintomas.

Condropatia patelar ▶ Causa comum de dor no joelho no consultório de ortopedistas. É uma lesão da cartilagem da patela, categorizada em graus que vão de edema e amolecimento até lesões profundas da cartilagem. Ocorre em ambos os sexos, sendo mais comum em mulheres.

Diagnóstico e avaliação: O paciente relata dor aos movimentos de flexão do joelho (exercícios de agachamento, subir e descer escadas, etc.). A radiografia pode demonstrar displasias do aparelho extensor, que, em alguns casos, predispõem às lesões condrais. A RM é o exame ideal para identificar alterações da cartilagem articular da patela.

Tratamento: Inicia-se com medidas conservadoras (gelo, anti-inflamatórios não esteroides [AINEs], fisioterapia, reforço muscular, alongamentos, medicamentos para cartilagem); em alguns casos, indica-se tratamento cirúrgico.

Artrose no joelho ▶ É uma das patologias que mais afeta essa articulação, tendo caráter crônico, progressivo e altamente incapacitante. A artrose no joelho (ou gonartrose) é mais comum nos homens até os 45 anos de idade, e após torna-se mais dominante na mulher. Resulta de um processo degenerativo por desgaste na cartilagem que ocorre naturalmente no joelho, de forma primária ou secundária: por excesso de peso, desvios no alinhamento do membro, sequelas de fraturas ou lesões meniscoligamentares, necrose dos côndilos femorais, patologias reumatológicas ou infecciosas, entre outras causas. Os sintomas são dores no joelho de caráter mecânico (i.e., que surgem com o movimento e aliviam com o repouso), localizando-se no compartimento mais afetado; rigidez ao iniciar os movimentos; derrame articular ou edema do joelho; e deformidade progressiva do joelho, em varo ou valgo, conforme a artrose se agrava.

Diagnóstico e avaliação: O diagnóstico é feito por meio de exame clínico e avaliação de imagem. Pode ser orientado pela história clínica e pela pesquisa dos sinais e sintomas da doença, sendo confirmado por realização e análise de radiografias dos joelhos com carga (radiografia em incidências posteroanterior com carga, perfil e axial de patela). TC e RM podem auxiliar no diagnóstico. Existem várias classificações; entre as mais aceitas estão a de Ahlbäck (**Figura 44.1**) e a de Kellgren e Lawrence.

Tratamento: O tratamento médico geral inicial consiste em analgésicos e anti-inflamatórios, retirada de cargas (muletas), fisioterapia e redução das

Diagnóstico

CLASSIFICAÇÃO DE AHLBÄCK

Classificação de Ahlbäck para osteoartrose femorotibial

Grau 0: sem sinais de artrose
Grau 1: redução do espaço articular, com ou sem esclerose subcondral. O espaço articular pode ser < 3mm ou apresentar menos que a metade da espessura do espaço articular do mesmo compartimento no joelho contralateral
Grau 2: Obliteração completa do espaço articular
Grau 3: Defeito ósseo de 0 a 5mm
Grau 4: Defeito ósseo de 5 a 10mm
Grau 5: Defeito ósseo > 10mm

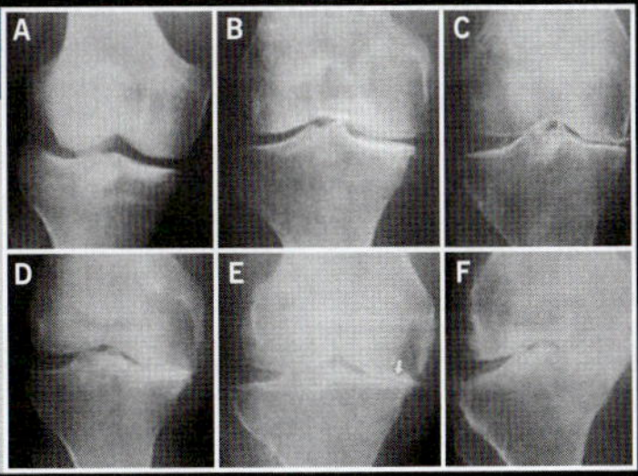

FIGURA 44.1 ▶ CLASSIFICAÇÃO DE AHLBÄCK PARA ARTROSE NO JOELHO.

atividades com impacto. Em um segundo momento, os casos devem ser avaliados individualmente por um especialista, para correção de possíveis fatores etiológicos ou mesmo medidas cirúrgicas, se necessário. A perda de peso tem grande importância: cada quilograma que o paciente conseguir reduzir do seu peso equivale a uma força quase quatro vezes superior que se retira de cada joelho.

Uma vez controlados os sintomas dolorosos iniciais, os exercícios físicos, como caminhadas ou passeios de bicicleta, podem ajudar no processo de emagrecimento e controle da doença, pois auxiliam no fortalecimento dos músculos, aumentam a massa óssea e reduzem a dor. Também existem exercícios específicos indicados para a artrose no joelho, que ajudam a manter a funcionalidade muscular. Baseiam-se no reforço do quadríceps e da musculatura da face posterior da coxa, realizados 2 a 3 vezes por semana com intensidade adaptada à gravidade da artrose. Em fase aguda, o reforço pode ser realizado por meio de exercícios isométricos, comuns nas aulas de pilates. Todos os exercícios que envolvam muito impacto no solo ou contato violento devem ser evitados, pois poderão agravar a doença ou antecipar a necessidade de cirurgia. A fisioterapia pode complementar os exercícios para artrose no joelho junto com outros tratamentos fisioterapêuticos, como ionizações, eletroestimulação e hidroterapias, que têm se mostrado muito úteis no controle da artrose no joelho.

Para redução da sintomatologia dolorosa, podem ser receitados analgésicos e anti-inflamatórios. A associação de sulfatos de condroitina e glucosamina com algumas substâncias usadas em fitoterapia parece ter efeito superior ao dos placebos no controle da dor. Em fases pouco avançadas da doença, uma opção é a injeção intra-articular de ácido hialurônico, que tem resultados comprovados pela literatura – por períodos limitados de tempo, embora o tratamento possa ser repetido após alguns meses ou anos.

As opções de tratamento cirúrgico são as artroscopias de limpeza e regularização das lesões; as osteotomias de correção do alinhamento do membro para descarga do compartimento artrósico; e as artroplastias (próteses), de uso generalizado e com ótimos resultados, até então consideradas como a solução final.

DIAGNÓSTICO DIFERENCIAL

A **bursite** refere-se à inflamação da bursa. No joelho, a mais comum é a bursite pré-patelar. Em geral, as causas são traumáticas, mas podem ter origem infecciosa. O diagnóstico é feito por meio do exame físico e de exames de imagem (US e RM). O tratamento baseia-se em AINEs, analgesia e repouso, e devem ser evitados novos traumatismos. Pode-se realizar punção aspirativa ou procedimento cirúrgico aberto para casos refratários.

A **gota** é causada pela formação de deposição de cristais de urato de sódio, ocasionada pela hiperuricemia crônica resultante da insuficiência da enzima uricase. Já a **pseudogota**, ou condrocalcinose, é ocasionada por acúmulo de cristais de pirofosfato de cálcio nas cartilagens articulares; a causa do acúmulo ainda não está totalmente esclarecida. Os níveis séricos de cálcio e fosfato estão normais, e a radiografia auxilia no diagnóstico.

A **artrite reumatoide** é uma doença autoimune. RA (Rheumathoid Arthritis) é uma poliartrite periférica simétrica e inflamatória, de etiologia desconhecida. Leva a deformidades através da distensão de tendões e ligamentos, bem como destruição articular. Se não for tratada ou não responder à terapia, leva a sequelas estruturais e funcionais. Com maior prevalência em crianças de idade escolar, a **artrite reumatoide juvenil** pode apresentar-se em vários graus, que vão de edema e derrame até artropatias degenerativas.

A **artrite séptica** é causada pela invasão articular por microrganismos, considerada uma emergência ortopédica. O atraso no diagnóstico, que é realizado por exame clínico, por exames de laboratório e por punção articular, pode levar à destruição articular.

O **cisto de Baker** é uma distensão da cápsula articular posterior entre os músculos semimembranosos e gastrocnêmio medial. Em geral, causa dor posterior de joelho; porém, seu rompimento gera resposta inflamatória com dor, edema e hiperemia reativa.

A **síndrome da plica sinovial do joelho** se dá quando uma plica é formada pelo pregueamento da membrana sinovial, causado por uma falha da reabsorção embrionária. Movimentos repetidos de flexão e extensão podem causar traumatismos e levar ao espessamento da plica, causando dor, edema articular e limitação de amplitude de movimento.

DORES NO JOELHO EM CRIANÇAS

Além das lesões supracitadas, algumas dores são particularidades de pacientes jovens. Atletas jovens podem ter dor na região da tuberosidade anterior da tíbia (TAT) aos esforços. Na síndrome de Osgood-Schlatter, podem ocorrer edema e dor à palpação local, relacionados à osteocondrite da TAT. Há também as artrites inflamatórias, como a artrite reumatoide juvenil, e a "dor do crescimento", mais comum bilateralmente e sem relação direta com o esforço, ocorrendo principalmente à noite.

Tratamento: Conservador para a síndrome de Osgood-Schlatter, com diminuição ou pausa dos exercícios. Nas crises agudas de dor, são indicados anti-inflamatórios e gelo. Fisioterapia pode ser necessária.

Na Síndrome de Osgood-Schlatter, não se utiliza nem anti-inflamatórios, nem fisioterapia. As crises agudas referem-se às demais diagnósticos diferenciais.

REFERÊNCIAS ▶

Amatuzzi MM. Joelho: articulação central dos membros inferiores. São Paulo: Roca; 2004.

American Geriatrics Society Panel on Exercise and Osteoarthritis. Exercise prescription for older adults with osteoarthritis pain: consensus practice recommendations. A supplement to the AGS Clinical Practice Guidelines on the management of chronic pain in older adults. J Am Geriatr Soc. 2001;49(6):808-23.

Barretto JM, Cristante AF, Fuchs R, Camanho GL, Andrade MAP. Joelho: série técnicas cirúrgicas em ortopedia. Rio de Janeiro: Elsevier; 2012.

Benell KL, Dobson F, Hinman RS. Exercise in osteoarthritis: moving from prescription to adherence. Best Pract Res Clin Rheumatol. 2014;28(1):93-117.

Nelson ME, Rejeski WJ, Blair SN, Duncan PW, Judge GO, King AC, et al. Physical activity and public health in older adults: recommendation from the American College of Sports Medicine and the American Heart Association. Med Sci Sports Exerc. 2007;39(8):1435-45.

Neyret P, Demey G, Servien E, Lustig S, organizadores. Tratado de cirurgia do joelho. Rio de Janeiro: Rubio; 2016.

Scott WN. Insall & Scott – Cirurgia do joelho. 5. ed. Rio de Janeiro: Elsevier; 2015.

Singh JA, Saag KG, Bridges SL Jr, Akl EA, Bannuru RR, Sullivan MC. 2015 American College of Rheumatology Guideline for the Treatment of Rheumatoid Arthritis. Arthritis Rheumatol. 2016;68(1):1-26.

CAPÍTULO 45

DOR NO OMBRO

GUILHERME DORNELLES ROSA

CONCEITO ▶ A **dor no ombro** afeta articulações, tendões, músculos e bursas relacionados ao movimento do ombro. Seu aparecimento pode não estar relacionado a alguma causa específica ou pode estar associado a trauma, movimentos repetitivos ou até mesmo a um evento neurológico.

ASPECTOS EPIDEMIOLÓGICOS ▶ É a terceira queixa mais comum no consultório do ortopedista, perdendo apenas para dor lombar e dor no joelho. Apresenta prevalência de 14 a 21%, sendo causa de boa parte dos seguros pagos por invalidez.

CAUSAS ▶ As principais causas de dor no ombro são processos inflamatórios como tendinites, bursites e tenossinovites, rupturas dos tendões do manguito rotador, capsulite adesiva, lesões laborais, instabilidades, fraturas, artrites e patologias da coluna cervical.

LUXAÇÃO DA ARTICULAÇÃO ACROMIOCLAVICULAR ▶
Costuma ocorrer após trauma direto na região da articulação acromioclavicular. Os sintomas são dor à palpação local, edema e mobilidade da articulação.

Tratamento ▶ O tratamento dependerá do grau da luxação. Na maioria dos casos, é conservador – com uso de tipoia por alguns dias, anti-inflamatórios e fisioterapia. O tratamento cirúrgico é indicado em poucos casos.

CAPSULITE ADESIVA DO OMBRO ▶
Também conhecida como ombro congelado, é uma condição na qual o paciente inicia com dor e restrição de movimentos do ombro.

É comum essa patologia ocorrer em pacientes com diabetes melito, podendo também estar associada a pacientes com hipotireoidismo, hipertireoidismo, doenças cardíacas e doença de Parkinson.

Causas ▶ O surgimento dessa patologia é muito frequente após longos períodos de imobilização do ombro, como após tratamentos cirúrgicos e tratamentos conservadores de fraturas que necessitem de imobilização da articulação.

Diagnóstico e avaliação ▶ O diagnóstico costuma ser clínico, com restrição importante de rotação interna e externa e de abdução e adução do ombro afetado.

A ressonância magnética (RM) do ombro pode corroborar o diagnóstico, por meio de alguns sinais sugestivos da doença.

Tratamento ▶ O tratamento consiste em fisioterapia motora e analgésica, analgesia, bloqueios e, ocasionalmente, cirurgia (nos pacientes não responsivos ao tratamento conservador por longo período).

TENDINITE DO MANGUITO ROTADOR ▶
O manguito rotador é composto por quatro tendões: subescapular, supraespinal, infraespinal e redondo menor. O tendão mais acometido pela tendinite é o supraespinal, seguido do infraespinal e do subescapular.

Causas ▶ A tendinite do manguito rotador ocorre com muita frequência em pessoas que praticam atividades esportivas ou laborais que exigem a elevação do membro superior acima da cabeça. Os atletas mais acometidos pela tendinite do manguito rotador costumam ser nadadores, tenistas, jogadores de vôlei e levantadores de peso. Alguns pacientes possuem sintomas recorrentes mesmo após tratamento adequado.

Outra causa comum é a presença de impacto subacromial, quando há o impacto do manguito rotador no acrômio.

A tendinite do manguito rotador também pode ocorrer ao permanecer muito tempo com o ombro na mesma posição, quando, por exemplo, dorme-se a noite toda sem trocar de posição.

Muitas vezes, não se consegue identificar a causa exata da tendinite, mas a maioria dos pacientes apresenta recuperação total após o tratamento.

Diagnóstico e avaliação ▶ Os sintomas iniciais são leves, porém, tendem a piorar com o passar do tempo, podendo ocasionar dores incapacitantes. A dor pode estender-se para o braço ipsolateral.

Os principais sintomas são:

- Dor e edema na região anterior do ombro ou lateral do braço;
- Dor para levantar ou abaixar o braço;
- Crepitação ao levantar o braço;
- Rigidez;
- Dor que atrapalha o sono;
- Restrição de movimento e perda de força no ombro afetado.

O diagnóstico é clínico e auxiliado por ultrassonografia (US) ou RM.

Tratamento ▶ O tratamento da tendinite do manguito rotador consiste em fisioterapia, uso de anti-inflamatórios não esteroides (AINEs), corticosteroides e, em alguns casos refratários, infiltração intra-articular de corticosteroide.

TENDINITE DO TENDÃO DO CABO LONGO DO BÍCEPS ▶ Apresenta-se com dor na região anterior do ombro.

Causas ▶ Ocorre mais comumente em atletas e trabalhadores que exercem força ou movimentos repetitivos.

Diagnóstico e avaliação ▶ O diagnóstico é clínico e auxiliado por radiografia, US ou RM.

Tratamento ▶ Na tendinite do tendão do cabo longo do bíceps, o tratamento consiste em fisioterapia, uso de AINEs ou uso de corticosteroides. Nos casos mais graves, não responsivos ao tratamento conservador, pode-se indicar cirurgia de tenotomia ou tenodese.

ARTRITE DO OMBRO ▶ A artrite do ombro pode ser unilateral ou bilateral, podendo ocorrer em qualquer das articulações do ombro. A dor depende da articulação afetada: se for glenoumeral, a dor é central; se for acromioclavicular, é no topo do ombro.

A dor da artrite é piorada pela atividade. Há restrição de movimento e a dor atrapalha o sono.

Diagnóstico e avaliação ▶ O diagnóstico é clínico e auxiliado por exames de imagem.

Tratamento ▶ O tratamento da artrite do ombro consiste em fisioterapia e anti-inflamatórios. Em casos não responsivos, pode-se realizar tratamento cirúrgico.

BURSITE ▶ Ocasionalmente, a utilização excessiva do ombro pode acarretar inflamação e edema da bursa existente entre o manguito rotador e o acrômio. A bursite frequentemente acompanha a tendinite do manguito rotador.

Essa patologia costuma causar desconforto e dor, afetando as atividades diárias dos pacientes.

Tratamento ▶ A bursite é tratada com anti-inflamatórios e fisioterapia, podendo necessitar de infiltração e corticosteroides em alguns casos refratários.

RUPTURA DO MANGUITO ROTADOR ▶

A ruptura do manguito rotador pode ocorrer de duas maneiras: traumática ou degenerativa. O tendão mais afetado é o supraespinal, seguido do infraespinal e do subescapular.

Causas ▶ As rupturas traumáticas são verificadas, mais comumente, em pacientes jovens, após trauma do ombro. Já as rupturas degenerativas acontecem em pessoas com idade mais avançada, sendo um processo de longa data.

Os sintomas são semelhantes aos da tendinite do manguito rotador, porém, de maior intensidade e com maior restrição de movimento e perda de força. Nem todos os pacientes com ruptura apresentam esse conjunto de sintomas. Nas rupturas traumáticas, os sintomas são agudos e tendem a ser mais exuberantes que nas degenerativas.

A dor costuma ser pior à noite ao deitar, devido ao relaxamento da musculatura, o que aumenta a pressão sobre o manguito rompido.

Tratamento ▶ O tratamento conservador da ruptura do manguito rotador consiste em fisioterapia, anti-inflamatórios, analgésicos e infiltrações – ou cirurgia na falha destes. A cirurgia também poderá ser a primeira opção de tratamento, dependendo do tamanho e da causa das lesões e dos sintomas do paciente. As rupturas do manguito rotador requerem tratamento; caso contrário, a dor permanecerá, havendo piora progressiva.

FRATURAS DO OMBRO ▶

As fraturas do ombro ocorrem, com mais frequência, na clavícula, no úmero e, em menor escala, na escápula.

Causas ▶ Elas costumam ser decorrentes de traumas de baixa intensidade em idosos, como uma simples queda da própria altura, e de traumas de alto impacto em jovens, como acidentes de motocicleta e esportes com impacto.

Tratamento ▶ As fraturas devem ser tratadas conforme a gravidade. O tratamento pode ser conservador, com imobilização, ou cirúrgico, com síntese ou ate prótese em alguns casos.

LUXAÇÃO DO OMBRO ▶

A luxação do ombro ocorre quando a cabeça do úmero desliza para fora da articulação.

O ombro é uma das articulações mais propensas à luxação, por ter grande amplitude de movimento.

A luxação acontece quando uma força extrema supera os mecanismos estabilizadores do ombro.

Causas ▶ A luxação anterior é, sem dúvida, a mais comum das direções da luxação e normalmente ocorre após impacto com o ombro em abdução e rotação externa.

Na maior parte dos casos, os danos causados serão no lábio glenoidal e nos ligamentos; porém, pode haver fratura da cabeça do úmero e da glenoide, além de ruptura do manguito rotador.

A luxação posterior é bem mais rara (em torno de 10% dos casos), sendo mais comum após convulsão, choque elétrico e acidentes de carro em que o motorista sofre trauma súbito e está com o braço esticado no volante.

Tratamento ▶ Após a luxação do ombro, deve ser feita sua redução, de preferência em uma emergência médica, após radiografia que a confirme. Outra radiografia deve ser feita após a redução. O braço deve ser mantido em uma tipoia por tempo indeterminado, dependendo da gravidade das lesões. Deve ser realizada RM para análise das lesões associadas. O tratamento será decidido conforme lesões associadas, idade do paciente, atividades e número de episódios de luxação, podendo variar de tratamento conservador com reforço muscular até cirurgia.

RADICULOPATIA CERVICAL ▶ Essa condição ocorre quando um nervo da coluna cervical sofre compressão ou outro processo irritativo. A radiculopatia causa dor na região do ombro, que pode irradiar e causar parestesia em todo o membro superior.

Um sinal importante da radiculopatia é o alívio da dor quando o paciente coloca a mão do lado afetado atrás da cabeça.

Diagnóstico e avaliação ▶ Os exames que podem ajudar no diagnóstico são tomografia computadorizada (TC) ou RM da coluna cervical e eletroneuromiografia – este último nos casos com mais tempo de evolução.

Tratamento ▶ O tratamento da radiculopatia depende da causa e, normalmente, consiste no manejo da dor e em fisioterapia. Os casos mais graves e refratários podem ser tratados com cirurgia.

ARTRITE SÉPTICA ▶ Dos pacientes com artrite séptica, 8 a 21% apresentam o ombro como sítio acometido. Complicações graves podem ocorrer, e a mortalidade pode chegar a 11%.

A artrite séptica atinge normalmente os extremos de idade (crianças e idosos).

A via mais comum é a hematogênica.

Diagnóstico e avaliação ▶ Inicia com dor súbita e incapacidade funcional da articulação afetada, podendo haver edema, flogose e calor local, muitas vezes com febre.

O diagnóstico é clínico e auxiliado por exames laboratoriais, como hemograma e velocidade de hemossedimentação (VHS), além de exames de imagem.

Tratamento ▶ O tratamento da artrite séptica deve ser a sua drenagem cirúrgica, com lavagem da articulação e coleta de material para cultura e início de antibioticoterapia intravenosa, logo após a drenagem. Deve seguir um tratamento com fisioterapia para minimizar possíveis sequelas.

A artrite séptica pode danificar gravemente a cartilagem e o osso subcondral; por isso, deve ser tratada sem demora.

INFARTO AGUDO DO MIOCÁRDIO ▶ Dor no ombro esquerdo é um sintoma frequente em paciente com infarto agudo do miocárdio (IAM); porém, existem indicadores que devem ser rastreados para que se tenha certeza. Dor em queimação, aperto ou pressão no ombro associados a aumento gradual da dor na escápula ou ao seu redor por vários minutos podem ser sinais de

IAM. Deve-se, também, atentar para sintomas como náusea, suor frio e dificuldade respiratória associada à dor irradiada para região dorsal, pescoço, mandíbula ou membro superior esquerdo.

Se a dor for concentrada em um local e associada a tosse ou espirro, é mais provável que a dor seja de patologia específica do ombro, afastando IAM. Na presença de dor torácica associada a sintomas como náusea e dificuldade respiratória, também deve ser descartada a possibilidade de IAM.

Tratamento ▶ Na suspeita de IAM, deve-se encaminhar o paciente imediatamente para uma emergência e iniciar tratamento adequado.

OSTEOMIELITE ▶ A osteomielite refere-se à infecção que envolve o osso. Se não for diagnosticada na forma aguda, tende a evoluir para forma crônica, com falência terapêutica em até 80% dos casos.

A infecção no osso normal só ocorre se houver um inóculo muito grande, trauma ou presença de algum corpo estranho.

Causas ▶ O agente mais comum da osteomielite – mais de 50% dos casos – é o *Staphylococcus aureus*. Outros agentes envolvidos dependem do processo subjacente. *Staphylococcus* coagulase-negativo e *Propionibacterium* são mais frequentemente associados a corpo estranho; Enterobacteriaceae e *Pseudomonas aeruginosa* ocorrem em infecções nosocomiais; *Streptococcus*, *Anaerobius*, *Pasteurella multocida* e *Eikenella corrodens*, em mordidas de animais e humanos; *Salmonella* e *Streptococcus pneumoniae*, em pacientes com anemia falciforme; e *Bartonella henselae*, complexo *Mycobacterium avium* e *Candida*, em pacientes imunossuprimidos.

A osteomielite pode ser subdividida em hematogênica, por contiguidade e associada à doença vascular. A hematogênica ou aguda é mais comum em crianças. A osteomielite por contiguidade geralmente acontece após fraturas expostas, cirurgias ortopédicas ou infecção de tecidos moles. A osteomielite associada à doença vascular tende a ocorrer em diabéticos e pacientes com insuficiência vascular.

Depois de cirurgia ortopédica, tende a aparecer 7 a 30 dias após a cirurgia na forma aguda e até anos depois na forma crônica. Depois de colocação de prótese, pode aparecer até 12 semanas após na forma aguda ou de 12 semanas a 24 meses na forma crônica.

Diagnóstico e avaliação ▶ Os sintomas da forma aguda são dor, calor local e impotência funcional; na forma crônica, pode aparecer somente uma fístula com drenagem de secreção purulenta.

O padrão-ouro para o diagnóstico de osteomielite é a biópsia óssea da região afetada, com pelo menos 3 amostras. Devem ser realizados exames como hemograma, VHS e proteína C-reativa.

Na radiografia, a imagem pode levar até 14 dias para aparecer. Na presença de fístula, pode-se realizar fistulografia com injeção de contraste em seu orifício. TC, RM e cintilografia podem ser utilizadas como exames complementares.

Deve ser feito diagnóstico diferencial com artrite séptica, artrite reumatoide aguda, febre reumática, neoplasia e infarto ósseo.

Tratamento ▶ O tratamento é realizado com antibiótico, iniciado o mais precocemente possível. O tecido desvitalizado e purulento deve ser desbridado cirurgicamente. Crianças costumam ser tratadas apenas com antibiótico, sem necessidade de cirurgia. Nos adultos, normalmente é necessária abordagem cirúrgica associada à terapia com antibiótico adequado por via parenteral por 4 a 6 semanas, dependendo do estágio. A retirada do material de síntese pode ser realizada após 3 meses de tratamento, se necessário.

SÍNDROME DO DESFILADEIRO TORÁCICO
▶ Síndrome do desfiladeiro torácico é o conjunto de sintomas dos membros superiores decorrentes da compressão do feixe vasculonervoso nessa área, que consiste em nervo, artéria e veia. A compressão pode ocorrer separadamente em cada uma dessas estruturas, ocasionando sintomas distintos.

A compressão neurogênica é a forma mais comum e ocorre em 95% dos casos, seguida da compressão venosa em 2 a 3% e compressão da artéria em 1%. A idade mais comum no diagnóstico é entre 20 e 45 anos, sendo mais frequente no sexo feminino.

Na compressão nervosa, os sintomas são dor, parestesia e fraqueza. Na compressão vascular, estão presentes edema e palidez. Na compressão arterial, normalmente ocorre palidez, extremidade fria, cansaço do membro, fraqueza e redução da amplitude do pulso distal. Na variante venosa, há trombose, distensão venosa e dor variável.

Causas ▶ As causas principais da síndrome do desfiladeiro torácico clássica são costela cervical ou processos transversos de C7 alongados. Porém, mais de 90% dos casos de síndrome do desfiladeiro torácico neurogênica são considerados inespecíficos, pois não apresentam nenhum sinal neurológico objetivo e/ou alterações no estudo neurofisiológico.

Tratamento ▶ A síndrome do desfiladeiro torácico geralmente é tratada com fisioterapia e analgésicos. O tratamento cirúrgico está indicado em caso de falha do tratamento conservador após 6 meses ou nas causas mecânicas de compressão.

DIAGNÓSTICO E AVALIAÇÃO
▶ É importante lembrar que patologias graves podem iniciar com dor no ombro, como IAM, endocardite, doenças cerebrovasculares, patologias do fígado e da vesícula biliar, tumores de pulmão e patologias do baço e do diafragma.

Em caso de dor no ombro associada à febre, investigar patologias infecciosas como artrite séptica e osteomielite.

O exame físico completo do ombro costuma dar indícios importantes da causa da dor. Para confirmação da hipótese diagnóstica, utilizam-se exames como US do ombro, RM, TC, eletroneuromiografia e, em alguns casos, até mesmo artroscopia diagnóstica.

REFERÊNCIAS ▶

Azar FM. Lesões do ombro e cotovelo, cirurgia ortopédica. In: Canale ST, editor. Cirurgia ortopédica de Campbell. 10. ed. Barueri: Manole; 2007. V. 3, p. 2339-58.

Mitchell C, Adebajo A, Hay E, Carr A. Mitchell C, Adebajo A, Hay E, Carr A, et al. Shoulder pain: diagnosis and management in primary care. BMJ. 2005;331(7525):1124-8.
Murphy RJ, Carr AJ. Shoulder pain. BMJ Clin Evid. 2010;2010. pii: 1107.

SITE RECOMENDADO ▶
OrthoInfo [https://orthoinfo.aaos.org]

CAPÍTULO 46

DOR NO QUADRIL

LEONARDO CARBONERA BOSCHIN

CONCEITOS ▶ O **quadril** é a região compreendida entre a crista ilíaca e o trocanter maior do fêmur. A pelve óssea, formada pelos dois ossos inominados, pelo sacro e pelo cóccix, é o elo que une o esqueleto do membro inferior à coluna vertebral. O osso inominado, embora estrutural e funcionalmente seja uma estrutura única, representa a fusão de três ossos: ílio, ísquio e púbis. Esses ossos juntam-se na formação do acetábulo e ficam conectados até aproximadamente o sétimo ano de vida por sincondroses, sendo que a fusão desses ossos ocorre por volta dos 16 anos de idade. O membro inferior é o órgão da locomoção e é especializado para a sustentação do peso do corpo e a manutenção do equilíbrio. A articulação do quadril precisa transferir a carga de peso de toda a estrutura corporal para o membro inferior e, por sua vez, transferir os esforços propulsivos do membro inferior para o tronco. Dessa forma, a bacia está firmemente fixada à coluna vertebral, e a apresentação anatômica do quadril desenvolveu-se para dar estabilidade, à custa da amplitude de movimento universal.

Assim, a cabeça do fêmur, que compreende dois terços de uma esfera, tem mais de sua metade englobada pelo acetábulo e sua extensão fibrocartilaginosa. Os membros inferiores são conectados proximalmente por articulações poliaxiais (enartroses). A movimentação do quadril, portanto, ocorre em três eixos de movimento: sagital (flexão e extensão), coronal (adução e abdução) e transversal (rotação interna e rotação externa). O fêmur proximal recebe os impulsos quase verticais da bacia por meio de sua extremidade superior angulada e configurada de modo peculiar. Consiste em uma cabeça globular afixada a um colo rígido superior relacionado a dois importantes processos musculares: o trocanter maior, lateralmente, e o trocanter menor, posteromedialmente. Como a estabilidade articular advém da limitação de amplitude de movimento, isso é compensado, de maneira ampla, pelo comprimento e pelas angulações do colo do fêmur.

CLASSIFICAÇÃO ▶
As dores no quadril podem ser divididas em **agudas** e **crônicas**, **articulares** e **extra-articulares** (**Figura 46.1**).

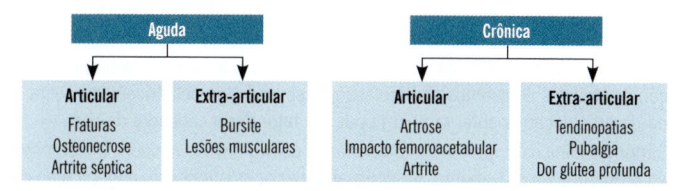

Aguda		Crônica	
Articular	**Extra-articular**	**Articular**	**Extra-articular**
Fraturas	Bursite	Artrose	Tendinopatias
Osteonecrose	Lesões musculares	Impacto femoroacetabular	Pubalgia
Artrite séptica		Artrite	Dor glútea profunda

FIGURA 46.1 ▶ CLASSIFICAÇÃO DAS DORES NO QUADRIL.

CAUSAS ▶

ARTROSE ▶ A artrose é uma doença degenerativa crônica caracterizada pela deterioração da cartilagem articular e pela neoformação óssea nas superfícies e margens ósseas. Outros termos podem ser utilizados para designar essa doença, como osteoartrose, doença degenerativa articular, artrite degenerativa; no quadril, pode ser chamada de coxoartrose ou *malum coxae senilis*.

A artrose ocorre com frequência aumentada em pessoas idosas; entretanto, a relação entre idade e artrose não está tão clara. Embora a artrose possa iniciar em uma idade relativamente precoce, o seu progresso torna-se clinicamente aparente e mais prevalente com a idade. Alternativamente, a artrose pode ocorrer quando mudanças na cartilagem trazidas pela idade predispõem a uma degeneração articular em resposta a fatores externos, como um estresse biomecânico. Quase todas as formas de lesão ou doenças articulares podem iniciar o processo que resulta na artrose.

A artrose pode seguir-se a um insulto mecânico, como uma meniscectomia, ou a uma doença articular inflamatória. Esse conhecimento leva à diferenciação da artrose em dois tipos principais: primária, quando o processo ocorre sem causa aparente, e secundária, quando o processo ocorre por uma causa conhecida ou preexistente. Entretanto, essa forma de avaliação é um tanto simplista, porque o desenvolvimento de algumas formas de doença secundária depende de uma variedade de fatores de risco, que incluem idade, sexo, etnia, peso e história familiar. Existe uma predisposição genética na artrose poliarticular, sendo que esta raramente ocorre antes dos 35 anos de idade. Condições climáticas podem piorar lesões preexistentes, por meio do espasmo muscular ou de influências no mecanismo da dor. Doenças sistêmicas, como artrite reumatoide, espondilite anquilosante, diabetes, doença de Paget, alcaptonúria e hemocromatose, podem ser causas da artrose. Obesidade não está comprovada como condição causadora de artrose, mas parece claro que o peso corporal excessivo acelera o desgaste das articulações que suportam o peso. Fatores locais, como traumatismos de repetição sobre a articulação, condrólise, necrose da cabeça do fêmur, artrite séptica, sequelas de epifisiólise ou de doença de Perthes, bem como displasia do desenvolvimento do quadril, podem estar envolvidos na causa da artrose.

Clinicamente, o principal sintoma da coxoartrose é a dor localizada no quadril, de caráter contínuo, que frequentemente é referida ao longo da face interna da coxa e no joelho. A dor é acentuada pela carga e pelos movimentos do quadril, sendo que o frio e a umidade podem intensificar o desconforto.

A dor, na maior parte das vezes, ocorre por uma irritação sinovial secundária, motivada pela destruição da cartilagem. Excessiva estimulação da propriocepção dos tecidos adjacentes à articulação, desencadeada pela fricção aumentada da articulação doente, também pode ser fator desencadeante da dor.

Sintomas clínicos importantes relacionados com a artrose incluem a restrição da amplitude de movimento, a rigidez articular após o repouso, a crepitação e o aumento do volume articular. Outros achados associados à artrose são dor no repouso ou à noite, instabilidade e deformidades ósseas e/ou articulares. As deformidades em flexão, adução e rotação externa devem-se, inicialmente, ao espasmo muscular e, depois, tornam-se definitivas em função da retração capsular. Existem três problemas principais em qualquer tentativa de definir a artrose clinicamente:

1. A maioria dos achados clínicos fundamentais, como a dor, não persiste e depende do estado geral de saúde do paciente, além do tipo de patologia articular;
2. A maioria dos sinais e sintomas é subjetiva e não pode ser reproduzida;
3. A maioria das características clínicas não é específica; por exemplo, dor, restrição de movimento, aumento de volume e deformidade e instabilidade podem estar presentes em qualquer outra forma de artrite crônica.

A despeito dessas dificuldades, algumas características clínicas podem ser úteis e discriminativas. A presença de nódulos de Heberden palpáveis na articulação interfalangeana distal é um sinal físico reprodutível razoável, que se correlaciona bem com as alterações radiográficas. Da mesma forma, o aumento de volume articular e a crepitação são sinais que apresentam erro intra ou interobservadores relativamente baixo, e podem ajudar a diferenciar a artrose de outras formas de artrite crônica inflamatória.

A história e a definição patológica de artrose enfatizam tanto a perda focal da cartilagem articular quanto o aumento da atividade dos ossos subcondrais e marginais. Na maioria dos estudos clínicos e epidemiológicos da doença realizados em mais de 40 anos, as radiografias têm sido utilizadas para confirmar a presença desses achados.

Os sinais radiográficos clássicos da artrose são: estreitamento do espaço articular, osteófitos marginais, cistos subcondrais e esclerose subcondral. O estreitamento do espaço articular normalmente inicia na porção inferointerior da articulação e, após, o processo envolve toda a articulação. A esclerose subcondral ocorre nos locais onde a cartilagem articular se encontra fina e estreitada. Existe aumento da formação de osso novo nas áreas com ausência de carga. Os cistos subcondrais desenvolvem-se nas áreas em que ocorre maior estresse mecânico.

OSTEONECROSE ▶ Essa patologia também pode ser conhecida como necrose asséptica, necrose isquêmica ou necrose avascular da cabeça do fêmur. Atualmente, prefere-se designar essa patologia como osteonecrose da cabeça do fêmur.

Durante a infância, essa patologia pode ser ocasionada pelo tratamento de uma displasia do desenvolvimento do quadril ou deslizamento da epífise da cabeça do fêmur, e surgir como sequela da doença de Legg-Calvé-Perthes. Os adultos jovens são acometidos pela doença como resultado de uma doença sistêmica ou de traumas de alta energia. Em geral, os idosos sofrem de osteonecrose como resultado de fraturas do colo do fêmur; esta é a causa mais comum de osteonecrose da cabeça do fêmur.

Nos Estados Unidos, estima-se que 10-20 mil novos casos sejam diagnosticados a cada ano e que a osteonecrose represente 10% das indicações primárias de artroplastia total de quadril. Adultos jovens com idades entre 25 e 45 anos são os mais acometidos pela doença. A proporção entre homens e mulheres é de aproximadamente 4:1, e a bilateralidade é encontrada em torno de 50% dos casos não associados à corticoterapia e em 70 a 80% dos casos associados com corticosteroides. Se os quadris forem acometidos, outras articulações estarão envolvidas em 15% dos casos. Caracteriza-se como um infarto da porção anterossuperior suportadora de peso da cabeça do fêmur, seguindo-se um reparo espontâneo que é interrompido pela fratura subcondral, colapso, compactação e fragmentação do segmento ósseo necrosado com alterações osteoartríticas progressivas.

BURSITE ▶ Do latim *bursa* (pequena bolsa), os anatomistas do século XVIII utilizaram esse termo para designar pequenas quantidades de fluidos ensacados entre os tendões e o osso. A função dessas "bolsas" seria diminuir o atrito entre tendões e músculos sobre proeminências ósseas. Existem, no mínimo, 13 bolsas constantemente presentes na região do quadril, mas as de maior interesse de estudo são: trocantérica, iliopectínea e isquioglútea.

A bolsa está sujeita a todo tipo de condição inflamatória que afeta as articulações sinoviais verdadeiras, como artrite reumatoide, gota, infecção e inflamação pós-traumática. A bursite trocantérica é a mais importante do ponto de vista clínico, e normalmente uma das maiores causas de dor e inflamação na região do quadril. Existem três bolsas trocantéricas; a maior e mais importante localiza-se entre o glúteo máximo e o tendão do glúteo médio.

A apresentação clínica dos sintomas é variável, mas, em geral, é descrita como uma dor contínua, localizada e profunda, que pode piorar com a posição e a atividade do paciente. Em geral, a dor piora à noite, e o paciente tem dificuldade para dormir. Essa patologia acomete frequentemente os idosos, e a localização comum da dor é atrás e posterior ao trocanter maior, sendo que a pressão firme sobre o local desencadeia um intenso desconforto, auxiliando o diagnóstico. Os exames radiológicos são negativos; entretanto, algumas vezes podem identificar a presença de calcificações.

O tratamento mais efetivo para a bursite trocantérica localizada é a aspiração do conteúdo da bolsa e a injeção de uma mistura de corticosteroide com anestésico local. O anestésico local ajuda a diferenciar a patologia de outros problemas. Podem ser administrados anti-inflamatórios. Nos casos de bursite crônica refratária ao tratamento conservador, o tratamento cirúrgico pode estar indicado.

TENDINITE ▶ Consiste no processo inflamatório de tendões e/ou músculos que estão inseridos ou atravessam a articulação do quadril. Como na bursite, a tendinite caracteriza-se pela dor à palpação local, mas como essas estruturas estão localizadas profundamente na região do quadril, é difícil encontrar a exata localização do tendão.

Frequentemente, o diagnóstico de tendinite é determinado pela exclusão de outros problemas. As lesões que podem ocorrer no tendão incluem ruptura, inflamação, degeneração, peritendinite e avulsão de fragmentos ósseos.

O tratamento da tendinite é igual ao de outras patologias inflamatórias do quadril, e inclui a administração de anti-inflamatórios não esteroides (AINEs) e gelo ou calor no local, conforme o quadro do paciente e, eventualmente, são utilizados corticosteroides locais.

Exercitar o corpo é benéfico para a saúde; porém, exagerar no treino pode desencadear diversas lesões, principalmente na região do quadril. Treino em excesso pode provocar tendinite na musculatura glútea, em especial no glúteo médio. A fisgada dolorosa que o paciente sente no glúteo pode ser um indicativo de que desenvolveu uma trocanterite, ou seja, inflamação na inserção dos glúteos no quadril. A sobrecarga articular na articulação do quadril, do joelho e do tornozelo favorece o aparecimento das lesões tendíneas. No quadril, os tendões dos músculos glúteos (máximo, médio e mínimo), do músculo iliopsoas e dos músculos adutores são os principais acometidos.

TRAUMA NA REGIÃO DO QUADRIL ▶ As fraturas do fêmur proximal (quadril) são lesões traumáticas, normalmente associadas à idade avançada. Quedas da própria altura e traumas de baixa energia, comuns em ambiente doméstico, geralmente são responsáveis pela maioria das lesões. Representam, em média, 50% das internações de idosos por trauma em prontos-socorros. Cerca de 80% desses casos ocorrem em idosos capazes de andar sozinhos e que vivem em comunidade. As fraturas do fêmur proximal são mais comuns em mulheres idosas, e, em geral, ocorrem em consequência do alto grau de osteoporose associada. Isso se deve ao fato de o esqueleto do ser humano acumular massa óssea até a faixa dos 30 anos. A partir de então, perde-se 0,3% ao ano. A mulher tem uma perda maior nos 10 primeiros anos pós-menopausa, podendo chegar a 3% ao ano, principalmente na mulher sedentária. Segundo a Organização Mundial da Saúde (OMS), um terço das mulheres brancas acima dos 65 anos de idade são portadoras de osteoporose. Por isso, estima-se que 50% das mulheres com mais de 75 anos terão alguma fratura osteoporótica; nos homens, esse índice cai para 25%.

Pacientes com fraturas de pelve apresentam dor, especialmente quando se palpa a parte fraturada. Movimentar os quadris pode ser muito doloroso, sobretudo em pacientes com fraturas do acetábulo. Os pacientes também apresentam inchaço e hematoma na região pélvica e nos órgãos genitais. Alguns pacientes com fraturas estáveis (sem deslocamento) conseguem caminhar, porém, com dor. Acidentes de alta energia podem causar sangramento intrapélvico, lesões na uretra e na bexiga e lesões nos nervos e nos vasos que vão para o membro inferior. Outras partes do corpo podem também estar lesadas, e pacientes com fraturas de pelve em traumas graves geralmente precisam ser avaliados por especialistas de múltiplas áreas.

As fraturas mais comuns são as fraturas do colo do fêmur, as trocantéricas e as subtrocantéricas. Fraturas dos ramos isquiopúbicos e iliopúbicos são frequentes em idosos com história de queda e, muitas vezes, podem passar despercebidas em exames de imagem de pouca qualidade. Em corredores (em especial, corredores de longa distância, ou aqueles que aumentaram seu volume de treinamento recentemente) com dor no quadril, deve-se suspeitar de fratura de estresse do colo do fêmur.

SÍNDROME DO RESSALTO (*SNAPPING HIP*)

▶ Alguns pacientes podem apresentar quadro de dor no quadril, associado com sensação ou mesmo visualização de um ressalto audível no aspecto lateral do quadril. Essa patologia tem sido associada com espessamento da borda posterior do trato iliotibial. O ressalto ocorre quando essa banda passa sobre o trocanter maior. O paciente pode fazer isso fletindo e rodando internamente a coxa. Isso pode trazer alguns problemas, como bursite trocantérica, ou o paciente pode ser incapaz de tolerar a sensação, o que dificulta a marcha ou a prática esportiva.

É mais frequente em adolescentes e mulheres jovens. É comum o relato de adolescentes que fazem propositalmente o movimento que desencadeia o ressalto, com o intuito de mostrar para os amigos.

O tratamento é o mesmo de outras patologias inflamatórias e inclui repouso, alongamento, AINEs e ultrassom. Nos casos refratários, em que o tratamento cirúrgico esteja indicado, pode-se realizar ressecção posterior em elipse ou zetaplastia da parte posterior da banda, bem como sua ressecção.

Outras causas de ressalto foram identificadas e incluem osteocondromatose, corpos livres intra-articulares, subluxação do quadril, lesão do lábio articular e sinovite vilonodular pigmentada.

O movimento do tendão do psoas sobre a eminência iliopectínea também pode causar ressalto. Isso é mais comum em atletas jovens, e o diagnóstico é feito por bursografia sob fluoroscopia.

SINOVITE TRANSITÓRIA DO QUADRIL

▶ A sinovite transitória do quadril é a principal causa de dor no quadril em crianças com menos de 10 anos de idade. Trata-se de uma inflamação no quadril de causa desconhecida, autolimitada e não infecciosa. É mais frequente em crianças muito ativas, podendo ocorrer na presença de quadro viral sistêmico, sendo denominado sinovite reativa.

Existem duas formas de apresentação: dor aguda, de início abrupto; e dor de instalação lenta e progressiva, localizada no quadril propriamente dito ou referida no joelho. Em geral, manifesta-se com claudicação (mancar), porém, pode ser de forte intensidade, impedindo a criança de caminhar e até dificultando os movimentos ao trocar de roupa. É importante ressaltar que o estado geral da criança permanece normal. Não apresenta febre, abatimento ou perda do apetite.

No exame físico, há pacientes com dor na mobilidade passiva do quadril, principalmente abdução (abertura da perna). Também é importante ressaltar que não há bloqueio da mobilidade, apenas limitação quando comparado com o lado contralateral. Não há sinais inflamatórios locais (inchaço ou vermelhidão). A criança geralmente está mancando grosseiramente, podendo, inclusive, não conseguir caminhar.

ARTRITE SÉPTICA ▶ A artrite séptica foi descrita por Thomas Smith em 1874. É definida como uma infecção osteoarticular causada por microrganismo piogênico, excetuando-se o bacilo da tuberculose, podendo apresentar mortalidade acima de 50%.

De acordo com a literatura norte-americana, a incidência de artrite séptica em crianças varia de cerca de 5,5 a 12 casos a cada 100 mil indivíduos, sendo o quadril a articulação mais acometida, seguida de joelho, ombro e cotovelo. Pode ocorrer em pacientes de qualquer idade, sendo mais frequente em crianças de até 5 anos.

A artrite séptica do quadril difere da artrite em outras articulações periféricas pelo potencial de complicações que pode apresentar e pelo consequente mau prognóstico. Nesse contexto, deve-se ter em mente a localização profunda da articulação do quadril, em que o médico assistente pode não evidenciar os sinais flogísticos clássicos de um processo infeccioso. Além disso, existem doenças com sintomas semelhantes, como a sinovite transitória do quadril, que podem confundir ou atrasar o diagnóstico.

Diante de um paciente com suspeita de apresentar artrite séptica do quadril, o médico depara-se com um desafio: diagnosticar uma enfermidade grave, incapacitante e devastadora que deve ser considerada uma emergência ortopédica, necessitando de tratamento imediato. O possível atraso no diagnóstico e no tratamento adequado e efetivo pode levar ao dano da cartilagem articular do acetábulo e do fêmur proximal, da epífise, da placa epifisária e da metáfise femoral proximal, resultando em sequelas muito graves que irão comprometer o futuro da articulação envolvida. Entre elas, pode-se citar perda da mobilidade articular, dor, claudicação, discrepância do comprimento dos membros e artrose precoce.

O diagnóstico precoce da artrite séptica do quadril é fator decisivo para o sucesso do tratamento e para a obtenção de resultados satisfatórios, motivo do interesse e da investigação de muitos pesquisadores. A maioria dos autores baseia sua decisão em sinais e sintomas clínicos e nos estudos de laboratório e de imagem.

Muitas vezes, a caracterização do diagnóstico é difícil. Kocher e colaboradores utilizaram quatro preditores para o diagnóstico diferencial de sinovite transitória e artrite séptica do quadril: história de febre, recusa em apoiar o membro inferior acometido, velocidade de hemossedimentação (VHS) maior que 40 mm/h e contagem de leucócitos maior que 12.000 células/mm^3. Eles encontraram um valor preditivo para artrite séptica de 40% quando os pacientes apresentavam dois critérios, 93,1% para três, e 99,6% para quatro critérios concomitantes.

O tratamento conservador é relatado em caso de diagnóstico muito precoce e boa resposta clínica aos antibióticos. Chen e colaboradores observaram que alguns casos não responderam à drenagem por aspiração e outros não necessitaram de artrotomia, concluindo que a escolha do método não é o fator mais importante, e sim a rapidez do diagnóstico e da instituição do tratamento. O objetivo do tratamento cirúrgico é a drenagem da secreção purulenta e dos produtos da reação inflamatória para descomprimir a articulação, reduzir o inóculo bacteriano, retirar os debris por meio da limpeza mecânica e impedir a ação proteolítica das enzimas, buscando proteger a articulação e facilitar a eficiência da terapêutica antibiótica. Assim, o procedimento mais aceito é a artrotomia.

DIAGNÓSTICO E AVALIAÇÃO ▶

Anamnese ▶ Nas patologias do quadril, deve-se dar especial atenção a uma anamnese direcionada às suas moléstias mais frequentes. As alterações observadas podem ser de origem congênita, como a displasia do desenvolvimento do quadril; oriundas de patologias da infância, como a doença de Still e a doença de Legg-Calvé-Perthes; provenientes de patologias da adolescência, como a epifisiólise femoral proximal; do adulto jovem, como a osteonecrose; ou da idade mais avançada, como a artrose. Causas traumáticas, como fraturas ou fraturas-luxações, hematológicas (anemia falciforme) e reumatológicas (artrite reumatoide e espondilite anquilosante), podem estar envolvidas em alterações no quadril. Além de idade, sexo (artrite reumatoide é três vezes mais comum em mulheres), etnia (anemia falciforme predomina em negros), hábitos e tratamentos medicamentosos realizados (alcoolismo e corticoterapia na osteonecrose e hormônio do crescimento na epifisiólise femoral proximal), é necessário investigar os antecedentes pessoais (patologias da infância ou fraturas) e os antecedentes familiares, na tentativa de detectar doenças reumatológicas, de depósito ou hematológicas.

É importante assegurar-se de que a dor é realmente originária do quadril, uma vez que muitos pacientes que procuram o médico para uma avaliação inicial devido à dor no quadril na realidade não apresentam dor emanada dessa articulação.

A localização da dor no quadril é o fator-chave na história para determinar se, na verdade, a dor origina-se no quadril.

Na prática ortopédica em geral, quando se pede ao paciente para localizar a área de dor, frequentemente será identificada uma área nas regiões lombossacra, iliolombar, sacroilíaca ou posterolateral da coxa.

Embora a dor nessas regiões possa ser originária do quadril, na maioria das vezes isso não ocorre. Muitas vezes, pacientes com dor no quadril localizam sua dor apontando para a região inguinal, o quadril anterior, posterior ou em todas essas direções ("sinal do C") e, não infrequentemente, dizem que a dor se localiza na região glútea. Classicamente, o paciente tem dor referida na região anterior da coxa e/ou estendendo-se até o joelho. Muitos pacientes apresentam dor na região lateral do quadril, especificamente na área do trocanter maior (atenção especial para mulheres em período perimenopáusico), local comum de bursites e tendinopatias.

EXAME FÍSICO ▶ O exame físico do quadril deve iniciar pela inspeção, que deve permitir a visualização dos principais grupos musculares da cintura escapular, coluna, cintura pélvica e membros inferiores. Neste momento, o examinador deve procurar contraturas ou atrofias musculares e cicatrizes, bem como discrepâncias ou assimetrias. A palpação deve ser centrada nas principais estruturas ósseas, musculares e neurovasculares do quadril, que incluem as espinhas e cristas ilíacas, a tuberosidade isquiática, o trocanter maior, a musculatura do quadril, o trajeto do nervo ciático, bem como a palpação da artéria femoral. À medida que prossegue com o exame da articulação do quadril, é necessário avaliar a mobilidade e a amplitude de movimento.

As amplitudes de movimento do quadril normal são:

- **Flexão:** 120 a 130°;
- **Extensão:** 20 a 30°;
- **Abdução:** 40 a 50°;
- **Adução:** 20 a 40°;
- **Rotação externa:** 45 a 50°;
- **Rotação interna:** 25 a 45°.

TRATAMENTO ▶

O tratamento da dor no quadril pode envolver medidas farmacológicas ou não farmacológicas. Quanto à terapêutica medicamentosa, esta deve ser individualizada, devendo levar em conta tanto a farmacologia dos fármacos analgésicos quanto o tipo de dor.

O objetivo do tratamento é, sempre que possível, a analgesia completa no menor tempo possível, sendo um objetivo secundário a redução da dor em 50% em casos de dor considerada forte. Em geral, é necessário utilizar mais de um medicamento, em particular em pacientes com dor de intensidade maior que 6.

A morfina deve ser considerada como opção analgésica de primeira linha, sendo considerada de escolha em pacientes com dor intensa em unidade crítica, sem instabilidade hemodinâmica, pois apresenta grande potência analgésica, com perfil de segurança aceitável e baixo risco de indução de dependência. A meperidina, por sua vez, apresenta baixa potência analgésica e grande efeito euforizante, com alto risco de dependência, devendo, portanto, ser evitada.

Em pacientes com dor leve, analgésicos comuns e anti-inflamatórios em pacientes sem contraindicação são os medicamentos de escolha. Caso o paciente apresente dor considerada moderada, os opioides considerados fracos, como o tramadol, são boas opções. Já em caso de dor forte, analgésicos comuns associados a opioides de maior potência são a indicação de escolha.

O tratamento da dor na região do quadril deve inicialmente visar ao alívio dos sintomas, especialmente nos casos de dor aguda. Analgésicos, anti-inflamatórios não esteroides (AINEs) e opioides podem fazer parte do arsenal medicamentoso (**Quadro 46.1**).

QUADRO 46.1 ▶ TRATAMENTO DA DOR AGUDA NO QUADRIL
Dor leve • Analgésicos simples • AINE
Dor moderada • Opioides fracos • Analgésicos simples • AINE
Dor intensa • Opioides fortes • Analgésicos simples • AINE

AINEs, anti-inflamatórios não esteroides.

Tratamentos com fisioterapia, acupuntura e terapia por ondas de choque também são alternativas de alívio dos sintomas que costumam ser de grande utilidade no manejo da dor.

O tratamento cirúrgico, em alguns casos, é a única alternativa para alívio sustentado da dor, sendo indicada avaliação especializada para determinação da melhor alternativa operatória.

REFERÊNCIAS ▶

Aaron RK, Lennox D, Bunce GE, Ebert T. The conservative treatment of osteonecrosis of the femoral head: a comparison of core decompression and pulsing electromagnetic fields. Clin Orthop Relat Res. 1989;(249):209-18.

Archbold HAP, Mockford B, Molloy D, McConway J, Ogonda L, Beverland D. The transverse acetabular ligament: an aid to orientation of the acetabular component during primary total hip replacement: a preliminary study of 1000 cases investigating postoperative stability. J Bone Joint Surg Br. 2006;88(7):883-6.

Bombelli R. Osteoarthritis of the hip: classification and pathogenesis: the role of osteotomy as a consequent therapy. 2nd ed. Berlin: Springer-Verlag; 1983.

Charnley J. Low friction arthroplasty of the hip: theory and practice. New York: Springer-Verlag; 1979.

Ficat RP. Idiopathic bone necrosis of the femoral head: early diagnosis and treatment. J Bone Joint Surg Br. 1985;67(1):3-9.

Herndon JH, Aufranc OE. Avascular necrosis of the femoral head in adult. Clin Orthop Relat Res. 1972;86:43-62.

Kellgren JH, Lawrence JS. Radiological assessment of osteo-artrosis. Ann Rheum Dis. 1957;16(4):494-502.

Marcus ND, Enneking WF, Massam RA. The silent hip in idiopathic aseptic necrosis treatment by bone grafting. J Bone Joint Surg Am. 1973;55(7):1331-66.

McMurray TP. Osteo-arthritis of the hip-joint. Br J Surg. 1935;22(88):716-27.

Millis MB, Murphy SB, Poss R. Osteotomies about the hip for the prevention and treatment of osteoarthrosis. Instr Course Lect. 1992;41:145-54.

Pauwels F. Biomechanics of normal and disease hip: theoretical foundation, technique and results of treatment: an atlas. New York: Springer-Verlag, 1976.

Steinberg ME. Core decompression. Semin. Arthroplasty. 1998;9(3):213-20.

Watson-Jones R. Fractures of the neck of the femur. Br J Surg. 1936;23(92):787-808.

Wroblewski BM, Charnley J. Radiographic morphology of the osteoarthritic hip. J Bone Joint Surg Br. 1982;64:568-9.

CAPÍTULO 47
DOR ÓSSEA

NATHALIA D'AGUSTINI
ANDRESSA STEFENON
DANIELA DORNELLES ROSA

CONCEITOS ▶ De acordo com a International Association for the Study of Pain (IASP), a dor é uma sensação ou experiência emocional desagradável, associada com dano tecidual real ou potencial. Em relação à **dor óssea**, é um sintoma comum em que a fonte da dor pode ser evidente, como em casos de trauma com ou sem fratura, ou de apresentação mais sutil, como a dor ocasionada pela disseminação óssea de uma doença maligna. Devido ao alto impacto na qualidade de vida dos pacientes, o sintoma de dor óssea sempre deve ser investigado.

CLASSIFICAÇÃO ▶ De maneira geral, a dor óssea pode ser **aguda** (duração inferior a 30 dias) ou **crônica** (duração superior a 30 dias). Segundo seu mecanismo fisiopatológico, pode ser classificada em três tipos: (1) dor de predomínio nociceptivo, (2) dor de predomínio neuropático e (3) dor mista.

DOR DE PREDOMÍNIO NOCICEPTIVO ▶ Ocorre por ativação fisiológica de receptores de dor e está relacionada à lesão de tecidos ósseos, musculares ou ligamentares. Geralmente responde bem ao tratamento sintomático com analgésicos ou anti-inflamatórios não esteroides (AINEs).

DOR DE PREDOMÍNIO NEUROPÁTICO ▶ É definida como dor iniciada ou causada por lesão ou disfunção do sistema nervoso. A dor neuropática pode localizar-se em qualquer nível do sistema nervoso – dor neuropática central ou dor neuropática periférica. Contrariamente à dor nociceptiva, a dor neuropática responde pobremente aos analgésicos comuns (paracetamol, dipirona, AINEs, opioides fracos).

CAUSAS ▶ A principal razão pela qual a dor óssea ocorre em um grupo tão diverso de distúrbios (**Quadro 47.1**) é que o esqueleto é necessário para o suporte estrutural, o movimento, a proteção dos órgãos internos, o armazenamento e a liberação de fatores minerais e de crescimento e o nascimento e a maturação de células sanguíneas.

PERDA DE MINERALIZAÇÃO ÓSSEA (OSTEOPOROSE) ▶ A osteoporose é um processo em que há perda de densidade óssea por desmineralização. É importante ressaltar que a osteoporose não costuma causar dor nem qualquer outro sintoma. Porém, como os ossos se tornam mais frágeis, ficam mais sujeitos a fraturas, o que, por sua vez, pode gerar dor óssea.

QUADRO 47.1 ▸ CAUSAS DE DOR ÓSSEA

- **Endocrinológicas:** hiperparatireoidismo, síndrome de Cushing, osteoporose
- **Gastrintestinais:** doença celíaca, doença de Crohn, colite ulcerativa
- **Hematológicas:** mieloma múltiplo, leucemia, anemia falciforme
- **Infecciosas:** doença de Lyme, osteomielite
- **Nefrológica:** insuficiência renal
- **Neurológica:** degeneração vertebral
- **Oncológica:** metástase óssea
- **Reumatológicas:** espondilite anquilosante, artrite reumatoide, osteoartrite, gota
- **Trauma e excesso de uso**

INTERRUPÇÃO DO SUPRIMENTO SANGUÍNEO ▸

Anemia falciforme ▸ Trata-se de uma doença hereditária que ocorre principalmente em indivíduos negros e deve-se à distorção das hemácias, que possuem formato de foice e tornam-se, com isso, mais frágeis, muitas vezes tendo dificuldade de passar pelos vasos sanguíneos. Quando ocorre bloqueio desses vasos, há dano tecidual por falta de suprimento sanguíneo em diversos locais do corpo, mas mais frequentemente nos ossos.

INFECÇÃO ▸

Osteomielite aguda ▸ É uma infecção do osso e da medula óssea, geralmente causada por disseminação hematogênica de bactérias provenientes de infecções na pele ou das vias aéreas.

Osteomielite crônica ▸ Ocorre quando a osteomielite aguda não for tratada.

DOENÇA MALIGNA PRIMÁRIA OU METASTÁTICA ▸ Diversos tipos de câncer podem disseminar-se para os ossos, causando dor óssea, bem como podem ter origem neles (tumores malignos primários dos ossos). Os tipos de câncer que mais comumente se disseminam para os ossos são: mama, pulmão, rim, tireoide e próstata. Mieloma múltiplo é um tumor que surge na medula óssea e também pode ser causa de dor óssea, assim como a leucemia. A dor costuma ser causada pela desmineralização óssea, ou seja, pela invasão do tumor no periósteo, por pressão que o tumor exerce en nervos e outros tecidos circunjacentes ou por fraturas ocasionadas (fraturas patológicas). Os sítios mais comuns são: coluna vertebral, crânio, úmero, costelas, pelve e fêmur.

TRAUMA E EXCESSO DE USO ▸ Fraturas geralmente ocorrem por sobrecarga em ossos normais ou em ossos com deficiência de mineralização. A dor costuma ser intensa.

DIAGNÓSTICO E AVALIAÇÃO ▸

ANAMNESE E EXAME FÍSICO ▸ A anamnese deve ser completa e, além das perguntas pertinentes a qualquer investigação de sinais e sintomas, devem ser incluídos questionamentos sobre:

- Local da dor;
- Padrão da dor (início, duração, tipo, atividades que aliviam e atividades que pioram esse sintoma);
- Sinais e sintomas associados (edema, eritema, hematoma, hipersensibilidade, dificuldade de mobilização, limitação funcional, rigidez óssea, fratura, febre);
- Uso de medicamentos;
- Comorbidades.

O exame físico também deve ser completo, mas com ênfase na região acometida.

EXAMES LABORATORIAIS E EXAMES DE IMAGEM ▶ Os exames laboratoriais incluem eritrograma, leucograma e plaquetas. Quanto aos exames de imagem, a radiografia simples deve ser o exame inicial. A tomografia computadorizada é solicitada para confirmar e detalhar alterações visualizadas na radiografia, enquanto a cintilografia é solicitada para o diagnóstico de lesões blásticas.

Os demais exames devem ser solicitados de acordo com as patologias a serem investigadas.

MEDIDA DA INTENSIDADE DA DOR ▶

Escalas unidimensionais ▶ As mais utilizadas são:

- **Escala visual-analógica:** é o melhor parâmetro de avaliação da intensidade da dor. Ao longo de uma linha de 10 cm ocorre a variação da dor, em que a extremidade esquerda corresponde à ausência de dor, aumentando progressivamente até a extremidade direita, onde se localiza a dor mais intensa já percebida pelo paciente;
- **Escala categórico-verbal:** pode ter quatro categorias (nenhuma dor, dor leve, dor moderada e dor grave) até seis ou 15 categorias. A sensibilidade para detectar resposta ao tratamento analgésico aumenta à medida que aumenta o número de categorias da escala. Uma medida com mais de 3 cm na escala visual-analógica corresponde a uma dor no mínimo moderada na escala categórico-verbal de quatro categorias;
- **Escala categórico-numérica:** escala que varia de zero (correspondendo à ausência de dor) até 10 (a dor mais intensa já percebida). Essa escala é útil para avaliar se o tratamento analgésico está sendo efetivo, de acordo com o grau de melhora ou piora da dor.

Escalas multidimensionais ▶ Diversos questionários foram delineados para avaliar a dor crônica de maneira multidimensional, ou seja, considerando aspectos que podem estar envolvidos na origem da dor. Entre esses questionários, os mais utilizados são:

- **Inventário resumido da dor (BPI, do inglês *brief pain inventory*):** mais utilizado em pacientes com dor crônica devida à doença maligna. Foi desenvolvido para ser de fácil, rápida e simples aplicação. Inclui 15 itens que avaliam existência de dor, intensidade, localização, interferência

funcional, estratégias terapêuticas e eficácia do tratamento. A evidência existente demonstra que é um instrumento válido, reprodutível e sensível na detecção, no acompanhamento e na caracterização da dor;
- **Questionário de dor McGill:** mais utilizado em pacientes com dor crônica não maligna. Avalia as qualidades sensoriais, afetivas, temporais e miscelânea da dor. Foi analisada a sensibilidade para avaliar o efeito do tratamento analgésico; no entanto, não se mostrou sensível para detectar suas mudanças.

TRATAMENTO ▶ O tratamento deve ser direcionado para a causa da dor óssea. O tratamento sintomático da dor segue as diretrizes da Organização Mundial da Saúde (OMS), com ajustes necessários conforme cada caso clínico. Após avaliação da dor de acordo com as escalas de mensuração adequadas para cada paciente, inicia-se o tratamento medicamentoso (**Figura 47.1**). A seleção do analgésico deve ser feita com base na intensidade da dor (**Tabelas 47.1** a **47.4**).

ESCADA ANALGÉSICA ▶ Pacientes com dor leve a moderada que não estão usando analgésicos devem iniciar a analgesia pelo **primeiro degrau**, em que se recomenda o uso de analgésicos não opioides (p. ex., paracetamol) e AINEs.

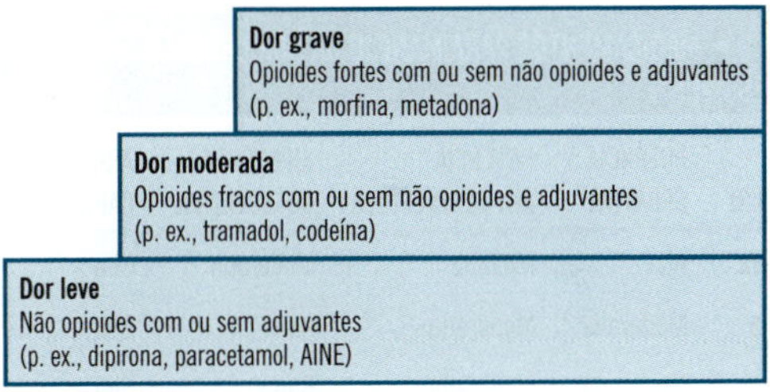

Dor grave
Opioides fortes com ou sem não opioides e adjuvantes
(p. ex., morfina, metadona)

Dor moderada
Opioides fracos com ou sem não opioides e adjuvantes
(p. ex., tramadol, codeína)

Dor leve
Não opioides com ou sem adjuvantes
(p. ex., dipirona, paracetamol, AINE)

FIGURA 47.1 ▶ **DEGRAUS PARA O TRATAMENTO DA DOR.**
AINE, anti-inflamatório não esteroide.

TABELA 47.1 ▶ **MEDICAMENTOS PARA MANEJO DA DOR LEVE A MODERADA – ANALGÉSICOS NÃO OPIOIDES**

MEDICAMENTO	DOSE (mg)	INTERVALO DE USO	COMENTÁRIOS
Paracetamol	500 VO	A cada 4-6 h	Efeitos colaterais incomuns
Ibuprofeno	400 VO	A cada 4-6 h	Disponível sem prescrição
Naproxeno	250-500 VO	A cada 12 h	Efeitos tardios podem decorrer da meia-vida longa
Indometacina	25-50 VO	A cada 8 h	Efeitos colaterais gastrintestinais comuns

VO, via oral.

TABELA 47.2 ▶ MEDICAMENTOS PARA MANEJO DA DOR MODERADA A INTENSA – ANALGÉSICOS OPIOIDES

MEDICAMENTO	DOSE PARENTERAL (mg)	DOSE VO (mg)	COMENTÁRIOS
Codeína	30-60 a cada 4 h	30-60 a cada 4 h	Náuseas são comuns
Oxicodona	–	5-10 a cada 4-6 h	Frequentemente disponível com paracetamol ou ácido acetilsalicílico
Morfina	5 a cada 4 h	30 a cada 4 h	
Metadona	5-10 a cada 6-8 h	5-20 a cada 6-8 h	Sedação tardia devido à meia-vida longa
Fentanila	25-100 µg/h	–	Adesivo transdérmico de 72 h
Tramadol	50-100 a cada 4-6 h	50-100 a cada 4-6 h	Ação opioide adrenérgica/mista

VO, via oral.

TABELA 47.3 ▶ MEDICAMENTOS PARA MANEJO DA DOR CRÔNICA – ADJUVANTES: ANTIDEPRESSIVOS

MEDICAMENTO	POTÊNCIA SEDATIVA	POTÊNCIA ANTICOLINÉRGICA	HIPOTENSÃO ORTOSTÁTICA	ARRITMIA CARDÍACA	DOSE MÉDIA
Amitriptilina	Alta	Máxima	Moderada	Sim	150 mg
Imipramina	Moderada	Moderada	Alta	Sim	200 mg
Nortriptilina	Moderada	Moderada	Baixa	Sim	100 mg
Desipramina	Baixa	Baixa	Baixa	Sim	150 mg
Venlafaxina	Baixa	Nenhuma	Nenhuma	Não	150 mg
Duloxetina	Baixa	Nenhuma	Nenhuma	Não	40 mg

Para os casos de pacientes com dor moderada que não estão usando analgésicos, a dor deve ser inicialmente manejada com opioides do **segundo degrau** (opioides fracos, p. ex., tramadol e codeína).

Recomenda-se que pacientes com dor moderada a intensa que não estão usando analgésicos iniciem o tratamento com opioides do **terceiro degrau** (opioides fortes, p. ex., morfina e metadona).

Princípios da escada analgésica ▶ Para a **dor aguda**, usar a escada de forma descendente, ou seja, usar o terceiro ou o segundo degrau nos primeiros dias de hospitalização ou após cirurgias/procedimentos dolorosos, de acordo com as escalas de mensuração de dor. Nos dias subsequentes ao trauma

TABELA 47.4 ▶ MEDICAMENTOS PARA MANEJO DA DOR CRÔNICA – ADJUVANTES: ANTICONVULSIVANTES

MEDICAMENTO	DOSE VO (mg)	INTERVALO DE USO
Fenitoína	300	Diariamente, ao deitar
Carbamazepina	200-300	A cada 6 h
Oxcarbazepina	300	2 ×/dia
Clonazepam	1	A cada 6 h
Gabapentina	600-1.200	A cada 8 h
Pregabalina	150-600	2 ×/dia

VO, via oral.

tecidual, descer a escada analgésica. Para a **dor crônica**, iniciar pelo primeiro degrau para dores leves. Quando não ocorre o alívio da dor, adiciona-se um opioide fraco para a dor de intensidade leve a moderada (segundo degrau). Quando essa combinação for insuficiente, deve-se substituir o opioide fraco por um opioide forte. Os medicamentos adjuvantes devem ser associados em todos os degraus da escada, de acordo com as indicações específicas (antidepressivos, anticonvulsivantes, neurolépticos, bifosfonados, corticosteroides).

Os analgésicos devem ser administrados de preferência pela **via oral**. Vias de administração alternativas, como retal, transdérmica ou parenteral, podem ser úteis em pacientes com disfagia, vômitos incoercíveis ou obstrução intestinal.

Os analgésicos devem ser administrados em **intervalos regulares** de tempo. A dose subsequente precisa ser administrada antes que o efeito da dose anterior tenha terminado. Alguns pacientes que utilizam opioides necessitam de doses de resgate, além das doses regulares, para as dores incidentais ou súbitas.

A **dose correta individualizada** dos opioides é a que causa alívio da dor com o mínimo de efeitos adversos.

TRATAMENTO ADJUVANTE DA DOR CRÔNICA NEUROPÁTICA ▶ É um grupo heterogêneo de medicamentos que contribuem para o alívio da dor, tratam os efeitos adversos dos analgésicos, potencializam a analgesia e melhoram os distúrbios psicológicos associados ao quadro álgico.

RECOMENDAÇÕES ▶

- Não combinar dois AINEs e não os usar por período maior que 7 dias.
- Não associar dois opioides fracos.
- Dois opioides fortes só podem ser prescritos associados se um deles for utilizado com resgate.
- Os seguintes efeitos adversos e complicações devem ser observados, monitorizados e tratados durante todo o tratamento analgésico com opioides: tolerância, dependência física (ou abstinência), dependência psicológica (vício), sedação, náuseas e vômitos, prurido, retenção urinária e depressão respiratória.

REFERÊNCIAS ▶

Merskey H, Bogduk N. Classification of chronic pain: descriptions of chronic pain syndromes and definitions of pain terms. 2nd ed. Seattle: IASP; c1994.

World Health Organization. WHO model list of essential medicines. Geneva: WHO; 2017 [capturado em 24 out. 2017]. Disponível em: http://www.who.int/medicines/publications/essentialmedicines/20th_EML2017_FINAL_amendedAug2017.pdf

LEITURAS RECOMENDADAS ▶

Caraceni A, Cherny N, Fainsinger R, Kaasa S, Poulain P, Radbruch L, et al. Pain measurement tools and methods in clinical research in palliative care: recommendations of an Expert Working Group of the European Association of Palliative Care. J Pain Symptom Manage. 2002;23(3):239-55.

Cherny NI, Portenoy RK. The management of cancer pain. CA Cancer J Clin. 1994;44(5):263-303.

Collins SL, Moore RA, McQuay HJ. The visual analogue pain intensity scale: what is moderate pain in millimetres? Pain. 1997;72(1-2):95-7.

Farrar JT, Young JP Jr, LaMoreaux L, Werth JL, Poole RM. Clinical importance of changes in chronic pain intensity measured on an 11-point numerical pain rating scale. Pain. 2001;94(2):149-58.

Kasper DL, Fauci AS, Hauser SL, Longo DL, Jameson JL, Loscalzo J, organizadores. Medicina interna de Harrison. 19. ed. Porto Alegre: AMGH; 2017. 2 v.

Keller S, Bann CM, Dodd SL, Schein J, Mendoza TR, Cleeland CS. Validity of the brief pain inventory for use in documenting the outcomes of patients with noncancer pain. Clin J Pain. 2004;20(5):309-18.

Levy MH. Pharmacologic treatment of cancer pain. N Engl J Med. 1996;335(15):1124-32.

Mantyh PW. The neurobiology of skeletal pain. Eur J Neurosci. 2014;39(3):508-19.

Tan G, Jensen MP, Thornby JI, Shanti BF. Validation of the brief pain inventory for chronic nonmalignant pain. J Pain. 2004;5(2):133-7.

Turk DC, Wilson HD, Cahana A. Treatment of chronic non-cancer pain. Lancet. 2011;377(9784):2226-35.

Wallenstein SL, Heidrich G 3rd, Kaiko R, Houde RW. Clinical evaluation of mild analgesics: the measurement of clinical pain. Br J Clin Pharmacol. 1980;10 Suppl 2:319S-327S.

SITES RECOMENDADOS ▶

Cancernetwork [http://www.cancernetwork.com/]
Edmonton Zone Palliative Care Program [http://www.palliative.org/index.html]
International Association for the Study of Pain [http://www.iasp-pain.org/index.aspx]
World Health Organization [http://www.who.int/en/]

CAPÍTULO 48

DOR TORÁCICA

GABRIELA FEHRENBACH
MÁRCIO TORIKACHVILI
RUHAN FALCÃO PERUCHI
SANDRO CADAVAL GONÇALVES

CONCEITOS ▶ Dor torácica é um sintoma comum na prática clínica e pode ser definida como qualquer sensação dolorosa ou de desconforto que ocorra entre a mandíbula e a cicatriz umbilical, podendo envolver também os membros superiores e o dorso. Os pacientes podem apresentar níveis diferentes de percepção de dor torácica, consequentemente com descrições variáveis de qualidade, intensidade e duração.

A avaliação da dor torácica representa um verdadeiro desafio diagnóstico, pois esse sintoma pode ser a manifestação de doenças em diversos órgãos. Portanto, é fundamental que o médico seja capaz de reconhecer as características da dor torácica que podem estar relacionadas a diagnósticos de maior risco.

A suspeita clínica precoce e o diagnóstico ágil são especialmente importantes na síndrome coronariana aguda, no tromboembolismo pulmonar e na dissecção aguda de aorta, para que o tratamento eficaz seja instituído no menor tempo possível. A necessidade de anamnese e exame físico precisos – e, ao mesmo tempo, realizados de maneira eficiente – torna a avaliação da dor torácica bastante peculiar e de grande importância nos atendimentos de emergência.

CAUSAS ▶ O **Quadro 48.1** descreve os principais diagnósticos que cursam com dor torácica.

QUADRO 48.1 ▶ DIAGNÓSTICOS DIFERENCIAIS DE DOR TORÁCICA

Causas cardiovasculares
- Angina de peito
- Infarto agudo do miocárdio
- Pericardite
- Dissecção aórtica
- Estenose aórtica
- Anemia/hipoxia

Causas pulmonares
- Pneumonia
- Embolia pulmonar
- Pneumotórax
- Pleurite
- Neoplasias

Causas musculoesqueléticas
- Costocondrite (síndrome de Tietze)
- Fratura de arcos costais
- Herpes-zóster
- Discopatia cervical
- Síndrome do desfiladeiro torácico
- Trauma

Causas gastrintestinais
- Doença do refluxo gastresofágico
- Esofagite
- Espasmo esofagiano
- Ruptura esofágica
- Úlcera péptica
- Pancreatite aguda
- Cólica biliar

Miscelânea
- Transtorno de ansiedade
- Transtorno do pânico
- Transtornos do humor
- Transtorno de somatização
- Ganho secundário

Fonte: Yelland.

DIAGNÓSTICO E AVALIAÇÃO ▶ A condução da história e do exame físico é o elemento principal na abordagem aos pacientes com dor torácica. A avaliação clínica deve ser dirigida às características da dor torácica

(**Tabela 48.1**), bem como devem ser avaliadas as características epidemiológicas do paciente, buscando identificar a presença de possíveis fatores de risco para doença cardiovascular, que confirma a probabilidade de dor torácica de origem cardíaca.

É fundamental detalhar as características semiológicas da dor torácica, a fim de facilitar a identificação precoce de causas graves, bem como direcionar o raciocínio clínico a causas de menor morbidade. É necessário contemplar o tipo de dor, a duração, a localização, a irradiação, os fatores desencadeantes e de alívio e outros sintomas associados, conforme **Quadro 48.2** e **Tabela 48.2**.

ANAMNESE ▶ A chegada do paciente com dor torácica pode ocorrer em dois cenários: ambulatorial ou hospitalar. Em ambos, a anamnese é a melhor ferramenta para guiar ao diagnóstico correto. As características da dor devem

TABELA 48.1 ▶ CARACTERÍSTICAS CLÍNICAS DOS DIAGNÓSTICOS DIFERENCIAIS DE DOR TORÁCICA

CAUSAS	CARACTERÍSTICAS CLÍNICAS
Infarto agudo do miocárdio/angina de peito	Dor pericordial em aperto, pressão, peso ou ardência na região retroesternal, provocada por esforço físico, com irradiação para um ou dois membros superiores, mandíbula ou dorso, acompanhada de sudorese e náuseas, aliviada rapidamente com nitratos ou repouso
Dissecção aórtica	Dor precordial excruciante, de instalação espontânea, "em rasgo", que pode cursar com hipotensão, alteração de pressão arterial entre os membros superiores e redução de pulsos em membros inferiores
Pericardite	Dor precordial contínua, ventilatório-dependente, obtendo alívio com a flexão anterior do tórax
Embolia pulmonar	Dor torácica do tipo visceral, mal-localizada, associada à dispneia, à taquipneia ou à hemoptise, em pacientes com fatores de risco para tromboembolismo venoso
Pneumonia	Dor pleurítica ventilatório-dependente, associada à febre e à tosse produtiva
Pneumotórax espontâneo	Dispneia e dor pleurítica súbitas, com redução do murmúrio vesicular, em pacientes jovens e longilíneos
Doença do refluxo gastresofágico	Dor em queimação e regurgitação, que piora com o jejum e ao deitar; alivia com a alimentação ou com antiácidos
Pancreatite aguda	Dor epigástrica de início agudo, persistente, mal-localizada, com irradiação para o dorso, relacionada a náuseas e vômitos
Distúrbios musculoesqueléticos	Dor superficial e bem-localizada, reprodutível à palpação, com piora à movimentação do tórax ou da região cervical
Transtornos psiquiátricos	Agitação psicomotora, choro lábil, sensação de medo ou de morte iminente, em alguns casos com sintomas psicóticos

QUADRO 48.2 ▶ CARACTERÍSTICAS SEMIOLÓGICAS DA DOR TORÁCICA

- **Localização:** a dor torácica pode ser difusa ou bem localizada; dores com localização puntiforme e reprodutíveis à palpação sugerem dor musculoesquelética; a dor de origem isquêmica geralmente é difusa e, muitas vezes, definida como desconforto
- **Tipo:** características em aperto ou ardência são típicas de dor de origem isquêmica cardíaca; dor ventilatório-dependente está principalmente associada a processos pleuropulmonares, mas também pode estar presente em etiologia musculoesquelética; dores lancinantes devem lembrar dissecção de aorta; dor em queimação pode ocorrer em doença do refluxo gastresofágico; cabe ressaltar que embolia pulmonar pode ocorrer com dispneia sem dor associada
- **Intensidade:** deve ser graduada em notas de 0-10, em que 10 descreve a pior dor que o indivíduo já experimentou na vida
- **Irradiação:** na síndrome coronariana aguda, a dor geralmente é retroesternal e pode irradiar para ambos os membros superiores, o pescoço, a mandíbula e o dorso; muitas vezes, a irradiação para a mandíbula causa sensação de sufocamento; a dor típica de dissecção de aorta irradia para o dorso ou para o abdome, acompanhando o trajeto do vaso
- **Duração:** dores contínuas e com duração de dias não são comuns nas síndromes isquêmicas
- **Fatores desencadeantes:** o esforço físico e o estresse emocional podem ser desencadeantes de dor de origem isquêmica, porém, deve-se ter em mente que ela pode surgir em repouso em síndromes instáveis; deve ser pesquisado também início com alimentação associada a distúrbios de origem gastrintestinal, bem como início da dor à mobilização que pode estar presente em origem musculoesquelética; além disso, dores que iniciam subitamente em repouso podem estar associadas à embolia pulmonar, à dissecção de aorta e ao pneumotórax
- **Fatores de alívio e piora:** o principal fator de alívio a ser lembrado é o repouso, muito associado às síndromes isquêmicas; o uso de nitrato pode aliviar as dores de origem cardíaca isquêmica, mas esse efeito não tem capacidade de distinguir de outra etiologia; além disso, alívio com alimentação pode estar associado à úlcera gástrica; alívio com imobilidade ou posicional pode estar associado a processos musculoesqueléticos ou até à pericardite (posição genupeitoral)
- **Sintomas associados:** sudorese, náuseas e vômitos são sintomas frequentes associados à dor de origem isquêmica; dispneia é um sintoma que pode se apresentar associado a diversas etiologias, tanto cardíacas isquêmicas como pleuropulmonares e, em alguns casos, é o único sintoma presente na embolia pulmonar; hemoptise, síncope e tosse também podem estar presentes em casos de embolia pulmonar; febre é mais comum em síndromes infecciosas

Fonte: Adaptado de Erhardt e colaboradores.

ser avaliadas com dados de história pessoal, história patológica pregressa e história familiar. Deve-se sempre levar em consideração que mulheres, idosos e pacientes com diabetes podem apresentar sintomas atípicos.

Em paciente com síndrome coronariana aguda prévia, a queixa de desconforto ou dor torácica com as mesmas características do episódio anterior é muito sugestiva de novo evento isquêmico.

TABELA 48.2 ► CARACTERÍSTICAS ESPECÍFICAS NA ABORDAGEM SEMIOLÓGICA DA DOR TORÁCICA

ELEMENTO SEMIOLÓGICO	QUESTIONAMENTO	COMENTÁRIOS
Qualidade	Como você descreveria a dor?	Aperto, pressão, peso e ardência são mais sugestivos de dor anginosa
Localização	Onde é a dor? Aponte com seu dedo onde você sente a dor.	Compreender a topografia dolorosa e também a sua área de extensão é fundamental para o diagnóstico diferencial
Irradiação	A dor fica apenas no peito ou vai para algum outro lugar do corpo?	A dissecção aórtica pode apresentar irradiação para a região interescapular, e as doenças biliares podem irradiar para o dorso ou ombro direito
Intensidade	Em uma escala de 0 a 10, qual é a intensidade da dor?	Para facilitar a compreensão da escala numérica de dor, uma dor de intensidade 10 pode ser comparada à dor do parto, de cálculo renal ou de fraturas ósseas
Duração	A dor é contínua e presente, ou ela tem períodos de alívio espontâneo?	A dor contínua é preocupante e deve chamar a atenção para causas de maior gravidade
Fatores de alívio ou piora	Existe algo que você faça que aumente ou diminua a intensidade da dor?	Questionar especificamente sobre o uso de nitratos, antiácidos ou repouso
Similaridade com episódios isquêmicos anteriores	A dor que você sente agora é semelhante à dor dos seus episódios anteriores de infarto agudo do miocárdio?	Os episódios de angina ou de infarto agudo do miocárdio costumam ser de intensidade semelhante ao longo do tempo
Pleuricidade	A dor piora com a respiração profunda ou com a tosse?	Sugere uma origem pleuropulmonar da dor
Posicionamento	Ocorre algum alívio ou piora da dor com mudança de posicionamento do tórax?	Associado à palpação, pode reduzir as possibilidades de origem anginosa
Palpabilidade	Se eu apertar o seu tórax, a dor que você sente pode ser reproduzida?	Pontos dolorosos específicos são mais sugestivos de causas musculoesqueléticas

(Continua)

TABELA 48.2 ► CARACTERÍSTICAS ESPECÍFICAS NA ABORDAGEM SEMIOLÓGICA DA DOR TORÁCICA (Continuação)

ELEMENTO SEMIO-LÓGICO	QUESTIONAMENTO	COMENTÁRIOS
Atividade física	A dor fica mais intensa com a realização de atividades como caminhar rapidamente ou subir escadas?	Reforça a possibilidade de origem anginosa
Estresse emocional	Quando você fica triste ou nervoso, a dor é afetada?	Avaliação de origem psicogênica da dor

EXAME FÍSICO ► Em todos os pacientes com dor torácica, o exame físico deve ser o mais completo possível e deve incluir:

- **Avaliação dos sinais vitais e do estado hemodinâmico:** quando o paciente é recebido na emergência, faz parte do exame inicial analisar critérios de instabilidade hemodinâmica, por meio da avaliação de perfusão periférica (tempo de enchimento capilar, estado mental) e dos sinais vitais. Em pacientes **instáveis**, é necessário aplicar as manobras de suporte avançado de vida em cardiologia (SAVC) para estabilização clínica antes ou concomitantemente com a investigação diagnóstica. Pacientes instáveis ou com suspeita diagnóstica de alto risco devem ser rapidamente monitorizados (eletrocardiograma [ECG], saturação de oxigênio e sinais vitais frequentes). Em pacientes **estáveis**, o exame físico inicial deve abranger ectoscopia em busca de palidez mucocutânea, desidratação, fácies sindrômica, avaliação de pressão arterial nos dois membros superiores em busca de diferença de pressões – levantando a suspeita de dissecção de aorta –, frequência cardíaca e respiratória, além da palpação dos pulsos periféricos;
- **Avaliação do sistema cardiovascular:** deve ser realizado exame físico cardíaco completo, com ausculta cardíaca em busca de sopros, arritmias, abafamento de bulhas, presença de bulhas acessórias e atrito pericárdico. Presença de B3 sugere fortemente insuficiência cardíaca. Turgência jugular, refluxo hepatojugular e edema periférico sugerem insuficiência cardíaca direita. Abafamento de bulhas associado a pulso paradoxal deve levantar a hipótese de tamponamento cardíaco;
- **Avaliação do sistema pulmonar:** deve ser realizada ausculta pulmonar em busca de ruídos adventícios e ausência de murmúrio vesicular. Crepitantes podem sugerir processos infecciosos pneumônicos ou, quando presentes bilateralmente, congestão pulmonar. Na ausência ou diminuição de murmúrios vesiculares, a percussão pode evidenciar macicez, indicando consolidação ou derrame pleural, ou som hiper-ressonante, indicando pneumotórax;
- **Avaliação da caixa torácica:** deve ser realizada palpação da caixa torácica em busca de lesões na pele que sugiram herpes-zóster, presença de lesões que sugiram trauma e palpação em busca de ponto doloroso e que reproduza a dor.

EXAMES COMPLEMENTARES ▶ Primeiramente, devem ser investigadas as causas de dor torácica com risco iminente de morte ou complicações graves. Nesse cenário, o ECG apresenta-se como um exame de baixo custo e capaz de oferecer uma extensa gama de informações úteis. A análise deve buscar elevações do segmento ST ou novo bloqueio de ramo esquerdo, pois implica uma possível necessidade de revascularização imediata.

Cabe ressaltar que a incidência de síndrome coronariana aguda é de 5% em pacientes com ECG absolutamente normal. É importante também que ECGs seriados sejam adquiridos a fim de diagnosticar alterações dinâmicas no traçado.

A radiografia de tórax, também devido ao baixo custo e à facilidade de execução, faz parte da avaliação do paciente com dor torácica. Cerca de 90% dos pacientes com dissecção de aorta apresentam alterações nesse exame; por outro lado, pacientes com embolia pulmonar podem apresentar exame absolutamente normal. Também é importante para identificação de pneumonia, pneumotórax e pneumomediastino. Nesse cenário, a tomografia computadorizada contribui com informações detalhadas e é especialmente importante para diagnóstico de embolia pulmonar (nesse caso, angiotomografia).

Outra modalidade de imagem bastante importante é a ultrassonografia, uma vez que é de fácil execução e pode ser realizada à beira do leito. O ecocardiograma contribui na identificação de derrame pericárdico, tamponamento cardíaco, valvulopatias, anormalidades estruturais e avaliação da função cardíaca.

Biomarcadores de necrose miocárdica fazem parte da investigação complementar, preferencialmente a troponina. Uma vez que a sensibilidade depende da probabilidade pré-teste, do tempo de início de sintomas e da curva de elevação, vários protocolos de avaliação têm sido adotados com o objetivo de melhorar a acurácia diagnóstica do método.

Os D-dímeros devem ser utilizados para pacientes com baixa probabilidade pré-teste, uma vez que possuem alto valor preditivo negativo em decorrência da sua alta sensibilidade. Resultado positivo não confirma o diagnóstico de embolia pulmonar, devido aos vários fatores que podem elevar o nível sérico do D-dímero.

O peptídeo natriurético cerebral (BNP, do inglês *brain natriuretic peptide*) tem valor para diagnóstico diferencial principalmente de dispneia, uma vez que resultado < 50 tem valor preditivo negativo extremamente alto para insuficiência cardíaca.

TRATAMENTO ▶ O manejo da dor torácica deve ter como foco a causa encontrada. Os diagnósticos diferenciais de dor torácica e seus princípios básicos de tratamento estão listados na **Tabela 48.2** e no **Quadro 48.3**.

DRGE, doença do refluxo gastresofágico; HAS, hipertensão arterial sistêmica; IAM, infarto agudo do miocárdio; IBPs, inibidores da bomba de prótons; TEV, tromboembolismo venoso.

INFARTO AGUDO DO MIOCÁRDIO E ANGINA DE PEITO ▶ Em pacientes com elevação do segmento ST ao ECG, a terapia de reperfusão deve ser realizada com urgência, por meio da intervenção coronariana percutânea ou da trombólise farmacológica. Para todos os pacientes, deve-se considerar o resultado

QUADRO 48.3 ▶ ACHADOS IMPORTANTES NA ABORDAGEM DO DIAGNÓSTICO DIFERENCIAL DA DOR TORÁCICA POR SISTEMAS

DOR TORÁCICA DO SISTEMA CARDIOVASCULAR

IAM/angina
- Dor retroesternal?
- Piora aos esforços?
- Alívio com nitratos/repouso?

Dissecção aórtica
- Dor com irradiação para região interescapular?
- HAS prévia?
- Diferença de pulsos?

Pericardite
- Atrito pericárdico?
- Piora com decúbito dorsal?
- Alívio ao sentar/inclinar para a frente?

DOR TORÁCICA DO SISTEMA RESPIRATÓRIO

Pneumonia
- Febre?
- Tosse produtiva?
- Consolidação pulmonar à radiografia de tórax?

Embolia pulmonar
- Fatores de risco para TEV?
- Dispneia?
- Taquipneia?

Pneumotórax
- Trauma torácico recente?
- Dispneia?
- Hipoxemia?

DOR TORÁCICA DO SISTEMA DIGESTIVO

DRGE
- Pirose?
- Disfagia?
- Alívio com antiácidos/IBPs?

Pancreatite aguda
- Dor epigástrica com irradiação para o dorso?
- Piora à palpação?
- Associada a náuseas/vômitos?

OUTRAS CAUSAS DE DOR TORÁCICA

Dor musculoesquelética
- Trauma local?
- Piora com a movimentação?
- Piora com a palpação?

Crise de ansiedade
- História de ansiedade?
- Sensação de morte iminente?
- Parestesias em extremidades e região perioral?

---

dos biomarcadores (como troponina) e ECGs seriados. Vários escores de gravidade têm implicação no manejo e no prognóstico, como a classificação de Killip e os escores TIMI (do inglês *thrombolysis in myocardial infarction*) ou GRACE (do inglês *Global Registry of Acute Coronary Events*).

DISSECÇÃO AÓRTICA ▶ O controle da frequência cardíaca e da pressão arterial é extremamente importante, pois diminui a tensão sobre a parede do vaso dissecado e o risco de ruptura. Esse controle pode ser atingido com a combinação do uso de β-bloqueadores e nitroprusseto de sódio. O manejo pode ser conservador, com intervenção percutânea ou exigir cirurgia em caráter de emergência, dependendo das características da dissecção e do estado clínico.

PERICARDITE ▶ A dor pode ser manejada com o uso de anti-inflamatórios. Nos casos graves de pericardite associados a tamponamento cardíaco e instabilidade hemodinâmica, é necessário realizar pericardiocentese.

EMBOLIA PULMONAR ▶ Após o diagnóstico, a principal terapia a ser implementada é a anticoagulação. Nos casos de embolia pulmonar maciça ou submaciça, a trombólise ou embolectomia pode ter papel importante no desfecho desses pacientes.

PNEUMONIA ▶ O tratamento com antibióticos deve ser iniciado o mais breve possível. A necessidade ou não de internação hospitalar pode ser avaliada pelo escore CURB-65. A presença de derrame pleural com empiema deve ser investigada nos casos mais graves, pois, nesses casos, a drenagem é necessária para resolução da pneumonia.

PNEUMOTÓRAX ESPONTÂNEO ▶ A tensão no tórax deve ser aliviada com o uso de um dreno torácico. No paciente hemodinamicamente instável, deve ser realizada uma toracocentese de emergência na linha hemiclavicular do segundo espaço intercostal do tórax afetado.

DOENÇA DO REFLUXO GASTRESOFÁGICO ▶ Os inibidores da bomba de prótons promovem rápido alívio dos sintomas e são mais efetivos que os anti-histamínicos. A possibilidade de úlcera gástrica perfurada deve ser avaliada nos casos mais graves, principalmente quando o paciente apresenta sinais de irritação peritoneal.

PANCREATITE AGUDA ▶ O critério revisado de Atlanta e o escore APACHE II (do inglês *Acute Physiology and Chronic Health Evaluation*) devem ser utilizados para classificação e avaliação da gravidade do quadro. A reposição volêmica agressiva, o controle da dor e o suporte nutricional são os componentes principais do tratamento.

DISTÚRBIOS MUSCULOESQUELÉTICOS ▶ O tratamento é baseado em sintomáticos como analgésicos e anti-inflamatórios não esteroides. Em pacientes com dor crônica, antidepressivos (tricíclicos ou inibidores seletivos da recaptação da serotonina) podem ser benéficos.

TRANSTORNOS PSIQUIÁTRICOS ▶ Apesar de apresentarem alta incidência nos serviços de urgência e emergência, as crises de ansiedade devem ser encaradas como diagnóstico de exclusão, e podem ser tratadas com o uso dos benzodiazepínicos.

REFERÊNCIAS ▶

Erhardt L, Herlitz J, Bossaert L, Halinen M, Keltai M, Koster R, et al. Task Force on the management of chest pain. Eur Heart J. 2002;23(15):1153-76.

Eslick GD, Fass R. Noncardiac chest pain: evaluation and treatment. Gastroenterol Clin North Am. 2003;32(2):531-52.

Yelland MJ. Outpatient evaluation of the adult with chest pain. UpToDate. Waltham: UpToDate; 2018. [capturado em 18 abr. 2018]. Disponível em: https://www.uptodate.com/contents/outpatient-evaluation-of-the-adult-with-chest-pain?csi=e80a4c9e-c29d-4f44-a9c1-7759f37f907a&source=contentShare

LEITURAS RECOMENDADAS ▶

Banks PA. Acute pancreatitis: diagnosis. In: Lankisch PG, Banks PA, editors. Pancreatitis. New York: Springer-Verlag; c1998. p. 75.

Bass C. Chest pain and breathlessness: relationship to psychiatric illness. Am J Med. 1992;92(1A):12S-7S.

Bassan R, Pimenta L, Leães PE, Timerman A, editores. Sociedade Brasileira de Cardiologia: I diretriz de dor torácica na sala de emergência. Arq Bras Cardiol. 2002;79(supl 2):1-22.

Bösner S, Becker A, Hani MA, Keller H, Sönnichsen AC, Karatolios K, et al. Chest wall syndrome in primary care patients with chest pain: presentation, associated features and diagnosis. Fam Pract. 2010;27(4):363-9.

Hagan PG, Nienaber CA, Isselbacher EM, Bruckman D, Karavite DJ, Russman PL, et al. The International Registry of Acute Aortic Dissection (IRAD): new insights into an old disease. JAMA. 2000;283(7):897-903.

Hollander JE, Chase M. Evaluation of the adult with chest pain in the emergency department.[Internet]. Waltham: UpToDate; 2016 [capturado em 18 abr. 2018]. Disponível em: https://www.uptodate.com/contents/evaluation-of-the-adult-with-chest-pain-in-the-emergency-department.

Marrie TJ. Community-acquired pneumonia. Clin Infect Dis. 1994;18(4):501-13; quiz 514-5.

Montera MW, Mesquita ET, Colafranceschi AS, Oliveira Junior AM, Rabischoffsky A, Ianni BM, et al. I diretriz brasileira de miocardites e pericardites. Arq Bras Cardiol. 2013;100(4 Supl. 1):1-36.

Nicolau JC, Timerman A, Marin-Neto JA, Piegas LS, Barbosa CJDG, Franci A, et al. Diretrizes da Sociedade Brasileira de Cardiologia sobre angina instável e infarto agudo do miocárdio sem supradesnível do segmento ST (II Edição, 2007) - Atualização 2013/2014. Arq Bras Cardiol. 2014;102(3 Supl.1):1-61.

Piegas LS, Timerman A, Feitosa GS, Nicolau JC, Mattos LAP, Andrade MD, et al. V Diretriz da Sociedade Brasileira de Cardiologia sobre tratamento do infarto agudo do miocárdio com supradesnível do segmento ST. Arq Bras Cardiol. 2015;105(2 Supl.1):1-105.

Stein PD, Saltzman HA, Weg JG. Clinical characteristics of patients with acute pulmonary embolism. Am J Cardiol. 1991;68(17):1723-4.

Vakil N, van Zanten SV, Kahrilas P, Dent J, Jones R, Global Consensus Group. The Montreal definition and classification of gastroesophageal reflux disease: a global evidence-based consensus. Am J Gastroenterol. 2006;101(8):1900-20; quiz 1943.

SITES RECOMENDADOS ▶

American Heart Association [http://www.americanheart.org]
Chest Pain Perspectives [http://www.chestpainperspectives.com]
National Guideline Clearinghouse [http://www.guidelines.gov]
Sociedade Brasileira de Cardiologia [http://www.cardiol.br]

CAPÍTULO 49

ECZEMAS

GABRIELA FORTES ESCOBAR
SANDRO GULARTE DUARTE
MÁRCIA ZAMPESE
RENAN RANGEL BONAMIGO

CONCEITOS ▶ O termo **eczema** descreve lesões eritematosas, que podem apresentar edema, vesiculação, transudação, crostas, descamação e, na forma crônica, liquenificação. O prurido é o sintoma preponderante nos eczemas e pode estar presente em intensidade variável.

As dermatites correspondem a processos inflamatórios com etiologias variáveis e são muito frequentes na prática diária, sendo os eczemas a principal forma clínica das dermatites.

CLASSIFICAÇÃO ▶ Os eczemas podem ser classificados em:

- **Agudos:** eritema, edema, vesículas e transudação/exsudação (**Figura 49.1**);

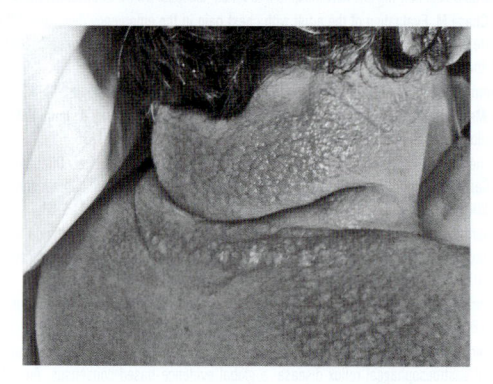

FIGURA 49.1 ▶ **ECZEMA AGUDO, APRESENTANDO ERITEMA, EDEMA E INTENSA VESICULAÇÃO.**
Fonte: Acervo do Ambulatório de Dermatologia do Hospital de Clínicas de Porto Alegre.

- **Subagudos:** eritema e edema menos intensos, com formação de crostas (**Figura 49.2**);

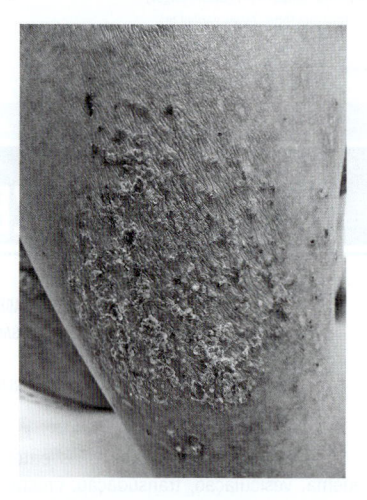

FIGURA 49.2 ▶ **ECZEMA SUBAGUDO, DEMONSTRANDO ERITEMA, DESCAMAÇÃO E CROSTAS.**
Fonte: Acervo do Ambulatório de Dermatologia do Hospital de Clínicas de Porto Alegre.

- **Crônicos ou liquenificados:** crostas, escamas e espessamento cutâneo (liquenificação) (**Figura 49.3**).

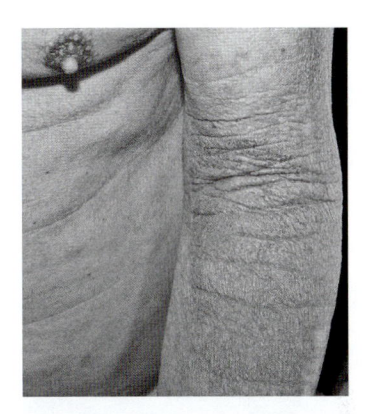

FIGURA 49.3 ▶ ECZEMA CRÔNICO, CARACTERIZADO POR ERITEMA E LIQUENIFICAÇÃO.
Fonte: Acervo do Ambulatório de Dermatologia do Hospital de Clínicas de Porto Alegre.

CAUSAS ▶ Entre os eczemas, os mais comuns são: de contato, atópico, numular, de estase, disidrótico e seborreico.

ECZEMA DE CONTATO ▶ A dermatite de contato ocorre após a exposição da pele a um agente externo desencadeante, e o eczema é a principal forma clínica da dermatite de contato, embora não seja exclusiva. É a segunda causa de doença ocupacional, sucedendo as lesões ocupacionais traumáticas.

Diagnóstico e avaliação ▶ Sempre que houver suspeita, deve-se questionar o paciente na anamnese quanto à possibilidade de contatos. A localização na área de exposição e o formato das lesões (reproduzindo o local de contato) são elementos importantes para o diagnóstico. A dermatite de contato é mais frequente nas mãos (ocupacional), na face e no pescoço (cosméticos) e nos pés (calçados).

Os subtipos do eczema de contato são:

- **Dermatite de contato irritativa (DCI):** reação inflamatória causada pelo efeito citotóxico direto de uma substância à pele, não envolvendo mecanismo imunológico. Estima-se que 80% das dermatoses ocupacionais sejam DCIs. Os locais mais frequentemente acometidos são as mãos (região palmar e porção dorsal dos quirodáctilos – 80%) e a face (10%). Alguns irritantes podem causar lesões após a exposição diária e repetida (como sabões, solventes e higienizadores), enquanto outros irritantes podem produzir lesões agudas após uma única exposição (p. ex., ácidos e álcalis fortes). Substâncias irritantes mais leves podem causar eritema, ressecamento cutâneo, prurido e dor (quando houver fissuras ou erosões). No contato com irritantes fortes, os pacientes podem apresentar eritema, edema, bolhas dolorosas e exsudação (**Figura 49.4**);
- **Dermatite de contato alérgica (DCA):** causada por uma reação de hipersensibilidade do tipo tardio (tipo IV), sendo independente da quantidade de antígeno exposto. O primeiro episódio de DCA (sensibilização) requer

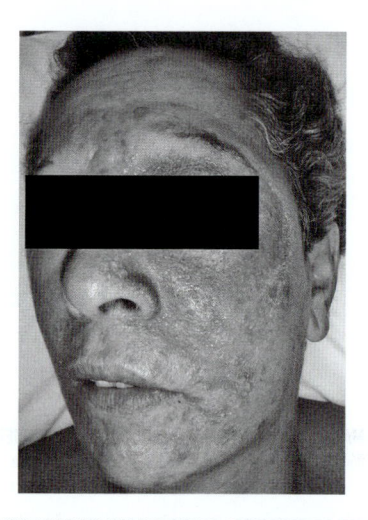

FIGURA 49.4 ▶ DERMATITE DE CONTATO IRRITATIVA, APRESENTANDO ERITEMA, VESICULAÇÃO, EXSUDAÇÃO E CROSTAS.

Fonte: Acervo do Ambulatório de Dermatologia do Hospital de Clínicas de Porto Alegre.

10 a 14 dias para o aparecimento de lesões; entretanto, nas reexposições, as lesões podem surgir em 12 a 48 horas após o contato. As causas mais comuns de DCA são: cimento, borracha, níquel (metais de roupas e bijuterias), produtos com formaldeído, fragrâncias e neomicina. Quando houver dúvida sobre o agente desencadeante, podem ser realizados testes de contato (*patch tests*). As lesões caracterizam-se por pápulas e placas eritematodescamativas (**Figura 49.5**), intensamente pruriginosas.

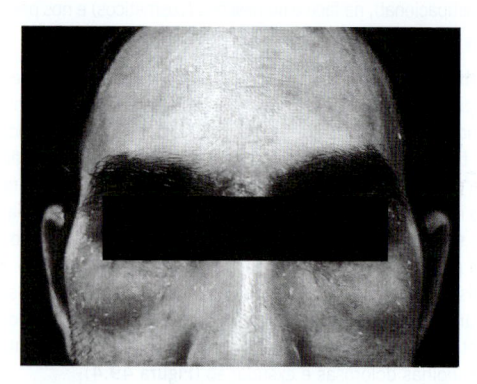

FIGURA 49.5 ▶ DERMATITE DE CONTATO ALÉRGICA, COM PLACAS ERITEMATODESCAMATIVAS SIMÉTRICAS, PERIOCULARES.

Fonte: Acervo do Ambulatório de Dermatologia do Hospital de Clínicas de Porto Alegre.

Localizam-se principalmente na região dorsal das mãos e dos pés, além da região anterior do punho.

Tratamento ▶ O mais importante é identificar a substância desencadeante e evitar seu contato. Na fase aguda, as compressas frias com soro fisiológico, água boricada ou chá de camomila proporcionam alívio sintomático. Casos mais leves podem ser manejados com corticosteroides tópicos de potência média a alta (p. ex., furoato de mometasona, valerato de betametasona, propionato de clobetasol). Nos casos crônicos, a oclusão com corticosteroides tópicos pode aumentar sua penetração, devendo ser associada ao uso de hidratantes. Casos mais graves, com extensão maior que 20% da superfície corporal, também podem necessitar de cursos de corticosteroide oral.

DERMATITE ATÓPICA ▶ É uma dermatose inflamatória crônica, que geralmente inicia na infância e caracteriza-se por prurido e lesões de caráter recidivante.

A dermatite atópica (DA) acomete 10 a 30% das crianças em idade escolar e 2 a 10% dos adultos e faz parte da tríade atópica, juntamente com a rinite alérgica e a asma. Aproximadamente 85% dos casos de DA iniciam nos primeiros 5 anos de vida.

Quanto ao prognóstico, 60% das crianças portadoras entram em remissão por volta dos 12 anos, enquanto nos indivíduos restantes a doença pode persistir na adolescência ou na vida adulta.

Os estágios da dermatite atópica são:

- **Infantil ou lactente (0-2 anos):** surge a partir do 2º mês, com lesões agudas localizadas principalmente nas regiões malares (poupando a região centrofacial), na região cervical, no tronco e na face extensora dos membros. Em geral, a região da fralda é poupada;
- **Pré-puberal ou juvenil (2-12 anos):** as lesões são menos exsudativas, predominando os eczemas subagudo e crônico. Os locais mais comumente afetados são: flexuras antecubitais e fossas poplíteas, face (periorificial), região cervical, mãos, pés, punhos e tornozelos (**Figura 49.6**);
- **Adolescente e adulto (acima de 12 anos):** lesões subagudas a crônicas, liquenificadas, com predomínio nas regiões flexurais. Outras áreas envolvidas podem incluir as mãos, as pálpebras, o pescoço e o tronco. Os pacientes com DA persistente desde a infância geralmente apresentam quadros mais extensos e resistentes ao tratamento. Adicionalmente, a forma senil da DA (início após os 60 anos) é caracterizada pela xerose cutânea acentuada, sem os eczemas flexurais típicos.

Em cada estágio, o paciente pode desenvolver lesões eczematosas agudas, subagudas ou crônicas. Entretanto, a forma aguda predomina na infância, com vesiculação, exsudação e crostas, enquanto a forma crônica é mais frequente nos adolescentes e nos adultos, apresentando-se com liquenificação. A complicação mais comum é a infecção secundária bacteriana ou viral (eczema herpético).

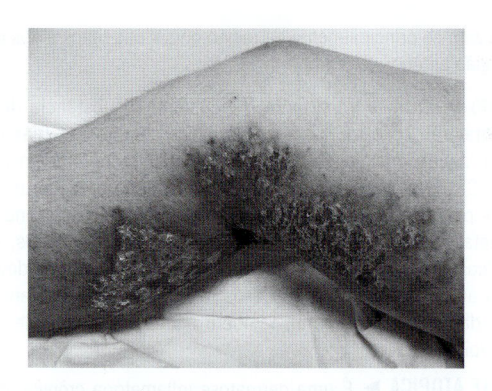

FIGURA 49.6 ▶ **DERMATITE ATÓPICA: PLACAS ERITEMATODESCAMATIVAS, COM CROSTAS MELICÉRICAS, NAS REGIÕES FLEXURAIS DOS MEMBROS INFERIORES, INTENSAMENTE PRURIGINOSAS.**
Fonte: Acervo do Ambulatório de Dermatologia do Hospital de Clínicas de Porto Alegre.

Diagnóstico e avaliação ▶ O diagnóstico da DA é clínico, com base na história, na topografia e na morfologia das lesões. São elementos diagnósticos auxiliares: história pessoal ou familiar de atopia, presença de xerose cutânea, pitiríase alba, ceratose pilar, palidez facial, dermografismo branco, hiperlinearidade palmar, eczema do mamilo (**Figura 49.7**), escurecimento periorbital, dupla prega infrapalpebral (sinal de Dennie-Morgan) e madarose da cauda dos supercílios (sinal de Hertog). O prurido está sempre presente e pode afetar substancialmente o desempenho escolar da criança, assim como a qualidade de vida do paciente e da sua família.

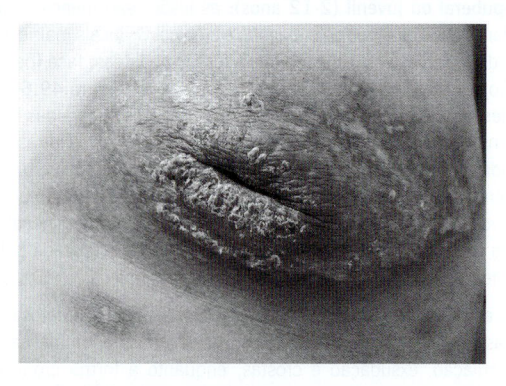

FIGURA 49.7 ▶ **ECZEMA DO MAMILO, UM DOS ACHADOS ASSOCIADOS COM A DERMATITE ATÓPICA.**
Fonte: Acervo do Ambulatório de Dermatologia do Hospital de Clínicas de Porto Alegre.

Tratamento ▶ É fundamental manter a hidratação cutânea e prevenir infecções. O banho diário com água morna deve ser rápido, usando sabonete neutro, seguido da aplicação de hidratante. Devem ser usadas roupas de algodão, evitando o contato direto da pele com lã e fibras sintéticas. O ideal é manter o ambiente livre de alérgenos, evitando o contato com pó (tapetes e carpetes, bichos de pelúcia e cortinas de tecido).

Um dos pilares mais importantes do tratamento é a hidratação cutânea, que deve ser feita 1 a 3 ×/dia. É fundamental a hidratação rotineira com a aplicação do produto nos primeiros 3 minutos após o banho, uma vez que a pele úmida favorece a sua absorção. Adicionalmente, quando há eczemas, os corticosteroides são a primeira linha de tratamento tópico. Nas lesões extrafaciais, geralmente os corticosteroides de média potência são utilizados (p. ex., furoato de mometasona, valerato de betametasona), 1 a 2 ×/dia, em cursos regressivos de 2 a 4 semanas. Nas lesões faciais ou flexurais, os corticosteroides de baixa potência são preferidos, como a hidrocortisona e a desonida.

Após a remissão, há trabalhos mostrando o benefício do tratamento proativo intermitente (manutenção), com o uso de corticosteroides de baixa a média potência sendo mantidos 1 ×/dia, por 2 dias consecutivos na semana, por até 16 semanas. Outra opção para a manutenção são os imunomoduladores tópicos (pimecrolimo e tacrolimo), que têm efeito comparável aos corticosteroides, com menos efeitos colaterais.

Para as lesões com sinais de infecção bacteriana, são indicados antibióticos sistêmicos com atividade antiestafilocócica (p. ex., cefalexina ou eritromicina) e tópicos (mupirocina ou ácido fusídico). Banhos com hipoclorito de sódio diluído também podem auxiliar a diminuir a contaminação da pele dos atópicos, reduzindo a necessidade de cursos de antibióticos. Recomendam-se banhos 2 ×/semana, com diluição de 1 mL de hipoclorito 6% para cada litro de água. Para os casos graves e extensos, podem ser necessários tratamentos com fototerapia ultravioleta B *narrow band* (UVB-NB) e imunossupressores (ciclosporina, azatioprina, metotrexato e micofenolato).

Recomenda-se evitar o uso de corticosteroides sistêmicos na DA, pois seu uso pode causar rebote após sua suspensão e o agravamento do quadro. Os anti-histamínicos de primeira geração (p. ex., hidroxizina) são indicados e auxiliam no controle do prurido por seu efeito sedativo.

ECZEMA NUMULAR ▶ Caracteriza-se por um eczema discoide (no formato de moeda), com lesões bem-delimitadas (**Figura 49.8**), geralmente muito pruriginosas e com curso crônico. A prevalência varia conforme a bibliografia, ocorrendo em até 9% da população. Nos homens, é mais frequente acima dos 50 anos e nos membros inferiores, enquanto nas mulheres ocorre após os 30 anos, nos antebraços e no dorso das mãos. As lesões podem ter vesículas e exsudação, mas predominam as lesões crônicas e liquenificadas.

Tratamento ▶ O tratamento é semelhante ao da dermatite atópica.

DERMATITE DE ESTASE ▶ A dermatite de estase faz parte do espectro clínico da insuficiência venosa dos membros inferiores, podendo estar presente em

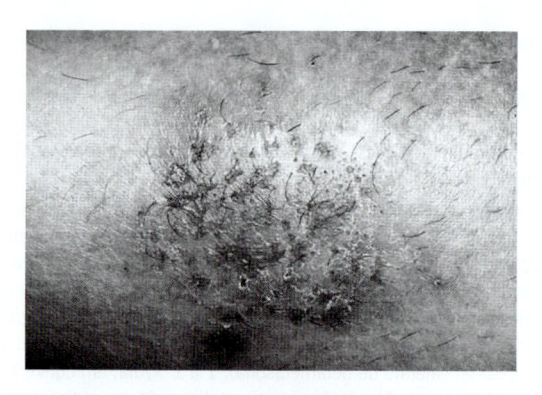

FIGURA 49.8 ▶ ECZEMA NUMULAR: PLACA ERITEMATODESCAMATIVA DISCOIDE.
Fonte: Acervo do Ambulatório de Dermatologia do Hospital de Clínicas de Porto Alegre.

todos os seus estágios. O eczema de estase pode ser agravado por DCA a tratamentos tópicos e é uma das causas mais comuns de eczema disseminado.

A prevalência dessa forma de eczema aumenta conforme a idade e outros fatores de risco incluem: sexo feminino, períodos prolongados na posição sentada ou em pé, gestação, obesidade e trombose venosa profunda. O quadro inicia com edema depressível dos membros inferiores e episódios de púrpura de estase (causando depósitos cutâneos de hemossiderina, conhecidos como dermatite ocre). Nesse estágio, muitas vezes há xerose e prurido associado. Posteriormente, o edema pode ser acompanhado de inflamação, mimetizando celulite (lipodermatosclerose aguda). Com a cronificação do quadro, o tecido adiposo e a fáscia profunda podem ficar indurados, criando uma área circular firme em manguito no tornozelo e na perna distal, caracterizando a lipodermatosclerose crônica, com aspecto de "garrafa de champanhe invertida". Nesse estágio, também podem ocorrer as úlceras venosas, geralmente na região supramaleolar. A dermatite de estase costuma aparecer quando há lipodermatosclerose, com eritema e descamação que iniciam no maléolo medial, podendo afetar toda a porção distal do membro inferior (**Figura 49.9**). O paciente apresenta prurido, causando escoriações e exsudação. As complicações mais frequentes são a celulite e a erisipela.

Tratamento ▶ O tratamento consiste no manejo da insuficiência venosa, com elevação dos membros inferiores, uso de meias ou ataduras elásticas e botas de Unna. Além disso, o eczema de estase é tratado com cursos de corticosteroides tópicos de média potência (p. ex., furoato de mometasona, valerato de betametasona). Quando há exsudação e crostas, podem ser associados antibióticos tópicos (p. ex., gentamicina, ácido fusídico, mupirocina) e orais (p. ex., penicilina, oxacilina, cefalexina).

ECZEMA DISIDRÓTICO ▶ Caracteriza-se por vesículas pruriginosas, recorrentes, na porção lateral dos quirodáctilos e dos pododáctilos e nas regiões

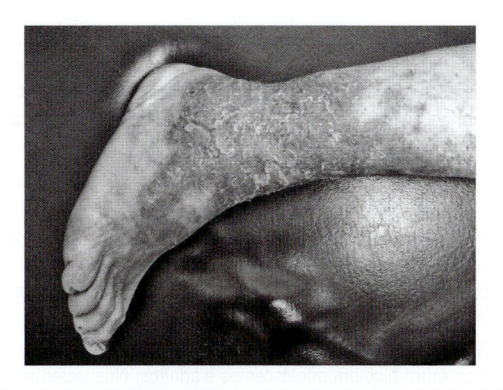

FIGURA 49.9 ▶ **ECZEMA DE ESTASE: PLACA ERITEMATODESCAMATIVA NO DORSO DO PÉ E NA PORÇÃO DISTAL DO MEMBRO INFERIOR.**
Fonte: Acervo do Ambulatório de Dermatologia do Hospital de Clínicas de Porto Alegre.

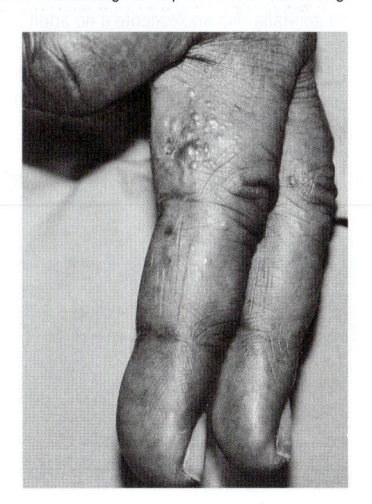

FIGURA 49.10 ▶ **ECZEMA DISIDRÓTICO: VESÍCULAS DE LÍQUIDO HIALINO, PRURIGINOSAS, NA PORÇÃO LATERAL DOS QUIRODÁCTILOS.**
Fonte: Acervo do Ambulatório de Dermatologia do Hospital de Clínicas de Porto Alegre.

palmoplantares, sendo mais frequente nas mãos (**Figura 49.10**). Essa forma de eczema pode ocorrer em associação com dermatite atópica, dermatites de contato (alérgica e irritativa) e infecções bacterianas ou fúngicas. As vesículas contêm líquido hialino, mas quando há infecção secundária, podem tornar-se purulentas. Na involução do quadro, as vesículas são substituídas por descamação residual.

Tratamento ▶ O tratamento consiste em cursos de corticosteroide tópico e uso de hidratantes, assim como o hábito de evitar o contato com substâncias alérgenas. Quando há uma causa desencadeando as lesões disidróticas, como uma infecção fúngica, o manejo deve ser focado no tratamento da causa primária.

ECZEMA SEBORREICO/DERMATITE SEBORREICA ▶ A dermatite seborreica é uma das formas mais comuns de eczema, ocorrendo nas áreas flexurais e em áreas com maior concentração de glândulas sebáceas, como a face (sulco nasogeniano, regiões retroauriculares e supercílios), o couro cabeludo e as regiões esternal e interescapular. Acomete 1 a 5% da população, sendo mais comum nos homens.

A dermatite seborreica tem distribuição bimodal, com um pico de incidência em lactentes e outro pico em adolescentes e adultos. Nos lactentes, surge por volta da primeira semana de vida e pode persistir por vários meses (**Figura 49.11**). Caracteriza-se por crostas amareladas graxentas, predominando no couro cabeludo (também conhecida como "crosta láctea") e nas regiões flexurais do pescoço ou da genitália. No adolescente e no adulto, apresenta quadro crônico de placas rosadas eritematosas simétricas, com descamação amarelada e prurido (**Figura 49.12**). Nas áreas flexurais, a descamação pode não ser visualizada e é comum ocorrer infecção secundária por *Candida* spp.

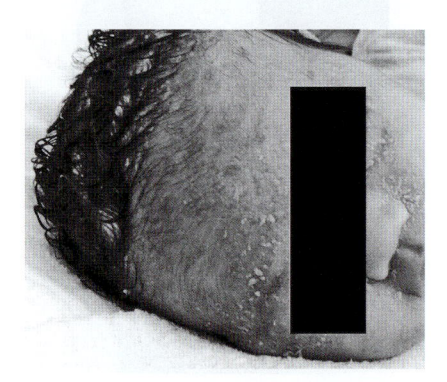

FIGURA 49.11 ▶ ECZEMA SEBORREICO NO LACTENTE: PLACAS ERITEMATOSAS, COM CROSTAS AMARELADAS, AFETANDO A FACE E O COURO CABELUDO.
Fonte: Acervo do Ambulatório de Dermatologia do Hospital de Clínicas de Porto Alegre.

Embora o mecanismo fisiopatológico não seja completamente elucidado, sabe-se que geralmente os pacientes apresentam aumento da produção sebácea, assim como resposta inflamatória exagerada à *Malassezia furfur*, uma levedura comensal da pele. Além disso, pacientes infectados pelo vírus da imunodeficiência humana (HIV, do inglês *human immunodeficiency virus*), imunossuprimidos ou com patologias neurológicas podem apresentar quadros mais exuberantes.

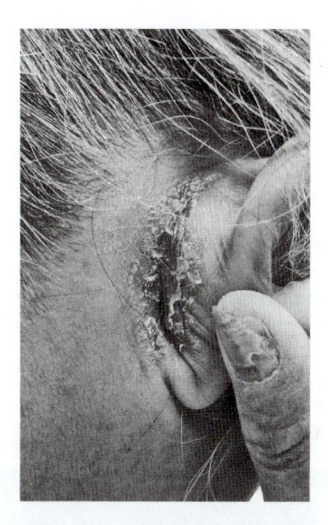

FIGURA 49.12 ▶ ECZEMA SEBORREICO NO ADULTO: PLACAS ERITEMATODESCAMATIVAS RETROAURICULARES.
Fonte: Acervo do Ambulatório de Dermatologia do Hospital de Clínicas de Porto Alegre.

Tratamento ▶ Podem ser utilizados xampus com cetoconazol 2%, ciclopirox olamina 1%, piritiona zíncica e sulfeto de selênio. Para remoção de crostas no couro cabeludo, podem ser utilizadas fórmulas com ácido salicílico diluído em bases oleosas. Nas crises agudas, pode-se associar o uso de corticosteroides tópicos ou imunomoduladores tópicos (p. ex., tacrolimo). Nas lesões corporais, recomendam-se cursos de corticosteroides tópicos, seguidos de manutenção com imunomoduladores tópicos ou antifúngicos (p. ex., cetoconazol 2% ou ciclopirox olamina 1% creme).

REFERÊNCIAS ▶

Berke R, Singh A, Guralnick M. Atopic dermatitis: an overview. Am Fam Physician. 2012;86(1):35-42.

Bieber T, Bussmann C. Dermatite atópica. In: Bolognia JL, Jorizzo JJ, Schaffer JV. Dermatology. 3rd. London: Elsevier; c2012. p. 203-17.

Clark GW, Pope SM, Jaboori KA. Diagnosis and treatment of seborrheic dermatitis. Am Fam Physician. 2015;91(3):185-90.

Cohen DE, Souza A. Dermatite de contato irritativa. In: Bolognia JL, Jorizzo JJ, Schaffer JV. Dermatology. 3rd. London: Elsevier; c2012. p. 249-59.

Dessinioti C, Katsambas A. Seborrheic dermatitis: etiology, risk factors, and treatments: facts and controversies. Clin Dermatol. 2013;31(4):343-51.

Eichenfield LF, Boguniewicz M, Simpson EL, Russell JJ, Block JK, Feldman SR, et al. Translating atopic dermatitis management guidelines into practice for primary care providers. Pediatrics. 2015;136(3):554-65.

Halberg M. Nummular eczema. J Emerg Med. 2012;43(5):e327-8.

Lio PA. The Excoriated and Bleeding Edge: Updates in Eczema for the Clinician. Practical Dermatology. 2013:21-4.

Mowad CM, Marks Jr JG. Dermatite de contato alérgica. In: Bolognia JL, Jorizzo JJ, Schaffer JV. Dermatology. 3rd. London: Elsevier; c2012. p. 233-48.

Ponzio HA, Favaretto AL, Bozko MP. Dermatoses eritematoescamosas. In: Duncan BB, Schmidt MI, Giugliani ERJ, Duncan MS, Giugliani C. Medicina ambulatorial: condutas de atenção primária baseadas em evidências. 4. ed. Porto Alegre: Artmed; 2013.

Reider N, Fritsch PO. Outras erupções eczematosas. In: Bolognia JL, Jorizzo JJ, Schaffer JV. Dermatology. 3rd. London: Elsevier; c2012. p. 219-31.

Schmitt J, von Kobyletzki L, Svensson A, Apfelbacher C. Efficacy and tolerability of proactive treatment with topical corticosteroids and calcineurin inhibitors for atopic eczema: systematic review and meta-analysis of randomized controlled trials. Br J Dermatol. 2011;164(2):415-28.

Sundaresan S, Migden MR, Silapunt S. Stasis dermatitis: pathophysiology, evaluation, and management. Am J Clin Dermatol. 2017;18(3):383-90.

Usatine RP, Riojas M. Diagnosis and management of contact dermatitis. Am Fam Physician. 2010;82(3):249-55.

Weber MB, Bonamigo RR. Dermatites eczematosas e reações cutâneas a medicamentos. In: Duncan BB, Schmidt MI, Giugliani ERJ, Duncan MS, Giugliani C. Medicina ambulatorial: condutas de atenção primária baseadas em evidências. 4. ed. Porto Alegre: Artmed; 2013.

CAPÍTULO 50

EDEMA

BEATRIZ GRAEFF SANTOS SELIGMAN

CONCEITO ▶ Edema é o acúmulo patológico de líquido intersticial em um espaço.

CLASSIFICAÇÃO ▶ O edema pode ser:

- **Localizado:** ocorre apenas em uma região anatômica definida, com intensidade de acordo com a quantidade de líquido acumulado, e, algumas vezes, está associado a características de cronicidade (p. ex., edema por obstrução linfática crônica apresentando alterações tróficas na pele, espessamento, descamação e mudança na coloração, além de cacifo firme, em oposição ao edema de uma tromboflebite superficial ou a uma celulite aguda em um membro). São exemplos de edema localizado: edema periorbitário unilateral ou bilateral, edema de face por alergia e alteração de permeabilidade capilar, tromboflebite superficial;
- **Generalizado:** anasarca com graus variáveis de gravidade de acordo com as áreas acometidas e sua extensão: pré-tibial bilateral – alcançando os joelhos, a raiz da coxa, a região sacral e os membros superiores. Edema generalizado pode ser entendido como combinações de edema em membros inferiores associado a derrame pleural bilateral, com ou sem edema em pálpebras ou face e ascite associados. É uma condição que acomete todo o organismo, com retenção intensa de sal e água e extravasamento de líquidos para fora do compartimento vascular.

CAUSAS ▶ As etiologias mais comuns do edema generalizado são hipoalbuminemia (redução da síntese proteica por estados inflamatórios ou hepatopatias, má-absorção, perda renal de proteínas) e insuficiência cardíaca (**Figura 50.1**), bem como injúria renal com retenção de sal e água, com ou sem proteinúria.

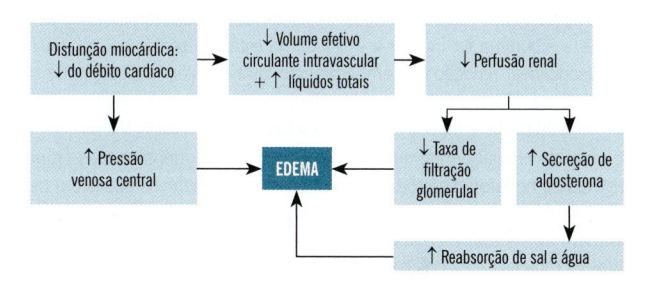

FIGURA 50.1 ▶ **MECANISMOS DE EDEMA GENERALIZADO ASSOCIADO À DISFUNÇÃO MIOCÁRDICA.**

DIAGNÓSTICO E AVALIAÇÃO ▶ A **anamnese** e o **exame clínico** são as principais pistas para o diagnóstico diferencial do edema. O raciocínio diagnóstico inicial avalia se há aumento da pressão venosa, redução da pressão oncótica ou aumento da permeabilidade capilar/inflamação como elementos desencadeadores, e o contexto clínico favorece o entendimento da localização.

No **edema associado à insuficiência cardíaca**, há aumento da pressão diastólica final do ventrículo esquerdo e edema pulmonar. A disfunção ventricular direita, quando presente, pode ser reconhecida pelo aumento da pressão venosa central, com turgência jugular, e esse aumento é traduzido em incremento na pressão hidrostática capilar e mais líquido sendo transferido para o interstício. O mesmo mecanismo ocorre na pericardite constritiva crônica e nas doenças restritivas, como amiloidose e hemocromatose. A redução do débito ativa mecanismos neuro-humorais que potencializam retenção renal de sal e água. O edema ocorre inicialmente nas porções dependentes do organismo – edema pré-tibial bilateral com cacifo presente – ou em pacientes acamados – edema sacro, por exemplo. É comum haver derrame pleural direito ou bilateral, com congestão hepática crônica. Ascite pode estar presente.

A avaliação com ultrassonografia à beira do leito, para verificar a presença de linhas B, é útil no diagnóstico de congestão. Na radiografia de tórax, há aumento da área cardíaca, com fluxo desviado cranialmente, podendo haver derrame pleural bilateral ou à direita. Peptídeos como BNP (do inglês *brain natriuretic peptide*) e NT-proBNP são liberados pelos cardiomiócitos a partir de aumento do estiramento na parede, dilatação ventricular e aumento da pressão nas cavidades cardíacas, e ajudam na diferenciação de edema pulmonar cardiogênico ou não. O BNP tem alto valor preditivo negativo para insuficiência cardíaca – sua sensibilidade altera-se com a idade, o dano renal, a doença crítica e a obesidade. Os miócitos ventriculares secretam NT-proBNP em resposta ao aumento na tensão da parede, e esse peptídeo tem meia-vida mais longa que o BNP. Em pacientes acima de 65 anos, a correlação do NT-proBNP com o BNP é menor, e sua acurácia é pouco clara.

O **edema por hipoproteinemia** (redução da pressão oncótica capilar), ao contrário, pode ocorrer em quase todas as áreas do organismo, também macio com cacifo. Pode haver edema de face, conjuntival, palpebral e nos membros superiores quando os pacientes estão acamados. Se as proteínas totais forem menores que 5 g/dL e a albumina for inferior a 2,5 g/dL, já estão presentes os mecanismos para desencadear redução do compartimento intravascular, reabsorção de sal e água e edema. Níveis muito baixos de albumina podem causar diminuição nos níveis de antitrombina III, com aumento do risco para trombose venosa.

As causas de hipoalbuminemia são síndrome nefrótica, hepatopatias crônicas (estigmas de hepatopatia crônica têm altos valores preditivos positivo e negativo), desnutrição, má-absorção, entre outras. Pacientes com doenças crônicas costumam apresentar hipoalbuminemia secundária a respostas inflamatórias agudas e crônicas (20% dos pacientes com internação prolongada apresentam redução da albumina). Pacientes com sepse grave e grandes queimados apresentam hipoalbuminemia e edema generalizado. Além disso, valores baixos de albumina sérica são preditores de mortalidade e disfunção de órgãos.

Pacientes com dano renal (agudo ou crônico) podem apresentar **edema por retenção de sal e água** e aumento dos líquidos corporais totais, mesmo sem proteinúria ou hipoalbuminemia. Em geral, apresentam elevação da pressão arterial de forma consistente, ao contrário dos pacientes nefróticos, que têm pressão arterial normal ou reduzida com maior frequência. A presença de edema palpebral bilateral pela manhã, sem edema de face, é um marcador clínico.

Pode haver **edema por sobrecarga de volume**, mesmo sem dano primário renal ou miocárdico. Isso é verificado em pacientes hospitalizados que receberam infusão rápida de volume, administração de fármacos com alto teor de sódio, manutenção de acessos vasculares, infusão de bicarbonato e balanço hídrico positivo de forma prolongada, entre outros, especialmente indivíduos idosos.

O **mixedema** é um edema bilateral predominantemente pré-tibial, que não apresenta cacifo macio. Suas causas são endócrinas. Há depósito intersticial de substâncias mucopolissacarídeas hidrófilas e redução local da drenagem linfática. Em geral, está associado a cansaço, anemia de doenças crônicas, pele seca, intolerância ao frio, rouquidão e baixa voltagem no eletrocardiograma. É associado à doença autoimune da tireoide, podendo estar presente tanto no hipotireoidismo quanto no hipertireoidismo (mais raro).

No **hiperaldosteronismo primário**, embora por definição haja aumento da retenção de sal e água, o edema é incomum se a função renal for normal. Já o uso crônico de mineralocorticosteroides pode ser uma causa relativamente comum. Pacientes com insuficiência suprarrenal em reposição de mineralocorticosteroides podem ter edema se a dose estiver acima da dose necessária.

Outros tipos de edema são: edema pré-menstrual, edema secundário à suspensão de uso crônico de diuréticos, edema por síndrome de realimentação, hipocalemia crônica com edema leve de membros inferiores (laxativos e diarreia crônica) por aumento compensatório renal na conservação de sal e água.

Os **edemas localizados** são associados à celulite, à trombose venosa profunda, à compressão de vasos linfáticos, à insuficiência venosa e à compressão/obstrução de veias. Por exemplo, na síndrome de veia cava superior, há edema de face e de membros superiores, vasos cervicais túrgidos e circulação colateral visível. Compressão de veia cava inferior por fibrose ou tumores no retroperitônio podem determinar edema progressivo de membros inferiores isoladamente. Trombose de veia subclávia pode estar associada a edema em membro superior isolado – em geral, secundária a cateteres regionais. Obstrução linfática ou esvaziamento de linfonodos pós-ressecção de tumor podem levar a edema localizado. Ruptura de cisto de Baker na fossa poplítea pode comprimir o retorno venoso em alguns casos e apresentar edema unilateral, e o diagnóstico diferencial é feito com trombose venosa profunda.

Além disso, reações alérgicas podem causar edema periorbitário e de face, por aumento local de permeabilidade ou angioedema (histamina). Erisipelas, dermatite de contato na face e condições autoimunes como a dermatopolimiosite ou o lúpus podem apresentar edema de face e de regiões periorbitárias.

O **angioedema** hereditário (autossômico dominante, edema por alteração de permeabilidade capilar) manifesta-se como edema súbito nas extremidades, na face, nos lábios, na laringe e no trato digestivo, associado à redução de componentes do complemento. Nas formas não congênitas, ocorre deficiência do inibidor de C1-estearase no lúpus e nas linfoproliferações.

Ascite pode estar presente isoladamente por invasão neoplásica ou inflamatória (doenças granulomatosas) do peritônio. Já a ascite por hipertensão porta costuma apresentar também edema em membros inferiores. O surgimento gradual, a presença de outros marcadores clínicos, como esplenomegalia, a circulação colateral e a ginecomastia ajudam a separar hipertensão porta associada à cirrose ou por trombose de veias hepáticas, de surgimento mais rápido.

Vasodilatadores, bloqueadores de canal de cálcio, glicocorticosteroides, esteroides anabolizantes, α-bloqueadores e anti-inflamatórios não esteroides podem estar associados ao edema de membros inferiores ou em áreas dependentes, que são mais notados no fim do dia, bem como tiazolinedionas (pioglitazona, rosiglitazona), ciclosporina, imunoterapias, gabapentina e pregabalina.

O edema localizado com alterações tróficas e sem cacifo – linfedema secundário – tem como causas: invasão de linfonodos primária ou por tumores na pelve, trauma, radioterapia local, linfangiopatia obstrutiva por celulites e erisipelas de repetição, filariose, doenças com compressão de linfáticos ou vasos pélvicos – como fibrose retroperitoneal associada à doença de IgG4 –, pseudotumor inflamatório, fármacos, neoplasias ou causas idiopáticas.

TRATAMENTO ▶ O tratamento é variável, sendo o mais importante o reconhecimento das causas e dos mecanismos envolvidos para o paciente em questão. São exemplos: anticoagulação na trombose venosa profunda, uso de antibióticos nas erisipelas, reposição de hormônios no hipotireoidismo. Na maior parte dos casos, são utilizados diuréticos e restrição de sal na dieta (para minimizar a retenção de sódio e água). Isso se aplica nos edemas associados a glomerulopatias (com ou sem imunossupressores, dependendo do caso, ou mesmo tratamento dialítico). Diuréticos são a base do tratamento também nas hepatopatias crônicas, na insuficiência cardíaca e nas síndromes disabsortivas com hipoalbuminemia, além da resolução da condição de base. Nesse caso, é importante considerar as consequências e a urgência de iniciar o tratamento, bem como a intensidade.

Com exceção do edema agudo de pulmão e da insuficiência cardíaca descompensada grave, a remoção lenta do edema é mais segura, não induzindo distúrbios hidreletrolíticos, dano renal agudo por hipoperfusão ou até baixo débito por uso muito intenso de diuréticos.

Discussões mais amplas de tratamento fogem do escopo deste capítulo.

REFERÊNCIAS ▶

Ellison DH, Felker GM. Diuretic treatment in heart failure. N Engl J Med. 2017;377(20):1964-75.

Fang JC, O'Gara PT. The history and physical examination: an evidence-based approach. In: Libby P, Zippes DP, Bonow RO, Mann DL. Braunwald's heart disease: a textbook of cardiovascular medicine. 9th ed. Philadelphia: Elsevier; 2012.

Hoffmann U, Tato F. Generalized and localized edema. In: Siegenthaler W. Differential diagnosis in internal medicine: from symptom to diagnosis. Stuttgart: Thieme; c2007.

Lokuge A, Lam L, Cameron P, Krum H, de Villiers S, Bystrzycki A, et al. B-type natriuretic peptide testing and the accuracy of heart failure diagnosis in the emergency department. Circ Heart Fail. 2010;3(1):104-10.

Longmore JM, Wilkinson I, Baldwin A, Wallin E. Oxford handbook of clinical medicine. 9th ed. Oxford: Oxford University Press; 2014.

Martindale JL, Wakai A, Collins SP, Levy PD, Diercks D, Hiestand BC, et al. Diagnosing acute heart failure in the emergency department: a systematic review and meta-analysis. Acad Emerg Med. 2016;23(3):223-42.

Shing S, Ting SM, Li KM. Unilateral calf swelling. Eur J Intern Med. 2015;26(10):e61.2.

Sterns RH. General principles of the treatment of edema in adults. Waltham: UpToDate; 2018 [capturado em 4 mar 2018]. Disponível em: https://www.uptodate.com/contents/general-principles-of-the-treatment-of-edema-in-adults.

Stevenson DR, Hashim H, Salman M, Mouyis M. A non-cardiac cause of bilateral leg swelling. BMJ. 2017;359:j5306.

Whiting E, McCready ME. Pitting and non-pitting oedema. Med J Aust. 2016;205(4):157-8.

CAPÍTULO 51

EMAGRECIMENTO

MARIANA IBALDI RODRIGUES
MARIANA PALAZZO CARPENA

CONCEITOS ▶ O **emagrecimento** pode ser voluntário ou involuntário, sendo que o último geralmente está associado a uma patologia de base e requer investigação. É considerado clinicamente relevante conforme sua variação em um determinado espaço de tempo, como demonstrado na **Tabela 51.1**.

TABELA 51.1 ► EMAGRECIMENTO: VARIAÇÃO AO LONGO DO TEMPO	
TEMPO	EMAGRECIMENTO INVOLUNTÁRIO
1 semana	> 2%
1 mês	> 5%
3 meses	> 7,5%
6-12 meses	> 10%
6-12 meses (idosos)	> 5%
6 meses (anorexia nervosa)	> 15%

Fonte: Martins e colaboradores.

Deve-se atentar para as flutuações habituais de peso e para as alterações fisiológicas inerentes ao envelhecimento. Nos idosos, ocorre a chamada perda de peso associada ao envelhecimento, que não ultrapassa 0,1 a 2 kg/ano.

Outros conceitos importantes relacionados ao emagrecimento são:

- **Caquexia:** perda de massa muscular que leva ao emagrecimento;
- **Sarcopenia:** síndrome caracterizada pela perda de peso relacionada ao envelhecimento, associada à fraqueza e à perda de desempenho funcional.

ASPECTOS EPIDEMIOLÓGICOS

O emagrecimento é queixa recorrente em atendimentos ambulatoriais, acometendo 8% dos adultos e 27% dos pacientes com 65 anos ou mais. No Brasil, em pesquisas de saúde populacional, a perda de peso acomete 8% dos adultos e 13% dos idosos em atendimentos ambulatoriais, chegando a 50 a 60% dos pacientes em cuidados domiciliares. Entretanto, apenas 50% dos indivíduos com queixa de emagrecimento apresentam dados objetivos de perda de peso.

CAUSAS

A causa orgânica mais prevalente de emagrecimento é o câncer, responsável por 6 a 36% de todas as causas de emagrecimento. Entretanto, em uma coorte de mais de 2 mil pacientes, somente 5% dos pacientes com perda de peso não intencional e avaliação inicial negativa foram diagnosticados com câncer ao longo de 28 meses de acompanhamento.

Entre as diversas causas de emagrecimento, podem ser destacados sete grandes grupos, conforme mostrado no **Quadro 51.1**.

As doenças gastrintestinais são responsáveis por 9 a 16% das etiologias de emagrecimento. Geralmente, estão associadas a sintomas gastrintestinais, como náuseas, vômitos, disfagia, odinofagia, dor abdominal, diarreia, constipação e sangramentos.

As doenças psiquiátricas contribuem com 14%, estando a depressão presente em 7% dos casos de emagrecimento. Deve-se suspeitar do diagnóstico de depressão quando estiverem presentes: humor deprimido, perda de interesse nas atividades cotidianas e alterações no sono e no apetite. Em mulheres jovens, principalmente no início da adolescência, lembrar-se da anorexia nervosa.

QUADRO 51.1 ▶ PRINCIPAIS CAUSAS DE EMAGRECIMENTO

Neoplasias
- Do trato gastrintestinal, hepatobiliares, pancreáticas
- Pulmonares
- Hematológicas
- Câncer de mama
- Urogenitais e prostáticas

Doenças gastrintestinais
- Úlcera péptica
- Pancreatite crônica
- Doença celíaca
- Doença inflamatória intestinal

Doenças psiquiátricas
- Depressão
- Anorexia nervosa

Doenças infecciosas
- Tuberculose
- Endocardite subaguda
- Infecções fúngicas e parasitárias
- Infecções virais, como hepatite C e HIV
- Infecções oportunistas relacionadas à imunodeficiência

Doenças endócrinas
- DM
- Hipertireoidismo
- Insuficiência suprarrenal
- Feocromocitoma

Doenças neurológicas e musculoesqueléticas
- Doença de Parkinson
- Esclerose múltipla
- AVC
- Polimiosite e dermatomiosite

Doenças crônicas terminais
- Cardíaca, pulmonar e renal

AVC, acidente vascular cerebral; DM, diabetes melito; HIV, vírus da imunodeficiência humana (do inglês *human immunodeficiency virus*).

As doenças endócrinas respondem por 4 a 11% das causas de emagrecimento, destacando-se o diabetes melito (DM) e o hipertireoidismo e, menos comumente, o feocromocitoma e a insuficiência suprarrenal. O emagrecimento associado ao DM está mais relacionado aos casos de hiperglicemia significativa, em especial ao estado hiperosmolar hiperglicêmico não cetótico (EHHNC) e à cetoacidose diabética (CAD), complicações agudas e graves. Suspeita-se desses diagnósticos em pacientes com quadro de polidipsia, poliúria, perda de peso e polifagia.

Hipertireoidismo é uma das causas de aumento do apetite (65%) e perda de peso (85%) devido à maior demanda metabólica. Entretanto, pode ocorrer aumento do peso em 5% dos casos. Outros achados sugestivos de hipertireoidismo são tremor, intolerância ao calor, fadiga, fraqueza muscular, taquicardia sinusal, fibrilação atrial e diarreia.

Feocromocitomas são tumores do sistema nervoso simpático ou parassimpático que produzem catecolaminas. A crise hipertensiva é um sinal sugestivo da doença, e é acompanhada de palpitações, cefaleia e sudorese, as quais formam a tríade clássica. O estado hiperadrenérgico seria o motivo do emagrecimento em 5% dos pacientes. Cirurgias, procedimentos, alimentos e medicamentos (opioides, metoclopramida, inibidores da monoaminoxidase) podem deflagrar a elevação da pressão arterial.

Na insuficiência suprarrenal, a alteração da função corticossuprarrenal pode causar deficiência de glicocorticosteroides, mineralocorticosteroides e androgênios. Quando a insuficiência suprarrenal ocorre por acometimento das glândulas suprarrenais, as manifestações clínicas tornam-se evidentes quando mais de 90% do córtex suprarrenal é destruído. Alguns sintomas presentes são fraqueza, anorexia, perda de peso, hipotensão postural e desidratação.

Muitas são as etiologias para emagrecimento nos transtornos neurológicos, associados principalmente a alterações na deglutição. Na doença de Parkinson, o distúrbio da fase oral da deglutição é um dos mais precoces. Na esclerose múltipla, além da fase oral, há dificuldade em desencadear o reflexo da deglutição associado à espasticidade da musculatura faríngea. No acidente vascular cerebral, a disfagia pode ser transitória ou permanente. Patologias musculares sistêmicas também podem estar envolvidas, como na poliomiosite e na dermatomiosite, devido ao comprometimento da musculatura estriada esquelética orofaríngea e esofágica proximal.

A insuficiência cardíaca crônica grave frequentemente evolui com caquexia e perda de peso. O mecanismo não é completamente conhecido, mas envolve aumento do metabolismo em repouso, anorexia, náuseas e congestão intestinal, o que dificulta a absorção de nutrientes, aumentando a taxa de mortalidade.

Na doença pulmonar crônica avançada, a síndrome consuptiva com perda de peso e do tecido adiposo subcutâneo decorre do aumento do trabalho da musculatura acessória e do aumento dos níveis circulantes de citocinas inflamatórias, como o fator de necrose tumoral-α (TNF-α, do inglês *tumor necrosis factor*).

Na doença renal terminal, a perda de peso envolve múltiplos mecanismos, desde a uremia, que contribui para o gosto metálico na boca, até náuseas e vômitos, sangramentos secundários à gastrite e ulcerações da mucosa.

O emagrecimento faz parte dos sinais e sintomas constitucionais de grande parte das doenças reumatológicas, visto que o estado inflamatório permanente aumenta a demanda metabólica, tanto na fase aguda como na fase crônica.

É importante ressaltar que os efeitos adversos ou propriedades de alguns fármacos contribuem de maneira significativa para a redução de peso, principalmente em idosos, devido à polifarmácia. Alteração de paladar e olfato pode ocorrer com o uso de alopurinol, inibidor de angiotensina-aldosterona, antibióticos, anticolinérgicos, anti-histamínicos, bloqueador de canal de cálcio, espironolactona e levodopa. Anorexia pode estar presente nos usuários de amantadina, antipsicóticos, benzodiazepínicos, digoxina, metformina e teofilina. Xerostomia e disfagia ocorrem com o uso de anticolinérgicos, diuréticos de alça, bifosfonatos e suplementos de ferro. Drogas de abuso e ilícitas também podem ter interferência no peso, como no caso do álcool, tabagismo, maconha e anfetaminas, seja por seu uso atual ou por descontinuação.

DIAGNÓSTICO E AVALIAÇÃO ▶

Devido ao amplo número de diagnósticos diferenciais, não existem diretrizes para investigação de perda de peso. Cada caso deve ser individualizado a partir da anamnese e do exame físico detalhados, que, quando associados a poucos exames complementares, apontam a etiologia em 75% dos casos. O primeiro passo na avaliação é documentar, de forma objetiva, o emagrecimento com a medida de peso. Este é um método rápido e simples, que servirá também para o acompanhamento em longo prazo.

ANAMNESE ▶ Identificar, por meio da história clínica, os pesos prévio e atual, preferencialmente por parâmetros objetivos. Na ausência destes, estimar por meio de achados indiretos, como relato do paciente de que as roupas estão largas ou dos familiares e acompanhantes sobre redução do peso. Detalhar, também, hábitos alimentares, rotinas, horários, qualidade e quantidade dos alimentos ingeridos. Questionar se a perda de peso está relacionada à inapetência direciona o diagnóstico para doenças de origem orgânica, como câncer, infecções, insuficiência renal crônica e insuficiência cardíaca terminal, além de transtornos psiquiátricos que tendem a cursar com anorexia, como a depressão e a anorexia nervosa. É possível citar hipertireoidismo, DM e a prática de exercícios físicos como exemplos de perda de peso associada ao aumento da ingestão calórica.

Reconhecer sinais e sintomas a partir da revisão dos sistemas neurológico, gastrintestinal, respiratório, musculoesquelético, genital, urinário e dermatológico.

Interrogar sobre o uso de medicamentos que, por meio de seus efeitos adversos, podem interferir na perda de peso e no apetite, inclusive medicamentos de uso eventual, fitoterápicos, drogas ilícitas, álcool e tabagismo.

Deve-se atentar para história social e econômica que evidencie dificuldades no acesso ou na disponibilidade dos alimentos e para história de abandono e maus-tratos, especialmente de idosos e pessoas com necessidades especiais.

Em idosos, rastrear, também, quadros de demência e depressão, questionar perda de memória, concentração e atenção reduzidas, labilidade emocional, alterações no padrão do sono e redução de autoestima; para isso, utilizar o miniexame do estado mental e a escala de depressão geriátrica.

EXAME FÍSICO ▶ Realizar exame clínico completo e pormenorizado à procura de sinais que possam auxiliar no diagnóstico e direcionar os exames complementares. Avaliar aparência geral e dados objetivos como peso, altura e, se disponível, escalas de avaliação nutricional – por exemplo, a miniavaliação nutricional. Aferir pressão arterial, frequência cardíaca e respiratória, temperatura corporal, pulsos e perfusão periférica com objetivo de identificar processo infeccioso ativo.

Atentar para sinais de atrofia muscular, identificados pela perda de musculatura temporal, infraclavicular e supraclavicular. Buscar evidências de carências nutricionais, como queilite, glossite, unhas e cabelos quebradiços e parestesias. Pesquisar alterações dermatológicas e avaliar linfonodomegalias que sugiram neoplasia.

Dar ênfase ao trato gastrintestinal, desde a cavidade oral, à procura de lesões que dificultem a deglutição, dentes em más condições de higiene, massas abdominais, estigmas de hepatopatia crônica, até o toque retal.

Em homens, realizar exame da próstata; em mulheres, exame ginecológico e das mamas.

EXAMES COMPLEMENTARES ▶ São orientados conforme anamnese e exame físico. Sugere-se que a avaliação inicial seja realizada com os exames complementares listados no **Quadro 51.2**.

QUADRO 51.2 ▶ PRINCIPAIS EXAMES COMPLEMENTARES NA INVESTIGAÇÃO DE EMAGRECIMENTO

- Hemograma, plaquetas
- Função renal e eletrólitos
- Função hepática
- TSH
- Albumina
- DHL
- Cálcio e fósforo
- Exame de urina
- PCR e VHS
- Sorologias para hepatite e HIV
- Radiografia de tórax

DHL, desidrogenase láctica; HIV, vírus da imunodeficiência humana (do inglês *human immunodeficiency virus*); PCR, proteína C-reativa; TSH, tireotrofina; VHS, velocidade de hemossedimentação.
Fonte: Martins e colaboradores.

Rastreamentos de neoplasias devem ser realizados conforme idade, sexo, história familiar e fatores de risco.

Se após anamnese, exame físico e exames complementares não for possível identificar a etiologia do emagrecimento, orienta-se revisão em 3 meses para reavaliação.

TRATAMENTO ▶ O tratamento é direcionado para a causa de base subjacente, corrigindo os fatores envolvidos na perda de peso com o objetivo de restaurar o peso prévio. O acompanhamento nutricional é de fundamental importância para orientação da dieta adequada, conforme a necessidade calórica de acordo com gasto energético diário.

O primeiro passo é garantir o acesso a alimentos de qualidade. Deve-se adequar a dieta às restrições alimentares, às preferências individuais e às condições socioeconômicas e culturais.

Na medida do possível, suspender medicamentos que possam interferir na alimentação.

Os suplementos alimentares devem funcionar como complemento à alimentação e não como substitutos. Em relação à reposição rotineira de vitaminas, o seu uso é controverso e não auxilia no ganho de peso.

O uso de estimuladores do apetite pode ser considerado, embora não existam estudos suficientes que mostrem benefício em populações de idosos. Entre os estimuladores de apetite está o acetato de megestrol, que promove ganho de peso, porém, não significativo. Ele não reduz a mortalidade e tem efeitos adversos importantes que limitam seu uso em idosos (descompensação da insuficiência cardíaca, trombose venosa profunda, insuficiência suprarrenal, hipertensão). A mirtazapina, inibidor seletivo da recaptação da serotonina, pode ser utilizada em idosos com depressão e com perda de peso não intencional, embora não tenham sido publicados estudos conclusivos sobre o seu uso.

REFERÊNCIAS ▶

Bosch X, Monclús E, Escoda O, Guerra-García M, Moreno P, Guasch N, et al. Unintentional weight loss: clinical characteristics and outcomes in a prospective cohort of 2677 patients. PLoS One. 2017;12(4):e0175125.

Duncan BB, Schmidt MI, Giugliani ERJ, Duncan MS, Giugliani C. Medicina ambulatorial: condutas de atenção primária baseadas em evidências. 4. ed. Porto Alegre: Artmed; 2013. p. 871-4.

Evans AT, Gupta R. Approach to the patient with unintentional weight loss. Waltham: UpToDate; 2017 [capturado em 11 out. 2017]. Disponível em: https://www.uptodate.com/contents/approach-to-the-patient-with-unintentional-weight-loss.

Kasper DL, Fauci AS, Hauser SL, Longo DL, Jameson JL, Loscalzo J. Harrison's manual of medicine. 19th ed. New York: McGraw-Hill; [2016].

Martins AM, Carilho FJ, Ferreira VA, Castilho EA, Cerri GG, Wen CL, editores. Clínica médica. São Paulo: Manole; 2009.

Ritchie C, Yukawa M. Geriatric nutrition: nutritional issues in older adults. Waltham: UpToDate; 2017 [capturado em 16 out. 2017]. Disponível em: https://www.uptodate.com/contents/geriatric-nutrition-nutritional-issues-in-older-adults.

LEITURAS RECOMENDADAS ▶

Goldman L, Schafer AI. Goldman-Cecil medicine. 25th ed. Philadelphia: Elsevier; c2016.

McMinn J, Steel C, Bowman A. Investigation and management of unintentional weight loss in older adults. BMJ. 2011;342:d1732.

CAPÍTULO 52

ENURESE

NICOLINO CÉSAR ROSITO
RAFAELA OLIVEIRA ROSITO

CONCEITO ▶ **Enurese** significa micção involuntária de urina, durante o sono, em crianças cujo controle vesical já deveria estar presente – maiores de 5 anos de idade –, com frequência de pelo menos 1 vez por mês, sem que existam alterações físico-químicas na urina ou defeitos congênitos ou adquiridos do sistema nervoso central (SNC).

A micção deve ocorrer por contração sinérgica e esvaziamento vesical total. Perdas urinárias parciais causadas por más-formações ou insuficiência esfincteriana não devem ser enquadradas na definição. Se a perda urinária involuntária ocorrer durante o dia, é mais provável que a criança tenha uma síndrome de urgência, com ou sem incontinência, como distúrbios funcionais da bexiga que resultam em incontinência.

ASPECTOS EPIDEMIOLÓGICOS

A incidência de enurese nas crianças de 5 anos de idade é de 15 a 20%; nas de 7 anos é 7%; nas de 10 anos é 5%; dos 12 aos 14 anos incide em 2 a 3%; nos adolescentes e maiores de 15 anos é de 1 a 2%; e nos adultos é de 0,5 a 1%. É mais comum em meninos, na proporção de 1,5 a 2M:1F, e nas camadas socioeconômicas mais baixas.

As perdas urinárias ocorrem com frequência média de 2 vezes por semana, e a taxa de remissão é de 10 a 15% ao ano. O risco para a enurese persistente na idade adulta é mais elevado em crianças que molham suas camas todas as noites. A criança enurética tem risco de desenvolver outros problemas vesicais na idade adulta, como urgeincontinência (**Figura 52.1**).

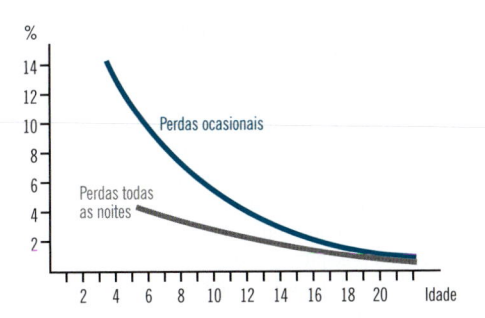

FIGURA 52.1 ▶ EPIDEMIOLOGIA E PROGNÓSTICO.
Fonte: Avaliação e tratamento da enurese monossintomática – documento de padronização da International Children's Continence Society (ICCS). Nevéus T, Eggert P, Evens J, Macedo Jr A, Rittig S, Tekgül S, VAnde Walle J, Yeung CK, Robson L, 2009.

CLASSIFICAÇÃO

A enurese pode ser:

- **Primária:** a criança nunca apresentou controle vesical prévio (80%);
- **Secundária:** a criança teve um período de pelo menos 6 meses de controle miccional (20%);
- **Monossintomática:** ausência de outros sintomas referentes ao trato urogenital ou gastrintestinal;
- **Polissintomática:** associada a outros sintomas diurnos, como urgência miccional, urgeincontinência, frequência urinária aumentada, constipação crônica, encoprese e problemas neurológicos (75% das meninas e 50% dos meninos).

CAUSAS

Há vários fatores que contribuem para o desenvolvimento da enurese, sendo os fatores genéticos e de estresse emocional os mais notáveis. Os distúrbios fisiológicos correspondem à poliúria noturna, à capacidade vesical pequena (funcional) e à resposta vesical de esvaziamento diminuída.

Existem três mecanismos patogenéticos que têm suporte científico suficiente para serem considerados importantes: poliúria noturna, hiperatividade noturna do detrusor e altos limiares de excitação. Todos podem ser explicados por uma perturbação comum subjacente em nível de tronco encefálico.

ATRASO NA MATURAÇÃO

A micção involuntária durante o sono constitui situação normal no primeiro ano de vida, mas, gradativamente, os indivíduos aprendem a controlar o arco reflexo vesical, de forma a fazê-lo quase inconscientemente, como durante o sono. Até os 4 anos de idade, praticamente 70% das crianças fazem isso de maneira adequada. A cada ano subsequente, porcentagens significativas adquirem essa capacidade, de forma que, aos 12 anos, apenas 2% das pessoas ainda apresentam episódios enuréticos, sendo que 90% delas possuem instabilidade vesical ao exame urodinâmico, considerada retardo no controle da bexiga, sem causa detectável.

Esses exames demonstram a persistência do comportamento infantil com redução de até 30% da capacidade funcional da bexiga por contrações vesicais. Entretanto, essas observações não foram encontradas em estudos urodinâmicos realizados em crianças sob anestesia, sugerindo que a capacidade vesical seja normal, e a diminuição, simplesmente funcional.

FATORES PSICOLÓGICOS

A tensão emocional instalada em período crítico do desenvolvimento neuropsicomotor é considerada fator desencadeante de enurese. Quando causada por estresse ou trauma psicológico, pode ser relevante apenas em um pequeno subgrupo de crianças.

Os eventos estressantes no início da infância aumentam o risco de enurese e podem exacerbar ou precipitar enurese nas crianças suscetíveis por abuso sexual, hiperatividade, dificuldade de aprendizado e problemas familiares. No entanto, o fator emocional é mais comumente conhecido na enurese secundária (p. ex., o nascimento de um irmão ou a separação conjugal dos pais). Por outro lado, os problemas psicológicos e os diagnósticos psiquiátricos são mais comuns em crianças enuréticas (**Quadro 52.1**).

QUADRO 52.1 ▶ DISTÚRBIOS PSIQUIÁTRICOS (ENURESE PRIMÁRIA, 25%; ENURESE SECUNDÁRIA, 75%)

- Transtorno de déficit de atenção com hiperatividade (2,7 vezes enurese mais provável e 4,5 vezes mais sintomas diurnos)
- Transtorno opositor desafiador
- Alteração de conduta
- Depressão
- Ansiedade

Fonte: Von Gontard A, Equit M.

O consenso é que a enurese torna-se um problema por dar insegurança e desconforto à criança em fase de sociabilidade progressiva, em que as consequências psicossociais podem ser graves:

- A enurese frequentemente causa problemas psicológicos por meio da baixa autoestima. As crianças enuréticas que sofrem de baixa autoestima por muito tempo permaneceram com enurese até mais tarde;
- Deficiências de desenvolvimento psiquiátrico, como transtorno de déficit de atenção com hiperatividade (TDAH), são mais comuns entre crianças enuréticas, bem como com incontinência diurna. Entre crianças com enurese, aproximadamente 15% têm TDAH e vice-versa;
- Crianças e adultos com enurese têm, em geral, mais problemas depressivos e problemas na escola e no trabalho;
- As crianças enuréticas com maior risco de comorbidade psicossocial são as crianças com enurese polissintomática, com enurese secundária ou as resistentes à terapia.

Há evidências de que, em crianças com 3 ou mais episódios de enurese por semana, o sintoma persiste até a adolescência e pode tornar-se social e psicologicamente debilitante. O impacto da enurese pode ser avaliado em uma ampla gama de resultados na adolescência relacionados à saúde mental, à educação, ao desempenho escolar, ao relacionamento com pais e colegas, às atividades sociais e aos objetivos/aspirações para o futuro. É provável que a adolescência seja acompanhada por ridicularização e *bullying* por colegas e pelo aumento da intolerância dos pais, especialmente se estes acreditam que seu filho é culpado pelo problema. Essas reações só servem para exacerbar a angústia do jovem e podem levar a atrasos no desenvolvimento. Os adolescentes que são tratados sem sucesso na infância são, muitas vezes, relutantes em procurar ajuda devido ao grave constrangimento associado ao problema, enquanto outros simplesmente acreditam que não há ajuda disponível.

DISTÚRBIOS DO SONO ▶ Os distúrbios do sono estão relacionados à enurese, tendo como característica o sono profundo, de modo a ficar insensível a estímulos de sensações corpóreas, como a distensão vesical. Assim, os indivíduos enuréticos não acordam para urinar, mas apresentam mais movimentos corporais pouco antes da perda urinária.

Estudos de encefalometria demonstraram que a enurese ocorre mais frequentemente na fase não REM (do inglês *rapid eye movement* [movimento rápido dos olhos]), mais profunda, nos estágios 3 e 4. O sono das crianças enuréticas pode ser profundo, mas, possivelmente, também perturbado (por vias aéreas obstruídas ou bexiga distendida ou contraída). Essas crianças podem ter altos limiares de excitação devido à enurese. Isso também se aplica à poliúria noturna, associada ao aumento do limiar de despertar e à secreção aumentada de peptídeo natriurético atrial.

As crianças enuréticas sofrem de problemas cognitivos sutis que estão ligados aos distúrbios do sono e que desaparecem quando o padrão do sono é melhorado, independentemente de a criança ficar seca ou não. Possivelmente, algumas crianças com enurese combinada com alterações neuropsiquiátricas têm distúrbio de sono que suporta uma perturbação subjacente comum do SNC, talvez envolvendo o sistema de ativação reticular pontina.

Crianças com TDAH frequentemente têm distúrbio do sono, e a privação do sono pode levar a problemas de concentração e hiperatividade.

FATORES GENÉTICOS ▶ Os fatores genéticos com herança autossômica dominante têm sido demonstrados em estudos de *linkage*, os quais mostram a identificação de *loci* genéticos associados aos cromossomos 8q, 12q, 13q e 22q11.

A prevalência familiar é de 77% nas crianças em que o pai e a mãe tiveram enurese e de 43% quando só o pai ou só a mãe teve enurese. Entre irmãos, a prevalência é de 25%; em gêmeos heterozigotos, é de 36%; em homozigotos, é de 68%; e, na ausência de antecedentes familiares de enurese, é de 15%.

DISTÚRBIOS NA SECREÇÃO DO HORMÔNIO ANTIDIURÉTICO ▶ As crianças com enurese apresentam menor produção do hormônio antidiurético (ou vasopressina) durante a noite – e, consequentemente, tendência à poliúria noturna. Esses estudos foram confirmados, mostrando que crianças sem enurese têm aumentos mais expressivos dos níveis de vasopressina à noite e, assim, produzem menor quantidade de urina.

Entretanto, nem todas as crianças enuréticas têm poliúria noturna (< 50%), e a poliúria, isoladamente, não causa enurese (efeito do despertar), pois a poliúria noturna sem enurese (noctúria) é comum em crianças normais. Assim, a poliúria noturna sem deficiência de vasopressina (diurese de solutos) não responderia ao análogo da vasopressina, e a poliúria poderia ser o efeito – e não a causa – da enurese. O sono interrompido por estímulos externos ou internos (contração de detrusor) poderia causar poliúria.

HIPERATIVIDADE NOTURNA DO DETRUSOR ▶ A hiperatividade do músculo detrusor da bexiga, caracterizada por contrações não inibidas da bexiga, pode estar associada a crianças com incontinência urinária, constipação e enurese polissintomática, em que a principal característica diurna é a urgência miccional e a micção incompleta, pois as crianças enuréticas tendem a ter volumes urinários diurnos menores e capacidade vesical normal.

PATOGÊNESE ▶ O entendimento da patogênese da enurese modificou-se nos últimos anos, conforme mostram os **Quadros 52.2** e **52.3**.

QUADRO 52.2 ▶ **VISÃO-PADRÃO DA ENURESE**

- Poliúria noturna por deficiência de vasopressina
- Hiperatividade noturna do detrusor
- Aumento do limiar do despertar

Fonte: Baseado em Nevéus.

QUADRO 52.3 ▶ VISÃO DOS NOVOS CONCEITOS SOBRE A ENURESE
• Problemas psicológicos/psiquiátricos são frequentes na enurese (causa?, consequência?) • A poliúria nem sempre se deve à diminuição de vasopressina • A hiperatividade noturna de detrusor é heterogênea e pode ser devida à constipação • O sono das crianças enuréticas é profundo e perturbado

Fonte: Baseado em Nevéus.

DIAGNÓSTICO E AVALIAÇÃO ▶ O diagnóstico da criança com enurese é basicamente clínico. A **anamnese** deve consistir em um minucioso interrogatório sobre a frequência das perdas urinárias durante o sono, o período de ocorrência (se ocorrem também durante o dia), os antecedentes pessoais, se houve períodos longos – meses ou anos – sem episódios de enurese e se ocorreram fatos que estejam relacionados com a volta das perdas urinárias.

No **exame físico**, além do exame geral, deve-se tentar identificar anomalias do trato urogenital, e realizar inspeção e palpação da coluna lombossacra para identificar estigma sacral.

Na **avaliação laboratorial**, solicitar exame qualitativo de urina e urocultura, com o objetivo de afastar processos infecciosos.

De acordo com a American Academy of Pediatrics, anamnese, exame físico e análise de urina com cultura são suficientes para a avaliação da maioria das crianças com enurese, e os exames ultrassonográfico e urodinâmico devem ser reservados para casos mais complexos e persistentes e para as crianças que apresentam suspeita de disfunção miccional na enurese polissintomática.

DIAGNÓSTICO DIFERENCIAL ▶ Os principais são: disfunção miccional, anomalias do trato urogenital, bexiga neurogênica e doença neurológica.

TRATAMENTO ▶ O diário miccional e a anamnese são importantes na fase inicial da investigação para classificar a enurese, diagnosticar outros sintomas urinários e constipação, bem como distúrbios neurológicos, psicológicos e psiquiátricos.

Algumas recomendações gerais incluem:

- Urinar a intervalos regulares, para evitar urgência e incontinência urinária, e sempre antes de dormir;
- Facilitar o acesso ao banheiro da escola e de casa;
- Ingerir líquidos de maneira irrestrita pela manhã e no início da tarde;
- Minimizar ingesta de líquidos e solutos após o jantar (**Quadro 52.4**);
- Adotar postura ótima ao urinar para relaxar a musculatura pélvica;
- Consumir dieta adequada para prevenir a constipação.

Atualmente, as formas de tratamento de enurese mais utilizadas são: desmopressina (DDAVP), antidepressivos tricíclicos (imipramina), anticolinérgicos (oxibutinina), alarmes, condicionamento (treinamento vesical), acupuntura, uso de ultrassom, bem como a associação de várias delas.

QUADRO 52.4 ▶ LÍQUIDOS E SOLUTOS QUE DEVEM SER EVITADOS À NOITE	
• Xantinas em geral • Cafeína • Chás • Alimentos ricos em proteínas e com excesso de sal (embutidos)	• Chocolates ou bebidas lácteas achocolatadas • Refrigerantes • Sucos e frutas cítricas • Chimarrão

Fonte: Tu e Baskin, Nevéus e Nevéus e colaboradores.

A maioria dos pacientes apresenta quadro autolimitado; porém, os sintomas podem durar vários anos, sendo que o tratamento está indicado para aqueles que se mostram afetados de forma adversa pela enurese. Em geral, a maioria dos médicos e dos familiares opta pelo tratamento medicamentoso.

DESMOPRESSINA ▶ Trata-se de um análogo sintético do hormônio antidiurético que reduz o débito urinário noturno e concentra a urina. É o tratamento mais fisiológico nos pacientes com poliúria noturna.

A dose por via oral é 0,2 a 0,4 mg, 30 minutos antes de dormir, com tratamento contínuo por 3 meses, podendo fazer intervalo para reavaliação ou como tratamento esporádico em noites especiais. Não tem efeito no trato urinário inferior ou no SNC e tem excelente resposta nos pacientes com poliúria.

Estudos em crianças que utilizavam desmopressina não demonstraram alterações de hormônios tireoidianos, luteinizantes, folículo-estimulante, do crescimento ou glicocorticosteroides.

Pode ser associado com alarmes nos pacientes com poliúria noturna e bexiga com baixa capacidade.

ANTIDEPRESSIVOS TRICÍCLICOS ▶ A imipramina é o fármaco mais utilizado, na dose de 1,7 a 2,5 mg/kg/dia. Ela diminui a quantidade de tempo gasto no sono REM, estimula a secreção de vasopressina e relaxa a musculatura vesical. Apresenta efeitos anticolinérgico, antidiurético, noradrenérgico e serotoninérgico no SNC. A noradrenalina tem papel no despertar. Os pacientes com TDAH, ansiedade e depressão podem beneficiar-se e reduzir as noites com perdas urinárias.

Uma revisão sistemática com 1.100 crianças demonstrou que imipramina *versus* placebo aumentou significativamente a chance de obter 14 noites assintomáticas consecutivas. Cerca de 20% das crianças respondem com 14 noites consecutivas. A taxa de recaída foi de 96% após a interrupção da terapia. Contudo, deve-se levar em consideração os possíveis efeitos adversos desses fármacos, que limitam seu uso na maioria dos casos, principalmente os efeitos no SNC, como tontura, letargia, agitação, depressão e distúrbios do sono, além de sintomas gastrintestinais. Efeitos colaterais como convulsões, arritmias cardíacas e óbito por superdosagem são raros. Recomenda-se fazer eletrocardiograma antes e durante o tratamento prolongado.

ANTICOLINÉRGICOS ▶ A oxibutinina na dose de 0,3 a 0,5 mg/kg/dia tem a principal indicação nas crianças com contrações não inibidas do detrusor, hiperatividade de detrusor e do reflexo de micção, com características de urgência miccional associada ou não à incontinência urinária diurna. Pode ser útil nas crianças com bexiga pequena que não respondem à desmopressina e ao alarme.

OUTROS FÁRMACOS ▶ Indometacina, femetrazina, sulfato de anfetamina, efedrina, atropina, furosemida, diclofenaco e clorprotixeno têm sido testados para tratamento de enurese, mas não apresentaram melhores resultados que a desmopressina.

ALARMES ▶ São dispositivos que acordam a criança à noite no início da perda urinária (ativados pelo contato com a urina) ou, ainda, programados para acordar o paciente pouco antes do horário mais prevalente do sintoma, criando uma espécie de condicionamento, que pode levar meses de uso contínuo para demonstrar eficácia.

Com isso, obtêm-se dois tipos de resposta: acordar a criança para urinar no vaso sanitário sem alterar sua capacidade vesical e desenvolver aumento da sensibilidade vesical para contrações da bexiga durante a noite, inibindo o reflexo de micção.

Quando adicionada desmopressina ao tratamento com alarmes, dois ensaios clínicos randomizados (ECRs) destacaram que a maioria das crianças foi beneficiada. A avaliação é de 14 noites secas consecutivas por mês em um período mínimo de 2 ou 3 meses. O sucesso é de 66%, e a recidiva, de 20 a 30%.

TERAPIAS DE CONDICIONAMENTO ▶ Treinamento vesical ou treinamento de retenção foi desenvolvido no sentido de aumentar a capacidade funcional da bexiga, cuja redução pode caracterizar as crianças com enurese.

Uma revisão sistemática sobre o assunto encontrou, como resultados, uma proporção significativamente maior de pacientes que alcançaram 14 dias consecutivos sem sintomas com o uso de alarmes do que aqueles que não receberam tratamento, assim como índice de remissão de 31 a 61% em 3 meses. No entanto, observa-se, em geral, que até 69% dos pacientes podem apresentar recidiva sintomática após sucesso terapêutico inicial. O treinamento vesical também demonstrou ser superior à ausência de tratamento na maioria dos estudos, assim como a combinação dessas duas opções terapêuticas.

ULTRASSOM ▶ Envolve a aplicação de ultrassom diariamente na pele da região lombossacra.

Não existem ECRs avaliando o uso dessa modalidade para o tratamento de enurese noturna; porém, um pequeno estudo controlado em crianças com idades entre 6 e 14 anos apontou que o seu uso reduziu o número de noites sintomáticas de forma significativa.

ACUPUNTURA A *LASER* ▶ Corresponde ao uso de *laser* em pontos de acupuntura definidos. Essa opção, ainda experimental, pode não estar disponível em muitos locais.

REFERÊNCIAS

Deshpande AV, Caldwell PH, Sureshkumar P. Drugs for nocturnal enuresis in children (other than desmopressin and tricyclics). Cochrane Database Syst Rev. 2012;12:CD002238.

Joinson C, Sullivan S, von Gontard A, Heron J. Stressful events in early childhood and developmental trajectories of bedwetting at school age. J Pediatr Psychol. 2016;41(9):1002-10.

Nevéus T, Eggert P, Evans J, Macedo A, Rittig S, Tekgül S, et al. Evaluation of and treatment for monosymptomatic enuresis: a standardization document from the International Children's Continence Society. J Urol. 2010;183(2):441-7.

Nevéus T. Nocturnal enuresis-theoretic background and practical guidelines. Pediatr Nephrol. 2011;26(8):1207-14.

Nevéus T. Pathogenesis of enuresis: towards a new understanding. Int J Urol. 2017;24(3):174-182.

Tu ND, Baskin LS. Nocturnal enuresis in children: management. Waltham: UpToDate; 2017 [capturado em 29 nov. 2017]. Disponível em: https://www.uptodate.com/contents/nocturnal-enuresis-in-children-etiology--and-evaluation.

Van Herzeele C, Dhondt K, Roels SP, Raes A, Hoebeke P, Groen LA, et al. Desmopressin (melt) therapy in children with monosymptomatic nocturnal enuresis and nocturnal polyuria results in improved neuropsychological functioning and sleep. Pediatr Nephrol. 2016;31(9):1477-84.

Van Herzeele C, Vande Walle J. Incontinence and psychological problems in children: a common central nervous pathway? Pediatr Nephrol. 2016;31(5):689-92.

Vande Walle J, Rittig S, Bauer S, Eggert P, Marschall-Kehrel D, Tekgul S, et al. Practical consensus guidelines for the management of enuresis. Eur J Pediatr. 2012;171(6):971-983.

Von Gontard A, Equit M. Comorbidity of ADHD and incontinence in children. Eur Child Adolesc Psychiatry. 2015;24(2):127-40.

CAPÍTULO 53

EPISTAXE

MARINA LISE
RENATO ROITHMANN

CONCEITOS E ASPECTOS EPIDEMIOLÓGICOS

O sangramento nasal sempre provocou diversas reações e questionamentos nos pacientes e nos profissionais da saúde. Na Grécia Antiga, foi considerado um meio de purificação do organismo doente, intensamente representado em objetos artísticos e associado a diferentes crenças e superstições. O termo **epistaxe** possui origem grega e faz menção a um sangramento superior, que vem de cima. Diversos mecanismos foram presumidos na tentativa de elucidar as causas da epistaxe, mas somente em meados de 1880 autores como J. L. Little e W. Kiesselbach reconheceram a região anterior do septo nasal como o local mais comumente envolvido.

O sangramento nasal é uma das emergências mais comuns da prática do otorrinolaringologista; porém, também é um quadro frequentemente abordado pelo clínico, em serviços de emergência. Levando em conta que aproximadamente 60% da população geral terá um episódio de epistaxe durante a vida, é apropriado que o clínico domine a abordagem inicial desses pacientes. As causas de epistaxe variam desde sangramentos idiopáticos a lesões tumorais e abrangem todas as faixas etárias, criando um amplo cenário para o correto diagnóstico etiológico e o tratamento.

Cerca de 70% dos casos de epistaxe ocorrem de maneira espontânea. Aproximadamente 6% dos pacientes necessitam de intervenção cirúrgica e somente 0,2% requer hospitalização para tratamento. A distribuição etária é bimodal, com picos em pacientes menores de 10 anos e maiores de 45 anos, sendo que a maioria dos pacientes apresenta episódios recorrentes de sangramento. Pacientes do sexo feminino possuem menor chance de apresentar episódios de sangramento nasal, devido ao papel protetor do estrogênio na mucosa nasal e na prevenção de doenças vasculares em geral.

Dependendo do sítio vascular acometido, a epistaxe pode ser controlada de forma conservadora ou necessitar de abordagem cirúrgica. Cerca de 90% dos sangramentos nasais são originados na região anterior do nariz, que possui vascularização superficial e é suscetível a traumas digitais. Os sangramentos anteriores podem ser resolvidos com compressão manual realizada pelo próprio paciente. A epistaxe posterior – também denominada epistaxe grave – constitui 5 a 10% dos casos, e é relacionada a sangramentos intensos, com maior necessidade de intervenção cirúrgica.

Este capítulo aborda, de forma objetiva, a vascularização nasal, a apresentação clínica e as abordagens terapêuticas iniciais e especializadas da epistaxe, fornecendo ao médico subsídios para o manejo.

VASCULARIZAÇÃO NASAL E CLASSIFICAÇÃO DA EPISTAXE ▶ O conhecimento da vascularização nasal é muito relevante para o tratamento preciso da epistaxe, e obteve maior visibilidade com o advento da endoscopia nasal diagnóstica e o avanço das cirurgias endoscópicas nasossinusais e de base de crânio. As características dinâmicas de vasoconstrição e vasodilatação das conchas e dos tecidos cavernosos nasais despendem abundante vascularização. A cavidade nasal é o único segmento da cabeça e do pescoço com suprimento arterial oriundo de ambos os sistemas carotídeos – interno e externo (**Figura 53.1**).

Os sangramentos nasais são considerados **primários** (ou idiopáticos) quando surgem de forma espontânea, e **secundários** quando possuem uma causa bem-definida, como trauma nasal, pós-operatório ou corpo estranho. De acordo com a origem do sangramento, costuma-se classificar em **epistaxe anterior** ou **epistaxe posterior** (ou **grave**).

A fisiopatologia da epistaxe anterior está relacionada às características anatômicas da região anterior do septo nasal. Nela se encontra o plexo de Kiesselbach, zona de confluência dos grandes vasos nasais e de maior suscetibilidade a traumas digitais e alterações da integridade da mucosa nasal. Os sangramentos dessa região são de pequeno porte e, muitas vezes, autolimitados.

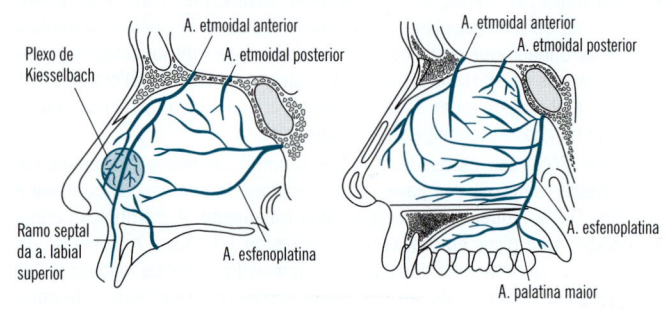

FIGURA 53.1 ▶ VASCULARIZAÇÃO PRINCIPAL DO SEPTO NASAL.
Fonte: Nasi.

Em contrapartida, a epistaxe posterior relaciona-se a sangramentos intensos e, em alguns casos, refratários às medidas conservadoras iniciais. Estão localizados na parede lateral nasal posterior ou na região posterior do septo nasal. A artéria esfenopalatina, ramo terminal da artéria maxilar (sistema carotídeo externo), emite ramos para a parede posterolateral e para a coana, estando envolvida nos quadros de epistaxe posterior. A partir do forame esfenopalatino, costuma-se identificar dois ramos terminais – artéria nasal lateral posterior e artéria septal posterior. Em alguns casos, mais ramos são observados nessa região.

Também é muito comum observar outros locais frequentes que determinam sangramentos persistentes e refratários aos tamponamentos usuais, localizados mais precisamente no septo nasal superior ao nível da axila da concha média, zona vascularizada pela artéria etmoidal anterior (sistema carotídeo interno). Nessa região, é comum observar desvios septais que impossibilitam a visualização da região do sangramento.

A **Tabela 53.1** apresenta as artérias envolvidas na vascularização nasal e suas áreas de irrigação.

FATORES DE RISCO

▶ O conhecimento dos fatores de risco permite traçar o perfil do paciente que apresenta epistaxe, sendo eles: sexo masculino, idade avançada, uso de anticoagulantes, doenças cardiovasculares, vasculopatias periféricas e história prévia de epistaxe. Com relação à hipertensão, evidências de relação causal com epistaxe continuam controversas. Foi demonstrado que história pregressa ou pressão arterial elevada durante o episódio de sangramento nasal não são preditores de pior prognóstico. Entretanto, a hipertensão arterial possui papel importante na gênese de doenças vasculares, causando alterações estruturais nos vasos e remodelamento vascular. Dessa forma, pode-se considerar a epistaxe um preditor de doenças cardiovasculares, e não mais consequência dos efeitos da hipertensão. Estudos adicionais são necessários para elucidar essa possibilidade. Além disso, devido à ansiedade, pacientes com epistaxe tendem a ter seus níveis tensionais aumentados na hora do atendimento.

TABELA 53.1 ▶ ARTÉRIAS NASAIS E ÁREAS DE IRRIGAÇÃO CORRESPONDENTES			
RAMO PRINCIPAL	RAMO	RAMOS TERMINAIS NASAIS	ÁREAS DE IRRIGAÇÃO
Carótida interna	Artéria oftálmica	Etmoidal anterior	Porção anterossuperior da parede lateral nasal e porção anterossuperior do septo nasal
		Etmoidal posterior	Porção posterossuperior da parede lateral nasal
Carótida externa	Artéria maxilar (maxilar interna)	Nasal lateral posterior	Porção posteroinferior da parede lateral nasal
		Septal	Porções posterior e medial do septo nasal
Carótida externa	Artéria facial (maxilar externa)	Labial superior	Porção anterior do septo nasal

Fonte: Nasi.

Com relação ao uso de ácido acetilsalicílico, diferentes estudos com resultados conflitantes tratam do assunto. Recentemente, foi estabelecida a associação entre o uso de ácido acetilsalicílico e as recorrências mais graves de epistaxe, com aumento da necessidade de intervenções cirúrgicas, indo ao encontro do que é visto na prática clínica.

CAUSAS ▶ Assume-se que a epistaxe possui etiologia multifatorial. Porém, para facilitar o entendimento, utiliza-se uma classificação didática que divide as causas em locais e sistêmicas. Dados da literatura apontam que a causa da epistaxe é identificada em apenas 15% dos casos, sendo os casos restantes considerados idiopáticos.

É importante ressaltar que a causa mais comum de sangramento nasal é o trauma digital que ocasiona epistaxe recorrente e de fácil controle. Variações sazonais (como flutuações de temperatura e umidade do ar), aumento de infecções de vias aéreas superiores e rinite alérgica elevam a incidência de epistaxe.

Fatores sistêmicos, como uso de anticoagulantes, doenças hematológicas, coagulopatias e hepatopatias, são relacionados à gênese da epistaxe. O **Quadro 53.1** resume as causas da epistaxe.

CARACTERÍSTICAS DO COMPORTAMENTO DE PACIENTES COM ESSE

SINAL ▶ Na epistaxe anterior, o sangramento nasal costuma ser mais brando quando comparado ao da epistaxe posterior. Nos casos de epistaxe anterior, o sangramento exterioriza-se pelas fossas nasais, geralmente autolimitado ou responsivo às medidas iniciais de controle, como compressão digital, aplicação de vasoconstritores e tamponamento nasal anterior.

QUADRO 53.1 ▶ CAUSAS DE EPISTAXE

Causas locais
- **Trauma:** digital, fratura nasal e dos seios paranasais, cirurgia nasossinusal, contusão craniana, outras
- **Inflamatórias e infecciosas:** resfriado e gripe, rinossinusite bacteriana, furúnculo nasal, rinite alérgica, outras
- **Alterações estruturais:** desvio de septo nasal, perfuração de septo nasal, outras
- **Tumores intranasais:** angiofibroma juvenil, estesioneuroblastoma, outros
- **Irritantes químicos e substâncias ilícitas:** cocaína, abuso de vasoconstritor tópico, corticosteroide nasal em *spray*, gasolina, glutaraldeído, amônia, outros
- **Corpos estranhos intranasais**
- **Doenças granulomatosas:** tuberculose, sarcoidose, Wegener, policondrite recidivante, outras (classificadas como causas locais devido às alterações locais intranasais que promovem os granulomas)
- **Outras:** rinite gestacional (alterações locais da mucosa nasal)

Causas sistêmicas
- **Deficiências congênitas de fatores de coagulação:** hemofilia, von Willebrand, outras
- **Deficiências adquiridas de fatores de coagulação:** doença hepática, má-absorção intestinal (deficiência de vitamina K), uso de anticoagulantes (heparina e derivados cumarínicos)
- **Alterações plaquetárias:** secundárias à quimioterapia ou infecção, uso de AINEs, uremia, outras
- **Hipertensão arterial sistêmica** (relação de causa e efeito questionada)
- **Alterações vasculares:** telangiectasia hemorrágica hereditária (doença de Osler-Rendu-Weber), outras
- **Tumores:** leucemia, linfoma, outros
- **Medicamentos:** ácido acetilsalicílico e outros AINEs, anticoagulantes, antineoplásicos, antibióticos (cloranfenicol, outros)
- **Outras:** endometriose, insuficiência de medula, insuficiência renal ou hepática

AINEs, anti-inflamatórios não esteroides.
Fonte: Nasi.

A diferenciação entre sangramento anterior e sangramento posterior sem o exame detalhado endoscópico das fossas nasais nem sempre é simples. A simples observação de sangue escorrendo pela orofaringe não significa que o sangramento é posterior.

A epistaxe posterior requer maior cuidado do profissional da saúde, pois representa uma condição clínica de maior risco devido ao volume de sangramento e à dificuldade de identificação de sua origem. O paciente apresenta-se com sangramento mais intenso, exteriorizado por via anterior e/ou posterior pela faringe, podendo, nesse caso, apresentar também náuseas ou vômitos. Instabilidade hemodinâmica, evidenciada por taquicardia, taquipneia, hipotensão e rebaixamento do nível de consciência, pode ocorrer em pacientes com sangramentos copiosos, principalmente idosos e portadores de comorbidades.

DIAGNÓSTICO E AVALIAÇÃO

A avaliação inicial do paciente com sangramento nasal consiste em manutenção de via aérea pérvia e reposição volêmica se a repercussão hemodinâmica for significativa. A abordagem terapêutica é individualizada levando em conta o volume do sangramento, sua localização e a situação clínica do paciente.

Anamnese dirigida deve ser realizada prontamente na tentativa de identificar o perfil do paciente, os fatores de risco e as causas associadas. Condições locais, como uso de cocaína, trauma digital, corpos estranhos, medicamentos tópicos e trauma nasal, podem estar associadas. A história médica pregressa deve contemplar presença de neoplasias, coagulopatias, cirurgia nasal prévia, uso de medicações e história familiar. Devem ser valorizados fatores como o estado geral do paciente, a idade, a presença de comorbidades e a história prévia de epistaxe. O médico deve questionar a necessidade de tamponamento nasal, cauterização ou intervenção cirúrgica nos episódios prévios de sangramento.

Além da história clínica, as características do sangramento (volume, lateralidade, recorrência, topografia) auxiliam no correto diagnóstico etiológico da epistaxe.

No **exame físico**, a cavidade nasal deve ser inspecionada detalhadamente. Para isso, a vasoconstrição tópica com descongestionante auxilia na homeostasia. Inspeção completa da cavidade oral e otoscopia também devem ser realizadas. A avaliação por otorrinolaringologista deve ser solicitada em casos de sangramentos refratários às medidas iniciais ou epistaxes recorrentes. A endoscopia nasal diagnóstica desempenhada por médico especialista é o exame de escolha na identificação da topografia do sangramento e de condições associadas (corpos estranhos, lesões expansivas nasais, alterações na mucosa nasal).

Exames laboratoriais não são solicitados como rotina nos episódios de epistaxe, somente em casos de sangramentos copiosos ou recorrentes. Nesses casos, hemograma completo e provas de coagulação devem ser realizados. Tipagem sanguínea é necessária em casos de sangramentos de grande porte que cursam com instabilidade hemodinâmica.

Exames de imagem são reservados para os casos de trauma de face grave ou diagnóstico/estadiamento de lesões tumorais da cavidade nasal e devem ser avaliados por médico especialista.

O **Quadro 53.2** reúne informações para auxílio no diagnóstico da epistaxe.

TRATAMENTO

O tratamento da epistaxe é norteado pelas características do sangramento, pelas condições clínicas do paciente, pelo local de atendimento, pelo instrumental disponível e pela experiência do profissional assistente. A compressão digital da porção anterior do nariz por 15 minutos resulta em interrupção do sangramento na maioria dos casos de sangramento anterior, por tamponamento dos vasos septais anteriores.

Na ocorrência de pacientes politraumatizados ou hemodinamicamente instáveis, algoritmos como suporte avançado de vida no trauma (ATLS, do inglês *Advanced Trauma Life Support*) devem ser aplicados para priorizar a proteção de via aérea e a estabilização hemodinâmica.

QUADRO 53.2 ► INVESTIGAÇÃO DIAGNÓSTICA DA EPISTAXE

Anamnese
- Sangramento anterior ou posterior unilateral ou bilateral
- Sintomas nasais associados a trauma, rinite, corpo estranho, uso de cocaína, uso de corticosteroide nasal tópico
- Uso de ácido acetilsalicílico e outros AINEs, anticoagulantes
- Hipertensão – outras doenças sistêmicas
- **Exame físico**
- Boa fonte de iluminação
- Limpeza dos coágulos do nariz
- Algodão com vasoconstritor e anestésico tópico
- Rinoscopia anterior clássica (espéculo nasal e luz frontal): sangramento anterior ou posterior
- Endoscopia nasal diagnóstica (especialista): casos resistentes, recidivas ou recorrências, tumor intranasal
- Observar: sítio de sangramento, alterações estruturais, perfuração do septo nasal, tumorações, etc.

Exames laboratoriais
- Hemograma completo
- TP e TTPa

Exames de imagem
- TC ou RM em casos de traumas graves ou massa intranasal
- Angiografia em casos refratários ou tumor vascular

Observação: Em adolescentes do sexo masculino, afastar angiofibroma juvenil.

AINEs, anti-inflamatórios não esteroides; RM, ressonância magnética; TC, tomografia computadorizada; TP, tempo de protrombina; TTPa, tempo de tromboplastina parcial ativada.
Fonte: Nasi.

MEDIDAS IMEDIATAS ► Em ambientes não hospitalares, deve-se orientar o paciente para evitar posturas como hiperextensão da cabeça ou decúbito dorsal. Manter o paciente calmo, de preferência sentado e com leve inclinação do tronco para a frente. Essa postura auxilia para que o sangramento seja exteriorizado via fossas nasais e impede a sua deglutição. Solicitar que o paciente assoe o nariz para eliminação de coágulos e limpeza da cavidade nasal. A compressão digital da ponta nasal deve ser realizada por 15 minutos. Se houver persistência do sangramento, encaminhar o paciente para serviço de emergência.

ATENDIMENTO HOSPITALAR – MEDIDAS GERAIS ► Durante o atendimento de paciente com quadro de epistaxe, a equipe médica e os auxiliares devem estar devidamente paramentados com máscara, luvas e óculos.

A seguir, é demonstrada uma sequência do atendimento inicial realizado pelo clínico em quadros de sangramento nasal:

1. Avaliar via aérea pérvia e condições hemodinâmicas;
2. Manter o paciente calmo e sentado, se possível;

3. Fazer a limpeza da cavidade nasal com aspiração de coágulos sob visualização direta. Orientar o paciente a assoar o nariz vigorosamente, uma narina de cada vez, tentando eliminar os coágulos;
4. Proceder à rinoscopia anterior com luz frontal adequada, espéculo nasal e aspiração contínua;
5. Manter a homeostasia com algodão embebido em vasoconstritor (descongestionante nasal tópico) e fazer compressão digital por pelo menos 10 minutos;
6. A oroscopia permite distinguir sangramentos anteriores de posteriores e a sua dimensão;
7. Se o sangramento ceder, orientar o paciente para não manipular o nariz e realizar avaliação ambulatorial com otorrinolaringologista;
8. Se houver persistência do sangramento, solicitar avaliação imediata de otorrinolaringologista.

TRATAMENTO ESPECÍFICO ▶ Atualmente, diversas opções terapêuticas para a epistaxe estão à disposição do médico otorrinolaringologista. A escolha deverá ser feita com base na experiência do profissional, na etiologia e no sítio de origem do sangramento.

Cauterização química ▶ É realizada com ácido tricloroacético (ATA 30-50%); indicada em casos de sangramentos bem-delimitados, de pequena monta, na região anterior do septo nasal, zona do plexo de Kiesselbach. O procedimento deve ser realizado após vasoconstrição, anestesia tópica com algodão embebido em xilocaína *spray* e limpeza da área. Aplica-se a substância com porta-algodão diretamente no ponto de sangramento, impedindo a sua progressão para o interior da cavidade nasal, o que implica queimaduras mais extensas e desnecessárias.

Com intuito de prevenir lesões de mucosa septal e perfurações, sugere-se não cauterizar a região do septo anterior em demasia ou bilateralmente no mesmo procedimento. Outro cuidado importante é a proteção da pele do vestíbulo nasal durante a cauterização.

Cauterização elétrica ▶ A eletrocauterização é indicada nos casos de epistaxe refratária à cauterização química. Sangramentos de fácil visualização localizados no septo nasal anterior podem ser cauterizados em ambulatório com instrumental específico, sem necessidade de endoscopia. Em contrapartida, sangramentos com sítio de origem posterior carecem de auxílio do endoscópio para visualização e podem requerer ambiente cirúrgico.

Tamponamento nasal anterior ▶ Em casos de sangramentos nasais difusos ou falha na cauterização, o tamponamento nasal anterior é indicado, promovendo compressão direta sobre a mucosa nasal em toda a sua extensão. Determina-se tamponamento anterior quando o tampão restringe a sua superfície de contato exclusivamente à cavidade nasal.

Existem diversos modelos de tampões industrializados e prontos para uso (Merocel®, Gelfoam®, Rapid Rhino®) e opções confeccionadas pelo próprio médico com material específico. Uma opção acessível é o tamponamento com gaze hidrófila lubrificada com pomada bactericida (p. ex., bacitracina + neomicina). A gaze deve ser inserida no sentido craniocaudal, iniciando pelo teto do nariz em direção ao assoalho nasal. Para prevenir aspiração ou dificuldade de remoção, deve-se manter as duas extremidades da gaze exteriorizadas (**Figura 53.2**).

Outra possibilidade para tamponamento é a utilização de preservativo masculino ou dedo de luva com haste retangular de esponja no interior, embebido externamente em pomada de antibiótico. A esponja deve ser cortada levando em consideração as características anatômicas do paciente. Após a inserção da espuma no preservativo, realiza-se compressão, removendo todo o ar da espuma e mantendo-a exígua. Na extremidade aberta do preservativo, deve ser feito um nó, criando um sistema de vácuo da espuma em seu interior. A introdução do tampão é realizada sob luz frontal adequada, com uso de espéculo nasal e pinça-baioneta. A direção do tampão deve respeitar a anatomia nasal, pelo assoalho até a coana. Ao fim do procedimento, o nó da extremidade é cortado, permitindo a entrada de ar e consequente dilatação da espuma. O tamponamento anterior é mantido por cerca de 48 a 72 horas (**Figura 53.3**).

Tamponamento nasal posterior ▶ É indicado em casos de sangramento refratário às medidas anteriores, epistaxe grave ou com origem posterior. O tampão posterior clássico é confeccionado com gaze vaselinada e fios de seda. Sonda de Foley ou balões pneumáticos especiais também podem ser utilizados. O tamponamento posterior com sonda de Foley é demonstrado na **Figura 53.4**. Introduz-se a sonda na fossa nasal em direção à rinofarin-

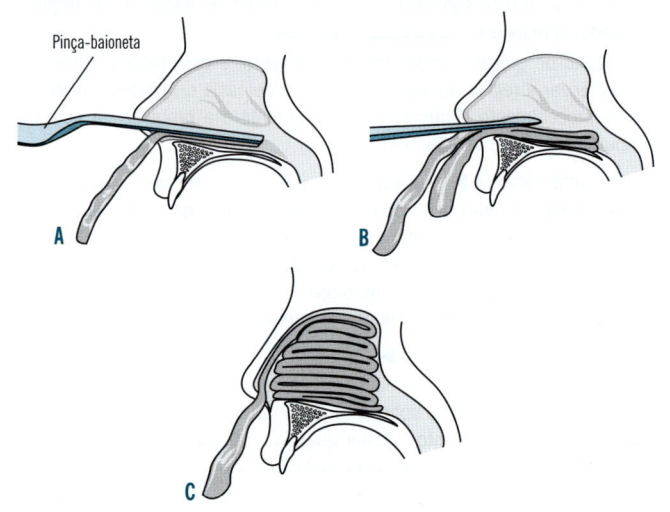

FIGURA 53.2 ▶ **TAMPONAMENTO NASAL ANTERIOR COM GAZE HIDRÓFILA.**
Fonte: Kucik e Clenney.

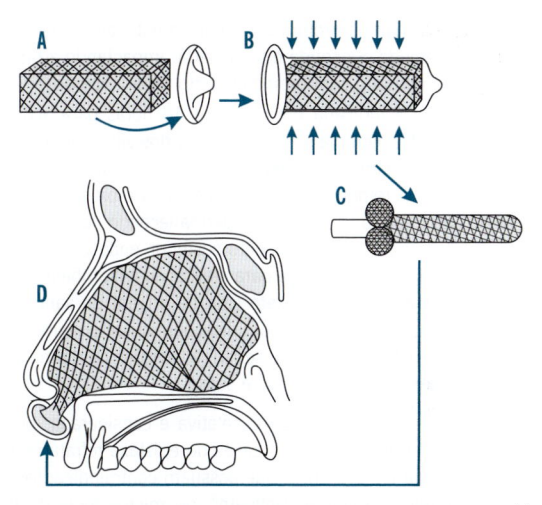

FIGURA 53.3 ▶ TAMPONAMENTO NASAL ANTERIOR COM ESPUMA E PRESERVATIVO. (A) ESPUMA RECORTADA E PRESERVATIVO. (B) ESPUMA INSERIDA NO PRESERVATIVO. (C) REMOÇÃO DO AR POR COMPRESSÃO E OCLUSÃO DO PRESERVATIVO COM NÓ. (D) APÓS INSERÇÃO DO TAMPÃO NA CAVIDADE NASAL E REMOÇÃO DO NÓ DA EXTREMIDADE: TAMPONAMENTO NASAL ANTERIOR OCLUINDO TODA A FOSSA NASAL.

Fonte: Adaptada de Roithmann e Sant'Anna.

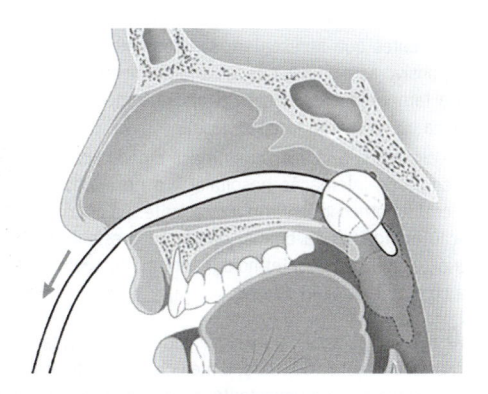

FIGURA 53.4 ▶ TAMPONAMENTO NASAL POSTERIOR COM SONDA DE FOLEY. APÓS INSERIR A SONDA DE FOLEY PELA FOSSA NASAL DO PACIENTE E VISUALIZÁ-LA NA OROFARINGE, INSERIR 15 ML DE ÁGUA DESTILADA. TRACIONAR A SONDA ATÉ SENTIR RESISTÊNCIA E POSICIONÁ-LA NA RINOFARINGE.

Fonte: Reichmann.

ge até a sua visualização na orofaringe. Então, o balonete é insuflado com 15 mL de água destilada e a sonda é tracionada, impactando a rinofaringe. O procedimento é finalizado com tamponamento nasal anterior.

Internação hospitalar é indicada por cerca de 48 horas para acompanhamento clínico, antibioticoterapia e monitorização dos sinais vitais, visto que o paciente com tamponamento posterior pode apresentar alterações ventilatórias e hipoxemia. A remoção do tampão posterior é preconizada quando houver interrupção total do sangramento, permanecendo no mínimo por 48 horas. Em caso de falha no tamponamento posterior, endoscopia nasal diagnóstica é indicada, dando preferência para realização em ambiente cirúrgico, o que possibilita identificação do exato sítio de origem do sangramento e cauterização elétrica, se necessário. Complicações do tamponamento posterior incluem necrose columelar, alar e septal, alterações cardiorrespiratórias por ativação do reflexo vagal, aspiração e sepse.

Embolização ▶ A embolização arterial seletiva é considerada, por alguns autores, o tratamento de escolha nos casos de epistaxe refratária ao tratamento conservador ou em pacientes que possuam contraindicações clínicas à abordagem cirúrgica. Utiliza-se Gelfoam® ou microesferas de dextrana para obliteração da artéria maxilar e seus ramos.

A taxa de sucesso do método é alta, variando de 70 a 90% dos casos. As complicações mais frequentes são necrose tecidual, trismo, dor ou edema facial, sinusite e otite média. Complicações maiores podem ocorrer em cerca de 4% dos casos e compreendem paralisia facial, amaurose e acidente vascular cerebral.

TRATAMENTO CIRÚRGICO ▶ As abordagens cirúrgicas da epistaxe são indicadas nos pacientes que apresentam sangramento grave, profuso, recorrente, não responsivo às medidas citadas anteriormente (compressão digital, cauterização e tamponamento nasal). É opção terapêutica para pacientes com intolerância ou recusa ao tampão nasal.

Nos casos selecionados, a indicação cirúrgica é cada vez mais precoce, diminuindo o tempo de internação hospitalar e a necessidade de transfusão sanguínea, além de fornecer conforto ao paciente. As cirurgias são: ligadura ou cauterização monopolar ou bipolar das artérias esfenopalatina ou nasal lateral posterior, septal posterior, etmoidal anterior ou posterior, septoplastia e angiografia com embolização seletiva.

CONCLUSÃO ▶ Muitas vezes, a epistaxe pode ser resolvida de forma simples com compressão digital. Contudo, o médico assistente deve estar atento aos casos de epistaxe grave e persistente, e considerar as causas potencialmente graves de sangramento nasal, como os tumores nasossinusais e o sangramento de vasos nasais posteriores.

O clínico irá deparar-se frequentemente com casos de epistaxe, o que torna fundamental o conhecimento sobre manejo inicial, diagnósticos diferenciais e o momento em que o especialista é necessário para a resolução do quadro. O otorrinolaringologista dispõe da endoscopia nasal, método que permite localizar o sítio de sangramento e proporcionar um tratamento mais específico para cada caso, diminuindo o tempo de hospitalização e a morbidade dos pacientes.

REFERÊNCIAS

Abdo T, Lessa M, Voegels RL. Epistaxe. In: Voegels RL, Lessa M. Rinologia e cirurgia endoscópica dos seios paranasais. Rio de Janeiro: Revinter; 2006. Cap. 21, p. 223-232.

Côrte FC, Orfao T, Dias CC, Moura CP, Santos M. Risk factors for the occurrence of epistaxis: prospective study. Auris Nasus Larynx. 2017. [Epub ahead of print].

Douglas R, Wormald PJ. Update on epistaxis. Curr Opin Otolaryngol Head Neck Surg. 2007;15(3):180-3.

Fishpool SJ, Tomkinson A. Patterns of hospital admission with epistaxis for 26,725 patients over an 18-year period in Wales, UK. Ann R Coll Surg Engl. 2012;94(8):559-562.

Jindal G, Gemmete J, Gandhi D. Interventional neuroradiology applications in otolaryngology, head and neck surgery. Otolaryngol Clin North Am. 2012;45(6):1423-49.

Kikidis D, Tsioufis K, Papanikolaou V, Zerva K, Hantzakos A. Is epistaxis associated with arterial hypertension? A systematic review of the literature. Eur Arch Otorhinolaryngol. 2014;271(2):237-2343.

Klossek JM, Dufour X, de Montreuil CB, Fontanel JP, Peynègre R, Reyt E, et al. Epistaxis and its management: an observational pilot study carried out in 23 hospital centres in France. Rhinology. 2006;44(2):151-155.

Kucik CJ, Clenney T. Management of epistaxis. Am Fam Physician. 2005;71(2):305-11.

MacArthur FJ, McGarry GW. The arterial supply of the nasal cavity. Eur Arch Otorhinolaryngol. 2017;274(2):809-15.

Min HJ, Kang H, Choi GJ, Kim KS. Association between hypertension and epistaxis: systematic review and meta--analysis. Otolaryngol Head Neck Surg. 2017;157(6):921-927.

Nasi LA. Rotinas em pronto socorro. 2. ed. Porto Alegre: Artmed; 2005. p. 556-63.

Nouraei SA, Maani T, Hajioff D, Saleh HA, Mackay IS. Outcome of endoscopic sphenopalatine artery occlusion for intractable epistaxis: a 10-year experience. Laryngoscope. 2007;117(8):1452-1456.

Pirsig W, Pentz S. Nosebleed in art since the ancient greeks. Folha Méd. 1993;106(5):171-179.

Purkey MR, Seeskin Z, Chandra R. Seasonal variation and predictors of epistaxis. Laryngoscope. 2014;124(9):2028-2033.

Rabelo FAW, Prado VB, Valera FCP, Demarco RC, Tamashiro E, Lima WTA. Tratamento cirúrgico de epistaxes refratárias ao tamponamento nasal. Braz J Otorhinolaryngol. 2009;75(3):335-359.

Reichmann E. Emergency medicine procedures. 2nd ed. New York: McGraw-Hill; 2013.

Roithmann R, Sant' Anna GD. Urgências em otorrinolaringologia (corpo estranho e epistaxe). In: Nasi LA. Rotinas em pronto-socorro: politraumatizados e urgências ambulatoriais. Porto Alegre: Artmed; 1994.

Schlosser RJ. Clinical practice. Epistaxis. N Engl J Med. 2009;360(8):784-9.

Smith J, Siddiq S, Dyer C, Rainsbury J, Kim D. Epistaxis in patients taking oral anticoagulant and antiplatelet medication: prospective cohort study. J Laryngol Otol. 2011;125(1):38-42.

Soyka MB, Nikolaou G, Rufibach K, Holzmann D. On the effectiveness of treatment options in epistaxis: an analysis of 678 interventions. Rhinology. 2011;49(4):474-8.

Stadler RR, Kindler RM, Holzmann D, Soyka MB. The long-term fate of epistaxis patients with exposure to antithrombotic medication. Eur Arch Otorhinolaryngol. 2016;273(9):2561-7.

Stadler RR, Kindler RM, Landis BN, Vogel NI, Holzmann D, Soyka MB. Emergency consultation for epistaxis: a bad predictor for overall health? Auris Nasus Larynx. 2017. [Epub ahead of print].

Tseng EY, Narducci CA, Willing SJ, Sillers MJ. Angiographic embolization for epistaxis: a review of 114 cases. Laryngoscope. 1998;108(4 Pt 1):615-9.

Villwock JA, Jones K. Recent trends in epistaxis management in the United States: 2008-2010. JAMA Otolaryngol Head Neck Surg. 2013;139(12):1279-84.

Witterick IJ, Conrad K. Epistaxis. In: Irwin RS, Curley FJ, Grossman RF, editors. Diagnosis and treatment of symptoms of the respiratory tract. Armonk: Futura; 1997. p. 483-521.

LEITURA RECOMENDADA

Lubianca Neto JF, Fuchs FD, Facco SR, Gus M, Fasolo L, Mafessoni R, et al. Is epistaxis evidence of end-organ damage in patients with hypertension? Laryngoscope. 1999;109(7 Pt 1):1111-5.

CAPÍTULO 54

ESPLENOMEGALIA

MICHELE GRACIOLI SCHNEIDER
GABRIEL DALLA COSTA

CONCEITOS ▶ O baço é um órgão do sistema reticuloendotelial, localizado no quadrante superior esquerdo (QSE) do abdome, logo abaixo do diafragma. É irrigado principalmente pela artéria esplênica, que penetra no órgão pelo hilo esplênico e ramifica-se em arteríolas menores, terminando em capilares sinusoides. A drenagem venosa é feita pela veia esplênica e, a partir de então, distribui-se para a circulação portal. O baço é composto pela polpa branca – constituída de arteríolas envolvidas em uma camada de tecido linfoide –, pela polpa vermelha – formada por cordões esplênicos, constituídos de macrófagos e leucócitos – e também por seios venosos – compostos pelos sinusoides vasculares.

A maior parte do sangue que chega ao baço flui para os seios venosos e para os cordões da polpa vermelha, retornando à circulação por diminutas vênulas. Células senescentes ou revestidas por imunoglobulinas, assim como aquelas sem elasticidade, são retidas nesses cordões e eliminadas pelos macrófagos teciduais. Além dessa função de filtro, o baço também realiza a depuração de fragmentos bacterianos e partículas estranhas ao hospedeiro, auxilia na resposta imune – ao expor antígenos e sintetizar anticorpos na polpa branca – e realiza hematopoiese em situações nas quais a medula óssea é incapaz de fazer isso, reassumindo a função exercida durante o desenvolvimento fetal.

O tamanho e o peso do baço variam de acordo com a idade, o sexo e a composição corporal. É esperado que o baço diminua de tamanho à medida que a idade aumenta. Em média, um baço adulto pesa cerca de 170 gramas, sendo considerado normal até 250 gramas. O baço normal tem comprimento cefalocaudal máximo de 13 cm na ultrassonografia (US) e de 12 cm na cintilografia com radionuclídeo, com largura máxima de 7 cm na avaliação cintilográfica.

A **esplenomegalia** é definida como o aumento nas dimensões do baço, detectada por métodos de imagem ou pelo exame físico. O aumento do baço pode estar relacionado a causas infecciosas, doenças hematológicas e mieloproliferativas, doenças autoimunes, aumento do fluxo esplênico, entre outras. No entanto, o achado de baço aumentado em pessoas assintomáticas pode ser um achado ocasional em até 5% dos casos, sem qualquer significado clínico.

O baço normal não costuma ser palpável ao exame clínico, exceto em crianças, adolescentes e em alguns adultos magros, quando ele pode ser ocasionalmente palpado. Em geral, baços palpáveis em adultos correspondem a baços aumentados e devem ser investigados.

CLASSIFICAÇÃO ▶ A esplenomegalia costuma ser classificada em **maciça** e **não maciça**. Essa classificação é de suma importância para o raciocínio clínico acerca das causas de aumento do baço, pois as causas de esplenomegalia maciça se resumem a poucas doenças, enquanto as causas de esplenomegalia não maciça englobam uma série de possibilidades diagnósticas.

A esplenomegalia pode ser definida como maciça nos seguintes casos:

- Quando o baço ultrapassa 8 cm a partir do rebordo costal;
- Baço palpável ao nível da cicatriz umbilical ou abaixo desta;
- Baço com peso superior a 1.000 gramas em peça excisada cirurgicamente.

CAUSAS ▶ O aumento do baço, por si só, não é uma doença, mas sinal de outra potencial afecção que deve ser pesquisada. Na ampla maioria dos casos, a doença primária que leva à esplenomegalia não se encontra no baço.

Quanto à etiologia, as causas de esplenomegalia não maciça podem ser didaticamente classificadas quanto ao seu mecanismo de aumento do baço de acordo com as seguintes categorias:

- Secundárias ao aumento da função esplênica;
- Devidas à congestão vascular do leito esplênico por hipertensão portal;
- Decorrentes das doenças infiltrativas do baço;
- Etiologia desconhecida.

As causas de esplenomegalia não maciça variam de acordo com a região geográfica, o sexo, a idade e a prevalência de infecções na população, e estão listadas no **Quadro 54.1**. As causas da esplenomegalia maciça são bem mais limitadas e podem ser observadas no **Quadro 54.2**.

QUADRO 54.1 ▶ CAUSAS DE ESPLENOMEGALIA NÃO MACIÇA

CAUSAS RELACIONADAS AO AUMENTO DA FUNÇÃO ESPLÊNICA

Hiperplasia do sistema reticuloendotelial
- Esferocitose
- Anemia de células falciformes (estágio inicial)
- Talassemia maior
- Hemoglobinopatias
- Hemoglobinúria paroxística noturna
- Anemias nutricionais
- Ovalocitose

Hiperplasias simples
- Resposta a infecções (bacterianas, virais, fúngicas ou parasitárias)
  - Mononucleose infecciosa
  - Aids
  - Hepatites virais

(Continua)

QUADRO 54.1 ► CAUSAS DE ESPLENOMEGALIA NÃO MACIÇA (Continuação)

- Citomegalovírus
- Endocardite bacteriana subaguda
- Sepse bacteriana
- Sífilis congênita
- Abscessos esplênicos
- Tuberculose
- Histoplasmose
- Malária
- Leishmaniose
- Doença de Chagas
- Ehrlichiose
- Febre tifoide
- Brucelose

Comprometimento da imunorregulação

- Artrite reumatoide (síndrome de Felty)
- Lúpus eritematoso sistêmico
- Doença vascular do colágeno
- Doença do soro
- Anemias hemolíticas autoimunes
- Neutropenias autoimunes
- Reação a fármacos
- Linfadenopatia angioimunoblástica
- Sarcoidose
- Tireotoxicose
- Terapia com IL-2
- Hematopoiese extramedular
- Mielofibrose
- Dano medular (toxinas, radiação, estrôncio)
- Infiltração medular (leucemias, tumores, doença de Gaucher)

CAUSAS SECUNDÁRIAS AO AUMENTO DO FLUXO ESPLÊNICO OU PORTAL ANORMAL

- Cirrose hepática
- Hipertensão portal
- Obstrução do sistema porta
- Transformação cavernosa da veia porta
- Obstrução da veia esplênica
- Aneurisma de artéria esplênica
- Esquistossomose
- Insuficiência cardíaca congestiva
- Equinococose hepática

(Continua)

QUADRO 54.1 ► CAUSAS DE ESPLENOMEGALIA NÃO MACIÇA (Continuação)

CAUSADAS PELA INFILTRAÇÃO DO BAÇO
Depósitos intracelulares ou extracelulares
- Amiloidose
- Doença de Gaucher
- Doença de Niemann-Pick
- Doença de Tangier
- Síndrome de Hurler e outras mucopolissacaridoses
- Hiperlipidemias

Infiltrações celulares benignas e malignas
- Leucemias (aguda, crônica, mieloide, linfoide, monocítica)
- Linfomas
- Doença de Hodgkin
- Síndromes mieloproliferativas (p. ex., policitemia vera, trombocitose essencial)
- Angiossarcomas
- Tumores metastáticos (especialmente melanomas)
- Granuloma eosinofílico
- Histiocitose X
- Hamartomas
- Hemangiomas, fibromas, linfangiomas
- Cistos esplênicos
- Macroglobulinemia de Waldenström
- Doença de Castleman (hiperplasia linfoide de células gigantes)

ETIOLOGIA DESCONHECIDA
- Esplenomegalia idiopática
- Beriliose
- Anemia ferropriva

Aids, síndrome da imunodeficiência adquirida (do inglês *acquired immunodeficiency syndrome*); IL-2, interleucina-2.
Fonte: Adaptado de Henry e Longo e Zago.

Uma coorte prospectiva envolvendo 449 pacientes com esplenomegalia, internados em dois serviços de atenção terciária em São Francisco, nos Estados Unidos, revelou as seguintes causas como as mais frequentes:

- **Cirrose hepática:** 33%;
- **Doença hematológica maligna:** 27%;
- **Causas infecciosas:** 23% (síndrome da imunodeficiência adquirida [Aids, do inglês *acquired immunodeficiency syndrome*] e endocardite, principalmente);
- **Doença hepática congestiva ou inflamatória:** 8%;
- **Doença esplênica primária:** 4%;
- **Causas desconhecidas:** 5%.

QUADRO 54.2 ► CAUSAS DE ESPLENOMEGALIA MACIÇA

- Leucemia mielocítica crônica
- Mielofibrose com metaplasia mieloide
- Linfomas, geralmente linfomas indolentes
- Leucemia de células pilosas (tricoleucemia)
- Policitemia vera
- Doença de Gaucher
- Leishmaniose visceral
- Síndrome da esplenomegalia reativa por malária (síndrome da esplenomegalia tropical)
- β-Talassemia maior e β-talassemia intermediária severa
- Aids com coinfecção por complexo *Mycobacterium avium*
- Leucemia linfocítica crônica
- Sarcoidose
- Anemia hemolítica autoimune
- Hemangiomatose esplênica difusa

Aids, síndrome da imunodeficiência adquirida (do inglês *acquired immunodeficiency syndrome*).
Fonte: Adaptado de Henry e Longo e Zago.

DIAGNÓSTICO E AVALIAÇÃO ►

ANAMNESE ► A abordagem inicial do paciente com esplenomegalia deve conter uma anamnese detalhada, incluindo história de viagens recentes, uso de medicamentos e drogas de abuso, etilismo, história vacinal, infecções prévias, exposição sexual, doenças malignas prévias, entre outras, que possam sugerir uma possível etiologia para o quadro. Um adulto com história de alcoolismo ou hepatite e ascite provavelmente tem quadro de esplenomegalia secundária à cirrose com consequente hipertensão portal. Em um adulto jovem com fadiga, febre, mal-estar e dor de garganta, a etiologia infecciosa viral é a causa mais provável. Em um idoso, a associação com prurido pós-banho e eritema sugere policitemia vera. Febre, mal-estar difuso, sudorese noturna e perda de peso apontam para uma doença sistêmica, e causas como Aids, lúpus eritematoso sistêmico, artrite reumatoide, sarcoidose, malária, tuberculose e doenças hematológicas devem ser pesquisadas.

EXAME FÍSICO ► O exame físico minucioso também deve ser realizado à procura de sinais que apontem para uma causa subjacente. O achado de hepatomegalia concomitante sugere a presença de doença hepática, enquanto a presença de linfonodomegalias leva a pensar em doenças hematológicas ou causas infecciosas.

Baços com aumentos volumosos costumam ser de fácil identificação pela mobilidade respiratória característica do órgão, que ajuda na diferenciação entre esplenomegalia, tumores renais e intra-abdominais, embora a movimentação esplênica possa ser menos evidente em esplenomegalias muito volumosas e que ocupam mais da metade do hemiabdome esquerdo. Aumentos pequenos do baço são de detecção mais difícil ao exame físico.

Estima-se que deve haver aumento de pelo menos 40% no tamanho do órgão para que o baço possa ser palpável com segurança.

O exame físico do baço deve incluir a inspeção do QSE, a palpação e a percussão do órgão.

Diversas manobras são descritas para a palpação do baço, entre elas:

- **Palpação bimanual:** o paciente deve ficar em decúbito dorsal, com os joelhos fletidos a 90°, com o examinador posicionado à direita do paciente. O médico coloca a mão esquerda sobre o gradil costal do paciente, deslocando a pele para baixo, enquanto aplica uma suave pressão no QSE do paciente em direção cefálica e solicita que ele inspire profunda e lentamente. As pontas dos dedos do examinador devem perceber a borda do baço. A palpação com a mão direita deve estender-se ao longo do QSE em direção à margem costal, permitindo a identificação da borda inferior de um baço aumentado. Quando é percebida a ponta do baço, essa altura deve ser mensurada em centímetros a partir do gradil costal esquerdo;
- **Rechaço:** o paciente deve ficar em decúbito dorsal, com o examinador à direita do paciente. A mão esquerda do médico passa sobre o hemitórax esquerdo, alcançando sua porção posterior. A seguir, o médico eleva o tórax do paciente enquanto sua mão direita percebe o impulso gerado pelo baço aumentado;
- **Palpação por cima ou manobra de Middleton:** com o paciente em decúbito lateral direito, com o braço esquerdo fletido sobre a cabeça, o examinador posiciona-se à esquerda do paciente e coloca a sua mão direita sob o gradil costal, solicitando que o paciente inspire profundamente, enquanto tenta perceber a ponta do baço com a ponta dos dedos.

Falsos-positivos podem ocorrer em pacientes com tórax hiperinsuflado, como nos portadores de doença pulmonar obstrutiva crônica (DPOC) e em indivíduos muito magros ou com excursões diafragmáticas proeminentes. Falsos-negativos são comuns em indivíduos obesos, naqueles com costelas adversamente anguladas e nos pacientes portadores de ascite. Cabe lembrar que a palpação vigorosa do baço está contraindicada na suspeita de mononucleose infecciosa, pelo risco de ruptura esplênica.

A percussão pode ser realizada com uma das três técnicas descritas por Nixon, Castell e Barkun, descritas a seguir:

- **Método de Nixon:** com o paciente colocado em decúbito lateral direito, de modo que o baço fique localizado sobre o colo esquerdo, o examinador percute sobre a linha hemiclavicular posterior, logo abaixo do ponto onde cessa o timpanismo pulmonar, em diagonal, em direção ao gradil costal anterior. A macicez deve ser percebida por cerca de 6 a 8 cm da margem costal, sendo que áreas de macicez superiores a 8 cm, traçadas em uma linha perpendicular, sugerem baço aumentado;
- **Método de Castell ou sinal da percussão esplênica:** com o paciente em decúbito dorsal, o examinador percute ao longo da linha hemiclavicular anterior, ao nível do 8º ao 9º espaço intercostal, devendo observar um som atimpânico. O aparecimento de um som maciço, tanto na inspiração quanto na expiração, sugere esplenomegalia;

- **Percussão do espaço de Traube:** o espaço semilunar de Traube ocupa a área limitada superiormente pela borda da 6ª costela esquerda, lateralmente pela linha axilar média esquerda e inferiormente pela margem costal inferior esquerda. Durante a respiração, percute-se esse espaço, de lateral para medial. O achado de macicez nessa área indica a presença de baço aumentado.

A sensibilidade e a especificidade, assim como a razão de verossimilhança para a detecção de esplenomegalia a partir do exame físico do baço são apresentadas da seguinte forma:

Baço palpável: sensibilidade de 18 a 78% e especificidade de 89 a 99%

Percussão do baço - Maciez do espaço de Traube: sensibilidade de 11 a 76% e especificidade de 63 a 95%.

A razão de chances (RC) para a detecção de fígado e baço aumentados pelo exame físico é ilustrada na **Figura 54.1**.

EXAMES LABORATORIAIS E EXAMES DE IMAGEM ▶ Os exames laboratoriais e os exames de imagem devem ser solicitados conforme a suspeita clínica inicial, direcionada pela anamnese e pelo exame físico. Contudo, nos pacientes em que não se pode atribuir à esplenomegalia a uma causa identificável, é recomendada a solicitação de hemograma completo com contagem de plaquetas e análise de sangue periférico, provas de função hepática, radiografia de tórax, exame de urina e urocultura. Deve-se considerar a realização de teste de anticorpos para detecção de vírus da imunodeficiência humana (HIV, do inglês *human immunodeficiency virus*).

O esfregaço de sangue periférico pode revelar a presença de atipias celulares ou formas imaturas – como a presença de blastos, sugerindo a presença de malignidades hematológicas como causa da esplenomegalia – ou, ainda,

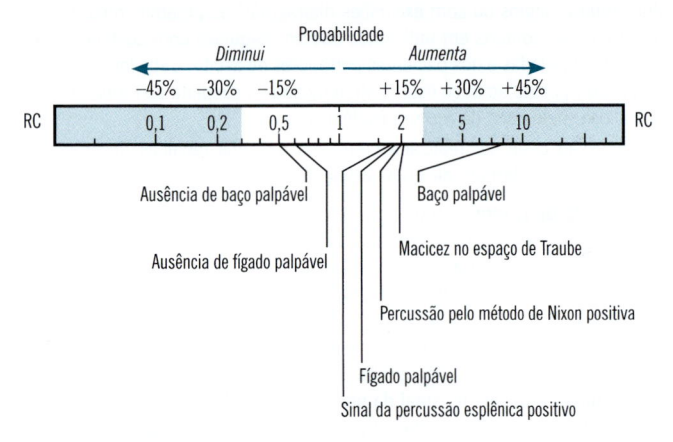

FIGURA 54.1 ▶ **DETECÇÃO DE FÍGADO E BAÇO AUMENTADOS.**
RC, razão de chances.
Fonte: Adaptada de McGee.

revelar a presença de organismos invasivos livres no plasma ou dentro de neutrófilos e monócitos (bactérias, *Ehrlichia* spp.). Bartonelose, babesiose e malária também podem ser identificadas no esfregaço de sangue periférico, ao analisar as hemácias, sugerindo uma etiologia para a esplenomegalia.

Certas anormalidades podem ser atribuídas a algumas infecções específicas, como a aglutinação de hemácias na presença de aglutininas frias, vista nas infecções por *Mycoplasma pneumoniae* ou mononucleose, assim como a presença de linfócitos atípicos mais tardiamente nesta última condição.

Sepse associada à anemia, esplenomegalia, hemoglobinúria e presença de microesferócitos, com sinais sugestivos de hemólise maciça, sugerem infecção por organismos produtores de fosfolipase, em especial *Clostridium perfringens*.

A presença de células imaturas, com achados de esfregaço leucoeritroblástico, indica a possibilidade de invasão medular com malignidade associada (mielofibrose).

O aumento do baço costuma ser assintomático, exceto nos casos de esplenomegalias muito volumosas, em que pode ocorrer sensação de peso e de desconforto no hipocôndrio esquerdo. Episódios de dor intensa estão relacionados a infartos esplênicos, uma complicação rara e associada a esplenomegalias muito volumosas. Outra complicação potencial é a ruptura esplênica, que pode ser espontânea ou decorrente de trauma (lembrando que a palpação vigorosa é contraindicada em situações de crescimento rápido do baço, como na mononucleose infecciosa). Na ruptura esplênica, encontram-se sinais de hemoperitônio, com achados de sangue na cavidade e/ou no hematoma subcapsular à US.

As alterações laboratoriais na esplenomegalia relacionam-se à sua causa subjacente. As manifestações mais comuns são as citopenias periféricas, devido à retenção de células no baço por redução do fluxo nos cordões esplênicos. No entanto, as contagens celulares podem ser absolutamente normais. Nos casos em que há destruição celular aumentada no baço, é esperada a presença de resposta medular compensatória, com aumento dos precursores celulares na medula óssea. Entre as citopenias, a trombocitopenia e a anemia são as mais comuns. Leucopenia é um achado pouco frequente, mas pode ocorrer isoladamente ou combinada com outras citopenias. Hematócrito aumentado pode ser encontrado nos casos de policitemia vera, e hematócrito diminuído, nas talassemias menores, no lúpus eritematoso sistêmico e na cirrose com hipertensão portal. A série branca frequentemente encontra-se diminuída na síndrome de Felty, na esplenomegalia congestiva e nas leucemias. Seu aumento é esperado nas infecções e nos distúrbios linfoproliferativos, como os linfomas. Plaquetopenias em graus variados são encontradas na esplenomegalia congestiva, na doença de Gaucher e na trombocitopenia imune, enquanto contagens plaquetárias aumentadas são vistas na policitemia vera.

O termo **hiperesplenismo** é utilizado para descrever a combinação de citopenia periférica (isolada ou combinada), medula óssea normal ou hiperplásica e esplenomegalia, com resolução do quadro após esplenectomia.

Exames de imagem devem ser solicitados caso nenhuma anormalidade seja encontrada na abordagem sugerida anteriormente. A esplenomegalia pode ser detectada pelos mais variados exames de imagem abdominal.

Inicialmente, utiliza-se a US por ser um método não invasivo de boa sensibilidade (95%) e especificidade (90%), rápido e com baixo custo quando comparado aos demais métodos.

No entanto, para exames mais acurados, a tomografia computadorizada (TC) de abdome é o método com maior sensibilidade, sendo esta superior a 95%. Tem a desvantagem de ser um método mais dispendioso, menos disponível em centros de menor complexidade e que expõe o paciente a radiações e a contraste ionizado.

A ressonância magnética não parece apresentar vantagens sobre a TC na avaliação do tamanho do baço, sendo um método mais caro e demorado para aquisição de imagens.

A cintilografia nuclear com radionuclídeos marcados também é um método altamente acurado para avaliação, embora seja discretamente menos sensível que a TC para a detecção de esplenomegalia (~93%). Tem como desvantagem o fato de ser um exame caro e pouco disponível, que necessita de integridade da circulação esplênica e de sua função, com longo tempo para aquisição de imagens.

A realização de tomografia por emissão de pósitrons/tomografia computadorizada (PET [do inglês *positron emission tomography*]/TC) não parece fornecer dados adicionais sobre malignidade em relação à TC. O único preditor isolado de lesão esplênica secundária à neoplasia é a história prévia de malignidade, com RC de 6,3.

Pode-se considerar a biópsia tecidual de acordo com a suspeita clínica e os achados nos exames anteriores. Biópsia de fígado está indicada na suspeita de hepatopatia; biópsia de linfonodos, em caso de suspeita de linfoma ou de infecções disseminadas; e biópsia de medula óssea, na suspeita de doenças hematológicas.

Caso não haja um sítio primário de suspeição, está indicada a biópsia de medula óssea com cultura de tecido, na qual haverá uma razoável chance de diagnóstico etiológico, seja ele infeccioso, por deposição de lipídeos ou doenças hematológicas.

Se ainda assim, nenhum achado conclusivo for encontrado, a esplenectomia diagnóstica deve ser considerada. O exame do baço excisado pode revelar a presença de cistos, tumores esplênicos, amiloidose, alterações vasculares, sarcoidose, infecções ocultas ou outras causas raras de esplenomegalia. Entretanto, em alguns casos, mesmo após a esplenectomia, a causa de esplenomegalia seguirá sem etiologia definida. Ainda assim, a hipótese de leucemia/linfoma deve ser considerada. Uma alternativa válida em vez da esplenectomia é o aspirado/biópsia de tecido esplênico guiada por imagem. Cabe ressaltar que esse procedimento apresenta risco considerável de sangramento. Contudo, apresenta menos morbimortalidade do que a retirada do órgão.

Uma metanálise recente que incluiu 639 pacientes para avaliação de acurácia e 741 pacientes para avaliação da segurança de punção esplênica concluiu que a biópsia esplênica possui alta acurácia diagnóstica, com sensibilidade de 87%, especificidade de 96% e taxa de complicações de 4,2%. De modo esquemático, sugere-se o algoritmo da **Figura 54.2** para a investigação de esplenomegalia.

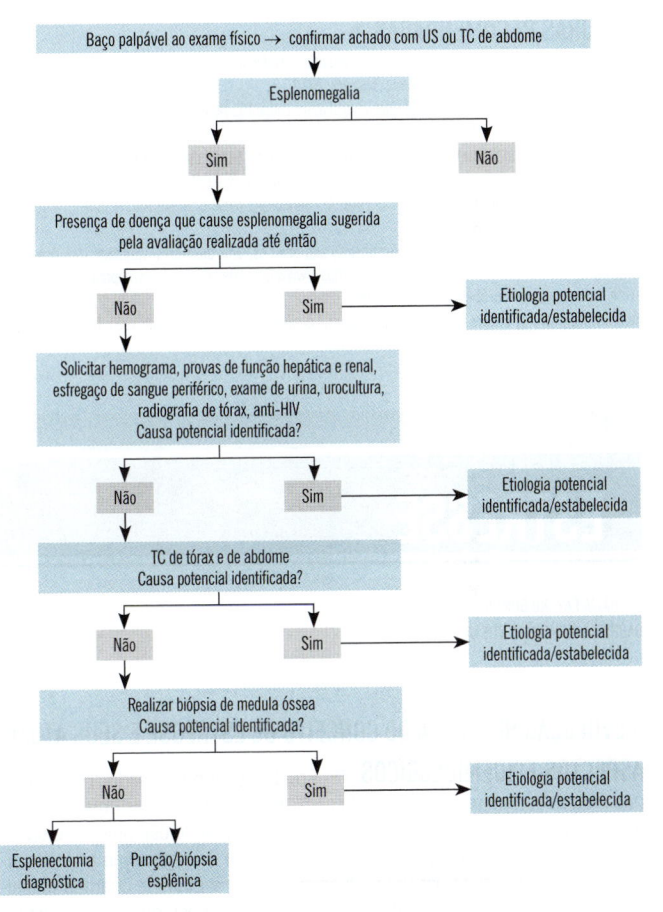

```
Baço palpável ao exame físico → confirmar achado com US ou TC de abdome
                                    │
                              Esplenomegalia
                              ┌──────┴──────┐
                             Sim            Não
                              │
   Presença de doença que cause esplenomegalia sugerida
           pela avaliação realizada até então
          ┌──────────────┴──────────────┐
         Não                            Sim  →  Etiologia potencial
          │                                     identificada/estabelecida
   Solicitar hemograma, provas de função hepática e renal,
   esfregaço de sangue periférico, exame de urina, urocultura,
              radiografia de tórax, anti-HIV
              Causa potencial identificada?
          ┌──────────────┴──────────────┐
         Não                            Sim  →  Etiologia potencial
          │                                     identificada/estabelecida
         TC de tórax e de abdome
         Causa potencial identificada?
          ┌──────────────┴──────────────┐
         Não                            Sim  →  Etiologia potencial
          │                                     identificada/estabelecida
      Realizar biópsia de medula óssea
      Causa potencial identificada?
          ┌──────────────┴──────────────┐
         Não                            Sim  →  Etiologia potencial
       ┌──┴──┐                                   identificada/estabelecida
  Esplenectomia  Punção/biópsia
   diagnóstica     esplênica
```

FIGURA 54.2 ▶ ALGORITMO PARA INVESTIGAÇÃO DA ESPLENOMEGALIA.
HIV, vírus da imunodeficiência humana (do inglês *human immunodeficiency virus*); TC, tomografia computadorizada; US, ultrassonografia.

TRATAMENTO ▶ Será proposto de acordo com a etiologia.

REFERÊNCIAS ▶

Henry PH, Longo DL. Linfadenopatia e esplenomegalia. In: Fauci AS, Longo DL, Kasper DL, Hauser SL, Jameson JL, Loscalzo J. Medicina interna de Harrison. 19. ed. Porto Alegre: Artmed; 2016.

McGee S. Palpation and percution of the abdomen. In: McGee S. Evidence-based physical diagnosis. 4th ed. Philadelphia: Elsevier; 2017.

Zago MA. O paciente com esplenomegalia. In: Zago MA, Falcão RP, Pasquini R. Tratado de hematologia. São Paulo: Atheneu; 2013.

LEITURAS RECOMENDADAS ▶

Armitage JO. Abordagem do paciente com linfadenopatia e esplenomegalia. In: Goldman L, Schafer AL. Goldman-Cecil medicina. 24. ed. Rio de Janeiro: Elsevier; 2014.

Henry PH, Longo DL. Linfadenopatia e esplenomegalia. In: Longo DL. Hematologia e oncologia de Harrison. 2. ed. Porto Alegre: Artmed; 2015.

Robbins SL, Cotran RS, Kumar V. Doenças de leucócitos, linfonodos, baço e timo. In: Kumar V, Abbas AK, Fausto N, Aster JC. Robbins e Cotran patologia: base patológica da doença. 8. ed. Rio de Janeiro: Elsevier; 2010.

Rosa H. Fígado e vias biliares. In: Porto CC, Porto AL. Semiologia médica. 6. ed. Rio de Janeiro: Guanabara Koogan; 2009.

Schrier SL. Approach to the adult with splenomegaly and other esplenic desorders. Waltham: UpToDate; 2017 [capturado em 13 dez. 2017]. Disponível em: https://www.uptodate.com/contents/approach-to-the-adult--with-splenomegaly-and-other-splenic-disorders.

Yang JC, Rickman LS, Bosser SK. The clinical diagnosis of splenomegaly. West J Med. 1991;155(1):47-52.

CAPÍTULO 55

ESTRESSE

NATHÁLIA FAVERO GOMES
GABRIELA DE MORAES COSTA

A EVOLUÇÃO HISTÓRICA DO CONCEITO DE ESTRESSE E SEUS ATUAIS ASPECTOS EPIDEMIOLÓGICOS ▶

Em 1936, o pesquisador Hans Selye publicou na renomada revista científica *Nature* a descrição de uma síndrome desenvolvida por animais expostos a diferentes tipos de estímulos aversivos, considerando-a "a expressão de um alarme geral do organismo quando subitamente confrontado por uma situação crítica", a qual ele chamou inicialmente de "síndrome de adaptação geral", vindo a, posteriormente, denominar esse quadro de "**estresse**". Assim, o estresse seria uma ameaça real ou potencial à homeostasia, englobando respostas adaptativas variáveis (como ansiedade e medo) mediante demandas ambientais.

Descrições anteriores, todavia, já apreciavam a condição de adoecimento diante de situações de combate. Por exemplo, em 1871, Jacob da Costa publicou o famoso artigo *"On irritable heart"* ("Sobre o coração irritável"), descrevendo sintomas autonômicos apresentados por soldados da Guerra Civil dos Estados Unidos. Além disso, a "síndrome do choque da granada" (*"shell shock syndrome"*) foi demonstrada em combatentes da Primeira Guerra Mundial que exteriorizavam permanente hipervigilância, alterações de memória e sensibilidade aumentada na presença de ameaças ambientais. Esses sintomas foram reconhecidos como advindos do estresse de combate, mas a posterior observação sistemática de pacientes vítimas de grandes eventos traumáticos desvendou a presença de sintomatologia semelhante também em vítimas civis.

Surgiu pela primeira vez em 1980, na terceira edição do *Manual diagnóstico e estatístico de transtornos mentais* (DSM-III), o termo **transtorno de estresse pós-traumático (TEPT)**, o qual prevalece até os dias atuais. Ressalta-se que um conjunto de sintomas pode ocorrer em decorrência de um evento traumático, sem necessariamente ser considerado patológico ou mesmo gerar consequências em longo prazo. São exemplos: sintomas físicos (tremores, fadiga, ranger de dentes, tontura, náusea, dor, sudorese, hipertensão, desmaio, dispneia), sintomas cognitivos (confusão mental, hipervigilância, déficits na atenção e na memória), sintomas emocionais (negação, depressão, espanto, medo, culpa, irritabilidade, tristeza, raiva, angústia, apreensão) e sintomas comportamentais (redução ou aumento da atividade motora, modificações no apetite, no sono ou na libido, alterações na marcha, impulsividade, reações de sobressalto, agressividade, isolamento social, apatia, desinibição, abuso de substâncias).

Todavia, em alguns casos, a exposição a estressores potencialmente traumáticos pode resultar em grande sofrimento ou prejuízo sociofuncional, culminando no que se chama de **"transtorno relacionado ao estresse"**. Assim sendo, a intensidade e a duração dessas respostas é que irão diferenciar reações agudas não patológicas a um estressor psíquico de uma doença mental. O principal representante do grupo de patologias denominadas na quinta edição do *Manual diagnóstico e estatístico de transtornos mentais* (DSM-5) como transtornos relacionados ao estresse é o transtorno de estresse pós-traumático (TEPT). De acordo com a *World Health Survey*, a prevalência do TEPT durante a vida varia de 1,3 a 12,2%; ao longo de 1 ano, é de 0,2 a 3,8%. É interessante destacar que cerca de 70% da população mundial passa por pelo menos uma experiência traumática durante a vida, e 30% chegam a vivenciar mais de três eventos estressantes. Contudo, apenas uma pequena parcela desenvolve sintomatologia que necessite de tratamento.

Embora os mecanismos envolvidos na fisiopatologia do TEPT não tenham sido plenamente elucidados, tem sido postulado que a desregulação do eixo hipotálamo-hipófise-suprarrenal (HHS) na fase aguda pós-trauma reduz os níveis de cortisol peritraumáticos, deixando, com isso, de conter a ativação simpática, levando à hiperconsolidação da memória do trauma e acarretando o posterior desenvolvimento do TEPT.

Alguns dos principais fatores de risco descritos para transtorno de estresse agudo (TEA) e TEPT são os seguintes:

- **Fatores pré-traumáticos:** sexo feminino, baixo quociente de inteligência (QI), exposição prévia a eventos traumáticos, história familiar de TEPT, diagnóstico prévio de transtornos psiquiátricos;
- **Fatores peritraumáticos:** trauma com grave ameaça à vida ou à integridade física, trauma sexual, lesões físicas graves decorrentes do trauma, elevação da frequência cardíaca sustentada na fase aguda pós-trauma, dor, estresse financeiro grave devido ao trauma, traumatismo craniencefálico, sintomas dissociativos, hospitalização em unidade de terapia intensiva (UTI), sintomas de TEA.

O TEPT pode apresentar-se em qualquer idade a partir do primeiro ano de vida. Costuma manifestar-se nos 3 primeiros meses após o trauma. A intensificação e a recorrência dos sintomas podem flutuar em resposta a outros estressores e lembranças do evento. O risco de cronicidade chega a 50% dos casos, embora a procura por atendimento médico ou psicológico ainda seja pequena entre os pacientes.

Em mais da metade dos casos de TEPT, há presença de outros transtornos, como os de humor, ansiedade e abuso de substâncias, acarretando grande prejuízo social e profissional. Além disso, observa-se aumento de incidências de doenças clínicas (dor crônica, síndrome metabólica, doenças cardíacas e demência), da utilização de serviços médicos e das taxas de mortalidade. Em relação ao suicídio, o número de tentativas chega a ser duas vezes maior que na população geral.

Ao longo deste capítulo, a discussão tratará especialmente dos sinais e dos sintomas dos transtornos relacionados ao estresse, além dos princípios gerais que norteiam o seu diagnóstico e tratamento.

CAUSAS ▶ As principais causas de estresse, as quais serão abordadas em detalhes nas próximas seções, são:

- Transtorno de estresse pós-traumático (TEPT);
- Transtorno de estresse agudo (TEA);
- Transtornos de adaptação.

DIAGNÓSTICO E AVALIAÇÃO

TRANSTORNO DE ESTRESSE PÓS-TRAUMÁTICO ▶ O TEPT tem etiologia multifatorial, envolvendo aspectos biológicos, ambientais e psicológicos. Para o seu desenvolvimento, é necessária a exposição a um evento concreto ou ameaça de morte, lesão grave ou violência sexual. Há a possibilidade de quatro formas diferentes de exposição:

1. Vivenciar diretamente o evento;
2. Ser testemunha do episódio ocorrido com outras pessoas;
3. Ter conhecimento do evento ocorrido com familiares e amigos próximos (nesse caso, é preciso que seja de característica violenta ou acidental);
4. Ser exposto repetidamente a detalhes do evento traumático (p. ex., policiais, socorristas).

Ressalta-se que não é considerada como critério de trauma capaz de gerar TEPT a exposição por meio de televisão, filmes e fotografias, exceto quando a atividade estiver relacionada ao trabalho (exposição ocupacional).

Os episódios traumáticos incluem guerras, sequestros, desastres naturais, acidentes, violência física e sexual. Incidentes médicos só são considerados nessa categoria quando são súbitos ou catastróficos. Outros quadros que não satisfazem o critério de evento traumático no caso do TEPT são *bullying*, divórcio e morte de animal de estimação.

O TEPT caracteriza-se pela consolidação e evocação da memória traumática na forma de sintomas intrusivos/reações de revivência traumática.

Os sintomas são separados didaticamente em quatro grupos: (1) sintomas intrusivos, (2) sintomas de evitação, (3) alterações de humor e cognição, e (4) alterações na excitação e na reatividade. O **Quadro 55.1** traz mais detalhes sobre cada um dos grupos.

QUADRO 55.1 ▶ GRUPOS DE SINTOMAS DO TRANSTORNO DE ESTRESSE PÓS-TRAUMÁTICO E SUAS RESPECTIVAS CARACTERÍSTICAS

Sintomas intrusivos (pelo menos 1 sintoma para diagnóstico)
- Recordações intrusivas, recorrentes e involuntárias do evento
- Sonhos recorrentes relacionados ao evento
- Reações dissociativas (*flashbacks*)
- Sofrimento psicológico intenso diante de sinais que simbolizem o trauma
- Reações fisiológicas intensas diante de sinais que simbolizem o trauma

Sintomas de evitação (pelo menos 1 sintoma para diagnóstico)
- Esforços para evitar pensamentos ou sentimentos acerca do ocorrido
- Esforços para evitar pessoas, lugares e atividades que lembrem o ocorrido

Alterações de humor e cognição (pelo menos 2 sintomas para diagnóstico)
- Incapacidade de lembrar-se de algum aspecto importante do trauma
- Crenças negativas e distorcidas sobre si, sobre os outros e sobre o mundo
- Crenças distorcidas sobre a causa ou as consequências do evento, levando a sentimento de culpa inapropriado
- Emoções negativas persistentes
- Participação diminuída em atividades de interesse anterior
- Sentimentos de distanciamento em relação aos outros
- Incapacidade de sentir emoções positivas

Alterações na excitação e na reatividade (pelo menos 2 sintomas para diagnóstico)
- Irritação e surtos de raiva
- Comportamento imprudente ou autodestrutivo
- Hipervigilância
- Resposta de sobressalto exagerada
- Alterações na concentração
- Problemas no sono

Fonte: Baseado em American Psychiatric Association.

Outros sintomas possivelmente associados em quadros mais graves são pseudoalucinações auditivas e pensamentos paranoides. Frequentemente, pacientes também apresentam queixas somáticas como dores crônicas, alterações de trato gastrintestinal ou sintomas neurocognitivos, dificultando o diagnóstico em consultas não especializadas. É preciso que o quadro clínico esteja presente após 1 mês do evento, acarretando sofrimento e prejuízo funcional. No caso de os sintomas aparecerem após 6 meses do evento, especifica-se como "com expressão tardia".

A investigação é clínica, preferencialmente após certificação das necessidades básicas e do cuidado médico primário ao paciente. Recomenda-se buscar um ambiente confortável, seguro e privativo para a entrevista. É necessário apresentar-se empático e tranquilo às queixas de pacientes que foram expostos a eventos traumáticos, e, para aqueles que apresentam alto risco de desenvolvimento de TEPT, uma reavaliação é indispensável. A gravidade dos sintomas, a presença de sintomas dissociativos e o diagnóstico prévio de TEA são fortemente relacionados com a gravidade e a manutenção crônica do transtorno. Como auxiliares para monitorização de sintomas, dois questionários são recomendados: PC-PTSD e PCL (*Psycopathy checklist revised*). É imprescindível investigar outras condições médicas e transtornos psiquiátricos.

Em quadros em que há a morte de entes queridos, deve-se estar atento à possibilidade de haver luto complicado. No **Quadro 55.2**, estão algumas diferenças entre TEPT e luto complicado.

QUADRO 55.2 ▶ DIFERENÇAS CLÍNICAS ENTRE TRANSTORNO DE ESTRESSE PÓS--TRAUMÁTICO E LUTO COMPLICADO

Transtorno de estresse pós-traumático
- Tristeza e anedonia podem ocorrer
- Ansiedade focada na recorrência do evento traumático
- Sentimento de culpa associado ao evento traumático
- Pensamentos negativos e distorcidos recorrentes, associados ao evento, acompanhados de medo
- Pesadelos recorrentes
- Dificuldade de concentração
- Evitação focada no senso de segurança, evitar lembranças do evento

Luto complicado
- Tristeza, pesar e saudade proeminente associada à perda
- Pode ocorrer ansiedade em relação ao vazio de ficar sem o ente querido
- Arrependimentos relacionados ao falecido
- Pensamentos associados à memória do falecido
- Pesadelos não estão comumente presentes
- Pode-se ter concentração diminuída
- Evitação focada no sentimento de perda

Fonte: Elaborado com base em Shear.

TRANSTORNO DE ESTRESSE AGUDO ▶ O TEA diferencia-se do TEPT pelo fato de que os sintomas devem ocorrer entre 3 dias a 1 mês após o evento. Já com relação ao tipo de quadro traumático, segue os mesmos critérios anteriores. São necessários 9 ou mais dos sintomas listados, acompanhados de sofrimento e prejuízo funcional significativo:

- **Sintomas de intrusão:** lembranças recorrentes, pesadelos recorrentes, reações dissociativas, sofrimento psicológico ou físico em resposta a sinais que lembram o evento;
- **Humor negativo:** incapacidade de sentir emoções positivas;
- **Sintomas dissociativos:** despersonalização, desrealização, amnésia dissociativa;
- **Sintomas de evitação:** evitar lembranças, evitar lugares, pessoas e objetos que lembrem o evento traumático;
- **Sintomas de excitação:** perturbação do sono, irritabilidade, hipervigilância, resposta de sobressalto exagerada, problemas de concentração.

TRANSTORNOS DE ADAPTAÇÃO ▶ É um transtorno comum em que ocorre a presença de sintomas emocionais e comportamentais relacionados a um estressor identificável, dentro de 3 meses de seu início. O evento estressor está associado a quadros do cotidiano humano (problemas conjugais, dificuldades profissionais, doença incapacitante, tornar-se pai/mãe, casar, etc.). Os sintomas são clinicamente significativos e intensos a ponto de acarretar sofrimento e prejuízo funcional, diferentemente de quando há reações normais ao estresse, em que a magnitude do sofrimento condiz com o estressor. Após o término do evento e suas consequências, os sintomas não perduram por mais de 6 meses. É importante destacar que o quadro de luto normal não faz parte do diagnóstico.

PRINCÍPIOS GERAIS DO TRATAMENTO BASEADO EM EVIDÊNCIAS ▶

TRANSTORNO DE ESTRESSE PÓS-TRAUMÁTICO E TRANSTORNO DE ESTRESSE AGUDO ▶ Quando se avalia um paciente que passou por um evento traumático, é adequado adotar uma postura calma e empática. Se possível, a avaliação deve ser em ambiente tranquilo. É importante auxiliar o paciente a reconhecer a gravidade do trauma e mostrar-se disposto a ajudar na tarefa de elaboração da situação, para retomada do funcionamento habitual. Nesses casos, a psicoeducação é essencial, dando ênfase a explicações claras, honestas e objetivas. Outra intervenção protetiva é a busca de pessoas próximas e recursos da comunidade para suporte do paciente quando preciso.

Metanálises recomendam, na abordagem do paciente vítima de trauma psíquico, a não utilização de técnicas de *debriefing* psicológico, bem como a não utilização de técnicas psicoterápicas padronizadas em vítimas de traumas graves assintomáticas. Nos pacientes sintomáticos, foi demonstrada maior eficácia com a utilização de terapias focadas no trauma para TEA ou TEPT, em especial a terapia cognitivo-comportamental focada no trauma

(TCC-FT) e a dessensibilização e reprocessamento por movimentos oculares (DRMO) no TEPT.

Uma metanálise demonstrou redução na incidência de TEPT após a utilização da hidrocortisona na fase aguda pós-trauma e ausência de evidências apoiando o uso de propranolol, escitalopram, temazepam ou gabapentina. Apesar de alguns ensaios clínicos promissores, não há, até o presente momento, tratamentos clínicos já disponíveis com bons níveis de evidência para serem utilizados na prevenção de TEPT.

As questões de uso de benzodiazepínicos após exposição traumática e sua relação com o posterior desenvolvimento de TEPT e no tratamento do transtorno já instalado têm sido alvo de extensos debates e controvérsias. No entanto, os benzodiazepínicos persistem como uma classe medicamentosa comumente prescrita a pacientes com TEA e/ou TEPT. Contudo, uma metanálise reportou que os riscos associados ao uso dos benzodiazepínicos pós-trauma superam possíveis benefícios, recomendando a sua não utilização no TEA e no TEPT. Da mesma forma, o uso dos benzodiazepínicos não é recomendado pelas principais diretrizes de abordagem a pacientes vítimas de traumas psíquicos.

Por fim, até o presente momento, os antidepressivos podem ser utilizados no tratamento para TEA. Embora recomendados por algumas diretrizes, vários estudos não comprovaram a sua eficácia na prevenção do TEPT ou no tratamento do TEA. Já no tratamento farmacológico do paciente com TEPT, os antidepressivos inibidores seletivos da recaptação da serotonina e alguns inibidores seletivos da recaptação da serotonina e da noradrenalina são recomendados como tratamento farmacológico de primeira linha pela maioria dos estudos, embora com diferentes tamanhos de efeito, dependendo do antidepressivo empregado e de determinadas características dos pacientes (como nos portadores de comorbidades clínico-psiquiátricas).

REFERÊNCIAS ▶

American Psychiatric Association. DSM-III: diagnostic and statistical manual of mental disorders. 3rd ed. Washington: APA; 1980.

American Psychiatric Association. DSM-5: diagnostic and statistical manual of mental disorders. 5th ed. Arlington: APA; c2013. p. 271-290.

Da Costa JM. On irritable heart: a clinical study of a form of functional cardiac disorder and its consequences. Am J Med Sci. 1871;61(121):35.

Karam EG, Friedman MJ, Hill ED, Kessler RC, McLaughlin KA, Petukhova M, et al. Cumulative traumas and risk thresholds: 12-month PTSD in the World Mental Health (WMH) surveys. Depress Anxiety. 2014;31(2):130-142.

Selye H. A syndrome produced by diverse nocuous agents. Nature. 1936;138:32.

Shalev A, Liberzon I, Marmar C. Post-traumatic stress disorder. N Engl J Med. 2017;376(25):2459-2469.

Shear MK. Clinical practice. Complicated grief. N Engl J Med. 2015;372(2):153-160.

LEITURAS RECOMENDADAS ▶

Baldwin DS, Anderson IM, Nutt DJ, Allgulander C, Bandelow B, den Boer JA, et al. Evidence-based pharmacological treatment of anxiety disorders, post-traumatic stress disorder and obsessive-compulsive disorder: a revision of the 2005 guidelines from the British Association for Psychopharmacology. J Psychopharmacol. 2014;28(5):403-439.

Balon R, Fava GA, Rickels K. Need for a realistic appraisal of benzodiazepines. World Psychiatry. 2015;14(2):243-244.

Benjet C, Bromet E, Karam EG, Kessler RC, McLaughlin KA, Ruscio AM, et al. The epidemiology of traumatic event exposure worldwide: results from the World Mental Health Survey Consortium. Psychol Med. 2016;46(2):327-343.

Bisson JI, Cosgrove S, Lewis C, Robert NP. Post-traumatic stress disorder. BMJ. 2015;351:h6161.

Bisson JI, Roberts NP, Andrew M, Cooper R, Lewis C. Psychological therapies for chronic post-traumatic stress disorder (PTSD) in adults. Cochrane Database Syst Rev. 2013;(12):CD003388.

Gu W, Wang C, Li Z, Wang Z, Zhang X. Pharmacotherapies for posttraumatic stress disorder: a meta-analysis. J Nerv Ment Dis. 2016;204(5):331-338.

Guina J, Rossetter SR, DeRHODES BJ, Nahhas RW, Welton RS. Benzodiazepines for PTSD: a systematic review and meta-analysis. J Psychiatr Pract. 2015;21(4):281-303.

Hoskins M, Pearce J, Bethell A, Dankova L, Barbui C, Tol WA, et al. Pharmacotherapy for post-traumatic stress disorder: systematic review and meta-analysis. Br J Psychiatry. 2015;206(2):93-100.

Humes EC, Vieira MEB, Fráguas Júnior R, editores. Psiquiatria interdisciplinar. Barueri: Manole; 2016. p. 85-91.

Jonas DE, Cusack K, Forneris CA, Wilkins TM, Sonis J, Middleton JC, et al. Psychological and pharmacological treatments for adults with posttraumatic stress disorder (PTSD). Rockville: Agency for Healthcare Research and Quality (US); 2013.

Jorge RE. Posttraumatic stress disorder. Continuum (Minneap Minn). 2015;21(3 Behavioral Neurology and Neuropsychiatry):789-805.

Katzman MA, Bleau P, Blier P, Chokka P, Kjernisted K, Van Ameringen M, et al. Canadian clinical practice guidelines for the management of anxiety, posttraumatic stress and obsessive-compulsive disorders. BMC Psychiatry. 2014;14 Suppl 1:S1.

Koenen KC, Ratanatharathorn A, Ng L, McLaughlin KA, Bromet EJ, Stein DJ, et al. Posttraumatic stress disorder in the World Mental Health Surveys. Psychol Med. 2017;47(13):2260-2274.

Lancaster CL, Teeters JB, Gros DF, Back SE. Posttraumatic stress disorder: overview of evidence-based assessment and treatment. J Clin Med. 2016;5(11):105.

Lee DJ, Schnitzlein CW, Wolf JP, Vythilingam M, Rasmusson AM, Hoge CW. Psychotherapy versus pharmacotherapy for posttraumatic stress disorder: systemic review and meta-analyses to determine first-line treatments. Depress Anxiety. 2016;33(9):792-806.

Lifton RJ, Olson E. The human meaning of total disaster. The Buffalo Creek experience. Psychiatry. 1976;39(1):1-18.

Morris MC, Compas BE, Garber J. Relations among posttraumatic stress disorder, comorbid major depression, and HPA function: a systematic review and meta-analysis. Clin Psychol Rev. 2012;32(4):301-315.

Myers CS. Contribution to the study of shell shock. Lancet. 1916;187(4829):608-613.

Ostrowski SA, Delahanty DL. Prospects for the pharmacological prevention of post-traumatic stress in vulnerable individuals. CNS Drugs. 2014;28(3):195-203.

Sareen J. Posttraumatic stress disorder in adults: impact, comorbidity, risk factors, and treatment. Can J Psychiatry. 2014;59(9):460-467.

Sijbrandij M, Kleiboer A, Bisson JI, Barbui C, Cuijpers P. Pharmacological prevention of post-traumatic stress disorder and acute stress disorder: a systematic review and meta-analysis. Lancet Psychiatry. 2015;2(5):413-421.

Spoont MR, Williams JW Jr, Kehle-Forbes S, Nieuwsma JA, Mann-Wrobel MC, Gross R. Does this patient have posttraumatic stress disorder?: rational clinical examination systematic review. JAMA. 2015;314(5):501-510.

Starcevic V. No role for benzodiazepines in posttraumatic stress disorder? A surplus of certainty despite scarce evidence. Australas Psychiatry. 2017;25(4):3393-41.

United States. Department of Defense. Department of Veterans Affairs. VA/DoD clinical practice guideline for the management of post-traumatic stress. Washington: Department of Defense; 2010 [capturado em 16 dez. 2017]. Disponível em: https://www.healthquality.va.gov/ptsd-full-2010c.pdf.

World Health Organization. Guidelines for the management of conditions specifically related to stress. Geneva: WHO; c2013.

Yehuda R, Hoge CW, McFarlane AC, Vermetten E, Lanius RA, Nievergelt CM, et al. Post-traumatic stress disorder. Nat Rev Dis Primers. 2015;1:15057.

CAPÍTULO 56

EXANTEMAS

GISLAINE GRADASCHI CECCON
TANIA F. CESTARI

CONCEITO E ASPECTOS EPIDEMIOLÓGICOS ▶ Exantema caracteriza-se
por eritema agudo e generalizado da pele, de duração efêmera.
Sua epidemiologia depende da etiologia do exantema.

CLASSIFICAÇÃO ▶ De acordo com o formato, o exantema pode ser difuso
e uniforme – **escarlatiniforme** – ou rendilhado, entremeado de área sã – **rubeoliforme** ou **morbiliforme**.

CAUSAS, DIAGNÓSTICO E AVALIAÇÃO ▶ A etiologia pode ser medicamentosa, viral ou bacteriana.

A Tabela 56.1 mostra algumas diferenças entre os exantemas infecciosos (virais e bacterianos) mais comuns.

EXANTEMAS VIRAIS ▶ Geralmente são acompanhados por febre, acometendo principalmente crianças. O contágio ocorre, na maioria das vezes, por via respiratória. Na história, é importante pesquisar contato com pessoas doentes, vacinas, sinais e sintomas prodrômicos e exantemas prévios.

Sarampo ▶ Doença causada por um vírus do grupo paramixovírus, transmitido pelo doente 2 dias antes até 4 dias após o aparecimento do exantema. Os sintomas prodrômicos são coriza, conjuntivite, fotofobia, mal-estar, tosse, sinais catarrais e linfadenopatia. As recomendações para aplicação de 2 doses da vacina diminuíram significativamente sua incidência.

Sinais na pele e nas mucosas indicam exantema morbiliforme que inicia na face e, em 1 a 7 dias, alastra-se para o pescoço, o tronco e as extremidades. Quando o exantema esmaece, surge fina descamação. Para o diagnóstico clínico, é importante a presença do sinal de Koplik: pequenos pontos brancos com halo eritematoso, situados na mucosa oral. Há evolução para cura em cerca de 10 dias. Complicações e sequelas são raras; porém, em pacientes imunocomprometidos, pode não ocorrer o *rash* e causar replicação viral progressiva, resultando em pneumonia de células gigantes ou encefalopatia fatal. São reportadas encefalites e agravamento ou desencadeamento de tuberculose. O sarampo atenuado tem sintomas mais discretos, com erupção pouco confluente, podendo não haver o sinal de Koplik. Ocorre em crianças vacinadas que adquiriram imunidade parcial.

TABELA 56.1 ▶ ALGUMAS DIFERENÇAS ENTRE OS EXANTEMAS INFECCIOSOS MAIS COMUNS

CARACTERÍSTICAS	SARAMPO	RUBÉOLA	ERITEMA INFECCIOSO	EXANTEMA SÚBITO	ESCARLATINA
Pródromos	2-4 dias de febre com sintomas respiratórios moderados a graves; conjuntivite	1-2 dias de febre leve a moderada e sintomas respiratórios leves	Vagos ou inexistentes	Febre alta, início abrupto	1-2 dias de febre alta e dor de garganta
Aspectos diferenciais do exantema	Maculoso e maculopapular; sinal de Koplik	Maculoso e maculopapular	Face "esbofeteada"; após, exantema rendilhado no corpo	Máculas e pápulas com halo esbranquiçado; início no tórax	Lesões puntiformes sobre eritema difuso; pele áspera; palidez perioral; acentuação nas dobras; língua em framboesa
Descamação pós-exantema	Frequente e leve	Ocasional e leve	Não	Não	Típica e grave, frequente nas mãos e nos pés

Rubéola ▶ É uma infecção causada por vírus do grupo togavírus, transmissível por 5 a 7 dias até 3 a 5 dias após o surgimento do exantema. Tem evolução benigna, com cura em 1 semana. Porém, quando adquirida durante a gestação, pode produzir graves problemas congênitos. Sua incidência diminuiu consideravelmente após a introdução da vacina.

Os sintomas prodrômicos são febre moderada, coriza, tosse e conjuntivite. Sinais na pele e nas mucosas sugerem exantema morbiliforme, geralmente discreto, que inicia na face e, após, atinge o pescoço, o tronco e os membros. Ocasionalmente, aparecem manchas eritematosas ou petéquias no palato ou na úvula (sinal de Forcheimer). Outros sinais são linfadenopatia generalizada e artralgias (mais frequentes em adultos).

Eritema infeccioso (quinta doença) ▶ Doença causada pelo parvovírus B19, principalmente em crianças de idade escolar. Os sintomas prodrômicos são vagos ou até inexistentes, podendo causar febre baixa, mal-estar, náuseas e dor muscular. Os sinais na pele revelam exantema que surge na face, com edema e eritema confluente nas bochechas, dando aspecto de face "esbofeteada". A partir desse momento, dissemina-se um eritema maculopapular para o tronco e as extremidades, tendo, então, aspecto rendilhado. Pode ser recorrente e acompanhado de artrite e artralgias. Ocorre em padrão sazonal, com pico de incidência no inverno e na primavera.

Exantema súbito (*roseola infantum*) ▶ Doença causada pelos herpes-vírus humanos 6 e 7. Após 3 dias de febre alta, a temperatura cai rapidamente e surge uma erupção maculopapular e rósea, que inicia no tórax e, após, espalha-se para pescoço e extremidades, sem muitos outros sintomas gerais, e raramente dura mais de 48 horas. Após a primoinfecção, o vírus permanece em estado de latência e pode ser reativado em imunodeprimidos. A maior parte dos casos ocorre entre os 6 meses e os 3 anos de idade, com pico de incidência entre 6 e 7 meses.

Mononucleose infecciosa ▶ Causada pelo vírus Epstein-Barr, geralmente é autolimitada. A incidência aumenta com a idade, com picos de 1 a 6 e de 14 a 20 anos. A transmissão ocorre por meio de saliva ou transfusão de sangue, e o período de incubação varia de 2 a 7 semanas. Caracteriza-se pela tríade: febre, faringite e adenomegalias, principalmente cervicais. Alterações cutâneas ocorrem em apenas 5% dos pacientes e incluem exantema, urticas, petéquias e edema palpebral. Mais de 90% dos pacientes com mononucleose infecciosa que recebem ampicilina e, em alguns casos, amoxicilina, cefalosporinas e penicilina desenvolvem, cerca de 7 a 10 dias após, erupção maculopapular pruriginosa. O hemograma confirma o diagnóstico mostrando linfocitose elevada com atipias, aumento de transaminases e discreta trombocitopenia.

EXANTEMAS BACTERIANOS ▶

Escarlatina ▶ Doença causada pelo estreptococo β-hemolítico do grupo A. A manifestação cutânea deve-se, provavelmente, à hipersensibilidade à toxina eritrogênica produzida por algumas cepas do estreptococo. Caracteriza-se por exantema difuso, áspero ao toque, com descamação no fim da doença, inclusive palmoplantar. Costuma poupar uma área em torno dos lábios (sinal de Filatov), e é mais intensa nas dobras das articulações (sinal de Pastia). A língua pode apresentar-se muito avermelhada e com papilas salientes (língua em framboesa). As manifestações dermatológicas são acompanhadas por febre alta, dor de garganta e linfadenopatia cervical, podendo ou não apresentar cefaleia e exsudato nas tonsilas.

EXANTEMAS POR FÁRMACOS ▶ Podem ser do tipo escarlatiniforme ou morbiliforme, às vezes urticados e acompanhados de prurido. A associação com sintomas gerais, como febre, cefaleia e artralgias, é comum. As lesões surgem subitamente, cerca de 8 dias após o início do medicamento, mas também podem iniciar até 2 semanas após a sua suspensão. Os fármacos mais frequentemente envolvidos são sulfas, diuréticos, antidiabéticos sulfamídicos, tioureias, antibióticos (principalmente penicilina e derivados), analgésicos, antipiréticos e anti-inflamatórios, carbamazepina, clorpromazina, hidantoínas, tiabendazol, citostáticos e hipotensores como o captopril.

OUTRAS DOENÇAS QUE PODEM CURSAR COM EXANTEMA ▶ Exantemas também podem estar presentes na mononucleose, na síndrome de Gianotti-

Crosti, em outras infecções virais (enterovírus, adenovírus, ecovírus, coxsackievírus, rotavírus), na sífilis secundária, na infecção primária da síndrome da imunodeficiência adquirida (Aids, do inglês *acquired immunodeficiency syndrome*) (síndrome retroviral aguda), na dengue, na febre chikungunya e na febre por zika vírus.

TRATAMENTO ▶ Para os exantemas virais, não existe tratamento específico, apenas de suporte, com analgésicos, antipiréticos e hidratação. No sarampo, utiliza-se vitamina A em altas doses em áreas de alta mortalidade e imunoglobulina humana em crianças não vacinadas até o sexto dia após a exposição. Evitar ácido acetilsalicílico em crianças.

O tratamento para escarlatina é feito com a administração de antibioticoterapia apropriada.

No caso dos exantemas por fármacos, deve-se suspender os medicamentos suspeitos e introduzir medidas sintomáticas, como anti-histamínicos, corticosteroides e hidratantes.

REFERÊNCIAS ▶

Belazarian LT, Lorenzo ME, Pearson AL, Sweeney SM, Wiss K. Exanthematous viral diseases. In: Goldsmith LA, Katz SI, Gilchrest BA, Paller AS, Leffell DJ, Wolff K. Fitzpatrick's dermatology in general medicine. 8th ed. New York: McGraw-Hill; 2012. p. 2037-66.

Chan JF, Choi GK, Yip CC, Cheng VC, Yuen KY. Zika fever and congenital Zika syndrome: an unexpected emerging arboviral disease. J Infect. 2016;72(5):507-24.

Guedes ACM, Santos SNM. Dermatoviroses. In: Ramos e Silva M, Castro MCR. Fundamentos de dermatologia. 2. ed. Rio de Janeiro: Atheneu; 2010. p. 979-1007.

Keighley CL, Saunderson RB, Kok J, Dwyer DE. Viral exanthems. Curr Opin Infect Dis. 2015;28(2):139-50.

Mancini AJ, Shani-Adir A. Outras doenças virais. In: Bolognia JL, Jorizzo JL, Schaffer JV. Dermatologia. 3. ed. Rio de Janeiro: Elsevier; 2015. p. 1345-65.

Manriquez J, Andino-Navarrete R, Cataldo-Cerda K, Downey C, Berroeta D. Progression of drug exanthemas to serious drug eruptions: a retrospective review identifying early determinants. Australas J Dermatol. 2016;57(3):e83-7.

Ramdass P, Mullick S, Farber HF. Viral skin diseases. Prim Care. 2015;42(4):517-67.

CAPÍTULO 57

EXTRASSÍSTOLES

GUSTAVO DE OLIVEIRA CARDOSO
GUSTAVO PAGLIOLI DANNENHAUER
GILBERTO ALT BARCELLOS

CONCEITOS ▶ As **extrassístoles**, também chamadas de complexos ou batimentos prematuros, representam a ativação precoce de qualquer área do coração e estão, com frequência, na origem de sinais e sintomas como pulso irregular e palpitações.

Ocorrem em um largo espectro da população e em diversas situações, podendo ser vistas em corações normais ou na presença de alterações cardíacas estruturais. Sua frequência de aparecimento aumenta com a idade.

As extrassístoles ventriculares (EVs) são mais frequentes do que as extrassístoles supraventriculares (ESVs), que incluem as atriais, as juncionais e as sinusais. Extrassístoles originadas na junção atrioventricular são raras, embora mais comuns do que as iniciadas no nó sinusal.

Neste capítulo, serão abordadas, inicialmente, as ESVs e, em sequência, as EVs.

EXTRASSÍSTOLES SUPRAVENTRICULARES ▶

ASPECTOS EPIDEMIOLÓGICOS ▶ As ESVs são frequentemente encontradas em eletrocardiogramas (ECGs), e estima-se prevalência de 10 a 20% na população em geral. Entretanto, a prevalência das ESVs depende do método de investigação. São identificadas com mais frequência em pacientes submetidos a registros continuados (p. ex., Holter 24 horas).

Um estudo de coorte suíço mostrou que, entre 1.742 indivíduos com mais de 50 anos, apenas 1% deles não apresentou pelo menos uma ESV na monitorização de 24 horas, e que sua frequência esteve independentemente associada à idade, à atividade física e à história de doença cardiovascular.

Em 2013, foram publicados resultados de estudo de coorte realizado no Japão, no qual, de um total de 7.692 participantes saudáveis – sem história de infarto agudo do miocárdio (IAM), acidente vascular cerebral (AVC), fibrilação ou *flutter* atrial, em ECG-padrão –, 0,8% (n = 64) apresentou pelo menos uma ESV. Além disso, a identificação de extrassístoles em traçado de rotina esteve significativamente associada ao risco de morte por doença cardiovascular.

A ocorrência de ESV está independentemente associada a episódios de fibrilação atrial (FA), presente em mais de 3 milhões de adultos nos Estados Unidos. No entanto, a ablação direcionada a focos de ectopia atrial parece reduzir substancialmente a recorrência de FA.

MECANISMOS PARA FORMAÇÃO DE EXTRASSÍSTOLES SUPRAVENTRICULARES ▶ Os mecanismos que originam ESV são múltiplos e pouco investigados. Dependendo da situação clínica presente, podem envolver a automaticidade anormal, a atividade desencadeada por gatilho e a reentrada. Esses mecanismos serão detalhados mais adiante.

CAUSAS ▶ A maioria das ESVs ocorre na ausência de cardiopatia e tem incidência variável quando associada às diferentes formas de doença estrutural.

As ESVs idiopáticas têm origem frequente nas veias pulmonares e adquirem relevância por estarem implicadas na gênese da FA.

As ESVs podem estar presentes em portadores de:

- Doença arterial coronariana com ou sem IAM;

- Outras cardiopatias, como pericardite, qualquer patologia que resulte na elevação da pressão ou dilatação atrial, incluindo as miocardiopatias e as doenças valvares, entre outras;
- Doença pulmonar obstrutiva crônica, apneia do sono, alterações de tireoide e da glândula suprarrenal;
- Hipocalemia, hipomagnesemia, hipercalcemia.

As ESVs também podem estar associadas ao uso de álcool, nicotina, cocaína, anfetaminas, digoxina, β_2-agonistas, descongestionantes e anti-histamínicos.

Em pós-operatórios de cirurgias cardíacas, o processo inflamatório da junção atrioventricular pode desencadear extrassístole juncional. Embora estudos clássicos apontem associação entre o uso de cafeína e as arritmias cardíacas, revisões mais recentes mostram que não há evidências para a restrição do consumo de produtos cafeinados na prevenção de ectopias ou arritmias cardíacas.

MANIFESTAÇÕES CLÍNICAS ▶ As ESVs são normalmente assintomáticas. Elas podem manifestar-se por palpitações (por pausa e aumento do inotropismo, resultando em aumento do volume sistólico), sensação de falha em batimentos (devido às ESVs não conduzidas ou à contração não efetiva pelo enchimento reduzido do ventrículo esquerdo [VE] durante a extrassístole) ou tonturas (principalmente na presença de bigeminismo com ESVs não conduzidas). Mesmo quando sintomáticas, as ESVs não envolvem riscos por si, entretanto, podem resultar em comprometimento hemodinâmico, quando associadas à bradicardia. As ESVs podem preceder arritmias supraventriculares – em especial a FA – e, mais raramente, ventriculares.

DIAGNÓSTICO E AVALIAÇÃO ▶ A avaliação diagnóstica de pacientes com palpitações ou alterações de ritmo deve necessariamente incluir uma boa anamnese, um exame físico cuidadoso e um ECG. A monitorização ambulatorial é útil nos casos em que essas medidas simples não levam a uma conclusão diagnóstica. Atenção maior deve ser dada a pacientes cujos resultados iniciais demonstram a necessidade de investigação adicional.

Ao exame físico, o achado mais comum é a presença de pulso irregular. A contração atrial com a valva tricúspide fechada, se houver dissociação atrioventricular, pode tornar visíveis ondas A gigantes no pulso venoso jugular. Na ausculta, é possível identificar hiperfonese de B1.

Geralmente, não há necessidade da investigação laboratorial. Entretanto, dependendo da história ou das patologias de base, podem ser úteis a dosagem de eletrólitos (principalmente cálcio, magnésio e potássio), assim como do nível sérico de medicações (digoxina), e a triagem para hipertireoidismo.

No ECG, as extrassístoles atriais manifestam-se com ondas P precoces (prematuramente à próxima onda P que deveria surgir no ciclo normal), com morfologia e eixo diferentes da onda P sinusal. O intervalo PR pode ser variável de acordo com a localização do foco. Também é possível observar extrassístoles atriais bloqueadas, isto é, onda P não precedendo a um complexo QRS.

A onda P da ESV difere da onda P do batimento sinusal em função de sua origem ectópica. Quanto mais distante estiver do nó sinusal, mais diferente será. Em geral, o intervalo PR é mais longo do que no batimento sinusal, enquanto o complexo QRS pode ser igual aos batimentos sinusais (na maioria das vezes) ou estar alargado, quando há condução aberrante.

As ESVs podem ser bigeminadas, acopladas ou em salva (séries curtas). ESVs muito precoces ou na presença de refratariedade juncional ou ventricular aumentada podem não ser conduzidas aos ventrículos, resultando em onda P sem QRS. A pausa que segue uma ESV é normalmente incompleta pela despolarização com recuperação imediata do nó sinusal (menos do que duas vezes o intervalo PP sinusal).

Os avanços tecnológicos e a maior compreensão da fisiopatologia das arritmias cardíacas (em especial da FA) levaram a abordagens profiláticas e terapêuticas mais definitivas e curativas.

O ecocardiograma é importante na avaliação da função, da estrutura e da estratificação de risco, sendo essencial no manejo de arritmias como a FA, muitas vezes precedida por ESV. O ecocardiograma ainda é útil para avaliar a fração de ejeção, um importante determinante prognóstico, e para identificar valvopatia, hipertrofia ventricular ou outras doenças cardíacas subjacentes que possam estar associadas à ESV.

O registro de maior duração é útil para quantificar e caracterizar as extrassístoles. A monitorização de 24 horas de 5.371 indivíduos, sem FA, mostrou que aqueles com ESVs frequentes (> 76 por dia) tinham maior mortalidade atribuível ao IAM, à insuficiência cardíaca e à morte súbita. Esse tipo de registro também é utilizado para acompanhar a resposta terapêutica.

Procedimentos diagnósticos adicionais em pacientes de alto risco para FA ou AVC incluem exames eletrofisiológicos, monitorização à distância, implantes para registros contínuos (períodos mais longos) e os recém-desenvolvidos aplicativos para *smartphones*.

TRATAMENTO ▶ Em pacientes com ESVs assintomáticas, sem doença subjacente, não há necessidade de terapia farmacológica. Deve-se informar sobre a natureza benigna dessa arritmia e recomendar que sejam evitados potenciais desencadeadores como álcool, tabaco, cafeína e estresse.

Em indivíduos sintomáticos ou com patologia subjacente, o tratamento visa à redução dos sintomas e ao manejo da doença estrutural de base.

Poucos estudos são consistentes na avaliação da terapia farmacológica das ESVs. Ensaios com medicamentos utilizados em taquiarritmias supraventriculares e nas EVs servem de base para a decisão terapêutica em pacientes sintomáticos.

Os medicamentos mais utilizados são os β-bloqueadores, particularmente naqueles com automaticidade aumentada. Outros antiarrítmicos podem ser utilizados, considerando riscos e benefícios.

ESVs com origem nas veias pulmonares são responsáveis por 92 a 94% das FAs e podem ser tratadas pelo isolamento da veia pulmonar por meio da ablação por cateter de radiofrequência.

A ablação está indicada em pacientes que não respondem ou são intolerantes aos antiarrítmicos e naqueles com ESVs frequentes (> 500 por hora) que se mostraram mais vulneráveis ao desenvolvimento de miocardiopatia.

EXTRASSÍSTOLES VENTRICULARES ▶

CONCEITOS E ASPECTOS EPIDEMIOLÓGICOS ▶ EVs são batimentos prematuros que se originam no miocárdio ventricular. Ocorrem na ausência de cardiopatia ou na presença de doença estrutural. As EVs são comuns e aumentam à medida que a idade aumenta.

Diferentes estudos mostram prevalências distintas. Em ECG-padrão, as EVs foram encontradas em 0,6% dos militares com menos de 20 anos de idade e em 2,7% daqueles com mais de 50 anos. O estudo ARIC (*Atherosclerosis Risk in Communities*), realizado em população de afro-americanos, mostrou prevalência de EVs de 6%. As EVs foram frequentes em 3% e complexas em 0,8%, sendo mais prevalentes em homens e em afrodescendentes. Frequência de EV superior a 20% dos batimentos cardíacos é rara e ocorre em menos de 2% dos pacientes. Monitorização por períodos maiores de tempo mostrou prevalência de EV em cerca de 50% da população em geral (com ou sem doença cardíaca).

CLASSIFICAÇÃO ▶ Em 1971, Lown propôs classificar as EVs de acordo com a orientação prognóstica. Sua relevância mostrou-se válida apenas no contexto de isquemia e IAM. Entretanto, resultados de estudo mais recente indicam que, mesmo na população em geral, EVs frequentes (pelo menos uma no ECG ou mais de 30 por hora) associam-se ao aumento do risco cardiovascular e da mortalidade.

MECANISMOS PARA FORMAÇÃO DE EXTRASSÍSTOLES VENTRICULARES ▶
O desenvolvimento de arritmias ventriculares tem sido considerado tradicionalmente no contexto de desencadeadores e substratos, enquanto sua dinâmica contém elementos previsíveis e aleatórios. A maioria dos distúrbios de ritmo ventricular tem origem multifatorial e combina várias alterações na função e na distribuição dos canais iônicos, na dinâmica iônica intracelular, na inervação cardíaca e nas vias metabólicas e de sinalização, assim como características anatômicas macroscópicas e microscópicas.

Dados atuais indicam que múltiplos mecanismos – como alterações da automaticidade, atividade normal aumentada, atividade de gatilho e várias formas de reentrada – são capazes de provocar arritmias ventriculares. Em geral, alterações da automaticidade são secundárias a anormalidades eletrolíticas ou isquemia aguda e são exacerbadas pelas catecolaminas. Essas condições tendem a reduzir a voltagem transmembrânica diastólica, resultando na despolarização prematura. Na atividade desencadeada por gatilho, ocorre a pós-despolarização precoce ou tardia nas células de Purkinje ou no miocárdio ventricular. Essa atividade elétrica pode surgir a partir de inúmeras condições, incluindo hipocalemia, isquemia, IAM, miocardiopatia, hipercalcemia e toxicidade de fármacos, como a digoxina ou agentes que prolongam o intervalo QT.

O mecanismo de reentrada é o mais comum na origem das EVs, e necessita de um estímulo para iniciar a arritmia e um substrato para mantê-la. O estímulo pode ser uma EV secundária à alteração da automaticidade, enquanto o substrato pode resultar de diferentes fatores, como a remodelação estrutural secundária a um processo subjacente (cicatriz de IAM ou de cirurgia prévia, fibrose em placa em pacientes com miocardiopatia ou hipertrofia ventricular).

CAUSAS E CONDIÇÕES ASSOCIADAS ▶ EVs podem ocorrer esporadicamente, sem causa subjacente, em praticamente qualquer pessoa, ou associar-se a outras patologias, cardíacas ou não.

Em pacientes sem doença cardíaca estrutural, a origem principal das EVs é a via de saída de ventrículo direito (VD). Naqueles com cardiopatias, predominam EVs provenientes do VE.

As condições que mais se associam às EVs são insuficiência cardíaca, cardiopatia isquêmica, hipertrofia de VE, miocardite, cardiopatias congênitas, taquicardia ventricular idiopática e miocardiopatia arritmogênica de VD. As EVs também podem se associar à doença pulmonar, à doença de tireoide e ao consumo de β-agonistas, álcool, cafeína, cocaína e anfetaminas.

MANIFESTAÇÕES CLÍNICAS ▶ Os sintomas das EVs abrangem amplo espectro e nem sempre refletem a gravidade da doença estrutural e o potencial risco de morte súbita. Também não costumam causar comprometimento hemodinâmico, exceto na presença de função do VE reduzida ou quando as EVs são associadas com bradicardia.

As EVs produzem poucos ou nenhum sintoma, embora alguns indivíduos apresentem diferentes graus de tontura e até síncope. Sintomas de arritmias ventriculares incluem também palpitações, em geral secundárias à hipercontratilidade do batimento pós-EV e à sensação de falha nos batimentos cardíacos (decorrente da pausa pós-EV). Esses sintomas variam consideravelmente e são mais bem percebidos em ambientes silenciosos e à noite. As palpitações podem provocar ansiedade com liberação de catecolaminas e, consequentemente, mais EVs e palpitações.

EVs frequentes, mesmo na ausência de arritmia ventricular sustentada ou sintomas, têm sido associadas ao desenvolvimento de miocardiopatia e ao risco duplicado de insuficiência cardíaca sistólica. Deve-se suspeitar de miocardiopatia associada à EV em pacientes com miocardiopatia sem etiologia definida e EVs unifocais muito frequentes. EVs são consideradas muito frequentes quando variam de > 10.000 a 25.000 EVs por dia e > 10 a 20% do total diário de batimentos. Frequência de 10.000 EVs por dia costuma ser definida como limiar para o desenvolvimento da miocardiopatia. Outros fatores de risco incluem sexo masculino, alto índice de massa corporal (IMC) e características eletrofisiológicas – EV com amplitude de QRS > 150 ms ou origem epicárdica (pelo grau de dessincronia provocado), presença de taquicardia ventricular, onda P retrógrada, EVs interpoladas, não mais do que duas morfologias e com intervalos maiores de acoplamento. O uso de medicamentos ou a ablação costumam resultar na normalização da função cardíaca.

DIAGNÓSTICO E AVALIAÇÃO ▶ Na presença de EV, deve-se afastar o uso de drogas, história familiar de miocardiopatia dilatada, síndrome de Brugada e QT longo. Por sua prevalência, a cardiopatia isquêmica deve ser investigada. Também deve ser realizada correlação com fatores precipitantes, como estresse emocional ou atividade física, uso de medicamentos, doenças concomitantes e formas de alívio.

O exame físico deve contemplar a medida da frequência cardíaca e a verificação da regularidade dos batimentos, a medida da pressão arterial e da pressão venosa jugular, a ausculta cardíaca e de carótidas, os pulsos e a pesquisa de edema.

O achado mais comum é a presença de pulso irregular. Pode-se perceber uma onda A gigante no pulso venoso jugular, a exemplo do que ocorre nas ESVs. A dissociação atrioventricular, quando presente, resultará em B1 com intensidade variável pela irregularidade do intervalo PR. Dependendo da morfologia da EV (ramo direito ou ramo esquerdo), o desdobramento de B2 também poderá variar. Uma pausa prolongada seguindo o batimento prematuro (pausa compensatória completa) poderá estar presente.

Embora alterações relacionadas com as EVs possam ser detectadas no exame físico, este deve ser focado na identificação de doença cardíaca estrutural.

Se houver sugestão clínica de EV, deve ser realizado um ECG, na presença de sintomas, quando estes existirem. Se o ECG não mostrar as EVs, está indicada monitorização ambulatorial por período mais prolongado.

As EVs podem originar-se nas vias de saída dos ventrículos. O sistema His-Purkinje – em especial, seu fascículo posterior esquerdo – pode ser um dos pontos de origem. Cada local de origem das EVs tem um complexo QRS com formato característico; logo, a morfologia do QRS no ECG pode predizer esse local.

Ecocardiograma pode ser realizado para avaliar a função ventricular e auxiliar no diagnóstico de doença cardíaca estrutural.

O ECG pode indicar a presença de doença estrutural, como IAM prévio ou hipertrofia de cavidades, aumentando a probabilidade de os sintomas estarem relacionados com arritmia ventricular ou mostrar substrato subjacente para arritmia. Também pode revelar doenças hereditárias, como síndrome do QT longo, síndrome de Brugada e cardiopatia arritmogênica de VD. A duração do QRS e a condução anormal têm caráter prognóstico em pacientes com doença estrutural.

O teste de esforço pode avaliar a resposta das EVs ao exercício, determinar sua morfologia e verificar a presença de isquemia miocárdica. O teste ergométrico é particularmente indicado em casos de EVs induzidas por catecolaminas.

O ecocardiograma é importante na avaliação e na monitorização da função e da estrutura cardíaca nos pacientes com EV.

O estudo eletrofisiológico raramente está incluído na avaliação de pacientes com EV. Entretanto, faz parte das recomendações, em casos com indicação de ablação por cateter e, algumas vezes, na estratificação de risco arritmogênico.

TRATAMENTO ▶ O tratamento das EVs frequentes é baseado na presença de doença estrutural cardíaca e/ou sintomas.

Os antiarrítmicos são essenciais no controle da arritmia e na melhora dos sintomas em alguns pacientes. Os β-bloqueadores são os únicos que se mostraram úteis na melhora da sobrevida, quando utilizados na prevenção primária e secundária de morte súbita.

O uso de β-bloqueadores é a principal alternativa na supressão de EV por reduzir a automaticidade e pelo seu efeito cronotrópico negativo, com a diminuição da frequência e da condução no nó atrioventricular.

Portadores de doença arterial coronariana, IAM prévio ou outras miocardiopatias representam a principal indicação dos β-bloqueadores pelo seu efeito, em longo prazo, no prognóstico dessas patologias.

Bloqueadores dos canais de cálcio não di-hidropiridínicos devem ser utilizados com cautela em portadores de doença estrutural. Entretanto, são indicados na supressão de EV em pacientes sem doença cardíaca por reduzir a frequência cardíaca de repouso e diminuir a condução no nó atrioventricular. São os fármacos de escolha no tratamento das EVs fasciculares.

As evidências do efeito benéfico de antiarrítmicos como o sotalol e a amiodarona sobre as EVs e patologias estruturais são frágeis e controversas.

A ablação é uma opção terapêutica em pacientes que não respondem, não toleram ou não desejam usar medicações antiarrítmicas. É curativa na maioria das vezes ou reduz significativamente a frequência das EVs.

A estratégia de ablação, os riscos e os resultados do procedimento estão relacionados à localização da ectopia no estudo eletrofisiológico. O sucesso é limitado pela impossibilidade de desencadear a arritmia (comum em arritmias idiopáticas) ou se a origem da arritmia se encontra em local inacessível no miocárdio (comum em algumas miocardiopatias).

REFERÊNCIAS ▶

Agarwal V, Vittinghoff E, Whitman IR, Dewland TA, Dukes JW, Marcus GM. Relation between ventricular premature complexes and incident heart failure. Am J Cardiol. 2017;119(8):1238-42.

Al-Khatib SM, Stevenson WG, Ackerman MJ, Bryant WJ, Callans DJ, Curtis AB, et al. 2017 AHA/ACC/HRS guideline for management of patients with ventricular arrhythmias and the prevention of sudden cardiac death: executive summary: a report of the American College of Cardiology/American Heart Association Task Force on Clinical Practice Guidelines and the Heart Rhythm Society. Circulation. 2017. [Epub ahead of print].

Brugada P, Brugada J, Mont L, Smeets J, Andries EW. A new approach to the differential diagnosis of a regular tachycardia with a wide QRS complex. Circulation. 1991;83(5):1649-59.

Cherry EM, Fenton FH, Gilmour RF Jr. Mechanisms of ventricular arrhythmias: a dynamical systems-based perspective. Am J Physiol Heart Circ Physiol. 2012;302(12):H2451-63.

Conen D, Adam M, Roche F, Barthelemy JC, Felber Dietrich D, Imboden M, et al. Premature atrial contractions in the general population: frequency and risk factors. Circulation. 2012;126(19):2302-8.

Gopinathannair R, Etheridge SP, Marchlinski FE, Spinale FG, Lakkireddy D, Olshansky B. Arrhythmia-induced cardiomyopathies: mechanisms, recognition, and management. J Am Coll Cardiol. 2015;66(15):1714-28.

Halcox JPJ, Wareham K, Cardew A, Gilmore M, Barry JP, Phillips C, et al. Assessment of remote heart rhythm sampling using the AliveCor Heart Monitor to screen for atrial fibrillation: the REHEARSE-AF Study. Circulation. 2017;136(19):1784-94.

Inohara T, Kohsaka S, Okamura T, Watanabe M, Nakamura Y, Higashiyama A, et al. Long-term outcome of healthy participants with atrial premature complex: a 15-year follow-up of the NIPPON DATA 90 cohort. PLoS One. 2013;8(11):e80853.

Laplante L, Benzaquen BS. A review of the potential pathogenicity and management of frequent premature ventricular contractions. Pacing Clin Electrophysiol. 2016;39(7):723-30.

Lin CY, Lin YJ, Chen YY, Chang SL, Lo LW, Chao TF, et al. Prognostic significance of premature atrial complexes burden in prediction of long-term outcome. J Am Heart Assoc. 2015;4(9):e002192.

Lown B, Wolf M. Approaches to sudden death from coronary heart disease. Circulation. 1971;44(1):130-42.

Martin CA, Lambiase PD. Pathophysiology, diagnosis and treatment of tachycardiomyopathy. Heart. 2017;103(19):1543-52.

Reiffel JA, Verma A, Kowey PR, Halperin JL, Gersh BJ, Wachter R, et al. Incidence of previously undiagnosed atrial fibrillation using insertable cardiac monitors in a high-risk population: the REVEAL AF Study. JAMA Cardiol. 2017;2(10):1120-7.

Simpson RJ Jr, Cascio WE, Schreiner PJ, Crow RS, Rautaharju PM, Heiss G. Prevalence of premature ventricular contractions in a population of African American and white men and women: the Atherosclerosis Risk in Communities (ARIC) study. Am Heart J. 2002;143(3):535-40.

CAPÍTULO 58
FADIGA

LUCAS GOBETTI DA LUZ
GABRIEL DALLA COSTA

CONCEITOS E ASPECTOS EPIDEMIOLÓGICOS ▶

Fadiga é o estado caracterizado pela redução da capacidade ou motivação para realização de atividades cotidianas, geralmente acompanhado de sensação de cansaço, sonolência, irritabilidade ou perda de ambição. Deriva da palavra latina *fatigare*, que faz alusão a cansar. De maneira prática, pode ser definida como sinônimo de cansaço e fraqueza.

A síndrome multidimensional que inclui a fadiga tem efeitos profundos na qualidade de vida, incluindo aspectos físicos, psicológicos e econômicos/ocupacionais.

A fadiga é razão comum de consulta clínica. Existe uma ampla gama de diagnósticos possíveis, alguns potencialmente graves, mas o estabelecimento de doença somática é infrequente. Em geral, as apresentações de fadiga levam à solicitação de muitos exames complementares, mas resultados anormais que levam ao estabelecimento de diagnósticos de doenças orgânicas tratáveis são menos comuns.

É a queixa não elucidada mais frequente entre pacientes que procuram um médico generalista. O tema fadiga, mesmo para internistas experientes, é motivo de preocupação pela dificuldade frequente na elucidação etiológica do sintoma. Neste capítulo, tenta-se nortear e sistematizar essa investigação.

A queixa é frequente, sendo que diferentes bibliografias sugerem diferentes prevalências do sintoma, de forma que a aparente variação na prevalência se deve ao ponto de corte utilizado para definir o sintoma como patológico.

A prevalência estimada é de 5 a 25% da população geral. Independentemente da amostra, o sintoma parece estar associado com o sexo feminino, podendo ser até duas vezes mais comum entre as mulheres. Enquanto o sedentarismo é também um fator de risco bem-estabelecido, o papel do envelhecimento no desenvolvimento da fadiga ainda é controverso, não havendo consenso se é fator de risco ou de proteção, carecendo ainda de estudos mais robustos sobre o tema. A fadiga possui importante impacto na saúde pública e corresponde a 5 a 10% das queixas em atenção primária, e também pode acompanhar outros sintomas em 5 a 10% das consultas.

Como qualquer sintoma altamente prevalente em saúde pública, tem impacto na economia dos países. Em 2007, foi realizado um estudo nos Estados Unidos que inferiu que os trabalhadores com fadiga custam alarmantes 136,4 bilhões de dólares em tempo de produtividade perdidos ao ano – 101 bilhões de dólares a mais do que os pacientes que não referiram fadiga.

Fadiga é atualmente o sintoma crônico mais comum e incapacitante associado com o câncer e com outras doenças crônicas progressivas. Afeta funções físicas e psicossociais e reduz a qualidade de vida. É agravada por comorbidades e pela presença de outros sintomas ou condições como dor, insônia, depressão, ansiedade, diarreia. Pacientes do sexo feminino e jovens são considerados fatores de risco. O mecanismo que explica a fadiga é pouco conhecido e não há um tratamento universal, embora o tratamento das comorbidades e a atividade física – geralmente, de intensidade leve – tragam melhora dos sintomas na maioria dos casos.

CLASSIFICAÇÃO ▶

A classificação de fadiga mais comum é a **temporal**, dividida em **recente**, **prolongada** e **crônica** (Tabela 58.1). Independentemente do tempo de doença, é fundamental avaliar a presença de sinais e sintomas de alerta (em inglês, *red flags*), os quais serão descritos a seguir. Deve-se também avaliar o potencial de associação com transtornos psiquiátricos, que podem ser causa direta dos sintomas ou contribuir para seu agravamento. A síndrome da fadiga crônica (SFC) (ou doença sistêmica de intolerância ao esforço [DSIE]) é um diagnóstico de exclusão, que requer que ampla investigação tenha sido feita, que tenha sido descartada a presença de doença orgânica e que a duração dos sintomas tenha pelo menos 6 meses. Essa condição será abordada de maneira mais detalhada ao longo do capítulo.

TABELA 58.1 ▶ CLASSIFICAÇÃO TEMPORAL DA FADIGA

TERMINOLOGIA	TEMPO
Recente	Até 1 mês
Prolongada	De 1 a 6 meses
Crônica	Acima de 6 meses

Fonte: Wilson e colaboradores.

CAUSAS, DIAGNÓSTICO E AVALIAÇÃO ▶ A abordagem inicial deve incluir **anamnese** e **exame físico** amplos.

A história clínica é a parte mais importante da avaliação. O primeiro aspecto-chave é definir claramente o que o paciente está descrevendo. Ele pode definir fadiga por meio de inúmeras condições, como dispneia aos esforços, sonolência ou sensação de estar deprimido. Para o profissional de saúde, geralmente se refere à fraqueza generalizada que piora com o esforço e não é plenamente aliviada pelo sono.

Uma maneira útil de organizar o raciocínio clínico é dividir as causas de fadiga em quatro grupos:

1. **Diagnósticos mais frequentes:** por exemplo, depressão, ansiedade, infecção viral ou estado pós-infecção viral, distúrbios do sono;
2. **Diagnósticos de doenças potencialmente graves, com graves prejuízos se não forem diagnosticadas:** por exemplo, neoplasias, arritmias cardíacas, miocardiopatias, anemia, infecção bacteriana, vírus da imunodeficiência humana (HIV, do inglês *human immunodeficiency virus*), hemocromatose, hepatite C;
3. **Situações frequentemente não lembradas:** por exemplo, doença celíaca, gestação, insuficiência renal, distúrbios metabólicos;
4. **Efeitos adversos de medicamentos**.

A história permanece como a base da investigação da fadiga, e os exames laboratoriais e de imagem complementarão a avaliação em casos selecionados. É importante reforçar que termos como "falta de energia" e "cansaço" podem ser utilizados para referir fadiga.

O paciente deverá ser orientado a tentar descrever a fadiga com suas próprias palavras, e o entrevistador pode usar frases mais abertas, como "Fale-me mais sobre a fadiga", "Descreva melhor a fadiga" ou "O que você quer dizer com cansaço?".

Pode ser difícil diferenciar a fadiga da sonolência. A incapacidade de manter-se alerta ao assistir à televisão, após uma ingesta alimentar copiosa, ao ler um livro ou ao assistir a uma peça de teatro sugere sonolência em vez de fadiga.

Deve-se questionar o paciente sobre o impacto que a fadiga causa em sua vida, se a instalação foi abrupta ou gradual, sobre fatores atenuantes e, por fim, se foram realizadas modificações domiciliares para melhor adaptação à rotina do paciente. Todos os pacientes com queixa de fadiga devem ter seu sono quantificado para definir se seu padrão contribui para o sintoma, em virtude dos distúrbios de sono, os quais sabidamente são subdiagnosticados.

Para fins práticos e didáticos, será definida a presença de fadiga patológica com base em três componentes, sendo que a presença do sintoma implica necessariamente a ocorrência de todos estes, em maior ou menor grau:

1. Fraqueza generalizada, resultando em incapacidade de iniciar certas atividades;
2. Cansaço fácil e capacidade reduzida de manter desempenho;
3. Fadiga mental, resultando em menor concentração, perda de memória e labilidade emocional.

A fadiga pode ou não ser considerada patológica. Um indivíduo saudável pode relatar fadiga durante uma corrida, mas o mesmo indivíduo pode perceber sintomas mais intensos ao realizar corridas durante um processo infeccioso, por exemplo.

Há, ainda, uma lista importante de classes de medicamentos que podem causar fadiga. As classes de medicamentos que mais comumente causam fadiga estão sumarizadas no **Quadro 58.1**.

QUADRO 58.1 ► PRINCIPAIS MEDICAMENTOS ASSOCIADOS À FADIGA

- β-Bloqueadores
- Agonistas α_2 de ação central
- Anticolinérgicos
- Anti-histamínicos
- Antidepressivos
- Antipsicóticos
- Ansiolíticos
- Anticonvulsivantes
- Opioides

Fonte: Duncan e colaboradores.

A abordagem prática sugerida para o paciente com fadiga envolve três etapas:

- Anamnese e exame clínico completos;
- Considerar um período de observação de 2 a 4 semanas, se não forem identificados sinais ou sintomas de alerta;
- Uso judicioso de exames complementares, uma vez que a decisão por realizar investigação adicional tenha sido tomada.

Essa abordagem está resumida no fluxograma diagnóstico da **Figura 58.1**.

Pacientes cuja fadiga é proveniente de doenças orgânicas específicas costumam associar, de maneira mais clara, o sintoma a atividades que não conseguem completar – seja por dispneia, fraqueza muscular, dor ou outra queixa associada. Os pacientes que não costumam ter causa orgânica definida mais comumente referem que estão fatigados, independentemente do que façam. Perda de peso e sudorese noturna são sintomas fundamentais que devem gerar alto grau de suspeição para condições nosológicas que cursam com estados inflamatórios crônicos.

Ao exame físico, deve-se buscar a presença de linfadenopatia, evidência de doença tireoidiana (nódulos, alterações oftalmológicas e cutâneas) e sinais de insuficiência cardíaca (turgência jugular, B3 e refluxo hepatojugular). O exame físico neurológico deve incluir a avaliação do tônus, da força e dos reflexos musculares.

Sugere-se que sinais e sintomas associados à fadiga guiem uma investigação etiológica específica para algumas condições que denotam maior gravidade potencial. A busca por sinais e sintomas de alerta deve fazer parte da abordagem de todos os pacientes com fadiga. Diante da presença desses achados, eles devem nortear a busca por doenças ou condições potencialmente graves.

A associação entre os sinais e sintomas de alerta e possíveis condições de maior gravidade está disposta na **Tabela 58.2**.

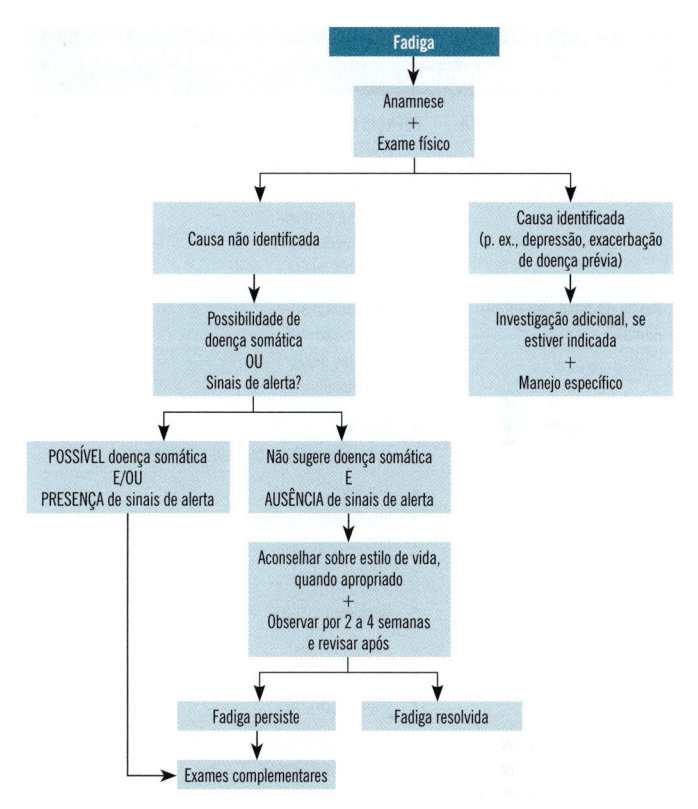

```
                    ┌─────────┐
                    │ Fadiga  │
                    └────┬────┘
                         ▼
                  ┌─────────────┐
                  │  Anamnese   │
                  │      +      │
                  │ Exame físico│
                  └──────┬──────┘
              ┌──────────┴──────────┐
              ▼                     ▼
   ┌───────────────────┐   ┌──────────────────────┐
   │ Causa não         │   │ Causa identificada   │
   │ identificada      │   │ (p. ex., depressão,  │
   │                   │   │ exacerbação de       │
   │                   │   │ doença prévia)       │
   └─────────┬─────────┘   └──────────┬───────────┘
             ▼                        ▼
   ┌───────────────────┐   ┌──────────────────────┐
   │ Possibilidade de  │   │ Investigação         │
   │ doença somática   │   │ adicional, se        │
   │       OU          │   │ estiver indicada     │
   │ Sinais de alerta? │   │        +             │
   │                   │   │ Manejo específico    │
   └─────────┬─────────┘   └──────────────────────┘
         ┌───┴────┐
         ▼        ▼
```

FIGURA 58.1 ▸ **ABORDAGEM DIAGNÓSTICA DO PACIENTE COM FADIGA DE INÍCIO RECENTE.**

Após a avaliação inicial, caso não tenham sido encontrados sinais ou sintomas de alerta, recomenda-se observar a sintomatologia por um período de 2 a 4 semanas antes de definir pelo prosseguimento da investigação. Na população geral, os sintomas cessam após esse período em mais de 50% dos casos.

O **Quadro 58.2** lista os **exames laboratoriais** sugeridos para os pacientes com fadiga sem causa elucidada, que não apresentaram sinais e sintomas de alerta após 2 a 4 semanas da avaliação inicial. Ressalta-se que o resultado desses exames promove a alteração de conduta em cerca de 5% dos pacientes.

Marcadores para doenças inflamatórias e autoimunes (p. ex., fator antinuclear, anticorpo antimitocôndria, anticorpo anticitoplasma de neutrófilos, etc.), assim como pesquisa de outros vírus (vírus linfotrófico da célula T humana [HTLV, do inglês *human T-cell lymphotropic virus*], citomegalovírus, herpes-vírus simples, vírus Epstein-Barr, etc.), devem ser solicitados não como rotina, mas apenas na presença de história ou sinais e sintomas sugestivos.

TABELA 58.2 ▶ ASSOCIAÇÃO ENTRE SINAIS E SINTOMAS DE ALERTA E POSSÍVEIS CONDIÇÕES DE MAIOR GRAVIDADE

SINAIS E SINTOMAS DE ALERTA	DOENÇAS OU CONDIÇÕES POTENCIALMENTE GRAVES
Início recente em paciente idoso que antes estava bem	• Neoplasia maligna • Anemia • Arritmia cardíaca • Insuficiência renal • Diabetes melito
Perda de peso não intencional	• Neoplasia maligna • Infecção por HIV • Diabetes melito • Hipertireoidismo
Sangramento anormal	• Anemia • Neoplasia maligna do trato gastrintestinal
Dispneia	• Anemia • Insuficiência cardíaca • Arritmia cardíaca • DPOC
Linfadenopatia inexplicada	• Neoplasia maligna
Febre	• Infecção grave • Abscesso • Infecção por HIV
Início recente ou piora de sintoma cardiovascular, gastrintestinal, neurológico ou reumatológico	• Doença autoimune (p. ex., artrite reumatoide, LES) • Neoplasia maligna • Arritmia • Doença celíaca • Doença de Parkinson • Esclerose múltipla • Hemocromatose

DPOC, doença pulmonar obstrutiva crônica; HIV, vírus da imunodeficiência humana (do inglês *human immunodeficiency virus*); LES, lúpus eritematoso sistêmico.
Fonte: Wilson e colaboradores.

A gestação, a doença renal crônica, a doença celíaca e os distúrbios metabólicos figuram entre as causas muitas vezes não cogitadas na avaliação clínica.

Pode-se, ainda, avaliar quantitativamente o sintoma por meio de **escalas**. Aplicando esses métodos, observa-se que o grau de fadiga dos indivíduos se organiza em uma curva de padrão gaussiano, obedecendo a tendência de características como altura, peso e pressão arterial. O histograma da **Figura 58.2** foi obtido após realização de estudo inglês e exemplifica a distribuição do sintoma na população por meio da aplicação de um escore para a quantificação do sin-

> **QUADRO 58.2** ▶ EXAMES PARA AVALIAÇÃO GERAL DE FADIGA EM PACIENTES SEM CAUSA CLARAMENTE SUSPEITA
>
> - Hemograma e plaquetas
> - AST, ALT, gama-GT, fosfatase alcalina, albumina, ferritina, tempo de protrombina, bilirrubinas
> - Sódio, potássio, cálcio, magnésio, fósforo, ureia, creatinina, glicemia em jejum
> - TSH
> - CPK
> - Anti-HIV
> - Anti-HCV
> - HBsAg
> - Proteína C-reativa, VHS
>
> ALT, alanino-aminotransferase; AST, aspartato-aminotransferase; CPK, creatina-fosfoquinase; gama-GT, gamaglutamiltransferase; HBsAg, antígeno de superfície do vírus da hepatite B; HCV, vírus da hepatite C (do inglês *hepatitis C virus*); HIV, vírus da imunodeficiência humana (do inglês *human immunodeficiency virus*); TSH, tireotrofina; VHS, velocidade de hemossedimentação.
> Fonte: Duncan e colaboradores.

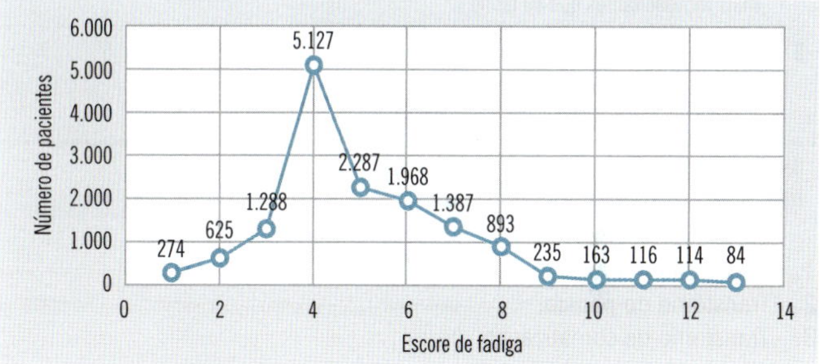

FIGURA 58.2 ▶ DISTRIBUIÇÃO DA QUEIXA DE FADIGA NA POPULAÇÃO INGLESA.
Fonte: Adaptada de Sharpe e Wilks.

toma. Quando o paciente oscila de forma rápida entre sua avaliação inicial e sua pontuação na escala de intensidade da fadiga, usa-se o termo **fatigabilidade**.

No Brasil, pode-se quantificar a fadiga segundo a escala de gravidade apresentada no **Quadro 58.3**, já validada em estudo conduzido pela Universidade Federal de São Paulo (Unifesp). Para a aplicação da escala, deve-se considerar o valor 1 como "forte discordância" em relação ao item descrito e pontuar progressivamente em relação à concordância, sendo que o número 7 significa a total concordância ou "forte concordância" com a assertiva proposta. Valores acima de 28 pontos podem ser considerados indicadores da presença de fadiga.

CAUSAS PSICOGÊNICAS E PSIQUIÁTRICAS ▶ Entre os pacientes com fadiga crônica, os distúrbios psiquiátricos vêm sendo associados em 60 a 80% dos casos. Buscam-se, necessariamente, os três principais:

QUADRO 58.3 ▶ ESCALA DE AVALIAÇÃO DA INTENSIDADE DA FADIGA							
1	Minha motivação é menor quando estou fatigado	1	2	3	4	5	6	7
2	Exercícios me deixam fatigado	1	2	3	4	5	6	7
3	Eu fico fatigado facilmente	1	2	3	4	5	6	7
4	A fadiga interfere no meu desempenho	1	2	3	4	5	6	7
5	A fadiga é causa de problemas frequentes para mim	1	2	3	4	5	6	7
6	A fadiga impede um desempenho físico constante	1	2	3	4	5	6	7
7	A fadiga interfere na execução de certas obrigações e responsabilidades	1	2	3	4	5	6	7
8	A fadiga é um dos 3 sintomas mais incapacitantes que eu tenho	1	2	3	4	5	6	7
9	A fadiga interfere no meu trabalho, na minha relação com minha família ou na minha vida social	1	2	3	4	5	6	7

Nota: Valores acima de 28 indicam a presença de fadiga.
Fonte: Toledo e colaboradores.

1. Depressão maior;
2. Transtorno do pânico;
3. Transtorno de somatização.

Contudo, muitas vezes é difícil definir se o sintoma fadiga se apresenta como consequência ou como causa de depressão.

Entre as causas psiquiátricas, deve-se atentar para os pacientes que foram vítimas de violência doméstica, os pacientes com distúrbios de ansiedade, com história de depressão e dependência química. É importante ressaltar que a piora da fadiga de origem inicialmente orgânica pode ocorrer em virtude de uma condição psiquiátrica, ou seja, não se deve descartar a coexistência de múltiplos fatores até que a avaliação tenha sido feita de maneira ampla, sob pena de privar o paciente de tratamento adequado.

AVALIAÇÃO DA FADIGA CRÔNICA SEM DOENÇA ORGÂNICA ENCONTRADA APÓS AMPLA INVESTIGAÇÃO ▶ Devem ser aplicados os critérios para SFC (ou DSIE).

Caso o paciente persista com sintomas por pelo menos 6 meses – tendo sido realizados os passos supradescritos e não havendo sucesso na elucidação etiológica –, devem ser aplicados os critérios para o diagnóstico da SFC (ou

DSIE). Uma vez que eram muitos os pacientes que permaneciam sem diagnóstico por meio dos consagrados critérios para SFC, em 2015, o Institute of Medicine of the National Academies propôs a redefinição da doença sob a denominação de "doença sistêmica de intolerância ao esforço", aumentando a sensibilidade dos critérios diagnósticos.

Os critérios antigos estão listados no **Quadro 58.4**, seguidos dos critérios revisados, no **Quadro 58.5**. É útil listar esses critérios, pois são ilustrativos e ampliam o entendimento da gama de sintomas que podem estar relacionados à condição. No entanto, para fins de estabelecimento do diagnóstico, sugere-se a utilização dos critérios revisados, os quais são, propositalmente, mais sensíveis.

QUADRO 58.4 ▶ CRITÉRIOS ANTIGOS PARA DIAGNÓSTICO DA SÍNDROME DA FADIGA CRÔNICA

Para o diagnóstico, é necessário que o paciente apresente os 3 critérios a seguir:
1. O paciente apresenta fadiga por pelo menos 6 meses, que não é causada por esforço ou outras condições orgânicas que podem causar fadiga (essa análise requer avaliação médica e exclusão de doenças que possam causar fadiga)
2. Os sintomas interferem significativamente nas atividades diárias e no trabalho
3. O paciente apresenta pelo menos 4 dos seguintes 8 sintomas, sendo que eles devem coexistir:
    - Cansaço (após esforço) que dura mais de 24 horas
    - Sono não reparador
    - Mialgia
    - Prejuízo significativo da memória de curto prazo ou da concentração
    - Cefaleia de novo tipo, padrão ou intensidade
    - Poliartralgias, sem sinais inflamatórios (edema, calor, hiperemia)
    - Dor de garganta frequente ou recorrente
    - Linfonodos cervicais e axilares dolorosos

Fonte: Fukuda e colaboradores.

QUADRO 58.5 ▶ CRITÉRIOS REVISADOS PARA DIAGNÓSTICO DA SÍNDROME DA FADIGA CRÔNICA (REDEFINIDA COMO DOENÇA SISTÊMICA DE INTOLERÂNCIA AO ESFORÇO)

Para o diagnóstico, é necessário que o paciente apresente as 3 características a seguir:
1. Redução substancial na capacidade de realização de atividades laborais, educacionais, sociais e pessoais em relação ao estado anterior à instalação dos sintomas, persistindo por mais de 6 meses, acompanhada de fadiga, a qual é frequentemente profunda, de início recente ou bem-definido (o paciente não apresenta o sintoma "por toda a vida"), não resulta de esforço excessivo atual e não é substancialmente aliviada pelo repouso
2. Cansaço desproporcional após esforço:* piora dos sintomas após exposição a estressores físicos e cognitivos que normalmente eram tolerados antes do início da doença
3. Sono não reparador*

(Continua)

> **QUADRO 58.5** ▸ **CRITÉRIOS REVISADOS PARA DIAGNÓSTICO DA SÍNDROME DA FADIGA CRÔNICA (REDEFINIDA COMO DOENÇA SISTÊMICA DE INTOLERÂNCIA AO ESFORÇO)**
> *(Continuação)*
>
> **Pelo menos 1 das condições a seguir:**
> - Déficit cognitivo:* inclui problemas com alteração do pensamento ou de capacidade de execução de tarefas acentuados pelo esforço físico, mental e emocional
> - Intolerância ortostática:* termo genérico, mas que denota piora dos sintomas em posição ortostática
>
> *A frequência e a intensidade dos sintomas devem ser avaliadas. O diagnóstico de síndrome da fadiga crônica/doença sistêmica de intolerância ao esforço deve ser questionado caso o paciente não apresente esses sintomas pelo menos em metade do tempo, com intensidade moderada ou grave.
> Fonte: Committee on the Diagnostic Criteria for Myalgic Encephalomyelitis/Chronic Fatigue Syndrome e colaboradores.

Apesar de extensa investigação diagnóstica, boa parte dos pacientes com fadiga crônica não serão diagnosticados com SFC/DSIE.

A avaliação laboratorial raramente revela uma causa de fadiga, mas estudos iniciais razoáveis incluem hemograma completo, painel metabólico básico, testes de função e lesão hepática, proteína C-reativa/VHS, tireotrofina, ferritina e triagem para HIV e hepatite C em populações em risco.

Mesmo na ausência de anemia, em mulheres em idade fértil com ferritina inferior a 50 ng/mL, a reposição de ferro está associada à melhora da fadiga subjetiva.

Em situações em que há baixo nível de suspeição clínica de doença, a solicitação de exames complementares deve ser realizada de maneira judiciosa. Contudo, não há evidência de que a realização de exames complementares auxiliem a tranquilizar o paciente ou diminuam a sua ansiedade nesse cenário.

TRATAMENTO ▸ As abordagens terapêuticas indicadas para fadiga crônica e para SFC/DSIE são as mesmas. As abordagens que possuem benefício em pacientes com SFC/DSIE são terapia cognitivo-comportamental, atividade física branda – guiada por profissional da área (fisioterapeuta ou educador físico) – e manejo de comorbidades como depressão e insônia.

REFERÊNCIAS ▸

Committee on the Diagnostic Criteria for Myalgic Encephalomyelitis/Chronic Fatigue Syndrome, Board on the Health of Select Populations, Institute of Medicine. Beyond myalgic encephalomyelitis/chronic fatigue syndrome: redefining an illness. Washington: The National Academies; 2015.

Duncan BB, Schmidt MI, Giugliani ERJ. Medicina ambulatorial: condutas em atenção primária baseada em evidências. 3. ed. Porto Alegre: Artmed; 2004.

Fukuda K, Straus SE, Hickie I, Sharpe MC, Dobbins JG, Komaroff A. The chronic fatigue syndrome: a comprehensive approach to its definition and study. International Chronic Fatigue Syndrome Study Group. Ann Intern Med. 1994;121(12):953-9.

Kluger BM, Krupp LB, Enoka RM. Fatigue and fatigability in neurologic illnesses: proposal for a unified taxonomy. Neurology. 2013;80(4):409-16.

Nijrolder I, van der Windt DA, van der Horst HE. Prognosis of fatigue and functioning in primary care: a 1-year follow-up study. Ann Fam Med. 2008;6(6):519-27.
Ricci JA, Chee E, Lorandeau AL, Berger J. Fatigue in the U.S. workforce: prevalence and implications for lost productive work time. J Occup Environ Med. 2007;49(1):1-10.
Sharpe M, Wilks D. Fatigue. BMJ. 2002;325(7362):480-3.
Toledo FO, Junior WM, Sobreira CFDR, Speciali JG. Cross-cultural adaptation and validation of the Brazilian version of the Fatigue Severity Scale (FSS). Value in Health. 2011;14(7):A329-30.
Wilson J, Morgan S, Magin PJ, van Driel ML. Fatigue--a rational approach to investigation. Aust Fam Physician. 2014;43(7):457-61.

LEITURAS RECOMENDADAS ▶

Bailes S, Libman E, Baltzan M, Amsel R, Schondorf R, Fichten CS. Brief and distinct empirical sleepiness and fatigue scales. J Psychosom Res. 2006;60(6):605-13.
Davis MP, Walsh D. Mechanisms of fatigue. J Support Oncol. 2010;8(4):164-74.
Honoré PH. Fatigue. Eur J Hosp Pharm. 2013;20(3):147-8.
Lane TJ, Matthews DA, Manu P. The low yield of physical examinations and laboratory investigations of patients with chronic fatigue. Am J Med Sci. 1990;299(5):313-8.
Moulds REB, van Driel M, Greenberg P. Fatigue: diagnostic approach in primary care. In: eTG Complete. Melbourne: Therapeutic Guidelines; 2013.
O'Connor PJ, Puetz TW. Chronic physical activity and feelings of energy and fatigue. Med Sci Sports Exerc. 2005;37(2):299-305.
Puetz TW, Flowers SS, O'Connor PJ. A randomized controlled trial of the effect of aerobic exercise training on feelings of energy and fatigue in sedentary young adults with persistent fatigue. Psychother Psychosom. 2008;77(3):167-74.
Smith RC, Lyles JS, Gardiner JC, Sirbu C, Hodges A, Collins C, et al. Primary care clinicians treat patients with medically unexplained symptoms: a randomized controlled trial. J Gen Intern Med. 2006;21(7):671-7.
Vaucher P, Druais PL, Waldvogel S, Favrat B. Effect of iron supplementation on fatigue in nonanemic menstruating women with low ferritin: a randomized controlled trial. CMAJ. 2012;184(11):1247-54.
Verdon F, Burnand B, Stubi CL, Bonard C, Graff M, Michaud A, et al. Iron supplementation for unexplained fatigue in non-anaemic women: double blind randomised placebo controlled trial. BMJ. 2003;326(7399):1124.
Yancey JR, Thomas SM. Chronic fatigue syndrome: diagnosis and treatment. Am Fam Physician. 2012;86(8):741-6.

CAPÍTULO 59

FEBRE

JOSÉ LUIZ MÖLLER FLÔRES SOARES

CONCEITOS E ASPECTOS EPIDEMIOLÓGICOS ▶ Febre é definida como elevação da temperatura corporal acima da faixa circadiana habitual, sendo esta controlada pelo centro termorregulador localizado na região hipotalâmica anterior. Embora muitas vezes interpretada como sinônimo de infecção, a febre constitui um dado inespecífico e pode estar presente em outras situações, como neoplasias, doenças autoimunes, reações a fármacos, dano hipotalâmico, etc.

A temperatura normal é 37 °C, podendo haver variação até em torno de 0,5 a 1 °C em indivíduos sadios. Para a maioria das pessoas (percentil 99), a temperatura varia de 37,2 °C (às 6 horas) a 37,7 °C (entre 16-18 horas), sendo este o limite superior da normalidade.

A relação pulso-temperatura em pessoas sadias é de 4,4 batimentos por minuto para cada aumento de 1 °C acima do normal.

Segundo trabalhos realizados com termômetros calibrados medindo temperatura oral em 148 adultos sadios de meia-idade e diversas etnias, a febre nessa população foi definida como temperatura oral no início da manhã > 37,2 °C e > 37,7 °C em qualquer momento do dia.

A Infectious Diseases Society of America (IDSA), a Organização Mundial da Saúde (OMS) e a Society of Critical Care Medicine (SCCM) definem febre como temperatura retal > 38 °C ou axilar > 37,5 °C em adultos ou crianças. No grupo geriátrico (> 65 anos), a IDSA define febre como temperatura oral > 37,8 °C ou retal > 37,5 °C ou, ainda, aumento acima de 1,1 °C de variação da temperatura basal verificada em medidas anteriores.

Dos três maiores sítios de verificação da temperatura (retal, oral e axilar), a temperatura retal é a que mais fielmente estima a temperatura corporal, embora a axilar seja o método mais cômodo, mas com fatores que afetam sua confiabilidade, como sudorese, temperatura ambiente, umidade e densidade de pelos na axila. A verificação da temperatura central por cateter em artéria pulmonar é considerada padrão-ouro para esse fim.

Os termômetros antigos tradicionais foram substituídos por instrumentos eletrônicos com termostatos e alguns com infravermelho (p. ex., termômetro timpânico), fornecendo resultados mais rápidos. O tempo adequado de aferição da temperatura com termômetro de mercúrio (tradicional) varia entre 3 e 10 minutos.

Alguns fatores ocasionam variabilidade da medida da temperatura corporal:

- **Alimentos (estado pós-prandial) e tabagismo:** aumento de 0,3 °C;
- **Bebidas quentes:** aumento de 0,6 a 0,9 °C;
- **Bebidas geladas:** diminuição de 0,2 a 1,2 °C;
- **Taquipneia:** reduz 0,5 °C para cada 10 movimentos de frequência respiratória acima do normal;
- **Hemiparesia:** reduz 0,5 °C de temperatura axilar no lado do déficit motor;
- **Cerume:** diminui a temperatura timpânica;
- **Ovulação:** aumento de 0,6 °C;
- **Exercício físico vigoroso:** aumento de até 2 °C.

CLASSIFICAÇÃO

A febre pode ser arbitrariamente classificada em aguda, subaguda e crônica.

A **febre aguda** dura menos de 7 dias e é característica de doenças infecciosas, como malária e doenças virais do trato respiratório superior.

A **febre subaguda** normalmente dura não mais que 2 semanas e pode estar presente em febre tifoide, abscessos abdominais, etc.

A **febre crônica** ou **persistente** dura mais de 2 semanas e, em geral, aparece em infecções crônicas como tuberculose, infecções virais do vírus da imunodeficiência humana (HIV, do inglês *human immunodeficiency virus*), neoplasias e doenças do tecido conectivo. Entretanto, qualquer causa de febre aguda pode tornar-se crônica se não for tratada.

Deve-se ter em mente que o estado clínico do paciente é o mais potente preditor de doença grave do que a própria intensidade e magnitude da febre.

Embora os padrões de febre sejam, em geral, inespecíficos, há padrões bem--descritos:

- **Febre sustentada ou contínua:** febre sem flutuações maiores que 1 °C nas primeiras 24 horas, mas nunca com medida normal. Exemplos são pneumonia lobar, pneumonia causada por germes gram-negativos, meningite bacteriana, febre tifoide, infecção urinária, entre outras;
- **Febre intermitente:** febre presente apenas por algumas horas durante o dia. Exemplos são malária, infecções piogênicas, tuberculose, linfomas, esquistossomíase, leptospirose, borreliose, calazar e sepse. Nos quadros de malária, a febre pode ocorrer com periodicidade de 24 horas (*Plasmodium falciparum*), 48 horas – terciária (*P. vivax* ou *P. ovale*) – e 72 horas – quaternária (*P. malariae*). A febre de Pel-Ebstein típica, geralmente associada ao linfoma de Hodgkin, é intermitente de baixo grau, dura de 3 a 10 dias e é seguida de período afebril também de 3 a 10 dias;
- **Febre remitente:** febre com flutuações diárias excedendo 2 °C, mas em nenhum momento há verificação de temperatura normal. Em geral, está presente em endocardite infecciosa, riquetsiose, brucelose, entre outras;
- **Febre recorrente:** refere-se à febre que recorre por períodos com febres de baixo grau ou até mesmo períodos afebris. Pode ocorrer em malária, linfoma, borreliose e neutropenia cíclica.

Na prática clínica, esses padrões caracterizados são raramente observados na presença de fatores de confusão, como uso de antipiréticos, tratamentos parciais com antimicrobianos, pacientes imunocomprometidos, idosos, desnutridos, etc. Esses fatores tornam a aplicabilidade dos padrões febris limitada.

CAUSAS ▶ São inúmeras etiologias implicadas na geração de febre. Aqui, serão ressaltadas as grandes síndromes que geram esse sinal, com alguns exemplos mais relevantes e comuns:

- **Doenças infecciosas:** é importante inicialmente ressaltar e lembrar atualmente as infecções emergentes (microrganismos mais recentemente descritos) e as infecções reemergentes (antes mais controladas e que agora ressurgem):
  - **Emergentes:** ebolavírus, *Legionella*, *Borrelia*, *Ehrlichia*, hantavírus, vírus da febre chikungunya, herpes-vírus 8, *Cryptosporidium*, criptococos, vírus linfotrófico da célula T humana (HTLV, do inglês *human T-cell lymphotropic virus*), HIV, *Campylobacter*, zika vírus, vírus das hepatites B, C e E;
  - **Reemergentes:** malária, dengue, febre amarela, cólera, tuberculose;
- **Doenças do tecido conectivo:** lúpus eritematoso sistêmico, artrite reumatoide, esclerodermia, doença mista do tecido conectivo, etc.;

- **Vasculites:** associadas a anticorpo anticitoplasma de neutrófilos (ANCA, do inglês *antineutrophil cytoplasmic antibody*) ou não (p. ex., poliarterite nodosa, granulomatose de Wegener, poliangeíte microscópica, síndrome de Churg-Strauss), arterite de Takayasu, arterite de células gigantes, crioglobulinemia, púrpura de Henoch-Schönlein, etc.;
- **Neoplasias:** linfomas, neoplasias pulmonar, renal, pancreática ou colônica, hepatocarcinoma, doenças metastáticas, etc.;
- **Doenças granulomatosas:** sarcoidose, tuberculose, doença de Crohn;
- **Miscelânea:** polimialgia reumática, febre reumática, infarto pulmonar, síndrome antissintetase, polimiosite e dermatomiosite, dermatite factícia, febre do Mediterrâneo, doença de Still, febre medicamentosa, febre de origem obscura (ver Capítulo 60, Febre de origem obscura).

Em relação às doenças infecciosas, devem ser citadas também outras causas sem detalhamento, como as infecções dos tratos respiratório, urinário ou gastrintestinal, cutâneas, ósseas, musculoesqueléticas, do sistema nervoso central e de serosas (pleura, pericárdio e peritônio), as infecções sexualmente transmissíveis e a infecção generalizada (sepse).

Dissociação pulso-temperatura – ou seja, febre e bradicardia (sinal de Faget) – ocorre em salmonelose, legionelose, febre amarela, brucelose, leishmaniose, psitacose, febre por fármacos, dermatite factícia e riquetsiose.

Febre associada à sudorese noturna ocorre em tuberculose, nocardiose, brucelose, abscessos hepático e pulmonar, endocardite infecciosa subaguda, poliarterite nodosa e linfoma.

Pacientes com doenças autoimunes tratados com agentes terapêuticos biológicos (TNF, infliximabe, rituximabe e outros) são propensos a infecções oportunistas. A febre costuma ser de baixo grau, podendo ser um alerta de infecção.

Os fármacos e as drogas ilícitas que podem estar implicados em provocar febre são antibióticos β-lactâmicos, sulfonamidas, linezolida, antipsicóticos típicos e atípicos, antidepressivos (p. ex., inibidores seletivos da recaptação da serotonina e da noradrenalina), antidepressivos tricíclicos, bupropiona, anfetaminas, sibutramina, cocaína, LSD, *ecstasy*, lítio, ondansetrona, metoclopramida, ervas (ginseng, erva-de-São-João, etc.), sumatriptana, tramadol, valproato e outros.

A febre relacionada a fármacos pode surgir alguns dias após e retornar ao normal em alguns casos até 1 semana depois da suspensão do medicamento.

DIAGNÓSTICO E AVALIAÇÃO ▶

É fundamental iniciar com **anamnese** completa, salientando cronologia dos sintomas e sinais, ocupação, história familiar, viagens, hábitos de vida e lazer, uso de tabaco, álcool ou drogas ilícitas, contato com pessoas ou animais doentes, relato de traumas, transfusões, cirurgias ou alergias, vida sexual, etc.

O **exame físico** deve ser minucioso e completo, e, muitas vezes, é preciso repeti-lo. Deve-se atentar para lesões cutâneas e das mucosas, identificar presença ou não de adenopatias, bem como presença de sopros ou alterações de ausculta pulmonar, realizar exame das articulações, palpação abdominal, revisão de pares cranianos, pesquisa de força e sensibilidade, fundoscopia, toque retal, análise da marcha, etc.

Os métodos e os exames diagnósticos serão realizados de acordo com dados sinalizadores da história e do exame físico. Os **exames complementares** a serem realizados seguem a lógica da suposição clínica (diagnóstica):

- Exames laboratoriais comuns de sangue como hemograma e provas de função renal e hepática, marcadores inflamatórios (velocidade de hemossedimentação [VHS], proteína C-reativa [PCR]), exames culturais de sangue, urina ou outro líquido biológico (p. ex., líquido cerebrospinal);
- Pesquisa de exames para doenças do tecido conectivo ou vasculites (p. ex., fator antinuclear [FAN], anticorpo contra peptídeo citrulinado cíclico [anti-CCP], ANCA, complemento, etc.);
- Pesquisa com técnicas de biologia molecular – por exemplo, Reação em cadeia da polimerase (PCR) para identificação de um determinado patógeno;
- Exames sorológicos.

Seguem-se **exames de imagem**, como radiografia de tórax, ultrassonografia abdominal e ecocardiografia. Exames endoscópicos, como fibrobroncoscopia ou endoscopia digestiva, podem ajudar na investigação. O uso de radiotraçadores em medicina nuclear também pode auxiliar em certas ocasiões (cintilografias). Se necessário, são realizados exames de imagem mais aprimorados, como tomografia computadorizada, ressonância magnética e até mesmo tomografia por emissão de pósitrons/tomografia computadorizada (PET [do inglês *positron emission tomography*]/TC), sobretudo quando há suspeita de doença neoplásica. Além disso, podem ser realizadas **biópsias** de diversos locais, conforme a suspeita clínica (p. ex., medula, fígado, pulmão, etc.).

Certamente não foram arroladas todas as hipóteses de exames a serem realizados, talvez apenas os mais comuns. Com os resultados obtidos dos diversos exames e para valorizá-los adequadamente, lembrar sempre os valores preditivos (positivos e negativos) dos diversos testes, bem como sua sensibilidade e especificidade.

DIAGNÓSTICO DIFERENCIAL ▶ É importante diferenciar febre de hipertermia e hiperpirexia, já que os termos não são sinônimos.

Além do que foi descrito anteriormente em relação ao conceito e aos padrões de febre, é necessário entender o processo de geração de febre, cuja resposta depende das propriedades de várias substâncias pirogênicas e antipirogênicas exógenas e endógenas. A interação e o balanço entre essas substâncias determinam a intensidade e a duração da resposta febril a um desafio imune.

Os pirógenos podem ser exógenos (produzidos fora do hospedeiro) ou endógenos (produzidos pelo hospedeiro). Os pirógenos exógenos são sobretudo representados pelos microrganismos ou por seu produto (toxinas). Destes, a parede celular lipopolissacarídea dos microrganismos gram-negativos é o mais estudado. Outros agentes pirógenos significativos são a constituinte da parede celular e as enterotoxinas do *Staphylococcus aureus* e dos grupos A e B de *Streptococcus*. Os pirógenos endógenos são representados por fator de necrose tumoral (TNF, do inglês *tumor necrosis factor*), interleucinas (IL-6 e IL-1), interferon-γ, entre outros. Esses pirógenos endógenos são produzidos por neutrófilos, macrófagos e linfócitos.

Os criógenos incluem as citocinas anti-inflamatórias (IL-10), hormônios e outros produtos neuroendócrinos (neuropeptídeo Y, bombesina, hormônio liberador da tireotrofina [TRH, do inglês *thyrotropin-releasing hormone*]), citocromo P-450, entre outros. Esses antipiréticos endógenos protegem o hospedeiro das consequências da febre.

A hipertermia envolve elevações marcadas de temperatura acima do ponto de ajuste hipotalâmico, em geral acima de 41°C, não mediada por citocinas e, portanto, não responsiva aos antipiréticos comuns. A exposição e a produção de calor exógeno ou endógeno são dois mecanismos que aumentam perigosamente a temperatura interna, podendo ser fatais. São causas de hipertermia trabalho ou exercício em ambiente extremamente aquecido, com geração de hipoidratação, alguns estados metabólicos (p. ex., hipertireoidismo), uso da droga *ecstasy*, fármacos neurolépticos (síndrome de hipertermia maligna), síndrome serotoninérgica ocasionada por fármacos como os inibidores seletivos da recaptação da serotonina (fluoxetina, sertralina, etc.), alguns anestésicos e drogas como *ecstasy*, cocaína e LSD (dietilamida do ácido lisérgico [do alemão *Lysergsäurediethylamid*]).

Hiperpirexia é o termo usado para febre extraordinariamente elevada, em geral > 41,5 °C, que pode ser observada em infecções muito graves ou sangramento no sistema nervoso central (acidente vascular cerebral [AVC]).

TRATAMENTO ▶

FEBRE ▶ Pode ser recomendado reduzir a temperatura corporal com fármacos antipiréticos se o custo metabólico da febre exceder o auxílio fisiológico e também se os efeitos adversos dos antipiréticos forem menores que o benefício. Há relatos de efeitos benéficos de manter temperaturas elevadas (curva térmica) em animais durante eventos infecciosos. Entretanto, não há estudos demonstrando que a febre por si possa facilitar a recuperação de um quadro infeccioso ou ser adjuvante do sistema imune. Entretanto, poucas evidências dão suporte para o suposto ganho em manter a febre. O uso de antipiréticos pode ser útil para diminuir sintomas sistêmicos que geralmente acompanham a febre, como mialgias, artralgias e cefaleia. Além disso, tratar a febre é benéfico em pessoas com aumento da demanda metabólica, como pacientes com doença estrutural cardíaca e pulmonar.

Ácido acetilsalicílico, paracetamol ou anti-inflamatórios não esteroides (AINEs) são os fármacos mais utilizados no tratamento da febre. Todavia, deve-se ter em mente os vários efeitos adversos dessas medicações, os quais podem ser graves, sobretudo os AINEs, que podem causar dano no trato gastrintestinal, hepatotoxicidade e nefrotoxicidade, risco de mau controle pressórico em hipertensos, precipitação de descompensação de insuficiência cardíaca, entre outros. Lembrar-se do risco do ácido acetilsalicílico em crianças, que pode provocar síndrome de Reye e sangramento gastrintestinal. Embora sejam muito empregados no Brasil, os derivados pirazolônicos, como dipirona, foram retirados do mercado internacional devido ao risco de toxicidade medular. Um curso pequeno (poucos dias) de antipiréticos, principalmente paracetamol, parece diminuir o risco de toxicidade.

Métodos físicos, como compressas frias e banhos, têm sido utilizados algumas vezes com bons resultados, embora estudos comparativos não suportem a superioridade de um método específico.

HIPERTERMIA ▶ Os antipiréticos não são utilizados. A rápida redução da temperatura pode ser obtida com compressas com temperatura da água em torno de 20 °C. Compressas com álcool não acrescentam benefício, bem como submersão. Hidratação parenteral deve ser realizada com cuidado para não usar infusão gelada em acesso central.

HIPERPIREXIA ▶ Nessa situação, usar compressas frias associadas a antipiréticos. Se o paciente não tiver via oral, usar preparações intravenosas ou por via retal.

REFERÊNCIAS ▶

Kasper DL, Fauci AS, Hauser SL, Longo DL, Jameson JL. Harrison's principles of internal medicine. 19th ed. New York: McGraw-Hill; 2015.

McGee SR. Evidence-based physical diagnosis. 3rd ed. Philadelphia: Elsevier; 2012.

Niven DJ, Gaudet JE, Laupland KB, Mrklas KJ, Roberts DJ, Stelfox HT. Accuracy of peripheral thermometers for estimating temperature: a systematic review and meta-analysis. Ann Intern Med. 2015;163(10):768-77.

Ogoina D. Fever, fever patterns and diseases called 'fever': a review. J Infect Public Health. 2011;4(3):108-24.

Reuven P, Dinarello CA. Pathophysiology and treatment of fever in adults. Waltham: UpToDate; 2016 [capturado em 23 mar. 2018]. Disponível em: https://www.uptodate.com/contents/pathophysiology-and-treatment-of-fever-in-adults.

Walter EJ, Hanna-Jumma S, Carraretto M, Forni L. The pathophysiological basis and consequences of fever. Crit Care. 2016;20(1):200.

CAPÍTULO 60

FEBRE DE ORIGEM OBSCURA

DAYSE BRANCHER
JOSÉ LUIZ MÖLLER FLÔRES SOARES

CONCEITOS E CLASSIFICAÇÃO ▶ A **febre de origem obscura** (**FOO**) é definida pelos clínicos como qualquer doença febril sem etiologia definida inicialmente. O termo FOO deve ser reservado para doenças febris prolongadas sem etiologia estabelecida, apesar da avaliação intensiva e dos testes diagnósticos.

Foi definida classicamente por Petersdorf e Beeson como:

- Febre > 38,3 °C em pelo menos duas ocasiões;
- Duração ≥ 3 semanas;
- Sem elucidação diagnóstica após a realização de anamnese e exame físico completos e exames de investigação obrigatórios em 1 semana de hospitalização.

Em 1991, Durack e Street propuseram nova classificação, possivelmente a mais utilizada:

- **FOO clássica:** febre > 38,3 °C, > 3 semanas de duração, 3 visitas domiciliares ou 3 dias hospitalizado;
- **FOO nosocomial:** febre > 38,3 °C, duração > 3 dias, sem infecção evidente na admissão e exames de cultura negativos após 2 dias;
- **FOO em neutropênicos:** febre > 38,3 °C, > 3 dias, < 500 neutrófilos/mm^3 e exames de cultura negativos após 2 dias;
- **FOO associada ao vírus da imunodeficiência humana (HIV, do inglês *human immunodeficiency virus*):** febre > 38,3 °C, > 4 semanas na comunidade ou > 3 dias hospitalizado com exames de cultura negativos após 2 dias.

Em 1996, Konecny e Davidson propuseram:

- Doença febril com 2 semanas de duração ou 3 dias, em paciente hospitalizado ou imunossuprimido;
- Temperatura oral > 37,5 °C em várias ocasiões;
- Sem elucidação diagnóstica após repetidos exames físicos, sorológicos, de cultura e de imagem (em centro de referência por 7-10 dias).

CAUSAS ▶ As categorias gerais de doenças representam a maioria dos casos clássicos de FOO:

- Infecção;
- Malignidade;
- Doenças do tecido conectivo;
- Vasculites;
- Outras.

As infecções foram as principais causas de FOO clássica na maioria dos estudos publicados, representando aproximadamente um terço de todos os casos: abscessos, endocardite, tuberculose (TB) e infecções complicadas do trato urinário dominam o grupo de FOO relacionada à infecção. No grupo de doenças inflamatórias não infecciosas, as doenças raras (p. ex., doença de Still e lúpus eritematoso sistêmico [LES]) estão representadas como causas mais frequentes observadas em pacientes mais jovens; nos idosos, estão arterite de células gigantes (vasculite de grandes vasos) e polimialgia reumática. As malignidades ocultas mais frequentes são as de origem reticuloendotelial, como linfomas e leucemias; entre os tumores sólidos, prevalecem o carcinoma de células renais e o hepatocarcinoma. Entre as etiologias classificadas como outras estão incluídas FOO por fármacos, distúrbios de regulação da temperatura, febre factícia e hematoma retroperitoneal. Entre os medicamentos mais frequentemente implicados estão os antimicrobianos (amicacina, ceftriaxona, rifampicina, oxacilina, vancomicina), os anti-inflamatórios não esteroides (AINEs), os anticonvulsivantes e os psicofármacos. A etiologia também depende claramente da geografia. Por exemplo, nos países em desenvolvimento, a porcentagem de infecções é muito maior do que nos países desenvolvidos; porém, ocorre o oposto em relação às neoplasias e às doenças inflamatórias não infecciosas.

Em pacientes acima de 65 anos, destacam-se como etiologias da FOO as doenças multissistêmicas – como doenças reumáticas e vasculites, incluindo arterite de células gigantes e polimialgia reumática –, as infecções e as neoplasias.

Em pacientes portadores do HIV, a incidência de FOO diminuiu significativamente com a introdução da terapia antirretroviral. Entre os pacientes infectados pelo HIV, as etiologias podem estar relacionadas ao grau de imunossupressão, avaliado pela contagem de CD4 e pela determinação da carga viral. Assim sendo, por exemplo, *Mycobacterium avium* e citomegalovírus (CMV) estarão presentes em pacientes com depleção importante de CD4. A TB destaca-se ainda como uma das mais frequentes causas infecciosas. O linfoma não Hodgkin e a leishmaniose visceral também podem ser frequentes.

A **Tabela 60.1** apresenta as principais causas de FOO.

TABELA 60.1 ► CAUSAS CLÁSSICAS DE FEBRE DE ORIGEM OBSCURA

CATEGORIA	MAIS COMUNS	COMUNS	INCOMUNS
Doenças infecciosas	Endocardite infecciosa Abscesso intra-abdominal Abscesso pélvico Abscesso renal e perinéfrico Febre tifoide TB miliar TB renal TB meníngea	Mononucleose (causada pelo EBV) CMV Doença da arranhadura do gato Leishmaniose visceral (calazar)	Toxoplasmose Brucelose Febre Q Leptospirose Coccidioidomicose Triquinose Febre da arranhadura do gato Linfogranuloma venéreo Sinusite crônica Mastoidite recorrente Osteomielite vertebral subaguda Doença de Whipple
Doenças inflamatórias e reumatológicas	Doença de Still Polimialgia reumática/arterite de células gigantes	Início tardio de artrite reumatoide LES Poliarterite nodosa/poliangeíte microscópica	Arterite de Takayasu Pseudogota Sarcoidose Febre familiar do Mediterrâneo

(Continua)

TABELA 60.1 ▶ CAUSAS CLÁSSICAS DE FEBRE DE ORIGEM OBSCURA (Continuação)

Doenças neoplásicas	Linfomas (LH-LNH) Câncer renal	Hepatomas/metástases hepáticas Doença mieloproliferativa (LMC-LLC) Pré-leucemias (LMA) Carcinoma de colo	Mixoma atrial Tumor primário ou metástase do SNC Carcinoma pancreático
Outras doenças	Febre medicamentosa Cirrose alcoólica	Doença de Crohn Tireoidite subaguda	Neutropenia cíclica TVP/embolia pulmonar Disfunção de hipotálamo Pseudolinfomas Síndrome de Schnitzler Síndrome de hiper-IgD Febre factícia

CMV, citomegalovírus; EBV, vírus Epstein-Barr (do inglês *Epstein-Barr virus*); IgD, imunoglobulina D; LES, lúpus eritematoso sistêmico; LH, linfoma de Hodgkin; LLC, leucemia linfocítica crônica; LMA, leucemia mieloide aguda; LMC, leucemia mieloide crônica; LNH, linfoma não Hodgkin; SNC, sistema nervoso central; TB, tuberculose; TVP, trombose venosa profunda.
Fonte: Cunha.

DIAGNÓSTICO E AVALIAÇÃO ▶

A FOO exige **anamnese** e **exame físico** completos como guias iniciais na avaliação diagnóstica em busca das pistas diagnósticas potenciais. Definem-se pistas diagnósticas potenciais como todos os sinais de localização, sintomas e anormalidades que sugerem um diagnóstico de maneira potencial. Elas estão resumidas no **Quadro 60.1**.

A história deve incluir informações sobre padrão de febre (contínuo ou recorrente) e duração, história médica anterior, uso atual e recente de drogas e fármacos, história familiar, história sexual, país de origem, viagens recentes, exposições ambientais e contatos com animais. No exame físico, deve-se dar atenção especial para olhos, linfonodos, artérias temporais, fígado, baço, locais de cirurgia prévia, alterações da pele e mucosas. Antes de realizar novos testes de diagnóstico, deve-se interromper o uso de antimicrobianos e corticosteroides, pois estes podem mascarar muitas doenças.

A história de viagens é importante, pois pode fornecer informações sobre possíveis exposições a doenças endêmicas, como malária, histoplasmose ou outras infecções por fungos e outros agentes.

A febre induzida por fármacos deve incluir a demonstração de relação temporal entre o início do uso de fármacos e o início da febre e a resolução desta dentro de alguns dias após a interrupção do agente causal. Em geral, a febre inicia do 5º ao 10º dia após início do tratamento com defervescência após 72 horas da suspensão do medicamento.

QUADRO 60.1 ▶ ASSOCIAÇÕES DIAGNÓSTICAS E PISTAS DIAGNÓSTICAS POTENCIAIS

- **Alterações mentais:** tripanossomíase africana, brucelose, encefalites (causas virais e não infecciosas), malária, meningite (TB, carcinomatose), neurossífilis, doença de Whipple, sarcoidose, vasculite de SNC
- **Contato com animais:** brucelose, doença da arranhadura do gato, leptospirose, psitacose, febre Q, toxoplasmose
- **Artrite/artralgia:** brucelose, endocardite infecciosa, doença de Whipple, doença inflamatória intestinal, polimialgia reumática, LES
- **Tosse:** febre Q aguda, febre entérica, TB, sarcoidose
- **Sufusões conjuntivais:** leptospirose ou febre recorrente
- **Epistaxe:** granulomatose com poliangeíte (granulomatose de Wegener), febre recorrente
- **Epididimite-orquite:** brucelose, mononucleose infecciosa, TB, linfoma, poliarterite nodosa
- **Hepatomegalia:** brucelose, febre Q, malária, febre recorrente, TB disseminada, febre tifoide, leishmaniose visceral, hepatites (granulomatosa, autoimune, alcoólica), hepatoma, metástase hepática, linfomas
- **Linfadenopatias:** brucelose, doença da arranhadura do gato, CMV, HIV, mononucleose infecciosa, TB, toxoplasmose, doença de Kikuchi, linfomas
- *Rash*: reação leprótica, doença de Still, doença de Kawasaki, sarcoidose, síndrome de Sweet, vasculites, linfomas, malignidades, reações medicamentosas
- **História sexual:** HIV, sífilis
- **Esplenomegalia:** endocardite infecciosa, mononucleose infecciosa, malária, TB, leishmaniose visceral, doença de Still, artrite reumatoide, sarcoidose, leucemias, linfomas
- **Abscesso esplênico:** brucelose, febre entérica, endocardite infecciosa, melioidose
- **História de viagem:** esquistossomose aguda, tripanossomíase africana, arbovirose, brucelose, febre entérica, malária (incluindo apresentação tardia), leishmaniose visceral
- **Uveíte:** reação leprótica, doença de Lyme, TB, doença de Still, doença de Behçet, doença inflamatória intestinal, LES

CMV, citomegalovírus; HIV, vírus da imunodeficiência humana (do inglês *human immunodeficiency virus*); LES, lúpus eritematoso sistêmico; SNC, sistema nervoso central; TB, tuberculose.
Fonte: Varghese e colaboradores.

Dentro das categorias da FOO, deve-se tentar determinar o padrão de envolvimento de órgãos. Cada doença tem um padrão característico de envolvimento de órgãos que sugere e limita as possibilidades diagnósticas. O padrão de comprometimento de órgãos no LES envolve múltiplos órgãos, mas, mais importante, em geral protege o fígado. Da mesma forma, enquanto a esplenomegalia é um achado de endocardite infecciosa subaguda, a hepatomegalia exclui essencialmente essa possibilidade com base no padrão de envolvimento do órgão de maneira isolada. As febres mais difíceis de diagnosticar como de origem obscura não possuem sinais de localização.

INVESTIGAÇÃO BÁSICA ▶ Os exames laboratoriais e de imagem devem ser seletivos e feitos com base nas pistas diagnósticas potenciais. Por exemplo, exames de cultura de sangue são úteis para febres bacteriêmicas de origem desconhecida – por exemplo, endocardite, brucelose, febre tifoide, infecções intravasculares e abscessos –, mas as culturas de sangue são desnecessárias e podem ser enganosas para infecções não bacterianas, malignas/neoplásicas, reumáticas/inflamatórias e febres diversas de origem desconhecida. Testes adicionais para apresentações atípicas de doenças específicas de certas regiões podem ser indicados de acordo com as pistas diagnósticas potenciais.

O **Quadro 60.2** lista os testes utilizados para investigar FOO.

QUADRO 60.2 ▶ **TESTES UTILIZADOS NA INVESTIGAÇÃO DE FEBRE DE ORIGEM OBSCURA**

- **Investigação mínima inicial:** hemograma completo, eletrólitos, creatinina, ureia, VHS/PCR, CPK, provas hepáticas, urinálise, hemoculturas (3 tipos de amostras), FAN, ANCA, FR, HIV, PPD, radiografia de tórax e US do abdome
- **Segunda linha da investigação:** crioglobulinas, TC de tórax e abdome com contraste, biópsia de artéria temporal, FDG-PET, cintilografia nuclear, ecocardiografia, biópsia de medula óssea e cultura após esfregaço de sangue periférico,* sorologias para hepatites, toxoplasmose, brucelose, EBV, CMV
- **Exames adicionais:** testes invasivos (biópsia de fígado ou linfonodo, punção lombar, etc.); se indicado, espera vigilante e reavaliações

*Esfregaço de sangue periférico deve ser realizado em pacientes com história de viagens a áreas endêmicas (p. ex., áreas endêmicas de malária).

ANCA, anticorpo anticitoplasma de neutrófilos (do inglês *antineutrophil cytoplasmic antibody*); CPK, creatina-fosfoquinase; CMV, citomegalovírus; EBV, vírus Epstein-Barr (do inglês *Epstein-Barr virus*); FAN, fator antinuclear; FDG-PET, tomografia por emissão de pósitrons com 18F-fluoro-2-desoxiglicose (do inglês *18F-fluoro-2-deoxyglucose positron emission tomography*); FR, fator reumatoide; HIV, vírus da imunodeficiência humana (do inglês *human immunodeficiency virus*); PCR, proteína C-reativa; PPD, teste tuberculínico; TC, tomografia computadorizada; US, ultrassonografia; VHS, velocidade de hemossedimentação.
Fonte: Elaborado com base em Varghese e colaboradores.

Testes laboratoriais básicos ▶ Ajudam a definir novas possibilidades de diagnóstico diferencial. A bateria de testes de laboratório básica inclui inicialmente hemograma, velocidade de hemossedimentação (VHS), proteína C-reativa (PCR), urinálise, anticorpos antinucleares, fator reumatoide, teste tuberculínico, testes de função hepática e renal e anticorpo anticitoplasma de neutrófilos (ANCA, do inglês *antineutrophil cytoplasmic antibody*) (se houver suspeita de vasculite). A dosagem de ferritina com extrema elevação (> 2.000) em geral orienta para possibilidade de doença de Still. As culturas de sangue (hemoculturas) também estão incluídas como parte da avaliação diagnóstica inicial. Os testes de imagem iniciais incluem radiografia de tórax e ultrassonografia (US) do abdome.

A contagem sanguínea completa geralmente contém pistas facilmente negligenciadas – por exemplo, achado de linfócitos atípicos favorece a hipótese de infecção por vírus Epstein-Barr ou CMV e outras síndromes de mononucleose. Já os achados não específicos podem ser pistas de exclusão, como eosinofilia que argumenta contra febre tifoide. A elevação da fosfatase alcalina pode sugerir linfoma. A eletroforese ou imunoeletroforese sérica também pode fornecer pistas diagnósticas, por exemplo, elevações de α1/α2 (linfoma, LES), gamopatia monoclonal (mieloma múltiplo, doença de Castleman) e gamopatia policlonal (HIV, citomegalovirose, cirrose, sarcoidose, malária). A hematúria microscópica pode ser uma pista para endocardite infecciosa subaguda, TB renal, poliarterite nodosa, linfomas ou carcinoma de células renais.

Estudos de imagem complementares ▶ Devem ser direcionados para os prováveis órgãos envolvidos. A ecocardiografia transesofágica tem sensibilidade próxima a 100% e especificidade de 98%, em caso de suspeita clínica de endocardite infecciosa, e é exame imprescindível nessa situação. A tomografia computadorizada (TC) é altamente reprodutível, tem excelente resolução espacial e, embora seja mais cara que a US, pode ser custo-efetiva no caso de FOO. O tempo de exame é curto, geralmente inferior a 5 a 10 minutos. A TC do abdome, por exemplo, fornece melhor definição e ampliação hepática/esplênica, sendo útil na detecção de outras anormalidades, como adenopatia retroperitoneal ou abscessos/massas intra-abdominais e pélvicas. Uma desvantagem é a exposição do paciente à radiação e ao uso de contraste iodado.

A ressonância magnética (RM) também é caracterizada por alta resolução espacial com excelente resolução estrutural para visualizar fases avançadas de doença. Possui algum potencial para obter informações funcionais e não causa exposição à radiação. Também ficou amplamente disponível, mas é propensa a artefatos de movimento devido ao tempo de exame relativamente longo. Entre as limitações estão as contraindicações em pacientes com marca-passo, implantes e outros dispositivos, e o custo relativamente alto. Em geral, em comparação com a TC, a RM é mais útil para a avaliação de estruturas como medula óssea, músculos, tendões, ligamentos, cartilagem e órgãos pequenos, como glândula prostática, testículos, colo do útero e útero.

O custo-benefício do ecocardiografia, da radiografia de seios da face, da avaliação endoscópica do trato gastrintestinal e da broncoscopia é baixo na ausência de pistas diagnósticas potenciais. Portanto, esses testes não devem ser utilizados como procedimentos de triagem.

A tomografia por emissão de pósitrons com 18F-fluoro-2-desoxiglicose (FDG-PET, do inglês *18F-fluoro-2-deoxyglucose positron emission tomography*) está se tornando um procedimento de imagem utilizado em FOO. O FDG acumula-se em tecidos com alta taxa de glicólise, que ocorre não apenas em células malignas, mas também em leucócitos ativados e, portanto, permite a imagem em processos inflamatórios agudos e crônicos. Em uma metanálise, o método localizou corretamente a anatomia das patologias em aproximadamente 60% dos pacientes para os quais testes laboratoriais básicos e imagens anatômicas tradicionais tinham falhado. Em comparação com a cintilografia convencional, a FDG-PET oferece as vantagens de maior resolução, maior sensibilidade em infecções crônicas e alto grau de precisão no esqueleto central.

O método possui limitações, como não permitir diferenciação entre infecção, inflamação estéril e malignidade. Em pacientes com febre, a absorção da medula óssea é frequentemente aumentada de forma não específica devido à ativação de citocinas, o que aumenta positivamente os transportadores de glicose nas células da medula óssea. As causas não neoplásicas, como a doença de Still e a polimialgia reumática, são localizadas com menor sucesso. A FDG-PET pode ser utilizada para orientar testes de diagnóstico adicionais (p. ex., biópsias direcionadas) que podem produzir o diagnóstico final. A integração direta com a TC (FDG-PET/TC) melhorou ainda mais a precisão dessa modalidade. Em arterite de células gigantes, sobretudo quando não há comprometimento da artéria temporal, a imagem com hipercaptação na aorta (demonstrando aortite) e seus vasos pode auxiliar a sugerir esse diagnóstico.

A FDG-PET/TC é um procedimento relativamente caro, cuja disponibilidade ainda é limitada em comparação com a TC e a cintilografia convencional. No entanto, a FDG-PET/TC pode ser rentável no diagnóstico de FOO se utilizada em estágio inicial, ajudando a estabelecer um diagnóstico precoce, reduzindo os dias de hospitalização para fins de diagnóstico e evitando testes desnecessários e inúteis.

Resultados falso-negativos – e, portanto, de baixo rendimento – podem ser vistos em tumores pequenos (< 7 mm) e de lento crescimento e em pacientes diabéticos com hiperglicemia e com doença malcontrolada.

Testes invasivos ▶ Em geral, a biópsia de linfonodo é o teste invasivo mais realizado. As biópsias de maior probabilidade diagnóstica são as biópsias de linfonodo cervical posterior, supra/infraclavicular ou epitroclear. As biópsias de nódulos hilares, mediastinais e retroperitoneais guiadas por imagem também possuem alto rendimento diagnóstico. As demais cadeias linfonodais comumente são inconclusivas, com achados inflamatórios inespecíficos; assim, devem ser evitadas. Se houver suspeita de envolvimento ósseo, a biópsia de medula óssea pode ser diagnóstica, evidenciando distúrbios mieloproliferativos, leucemias, TB miliar, histoplasmose disseminada, doença de Castleman, doença de Whipple ou febre tifoide. Ainda podem ser consideradas biópsias de artéria temporal em pacientes acima dos 50 anos com cefaleia e provas inflamatórias alteradas, bem como lavado broncoalveolar, principalmente em pacientes com radiografia de tórax anormal.

TRATAMENTO E PROGNÓSTICO

▶ A terapia empírica não é recomendada em pacientes com FOO, porque pode mascarar e, portanto, atrasar o diagnóstico definitivo e, posteriormente, dificultar as decisões corretas do tratamento. Há apenas algumas exceções em que o tratamento precisa ser iniciado apenas com base em uma suspeita diagnóstica primária: antimicrobianos para suspeita de endocardite com culturas negativas, tuberculostáticos em TB suspeita, corticosteroides em suspeita de arterite temporal com risco de perda de visão e, ainda, em condições de deterioração rápida do paciente sem diagnóstico definitivo.

Os AINEs e os corticosteroides possuem papel limitado e devem ser utilizados com cautela em pacientes sintomáticos que estão bem informados sobre os possíveis riscos dessa terapia. A resposta aos AINEs ou aos corticosteroides na doença de Still é notável em alguns casos. Os efeitos dos corticosteroides na arterite de células gigantes e na polimialgia reumática são igualmente impressionantes. Entretanto, a administração destes pode diminuir as chances de conclusão diagnóstica ou pode mascarar diagnósticos para os quais há tratamento específico, como linfoma.

As taxas de mortalidade relacionadas à FOO diminuíram continuamente nas últimas décadas. A maioria das febres é causada por doenças tratáveis, e, certamente, o risco de morte relacionado à FOO depende da doença subjacente. Um grande estudo prospectivo encontrou mortalidade atribuível de apenas 3,2% em 5 anos em pessoas com FOO sem diagnóstico específico.

O maior preditor de sobrevida em FOO é a categoria de doença que o paciente apresenta. Assim, a maior taxa de mortalidade está relacionada a neoplasias, sendo que as FOOs de causa desconhecida paradoxalmente têm melhor prognóstico.

A frase clássica sobre FOO é que a doença implicada é, em geral, uma manifestação atípica de uma doença comum.

REFERÊNCIAS ▶

Cunha BA. Fever of unknown origin: clinical overview of classic and current concepts. Infect Dis Clin North Am. 2007;21(4):867-915, vii.

Durack DT, Street AC. Fever of unknown origin: reexamined and redefined. Curr Clin Top Infect Dis. 1991;11:35-51.

Konecny P, Davidson RN. Pyrexia of unknown origin in the 1990s: time to redefine. Br J Hosp Med. 1996;56(1):21-4.

Petersdorf RG, Beeson PB. Fever of unexplained origin: report on 100 cases. Medicine (Baltimore). 1961;40:1-30.

Varghese GM, Trowbridge P, Doherty T. Investigating and managing pyrexia of unknown origin in adults. BMJ. 2010;341:C5470.

LEITURAS RECOMENDADAS ▶

Abellán-Martínez J, Guerra-Vales JM, Fernández-Cotarelo MJ, González-Alegre MT. Evolution of the incidence and aetiology of fever of unknown origin (FUO), and survival in HIV-infected patients after HAART (Highly Active Antiretroviral Therapy). Eur J Intern Med. 2009;20(5):474-7.

Balink H, Verberne HJ, Bennink RJ, van Eck-Smit BL. A rationale for the use of F18-FDG PET/CT in fever and inflammation of unknown origin. Int J Mol Imaging. 2012;2012:165080.

Bryan CS, Ahuja D. Fever of unknown origin: is there a role for empiric therapy? Infect Dis Clin North Am. 2007;21(4):1213-20, xi.

Cunha BA, Lortholary O, Cunha CB. Fever of unknown origin: a clinical approach. Am J Med. 2015;128(10):1138.e1-1138.e15.

Efstathiou SP, Pefanis AV, Tsiakou AG, Skeva II, Tsioulos DI, Achimastos AD, et al. Fever of unknown origin: discrimination between infectious and non-infectious causes. Eur J Intern Med. 2010;21(2):137-43.

Kasper DL, Fauci AS, Hauser SL, Longo DL, Jameson JL. Harrison's principles of internal medicine. 19th ed. New York: McGraw-Hill; 2015. p. 857-61.

Knockaert DC. Recurrent fevers of unknown origin. Infect Dis Clin North Am. 2007;21(4):1189-211, xi.

Knockaert DC, Vanneste LJ, Bobbaers HJ. Fever of unknown origin in elderly patients. J Am Geriatr Soc. 1993;41(11):1187-92.

Konecny P, Davidson RN. Pyrexia of unknown origin in the 1990s: time to redefine. Br J Hosp Med. 1996;56(1):21-4.

Nazar AH, Naswa N, Sharma P, Soundararajan R, Bal C, Malhotra A, et al. Spectrum of 18F-FDG PET/CT findings in patients presenting with fever of unknown origin. AJR Am J Roentgenol. 2012;199(1):175-85.

Petersdorf RG, Larson E. FUO revisited. Trans Am Clin Climatol Assoc. 1983;94(1):44-54.

Takeuchi M, Dahabreh IJ, Nihashi T, Iwata M, Varghese GM, Terasawa T. Nuclear imaging for classic fever of unknown origin: meta-analysis. J Nucl Med. 2016;57(12):1913-9.

Varghese GM, Trowbridge P, Doherty T. Investigating and managing pyrexia of unknown origin in adults. BMJ. 2010;341:C5470.

Vodovar D, Le Beller C, Mégarbane B, Lillo-Le Louet A. Drug fever. Adverse Drug React Bull. 2014;284(1):1-4.

CAPÍTULO 61
FIBRILAÇÃO ATRIAL

GABRIELA FEHRENBACH
MÁRCIO TORIKACHVILI
JOSÉ LUIZ MÖLLER FLÔRES SOARES

CONCEITOS ▶ Fibrilação atrial (FA) é uma arritmia supraventricular em que ocorre desorganização completa na atividade elétrica atrial, ocasionando perda da contração atrial e consequente ausência da sístole atrial. É a arritmia mais comum na prática clínica, sendo caracterizada ao eletrocardiograma (ECG) por ritmo irregularmente irregular, com presença de ondas F (tremor de alta frequência) na linha de base – que substituem as ondas P normalmente presentes – e oscilações de baixa amplitude com frequência atrial entre 300 e 600 batimentos por minuto (bpm) com morfologia e amplitude variáveis. A frequência ventricular é variável (em geral, rápida), podendo atingir entre 120 e 160 bpm e, em algumas ocasiões, pode até ser maior.

ASPECTOS EPIDEMIOLÓGICOS ▶ A incidência da FA na população mundial vem aumentando nos últimos anos, tanto por aumento de diagnósticos dos casos silenciosos bem como por aumento da longevidade e presença de fatores predisponentes. Em adultos com idade acima de 20 anos, a prevalência alcança 3%, com maiores números em idosos e indivíduos com fatores de risco como hipertensão, insuficiência cardíaca, diabetes melito, doença renal crônica, obesos, portadores de valvulopatias e doença arterial coronariana.

A relação do aumento dos casos com o aumento da idade é bem estabelecida, evidenciada por estudo que mostra prevalência de 0,1% em pacientes com menos de 60 anos comparada à prevalência de 8% em idosos acima de 80 anos.

Sua associação com aumento de mortalidade, acidente vascular cerebral (AVC), insuficiência cardíaca, hospitalizações e queda na qualidade de vida faz o manejo adequado dessa arritmia ser de extrema importância.

CLASSIFICAÇÃO ▶ A Tabela 61.1 mostra a classificação da FA.

CAUSAS ▶ Predisposição genética é fator de risco independente para FA. Além disso, estressores da estrutura miocárdica que provocam remodelamento miocárdico atrial são causas para a doença. Um dos melhores preditores para o desenvolvimento de FA é o tamanho atrial aumentado.

Hipertensão arterial sistêmica, valvulopatias, cardiopatia isquêmica, insuficiência cardíaca, insuficiência renal, obesidade, síndrome da apneia/hipopneia

TABELA 61.1 ▶ CLASSIFICAÇÃO DA FIBRILAÇÃO ATRIAL	
TIPO	DEFINIÇÃO
Primeiro diagnóstico de FA	FA sem diagnóstico prévio, independentemente da presença de sintomas e da duração da arritmia
FA paroxística	Na maioria dos casos, com resolução espontânea em até 48 horas, mas alguns casos podem durar até 7 dias; devem ser considerados também os casos de cardioversão (química ou elétrica) em até 7 dias; pode haver recorrência
FA persistente	Episódios com duração > 7 dias, incluindo os pacientes que sofreram cardioversão após esse período
FA persistente de longa duração	FA com duração > 1 ano; a tentativa de controle de ritmo é planejada
FA permanente	Aceita-se a permanência da FA, e estratégias de controle de ritmo não são mais adotadas

FA, fibrilação atrial.
Fonte: Kirchhof e colaboradores.

obstrutiva do sono, miocardite, pericardite e pós-operatório de cirurgia cardíaca estão implicados como causas da arritmia.

Além disso, existem causas temporárias e reversíveis, como consumo exagerado de álcool (*holiday heart syndrome*), infarto agudo do miocárdio, embolia pulmonar e hipertireoidismo.

É importante ressaltar que uma grande proporção de FA paroxística (em torno de até 40%) pode ocorrer em pacientes sem doença estrutural cardíaca, isto é, sem causa aparente.

DIAGNÓSTICO E AVALIAÇÃO ▶ A FA possui um espectro variado de apresentações, incluindo desde pacientes assintomáticos até aqueles com graves repercussões da doença, como instabilidade hemodinâmica ou complicações tromboembólicas como evento inicial.

Na **anamnese**, palpitação é a queixa mais comum nos portadores da arritmia. Muitas vezes, o sintoma costuma resolver-se espontaneamente e pode ser recorrente. Pode haver sinais de descompensação de insuficiência cardíaca, como dispneia e edema periférico. Aumento do número de micções pode ocorrer e ser relatado, por distensão atrial e liberação do peptídeo natriurético atrial.

Alterações da cognição têm sido recentemente relacionadas a essa arritmia, bem como risco de desenvolvimento de demência em adultos com idades entre 45 e 85 anos.

A **Tabela 61.2** sugere recomendações para o rastreamento de FA.

O diagnóstico é feito por meio de registro gráfico dessa arritmia em **ECG de repouso** ou outro método de registro de eventos (Holter, telemetria). A característica ao ECG é ritmo irregularmente irregular com presença de ondas F

TABELA 61.2 ▶ RECOMENDAÇÕES PARA O RASTREAMENTO DE FIBRILAÇÃO ATRIAL		
RECOMENDAÇÃO	CLASSE DE RECOMENDAÇÃO	NÍVEL DE EVIDÊNCIA
Detecção ao acaso no exame físico de pulso irregular ou alteração no traçado de ritmo ao ECG em pacientes > 65 anos	I	B
Em pacientes com AIT ou AVC, recomendam-se ECG basal e monitorização contínua eletrocardiográfica por pelo menos 72 horas	I	B
Revisar marca-passo ou CDI em pacientes com episódios de frequência atrial elevada; pacientes com frequência atrial elevada devem ser monitorizados para documentar FA antes de iniciar tratamento	I	B
Em pacientes com AVC, deve-se considerar monitorização eletrocardiográfica prolongada ou colocação de monitor de eventos para documentar FA silenciosa	IIa	B
Rastreamento com ECG para detectar FA em pacientes com > 75 anos ou em pacientes com risco para desenvolver AVC	IIb	B

AIT, acidente isquêmico transitório; AVC, acidente vascular cerebral; CDI, cardioversor desfibrilador implantável; ECG, eletrocardiograma; FA, fibrilação atrial.
Fonte: Kirchhof e colaboradores.

na linha de base, conforme mostra a **Figura 61.1**. Além da arritmia, o ECG poderá evidenciar hipertrofia ventricular esquerda, bloqueios fasciculares, alterações isquêmicas do segmento ST-T ou zona eletricamente inativa e outras alterações que possam sugerir doença estrutural cardíaca.

Ao **exame físico**, podem ser encontrados ritmo irregular na ausculta cardíaca (mas pode ser regular em portadores de FA paroxística), intensidade variável de primeira bulha (B1), frequência cardíaca geralmente entre 100 e 160 bpm (atentar para pacientes com FA de baixa resposta ou em uso de fármacos para controle de frequência ventricular) e até mesmo instabilidade hemodinâmica ou achados que sejam sugestivos dessa condição (desconforto precordial, rebaixamento de sensório, dispneia, hipoperfusão tecidual, choque).

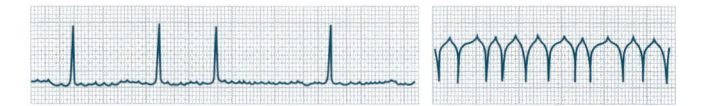

FIGURA 61.1 ▶ ELETROCARDIOGRAMA EVIDENCIANDO RITMO IRREGULARMENTE IRREGULAR COM PRESENÇA DE ONDAS F NA LINHA DE BASE (MAIS PERCEPTÍVEL EM DII).
Fonte: Thaler MS.

Ainda no exame físico, devem ser pesquisados achados relacionados aos fatores de risco (sopro cardíaco, B3, p. ex.) e exame neurológico completo em busca de possíveis sequelas de evento isquêmico prévio.

Os sintomas podem levar os indivíduos à sala de emergência ou a consultas ambulatoriais. Exame físico dentro da normalidade não exclui o diagnóstico, e investigação adicional deve ser realizada para afastar ou confirmar doença estrutural cardíaca. Podem ser necessários **exames laboratoriais** e **exames de imagem** como ecocardiografia e registros gráficos como Holter de 24 horas ou monitorizações com tempo mais prolongado para pacientes com eventos esporádicos.

Em pacientes com história de AVC isquêmico, deve ser considerada investigação ativa propondo monitorização com Holter mais prolongada (3-6 meses), pois a arritmia pode ser silenciosa, e o diagnóstico e o tratamento são imperativos na prevenção de novos eventos tromboembólicos. Trabalho recente da literatura evidenciou que, com monitorização prolongada (Holter) em um grupo de 200 pacientes estudados com > 60 anos, após 6 meses foram detectados 14% dos pacientes com FA *versus* 5% em um grupo-controle de 198 pacientes. A FA foi detectada nos primeiros 10 dias de monitorização em muitos desses casos.

Nos indivíduos com diagnóstico firmado, deve-se prosseguir com identificação de causas reversíveis, manejo de fatores de risco e possíveis complicações. Devem ser realizados exames laboratoriais, incluindo teste de função tireoidiana, renal e hepática, radiografia de tórax e ecocardiograma.

TRATAMENTO ▶

ESTRATIFICAÇÃO DE RISCO PARA EVENTO TROMBOEMBÓLICO E INDICAÇÃO DE ANTICOAGULAÇÃO ▶ O AVC é o evento tromboembólico mais temido no paciente com FA. Sua prevenção é feita com o uso de anticoagulação oral, quando indicado.

A avaliação do benefício clínico da anticoagulação pode ser definida pela aplicação de escores. Atualmente, recomenda-se o escore CHA_2DS_2-VASc (**Tabela 61.3**), no qual a pontuação > 1 para homens e ≥ 2 para mulheres indica benefício em indicar anticoagulação oral. A pontuação pelo escore 1 indica que a anticoagulação pode ser considerada.

Além disso, deve ser avaliado conjuntamente o risco de sangramento nos indivíduos em uso dessas medicações e, para isso, utiliza-se o escore HAS-BLED (**Tabela 61.4**). Observando os dois escores, evidencia-se que os fatores de risco para sangramento e evento isquêmico são muito semelhantes. A avaliação do risco de sangramento pelo escore supracitado não tem como objetivo contraindicar anticoagulação, e sim alertar para o risco elevado e orientar para maior controle dos fatores de risco que favoreçam eventos hemorrágicos.

Atualmente, encontram-se disponíveis para esse fim os novos anticoagulantes orais (apixabana, dabigatrana, rivaroxabana) e os antagonistas da vitamina K (varfarina). Os novos anticoagulantes orais (ou anticoagulantes não dependentes da vitamina K) mostraram efetividade e segurança em prevenir evento tromboembólico em pacientes com ou sem valvulopatia, bem como menor ris-

TABELA 61.3 ▶ ESCORE CHA$_2$DS$_2$-VASC

FATOR DE RISCO	PONTUAÇÃO
Insuficiência cardíaca **c**ongestiva (sinais e sintomas de insuficiência cardíaca ou evidência objetiva de redução da fração de ejeção)	+1
Hipertensão (tratamento anti-hipertensivo ou duas medidas acima de 140/90 mmHg)	+1
Idade (**a**ge) ≥ 75 anos	+2
Diabetes melito (glicemia de jejum > 125 mg/dL ou tratamento com fármacos hipoglicemiantes ou insulina)	+1
História prévia de AVC (**s**troke), AVC transitório ou tromboembolismo	+2
Doença **v**ascular (IAM prévio, doença arterial periférica ou placas em aorta)	+1
Idade (**a**ge) entre 65-74 anos	+1
Sexo (**s**ex **c**ategory) feminino	+1

AVC, acidente vascular cerebral; IAM, infarto agudo do miocárdio.
Fonte: Kirchhof e colaboradores.

TABELA 61.4 ▶ ESCORE HAS-BLED

FATOR DE RISCO	PONTUAÇÃO
Hipertensão (pressão arterial sistólica > 160 mmHg)	+1
Anormalidade de função renal e/ou hepática (1 ponto para cada)	+1 (ou +2)
AVC (**s**troke) prévio	+1
Sangramento (**b**leeding) prévio	+1
Labilidade de INR	+1
Idade avançada (**e**lderly) (> 65 anos)	+1
Uso de fármacos (**d**rugs) (antiplaquetários ou AINEs) e/ou álcool (≥ 8 doses por semana) (1 ponto para cada)	+1 (ou +2)

AINEs, anti-inflamatórios não esteroides; AVC, acidente vascular cerebral; INR, razão normalizada internacional (do inglês *international normalized ratio*).
Fonte: Kirchhof e colaboradores.

co de eventos hemorrágicos. A escolha do medicamento deve ser individualizado, respeitando comorbidades, nível socioeconômico e preferência do paciente.

Os antiplaquetários não estão indicados com objetivo de prevenção de eventos, uma vez que possuem resultados inferiores e risco de sangramento semelhante.

CONTROLE DE RITMO ▶ Em indivíduos que se apresentam com instabilidade hemodinâmica devido à presença de FA, o tratamento de escolha é cardioversão elétrica sincronizada.

Já para pacientes que se apresentam estáveis hemodinamicamente, pode-se optar por cardioversão elétrica ou por cardioversão química. Independentemente da escolha do tipo de tratamento, é necessário avaliar, antes do procedimento, a presença de trombos intracavitários por meio de ecocardiograma transesofágico ou realizar anticoagulação efetiva por no mínimo 3 semanas antes. Existe, ainda, a recomendação de que em pacientes com início dos sintomas até 48 horas antes seria possível proceder à cardioversão sem avaliação prévia com ecocardiograma transesofágico ou anticoagulação prévia, porém com grau de recomendação mais baixo e não recomendado (risco de FA paroxística assintomática e dificuldade de estabelecer início dos sintomas com risco de presença de trombos e consequentes eventos tromboembólicos devido à cardioversão).

Além disso, o uso do anticoagulante oral pode ser cessado após 4 semanas da cardioversão, exceto nos casos que tenham indicação de anticoagulação permanente pelo escore CHA_2DS_2-VASc, independentemente da manutenção do ritmo sinusal.

No Brasil, somente duas opções estão disponíveis para cardioversão química: propafenona e amiodarona. A escolha do fármaco depende da avaliação da presença de cardiopatia estrutural (p. ex., insuficiência cardíaca), que contraindica o uso de propafenona.

A propafenona deve ser utilizada em dose de ataque de 450 a 600 mg. O sistema *"pill-in-the-pocket"* é útil para pacientes com FA paroxística sintomática, que podem fazer uso da medicação em ambiente extra-hospitalar tão logo tenham iniciado os sintomas.

A amiodarona deve ser utilizada em dose de ataque de 5 a 7 mg/kg em infusão intravenosa por 60 a 120 minutos, seguido por infusão contínua em 24 horas. Os principais efeitos adversos em curto prazo são hipotensão, flebite, bradicardia e atraso na conversão ao ritmo sinusal (8-12 horas).

Para tratamento de manutenção do ritmo sinusal, podem ser utilizados três medicamentos: propafenona, sotalol e amiodarona, lembrando que o último é opção para pacientes com cardiopatia estrutural. Ainda se pode considerar ablação por cateter nos indivíduos que não apresentam bons resultados com o tratamento medicamentoso ou por escolha individual do paciente.

CONTROLE DE FREQUÊNCIA CARDÍACA ▶ O controle da frequência cardíaca é importante tanto para redução de sintomas quanto para redução de risco de taquicardiomiopatias.

Como estratégia para controle de frequência cardíaca de maneira aguda, novamente são divididos os pacientes que possuem alteração estrutural ou não. Para os que apresentam cardiopatia estrutural associada, o fármaco de escolha é o β-bloqueador utilizado por via intravenosa e, se não houver resposta adequada, pode ser adicionado o digitálico.

Para os indivíduos que apresentam função ventricular preservada, além do β-bloqueador, os bloqueadores dos canais de cálcio não di-hidropiridínicos (verapamil e diltiazem) constituem uma boa opção.

Para terapia de manutenção, em pacientes com disfunção ventricular, os β-bloqueadores (carvedilol, metoprolol e bisoprolol) são os medicamentos de escolha, seguidos por digoxina e amiodarona em segunda linha, devido aos seus efeitos adversos.

Já nos pacientes com função ventricular preservada ou naqueles com insuficiência cardíaca compensada, o uso de bloqueadores dos canais de cálcio não di-hidropiridínicos também constituem primeira linha de tratamento.

Por fim, a estratégia de controle de ritmo, quando comparada à estratégia de controle de frequência, não apresentou melhores taxas de sobrevida.

REFERÊNCIAS ▶

Thaler MS. ECG essencial: eletrocardiograma na prática diária. 7. ed. Porto Alegre: Artmed; 2013.

Kirchhof P, Benussi S, Kotecha D, Ahlsson A, Atar D, Casadei B, et al. 2016 ESC Guidelines for the management of atrial fibrillation developed in collaboration with EACTS. Eur Heart J. 2016;37(38):2893-2962.

Mann DL, Zipes DP, Libby P, Bonow RO, editors. Braunwald's heart disease: a textbook of cardiovascular medicine. 10th ed. Philadelphia: Elsevier; c2015.

Wachter R, Gröschel K, Gelbrich G, Hamann GF, Kermer P, Liman J, et al. Holter-electrocardiogram-monitoring in patients with acute ischaemic stroke (Find-AFRANDOMISED): an open-label randomised controlled trial. Lancet Neurol. 2017;16(4):282-90.

LEITURAS RECOMENDADAS ▶

Magalhães LP, Figueiredo MJO, Cintra FD, Saad EB, Kuniyoshi RR, Teixeira RA, et al. II diretrizes brasileiras de fibrilação atrial. Arq Bras Cardiol. 2016;106(4 Supl. 2):1-22.

Renda G, Ricci F, Giugliano RP, De Caterina R. Non-vitamin K antagonist oral anticoagulants in patients with atrial fibrillation and valvular heart disease. J Am Coll Cardiol. 2017;69(11):1363-71.

Singh-Manoux A, Fayosse A, Sabia S, Canonico M, Bobak M, Elbaz A, et al. Atrial fibrillation as a risk factor for cognitive decline and dementia. Eur Heart J. 2017;38(34):2612-8.

CAPÍTULO 62

FIBROMIALGIA

SHEILA HICKMANN
BIANCA KIELING CHAVES
MARKUS BREDEMEIER

CONCEITO ▶ A **fibromialgia** (**FM**) é uma doença crônica potencialmente incapacitante cuja principal característica é a dor musculoesquelética difusa e crônica. No entanto, embora a dor seja o sintoma dominante, outros sintomas, como a fadiga, o sono não restaurador, o distúrbio do humor e o comprometimento cognitivo (esquecimento e concentração diminuída), são comuns, mas não universais, sendo, dessa forma, a FM uma condição heterogênea.

ASPECTOS EPIDEMIOLÓGICOS ▶ No Brasil, sua prevalência é de aproximadamente 2 a 3% na população geral. Acomete mais mulheres do que homens e seus primeiros sintomas manifestam-se, em média, entre os 30 e os 50 anos de idade, mas podem ocorrer em crianças e adolescentes, bem como em indivíduos idosos.

CAUSAS ▶ A patogênese da FM é complexa e multifatorial. A sequência de eventos que culmina no desenvolvimento dessa patologia é incerta, mas é provavelmente desencadeada por uma combinação de fatores genéticos (familiares de primeiro grau têm probabilidade oito vezes maior do que a população geral de desenvolver a doença) e ambientais (como trauma psicológico ou físico).

Acredita-se que a FM represente um estado de dor crônica em que os estímulos dolorosos são processados de maneira diferenciada pelo sistema nervoso central (SNC), de forma que até estímulos de baixa intensidade disparam respostas na medula e uma impressão subjetiva de dor exacerbada. De modo não fisiológico, o SNC obtém o potencial de aumentar o estímulo doloroso periférico (hiperalgesia), reduzir o limiar doloroso (alodinia) e aumentar a duração da dor após o estímulo (dor persistente). Há também evidências de que outros mecanismos patogênicos possam estar envolvidos, como alterações comportamentais, disfunção do eixo hipotálamo-hipófise-suprarrenal, disfunção autonômica, alterações imunológicas e sono não restaurador.

DIAGNÓSTICO E AVALIAÇÃO ▶ A partir de 1980, para superar o desafio diagnóstico dessa patologia que não apresenta marcador clínico laboratorial objetivo e para a escolha de pacientes para estudos clínicos, vários **critérios diagnósticos** começaram a ser elaborados. Em 1990, o American College of Rheumatology (ACR) elaborou critérios de classificação que foram aceitos pela comunidade científica. Estes contribuíram para a homogeneização do diagnóstico e impulsionaram os estudos sobre FM. A combinação de história de dor generalizada (em ambos os lados do corpo e acima e abaixo da cintura) com duração maior que 3 meses e dor à palpação digital em 11 de 18 pontos especificados (**Figura 62.1**) permitia classificar o paciente como portador de FM de acordo com os critérios de 1990.

Apesar da sua grande contribuição, ao longo dos anos, a utilização dos critérios de 1990 gerou muitas críticas, principalmente porque os pontos sensíveis não representavam a complexidade da doença. Em resposta a essas críticas, em 2010, o ACR lançou novos critérios, excluindo a palpação dos pontos dolorosos e incluindo outras características principais, como fadiga, sono não reparador e disfunção cognitiva. Esses critérios sofreram modificações posteriores e encontram-se ainda em análise na comunidade médica reumatológica.

A **Tabela 62.1** compara os critérios de 1990 aos critérios modificados de 2010. Esses critérios têm como intuito auxiliar no diagnóstico da FM, que é puramente clínico, não havendo exames complementares que confirmem esse diagnóstico. Anamnese detalhada e exame físico minucioso geralmente são suficientes.

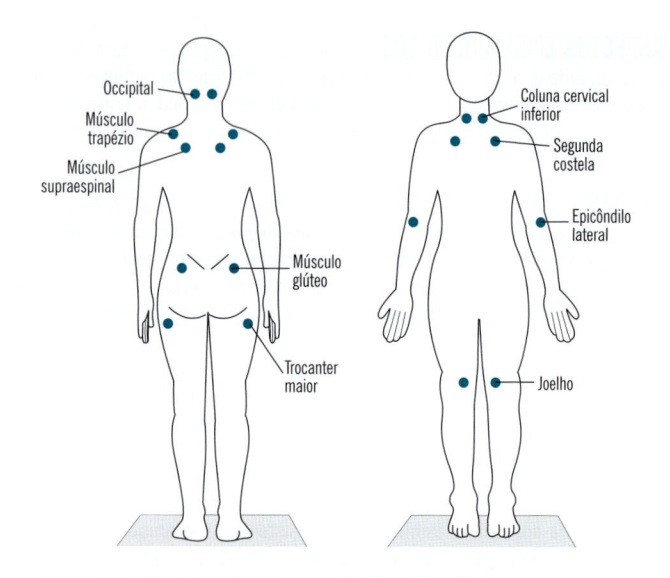

FIGURA 62.1 ▶ PONTOS DOLOROSOS, DE ACORDO COM OS CRITÉRIOS DE 1990 DO AMERICAN COLLEGE OF RHEUMATOLOGY.

Na **anamnese**, o paciente pode relatar que o início da dor é insidioso e ocorre de maneira mais localizada, principalmente nas regiões cervical e lombar, ou que a dor já inicia de maneira difusa e multifocal. Em geral, a dor oscila, com períodos de piora e melhora, e é, muitas vezes, migratória. A sensação de dor pode ser relatada como queimação, peso, contusão ou exaustão. Sua intensidade é, habitualmente, moderada a forte, podendo ser incapacitante. É comum a referência de agravamento por frio, umidade, mudança climática, tensão emocional ou esforço físico. Em geral, os pacientes têm dificuldade para localizar a dor: uns têm a impressão de que a dor "corre" pelos músculos, outros, nas articulações, e há os que relatam que a dor ocorre nos ossos ou nos "nervos".

Além da dor, vários outros sintomas podem desenvolver-se e persistir. Estes incluem fadiga física e psíquica, dificuldades de sono, fraqueza, cefaleia, zumbido e tontura, problemas de atenção ou memória, disestesias ou parestesias, flutuações de peso inexplicáveis e intolerância ao calor e ao frio. Queixas de rigidez articular matinal e de edema articular podem induzir ao diagnóstico de artrite inflamatória. No entanto, nesses casos, o edema articular é uma queixa subjetiva que não é confirmada no exame físico, e a rigidez matinal é de duração curta, inferior a 15 minutos. Depressão, ansiedade e irritabilidade são comuns. Distúrbios funcionais que envolvem órgãos viscerais têm sido observados, como dor torácica não cardíaca, azia e palpitações. A síndrome do intestino irritável pode ser um diagnóstico concomitante, além da síndrome de fadiga crônica. As queixas pélvicas são comuns,

TABELA 62.1 ▶ DIFERENÇAS ENTRE OS CRITÉRIOS DO AMERICAN COLLEGE OF RHEUMATOLOGY DE 1990 E OS CRITÉRIOS DE 2010 MODIFICADOS

1990	2010
História de dor generalizada Duração de dor maior ou igual a 3 meses Dor em 11 dos 18 pontos sensíveis na palpação digital	Escore de dor generalizada maior ou igual a 7 e gravidade dos sintomas maior ou igual a 5 OU Escore de dor generalizada entre 3-6 e gravidade dos sintomas maior ou igual a 9 Sintomas presentes há 3 meses ou mais Excluir outras condições que poderiam explicar a dor
DEFINIÇÕES **Dor generalizada** • Dor no lado esquerdo do corpo, no lado direito do corpo, acima da cintura, abaixo da cintura e dor no esqueleto axial **Pontos dolorosos (todos bilaterais)** • Suboccipital, coluna cervical, músculo trapézio, músculo supraespinal, segunda junção costocondral, epicôndilo lateral, músculo glúteo médio, trocanter maior e joelho	**DEFINIÇÕES** **Escore de dor generalizada** • Número de áreas onde o paciente teve dor na última semana (6 nas extremidades superiores, 6 nas extremidades inferiores, 7 no esqueleto axial) • Escore final entre 0-19 **Escore de gravidade dos sintomas** • Soma da gravidade da fadiga, do sono não restaurador e dos sintomas cognitivos, mais a gravidade geral dos sintomas • Cada sintoma é classificado em uma escala de 0-3 (0 = não há sintomas, 3 = sintomas são graves) • Escore final entre 0-12

Fonte: Adaptada de Arnold e colaboradores.

e os diagnósticos de dismenorreia, cistite intersticial, síndrome da bexiga dolorosa, vulvodinia ou prostatite são frequentes.

Os achados do **exame físico** de um paciente com FM são poucos; o único achado clínico importante é a presença de sensibilidade dolorosa. O objetivo do exame físico é excluir quaisquer outras condições potenciais e confirmar o diagnóstico. Portanto, um exame médico geral completo é necessário. Deve-se estar atento aos sinais e sintomas que sugerem diagnósticos alternativos e requerem investigação apropriada. Estes incluem: significativa perda de peso, febre, apneia do sono, sinais de fraqueza muscular, marcha anormal, sinais neurológicos focais, reflexos anormais, sinovite das articulações, erupções cutâneas, linfonodomegalias e alterações na ausculta cardíaca.

Investigações desnecessárias, embora sejam um desafio diante dos múltiplos sintomas apresentados pelo paciente, devem ser evitadas. Elas podem reforçar o medo e a angústia do paciente em relação à doença. As **investigações laboratoriais e de imagem** são direcionadas para os casos de dúvida diagnóstica em que, com base na história e no exame físico, é necessária a exclusão de outras condições. Um fator que pode ajudar a orientar a intensidade do diagnóstico é há quanto tempo o paciente tem sintomas: se os sintomas persistem há vários anos, testes mínimos são necessários.

Alguns especialistas sugerem que testes básicos sejam realizados, incluindo hemograma completo, velocidade de hemossedimentação, proteína C-reativa e painel metabólico com testes de funções hepática, renal e tireoidiana, glicose, eletrólitos e proteinograma. Outros exames podem ser realizados, dependendo dos sinais, dos sintomas e das alterações nos exames iniciais. Autoanticorpos, como o fator antinuclear (FAN), não devem ser solicitados, a menos que a probabilidade de doença do tecido conectivo seja alta, já que, quando um teste de FAN é solicitado, indiscriminadamente o valor preditivo positivo é de cerca de 10%. Da mesma forma, o fator reumatoide não deve ser solicitado.

O **Quadro 62.1** resume as principais características clínicas dessa patologia.

QUADRO 62.1 ► CARACTERÍSTICAS CLÍNICAS DA FIBROMIALGIA

- Tríade de dor generalizada crônica, fadiga grave o suficiente para limitar as atividades diárias e sono não restaurador
- Presença de outros sintomas somáticos funcionais, como dor de cabeça crônica, síndrome do intestino irritável, bexiga irritável e dor pélvica crônica
- Distúrbio psicológico e, muitas vezes, história de eventos traumáticos anteriores
- Pontos musculoesqueléticos sensíveis, com alodinia e hiperalgesia
- Nenhum resultado anormal exame de laboratório ou de exame de imagem

Fonte: Suresh.

DIAGNÓSTICO DIFERENCIAL ► A dor e a fadiga estão presentes em muitas doenças reumatológicas e não reumatológicas, as quais devem ser consideradas no diagnóstico diferencial da FM. As principais doenças para diagnóstico diferencial estão citadas no **Quadro 62.2**.

Embora essas patologias devam ser consideradas, de maneira geral não oferecem dificuldades no diagnóstico diferencial da FM, uma vez que normalmente determinam alterações clínicas que são claramente objetivas. No

QUADRO 62.2 ► DIAGNÓSTICO DIFERENCIAL DA FIBROMIALGIA

- Artrite inflamatória e espondiloartrite
- Doenças do tecido conectivo
- Miosites
- Miopatias
- Osteoartrite generalizada
- Disfunção tireoidiana (hipotireoidismo e hipertireoidismo)
- Osteomalacia
- Malignidade
- Polimialgia reumática
- Hiperparatireoidismo primário
- Efeitos adversos de fármacos: cimetidina, estatinas, fibratos

entanto, é importante notar que diversas doenças reumatológicas podem coexistir com a FM, como artrite reumatoide, lúpus eritematoso sistêmico, osteoartrite, entre outras.

TRATAMENTO ▶ O tratamento da FM baseia-se em uma abordagem multidisciplinar, unindo a educação do paciente a uma abordagem farmacológica e não farmacológica.

EDUCAÇÃO DO PACIENTE ▶ O primeiro passo do tratamento é educar o paciente, fornecendo informações sobre a sua condição, com avaliação abrangente da dor, da função e do contexto psicossocial. A legitimidade da doença deve ser reconhecida; os sintomas são reais, mas não há risco de deformidade ou acometimento de órgãos. Devem ser compartilhados com o paciente objetivos realistas e individuais, incluindo a melhora da qualidade de vida, a redução da dor e a manutenção da função. Essa abordagem visa reduzir a ansiedade que acompanha o diagnóstico de uma doença crônica como a FM, e é a base da conduta terapêutica.

TERAPIA NÃO FARMACOLÓGICA ▶ Tratamentos não farmacológicos devem ser componentes integrantes em um plano de tratamento do paciente com FM. Os exercícios aeróbicos e de fortalecimento, algumas formas de terapia cognitivo-comportamental e a higiene do sono são as terapias mais estudadas, e demonstraram eficácia. Embora com nível de evidência científica menor, podem ser prescritas acupuntura e terapias de movimento meditativo, como o *tai chi* e a ioga.

TERAPIA FARMACOLÓGICA ▶ Analgésicos como paracetamol, dipirona e tramadol podem ser utilizados. Anti-inflamatórios não esteroides geralmente são ineficazes, e devem ser considerados efeitos adversos gastrintestinais e risco cardiovascular. Opioides fortes não são recomendados e devem ser desencorajados.

Medicamentos neuromoduladores como antidepressivos – dos quais os principais são amitriptilina, ciclobenzaprina, fluoxetina e duloxetina – e os anticonvulsivantes pregabalina e gabapentina devem sem utilizados e escolhidos com base nas queixas principais do paciente.

O uso de corticosteroides deve ser desencorajado com base na falta de evidência de eficácia e no alto risco de efeitos adversos.

REFERÊNCIAS ▶

Arnold LM, Gebke KB, Choy EH. Fibromyalgia: management strategies for primary care providers. Int J Clin Pract. 2016;70(2):99-112.

Carvalho MAP, Lanna CCD, Bértolo MB, Ferreira GA. Reumatologia: diagnóstico e tratamento. 4. ed. São Paulo: Ac Farmaceutica; 2014. p. 210-21.

Cohen H. Controversies and challenges in fibromyalgia: a review and a proposal. Ther Adv Musculoskelet Dis. 2017;9(5):115-27.

Häuser W, Ablin J, Perrot S, Fitzcharles MA. Management of fibromyalgia: practical guides from recent evidence-based guidelines. Pol Arch Intern Med. 2017;127(1):47-56.

Hochberg MC, Silman AJ, Smolen JS, Weinblatt ME, Weismen MH. Reumatology. 6th ed. Philadelphia: Elsevier; 2015. p. 658-69.

Macfarlane GJ, Kronisch C, Dean LE, Atzeni F, Häuser W, Fluß E, et al. EULAR revised recommendations for the management of fibromyalgia. Ann Rheum Dis. 2017;76(2):318-28.

Provenza JR, Pollak DF, Martinez JE, Paiva ES, Helfenstein M, Heymann R, et al. Fibromialgia. Rev Bras Reumatol. 2004;44(6):443-49.

Suresh E. How to diagnose fibromyalgia. Br J Hosp Med (Lond). 2015;76(12):696-702.

CAPÍTULO 63
FUNDO DE OLHO

MARCELO KRIEGER MAESTRI
VERÔNICA VERLEINE HÖRBE ANTUNES
ELVINO BARROS

CONCEITOS ▶ O exame de **fundo de olho** é um procedimento clínico poderoso, pois pode trazer muitas informações em relação a doenças específicas da retina ou resultantes de doenças sistêmicas – em especial, a hipertensão arterial sistêmica (HAS) e o diabetes. É realizado na rotina do médico oftalmologista, mas também faz parte do treinamento e das competências dos médicos clínicos de forma geral.

A seguir, são apresentados alguns conceitos anatômicos associados ao exame de fundo de olho:

- **Retina:** é formada por uma complexa rede de células nervosas sensoriais especializadas. Ela detecta e transforma os estímulos luminosos nas imagens visuais;
- **Mácula:** área central da retina de maior acuidade visual, com a maior concentração de cones – células fotorreceptoras de alta resolução visual, responsáveis pela visão de cores;
- **Vasos da retina:** arteríolas e vênulas superficiais formam a rede vascular responsável pelo metabolismo dos dois terços mais superficiais da retina;
- **Nervo óptico:** transmite as informações visuais da retina para o córtex cerebral occipital;
- **Coroide:** estrutura muito vascularizada, responsável pelo metabolismo da camada mais profunda da retina, formada pelas células fotorreceptoras dos cones e dos bastonetes.

FUNDO DE OLHO NORMAL ▶ A retina é uma estrutura sensível à luz, localizada na superfície interna dos dois terços posteriores do olho. Nela ocorre a transformação do estímulo luminoso em estímulo nervoso, permitindo que o cérebro faça a sua interpretação dos diferentes formatos e cores das imagens. Funciona como uma bela janela que se abre para a visualização da saúde do indivíduo, principalmente por oportunizar a observação direta dos seus vasos sanguíneos (**Figura 63.1**).

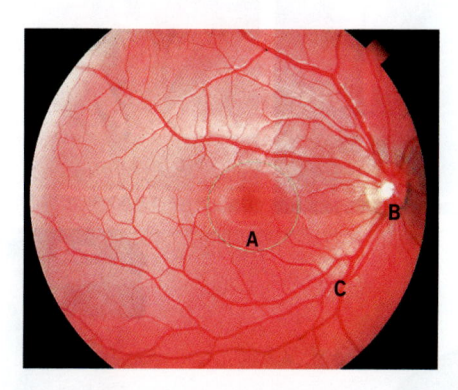

FIGURA 63.1 ▶ IMAGEM COLORIDA DO FUNDO DE OLHO OBTIDA POR MEIO DE UMA CÂMERA DE FUNDO DE OLHO (RETINÓGRAFO). (A) MÁCULA. (B) NERVO ÓPTICO (DISCO OU PAPILA ÓPTICA) DE MARGEM BEM-DEFINIDA. (C) ARTERÍOLAS E VÊNULAS. O CONJUNTO RETINA/COROIDE É RESPONSÁVEL PELO FUNDO VERMELHO-ALARANJADO DA IMAGEM.

O EXAME DE FUNDO DE OLHO ▶ O exame de fundo de olho é realizado por meio da oftalmoscopia, também chamada de fundoscopia. Idealmente, o exame deve ser realizado com pupilas dilatadas. Para isso, utiliza-se colírio midriático (tropicamida), até 3 gotas em cada olho instiladas 15 a 20 minutos antes da realização do exame. Em alguns casos, a oftalmoscopia pode ser realizada com as pupilas normais, mas com limitação importante da área visualizada, sendo aplicada principalmente quando se necessita do exame apenas do nervo óptico, como em casos de suspeita de edema de papila por hipertensão intracraniana.

As estruturas visualizadas no exame são:

- Nervo óptico;
- Vasos retinianos;
- Retina propriamente dita;
- Mácula.

O humor vítreo, gel que preenche o espaço intraocular anterior à retina, é transparente e não é visualizado diretamente na fundoscopia em condições normais.

O exame pode ser realizado por meio de diferentes técnicas:

- Oftalmoscopia direta (**Figuras 63.2A** e **63.2B**);
- Oftalmoscopia binocular indireta (**Figura 63.2C**);
- Biomicroscopia de fundo com lâmpada de fenda (**Figura 63.2D**).

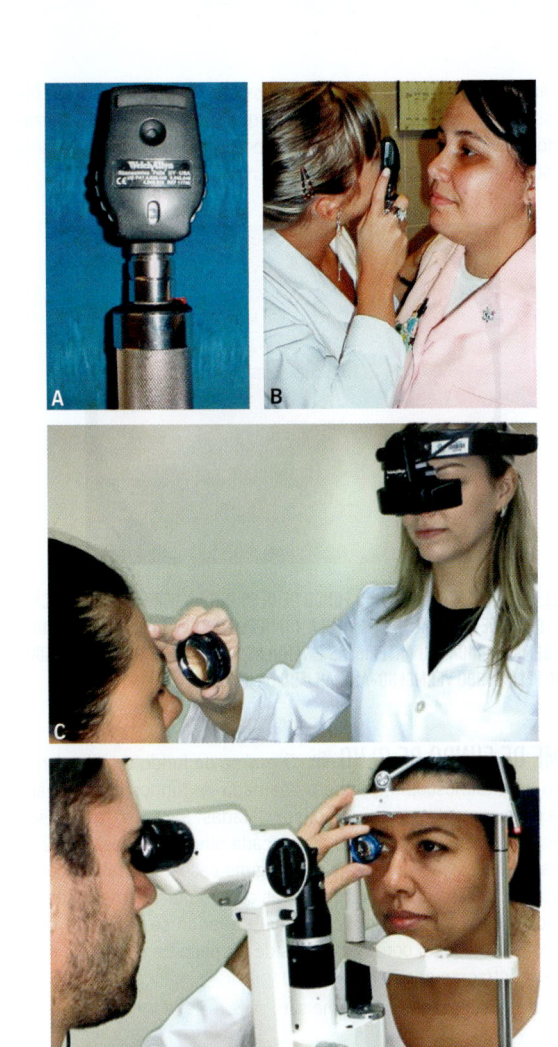

FIGURA 63.2 ▶ (A) OFTALMOSCÓPIO DIRETO. (B) OFTALMOSCOPIA DIRETA. (C) OFTALMOSCOPIA BINOCULAR INDIRETA. (D) BIOMICROSCOPIA DE FUNDO COM LÂMPADA DE FENDA.

A oftalmoscopia direta pode ser executada pelo médico clínico, utilizando um oftalmoscópio simples e portátil (ver **Figuras 63.2A** e **63.2B**).

A oftalmoscopia binocular indireta e a biomicroscopia de fundo são realizadas pelo oftalmologista, utilizando equipamentos mais sofisticados, como o oftalmoscópio binocular indireto e a lâmpada de fenda (ver **Figuras 63.2C** e **63.2D**). A imagem obtida tem o campo similar às imagens de retinografia, com magnificação variável conforme a lente utilizada para o exame.

TÉCNICA PARA REALIZAÇÃO DO EXAME POR OFTALMOSCOPIA DIRETA ▶

De preferência, o paciente deve ficar sentado, em uma sala com pouca luminosidade. O olho do examinador analisará o olho correspondente do paciente, ou seja, o olho esquerdo do médico examinará o olho esquerdo do paciente e o olho direito do médico examinará o olho direito do paciente. Da mesma maneira, a mão que segura e manipula o oftalmoscópio direto é a mão do mesmo lado do olho do examinador (ver **Figura 63.2B**).

O paciente deve procurar olhar para um ponto fixo, sem movimentar os olhos. Inicialmente, o médico posiciona-se a uma distância de 50 a 70 cm do paciente, mantém a observação através da lente ocular do oftalmoscópio e direciona a sua luz para a pupila do olho a ser examinado, até encontrar o reflexo pupilar vermelho-alaranjado. Inicia a aproximação do olho examinado, guiado pelo reflexo pupilar, até visualizar as estruturas do fundo de olho (cerca de 7 cm do olho examinado). Durante o exame, será necessário girar várias vezes o disco das lentes objetivas do oftalmoscópio, com o dedo indicador, para cima ou para baixo, a fim de compensar eventuais erros de refração do paciente e obter o foco mais preciso do fundo de olho.

A imagem obtida por meio do oftalmoscópio direto é magnificada cerca de 10 a 15 vezes e tem campo relativamente estreito (**Figura 63.3**), fazendo o examinador ter que vasculhar o fundo de olho, com movimentos lentos e pequenos em todas as direções, até cobrir a área da retina observável com essa técnica, que constitui sua metade posterior, zona onde ocorre a maioria das anormalidades associadas a doenças sistêmicas.

A seguir, serão descritas anormalidades observadas em patologias de maior relevância e prevalência clínica, como HAS e diabetes.

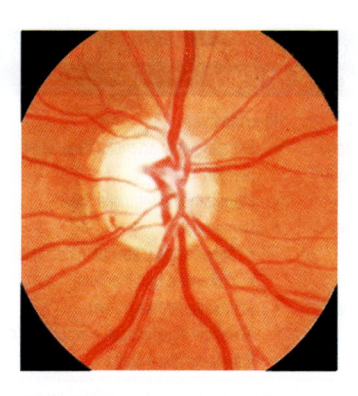

FIGURA 63.3 ▶ CAMPO DO FUNDO DE OLHO OBSERVADO POR MEIO DO OFTALMOSCÓPIO DIRETO, COM PUPILA DILATADA.

Hipertensão arterial sistêmica e fundo de olho ▶ A hipertensão arterial sistêmica (HAS) é causa de anormalidades nos vasos sanguíneos da retina em boa parte dos pacientes hipertensos, inclusive os controlados. Essas alterações caracterizam a retinopatia hipertensiva e podem ser visualizadas e graduadas de diferentes maneiras.

Historicamente, foram utilizadas algumas classificações para estratificar cronicidade, gravidade e risco cardiovascular da HAS, como as classificações de Keith-Wagener-Barker, de Scheie e outras. Mas a subjetividade e a baixa concordância entre observadores ao utilizar essas classificações, associadas à redução da frequência de anormalidades fundoscópicas mais significativas, como espasmos arteriolares focais, hemorragias superficiais, exsudatos e edema de papila, com o tratamento mais adequado da HAS, acabou limitando sua aplicação clínica. Atualmente, a oftalmoscopia direta nos pacientes hipertensos busca identificar e descrever os sinais associados à retinopatia hipertensiva, conforme o **Quadro 63.1**. Todas as anormalidades podem reverter, total ou parcialmente, depois de várias semanas com o controle da pressão arterial (PA).

As anormalidades são classificadas como **arterioloscleróticas** ou **hipertensivas**. As primeiras ocorrem nos casos mais leves e crônicos da HAS. As hipertensivas ocorrem nos casos mais agudos e graves da HAS, em geral com valores de PA acima de 180/105 mmHg.

A relação normal do calibre vascular entre arteríola e vênula (relação A/V), na oftalmoscopia direta, vai de 1 a 2/3. Nas fases iniciais da retinopatia hipertensiva, é observado estreitamento generalizado dos vasos arteriolares da retina. A redução do calibre dos vasos refere-se à redução da coluna sanguínea intraluminal, tanto por aumento do tônus quanto por espessamento da parede vascular. A parede dos vasos é transparente para a luz do oftalmoscópio. Esse estreitamento, caracterizado quando a estimativa clínica da relação A/V é menor que 2/3, pode ocorrer por aumento do tônus vasomotor como

---

QUADRO 63.1 ▶ CLASSIFICAÇÃO DAS ANORMALIDADES FUNDOSCÓPICAS NA HIPERTENSÃO ARTERIAL SISTÊMICA

Arterioloscleróticas	Hipertensivas
• Estreitamento arteriolar difuso (relação A/V < 2/3)	• Estreitamento arteriolar difuso (reflexo dorsal arteriolar normal)
• Aumento do reflexo dorsal arteriolar (maior que 1/3)	• Estreitamento arteriolar focal
• Alterações de cruzamentos AV	• Hemorragias
	• Superficiais ("em chama de vela")
	• Profundas (puntiformes)
	• Microaneurismas (raros)
	• Manchas algodonosas e exsudatos duros
	• Edema do disco óptico

cruzamentos AV, cruzamentos arteriolovenulares; relação A/V, relação normal do calibre vascular entre arteríola e vênula.

resposta homeostática ao aumento da PA. O estreitamento generalizado arteriolar ocorre clinicamente em 50 a 75% dos pacientes hipertensos (**Figura 63.4**). Mais tarde, alterações estruturais histopatológicas nas paredes dos vasos, como hiperplasia intimal e degeneração hialina, tornam-se clinicamente evidentes à oftalmoscopia com o aparecimento de estreitamento focal (**Figura 63.5**) ou até compressão e deformação dos entrecruzamentos entre vênulas e arteríolas, chamado de sinal de Gunn, que ocorre em até 70% dos pacientes (**Figura 63.6**).

O reflexo dorsal arteriolar é a linha branca do reflexo de luz. Essa linha ocupa até um terço da coluna sanguínea, mas pode superar essa marca em boa parte dos pacientes. No entanto, em casos raros, a parede das arteríolas fica tão espessada que o reflexo de luz obscurece toda a coluna de sangue. A coloração da arteríola torna-se esverdeada ou até branca, sendo chamada de arteríola "em fio de cobre" no primeiro caso e arteríola "em fio de prata"

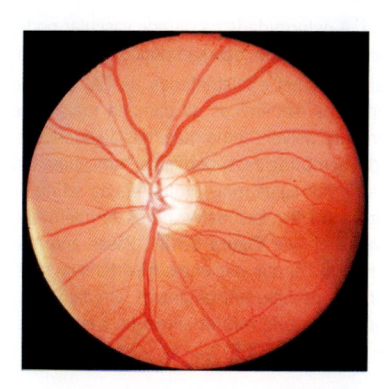

FIGURA 63.4 ▶ ESTREITAMENTO ARTERIOLAR DIFUSO: RELAÇÃO A/V MENOR QUE 2/3.

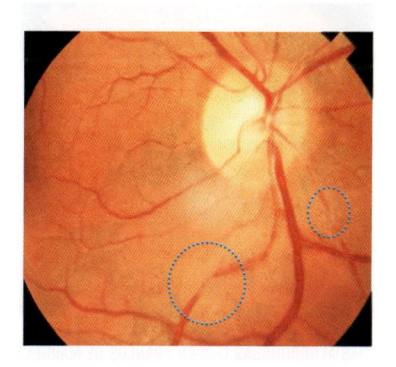

FIGURA 63.5 ▶ ESTREITAMENTO ARTERIOLAR FOCAL EM PACIENTE COM PRESSÃO ARTERIAL DE 180/120 MMHG.

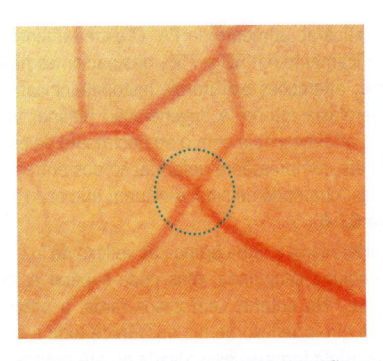

FIGURA 63.6 ▶ CRUZAMENTO ARTERIOLOVENULAR COM COMPRESSÃO E DEFLEXÃO DA VÊNULA – SINAL DE GUNN.

na última situação. A deformidade da parede vascular pode promover o aparecimento de microaneurismas, que são pouco frequentes na HAS.

Com valores mais elevados e sustentados de PA, áreas de micro-oclusão da retina formam focos isquêmicos da camada mais superficial das fibras nervosas, clinicamente visíveis como manchas algodonosas, frequentemente acompanhadas de hemorragias superficiais "em chama de vela" (**Figuras 63.7** e **63.8**). As hemorragias mais profundas da retina adquirem formado arredondado (**Figura 63.9**). Exsudatos duros também são observados em áreas de lesão vascular (ver **Figura 63.8**). Essas anormalidades da retina ocorrem em menos de 2% dos pacientes hipertensos, mas podem ser mais frequentes nos grupos de hipertensos graves. O edema de papila associado à HAS é uma condição muito rara atualmente, mas segue um indicador de urgência médica (ver **Figura 63.9**).

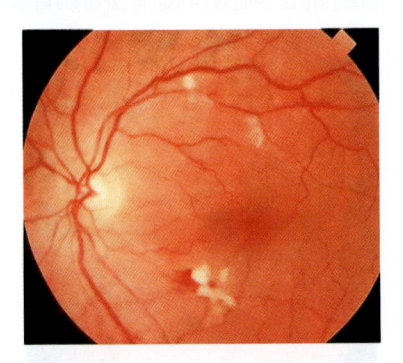

FIGURA 63.7 ▶ MANCHAS ALGODONOSAS (FOCOS BRANCOS DE MARGENS IMPRECISAS) E HEMORRAGIA SUPERFICIAL "EM CHAMA DE VELA" EM PACIENTE HIPERTENSO COM PRESSÃO ARTERIAL DE 220/140 MMHG.

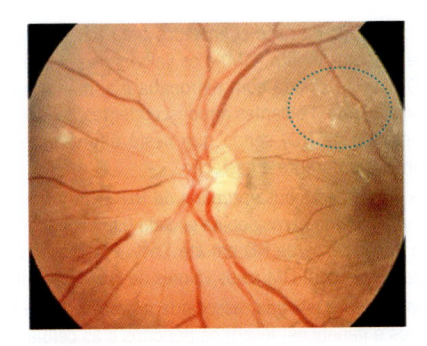

FIGURA 63.8 ▶ EXSUDATOS DUROS: PONTOS DEFINIDOS AMARELO-PÁLIDOS (ÁREA CIRCULADA) CORRESPONDEM A LIPÍDEOS DEPOSITADOS NAS CAMADAS PROFUNDAS DA RETINA APÓS EXTRAVASAMENTO DE PLASMA POR LESÃO DA PAREDE VASCULAR. NA MESMA IMAGEM, OBSERVAM-SE FOCOS BRANCOS DE MANCHAS ALGODONOSAS E ESTREITAMENTOS ARTERIOLARES DIFUSO E FOCAL.

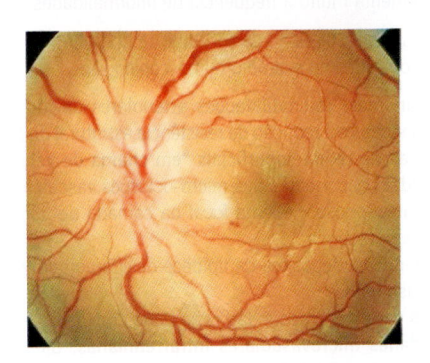

FIGURA 63.9 ▶ O BORRAMENTO DAS MARGENS DO DISCO ÓPTICO CARACTERIZA O EDEMA DE PAPILA EM PACIENTE HIPERTENSO GRAVE. TAMBÉM SE OBSERVAM ESTREITAMENTO ARTERIOLAR DIFUSO, UM FOCO DE MANCHA ALGODONOSA E MICRO-HEMORRAGIA CIRCULAR PROFUNDA ADJACENTE.

Diabetes melito e retinopatia diabética ▶ A retinopatia diabética (RD) é uma das principais complicações do diabetes, sendo uma causa importante de baixa visual e cegueira nesses pacientes.

Nos pacientes com diabetes melito tipo 1 (DM1), o exame é essencial após 3 a 5 anos, pois a RD começa a se manifestar nesse período de tempo após o diagnóstico, e praticamente todos os pacientes com DM1 apresentarão alguma retinopatia em 15 a 20 anos.

No caso dos pacientes com diabetes melito tipo 2, a RD aumenta progressivamente sua incidência em até 80% em 20 anos, mas como vários pacientes já apresentam a retinopatia no momento do diagnóstico, é importante fazer o exame anualmente, logo após a detecção da doença.

Entre os diversos fatores de risco conhecidos para RD, os mais importantes são o tempo de diabetes melito (DM) e os valores de glicemia cronicamente elevados. A RD está associada com nefropatia e aumento na incidência de eventos cardiovasculares. Pacientes afrodescendentes, hispânicos e grávidas têm risco aumentado de RD, sendo que neste último grupo se preconiza fundoscopia trimestral durante a gestação.

A hiperglicemia crônica é a causa primária da RD. O tratamento intensivo da DM com insulina atingindo hemoglobina glicada (HbA1c) abaixo de 8% reduz a incidência de novos casos de RD em até 75%. Progressão da retinopatia é incomum em pacientes com DM cujos valores de HbA1c são inferiores a 7%.

A glicemia cronicamente elevada, associada a uma série de fatores hormonais, bioquímicos e genéticos, lesam os pericitos e as células endoteliais da circulação da retina, provocando redução da sua autorregulação, aumento do fluxo vascular com dano endotelial e na parede dos vasos, aumento de sua permeabilidade, micro-oclusões, isquemia e neovascularização, que se traduzem nos achados das anormalidades fundoscópicas da RD. A associação de HAS aumenta muito a frequência de anormalidades.

Anormalidades fundoscópicas da retinopatia diabética ▶ As anormalidades da RD encontradas no exame oftalmoscópico são:

- **Microaneurismas:** microdilatações arteriolares devido basicamente à perda de pericitos e à redução da resistência estrutural da parede vascular;
- **Hemorragias de retina superficiais "em chama de vela" ou profundas arredondadas:** decorrentes das micro-oclusões vasculares;
- **Manchas algodonosas:** edema focal da camada de fibras nervosas superficiais por isquemia;
- **Exsudatos duros:** depósitos de lipídeos devido ao aumento da permeabilidade vascular;
- **Dilatações venulares:** secundárias ao dano endotelial;
- **Anormalidades microvasculares intrarretinianas:** dilatações capilares devido ao dano endotelial;
- **Neovascularização do disco óptico ou de outro setor da retina:** secundária à isquemia e à liberação de fatores angiogênicos para repará-la;
- **Hemorragias pré-retinianas ou vítreas:** sangramento a partir dos neovasos;
- **Descolamento tracional da retina:** contração da base fibrosa da rede de neovasos.

A quantidade e os tipos de anormalidades da retina presentes na oftalmoscopia definirão a classificação da RD, dividida em duas categorias principais: **não proliferativa** (RDNP; sem neovasos, **Figuras 63.10** e **63.11**) ou **proliferativa** (RDP; com neovasos, **Figura 63.11**), cada uma com suas subdivisões (**Quadro 63.2** e **Figuras 63.12** e **63.13**). A maculopatia diabética, caracterizada por edema macular, pode ocorrer em qualquer uma delas e é detectada por meio da oftalmoscopia direta, quando se observam exsudatos duros bem próximos à região central da mácula.

Embora o diagnóstico e a determinação da RD estejam embasadas principalmente em retinografias, a oftalmoscopia direta pode identificar lesões

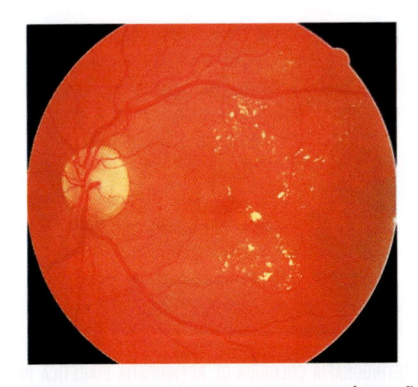

FIGURA 63.10 ▶ RETINOGRAFIA COLORIDA DE RETINOPATIA DIABÉTICA NÃO PROLIFERATIVA EVIDENCIANDO MICROANEURISMAS (PEQUENOS PONTOS VERMELHOS) E EXSUDATOS DUROS (PONTOS AMARELADOS).

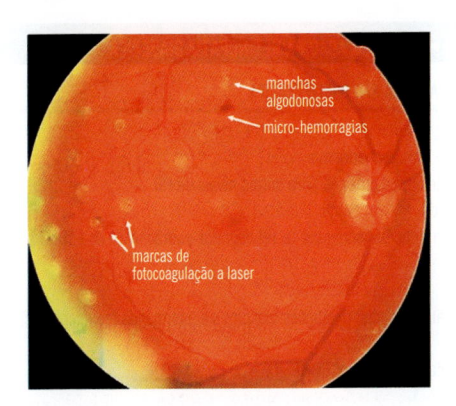

FIGURA 63.11 ▶ RETINOGRAFIA COLORIDA DE RETINOPATIA DIABÉTICA NÃO PROLIFERATIVA TRATADA COM FOTOCOAGULAÇÃO, EVIDENCIANDO MICRO-HEMORRAGIAS, MANCHAS ALGODONOSAS E MARCAS DA FOTOCOAGULAÇÃO A *LASER*.

iniciais. O exame para rastrear RD em diabéticos deve ser sempre realizado sob midríase.

A maioria dos pacientes que desenvolve RD não tem sintomas visuais. O paciente apresenta esses sintomas apenas quando a doença está mais avançada, com maculopatia ou com RDP de alto risco com neovasos e hemorragia pré-retiniana ou vítrea, ou com descolamento tracional da retina.

Os pacientes com RDNPs leve e moderada tem risco anual de 5 e 15%, respectivamente, de desenvolver RDP. Aqueles com RDNPs grave e muito grave têm risco de até 75% de desenvolver RDP. Os pacientes com RDP têm risco de perda visual grave e irreversível de até 75% em 5 anos.

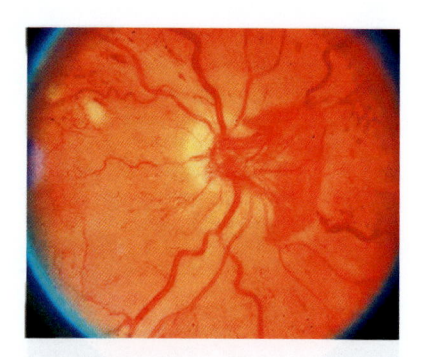

FIGURA 63.12 ▶ RETINOGRAFIA COLORIDA DE RETINOPATIA DIABÉTICA PROLIFERATIVA COM NEOVASCULARIZAÇÃO PROEMINENTE NO DISCO ÓPTICO.
Fonte: Grading diabetic retinopathy from stereoscopic color fundus photographs-an extension of the modified Airlie House classification.

QUADRO 63.2 ▶ CLASSIFICAÇÃO DA RETINOPATIA DIABÉTICA

RETINOPATIA DIABÉTICA NÃO PROLIFERATIVA

RDNP leve
- No mínimo 1 microaneurisma
- Ausência de outros critérios para outros níveis de RD

RDNP moderada
- Hemorragias/microaneurismas ≥ retinografia-padrão #2A do ETDRS em até 2 quadrantes

OU

- Manchas algodonosas, dilatações venulares e anormalidades microvasculares intrarretinianas
- Ausência de critérios para RDNP grave ou para RDP

RDNP grave
- Hemorragias/microaneurismas ≥ retinografia-padrão #2A do ETDRS nos 4 quadrantes

OU

- Dilatações venulares no mínimo em 2 quadrantes

OU

- Anormalidades microvasculares intrarretinianas ≥ retinografia-padrão #8A do ETDRS no mínimo em 1 quadrante (ver **Figura 63.13**)

RDNP muito grave
- 2 ou mais critérios da RDNP grave
- Ausência de critérios para RDP

RETINOPATIA DIABÉTICA PROLIFERATIVA

RDP precoce
- Neovasos
- Ausência de critérios para RDP de alto risco

(*Continua*)

QUADRO 63.2 ▶ CLASSIFICAÇÃO DA RETINOPATIA DIABÉTICA *(Continuação)*

RDP de alto risco
- Neovascularização de disco óptico ≥ um terço a metade da área de disco

OU
- Neovascularização do disco COM hemorragia vítrea ou pré-retiniana

OU
- Neovascularização extrapapilar ≥ metade da área de disco COM hemorragia vítrea ou pré-retiniana

RDP grave
- Polo posterior obscurecido por hemorragia vítrea ou pré-retiniana

OU
- Descolamento da mácula

EDEMA MACULAR CLINICAMENTE SIGNIFICATIVO

- Espessamento da retina ≤ 500 μm distante do centro da mácula

OU
- Exsudatos duros e espessamento da retina adjacente ≤ 500 μm distante do centro macular

OU
- Área de espessamento da retina no mínimo de 1 área de disco óptico localizado ≤ 1 diâmetro de disco distante do centro da mácula

ETDRS, Early Treatment Diabetic Retinopathy Study; RD, retinopatia diabética; RDNP, retinopatia diabética não proliferativa; RDP, retinopatia diabética proliferativa.
Fonte: Aiello.

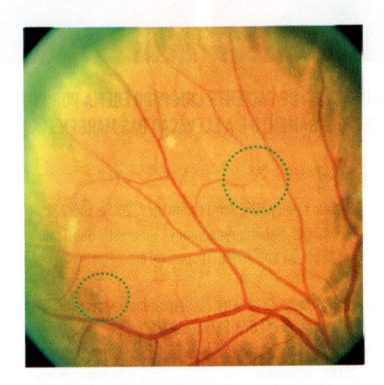

FIGURA 63.13 ▶ RETINOGRAFIA-PADRÃO #8A DO EARLY TREATMENT DIABETIC RETINOPATHY STUDY, UTILIZADA COMO PADRÃO-OURO PARA CLASSIFICAR A RETINOPATIA DIABÉTICA NÃO PROLIFERATIVA. A FOTOGRAFIA MOSTRA ANORMALIDADES MICROVASCULARES INTRARRETINIANAS (CAPILARES DILATADOS), ALÉM DE MANCHAS ALGODONOSAS E MICROANEURISMAS.
Fonte: Grading diabetic retinopathy from stereoscopic color fundus photographs-an extension of the modified Airlie House classification.

Como a velocidade de progressão da RD pode ser rápida em muitos pacientes e o tratamento pode melhorar a visão e deter a progressão da RD, é importante que o rastreamento seja executado regularmente nos pacientes com DM. A classificação da RD auxilia na frequência do acompanhamento e na estratégia terapêutica dos pacientes, que envolve controle adequado da DM, fotocoagulação a *laser* da retina, injeções intravítreas de antiangiogênicos e cirurgia vitreorretiniana.

Outras doenças sistêmicas ▶ Hemorragias da retina e manchas algodonosas podem ser observadas em outras doenças, como lúpus eritematoso sistêmico, vasculites, microangiopatia do vírus da imunodeficiência humana (HIV, do inglês *human immunodeficiency virus*) e do interferon. Edema de papila unilateral pode ser observado em casos de neurite óptica, associada ou não à esclerose múltipla. O edema de papila bilateral observado em pacientes com hipertensão intracraniana é chamado de papiledema (**Figura 63.14**).

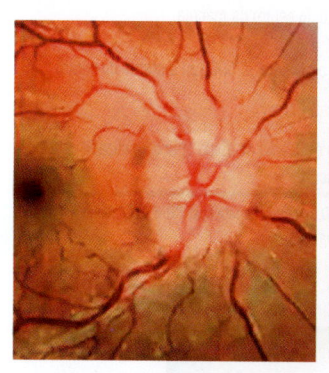

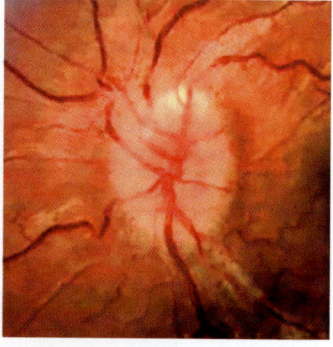

FIGURA 63.14 ▶ FUNDOSCOPIA DE PACIENTE COM PAPILEDEMA POR HIPERTENSÃO INTRACRANIANA. OBSERVAM-SE O BORRAMENTO E A ELEVAÇÃO DAS MARGENS DO DISCO ÓPTICO.

REFERÊNCIAS ▶

Aiello LM. Perspectives on diabetic retinopathy. Am J Ophthalmol. 2003; 136:122.

Boyd K. Diabetic retinopathy: what is diabetic retinopathy? [Internet]. San Francisco: American Academy of Ophthalmology; 2017 [capturado em 23 abr. 2018]. Disponível em: https://www.aao.org/eye-health/diseases/what-is-diabetic-retinopathy.

Duncan BB, Wong TY, Tyroler HA, Davis CE, Fuchs FD. Hypertensive retinopathy and incident coronary heart disease in high risk men. Br J Ophthalmol. 2002;86(9):1002-6.

Fraser CE, D'Amico DJ. Diabetic retinopathy: Classification and clinical features. Waltham: UptoDate; 2016 [capturado em 28 maio 2018]. Disponível em: https://www.uptodate.com/contents/diabetic-retinopathy--classification-and-clinical-features?search=RETINOPATIA%20DIAB%C3%89TICA&source=search_result&selectedTitle=1~94&usage_type=default&display_rank=1 Diabetic retinopathy: Classification and clinical features. Waltham: UptoDate; 2016 [capturado em 28 maio 2018]. Disponível em: https://www.uptodate.com/contents/diabetic-retinopathy-classification-and-clinical-features?search=RETINOPATIA%20DIAB%C3%89TICA&source=search_result&selectedTitle=1~94&usage_type=default&display_rank=1

Fraser-Bell S, Symes R, Vaze A. Hypertensive eye disease: a review. Clin Exp Ophthalmol. 2017;45(1):45-53.

Grading diabetic retinopathy from stereoscopic color fundus photographs--an extension of the modified Airlie House classification. ETDRS report number 10. Early Treatment Diabetic Retinopathy Study Research Group. Ophthalmology. 1991;98(5 Suppl):786-806.

Lu L, Jiang Y, Jaganathan R, Hao Y. Current advances in pharmacotherapy and technology for diabetic retinopathy: a systematic review. J Ophthalmol. 2018:ID1694187.

Mosenkis A, Townsend RR. Is funduscopy clinically useful in the evaluation of the hypertensive patient? J Clin Hypertens. 2003;5(6):421-2.

Pakter HM, Fuchs SC, Maestri MK, Moreira LB, Dei Ricardi LM, Pamplona VF, et al. Computer-assisted methods to evaluate retinal vascular caliber: what are they measuring? Invest Ophthalmol Vis Sci. 2011;52(2):810-5.

Theng K. Ophthalmologic manifestations of hypertension. [S. l.]: Medscape; 2016 [capturado em 31 mar. 2018]. Disponível em: https://emedicine.medscape.com/article/1201779-overview.

Wong TY, Klein R, Klein BE, Tielsch JM, Hubbard L, Nieto FJ. Retinal microvascular abnormalities and their relationship with hypertension, cardiovascular disease, and mortality. Surv Ophthalmol. 2001;46(1):59-80.

CAPÍTULO 64

GALACTORREIA

LUCAS BANDEIRA MARCHESAN
GISLAINE KROLOW CASANOVA
TAYANE MUNIZ FIGHERA
POLI MARA SPRITZER

CONCEITO E ASPECTOS EPIDEMIOLÓGICOS ▶ Galactorreia é definida como a secreção de leite pelo mamilo não relacionada à gravidez e à amamentação ou que ocorre mais de 1 ano após o parto.

Pode ocorrer em ambos os sexos. É a terceira causa mais comum entre as queixas mamárias, após a dor mamária e a ocorrência de nódulos ou massas. É geralmente um processo benigno. Até 50% das mulheres em idade reprodutiva podem apresentar galactorreia em pelo menos uma ocasião.

CLASSIFICAÇÃO ▶ A galactorreia pode ser classificada como **fisiológica**, sendo, na maioria dos casos, bilateral, envolvendo múltiplos ductos e testagem negativa para presença de sangue, independentemente da cor. Ocorre durante a gravidez ou a amamentação. Em mulheres não grávidas, a causa mais comum é a hiperprolactinemia.

Também pode ser **patológica**, geralmente espontânea, unilateral, sanguinolenta, clara ou serosa ou, então, associada com uma massa. Nesse caso, a causa mais comum é o papiloma, tumor benigno identificado em até 57% dos casos.

CAUSAS ▶

ESTÍMULO DE VIAS AFERENTES TORÁCICAS PERIFÉRICAS ▶ A manipulação crônica do mamilo pode ser causa de galactorreia, dependendo do nível de estrogenização prévia do tecido mamário. Síndrome pós-toracotomia, queimaduras, dano aos nervos intercostais e herpes-zóster afetando dermátomos no tórax podem causar essa condição. Em mulheres não lactantes ou em homens, exames de imagem ou exame físico das mamas não aumentam a secreção de prolactina (PRL) e não causam galactorreia.

HIPERPROLACTINEMIA ▶ É a causa mais comum de galactorreia, embora a maioria das mulheres na pré-menopausa com hiperprolactinemia não apresente galactorreia, sendo comuns achados incidentais de hiperprolactinemia. Ainda, muitas mulheres com galactorreia não apresentam hiperprolactinemia. A hiperprolactinemia, quando não fisiológica, pode ser decorrente de tumores hipofisários produtores de PRL (prolactinomas), compressão da haste hipofisária por outros tumores da hipófise, medicamentos, entre outros (**Quadro 64.1**).

QUADRO 64.1 ▶ CAUSAS DE HIPERPROLACTINEMIA

FISIOLÓGICAS
- Gestação
- Lactação
- Estresse físico ou emocional
- Coito
- Exercício

PATOLÓGICAS

Hipotalâmicas e danos à haste hipofisária
- Tumores: craniofaringioma, massas com extensão suprasselar, meningioma, disgerminoma, metástases hipotalâmicas
- Granulomas
- Infiltração
- Cisto de Rathke
- Irradiação
- Trauma: secção da haste hipofisária, cirurgia hipofisária, trauma craniencefálico
- Síndrome da sela vazia

Hipofisárias
- Prolactinoma
- Acromegalia
- Macroadenoma (compressivo)
- Idiopático
- Adenoma multiprodutor
- Hipofisite linfocítica
- Macroprolactinemia

(Continua)

QUADRO 64.1 ► CAUSAS DE HIPERPROLACTINEMIA *(Continuação)*

Doenças sistêmicas
- Insuficiência renal crônica
- Síndrome dos ovários policísticos
- Cirrose
- Pseudociese
- Convulsões epilépticas
- Irradiação craniana
- Tórax: trauma neurológico da parede torácica, cirurgia, herpes-zóster

Fonte: Adaptado de Melmed e colaboradores.

Doença hipotalâmica e hipofisária ► Os tumores da hipófise podem causar galactorreia por produção excessiva de PRL pelo próprio tumor, sendo denominados prolactinomas. Os prolactinomas compreendem cerca de 50% de todos os tumores hipofisários na maioria das séries e ocorrem com maior frequência em mulheres entre 20 e 50 anos. Podem ser microprolactinomas (< 1 cm) ou macroprolactinomas (≥ 1 cm). Em geral, o nível sérico de PRL relaciona-se com a massa tumoral, sendo a PRL acima de 500 μg/L diagnóstica de macroprolactinoma (**Figura 64.1**).

Outros tumores originários do hipotálamo ou da hipófise também cursam com aumento de PRL e galactorreia pela compressão da haste hipofisária, reduzindo a passagem de dopamina (inibidor da liberação de PRL) pelo sistema porto-hipofisário. Doenças infiltrativas da hipófise, como hipofisite linfocítica e sarcoidose, também podem causar hiperprolactinemia e galactorreia.

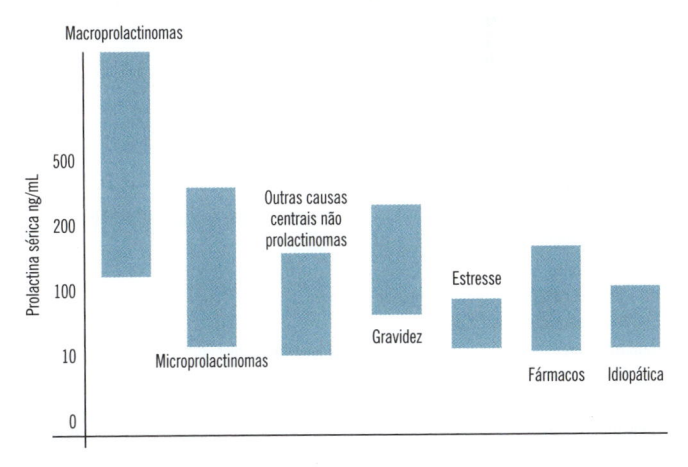

FIGURA 64.1 ► **MODELO PROPOSTO PARA NÍVEIS DE PROLACTINA ESPERADOS DE ACORDO COM A ETIOLOGIA.**
Fonte: Adaptada de Snyder.

Medicamentos ▶ A causa mais comum de hiperprolactinemia não tumoral é o uso de medicamentos. Classicamente, os medicamentos que inibem a secreção de dopamina acabam aumentando a secreção de PRL.

Neurolépticos/antipsicóticos são os agentes mais relacionados ao aumento de PRL. Os estrogênios exercem estímulo direto à secreção de PRL pelos lactotrofos. Tanto o uso como a retirada podem favorecer o aumento de PRL. Geralmente, o nível de PRL não costuma ultrapassar 100 μg/L, embora em pacientes em uso de certos fármacos, com destaque para o uso de risperidona, possa alcançar níveis acima de 200 μg/L.

O aumento de PRL induzido por fármaco pode ser assintomático ou cursar com galactorreia, irregularidade menstrual e perda de libido. Os medicamentos mais associados ao aumento de PRL e à galactorreia estão listados na **Tabela 64.1**.

TABELA 64.1 ▶ **MEDICAMENTOS MAIS FREQUENTEMENTE RELACIONADAS AO AUMENTO DE PROLACTINA E MECANISMO ASSOCIADO**

MEDICAMENTOS	MECANISMO DE AUMENTO DE PRL
Antipsicóticos de 1ª geração • Clorpromazina • Flufenazina* • Haloperidol* • Pimozida • Trifluoperazina	Bloqueio dos receptores D_2 no sistema hipotalâmico-tuberoinfundibular
Antipsicóticos de 2ª geração • Aripiprazol • Asenapina • Clozapina • Quetiapina • Risperidona* • Ziprasidona	Bloqueio dos receptores D_2 de dopamina
Antidepressivos • Amitriptilina • Clomipramina* • Nortriptilina • ISRSs: citalopram, fluoxetina, fluvoxamina, paroxetina, sertralina	Possivelmente via estímulo GABA e modulação indireta da liberação de PRL pela serotonina
Antieméticos • Metoclopramida* • Domperidona*	Bloqueio dos receptores D_2 de dopamina
Anti-hipertensivos Verapamil Metildopa	Pode envolver inibição no influxo de cálcio em neurônios dopaminérgicos (verapamil) Redução de síntese de dopamina (metildopa)

(Continua)

TABELA 64.1 ▶ MEDICAMENTOS MAIS FREQUENTEMENTE RELACIONADAS AO AUMENTO DE PROLACTINA E MECANISMO ASSOCIADO (Continuação)	
MEDICAMENTOS	MECANISMO DE AUMENTO DE PRL
Analgésicos opioides • Metadona • Morfina	Efeito indireto da ativação do receptor de opioide μ
Estrogênio	Aumento da transcrição do gene da PRL e secreção de PRL pelo lactotrofo

*Fármacos mais associados ao aumento de PRL.
GABA, ácido gama-aminobutírico (do inglês *gamma-aminobutyric acid*); ISRSs, inibidores seletivos da recaptação da serotonina; PRL, prolactina.
Fonte: Adaptada da Snyder.

Macroprolactinemia ▶ A PRL é um polipeptídeo de 23 quilodáltons (kDa), mas também pode circular sob formas de maior peso molecular (50 e 150 kDa). Em circunstâncias normais, a forma de 23 kDa predomina. Macroprolactinemia refere-se à predominância de moléculas de maior peso molecular – em geral, 150 kDa –, que normalmente possuem baixa bioatividade, causando poucos ou nenhum sintoma.

A pesquisa de macroprolactinemia pode ser realizada por meio de um método laboratorial de precipitação utilizando polietilenoglicol. Atualmente, a maior parte dos laboratórios comerciais realiza a pesquisa de macroprolactinemia quando os valores de PRL ultrapassam os valores de referência do método.

Miscelânea ▶ O hipotireoidismo pode cursar com aumento de PRL e sempre deve ser descartado na avaliação inicial. Sob o estímulo do hormônio liberador da tireotrofina (TRH, do inglês *thyrotropin-releasing hormone*), pode ocorrer aumento hipofisário, que não deve ser confundido com tumores originados na glândula. O tratamento com tireoxina (T4) reverte essa condição.

Na síndrome dos ovários policísticos, o excesso de androgênios circulantes é convertido em estrogênios, e estes podem, ocasionalmente, promover estímulo aos lactotrofos e levar ao aumento discreto da prolactinemia.

Pacientes com insuficiência renal crônica podem apresentar aumento moderado de PRL causado por redução de sua degradação ou alteração da regulação central secundária à uremia. Insuficiência hepática pode cursar com pequeno aumento de PRL por mecanismos semelhantes.

Hiperprolactinemia idiopática ▶ O aumento de PRL sem causa identificada é referido como idiopático. Nesses casos, o mais provável é a ocorrência de um microadenoma hipofisário de dimensões inferiores ao limite de detecção pelos métodos de imagem atuais. A normalização espontânea da hiperprolactinemia ocorre em aproximadamente 30% dos pacientes com causa idiopática.

ORIGEM MAMÁRIA PRIMÁRIA ▶ A secreção mamilar pode também ser proveniente de processos patológicos de origem mamária:

- **Gestação:** pode ocorrer secreção mamilar sanguinolenta unilateral ou bilateral durante a gestação. Estímulos hormonais levam a alterações estruturais nos ductos, que, ao mínimo trauma, podem romper-se. Essa situação não contraindica a amamentação;
- **Mastite periductal:** é causa frequente de derrame mamilar espesso. Ocorre mais frequentemente no puerpério, associado à dor e à febre e, ocasionalmente, à formação de abscesso mamário. Em mulheres não puérperas, deve-se excluir neoplasia e, no caso de lesões eczematoides resistentes ao tratamento de rotina, excluir doença de Paget;
- **Ectasia ductal:** é causa frequente de derrame mamilar, purulento ou não, em mulheres perimenopáusicas e pós-menopáusicas, devido à dilatação dos ductos terminais da glândula mamária, com consequente acúmulo de debris celulares;
- **Neoplasia:** o derrame mamilar é geralmente unilateral, uniductal, espontâneo, intermitente e persistente. A secreção pode ter aspecto variável, dependendo do tipo e do estágio da neoplasia. Neoplasias benignas comumente causadoras de derrame mamilar são papiloma intraductal, papilomatose e doença fibrocística, enquanto apenas 5% das neoplasias malignas se apresentam com derrame mamilar. Fatores considerados preditivos de derrame mamilar neoplásico maligno são: idade > 50 anos, derrame serossanguinolento ou "em água de rocha" e presença de massa ao exame físico ou radiológico.

DIAGNÓSTICO E AVALIAÇÃO ▶

DIAGNÓSTICO DIFERENCIAL ▶ A galactorreia deve ser encarada como um sintoma de uma doença subjacente e não como a doença *per se*. É fundamental, na avaliação inicial, excluir gravidez e doenças sistêmicas, como hipotireoidismo, insuficiência renal e uso de medicamentos, incluindo eventual automedicação.

ANAMNESE ▶ Os sintomas associados ao hipogonadismo, decorrente do aumento de PRL, devem ser ativamente investigados. Questionar a paciente sobre característica dos ciclos menstruais (se não estiver em uso de método anticoncepcional hormonal), redução de libido (em ambos os sexos) e disfunção erétil (em homens). Indagar às pacientes a história gestacional e a data de nascimento do último filho. Considerar o tempo de surgimento da galactorreia. Se o sintoma for de longa data (anos), há menor chance de doenças mamárias malignas. Cefaleia de surgimento recente ou alteração do padrão de cefaleia previamente existente podem sugerir tumores intracranianos, incluindo o prolactinoma. Alterações de campo visual, por compressão do quiasma óptico, também podem sugerir essa etiologia.

Na anamnese, considerar os seguintes aspectos:
- **Cor da secreção mamilar:**
  - Secreção sanguinolenta: é sempre patológica e deve levantar suspeita para o carcinoma mamário. Porém, outras alterações como tumores benignos, sucção mamilar com trauma ductal, mastite e papilomas podem estar igualmente associadas a esse tipo de secreção;

- Leitosa: secreção semelhante ao leite materno em homens ou mulheres não lactantes provavelmente tem causa hormonal;
- Amarelada ou serosa: secreção amarelada ou serosa (semelhante ao plasma) em geral é causada por papiloma, mas pode ser decorrente de carcinoma;
- **Unilateral *versus* bilateral:** secreção de ambas as mamas geralmente indica uma causa sistêmica, seja fisiológica (como lactação), endócrina (prolactinoma, hipotireoidismo) ou iatrogênica (como medicamentos), independentemente da cor, exceto se sanguinolenta. Quando unilateral, pode indicar causas locais, isto é, papiloma intraductal, cisto mamário ou carcinoma ductal. Se, embora unilateral, a descarga mamilar for multiductal, deve ser encarada de forma semelhante à descarga bilateral, tendo etiologias correspondentes.

EXAME FÍSICO ▶ As mamas devem ser cuidadosamente examinadas. Além da mama, atentar para as regiões axilar, supraclavicular e infraclavicular, onde a presença de linfonodos pode sugerir doença mamária neoplásica. O exame deve ser feito inicialmente com o paciente sentado com as mãos em repouso sobre o quadril. Em seguida, o paciente deve ser deitado mantendo as mãos sob a cabeça. No exame da mama, atentar para alterações da pele, presença de retração mamilar ou cicatrizes e massas. Realizar exame de expressão mamilar gentilmente, nos quatro quadrantes, observando se a secreção é uniductal ou multiductal. Não realizar pressão sobre o mamilo, e sim na região periareolar (local onde o lactente costuma aplicar sucção quando em amamentação).

Sinais de hipotireoidismo e hipogonadismo devem ser avaliados. Um teste inicial de campos visuais pode ser feito por confrontação direta, solicitando ao paciente que permaneça em pé na frente do examinador olhando nos seus olhos sem desviar o olhar. A partir disso, são testados quatro campos visuais (superior e inferior em cada um dos lados). Alterações por compressão quiasmática costumam afetar a visão periférica (temporal). Em caso de suspeita de alterações, a campimetria bilateral será solicitada.

AVALIAÇÃO COMPLEMENTAR ▶ As patologias intrínsecas da mama devem ser avaliadas a partir de achados da anamnese e do exame físico. Massas, secreção sanguinolenta e descargas mamilares unilaterais ou uniductais devem ser avaliadas com exame de imagem. A ultrassonografia (US) mamária costuma ser o exame inicial. Mamografia deve ser realizada em mulheres com 30 anos ou mais. Citologia da secreção raramente ajuda e não deve ser solicitada como rotina.

A ductografia é um método delicado que exige a canulação do ducto mamário que apresenta saída de secreção, injetando contraste contendo iodo (portanto, deve haver descarga ductal reprodutível ao exame físico para realização desse exame). É contraindicado na presença de mastite. Lesões intraductais aparecerão como defeito de enchimento ou irregularidade na parede do ducto. Deve ser reservado para casos altamente suspeitos com imagem negativa.

Alternativamente, a ressonância magnética (RM) da mama pode estar indicada nos casos em que a US e a mamografia não evidenciam lesões.

Se não há suspeita de lesões mamárias e a descarga mamilar é multiductal e não sanguinolenta, o paciente necessitará de avaliação laboratorial para galactorreia. Teste de gravidez nas mulheres em idade fértil, função renal e tireotrofina (TSH) devem ser realizados. A PRL pode ser medida em qualquer horário do dia, evitando estresse de punção. Em caso de valores limítrofes, pode-se repetir a coleta com intervalo de alguns dias. Os métodos atuais de dosagem de PRL dispensam a realização de várias medidas de PRL em um mesmo dia (*pool* de PRL).

Confirmada a hiperprolactinemia e excluídas as causas medicamentosas e a macroprolactinemia, será solicitado exame de imagem do sistema nervoso central. Prefere-se a RM de sela túrcica pela maior sensibilidade em detecção de lesões hipofisárias pequenas. Em pacientes sintomáticos com suspeita de hiperprolactinemia induzida por fármacos, sugere-se contato com o colega que os prescreveu para avaliar a possibilidade de descontinuar ou substituir o medicamento por fármaco alternativo, seguido de redosagem da PRL. Se a medicação não puder ser descontinuada ou não houver relação temporal com aumento da PRL, recomenda-se obter RM de sela túrcica.

Quando existe discrepância entre grandes tumores e PRL apenas levemente elevada, deve-se atentar para a possibilidade de ocorrência de efeito-gancho. Nessa situação, níveis falsamente reduzidos de PRL podem ser obtidos quando se utilizam ensaios imunométricos. Na suspeita dessa situação, deve-se solicitar ao laboratório diluição prévia do soro.

Uma sugestão de abordagem do paciente com galactorreia pode ser vista na **Figura 64.2**.

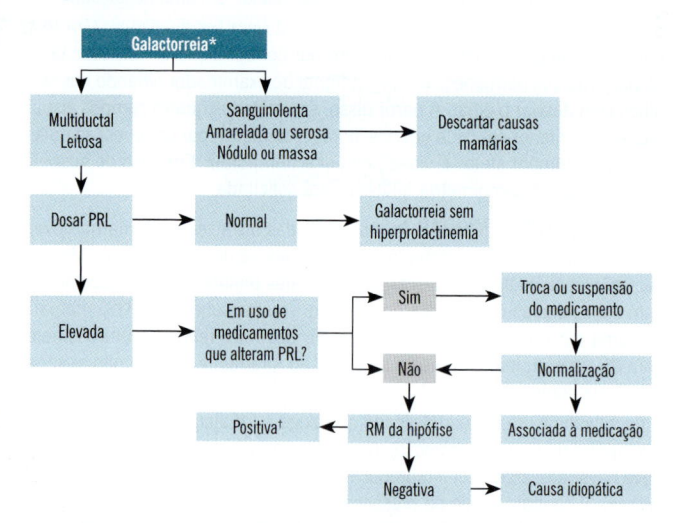

FIGURA 64.2 ▶ FLUXOGRAMA DE ABORDAGEM DO PACIENTE COM GALACTORREIA.
*Inicialmente, excluir gravidez, hipotireoidismo e insuficiência renal (ver texto).
[†]Referir-se ao **Quadro 64.1** para causas hipofisárias/hipotalâmicas.
PRL, prolactina; RM, ressonância magnética.

TRATAMENTO ▶ O tratamento deve ser direcionado à causa da galactorreia, e o paciente deve ser referenciado ao especialista sempre que necessário.

REFERÊNCIAS ▶

Gibney J, Smith TP, McKenna TJ. The impact on clinical practice of routine screening for macroprolactin. J Clin Endocrinol Metab. 2005;90(7):3927-32.

Golshan M. Nipple discharge. Waltham: UpToDate; 2016 [capturado em 30 set. 2017]. Disponível em: https://www.uptodate.com/contents/nipple-discharge.

Hussain AN, Policarpio C, Vincent MT. Evaluating nipple discharge. Obstet Gynecol Surv. 2006;61(4):278-83.

Melmed S, Casanueva FF, Hoffman AR, Kleinberg DL, Montori VM, Schlechte JA, et al. Diagnosis and treatment of hyperprolactinemia: an Endocrine Society clinical practice guideline. J Clin Endocrinol Metab. 2011;96(2):273-88.

Molitch ME. Diagnosis and treatment of pituitary adenomas: a review. JAMA. 2017;317(5):516-24.

Patel BK, Falcon S, Drukteinis J. Management of nipple discharge and the associated imaging findings. Am J Med. 2015;128(4):353-60.

Saraç F, Tütüncüoğlu P, Ozgen AG, Saygili F, Yilmaz C, Bilgen I, et al. Prolactin levels and examination with breast ultrasound or mammography. Adv Ther. 2008;25(1):59-66.

Snyder PJ. Causes of hyperprolactinemia. Waltham: UpToDate; 2017 [capturado em 30 set. 2017]. Disponível em: https://www.uptodate.com/contents/causes-of-hyperprolactinemia.

Williams RH, Melmed S. Williams textbook of endocrinology. 12th ed. Philadelphia: Elsevier; 2011.

LEITURA RECOMENDADA ▶

Klibanski A. Clinical practice. Prolactinomas. N Engl J Med. 2010;362(13):1219-26.

CAPÍTULO 65

GANHO DE PESO

EVELINE PREDEBON MORSCH
TANIA WEBER FURLANETTO

CONCEITO E CLASSIFICAÇÃO ▶ Ganho de peso é um evento multifatorial, que envolve aspectos biológicos e psicossociais. Após o término da puberdade, o aumento no peso é esperado apenas durante a gestação. Fora dessa situação, está associado ao aumento de morbimortalidade.

O índice de massa corporal (IMC) – que é o peso em quilogramas dividido pelo quadrado da altura em metros – é o método mais utilizado para classificação do peso (Tabela 65.1). No entanto, ele possui limitações, pois não considera percentuais de gordura e massa magra, sexo e idade.

O risco de comorbidades aumenta progressivamente com o aumento do conteúdo total de gordura no organismo, especialmente quando há distribuição centrípeta da gordura. Portanto, indivíduos portadores ou com história familiar de doenças associadas ao excesso de peso devem ser estimulados a manter o peso normal. Mesmo pequenos aumentos de peso da juventude à idade madura têm sido associados ao aumento de morbimortalidade.

CAUSAS E DIAGNÓSTICO DIFERENCIAL
▶ Obesidade primária – ou excesso de gordura corporal sem causa específica definida – é a causa mais comum (ver Capítulo 90, Obesidade). Fatores genéticos associados a componentes psicológicos, socioculturais e estilo de vida (erro alimentar, dieta hipercalórica, sedentarismo, privação de sono) são sabidamente relacionados à obesidade. No entanto, é importante a identificação etiológica de possíveis causas secundárias de ganho de peso, especialmente se há quadro clínico sugestivo, pois oferece a oportunidade de tratamento específico. Nesse contexto, distúrbios endócrinos, medicações, síndromes genéticas e abandono do tabagismo englobam as principais causas (**Quadro 65.1**).

TABELA 65.1 ▶ CLASSIFICAÇÃO DO PESO DE ACORDO COM O ÍNDICE DE MASSA CORPORAL

CLASSIFICAÇÃO	IMC (KG/M^2)
Peso normal	$> 18,5$-$24,9$
Sobrepeso	25-$29,9$
Obesidade grau 1	30-$34,9$
Obesidade grau 2	35-$39,9$
Obesidade grau 3	≥ 40

IMC, índice de massa corporal.

DISTÚRBIOS ENDÓCRINOS
▶ Os distúrbios endócrinos associados ao ganho de peso são:

- **Hipercortisolismo:** é causa relativamente comum de ganho de peso. Em geral, resulta de uso crônico de corticosteroides e raramente de síndrome de Cushing endógena;
- **Hipotireoidismo e hipertireoidismo:** o aumento de peso relacionado ao hipotireoidismo geralmente é modesto (até 2-4 kg) e deve-se à diminuição na taxa metabólica. O hipertireoidismo, por sua vez, pode associar-se ao ganho de peso apesar do aumento no metabolismo, devido ao aumento no apetite;
- **Síndrome dos ovários policísticos:** caracteriza-se por ciclos anovulatórios com irregularidade menstrual e hiperandrogenismo clínico ou laboratorial, tendo sido descartadas outras doenças com quadro semelhante (ver Capítulo 74, Hirsutismo). Está comumente associada à síndrome metabólica, e excesso de peso está presente em 40 a 85% das pacientes;

- **Menopausa:** frequentemente ocorre ganho de peso e aumento de circunferência abdominal nos primeiros anos após a menopausa, devido à perda de massa magra e ao aumento proporcional na gordura corporal;
- **Obesidade hipotalâmica:** centros hipotalâmicos envolvidos no controle do apetite e saciedade podem, raramente, ser acometidos por doenças inflamatórias ou neoplásicas, das quais o craniofaringioma é a mais comum. Cirurgias na região do hipotálamo também podem comprometer o controle do apetite, causando ganho de peso de rápida evolução;
- **Hiperinsulinemia:** ocorre por secreção pancreática excessiva de insulina por neoplasias malignas ou benignas das ilhotas de Langerhans, administração exógena de insulina em diabéticos e uso não médico da insulina para provocar hipoglicemia factícia. A hiperinsulinemia observada na síndrome metabólica (obesidade, hipertensão arterial, dislipidemia, resistência insulínica) ocorre secundariamente – pelo menos em parte – ao aumento da gordura visceral;
- **Deficiência de hormônio do crescimento (GH, do inglês *growth hormone*):** o GH aumenta a conversão de gorduras em energia para o crescimento corporal e a síntese de proteínas. Lesão ou remoção da hipófise resultam em acúmulo de gordura, que é reversível com reposição exógena do hormônio.

MEDICAÇÕES ▶ Algumas medicações podem induzir aumento de apetite ou acúmulo de gorduras (ver **Quadro 65.1**).

ABANDONO DO TABAGISMO ▶ Mecanismos sugeridos incluem aumento do apetite e diminuição no metabolismo basal pela retirada da nicotina, além de melhora no paladar. O ganho médio de peso é de 4 a 5 kg, mas pode ser bem superior. Paradoxalmente, pacientes que começam a fumar tendem a aumentar a circunferência abdominal, apesar da diminuição do peso corporal total.

SÍNDROMES GENÉTICAS ▶ As síndromes de Prader-Willi e de Laurence-Moon-Biedl são síndromes raras associadas à obesidade.

DIAGNÓSTICO E AVALIAÇÃO

▶ Uma vez que obesidade primária é a causa mais frequente de excesso de peso, a busca de outras etiologias deve basear-se em achados da história e do exame físico.

Na **anamnese**, considerar tempo de início do quadro, magnitude do ganho de peso, alteração no apetite, medicações em uso, sintomas psicológicos, atividade física, ingestão calórica e história familiar.

No **exame físico**, devem ser avaliados peso, estatura, padrão de distribuição da gordura corporal, presença de edema, fácies e dados clínicos sugestivos de doenças endocrinológicas ou genéticas.

Após essa avaliação inicial, direciona-se a investigação adicional com **exames complementares** conforme necessidade (tireotrofina [TSH], glicose, insulina, testes de triagem para síndrome de Cushing endógena, avaliação da secreção do GH, dosagem de fator de crescimento semelhante à insulina tipo 1 [IGF-1, do inglês *insulin-like growth factor-1*], peptídeo C e outros).

QUADRO 65.1 ▶ PRINCIPAIS CAUSAS DE GANHO DE PESO

Obesidade primária

Distúrbios endócrinos
- Hipercortisolismo
- Hipotireoidismo
- Hipertireoidismo
- Síndrome dos ovários policísticos
- Menopausa
- Obesidade hipotalâmica
- Hiperinsulinemia
- Deficiência de hormônio do crescimento

Medicações
- Corticosteroides
- Antidepressivos (tricíclicos, paroxetina)
- Lítio
- Anticonvulsivantes (ácido valproico, carbamazepina, gabapentina)
- Antidiabéticos (insulina, sulfonilureias, glitazonas)
- Estrogênios
- Anticoncepcionais orais
- Cipro-heptadina
- Fenotiazinas
- β-Bloqueadores

Abandono do tabagismo

Síndromes genéticas
- Síndrome de Prader-Willi
- Síndrome de Laurence-Moon-Biedl

TRATAMENTO ▶

Uma vez identificada uma causa subjacente, a instituição do tratamento adequado possibilita reversão (ao menos parcial) do excesso de peso em algumas situações. Nos pacientes com obesidade primária e nos casos em que o tratamento da doença de base não resulta em emagrecimento, utiliza-se um conjunto de medidas que inclui redução na ingestão calórica, aumento do gasto energético (atividade física), suporte psicológico e medicações aprovadas para o tratamento da obesidade. Pacientes com obesidade grau 2, quando associada a problemas de saúde, ou obesidade grau 3 podem beneficiar-se de cirurgia bariátrica.

LEITURAS RECOMENDADAS ▶

Blundell JE, Dulloo AG, Salvador J, Frühbeck G, EASO SAB Working Group on BMI. Beyond BMI--phenotyping the obesities. Obes Facts. 2014;7(5):322-8.

Clinical guidelines on the identification, evaluation, and treatment of overweight and obesity in adults--the evidence report. National Institutes of Health. Obes Res. 1998;6 Suppl 2:51S-209S.

Jensen MD, Ryan DH, Apovian CM, Ard JD, Comuzzie AG, Donato KA, et al. 2013 AHA/ACC/TOS guideline for the management of overweight and obesity in adults: a report of the American College of Cardiology/American Heart Association Task Force on Practice Guidelines and The Obesity Society. Circulation. 2014;129(25 Suppl 2):S102-38.

Kasper DL, Fauci AS, Hauser SL, Longo DL, Jameson JL, Loscalzo J. Harrison's principles of internal medicine. 19th ed. New York: McGraw-Hill; [2015].

Leslie WS, Hankey CR, Lean ME. Weight gain as an adverse effect of some commonly prescribed drugs: a systematic review. QJM. 2007;100(7):395-404.

Leslie WS, Koshy PR, Mackenzie M, Murray HM, Boyle S, Lean ME, et al. Changes in body weight and food choice in those attempting smoking cessation: a cluster randomised controlled trial. BMC Public Health. 2012;12:389.

Lovejoy JC. The menopause and obesity. Prim Care. 2003;30(2):317-25.

CAPÍTULO 66

GLOSSITE

ANDRÉ WILSON DE LIMA OLIVEIRA
JOSÉ LUIZ MÖLLER FLÔRES SOARES

CONCEITO E ASPECTOS EPIDEMIOLÓGICOS ▶ Glossite denota inflamação da língua, seja ela aguda ou crônica. A diferenciação entre causas benignas e lesões indicativas de doenças sistêmicas é uma importante habilidade clínica, uma vez que pode assegurar a tranquilidade do paciente ou chamar a atenção do médico para alguma condição tratável.

Dados epidemiológicos brasileiros sobre o tema são escassos, mas um levantamento da National Health and Nutrition Examination Survey (NHANES) apontou prevalência de 15,5% para lesões em língua na população adulta dos Estados Unidos, ao passo que um trabalho indiano evidenciou prevalência de 12,07% em uma população com idades entre 12 e 80 anos.

Os três tipos de lesões mais comuns observados em ambos os estudos foram a língua geográfica (glossite migratória benigna), a língua pilosa (*furred/coated/hairy tongue*) e a glossite atrófica.

CLASSIFICAÇÃO ▶ A glossite pode manifestar-se das seguintes maneiras:

- **Glossite atrófica (Figura 66.1)**: língua lisa, brilhante, de coloração avermelhada ou rósea. Costuma apresentar sensação dolorosa quando causada por déficits nutricionais (anemia ferropriva e vitaminas do complexo B). É primariamente uma manifestação de doenças sistêmicas, incluindo infecções;
- **Língua geográfica (glossite migratória benigna) (Figura 66.2)**: lesão autolimitada caracterizada por áreas de atrofia papilar (lisas e róseas) circundadas por áreas normais ou de hipertrofia papilar (elevadas e, por vezes, esbranquiçadas). As lesões atróficas resolvem-se em questão de horas e alternam sua localização. De causa desconhecida, a língua

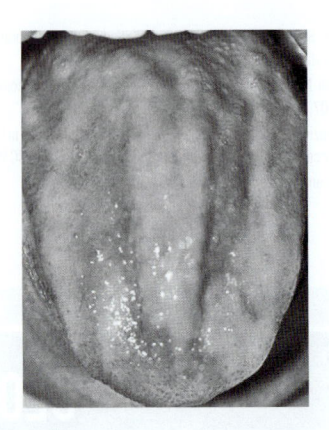

FIGURA 66.1 ▶ GLOSSITE ATRÓFICA.
Fonte: Chi e colaboradores.

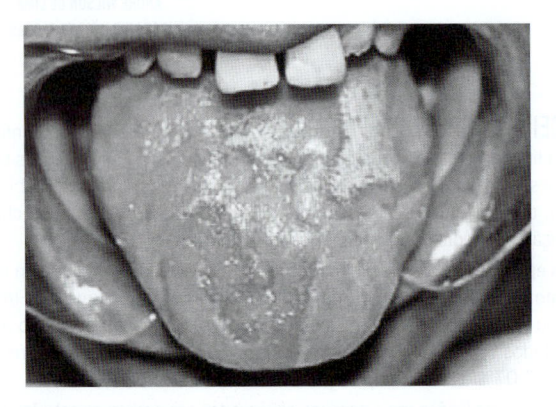

FIGURA 66.2 ▶ LÍNGUA GEOGRÁFICA (GLOSSITE MIGRATÓRIA BENIGNA).
Fonte: Reamy e colaboradores.

geográfica é quase sempre assintomática. Tem associação com a língua fissurada e há controvérsia sobre sua associação com a psoríase;
- **Língua fissurada (Figura 66.3)**: variante normal em até 11% da população, é mais comum em idosos. Em geral, é assintomática, exceto em casos de retenção de restos alimentares e crescimento bacteriano exagerado. Tem associação com síndrome de Down, síndrome de Melkersson-Rosenthal, síndrome de Sjögren, língua geográfica, psoríase e acromegalia;
- **Glossite romboide mediana (Figura 66.4)**: forma incomum de glossite associada à candidíase crônica. Afeta 3 homens para cada mulher e responde satisfatoriamente ao uso de fármacos antifúngicos tópicos ou sistêmicos. Normalmente acomete apenas a língua; entretanto, pode haver

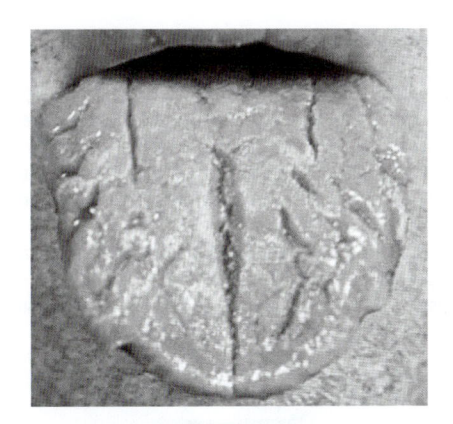

FIGURA 66.3 ▶ LÍNGUA FISSURADA.
Fonte: Wolff e colaboradores.

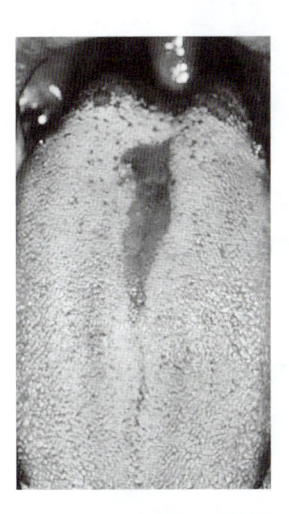

FIGURA 66.4 ▶ GLOSSITE ROMBOIDE MEDIANA.
Fonte: Reamy e colaboradores.

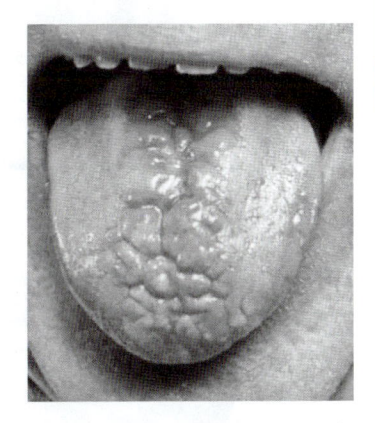

FIGURA 66.5 ▶ GLOSSITE HERPÉTICA GEOMÉTRICA.
Fonte: Mangold e colaboradores.

envolvimento concomitante do palato em pacientes imunossuprimidos – situação em que é imperativo pesquisar infecção pelo vírus da imunodeficiência humana (HIV, do inglês *human immunodeficiency virus*);
- **Glossite herpética geométrica** (**Figura 66.5**): a língua pode ser afetada pela forma clássica de lesão herpética – vesículas, úlceras superficiais e crostas – ou pela glossite herpética geométrica, outra condição descrita em

GLOSSITE

pacientes imunossuprimidos. Apresenta-se com fissuras dolorosas na região central da língua, e o tratamento é feito com aciclovir e antivirais afins;
- **Língua pilosa** (Figura 66.6): diagnóstico diferencial de glossite, é uma afecção benigna decorrente do acúmulo excessivo de queratina nas papilas filiformes. A coloração pode variar de esbranquiçada a amarronzada/enegrecida pelo aprisionamento de restos alimentares e crescimento bacteriano. Tem associação com tabagismo, uso de antibióticos, respiração bucal, dieta pobre em fibras, etilismo e má higiene oral;
- **Leucoplasia pilosa oral** (Figura 66.7): tradicionalmente vista em pacientes imunossuprimidos pelo HIV, é causada pelo vírus Epstein-Barr (EBV, do inglês *Epstein-Barr virus*) e difere da língua pilosa por sua localização

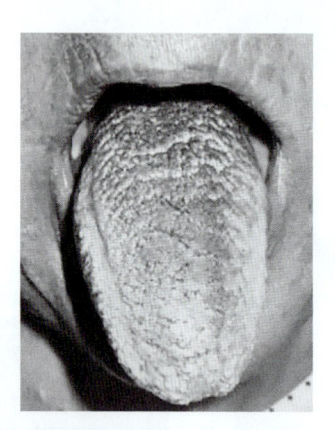

FIGURA 66.6 ▶ **LÍNGUA PILOSA.**
Fonte: Tous-Romero e colaboradores.

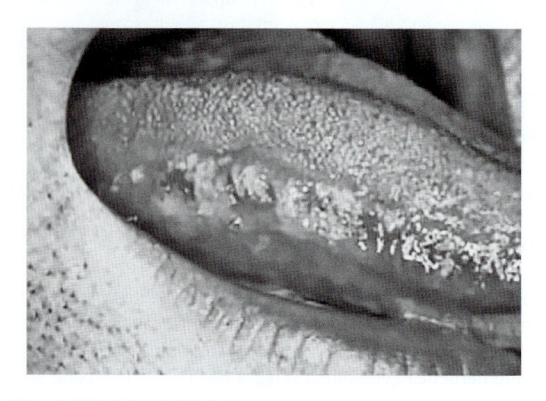

FIGURA 66.7 ▶ **LEUCOPLASIA PILOSA ORAL.**
Fonte: Reamy e colaboradores.

típica nas margens laterais da língua. O tratamento baseia-se na terapia antirretroviral e no uso de aciclovir, mas a recorrência é comum.

CAUSAS ▶ Variam conforme o tipo de lesão:

- Deficiências nutricionais: ferro (classicamente descrita na síndrome de Plummer-Vinson), niacina (pelagra), riboflavina, vitamina B_{12} e ácido fólico;
- Infecções: candidíase, herpes-vírus (herpes-vírus simples 1 e 2, EBV, sífilis;
- Doenças sistêmicas: amiloidose, doença celíaca, anemia perniciosa, desnutrição, sarcoidose, síndrome de Sjögren, pênfigo vulgar, penfigoide, eritema multiforme, síndrome de Stevens-Johnson, líquen plano;
- Reação farmacológica: principalmente se causar xerostomia;
- Uso crônico de antiácidos contendo bismuto;
- Dieta pobre em fibras;
- Irritantes químicos;
- Radioterapia;
- Uso de antibióticos sistêmicos;
- Má higiene oral: agravada por respiração bucal;
- Tabagismo;
- Álcool.

CARACTERÍSTICAS DO COMPORTAMENTO DE PACIENTES COM ESSA DOENÇA

▶ Normalmente indolor, por vezes pode cursar com halitose ou sensação de ardência. A perda das papilas filiformes e fungiformes confere o aspecto de lisura, ao passo que a hipertrofia de papilas é refletida na aparência pilosa.

DIAGNÓSTICO E AVALIAÇÃO

▶ A **anamnese** e o **exame físico** são suficientes para o diagnóstico da maior parte das glossites e diagnósticos diferenciais. **Exames laboratoriais** ganham importância quando se suspeita de alguma doença sistêmica, incluindo causas nutricionais. **Biópsias** são indicadas apenas em lesões suspeitas de malignidade; no entanto, a apresentação costuma ser tumoração ou úlcera, e não glossite. É necessário interrogar quanto ao tempo de surgimento da lesão, sintomas antecedentes e associados, uso de medicamentos e ingestão de possíveis substâncias irritantes, história de tabagismo e uso de álcool. Ao exame, cabe ressaltar que, além da inspeção cuidadosa da cavidade oral como um todo, é crucial pesquisar linfadenopatia de cabeça e pescoço.

TRATAMENTO

▶ Não há consenso com base em evidências na literatura sobre o tratamento de glossites em geral ou em suas formas peculiares. Em geral, não é necessário o tratamento específico nas condições benignas/autolimitadas da língua – tranquilizar o paciente torna-se a medida mais importante. Medidas gerais incluem melhora da higiene bucal (escovação suave da língua e bochecho com antissépticos) e cessação de tabagismo e do consumo temporários de alimentos apimentados ou muito quentes.

Alguns casos beneficiam-se de corticosteroides tópicos por ciclos curtos. Aciclovir é indicado para a glossite geométrica herpética e para a leucoplasia pilosa oral pelo EBV. Antifúngicos tópicos podem ser utilizados nas lesões por *Candida* spp. Glossites carenciais exigem a reposição do nutriente em questão, e condições sistêmicas podem requerer tratamento direcionado.

REFERÊNCIAS ▶

Byrd JA, Bruce AJ, Rogers RS 3rd. Glossitis and other tongue disorders. Dermatol Clin. 2003;21(1):123-34.

Chi AC, Neville BW, Krayer JW, Gonsalves WC. Oral manifestations of systemic disease. Am Fam Physician. 2010;82(11):1381-8.

Mangold AR, Torgerson RR, Rogers RS 3rd. Diseases of the tongue. Clin Dermatol. 2016;34(4):458-69.

Patil S, Kaswan S, Rahman F, Doni B. Prevalence of tongue lesions in the Indian population. J Clin Exp Dent. 2013;5(3):e128-32.

Reamy BV, Derby R, Bunt CW. Common Tongue Conditions in Primary Care. Am Fam Physician. 2010;81(5):627-34.

Shulman JD, Beach MM, Rivera-Hidalgo F. The prevalence of oral mucosal lesions in U.S. adults: data from the Third National Health and Nutrition Examination Survey, 1988-1994. J Am Dent Assoc. 2004;135(9):1279-86.

Tous-Romero F, Burillo-Martínez S, Prieto-Barrios M, Maroñas-Jiménez L. Black hairy tongue cured concurrently with respiratory infection. Cleve Clin J Med. 2017;84(6):434-5.

Wolff K, Johnson RA, Saavedra AP. Fitzpatrick atlas de dermatologia clínica. 7. ed. Ciudad del México: McGraw-Hill Education; 2014.

LEITURA RECOMENDADA ▶

Islam NM, Bhattacharyya I, Cohen DM. Common oral manifestations of systemic disease. Otolaryngol Clin North Am. 2011;44(1):161-82, vi.

CAPÍTULO 67

HALITOSE

FRANCISCO LOES
JOÃO HENRIQUE COSTA CALEGARI

CONCEITOS E ASPECTOS EPIDEMIOLÓGICOS ▶

Hálito é a percepção de cheiro que pode ser sentida quando o ar passa pela boca, o que acontece, por exemplo, durante a expiração, a fala e até mesmo em situações cuja origem está no trato gastrintestinal. Diz-se que há **halitose** (ou mau-hálito) quando qualquer cheiro ofensivo pode ser detectado. Gases que podem ser encontrados no hálito, mas que não são detectados pelo nariz, não entram nesse conceito.

A incidência é desconhecida, e a halitose pode ser encontrada em qualquer faixa etária. Há associações com piora da halitose pela manhã, variação conforme a produção de saliva e faixa etária. Apesar de não ser causa direta de morte, o conhecimento e o tratamento da halitose devem ser um esforço conjunto de médicos e dentistas.

A halitose é um marcador de bem-estar da população e também parece ser um indicador de saúde e higiene oral. Há, também, pacientes que não possuem halitose, mas acreditam tê-la; estes são chamados de halitofóbicos.

CLASSIFICAÇÃO ▶ Não existe classificação única. Alguns artigos dividem entre **causas orais** e **causas extraorais**. Quanto ao exame do paciente, o odor do hálito pode ser classificado em uma escala de 0 a 5; porém, essa escala é subjetiva (será discutida adiante).

CAUSAS ▶ As causas podem ser classificadas de acordo com o local de produção do mau odor. Em geral, existem dois grandes grupos: causas orais (90%) e causas extraorais (10%):

- **Causas orais:** restos de resíduos alimentares, gengivite, gengivite ulcerativa necrosante aguda (doença de Vincent), cárie, doença periodontal, carcinomas orais/orofaríngeos, uso de próteses dentárias ou má higiene relacionada a aparelhos ortodônticos, tabagismo, cicatriz de ferida operatória, tonsilite, abscesso dentário ou tonsilar, língua pilosa;
- **Causas nasais:** rinite, sinusite, corpo estranho;
- **Doenças sistêmicas:** cetoacidose diabética, hepatopatia, uremia;
- **Causas pulmonares:** doença pulmonar crônica, bronquiectasias, abscesso pulmonar;
- **Outras causas:** doença psiquiátrica, halitofobia, infecção gástrica por *Helicobacter pylori*, xerostomia, hálito etílico, alimentos, medicamentos, fístula gastrocólica (rara, mas já relatada).

A halitose tem sua origem na cavidade oral em 80 a 90% dos pacientes ambulatoriais, e sua principal causa é o resultado da quebra de aminoácidos derivados de proteínas presentes na saliva, por meio de bactérias acumuladas principalmente entre os dentes e na parte posterior do dorso da língua. Outras causas orais mais comuns de halitose são os restos alimentares, as células epiteliais descamadas da mucosa bucal, o sangue e o gotejamento pós-nasal. Compostos sulfúricos voláteis, resultantes da degradação dos aminoácidos presentes na saliva, são os responsáveis por grande parte do mau-hálito, sendo usados também como indicadores de mau odor oral. Meios pobres em carboidratos, com pH neutro ou alcalino, e meios anaeróbios são os que mais favorecem a formação desses compostos voláteis, aumentando ainda mais o odor fétido quando a cavidade oral se encontra seca, pois assim a volatilização dos gases é facilitada. Entre as bactérias responsáveis pela produção desses gases voláteis, estão as bactérias anaeróbias e gram-negativas proteolíticas.

Alguns estudos encontraram correlação significativa entre gengivite e mau--hálito, principalmente quando há inflamação ativa. Entre outras causas locais de halitose encontram-se a gengivite ulcerativa necrosante aguda, a doença periodontal crônica, o abscesso dentário ou tonsilar, os carcinomas orais ou orofaríngeos, o alongamento das papilas filiformes ("língua pilosa") – o qual pode estar associado com uso de antimicrobianos –, o consumo de álcool, a desidratação e a doença sistêmica. Fatores predisponentes para gengivite ulcerativa necrosante aguda incluem tabagismo, desnutrição, imunodeficiências (p. ex., vírus da imunodeficiência humana [HIV, do inglês *human immunodeficiency virus*]) e outras infecções virais. As substâncias implicadas são etanol, dissulfiram, dinitrato de isossorbida, hidrato de cloral e dimetilsulfóxido (DMSO), que são excretadas em parte pelo pulmão. Xerostomia por qualquer causa – por exemplo, drogas, febre, desidratação, síndrome de Sjögren e radioterapia – pode produzir mau-hálito por reduzir o *clearance* de bactérias orais.

Tumores intraorais, principalmente de células escamosas, podem alcançar grandes proporções, além de áreas de necrose. O diagnóstico de halitose pode preceder a percepção do paciente de lesão vegetante. A observação direta da cavidade oral é importante nesses casos, estando sempre indicada na avaliação inicial do paciente com halitose.

Outras causas menos frequentes devem ser consideradas em pacientes com outras comorbidades. Causas de halitose incluem abscessos pulmonares, bronquiectasias, insuficiência renal (hálito urêmico), insuficiência hepática (*fetor hepaticus*), carcinomas, disfunções metabólicas e bioquímicas. Acredita-se que as causas originadas no trato gastrintestinal, ao contrário do que muitos podem pensar, não justifiquem o mau-hálito, já que o esôfago fica colabado na maior parte do tempo. Ainda assim, encontram-se relatos de casos raros, como fístula gastrocólica diagnosticada a partir de uma queixa de halitose.

A halitose também pode ser imaginária ou uma característica alucinatória em pacientes com esquizofrenia ou epilepsia do lobo temporal.

Trimetilaminúria é uma condição genética rara, que pode ser suspeitada em pacientes com hálito de peixe.

A halitose pode ser exacerbada por uma série de fatores: acúmulo de gota pós-nasal na parte posterior do dorso da língua, má higiene oral, xerostomia, ingestão de álcool, ciclo menstrual, alguns alimentos específicos (alho, cebola) e doença periodontal. Quanto ao consumo de alho, por mais que após a ingestão seja feita efetiva higiene oral, o cheiro característico pode permanecer por haver absorção na mucosa e posterior eliminação conforme o alimento é digerido.

Em crianças pré-escolares, deve haver suspeição de corpo estranho dentro do nariz, principalmente peças pequenas encontradas pelas crianças durante períodos não supervisionados. Cáries não costumam ser mal cheirosas, a menos que sejam suficientemente grandes para conter restos alimentares. Parasitoses devem ser consideradas como uma possível causa de halitose em crianças.

DIAGNÓSTICO E AVALIAÇÃO

A investigação inicial deve respeitar os princípios da propedêutica médica. Inicia-se com **anamnese** e perguntas relacionadas à queixa de halitose, seguidas pelo teste organoléptico e, posteriormente, testes mais objetivos como o uso do halímetro e/ou teste de BANA

(N-benzoil-DL-arginina-2-naftilamida) conforme disponibilidade. Treinar o olfato para percepção de diferentes aromas também é uma habilidade médica que faz parte do exame físico. Com os testes positivos, pode-se iniciar a investigação da etiologia. Porém, se os testes forem negativos, pode-se pensar em halitose fictícia, imaginária ou alucinatória, e o paciente deve ser encaminhado para avaliação psicológica.

Pode-se pedir a participação de uma pessoa íntima do paciente para constatar o mau odor e se o mau odor é diário. Também se deve questionar sobre o uso de medicações e sobre os hábitos alimentares.

No **exame físico**, pede-se que o paciente inspire profundamente pelas narinas e expire pela boca. Assim, o examinador, a uma distância de 5 a 20 cm, pode mensurar o odor em uma escala de 0 a 5 (0 = sem odor; 1 = odor apenas detectável; 2 = odor leve; 3 = odor moderado; 4 = odor grave; 5 = odor insuportável). Se não for sentido nenhum odor, pode-se pedir que o paciente conte de 1 a 20 em voz alta.

Paciente que não apresenta halitose no momento do exame físico não deve, de imediato, ser considerado halitofóbico.

A **autoavaliação** também pode ajudar no diagnóstico. Pede-se que o paciente passe a língua em seu próprio punho e que sinta o odor logo em seguida. Se apresentar mau cheiro, pode-se dizer que a saliva está contribuindo para o mau-hálito. O examinador também pode pedir que o paciente respire apenas pelo nariz: odores nasais e orais com a mesma qualidade tendem a ser de origem sistêmica.

Ao fazer gargarejos e enxágues com antisséptico oral por 1 semana, pode-se inferir a origem oral do mau-hálito se o odor for significativamente reduzido.

O **teste organoléptico**, embora frequentemente utilizado, é de caráter subjetivo e limitado, pois depende de alguns fatores, como a capacidade olfatória do examinador e as afecções que podem mascarar a halitose. O paciente recebe algumas orientações, que devem ser seguidas durante as 3 horas anteriores ao teste: não fumar, não usar enxaguantes bucais, não escovar os dentes, não comer e não aplicar qualquer tipo de fragrância.

Durante o exame, além do exame completo da cavidade oral e da dentição, não se pode esquecer de incluir a inspeção nasal, do espaço pós-nasal e de todas as superfícies mucosas da faringe.

Como o teste organoléptico é subjetivo e limitado, é possível utilizar testes mais objetivos como o **halímetro**, que detecta os compostos sulfurados voláteis no ar exalado de forma quantitativa, e o **teste de BANA**, utilizado para identificar bactérias que participam no processo de destruição periodontal e que são causadoras de mau-hálito.

Deve-se sugerir **endoscopia digestiva** quando outros sintomas suportarem a hipótese diagnóstica. Não deve ser usada isoladamente na investigação de halitose ou para excluir causa gastrintestinal. Uma possível relação tem sido sugerida entre *H. pylori* e halitose; porém, em um estudo para avaliar a prevalência do *H. pylori* e de sintomas gastrintestinais em pacientes com diabetes melito tipo 1, aqueles com *H. pylori*, pelo teste da urease, tiveram prevalência de halitose semelhante à prevalência dos pacientes não infectados.

A **Figura 67.1** apresenta um fluxograma para a investigação da halitose.

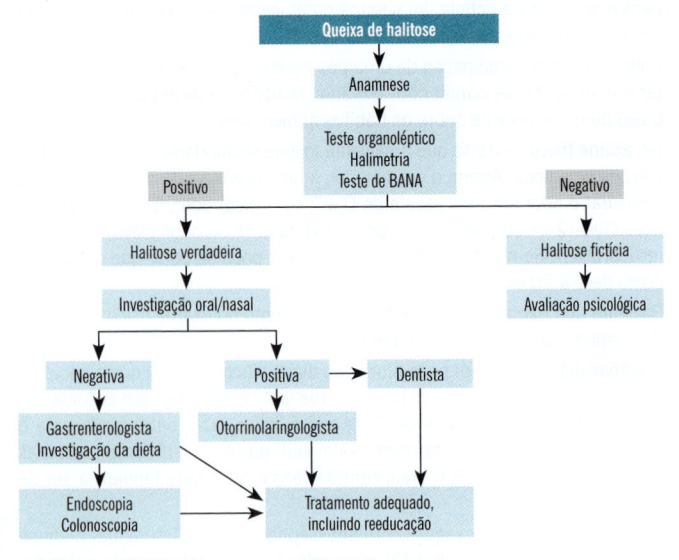

FIGURA 67.1 ▶ FLUXOGRAMA PARA INVESTIGAÇÃO DA HALITOSE.
BANA, N-benzoil-DL-arginina-2-naftilamida.
Fonte: Dal Rio e colaboradores.

TRATAMENTO ▶ Pacientes com causa identificável de halitose devem ter essa condição tratada, necessitando, por vezes, de encaminhamento ao odontólogo.

Existem medidas gerais que se mostram efetivas para a maioria dos pacientes cujos sintomas podem ser atribuídos a condições orais:

- Fazer a higiene oral com uso diário de fio dental;
- Limpar a região posterior da língua. Existem dispositivos específicos no mercado para raspagem da língua, que deve ser feita com movimentos suaves. Não devem ser utilizados objetos metálicos. Dispositivos plásticos parecem ter superioridade quanto ao uso da própria escova para limpeza da língua;
- Antissépticos bucais com clorexidina podem ser utilizados. Enxaguantes bucais parecem ser mais efetivos quando utilizados após lavagem apropriada dos dentes e antes de dormir. Em caso de uso de dentaduras,

removê-las ao dormir, deixando-as em desinfetante apropriado caso não haja contraindicação;
- Comer alimentos com fibras e ingerir água são medidas que parecem auxiliar no tratamento. Por outro lado, o uso de substâncias com álcool e cafeína parece estar relacionado à piora do hálito;
- Usar goma de mascar, por curto período de tempo, se a boca estiver seca ou depois das refeições.

O uso empírico de antimicrobianos não é aconselhado, sendo associado apenas com alívio transitório dos sintomas. Pacientes com queixa de tonsilólitos (cáseo amigdaliano) podem associar o odor fétido do material à halitose; porém, não parece haver relação. O mau-hálito não deve ser, por si só, indicação de tonsilectomia. Existe abordagem às criptas com criptólise a *laser*.

Outras situações possuem tratamento específico conforme sua gênese. Para pacientes com trimetilaminúria, o tratamento consiste em reduzir a ingestão dos precursores de trimetilamina (carnitina e colina). Na doença de Vincent, pode-se usar metronidazol por 3 dias. Em casos graves e recalcitrantes de halitose, mesmo sem causa estabelecida, pode ser usado metronidazol por 7 dias, mas essa conduta é controversa. Em crianças com parasitose intestinal causando mau-hálito, o mebendazol mostrou redução da halitose quando comparado com placebo. A erradicação do *H. pylori* em pacientes com dispepsia não ulcerosa resolveu a halitose em 61,5% dos casos. Nos casos acompanhados de xerostomia, podem ser utilizadas gomas de mascar e preparações com carboximetilcelulose sódica 1% oral. Antissépticos contendo peróxido de hidrogênio podem ser úteis no manejo da gengivite necrosante ulcerativa aguda, mas não são indicados na maioria das outras infecções orais.

REFERÊNCIA ▶

Dal Rio ACC, Nicola EMD, Teixeira ARF. Halitose: proposta de um protocolo de avaliação. Rev Bras Otorrinolaringol. 2007;73(6):835-842.

LEITURAS RECOMENDADAS ▶

Bosy A, Kulkarni GV, Rosenberg M, McCulloch CA. Relationship of oral malodor to periodontitis: evidence of independence in discrete subpopulations. J Periodontol. 1994;65(1):37-46.

Delanghe G, Ghyselen J, van Steenberghe D, Feenstra L. Multidisciplinary breath-odour clinic. Lancet. 1997;350(9072):187.

Kleinberg I, Westbay G. Salivary and metabolic factors involved in oral malodor formation. J Periodontol. 1992;63(9):768-775.

Kozlovsky A, Gordon D, Gelernter I, Loesche WJ, Rosenberg M. Correlation between the BANA Test and Oral Malodor Parameters. J Dent Res. 1994;73(5):1036-1042.

Leandrin TP, Boeck EM, Ricci HA, Andrade MF, Cerqueira-Leite JBB. Avaliação da percepção pessoal em relação à condição de halitose e confirmação clínica. Rev Odontol UNESP. 2015;44(5):299-304.

Liu XN, Shinada K, Chen XC, Zhang BX, Yaegaki K, Kawaguchi Y. Oral malodor-related parameters in the Chinese general population. J Clin Periodontol. 2006;33(1):31-36.

Nakhleh MK, Quatredeniers M, Haick H. Detection of halitosis in breath: between the past, present, and future. Oral Dis. 2017. [Epub ahead of print].

Porter SR, Scully C. Oral malodour (halitosis). BMJ. 2006;333(7569):632-635.

Quirynen M, Dadamio J, Van den Velde S, De Smit M, Dekeyser C, Van Tornout M, et al. Characteristics of 2000 patients who visited a halitosis clinic. J Clin Periodontol. 2009;36(11):970-975.

Sopapornamorn P, Ueno M, Shinada K, Yanagishita M, Kawaguchi Y. Relationship between total salivary protein content and volatile sulfur compounds levels in malodor patients. Oral Surg Oral Med Oral Pathol Oral Radiol Endod. 2007;103(5):655-660.

van den Broek AM, Feenstra L, de Baat C. A review of the current literature on aetiology and measurement methods of halitosis. J Dent. 2007;35(8):627-635.

Veeresha KL, Bansal M, Bansal V. Halitosis: a frequently ignored social condition. J Int Soc Prev Community Dent. 2011;1(1):9-13.

CAPÍTULO 68

HEMATÊMESE E MELENA

MARIANA FRIZZO DE GODOY
PRISCILA SILVA
PAULO ROBERTO LERIAS DE ALMEIDA

CONCEITOS E ASPECTOS EPIDEMIOLÓGICOS ▶ A hemorragia digestiva alta (HDA), definida como sangramento cuja origem se situa acima do ângulo de Treitz, manifesta-se comumente por hematêmese e melena. **Hematêmese** é caracterizada como vômito de sangue fresco (vermelho-rutilante) ou "em borra de café", enquanto **melena** se refere a fezes enegrecidas e fétidas. A HDA é mais frequente do que a hemorragia digestiva baixa, e, em 90% dos casos, a melena representa sangramento digestivo alto, mas também pode ser originada de hemorragias na orofaringe, no intestino delgado ou no colo do intestino.

A HDA é mais frequente em homens do que em mulheres e apresenta pior prognóstico em pacientes com mais de 60 anos devido às comorbidades associadas e à maior frequência do uso de antiplaquetários e anticoagulantes.

Estima-se que a incidência anual de HDA nos Estados Unidos seja de cerca de 40 a 150 casos a cada 100 mil habitantes, frequentemente levando a hospitalizações, com alta morbimortalidade associada. A mortalidade em decorrência de sangramento digestivo alto vem decrescendo nos últimos anos devido à terapia endoscópica, e atualmente se encontra em cerca de 1 a 7% nos Estados Unidos, tendo em vista a diminuição do risco de ressangramento após essa intervenção.

CLASSIFICAÇÃO ▶ A HDA é dividida em dois grupos, conforme a origem do sangramento: **varicosa** e **não varicosa**.

CAUSAS ▶ As úlceras gastroduodenais são a causa mais comum de sangramento digestivo alto, responsáveis por 60% dos casos. Elas têm como principais fatores de risco a infecção por *Helicobacter pylori*, o uso de anti-inflamatórios não esteroides (AINEs), a hipersecreção gástrica e as úlceras de estresse.

A HDA varicosa tem como origem o sangramento decorrente de varizes esofágicas e a gastropatia hipertensiva portal, ambas secundárias a complicações de hipertensão portal. As varizes estão presentes em 50% dos pacientes cirróticos, e a taxa anual de sangramento é de 5 a 15%. A existência de varizes normalmente indica doença hepática avançada (Child-Pugh classe B ou C). A mortalidade, nesses casos, pode variar de 30 a 50%.

Esofagite é uma causa comum de HDA em pacientes hospitalizados e, em geral, está associada à doença do refluxo gastresofágico e ao uso de AINEs e bifosfonados.

Em pacientes com história de uso abusivo de álcool, podem ocorrer as fissuras de Mallory-Weiss após vômitos recorrentes. Isso também pode ser observado em pacientes com distúrbios alimentares como bulimia.

Etiologias comuns ainda incluem gastrite, duodenite, neoplasias do trato gastrintestinal superior e lesões vasculares, sendo a angiodisplasia a anormalidade vascular mais encontrada.

O **Quadro 68.1** resume as causas mais comuns de hematêmese e melena, em ordem decrescente de ocorrência.

QUADRO 68.1 ▶ CAUSAS MAIS COMUNS DE HEMORRAGIA DIGESTIVA ALTA

- Úlcera gástrica ou duodenal
- Varizes gastresofágicas
- Esofagite erosiva ou grave
- Gastrite/duodenite erosiva ou grave
- Gastropatia hipertensiva portal
- Angiodisplasia
- Pólipos/cânceres
- Síndrome de Mallory-Weiss

DIAGNÓSTICO E AVALIAÇÃO ▶

As principais manifestações clínicas da HDA são a hematêmese e a melena.

Nos casos em que o paciente está estável, a **anamnese** não pode deixar de conter a história patológica pregressa, incluindo doenças do trato gastrintestinal e sangramentos no passado, visto que em até 60% dos casos pode haver recorrência no mesmo local do sangramento prévio. O uso de AINEs e de anticoagulantes, mesmo em dose baixa, deve ser questionado. Nos pacientes que usam AINEs, o risco de sangramento pode aumentar cinco vezes, e nos que utilizam ácido acetilsalicílico em dose antiplaquetária, anticoagulantes e clopidogrel, três vezes.

O **exame físico** é essencial para identificar a gravidade do quadro e, muitas vezes, direcionar para o possível diagnóstico.

Durante o exame físico, podem ser encontrados estigmas de doenças que, muitas vezes, sugerem o diagnóstico etiológico do sangramento. Sinais como eritema palmar, ginecomastia, aranhas vasculares e ascite direcionam o examinador para a hipótese de cirrose hepática e, consequentemente, sangramento decorrente de varizes esofágicas.

Os pacientes com HDA podem apresentar sinais e sintomas sugestivos de hipovolemia em decorrência do sangramento, como hipotensão, taquicardia, hipotensão postural, alteração do estado mental, extremidades frias e malperfundidas. A irritação peritoneal indica possível perfuração.

Deve-se ressaltar o fato de que, em idosos, pode ocorrer hipotensão sem taquicardia. Em outros casos, o paciente pode apresentar estabilidade hemodinâmica apenas com presença de melena ao toque retal.

A **avaliação laboratorial** do paciente deve conter hemograma, provas de coagulação, função hepática e bioquímica sérica. A hemoglobina deve ser monitorizada, e seu nível pode diminuir nas primeiras 24 horas devido à reposição volêmica.

A **endoscopia digestiva alta** (EDA) é o exame de escolha para diagnóstico de HDA. Esse método possui alta sensibilidade e especificidade para localizar lesões sangrantes no trato gastrintestinal superior. Além disso, a EDA é utilizada como modalidade terapêutica para obter homeostasia rápida e prevenir ressangramentos.

A **Figura 68.1** apresenta um fluxograma que resume a avaliação de HDA.

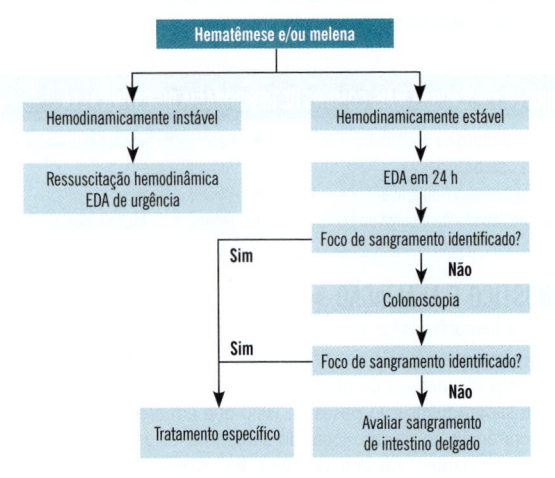

FIGURA 68.1 ▶ **FLUXOGRAMA PARA AVALIAÇÃO DE HEMORRAGIA DIGESTIVA ALTA.**
EDA, endoscopia digestiva alta.

TRATAMENTO ▶ Inicialmente, deve-se proceder à estabilização hemodinâmica do paciente, a qual inclui essencialmente ressuscitação volêmica. Em pacientes com nível de hemoglobina menor do que 7 g/dL, deve ser considerada a transfusão de concentrado de hemácias.

Recomenda-se administração intravenosa de inibidor da bomba de prótons empírico até que se descubra a causa do sangramento. O omeprazol é o fármaco mais disponível e deve ser administrado na dose de 40 mg a cada 12 horas.

Uma vez que o paciente esteja estável, deve-se encontrar a causa do sangramento. Para isso, o exame inicial é a endoscopia.

O tratamento é orientado conforme a etiologia. Durante a endoscopia, são realizadas técnicas de homeostasia. Para úlceras pépticas sangrantes, em geral é feita escleroterapia farmacológica, cauterização termoelétrica ou uso de clipes. Já na HDA varicosa, comumente são utilizadas ligaduras com bandas elásticas ou escleroterapia.

LEITURAS RECOMENDADAS ▶

Boonpongmanee S, Fleischer DE, Pezzullo JC, Collier K, Mayoral W, Al-Kawas F, et al. The frequency of peptic ulcer as a cause of upper-GI bleeding is exaggerated. Gastrointest Endosc. 2004;59(7):788-94.

Cappell MS, Friedel D. Initial management of acute upper gastrointestinal bleeding: from initial evaluation up to gastrointestinal endoscopy. Med Clin North Am. 2008;92(3):491-509, xi.

Chan WH, Khin LW, Chung YF, Goh YC, Ong HS, Wong WK. Randomized controlled trial of standard versus high-dose intravenous omeprazole after endoscopic therapy in high-risk patients with acute peptic ulcer bleeding. Br J Surg. 2011;98(5):640-4.

Farrell JJ, Friedman LS. Review article: the management of lower gastrointestinal bleeding. Aliment Pharmacol Ther. 2005;21(11):1281-98.

Green FW Jr, Kaplan MM, Curtis LE, Levine PH. Effect of acid and pepsin on blood coagulation and platelet aggregation. A possible contributor prolonged gastroduodenal mucosal hemorrhage. Gastroenterology. 1978;74(1):38-43.

Laine L. Gastrointestinal bleeding. In: Longo DL, Fauci AS, Kasper DL, Hauser SL, Jameson JL, Loscalzo J. Harrison's principles of internal medicine. New York: McGraw-Hill; c2012. p. 320-3.

Skok P. Fatal hemorrhage from a giant Mallory-Weiss tear. Endoscopy. 2003;35(7):635.

CAPÍTULO 69

HEMATÚRIA

ELVINO BARROS
FRANCISCO VERÍSSIMO VERONESE
GUILHERME GEIB
LUIZ FELIPE SANTOS GONÇALVES

CONCEITOS ▶ **Hematúria** microscópica pode ser definida pela presença de > 2 a 3 hemácias por campo de grande aumento (400 ×) no exame manual do sedimento urinário. Uma definição mais recente, com uso de método automatizado, na citometria de fluxo, propõe que hematúria é a presença de > 18 a 20 hemácias por microlitro de urina.

Podem existir pequenas variações entre os diversos laboratórios que dispõem desse tipo de equipamento. É recomendável a confirmação do achado em pelo menos 2 amostras de urina coletadas em diferentes momentos.

ASPECTOS EPIDEMIOLÓGICOS

A hematúria é uma condição complexa com inúmeras causas e diferentes formas de manejo. A prevalência de hematúria microscópica varia de 0,2 a 16% nas diferentes séries publicadas. Em crianças, é identificada em 0,2 a 2%, e, em adultos, em 4 a 16%. Em estudo de rastreamento para hematúria, utilizando microscopia com contraste de fase, Kincaid-Smith e Fairley e Kincaid-Smith e colaboradores encontraram prevalência de 6%, sendo que apenas 1,5% apresentava causas não glomerulares. Estudos populacionais demonstram que um único episódio, sem persistência da hematúria no seguimento em longo prazo, pode ocorrer com prevalência de até 40%.

A hematúria microscópica é uma das principais causas de encaminhamento para o nefrologista e o urologista, sendo mais comum em pessoas acima de 60 anos pelo aumento da incidência de neoplasias do trato urinário.

CLASSIFICAÇÃO

A hematúria pode originar-se de qualquer local do trato urinário, desde o glomérulo até a uretra distal, e pode ser classificada de diferentes maneiras:

- Microscópica;
- Macroscópica;
- Glomerular;
- Não glomerular.

A hematúria é dita **macroscópica** quando visualizada pelo próprio paciente. A urina tem cor avermelhada na maioria das vezes. Nesse caso, é necessário que ocorra perda de pelo menos 2 a 5 mL de sangue total por litro de urina. Essa situação frequentemente assusta o paciente, fazendo-o procurar atendimento médico.

A hematúria **microscópica** é identificada apenas na análise de microscopia do sedimento urinário pelo exame físico-químico (valor semiquantitativo) com confirmação posterior pela análise do sedimento urinário.

Em qualquer uma das situações, a hematúria pode aparecer isolada ou associada a outros sinais e sintomas, como dor, edema, hipertensão arterial sistêmica, disúria, polaciúria, febre, alterações no volume urinário, diminuição da função renal, proteinúria (p. ex., albumina, globulinas ou proteínas monoclonais), entre outros.

A outra forma de classificação das hematúrias é quanto à origem: **glomerular** ou **não glomerular** (Tabela 69.1).

Na forma glomerular, as hemácias, vistas preferencialmente com microscopia com contraste de fase, apresentam significativa alteração no seu tamanho e no seu formato. Nesse caso, as hemácias na urina têm o aspecto de acantócitos e codócitos e apresentam alterações significativas no seu tamanho (ver **Figura 69.1** e **Tabela 69.1**). A origem glomerular é sugerida quando

TABELA 69.1 ▶ DIAGNÓSTICO MORFOLÓGICO DE HEMATÚRIA			
PARÂMETRO	GLOMERULAR	NÃO GLOMERULAR	OBSERVAÇÕES
Tamanho das hemácias	Menores	Maiores	
Formato das hemácias	Dismórficas	Isomórficas	Exemplos: acantócitos, codócitos, hemácias fragmentadas
Presença de hemoglobina	Menos hemoglobina	Mais hemoglobina	Podem estar presentes diferentes populações de hemácias na forma não glomerular pela perda de hemoglobina, decorrente de pH urinário diminuído
Cilindros	Presentes (p. ex., cilindros hemáticos)	Hemácias isomórficas, sem cilindros hemáticos; podem estar presentes cilindros celulares de outra etiologia (p. ex., cilindros granulosos)	Cilindros hemáticos definem a origem da hematúria

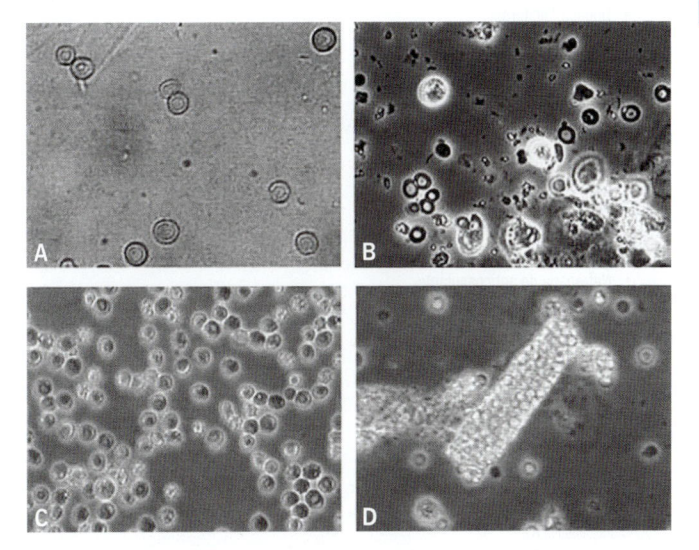

FIGURA 69.1 ▶ HEMATÚRIA VISTA NO SEDIMENTO URINÁRIO. (A E C) HEMÁCIAS SEM DISMORFISMO. (B) HEMÁCIAS DISMÓRFICAS. (D) CILINDRO ERITROCITÁRIO.

QUADRO 69.1 ▶ CAUSAS DE HEMATÚRIA DE ACORDO COM A ORIGEM

Glomerular
- Glomerulonefrite por IgA
- Doença da membrana fina do capilar glomerular (hematúria familiar benigna)
- Nefrite hereditária (síndrome de Alport)
- Glomerulonefrites primárias
- Púrpura de Henoch-Schönlein
- Glomerulopatia do C3
- Nefrite lúpica
- Poliangeíte granulomatosa
- Poliangeíte microscópica
- Glomerulonefrites fibrilares
- Nefrites hereditárias
- Doença renal do diabetes

Não glomerular
- Trato urinário superior
  - Litíase
  - Pielonefrite
  - Neoplasia de rim
  - Doença renal policística
  - Rim esponja medular
  - Hipercalciúria e hiperuricosúria
  - Trauma renal
  - Doença falciforme
  - Infarto renal
  - Tuberculose renal
- Trato urinário inferior
  - Cistite, prostatite
  - Uretrite
  - Câncer de bexiga
  - Câncer de próstata
- Fármacos
  - Analgésicos
  - Nefropatia do anticoagulante
  - Ciclofosfamida (cistite hemorrágica)
  - Isotretinoína

Outras
- Exercício vigoroso
- Hipertensão maligna
- Dissecção de artérias renais
- Trombose de veia renal
- Nefropatia por cocaína/levamisol

IgA, imunoglobulina A.

a maioria das hemácias se apresenta dismórfica, ou quando se observam mais do que 3 populações de hemácias. Nesse caso, diz-se que a presença de dismorfismo é positiva. Outro achado do sedimento urinário que sugere a origem glomerular da hematúria é a presença de cilindrúria e, mais especificamente, cilindros eritrocitários.

Muitas causas de hematúria glomerular e quase todas as causas de hematúria não glomerular podem manifestar-se tanto como hematúria microscópica quanto como hematúria macroscópica. A magnitude da hematúria não tem nenhum significado etiológico ou prognóstico.

CAUSAS ▶ As causas de hematúria – de acordo com a origem (glomerular ou não glomerular) – podem ser vistas no **Quadro 69.1**. As doenças glomerulares são as causas mais comuns de hematúria glomerular, mas esta também pode ocorrer em indivíduos sadios em situações de exercício físico intenso.

As causas de hematúria microscópica isolada são variadas, incluindo doenças renais e urológicas, patologias sistêmicas e uso de determinados fármacos (**Quadro 69.2**).

A origem não glomerular da hematúria microscópica pode estar associada a neoplasias (principalmente a partir dos 40 anos), litíase renal, doença cística (incluindo doença renal policística e rim esponja medular), necrose de papila, hipercalciúria e hiperuricosúria. Outras causas são trauma e exer-

---

QUADRO 69.2 ▶ CAUSAS DE HEMATÚRIA MICROSCÓPICA ISOLADA

- **Fármacos:** analgésicos, anticoagulantes, bussulfano, ciclofosfamida, contraceptivos orais, penicilinas, quinina, vincristina
- **Causas sistêmicas:** diáteses hemorrágicas, anemia falciforme
- **Causas metabólicas:** hipercalciúria, hiperuricosúria
- **Causas renovasculares:** má-formação arteriovenosa, doença da artéria renal (trombose, embolia, dissecção, hipertensão maligna), trombose de veia renal
- **Causas urológicas:** infecção ou câncer de ureter, bexiga, próstata e uretra, nefrolitíase, hiperplasia prostática
- **Causas renais:** vasculites (púrpura de Henoch-Schönlein, poliarterite nodosa, granulomatose de Wegener, vasculite por uso de cocaína/levamisol)
- **Patologias glomerulares:** glomerulonefrite pós-estreptocócica, outras glomerulonefrites pós-infecciosas, nefropatia por IgA, nefrite lúpica, glomerulonefrite mesangioproliferativa, síndrome de Alport, síndrome de unha-patela, doença de Fabry, outras glomerulonefrites
- **Doenças tubulointersticiais:** rins policísticos, cistos simples ou múltiplos, doença cística medular, nefronoftise, nefrolitíase, hipercalciúria isolada, nefropatia por analgésicos, nefropatia do refluxo, tumores (renais, infiltração leucêmica, metástases), infecções (tuberculose, leishmaniose)
- **Massas renais:** vasculares, neoplásicas, congênitas

IgA, imunoglobulina A.

cício físico, hiperplasia prostática benigna, coagulopatia, traço falcêmico, má-formação arteriovenosa e trombose de veia renal. As causas de hematúria envolvendo o trato urinário inferior são doenças da bexiga, da uretra e da próstata (ver **Quadro 69.1**). Quando a hematúria for macroscópica e inicial (início da micção), sugere patologia de uretra. No fim da micção, pode ser devida à patologia prostática ou vesical.

A causa mais frequente de hematúria microscópica isolada, de origem glomerular, é a glomerulonefrite por depósitos mesangiais de imunoglobulina A (IgA). Em estudo envolvendo 157 homens em que foi realizada biópsia renal após investigação da hematúria por outros testes, a origem glomerular foi descrita em 16% dos casos, sendo a nefropatia por IgA a forma de glomerulonefrite mais prevalente. O achado de membrana basal glomerular fina, por meio de microscopia eletrônica, caracteriza a doença de membrana fina, condição hereditária em que se observa afinamento difuso da membrana basal do capilar glomerular, sendo também uma causa frequente de hematúria isolada benigna. A síndrome de Alport é outra condição descrita associada com hematúria, de ocorrência mais rara e de causa genética por mutações das cadeias α3, α4 ou α5 do colágeno IV.

A etiologia glomerular da hematúria está associada a qualquer tipo de glomerulonefrite, como glomeruloesclerose segmentar e focal, glomerulonefrites membranosa, membranoproliferativa ou rapidamente progressiva, vasculite sistêmica de pequenos vasos, nefrite lúpica e, mais raramente, doença renal do diabetes.

FATORES DE RISCO ▶ Os fatores de risco para hematúria são múltiplos. A neoplasia de trato urinário tem prevalência aumentada quando estão presentes tabagismo, idade avançada, sexo masculino, história de radioterapia pélvica, uso prévio de quimioterápicos (p. ex., ciclofosfamida) e inflamação crônica da bexiga (cateter de demora, infecção do trato urinário [ITU] recorrente). A exposição ocupacional a aminas aromáticas, corantes de anilina e benzeno também aumenta a chance de o indivíduo desenvolver neoplasia do trato urinário e, assim, hematúria.

A história familiar de doença renal, principalmente doença de membrana fina, doença de Alport e doença de Fabry, deve ser pesquisada. Glomeruloesclerose segmentar e focal familiar associada a mutações genéticas (p. ex., gene da nefrina – *NPHS1* –, gene da podocina – *NPHS2* –, *TRPC6*, *CD2AP*, *PLCE1*, *ACTN4*, entre outros), nefropatia por IgA, glomerulopatia do C3 e glomerulonefrites fibrilares também estão associadas com hematúria como manifestação frequente.

DIAGNÓSTICO E AVALIAÇÃO ▶

DIAGNÓSTICO DIFERENCIAL ▶ A prevalência de hematúria varia com a idade e o sexo. Nas mulheres pré-menopáusicas sexualmente ativas, a infecção urinária baixa não complicada é a causa mais comum. Tanto em homens quanto em mulheres, a litíase urinária é associada à hematúria sem dismorfismo. A neoplasia do trato urinário (p. ex., carcinoma de células renais, carcinoma de células transicionais da bexiga) é mais frequente em homens acima dos 50 anos, e esses tumores são identificados em 2,5 a 9% dos pacientes que têm hematúria microscópica e em 20% daqueles com hematúria macroscópica.

Em adultos jovens com hematúria persistente, identifica-se a origem glomerular em até 50% dos casos. Nos casos de hematúria isolada, na ausência de proteinúria ou perda de função renal, não está indicada biópsia renal, pois a patologia interfere pouco na conduta terapêutica.

Se a hematúria não for glomerular, devem ser investigadas a anatomia e as alterações estruturais dos tratos urinários superior e inferior. A cistoscopia é indispensável em pacientes acima dos 50 anos com hematúria não glomerular e exames de imagem normais. Análise citológica da urina é menos sensível do que a cistoscopia para detecção de neoplasia de bexiga, mas deve ser realizada nos pacientes com maior risco dessa patologia.

Manifestações clínicas ▶ Duas perguntas fundamentais devem ser feitas na abordagem do diagnóstico diferencial das hematúrias.

A **primeira pergunta** a ser feita é: a hematúria é verdadeira? Diversas condições provocam alterações na coloração da urina (**Quadro 69.3**), simulando hematúria. Além disso, no exame comum de urina realizado com a fita reagente, a positividade da hemoglobina pode significar presença de hemoglobina livre no sangue (hemólise, p. ex.) ou, ainda, reação cruzada com a mioglobina. Portanto, a positividade na fita reagente deve ser sempre confirmada com o exame microscópico do sedimento urinário, buscando a presença de hemácias.

A **segunda pergunta** é: existem outros sinais e sintomas associados, além da hematúria?

Nesse caso, pode-se ter o diagnóstico de diferentes quadros sindrômicos:

- **Infecção do trato urinário:** cistite aguda é uma causa comum de hematúria, por vezes, macroscópica. As manifestações associadas são disúria, polaciúria, urgência urinária, urina turva e dor suprapúbica.
- **Litíase urinária:** hematúria associada à dor em cólica localizada no flanco, com irradiação para os órgãos genitais, geralmente de grande intensidade e sem posição de alívio. O paciente pode relatar episódios prévios de passagens de cálculos, facilitando o diagnóstico. Nesse caso, a hematúria é do tipo não glomerular, sem dismorfismo;
- **Doenças glomerulares:** nessa situação, um dos achados mais significativos é a presença de hemácias dismórficas na microscopia do sedimento urinário, juntamente com proteinúria. A hematúria é um componente da

---

QUADRO 69.3 ▶ CAUSAS DE ALTERAÇÃO DA COLORAÇÃO DA URINA

- **Causas endógenas:** bilirrubina, melanina, porfirina
- **Causas exógenas:** azatioprina, deferoxamina, doxorrubicina (adriamicina), fenazopiridina, fenotiazina, fenitoína, laxativos, riboflavina, rifampicina, varfarina
- **Causas de mioglobinúria:** anfotericina B, barbitúricos, cocaína, codeína, diazepam, etanol, estatinas, heroína, metadona; outras causas de rabdomiólise incluem trauma, queimaduras térmicas ou elétricas, sepse e convulsões

síndrome nefrítica, juntamente com hipertensão, edema e, com frequência, insuficiência renal aguda. A presença de cilindros hemáticos, nesse caso, define a origem glomerular da hematúria e, portanto, o diagnóstico de glomerulonefrite (ver **Figura 69.1**). A hematúria também pode fazer parte da síndrome nefrótica (proteinúria > 3,0-3,5 g/24 horas, edema, hipoalbuminemia e dislipidemia) ou ser a única manifestação clínica de doença glomerular, achado frequente na nefropatia por IgA;

- **Hematúria microscópica assintomática:** é a que apresenta o maior desafio em termos de diagnóstico, pela variedade de condições que podem estar implicadas, incluindo patologias benignas, neoplasias e glomerulonefrites sem manifestações clínicas.

INVESTIGAÇÃO COMPLEMENTAR ▶ O primeiro passo na avaliação de um paciente com hematúria microscópica é a realização de **anamnese** e **exame físico** completos, para mapear o contexto clínico do paciente e gerar hipóteses diagnósticas para guiar a investigação complementar. A avaliação inicial deve incluir:

- Avaliação da função renal;
- Quantificação de proteinúria;
- Ultrassonografia (US) do aparelho urinário.

Exame comum de urina ▶ O teste mais simples e importante para avaliação de hematúria é a microscopia do sedimento urinário, porque esse exame pode frequentemente distinguir a origem da hematúria: se é glomerular ou não (ver **Figura 69.1** e **Quadro 69.1**).

A urina deve ser avaliada para presença de bacteriúria e piúria; nesses casos, ITU deve fazer parte do diagnóstico diferencial. Deve-se sempre incluir urocultura com teste para confirmar ou excluir ITU. Leucocitúria estéril pode sugerir o diagnóstico de nefrite intersticial por fármacos ou, mais raramente, tuberculose renal.

Proteinúria ▶ A presença de hematúria associada à proteinúria significativa sugere o parênquima renal como origem da hematúria microscópica. Nos pacientes com outros sinais e sintomas, a investigação deve buscar confirmar a hipótese sugerida pelo quadro clínico.

A investigação da hematúria assintomática é apresentada na **Figura 69.2**. Nos pacientes em que a avaliação inicial não foi conclusiva, pode-se continuar a investigação em busca de neoplasias e de anormalidades estruturais do trato urinário. A investigação sugerida é apresentada na **Figura 69.3**.

Função renal e outros exames laboratoriais ▶ A função renal deve ser determinada pela dosagem da creatinina sérica e pela taxa de filtração glomerular estimada pela equação Chronic Kidney Disease Epidemiology Collaboration (CKD-EPI) ou pela equação Modification of Diet in Renal Disease (MDRD). Outros exames laboratoriais incluem testes para avaliação de glomerulonefrites primárias e secundárias, provas de coagulação, avaliação metabólica da urina por meio da dosagem em 24 horas de cálcio e ácido úrico, pesquisa de anemia falciforme, pesquisa de bacilo álcool-ácido resistente (BAAR) na urina e citologia oncológica.

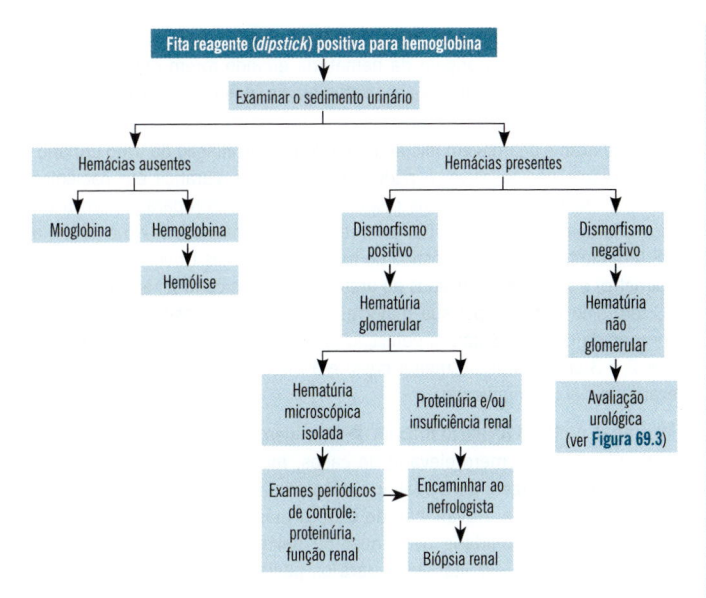

```
Fita reagente (dipstick) positiva para hemoglobina
        │
        ▼
Examinar o sedimento urinário
   │                    │
   ▼                    ▼
Hemácias ausentes    Hemácias presentes
   │                    │
   ├── Mioglobina       ├── Dismorfismo positivo
   │                    │      │
   └── Hemoglobina      │      ▼
         │              │   Hematúria glomerular
         ▼              │      │
       Hemólise         │      ├── Hematúria microscópica isolada
                        │      │      │
                        │      │      ▼
                        │      │   Exames periódicos de controle: proteinúria, função renal
                        │      │      │
                        │      └── Proteinúria e/ou insuficiência renal
                        │             │
                        │             ▼
                        │          Encaminhar ao nefrologista
                        │             │
                        │             ▼
                        │          Biópsia renal
                        │
                        └── Dismorfismo negativo
                               │
                               ▼
                            Hematúria não glomerular
                               │
                               ▼
                            Avaliação urológica (ver Figura 69.3)
```

FIGURA 69.2 ▶ AVALIAÇÃO INICIAL DE PACIENTES COM HEMATÚRIA.
Fonte: Elaborada com base em Cohen e Brown.

```
Hematúria sem dismorfismo (ausência de doença renal primária)
        │
        ▼
Exame de imagem do aparelho urinário: US, TC, RM, angiografia de artérias renais
   │                    │
   ▼                    ▼
Negativo             Positivo
   │                    │
   ▼                    ▼
Citologia urinária   Encaminhar para especialista,
(3 amostras,         conforme a patologia
urina da manhã)
   │
   ├── Negativa
   │      │
   │      ├── > 50 anos, tabagista pesado, exposição a agentes químicos
   │      │      │
   │      │      ▼
   │      │   Cistoscopia
   │      │
   │      └── < 50 anos, sem fatores de risco para neoplasias
   │             │
   │             ▼
   │          Controle periódico anual
   │
   └── Positiva ──▶ Cistoscopia
```

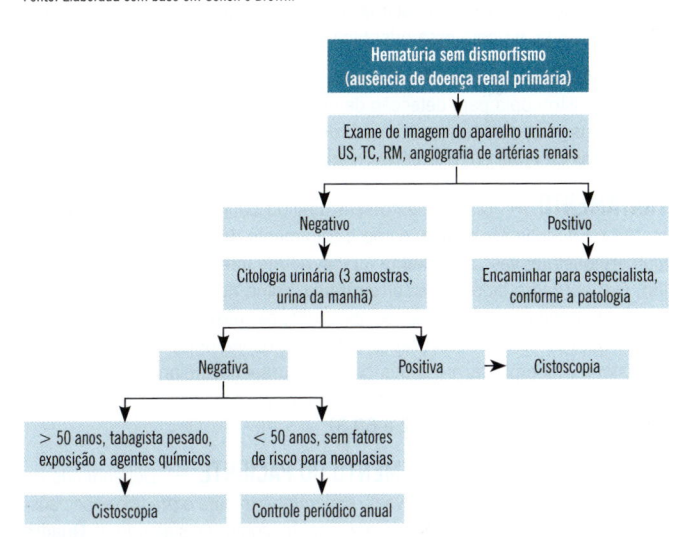

FIGURA 69.3 ▶ AVALIAÇÃO UROLÓGICA DE PACIENTES COM HEMATÚRIA SEM DISMORFISMO.
RM, ressonância magnética; TC, tomografia computadorizada; US, ultrassonografia.
Fonte: Elaborada com base em Cohen e Brown.

Estudos de imagem do aparelho urinário ▶ O exame de imagem como a US pode determinar a origem da hematúria quando forem detectados cálculos no trato urinário, neoplasias, cistos renais, doença policística ou alterações vasculares.

A US é o exame de imagem inicial, preferido para avaliação do trato urinário. É um exame não invasivo, e pode ser feito com segurança em pacientes grávidas. Além disso, é menos dispendioso quando comparado com a tomografia computadorizada (TC) ou a ressonância magnética. No entanto, a US tem limitações no diagnóstico de tumores pequenos (menos de 3 cm de diâmetro) e cálculos localizados no ureter. Em alguns centros, a utilização de TC tem sido sugerida por sua maior especificidade e sensibilidade quando comparada com a US para a detecção de lesões parenquimatosas menores que 2 a 3 cm. Devido ao menor custo e à maior disponibilidade, a US é o exame inicial mais indicado.

Avaliação do trato urinário inferior ▶ A origem da hematúria permanece obscura em um número elevado de casos, mesmo após a realização de um exame de imagem para avaliar o trato urinário superior. Nesses casos, pode ser necessária a avaliação do trato urinário inferior, com o objetivo de excluir a possibilidade de câncer de bexiga. Então, a citologia e a cistoscopia podem ser indicadas para os pacientes com fatores de risco bem-definidos.

A American Urological Association (AUA) recomenda a realização de cistoscopia em todos os pacientes acima dos 40 anos de idade com hematúria não esclarecida, embora essa orientação seja criticada por alguns autores.

Estudo citológico da urina ▶ A análise citológica da urina é menos sensível do que a cistoscopia para detecção de neoplasia de bexiga, mas deve ser realizada nos pacientes com maior risco dessa patologia. Devem ser coletadas 3 amostras de urina em diferentes momentos.

TRATAMENTO

▶ O tratamento será dirigido para a causa básica da hematúria. Ele pode ser **clínico**, como o tratamento de um paciente com ITU, glomerulonefrite, vasculite, nefrite lúpica, nefrite intersticial ou diabetes melito. Ou, por outro lado, pode ser **cirúrgico**, como no caso de neoplasias de rim ou de bexiga com indicação de ressecção, cálculos urinários maiores que 6 a 7 mm que estejam provocando obstrução da via urinária ou mesmo dor persistente, hiperplasia prostática benigna ou adenocarcinoma de próstata, cistos grandes com compressão das cavidades pielocaliciais ou má-formação arteriovenosa (ver **Figuras 69.2** e **69.3**).

ENCAMINHAMENTO E SEGUIMENTO DO PACIENTE

▶ Dependendo do contexto clínico do paciente, deve-se encaminhá-lo para o médico especialista para investigação, tratamento e seguimento, conforme sugerido no **Quadro 69.4**. O seguimento de pacientes com hematúria microscópica sem etiologia definida, que permanece sem diagnóstico após as avaliações nefrológica e urológica completas, deve ser feito com periodicidade inicial de 6 meses e,

> **QUADRO 69.4 ▶ ENCAMINHAMENTO AO ESPECIALISTA COM BASE NOS DADOS CLÍNICOS**
>
> **Nefrologista**
> - Hematúria microscópica com TFGe < 60 mL/min/1,73 m^2 ou TFGe em declínio (> 10 mL/min/1,73 m^2 nos últimos 5 anos ou > 5 mL/min/1,73 m^2 no último ano)
> - Proteinúria patológica (albuminúria* ≥ 30 mg/g ou IPC > 0,2)
> - Hipertensão arterial (PA ≥ 140/90 mmHg)
> - Hematúria macroscópica (visível) na vigência de processo infeccioso (p. ex., infecção respiratória)
> - História familiar de hematúria ou doença renal hereditária
>
> **Urologista**
> - Hematúria macroscópica (visível) inexplicada (qualquer idade)
> - Hematúria microscópica (qualquer idade) com sintomas miccionais (hesitação, disúria, frequência ou urgência) na ausência de ITU ou causas transitórias
> - Hematúria microscópica persistente assintomática com idade ≥ 40 anos
>
> *Albuminúria é a relação albumina/creatinina em amostra de urina.
> IPC, índice proteinúria/creatininúria em amostra de urina; ITU, infecção do trato urinário; PA, pressão arterial; TFGe, taxa de filtração glomerular estimada.
> Fonte: Adaptado de Chan e Gale.

após, anual, a não ser que surjam sinais e sintomas associados à hematúria antes desse período.

REFERÊNCIAS ▶

Chan MM, Gale DP. Isolated microscopic haematuria of glomerular origin: clinical significance and diagnosis in the 21st century. Clin Med (Lond). 2015;15(6):576-80.

Cohen RA, Brown RS. Clinical practice. Microscopic hematuria. N Engl J Med. 2003;348(23):2330-8.

Kincaid-Smith P, Fairley K. The investigation of hematuria. Semin Nephrol. 2005;25(3):127-35.

Kincaid-Smith P, Owen J, Hewitson T. Unexplained haematuria. Br Med J 1991;302:177-82.

LEITURAS RECOMENDADAS ▶

Abreu PF, Requião-Moura LR, Sesso R. Avaliação diagnóstica de hematúria. J Bras Nefrol. 2007;29(3):158-63.

Avellino GJ, Bose S, Wang DS. Diagnosis and management of hematuria. Surg Clin North Am. 2016;96(3):503-15.

Eisenhardt A, Heinemann D, Rübben H, Heß J. Haematuria work-up in general care-A German observational study. Int J Clin Pract. 2017;71(8).

Grossfeld GD, Wolf JS, Litwin MS, Hricak H, Shuler CL, Agerter DC, et al. Asymptomatic microscopic hematuria in adults: summary of the AUA best practice policy recommendations. Am Fam Physician. 2001;63(6):1145-55.

Howard RS, Golin AL. Long-term followup of asymptomatic microhematuria. J Urol. 1991;145(2):335-6.

Kazi SN, Benz RL. Work-up of hematuria. Prim Care. 2014;41(4):737-48.

Mazhari R, Kimmel PL. Hematuria: an algorithmic approach to finding the cause. Cleve Clin J Med. 2002;69(11):870, 872-4, 876 passim.

Sutton JM. Evaluation of hematuria in adults. JAMA. 1990;263(18):2475-80.

SITE RECOMENDADO ▶

American Academy of Family Physicians [http://www.aafp.org]

CAPÍTULO 70

HEPATOMEGALIA

MARIA CRISTINA M. DOS SANTOS
FERNANDA O. JAKIMIU
PAULO ROBERTO LERIAS DE ALMEIDA

CONCEITO ▶ A **hepatomegalia** é definida como aumento do fígado para além do seu tamanho normal, e ocorre principalmente como consequência de condições patológicas.

ANATOMIA ▶ O fígado encontra-se na região superior direita do abdome, e seu volume varia conforme a faixa etária, sendo proporcionalmente maior na infância. Pesa de 1,3 a 1,5 kg nos homens e 1,2 a 1,4 kg nas mulheres. A borda superior do lobo direito situa-se aproximadamente ao nível do 5º arco costal, 2 cm medialmente à linha hemiclavicular direita, cerca de 1 cm abaixo do mamilo direito. A borda superior do lobo esquerdo tem correspondência com a 6ª costela esquerda ao nível da linha hemiclavicular esquerda. A borda inferior cruza obliquamente entre a 9ª costela direita e a 7ª cartilagem condrocostal esquerda, na linha do mamilo direito, e situa-se aproximadamente ao nível do rebordo costal. A borda inferior move-se 1 a 3 cm para baixo com a inspiração profunda. Esse padrão é visto mais frequentemente nos portadores de tórax enfisematoso. À percussão, a distância entre o limite superior e o limite inferior da macicez hepática é, geralmente, de 12 a 15 cm.

CAUSAS ▶ O **Quadro 70.1** apresenta as principais causas de hepatomegalia.

CARACTERÍSTICAS DO COMPORTAMENTO DE PACIENTES COM ESSA

DOENÇA ▶ A hepatomegalia *per se* não é uma doença, e sim uma manifestação de uma doença subjacente. Sendo assim, os principais sinais e sintomas que os pacientes apresentam guardam mais relação com suas doenças de base do que com a própria hepatomegalia. Cabe lembrar que alguns pacientes podem apresentar dor abdominal inespecífica, principalmente em quadrante superior direito.

DIAGNÓSTICO E AVALIAÇÃO ▶ A hepatomegalia pode ser diagnosticada por meio do exame físico abdominal ou ser visualizada em exames de imagens. Tanto a percussão quanto a palpação do fígado são métodos clínicos comumente utilizados para determinar o tamanho aproximado do órgão.

QUADRO 70.1 ▶ PRINCIPAIS CAUSAS DE HEPATOMEGALIA

HEPATITES

Infecciosas
- Hepatites virais agudas/crônicas
- Abscesso hepático
- Infecções parasitárias

Toxinas
- Medicamentos
- Álcool

Esteatose
- Doença hepática alcoólica gordurosa
- Doença hepática não alcoólica gordurosa

Autoimunidade
- Hepatite autoimune

DOENÇAS DE ARMAZENAMENTO

Lipídeos
- Doença de Gaucher

Proteínas
- Deficiência de α_1-antitripsina

Ferro
- Hemocromatose

AUMENTO DA PRESSÃO VENOSA

Cardíaca
- Insuficiência cardíaca direita
- Pericardite constritiva

Obstrução
- Trombose de veia hepática
- Síndrome da veia cava inferior

DOENÇAS INFILTRATIVAS

Benignas
- Hiperplasia nodular focal
- Hemangioma
- Adenomas

Tumores malignos do fígado
- Hepatocarcinoma
- Colangiocarcinoma
- Carcinoma fibrolamelar

Tumores metastáticos
- Tumores sólidos
- Mieloma
- Linfoma

OBSTRUÇÃO BILIAR/DOENÇAS COLESTÁTICAS

- Colangite biliar primária
- Colangite esclerosante
- Atresia de vias biliares

No entanto, os métodos radiológicos são mais sensíveis nesse diagnóstico e são utilizados para avaliar não apenas o tamanho como também as características morfológicas do órgão e, assim, procurar sinais de doença hepática crônica, massas focais ou evidência de hipertensão portal.

AVALIAÇÃO DIAGNÓSTICA

Sem dúvida, a questão mais importante na avaliação inicial de um paciente que se apresenta com hepatomegalia é a elucidação do contexto clínico em que esse achado está inserido. Ou seja, uma boa **anamnese** é fundamental para que se possa levantar ou descartar hipóteses diagnósticas.

Os exames subsequentes são determinados conforme as informações coletadas da história. Pacientes que se apresentam com quadro agudo de náuseas, vômitos, dor abdominal, colúria, hepatomegalia e sintomas sistêmicos inespecíficos têm a hepatite como uma das principais hipóteses diagnósticas, sendo indicada a realização de sorologias para os principais vírus causadores e exames de provas de função e lesão hepática. Em contrapartida, em um paciente obeso, com alterações crônicas de enzimas hepáticas e aumento do fígado, questiona-se como diagnóstico inicial o acúmulo de gordura no fígado: a esteatose. Um fígado aumentado em paciente que se apresenta com miocardiopatia, diabetes, hipogonadismo, fadiga e hiperpigmentação da pele possivelmente é portador de hemocromatose.

Sendo assim, não há dúvidas de que a clínica associada ao achado é fundamental na condução diagnóstica desses pacientes.

Os exames iniciais a serem solicitados são:

- **Exames laboratoriais:** enzimas hepáticas – transaminases (alanino-aminotransferase [ALT] e aspartato-aminotransferase [AST]) –, provas canaliculares (fosfatase alcalina, gamaglutamiltransferase [gama-GT]), bilirrubinas (direta e indireta), tempo de protrombina, plaquetas, albumina e sorologias;
- **Ultrassonografia do abdome:** é considerada um bom exame de início, devido ao seu baixo custo, por ser de fácil acesso e por ser não invasiva. Ela é capaz de confirmar a presença de hepatomegalia, bem como dar informações sobre características do parênquima e sobre a presença de lesões expansivas.

Conforme achados iniciais, outros **exames adicionais** podem ser necessários, como tomografia computadorizada de abdome e ressonância magnética. Por fim, pode haver a necessidade de **biópsia** hepática para melhor elucidação diagnóstica.

A **Figura 70.1** mostra um fluxograma para investigação da hepatomegalia.

TRATAMENTO

Conforme discutido anteriormente, o manejo será direcionado conforme a causa, devido ao fato de a hepatomegalia não ser uma doença única, e sim uma consequência de uma condição clínica de base. Uma parcela considerável desses pacientes necessitará de controle clínico, laboratorial e de imagem, de forma regular, dado o risco de muitas condições evoluírem para hepatopatia crônica e, consequentemente, cirrose e até mesmo carcinoma hepatocelular.

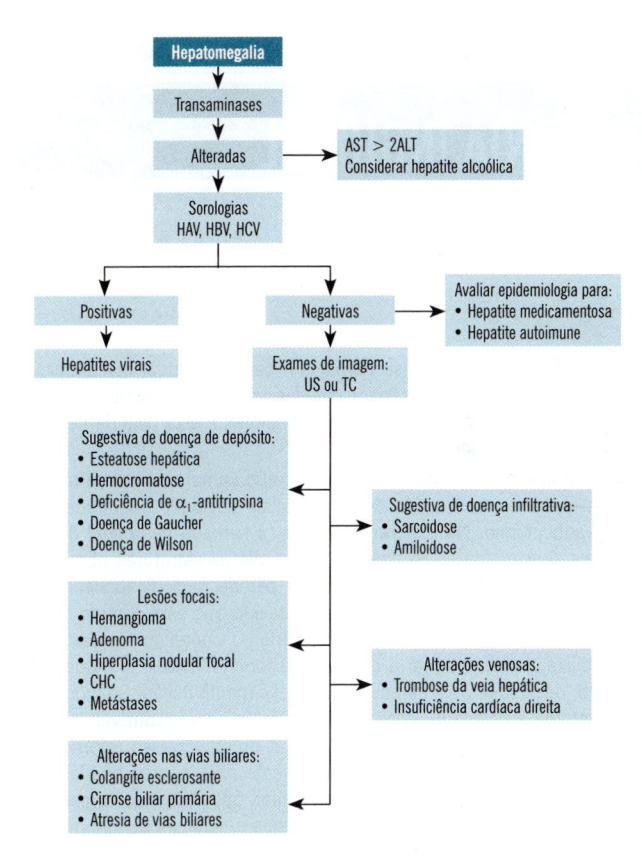

```
                    ┌──────────────┐
                    │ Hepatomegalia│
                    └──────┬───────┘
                           ▼
                    ┌──────────────┐
                    │ Transaminases│
                    └──────┬───────┘
                           ▼
                    ┌──────────────┐         ┌──────────────────────────┐
                    │   Alteradas  ├────────▶│ AST > 2ALT               │
                    └──────┬───────┘         │ Considerar hepatite alcoólica│
                           ▼                 └──────────────────────────┘
                    ┌──────────────┐
                    │  Sorologias  │
                    │ HAV, HBV, HCV│
                    └──────┬───────┘
```

FIGURA 70.1 ▶ FLUXOGRAMA PARA INVESTIGAÇÃO DA HEPATOMEGALIA.

ALT, alanino-aminotransferase; AST, aspartato-aminotransferase; CHC, carcinoma hepatocelular; HAV, vírus da hepatite A (do inglês *hepatitis A virus*); HBV, vírus da hepatite B (do inglês *hepatitis B virus*); HCV, vírus da hepatite C (do inglês *hepatitis C virus*); TC, tomografia computadorizada; US, ultrassonografia.

REFERÊNCIAS ▶

Curry MP, Bonder A. Hepatomegaly: differential diagnosis and evaluation. Waltham: UpToDate; 2017 [capturado em 15 out. 2017]. Disponível em: https://www.uptodate.com/contents/hepatomegaly-differential-diagnosis-and-evaluation.

Mincis M. Gastrenterologia e hepatologia: diagnóstico e tratamento. São Paulo: Lemos; 1998.

Sherlock S, Dooley J. Diseases of the liver and biliary system. 10th ed. Oxford: Blackwell Science; 1997.

CAPÍTULO 71

HÉRNIA INGUINAL

OLY CORLETA
LEANDRO TOTTI CAVAZZOLA

CONCEITOS ▶ Denomina-se **hérnia** um defeito tecidual que propicia a mobilização para fora (protrusão) de paredes orgânicas ou tecidos adjacentes de uma estrutura (ou parte dela) que normalmente está contida dentro de um espaço ou cavidade.

A **hérnia inguinal** é um defeito da parede abdominal que ocorre na fossa ilíaca e que propicia a saída de conteúdo da cavidade abdominal até o espaço subcutâneo. Na maioria das vezes, a camada peritoneal da parede alarga-se e molda-se ao defeito, recobrindo as estruturas herniadas e formando o **saco herniário**. O defeito na parede musculoaponeurótica é chamado de **orifício** ou **anel herniário**. O tecido que está contido no saco herniário é chamado de **conteúdo herniário**. O conteúdo herniário pode ser mobilizado para retornar à cavidade abdominal mediante mudança de decúbito, relaxamento da parede abdominal e manipulação. Quando o conteúdo retorna à cavidade, descreve-se a **hérnia** como **redutível**. A **hérnia encarcerada** ocorre quando não é possível promover esse retorno. Se o conteúdo é mobilizado aguda e intensamente para o saco herniário, em geral por aumento da pressão intra-abdominal, pode haver compressão dos vasos nutrientes, o que pode causar isquemia e necrose, denominando-se esse evento **hérnia estrangulada**.

ASPECTOS EPIDEMIOLÓGICOS ▶ Hérnias inguinais têm alta prevalência na população: estima-se que seja de pelo menos 5%. Homens têm 25 vezes mais hérnias inguinais do que mulheres, e 1 em cada 4 terá hérnia ao longo de sua vida. Cerca de 90% das cirurgias para hérnias inguinais são realizadas em homens; por outro lado, 70% das cirurgias para hérnias femorais são realizadas em mulheres. Um em cada 3 pacientes operados por hérnia unilateral tem ou terá hérnia no lado oposto ao lado operado. Examinando por laparoscopia, 22% dos pacientes têm hérnia bilateral. A distribuição da prevalência nas faixas etárias mostra tendência bimodal, com pico em crianças de até 1 ano e outro pico após os 40 anos.

CLASSIFICAÇÃO ▶ Existem várias classificações de hérnia inguinal; a maior parte delas diferencia a sua dimensão e auxilia na comparação em estudos científicos.

A classificação anatômica é fundamental e está ligada à fisiopatogênese, mas tem, atualmente, pouca relevância para o tratamento. Nela, as hérnias inguinais são classificadas em **diretas**, **indiretas** ou **femorais**.

No tipo indireto, o saco herniário acompanha o trajeto do cordão espermático ou o trajeto do ligamento redondo (em mulheres), podendo evoluir do anel inguinal interno (fáscia transversal), pelo trajeto entre os músculos oblíquos interno e externo e, através do orifício inguinal externo (aponeurose do músculo oblíquo externo), atingir a bolsa escrotal ou o grande lábio. Pode ser identificado durante a dissecção da região inguinal por manifestar-se lateralmente aos vasos epigástricos inferiores. As hérnias indiretas são as mais comuns em ambos os gêneros e representam dois terços do total.

As hérnias **diretas** ocorrem através da fáscia transversal no espaço medial ao orifício inguinal interno e caudal aos vasos epigástricos.

As hérnias **femorais**, por definição, ocorrem inferiormente ao ligamento inguinal, normalmente no orifício da passagem dos vasos ilíacos entre o retroperitônio e a coxa, onde os vasos ilíacos externos passam a ser chamados de femorais. A maioria dessas hérnias é medial à veia ilíaca e sua protrusão é sentida abaixo da prega inguinal – portanto, na coxa. As hérnias femorais são 10 vezes mais comuns em mulheres do que em homens.

As hérnias inguinais diretas ou indiretas são bilaterais em 15 a 20% dos casos, o que remete a cuidadoso exame do lado oposto ao da queixa do paciente, como pode ser visto na **Figura 71.1**.

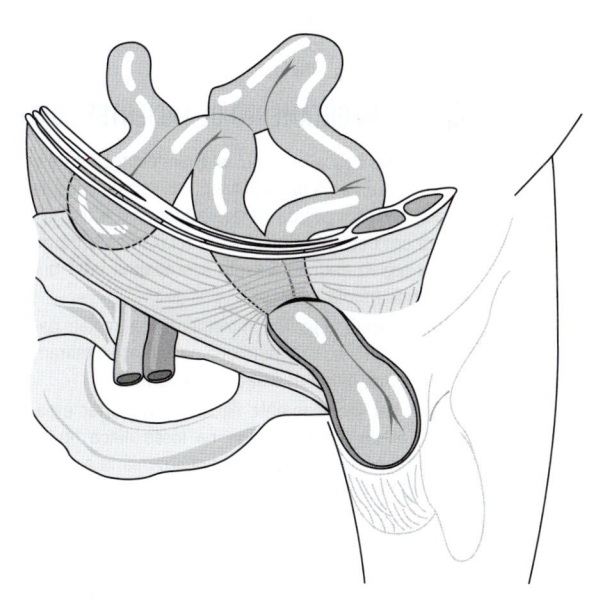

FIGURA 71.1 ▶ HÉRNIA INGUINAL INDIRETA CONTENDO INTESTINO DELGADO.

CAUSAS ▶ A ocorrência das hérnias indiretas é atribuída a um defeito na obliteração do conduto peritoneovaginal, portanto, um defeito congênito. Esse conduto forma-se quando o testículo migra do retroperitônio para a bolsa escrotal, atravessando a parede abdominal. A obliteração deve ocorrer nas últimas semanas da gestação. A não obliteração pode gerar hérnia inguinal, cisto do cordão espermático ou hidrocele. Nascimento com baixo peso (< 1.500 g) é fator de risco para ocorrência de hérnia inguinal. Quase todas as crianças e adultos jovens com hérnia inguinal têm o tipo indireto.

As hérnias diretas são atribuídas a defeitos do colágeno da parede abdominal. Por isso, elas têm incidência que acompanha a idade e são prevalentes após os 40 anos, quando o balanço entre degradação e síntese de colágeno começa a desequilibrar-se gradativamente, resultando em maior fraqueza da zona da parede abdominal que é pouco protegida por músculos. Várias doenças do tecido conectivo aumentam a predisposição para a ocorrência de hérnia, como as síndromes de Marfan e de Ehlers-Danlos e a deficiência de α_1-antitripsina.

As hérnias femorais também têm ocorrência crescente com a idade, provavelmente pelo mesmo motivo das hérnias diretas.

História familiar de hérnia inguinal em vários membros aumenta o risco para sua ocorrência.

Aumento da pressão intra-abdominal por esforço ou por crescimento do volume da cavidade pode propiciar o aparecimento de uma hérnia inguinal. Por isso, o aparecimento recente de uma hérnia inguinal deve indicar pesquisa clínica ou laboratorial voltada para causas de aumento da pressão abdominal, como esforço abdominal extremo, tosse, ascite, constipação, prostatismo e neoplasias que determinam suboclusão intestinal.

CARACTERÍSTICAS DO COMPORTAMENTO DE PACIENTES COM ESSA DOENÇA

▶ Na maioria dos casos, a principal manifestação de hérnia inguinal é o aparecimento de tumor na fossa ilíaca ou na raiz da coxa (femoral) que geralmente aparece aos esforços da parede abdominal e tem o volume reduzido ou desaparece em decúbito dorsal, com relaxamento da musculatura abdominal. Dor na região frequentemente acompanha essa queixa ou pode ser o único achado de hérnia incipiente.

Muitos pacientes relatam sentir algo em movimento na região da hérnia quando há a extrusão do conteúdo. É comum que pacientes se refiram a essa sensação como um murmúrio, ainda que não seja audível.

Hérnias inguinais podem ser cronicamente encarceradas e ter essa característica estática, constituindo um tumor fixo na fossa ilíaca ou na coxa. Hérnias não tratadas tendem a ter aumento do anel herniário e, consequentemente, do volume do saco herniário.

DIAGNÓSTICO E AVALIAÇÃO ▶ O **exame físico** dos pacientes com suspeita de hérnia inguinal envolve três etapas: (1) inspeção, (2) palpação estática e (3) palpação dinâmica. Na primeira, observa-se a região inguinal, comparando o volume da parede abdominal entre os lados. A seguir, o paciente é solicitado a fazer esforço com a parede abdominal contra a glote fechada (manobra de Valsalva), quando novamente se compara a simetria e, sobretudo, o aparecimento de tumor. A palpação pode requerer quatro etapas. A primeira é realizada sobre a região suspeita, em repouso (estática) e durante manobra de esforço. A segunda, somente possível em homens, é feita colocando a ponta do dedo indicador no trajeto do canal inguinal pela pele da porção alta da bolsa escrotal. Na maioria dos casos, pode-se identificar o anel inguinal externo, orifício da aponeurose do músculo oblíquo externo pelo qual transita o cordão espermático. Se o anel está alargado, é possível progredir cranialmente introduzindo a ponta do dedo nesse anel. Solicita-se novamente que o paciente faça manobra de Valsalva. Hérnias indiretas serão sentidas na ponta do dedo, fazendo pressão no sentido caudal, enquanto as diretas pressionarão a polpa digital no sentido anterior. Caso essas manobras não sugiram a presença de hérnia, faz-se a palpação externa e a manobra com o dedo com o paciente em posição ortostática.

Hérnias de pequeno anel e conteúdo redutível podem ser de difícil diagnóstico clínico, especialmente em pacientes obesos. A protrusão de conteúdo abdominal pode não ocorrer toda vez que as manobras do exame físico são feitas, porque a densidade das estruturas abdominais é muito variável e muitas delas não passarão em orifícios pequenos. O exame físico pode ser negativo e, quando repetido em outra ocasião, positivo. Nos casos duvidosos, a **ultrassonografia** pode auxiliar no diagnóstico. Tem a vantagem de ser estudo dinâmico, o que aumenta a chance de diagnóstico de hérnias pequenas. A desvantagem é ser instrumento e operador-dependente, exigindo experiência para ser acurada. **Tomografia computadorizada** e **ressonância magnética** do abdome podem ser úteis e mostram o defeito e o conteúdo herniário, além de auxiliar no diagnóstico de outras causas de tumores inguinais, sendo seletivamente utilizadas para esse fim.

TRATAMENTO

O tratamento das hérnias inguinais é primariamente **cirúrgico**. A aplicação de cintas ou fundas pode diminuir sintomas em alguns casos (30%), mas claramente não previne as complicações.

A observação clínica de pacientes com hérnias pequenas e assintomáticas ou pouco sintomáticas foi comparada ao tratamento cirúrgico em um estudo com mais de 700 casos. Em 10 anos, 68% dos pacientes alocados para observação foram operados por piora ou aparecimento de sintomas. No subgrupo de homens com mais de 65 anos de idade, a proporção foi ainda maior, quase 80%. Os fatores identificados nesse estudo que aumentaram a chance de indicação cirúrgica foram: dor ao grande esforço físico, constipação, prostatismo, pacientes com parceiro(a) fixo(a) e pacientes saudáveis (ASA I e ASA II*). A cirurgia nos pacientes que tinham sido alocados para observação não teve desfecho diferente dos que foram operados logo após alocação, o que indica que essa estratégia pode ser empregada. Não há evidência para indicar observação em mulheres com hérnia inguinal nem em pacientes de

---

*N. de A. ASA, do inglês American Society of Anesthesiologists. ASA I – paciente normal, saudável; ASA II – paciente com doença sistêmica não grave, sem limitação funcional.

qualquer sexo com hérnia femoral, por essas apresentarem maior risco de estrangulamento. Todos os pacientes sintomáticos e sem contraindicação para cirurgia devem ser submetidos à correção cirúrgica.

Duas estratégias de tratamento cirúrgico são claramente distintas: a cirurgia convencional (abordagem aberta) e a cirurgia videoendoscópica. Ambas são igualmente eficientes para prevenção de recidiva, principal complicação das hernioplastias inguinais quando as próteses (telas) não eram disponíveis, atualmente em torno de 2%.

Na técnica convencional, uma inguinotomia é realizada e, após o tratamento do saco herniário, uma ou duas telas são colocadas entre os músculos oblíquos interno e externo ou no espaço pré-peritoneal. A potencial vantagem dessa técnica é a possibilidade de realizá-la sob anestesia local, acompanhada ou não de sedação. Essa alternativa é particularmente vantajosa em pacientes de alto risco para anestesia geral.

A técnica videoendoscópica tem duas variantes: a transabdominal pré-peritoneal (TAPP) e a totalmente extraperitoneal (TEP). A TAPP é realizada por laparoscopia e com realização de pneumoperitônio. Tem a vantagem de propiciar bom exame da anatomia e revisão do lado oposto ao lado a ser operado. A TEP é feita por um espaço criado na região pré-peritoneal, com abordagem pela cicatriz umbilical, sem penetração na cavidade peritoneal. Na maioria dos casos, as próteses (telas) devem ter algum tipo de fixação na parede abdominal, o que é feito com clipes metálicos, pontos ou aplicação de colas sintéticas. Em hérnias com anel pequeno, é possível dispensar o uso de fixação da prótese.

A dor crônica em pós-operatório tem sido alvo de preocupação e estudo, desde que a outra principal complicação, a recidiva, tornou-se mínima. A sensação de corpo estranho, desconforto e dor são mais frequentes na técnica convencional do que na videoendoscópica. Nesta, a intensidade da fixação (número de clipes) parece estar associada com maior incidência de dor crônica.

O tipo de cirurgia a ser proposto deve ser aquele em que o cirurgião tem bom treinamento e experiência e que se adapte ao desejo e à condição do paciente. Nos casos de hérnia bilateral, há estudos que indicam que a cirurgia videoendoscópica tem resultados superiores à convencional, especialmente os relacionados à recuperação pós-cirúrgica. No caso de hérnias recidivadas, parece razoável propor que a técnica a ser empregada seja a inversa da empregada na cirurgia que falhou. Assim, o cirurgião atuará sobre tecidos sem cicatrizes e fibrose, o que diminui a chance de lesões de estruturas anatômicas importantes.

REFERÊNCIA ▶

Sarpel U. Inguinal hernia repair. In: Sarpel U. Surgery: an introductory guide. New York: Springer; 2014.

LEITURAS RECOMENDADAS ▶

Arshava EV. Abdominal hernias. In: Lumley JSP, D'Cruz AK, Hoballah JJ, Scott-Conner CEH, editors. Hamilton Bayley's demonstration of physical signs in clinical surgery. 19Th ed. Boca Raton: CRC Press; 2016.

Brunicardi FC, Macho JR. Inguinal hernias. In: Brunicardi FC, Andersen DK, Billiar TR, Dunn DL, Hunter JG, Mattews JD, et al. Schwartz's principles of surgery. New York: McGraw-Hill; c2010.

Cavazzola LT, Rosen MJ. Laparoscopic versus open inguinal hernia repair. Surg Clin North Am. 2013;93(5):1269-79.

Deveney KE. Hernias & other lesions of the abdominal wall. In: Doherty GM, editor. Current diagnosis & treatment surgery. New York: McGraw-Hill; 2015.

Fischer JE. Surgery of hernia. In: Fischer JE, editor. Fischer's mastery of surgery. Philadelphia: Lippincott Williams & Wilkins; 2012.

Fraquharson M, Hollingshead J, Moran B. Surgery of the groin and external genitalia. In: Fraquharson M, Hollingshead J, Moran B. Fahrquharson's Textbook of Operative General Surgery. 10th ed. Boca Raton: CRC Press; c2015.

Malangoni MA, Rosen MJ. Hernias. In: Townsend CM, Beauchamp RD, Evers BM, Mattox KL, editors. Sabiston textbook of surgery: the biological basis of modern surgical practice. 20th ed. Philadelphia: Elsevier; c2017.

CAPÍTULO 72

HIPOCRATISMO DIGITAL

FELIPE DOMINGUEZ MACHADO
RAFAELA MANZONI BERNARDI

CONCEITOS ▶ O **hipocratismo digital** caracteriza-se por edema do tecido mole da falange distal dos dedos por proliferação de tecido conectivo entre a matriz da unha e a falange distal. Isso resulta na perda do ângulo normal entre a unha e o leito ungueal, gerando também aumento do diâmetro anteroposterior e laterolateral da falange distal. Essas alterações fazem o dedo ficar arredondado como uma baqueta de tambor, e a unha torna-se convexa, dando o aspecto de unha "em vidro de relógio". Na maioria das vezes, o acometimento é simétrico; porém, também pode ocorrer acometimento apenas de pododáctilos ou de quirodáctilos, ser unilateral e até unidigital.

Pode ocorrer isoladamente ou estar associado à osteoartropatia hipertrófica, um distúrbio sistêmico caracterizado por hipocratismo digital, periostite de ossos longos e artrite. Na grande maioria dos casos, esse distúrbio está associado a neoplasias intratorácicas.

A fisiopatologia do hipocratismo digital ainda não está totalmente elucidada; porém, acredita-se que fatores hormonais e imunológicos e hipoxemia sejam os principais causadores. Entre os mecanismos hormonais, destaca-se o papel do fator de crescimento vascular endotelial, do fator de crescimento derivado de plaquetas e da prostaglandina E2, que favoreceriam a angiogênese, o edema e a proliferação de fibroblastos na matriz ungueal, gerando aumento de tecidos moles.

CAUSAS ▶ O hipocratismo digital está associado a doenças variadas; entretanto, as doenças pulmonares são as mais frequentes. Entre as doenças pulmonares, em adultos, destacam-se as neoplasias pulmonares, sendo as principais o carcinoma brônquico não pequenas células, o mesotelioma e as metástases pulmonares. Além das neoplasias, o hipocratismo digital também pode ocorrer na fibrose pulmonar idiopática, em doenças crônicas supurativas, em pneumoconioses, entre outras causas descritas. Em crianças, a fibrose cística aparece como causa importante.

Entre as causas não pulmonares, destaca-se a doença inflamatória intestinal (principalmente doença de Crohn), a cirrose hepática e as cardiopatias congênitas cianóticas.

Hipocratismo digital unilateral geralmente está associado a lesões vasculares locais nos braços e nas axilas, ou relacionado à hemiplegia. Na síndrome de Eisenmenger com ducto arterial patente, o hipocratismo pode ocorrer apenas em extremidades inferiores, poupando extremidades superiores, devido ao fluxo do sangue desoxigenado. Também pode ocorrer de forma isolada, sem evidência de doença subjacente, nas formas hereditária e idiopática.

As principais causas de hipocratismo digital estão listadas no **Quadro 72.1**.

QUADRO 72.1 ▶ PRINCIPAIS CAUSAS DE HIPOCRATISMO DIGITAL

Pulmonares
- Carcinoma brônquico
- Mesotelioma
- Fibroma pleural
- Metástases pulmonares (sarcomas, carcinoma de útero/cérvice, carcinoma renal, carcinoma de nasofaringe)
- Fibrose pulmonar idiopática
- Fibrose cística
- Pneumoconioses
- Doenças crônicas supurativas (empiema pleural, bronquiectasias, abscesso pulmonar)
- Tuberculose

Gastrintestinais
- Cirrose hepática (alcoólica)
- Doença inflamatória intestinal
- Carcinoma gástrico
- Carcinoma esofágico
- Hepatite crônica ativa
- Síndrome hepatopulmonar
- Doença de Behçet
- Doença celíaca

Cardiovasculares
- Cardiopatias congênitas cianóticas
- Más-formações arteriovasculares
- Endocardite infecciosa
- Mixoma atrial

Outras
- Hereditária
- Idiopática
- Linfoma não Hodgkin
- HIV
- Acropatia tireóidea
- Hiperparatireoidismo
- Paquidermoperiostose

HIV, vírus da imunodeficiência humana (do inglês *human immunodeficiency virus*).

DIAGNÓSTICO E AVALIAÇÃO ▶ O diagnóstico baseia-se principalmente no **exame físico**. Em unhas normais, o ângulo entre a unha e a matriz ungueal é de cerca de 160°. No hipocratismo digital, esse ângulo aproxima-se de 180°. Outra maneira fácil e rápida de avaliar a presença de hipocratismo digital é por meio do **sinal de Schamroth**, em que se devem aproximar as falanges de mãos opostas. Em dedos normais, cria-se um formato de diamante entre as unhas. No hipocratismo digital, o diamante fica obliterado (ver **Figura 72.1**).

O hipocratismo digital é geralmente indolor, exceto se associado à osteoartropatia hipertrófica.

A principal consideração a ser feita quando se evidencia o hipocratismo digital é a busca de possível doença grave associada, sendo importante avaliar outros sinais e sintomas que possam estar relacionados ao fator etiológico.

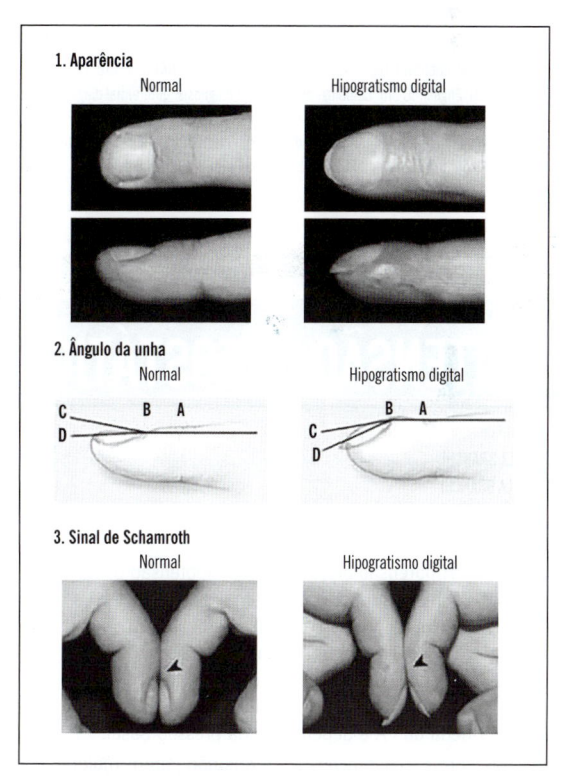

FIGURA 72.1 ▶ **CARACTERÍSTICAS DO HIPOCRATISMO DIGITAL.**
Fonte: Adaptada de Myers e Farquhar.

TRATAMENTO ▶ Não há tratamento específico até o momento. O tratamento deve ser feito com base na doença causadora.

O hipocratismo digital pode regredir após o tratamento da doença de base, por exemplo, ao fim do tratamento de doenças crônicas supurativas ou após tratamento cirúrgico de neoplasias pulmonares.

REFERÊNCIA ▶
Myers KA, Farquhar DR. The rational clinical examination. Does this patient have clubbing? JAMA. 2001;286(3):341-347.

LEITURAS RECOMENDADAS ▶
Dubrey S, Pal S, Singh S, Karagiannis G. Digital clubbing: forms, associations and pathophysiology. Br J Hosp Med (Lond). 2016;77(7):403-408.

Martinez-Lavin M. Exploring the cause of the most ancient clinical sign of medicine: finger clubbing. Semin Arthritis Rheum. 2007;36(6):380-385.

Rutherford JD. Digital clubbing. Circulation. 2013;127(19):1997-1999.

Sarkar M, Mahesh DM, Madabhavi I. Digital clubbing. Lung India. 2012;29(4):354-362.

Spicknall KE, Zirwas MJ, English JC 3rd. Clubbing: an update on diagnosis, differential diagnosis, pathophysiology, and clinical relevance. J Am Acad Dermatol. 2005;52(6):1020-1028.

Srinivas SK, Manjunath CN. Differential clubbing and cyanosis: classic signs of patent ductus arteriosus with Eisenmenger syndrome. Mayo Clin Proc. 2013;88(9):e105-6.

CAPÍTULO 73

HIPOTENSÃO ORTOSTÁTICA

MARCELO NICOLA BRANCHI
MAURÍCIO NICOLA BRANCHI

CONCEITOS ▶ **Hipotensão ortostática** (ou hipotensão postural) é a queda de pelo menos 20 mmHg na pressão arterial sistólica (PAS) e/ou queda de pelo menos 10 mmHg na pressão arterial diastólica (PAD) após 2 a 5 minutos da passagem da posição supina para a posição de pé (após um período de 5 minutos deitado). Em pacientes com hipertensão supina, a redução de 30 mmHg na PAS pode ser um critério mais adequado, uma vez que a magnitude da queda da PA é dependente da pressão basal.

Em indivíduos normais, alterações posturais não geram maiores flutuações na pressão arterial (PA) devido a mecanismos compensatórios. A resposta natural do corpo humano ao assumir a posição ereta é o recrutamento de 500 a 1.000 mL de sangue nas extremidades inferiores e na circulação esplênica, o que gera uma sequência de eventos:

1. Diminuição do retorno venoso ao coração;
2. Diminuição do débito cardíaco e da PA;
3. Reflexo compensatório que envolve os sistemas nervosos central e periférico, gerando aumento do tônus simpático e redução do tônus parassimpático;
4. Aumento da resistência vascular periférica, do retorno venoso e do débito cardíaco.

Essas respostas atuam diminuindo a queda na PA. Dessa forma, ao assumir a posição ereta, ocorre uma pequena queda na PAS (5-10 mmHg) e aumento na PAD (também 5-10 mmHg). Nos pacientes que apresentam hipotensão ortostática, uma dessas etapas compensatórias falha, e ocorre redução significativa na PA quando o indivíduo se levanta. Essa condição pode gerar tontura, síncope e até mesmo angina ou acidente vascular cerebral.

ASPECTOS EPIDEMIOLÓGICOS

Hipotensão ortostática é uma causa comum ou que ao menos contribui diretamente para hospitalização principalmente em pacientes idosos. Estima-se que seja causa de 233 em cada 100 mil internações em pacientes com mais de 75 anos, com média de 3 dias de internação e mortalidade intra-hospitalar de 0,9%. É uma situação que, particularmente quando debilitante, é associada com diminuição da qualidade de vida.

Sua prevalência varia conforme a idade. Relatos de casos demonstraram essa condição em até 20% das pessoas de 65 anos. A alta prevalência dessa condição em idosos reflete a presença de múltiplos fatores de risco nessa população, como doenças neurodegenerativas e uso de medicamentos vasorreativos.

CAUSAS

Diversos distúrbios podem gerar hipotensão ortostática (**Figura 73.1**). Os dois maiores mecanismos são falha autonômica (que pode ser causada por uma série de condições) e depleção de volume. Além disso, síncope reflexa (também referida como síncope vasovagal ou neuromediada) gera hipotensão postural devido a uma disfunção transiente do sistema nervoso autônomo.

FALHA AUTONÔMICA

É a falha de secreção apropriada de noradrenalina pelos neurotransmissores noradrenérgicos. Isso gera diminuição na vasoconstrição e depleção do volume intratorácico, ambos contribuindo para o surgimento de hipotensão ortostática. Conforme há a queda na PA, não ocorre aumento da frequência cardíaca (ou há aumento insuficiente).

Falha autonômica pode ser vista em diversas neuropatias. Diabetes melito é uma causa comum de neuropatia autonômica. Além dela, amiloidose, síndrome de Sjögren, insuficiência renal, deficiência de B_{12}, toxinas e infecções virais podem gerar essa condição. Causas mais raras de neuropatias incluem situações autoimunes contra o receptor nicotínico ganglionar de acetilcolina (nAChR, do inglês *nicotinic acetylcholine receptor*), síndrome paraneoplásica (principalmente de câncer pulmonar de células pequenas) e disautonomia familiar hereditária (síndrome de Riley-Day).

Uma série de doenças neurodegenerativas podem gerar falha autonômica, como doença de Parkinson, demência por corpúsculos de Lewi, atrofia sistêmica múltipla (síndrome de Shy-Drager) ou falha autonômica pura (síndrome de Bradbury-Eggleston).

```
                    ┌─────────────────────────┐
                    │  Hipotensão ortostática │
                    └───────────┬─────────────┘
                ┌───────────────┴────────────────┐
                ▼                                ▼
           ┌─────────┐                      ┌─────────┐
           │  Aguda  │                      │ Crônica │
           └─────────┘                      └─────────┘
```

Aguda
- Crise suprarrenal
- Bradi/taquiarritmias
- Infarto do miocárdio
- Sepse
- Desidratação
  Queimaduras
  Diarreia
  Febre
  Hemorragia
  Vômitos
- Medicamentos

Crônica

Causas fisiológicas
- Insensibilidade do barorreceptor
- Disfunção diastólica
- Hipertensão

Causas patológicas → Falha autonômica

Sistema nervoso central
- Lesões cerebrais
- Demência de corpúsculos de Lewi
- Infartos cerebrais múltiplos
- Atrofia sistêmica múltipla
- Mielopatia
- Parkinson

Sistema nervoso periférico
- Amiloidose
- Álcool
- Diabetes
- Falha autonômica pura
- Anemia perniciosa
- Síndrome paraneoplásica
- *Tabes dorsalis*

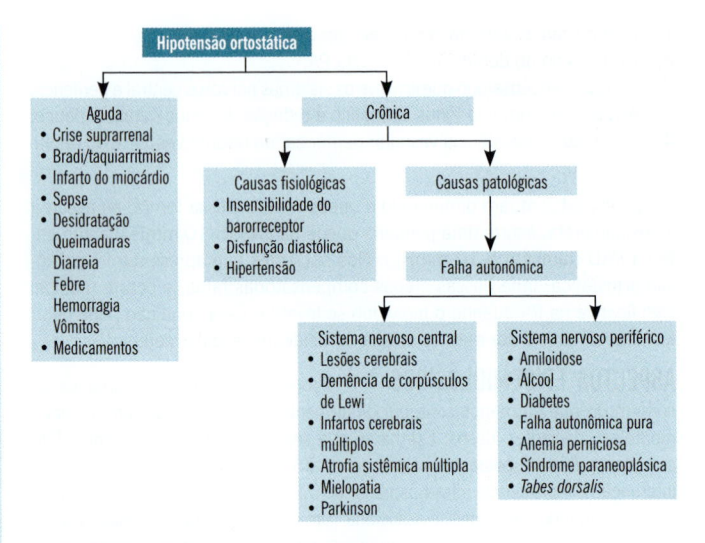

FIGURA 73.1 ▶ ETIOLOGIA DA HIPOTENSÃO ORTOSTÁTICA.
Fonte: Adaptada de Gupta e Lipsitz.

DEPLEÇÃO DE VOLUME ▶ Depleção aguda ou subaguda de volume (como a que ocorre em usuários de diurético, hiperglicemia, hemorragia, vômitos ou diarreia) é causa de fácil reconhecimento de hipotensão ortostática.

MEDICAMENTOS ▶ Apesar de não haver consenso sobre se medicamentos anti-hipertensivos geram ou não hipotensão ortostática, com frequência há correlação dessa patologia em pacientes que os utilizam, como vasodilatadores (entre os quais se incluem nitratos e bloqueadores dos canais de cálcio), β-bloqueadores e diuréticos. Além deles, outras substâncias podem correlacionar-se com hipotensão postural, conforme apresentado no **Quadro 73.1**.

OUTRAS CAUSAS ▶ Hipotensão ortostática pode ser vista ainda em situações nas quais há diminuição do débito cardíaco, como estenose aórtica, miocardite e arritmias.

DIAGNÓSTICO E AVALIAÇÃO ▶

Os critérios para diagnóstico da hipotensão ostostática estão apresentados na seção "Conceitos", no início deste capítulo. Contudo, há relatos em pacientes com menor resposta adrenérgica nos quais houve o surgimento de hipotensão em pacientes submetidos a teste de inclinação (*tilt-test*) com mais de 5 minutos e até mais de 10 minutos após a elevação da cama durante o teste.

Os pacientes que foram diagnosticados com essa patologia devem ser investigados para a elucidação da causa (conforme **Figuras 73.1** e **73.2**). Importantes características devem ser analisadas durante a **anamnese** e o **exame físico**:

QUADRO 73.1 ▶ SUBSTÂNCIAS QUE CAUSAM OU EXACERBAM HIPOTENSÃO ORTOSTÁTICA

- Álcool
- Antidepressivos (p. ex., inibidores seletivos da recaptação da serotonina, tricíclicos)
- Antiparkinsonianos (p. ex., levodopa)
- β-Bloqueadores (p. ex., propranolol)
- Vasodilatadores (p. ex., hidralazina, nitratos, bloqueadores dos canais de cálcio)
- Diuréticos (p. ex., hidroclorotiazida, furosemida)
- Sedativos
- Opiáceos (p. ex., morfina)

Fonte: Gupta e Lipsitz.

Sintomas de hipotensão ortostática

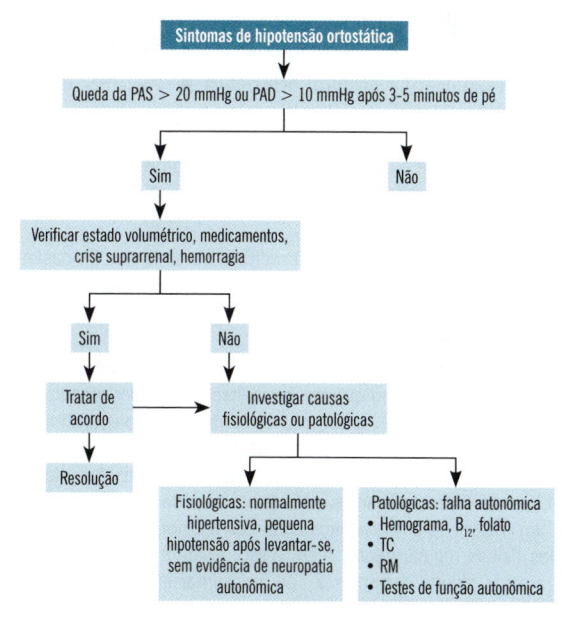

Queda da PAS > 20 mmHg ou PAD > 10 mmHg após 3-5 minutos de pé

- Sim
  - Verificar estado volumétrico, medicamentos, crise suprarrenal, hemorragia
    - Sim → Tratar de acordo → Resolução
    - Não → Investigar causas fisiológicas ou patológicas
      - Fisiológicas: normalmente hipertensiva, pequena hipotensão após levantar-se, sem evidência de neuropatia autonômica
      - Patológicas: falha autonômica
        - Hemograma, B$_{12}$, folato
        - TC
        - RM
        - Testes de função autonômica
- Não

FIGURA 73.2 ▶ AVALIAÇÃO DO PACIENTE COM HIPOTENSÃO ORTOSTÁTICA.
PAD, pressão arterial diastólica; PAS, pressão arterial sistólica; RM, ressonância magnética; TC, tomografia computadorizada.
Fonte: Adaptada de Gupta e Lipsitz.

- Revisão dos medicamentos de uso e que são potenciais geradores de hipotensão ortostática (conforme **Quadro 73.1**);
- História médica recente de vômitos, diarreia ou outros fatores potenciais de perda de volume;

- Diagnóstico de malignidades, insuficiência cardíaca congestiva, diabetes e alcoolismo;
- Evidências de patologias neurológicas no exame.

Outros **exames** mais específicos devem ser solicitados conforme os achados do quadro clínico, como eletroneuromiografia para pacientes com suspeita de neuropatias.

DIAGNÓSTICO DIFERENCIAL ▶

Síncope reflexa ▶ Engloba síncope vasovagal, neurocardiogênica, hipersensibilidade carotídea e síncope associada à defecação e à micção. Nessas condições, pode ocorrer hipotensão ortostática aguda. Porém, diferentemente das condições de disfunção autonômica, não há dano sustentado do sistema autonômico simpático. Em vez disso, há uma condição transitória, normalmente um gatilho, para que ocorra o evento. Durante a síncope reflexa, há aumento da atividade parassimpática (vagal), diminuindo a frequência cardíaca com queda da PA, conforme visualizado na **Figura 73.3**.

Síndrome da taquicardia postural ortostática ▶ Pacientes mais jovens podem apresentar intolerância ortostática em situações nas quais permaneçam por longos períodos de pé. A manifestação pode variar desde tonturas, sensação de leveza até episódio sincopal. Esses sintomas são associados a uma taquicardia exagerada a despeito de uma pequena queda, ou nenhuma, da PA (ver **Figura 73.3**).

TRATAMENTO ▶

O tratamento visa à melhora de sintomas do paciente em vez da correção apenas da pressão mensurada. Medidas não farmacológicas são essenciais no tratamento dessa condição e evitam o uso de medicações e seus efeitos colaterais.

O primeiro passo é a retirada de medicamentos potencialmente envolvidos. Caso não haja alterações no quadro, modificações comportamentais devem ser abordadas. Isso inclui levantar-se lentamente, em etapas (principalmente no período da manhã, quando a tolerância ortostática é menor devido à diminuição do volume intravascular), evitar atividades físicas durante períodos de calor, manter hidratação adequada, usar meias elásticas sob medida para ocorrer um melhor retorno da circulação dos membros inferiores e praticar exercícios físicos regularmente. Além disso, existem manobras físicas que podem auxiliar alguns pacientes a não apresentar sintomas, como esforço manual isométrico (*handgrip*) ao levantar-se e manobras respiratórias nas quais há diminuição da pressão intratorácica, aumentando o retorno venoso.

Pode-se lançar mão do aumento da ingesta hídrica e salina na dieta do paciente. O maior benefício do aporte hídrico ocorre na hora da ingesta, e deve-se visar ao consumo de 1,5 a 3 L de água por dia. Em relação ao sódio, é preconizada a ingesta de 6 a 10 g por dia de sódio, com alvo urinário de 150 a 200 mEq.

Muitas vezes, as medidas não farmacológicas são insuficientes, sendo necessário o uso de medicamentos. A fludrocortisona, um mineralocorticosteroide sintético, é a medicação de primeira escolha. Sua ação baseia-se no aumento do volume sanguíneo e no aumento da sensibilidade das catecolaminas

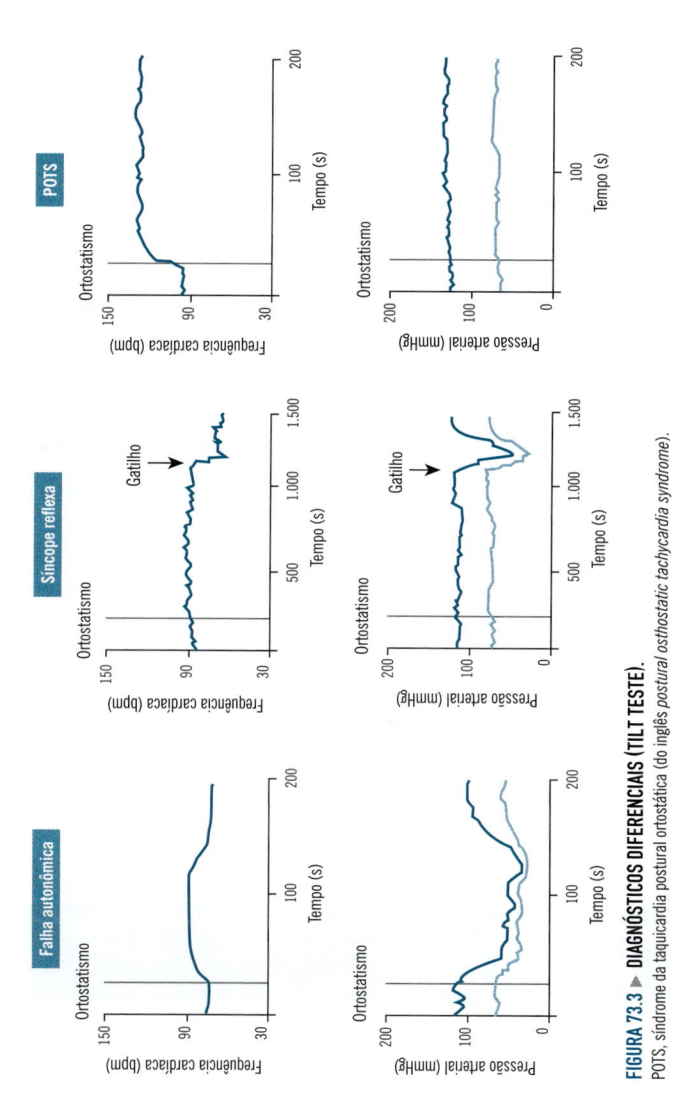

FIGURA 73.3 ▲ DIAGNÓSTICOS DIFERENCIAIS (TILT TESTE).
POTS, síndrome da taquicardia postural ortostática (do inglês *postural osthostatic tachycardia syndrome*).

circulantes. Deve-se iniciar com uma dose de 0,1 mg ao dia com aumento até a dose de 0,3 mg ao dia (o aumento não deve ocorrer em tempo inferior a 1 semana). Efeitos adversos incluem hipocalemia, edema periférico e descompensação de insuficiência cardíaca.

Outro medicamento que compõe o arsenal terapêutico da hipotensão ortostática é um agonista α-adrenérgico periférico, a midodrina. Seu efeito vasoconstritor venoso e arterial atenua a diminuição da PA ao levantar-se. No entanto, esse medicamento não deve ser utilizado em pacientes com doença cardíaca grave, hipertensão não controlada ou retenção urinária. Alternativas incluem o uso de eritropoietina nos pacientes anêmicos, cafeína ou seus derivados e até piridostigmina.

REFERÊNCIAS ▶

Fotherby MD, Potter JF. Orthostatic hypotension and anti-hypertensive therapy in the elderly. Postgrad Med J. 1994;70(830):878-81.

Freeman R, Wieling W, Axelrod FB, Benditt DG, Benarroch E, Biaggioni I, et al. Consensus statement on the definition of orthostatic hypotension, neurally mediated syncope and the postural tachycardia syndrome. Clin Auton Res. 2011;21(2):69-72.

Gibbons CH, Freeman R. Delayed orthostatic hypotension: a frequent cause of orthostatic intolerance. Neurology. 2006;67(1):28-32.

Gupta V, Lipsitz LA. Orthostatic hypotension in the elderly: diagnosis and treatment. Am J Med. 2007;120(10):841-7.

Izcovich A, González Malla C, Manzotti M, Catalano HN, Guyatt G. Midodrine for orthostatic hypotension and recurrent reflex syncope: a systematic review. Neurology. 2014;83(13):1170-7.

Kaufmann H. Neurally mediated syncope and syncope due to autonomic failure: differences and similarities. J Clin Neurophysiol. 1997;14(3):183-96.

Low PA, Singer W. Management of neurogenic orthostatic hypotension: an update. Lancet Neurol. 2008;7(5):451-8.

Mills PB, Fung CK, Travlos A, Krassioukov A. Nonpharmacologic management of orthostatic hypotension: a systematic review. Arch Phys Med Rehabil. 2015;96(2):366-75.e6.

Rutan GH, Hermanson B, Bild DE, Kittner SJ, LaBaw F, Tell GS. Orthostatic hypotension in older adults. The Cardiovascular Health Study. CHS Collaborative Research Group. Hypertension. 1992;19(6 Pt 1):508-19.

Shibao C, Grijalva CG, Raj SR, Biaggioni I, Griffin MR. Orthostatic hypotension-related hospitalizations in the United States. Am J Med. 2007;120(11):975-80.

Shibao C, Lipsitz LA, Biaggioni I. ASH position paper: evaluation and treatment of orthostatic hypotension. J Clin Hypertens (Greenwich). 2013;15(3):147-53.

CAPÍTULO 74

HIRSUTISMO

DIMITRIS V. RADOS
TANIA WEBER FURLANETTO

CONCEITOS ▶ Hirsutismo é o crescimento excessivo de pelos terminais de padrão masculino em mulheres. É definido pela presença de pontuação na escala de Ferriman-Gallwey igual ou maior que 8 (**Figura 74.1**). Escore maior que 15 indica hirsutismo moderado a grave.

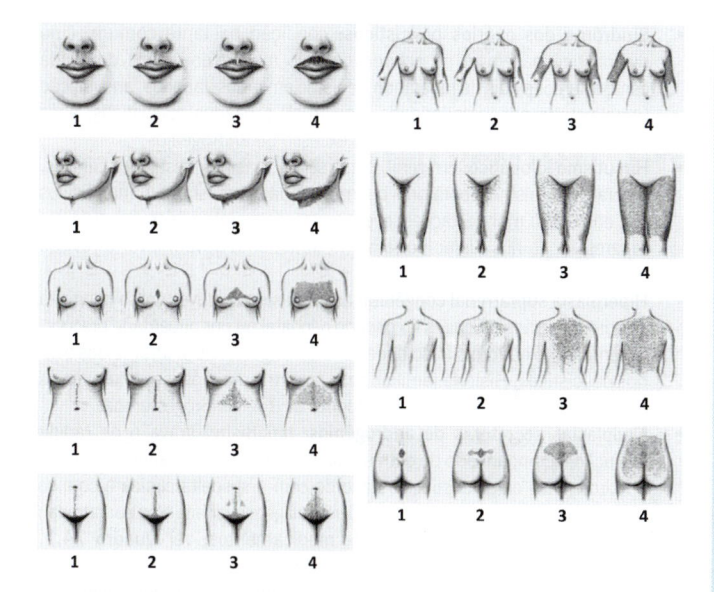

FIGURA 74.1 ▶ ESCALA DE FERRIMAN-GALLWEY PARA HIRSUTISMO. CADA UMA DAS 9 ÁREAS APRESENTADAS É PONTUADA DE 0 (AUSÊNCIA DE PELOS TERMINAIS) A 4, CONFORME MOSTRAM AS ILUSTRAÇÕES.
Fonte: Bode e colaboradores.

O hirsutismo é uma das manifestações do excesso de androgênios, que ocorre por elevação dos níveis destes ou aumento de sua forma livre, por redução da globulina ligadora de hormônios sexuais (SHBG, do inglês *sex hormone-binding globulin*).

Os hormônios sexuais masculinos têm efeito trófico nos pelos de algumas áreas do corpo, levando à formação do pelo terminal. Em outras áreas do corpo, como fronte e bochechas, esse estímulo leva ao desenvolvimento das glândulas sebáceas. A resposta do folículo piloso depende de um equilíbrio entre sua sensibilidade aos androgênios e seu nível sérico. Nas mulheres, os androgênios são provenientes dos ovários, das glândulas suprarrenais e do tecido periférico.

ASPECTOS EPIDEMIOLÓGICOS ▶ Sua prevalência é estimada em 7% da população feminina.

CAUSAS ▶ Na maioria das pacientes, a etiologia do hirsutismo é benigna e, por vezes, não é necessária investigação além do exame clínico. Entretanto, essa frequente benignidade é contrabalançada por causas raras, potencialmente fatais, como neoplasias suprarrenais e ovarianas.

As principais causas do hirsutismo e aspectos que indicam seu diagnóstico estão listados a seguir:

- **Síndrome dos ovários policísticos:** condição bastante comum, cujo diagnóstico baseia-se no achado de pelo menos dois itens da tríade composta por sinais de hiperandrogenismo em graus variados, anovulação (manifestada por irregularidade menstrual) e ovários policísticos, após descartadas causas alternativas de excesso de androgênios;
- **Hirsutismo idiopático:** em geral, cursa sem outras manifestações clínicas, hiperandrogenismo laboratorial ou irregularidade menstrual. A maioria das pacientes tem manifestações leves, e o manejo sintomático é suficiente. Progressão do hirsutismo ou falha no tratamento devem levar à revisão do diagnóstico;
- **Hiperplasia suprarrenal congênita:** as formas mais graves dessa condição costumam ser identificadas no período neonatal ou por puberdade precoce. No entanto, o quadro clínico pode ser indistinguível de síndrome dos ovários policísticos. História familiar pode sugerir o diagnóstico. Androgênios costumam estar elevados com aumento de 17-OH-progesterona;
- **Neoplasias secretoras de androgênios:** hirsutismo grave e de rápida evolução, acompanhado de outras manifestações de hiperandrogenismo e quadro clínico característico. De acordo com a suspeita clínica e com os níveis de androgênios, deve-se considerar imagem ovariana e/ou suprarrenal;
- **Hirsutismo relacionado ao uso de medicamentos:** ver **Quadro 74.1**. Pesquisar uso de androgênios não prescritos, que podem não ser relatados em uma primeira avaliação e geralmente não são detectáveis em exames laboratoriais;
- **Hirsutismo secundário a endocrinopatias:** hipertireoidismo, acromegalia, síndrome de Cushing e hiperprolactinemia podem causar hirsutismo. Dosagens de cortisol (urinário, salivar ou teste de supressão), prolactina e tireotrofina (TSH) podem ser necessárias, de acordo com a suspeita clínica.

DIAGNÓSTICO E AVALIAÇÃO

▶ O principal aspecto da abordagem de pacientes com hirsutismo é o exame clínico (**anamnese** e **exame físico**) para identificação de sinais de alto risco, bem como possíveis causas.

O principal aspecto do exame clínico é a identificação do hirsutismo e a diferenciação dele da hipertricose. A hipertricose é o crescimento aumentado de pelos não terminais em áreas sensíveis e não sensíveis a androgênios.

A pontuação na escala de Ferriman-Gallwey (ver **Figura 74.1**) é importante para o diagnóstico – pois, por definição, mulheres com escore menor do que 8 são consideradas normais – e para o acompanhamento da resposta ao tratamento. Por vezes, as pacientes vão à consulta com áreas depiladas e pode ser importante revisar o exame clínico algumas semanas após a última depilação. A utilização da escala e dos pontos de corte é útil na prática diária e no contexto de pesquisa. Apesar disso, atualmente recomenda-se também avaliar o "hirsutismo relevante para a paciente", uma vez que os pontos de corte são baseados em estudos com populações selecionadas e alguns subgrupos étnicos, como asiáticos, que têm menos pelos. Além disso, algumas áreas sensíveis a androgênios não são avaliadas pela escala de Ferriman-Gallwey, como região glútea e região lateral da face abaixo da implantação dos cabelos.

Além da caracterização do hirsutismo, alguns aspectos da história e do exame físico devem ser ressaltados:

- **Sinais de alerta**, que sugerem doença grave subjacente, isto é, hiperfunção ou neoplasia gonadal ou suprarrenal: progressão rápida, início dos sintomas antes da menarca ou após a menopausa, hirsutismo grave, ganho de massa muscular, presença de clitoromegalia (> 1,5 vs. 2,5 cm), massa abdominal ou pélvica;
- **Revisão minuciosa de medicamentos e suplementos utilizados**, visto que o hirsutismo pode ser causado por medicamentos (ver **Quadro 74.1**). É crescente a utilização de androgênios para fins recreacionais (ganho de massa muscular) e/ou competitivos (atletas);
- **Sinais de outras endocrinopatias**, como:
    - Síndrome de Cushing: ganho de peso, estrias violáceas, extremidades afiladas;
    - Hipertireoidismo: perda ponderal, taquicardia, ansiedade, proptose, bócio;
    - Hiperprolactinemia: galactorreia, cefaleia, hemianopsia;
    - Acromegalia: aumento dos pés e das mãos, fronte ampla, diátese de dentes, surgimento de diabetes melito tipo 2.

Deve-se realizar **avaliação laboratorial** em pacientes com hirsutismo moderado a grave ou na presença de sinais de alerta ou de sintomas associados, como irregularidade menstrual, infertilidade e virilização. Na maioria das pacientes, recomenda-se inicialmente dosagem de testosterona; porém, em pacientes com alta suspeita de neoplasia, pode ser útil dosagem dos demais androgênios

QUADRO 74.1 ▶ MEDICAMENTOS ASSOCIADOS COM HIRSUTISMO

- Ácido valproico
- Aripiprazol
- Bimatoprosta
- Bupropiona
- Carbamazepina
- Ciclosporina
- Clonazepam
- Corticosteroides
- Dantroleno
- Diazóxido
- Donepezila
- Estrogênios
- Fluoxetina
- Interferon-α
- Isotretinoína
- Lamotrigina
- Leuprorrelina
- Micofenolato
- Olanzapina
- Paroxetina
- Pregabalina
- Progesterona
- Selegilina
- Tacrolimo
- Testosterona e androgênios análogos
- Tiagabina
- Trazodona
- Venlafaxina
- Zonisamida
- Zopiclona

Fonte: Bode e colaboradores.

em um primeiro momento. Dosagens de testosterona acima de 150 ng/mL devem desencadear investigação de neoplasia suprarrenal ou ovariana.

Em pacientes usuários de medicamentos potencialmente causadores de hirsutismo, tentar a suspensão é a primeira abordagem. Quando há sinais de outras endocrinopatias, a investigação deve seguir a suspeita clínica.

O algoritmo apresentado na **Figura 74.2** resume a abordagem diagnóstica para pacientes com queixas de hirsutismo.

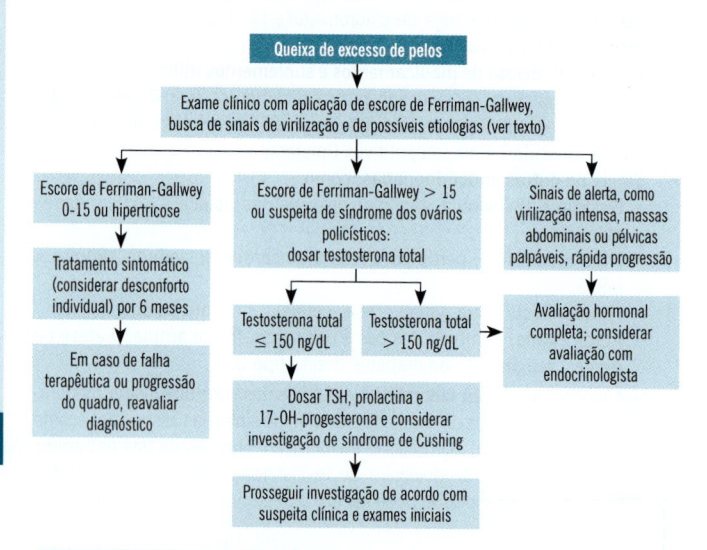

```
                    Queixa de excesso de pelos
                              │
    Exame clínico com aplicação de escore de Ferriman-Gallwey,
    busca de sinais de virilização e de possíveis etiologias (ver texto)
         │                    │                    │
         ▼                    ▼                    ▼
 Escore de Ferriman-Gallwey   Escore de Ferriman-Gallwey > 15   Sinais de alerta, como
 0-15 ou hipertricose         ou suspeita de síndrome dos        virilização intensa, massas
         │                    ovários policísticos:              abdominais ou pélvicas
         ▼                    dosar testosterona total           palpáveis, rápida progressão
 Tratamento sintomático            │         │                         │
 (considerar desconforto            ▼         ▼                         ▼
 individual) por 6 meses      Testosterona  Testosterona          Avaliação hormonal
         │                    total ≤ 150   total > 150           completa; considerar
         ▼                    ng/dL         ng/dL                 avaliação com
 Em caso de falha                  │                              endocrinologista
 terapêutica ou progressão         ▼
 do quadro, reavaliar         Dosar TSH, prolactina e
 diagnóstico                  17-OH-progesterona e considerar
                              investigação de síndrome de Cushing
                                   │
                                   ▼
                              Prosseguir investigação de acordo com
                              suspeita clínica e exames iniciais
```

FIGURA 74.2 ▶ ALGORITMO DE AVALIAÇÃO DE PACIENTE COM QUEIXA DE EXCESSO DE PELOS.
TSH, tireotrofina.
Fonte: Adaptada de Bode e colaboradores e Martin e colaboradores.

TRATAMENTO ▶

Para pacientes com causas secundárias de hirsutismo, o tratamento da condição de base é fundamental.

Técnicas de remoção do pelo (epilação) ou do pelo e da raiz (depilação) podem ser utilizadas em qualquer etiologia ou estágio da doença. Tranquilizar as pacientes, explicando que depilação não engrossa o pelo, pode ser parte importante do tratamento. Técnicas de fotodepilação e eletrólise são recomendadas como primeira linha por apresentar melhores resultados estéticos e com maior duração. Devem ser realizadas por profissional com treinamento adequado devido aos riscos de danos permanentes à pele.

Para pacientes com quadros leves – isto é, escore de Ferriman-Gallwey entre 8 e 15, e sem sintomas associados –, recomenda-se tratamento sintomático inicial por 6 meses. Se houver falha terapêutica, surgimento de novos sintomas ou progressão do hirsutismo, deve-se prosseguir com a investigação.

A maioria das pacientes responde a tratamentos com anticoncepcionais orais combinados, que suprimem os androgênios e aumentam o nível sérico de SHBG, reduzindo a forma ativa de testosterona e demais androgênios.

Antiandrogênicos, como espironolactona, ciproterona e finasterida, também podem ser utilizados de forma isolada ou em associação. Como eles têm efeitos teratogênicos, é importante ressaltar a importância da anticoncepção; por isso, é comum a sua combinação com anticoncepcionais orais.

REFERÊNCIAS ▶

Bode D, Seehusen DA, Baird D. Hirsutism in Women. Am Fam Physician. 2012;85(4):373-80.

Martin KA, Chang RJ, Ehrmann DA, Ibanez L, Lobo RA, Rosenfield RL, et al. Evaluation and treatment of hirsutism in premenopausal women: an Endocrine Society clinical practice guideline. J Clin Endocrinol Metab. 2008;93(4):1105-20.

LEITURAS RECOMENDADAS ▶

Barbieri RL, Ehrmann DA. Evaluation of premenopausal women with hirsutism. Waltham: UpToDate; 2017 [capturado em 4 mar 2018]. Disponível em: https://www.uptodate.com/contents/evaluation-of-premenopausal-women-with-hirsutism.

Louriax DL. An approach to the patient with hirsutism. J Clin Endocrinol Metab. 2012;97(9):2957-68.

Rosenfield RL. Clinical practice. Hirsutism. N Engl J Med. 2005;353(24):2578-88.

Rothman MS, Wierman ME. How should postmenopausal androgen excess be evaluated? Clin Endocrinol (Oxf). 2011;75(2):160-4.

CAPÍTULO 75

ICTERÍCIA

DANIEL MARQUES BARREIRO
PAULO ROBERTO LERIAS DE ALMEIDA

CONCEITOS ▶ A **icterícia**, definida como coloração amarelada da pele e dos olhos, é decorrente de níveis plasmáticos elevados de bilirrubina, um produto da degradação da hemoglobina. A hiperbilirrubinemia, no entanto, é clinicamente detectada ao exame físico quando há níveis de bilirrubina maiores que 2 a 3 mg/dL (duas ou três vezes o limite superior da normalidade, dependendo do laboratório).

CAUSAS ▶ A frequência das diferentes causas de icterícia depende de vários fatores, como idade, etnia e classe socioeconômica.

A icterícia pode ser resultado do aumento da formação de bilirrubina ou da redução de sua eliminação hepatobiliar. Ela pode ser causada por distúrbios do metabolismo, doença hepática ou obstrução dos ductos biliares.

DISTÚRBIOS DO METABOLISMO ▶ No plasma, a bilirrubina circula ligada à albumina (bilirrubina indireta). Ela é captada na membrana sinusoidal dos hepatócitos, onde é conjugada aos ácidos biliares e transformada em uma forma hidrossolúvel para ser excretada (bilirrubina direta). O aumento de bilirrubinas pode ocorrer por defeitos que acontecem antes ou depois de sua conjugação no hepatócito (**Figura 75.1**).

Hiperbilirrubinemia não conjugada (aumento da bilirrubina indireta) ▶
As causas da hiperbilirrubinemia não conjugada são:

- **Aumento da produção de bilirrubina:** situações de produção excessiva (reabsorção de um hematoma, eritropoiese ineficaz ou hemólise). Como exemplos, podem ser citados os pacientes com politraumatismos, deficiência grave de vitamina B_{12} e reações/anemias hemolíticas em geral;
- **Redução da captação da bilirrubina:** pode ocorrer com determinados fármacos (rifampicina, ciclosporina) ou em doenças hereditárias (síndrome de Gilbert, síndrome de Crigler-Najjar);
- **Redução da conjugação da bilirrubina:** distúrbios genéticos (síndrome de Gilbert, síndrome de Crigler-Najjar tipos I e II) e icterícia fisiológica dos neonatos (com resolução espontânea no período neonatal).

O **Quadro 75.1** resume as causas de hiperbilirrubinemia não conjugada.

QUADRO 75.1 ▶ CAUSAS DE HIPERBILIRRUBINEMIA NÃO CONJUGADA

Aumento da produção de bilirrubina
- Hemólise extravascular
- Extravasamento de sangue nos tecidos
- Hemólise intravascular
- Doença de Wilson

Diminuição da captação hepática de bilirrubina
- Insuficiência cardíaca
- *Shunt* portossistêmico
- Síndrome de Gilbert
- Fármacos: rifampicina, probenecida

Defeito da conjugação da bilirrubina
- Síndrome de Crigler-Najjar
- Síndrome de Gilbert
- Neonatos
- Hipertireoidismo
- Etinilestradiol
- Doenças hepáticas: hepatite crônica e cirrose

Hiperbilirrubinemia conjugada ou mista (aumento da bilirrubina direta)
▶ Ocorre por redução da secreção de bilirrubinas em nível de canalículos, associada a distúrbios de herança autossômica como a síndrome de Dubin-Johnson e a síndrome de Rotor.

O **Quadro 75.2** apresenta as causas de hiperbilirrubinemia conjugada.

QUADRO 75.2 ► CAUSAS DE HIPERBILIRRUBINEMIA CONJUGADA

Defeito em nível canalicular
- Síndrome de Dubin-Johnson

Defeito em nível sinusoidal
- Síndrome de Rotor

Colestase extra-hepática (obstrução biliar)
- Coledocolitíase
- Tumores de via biliar (colangiocarcinoma)
- Colangite esclerosante primária
- Pancreatite aguda ou crônica
- Carcinoma periampular
- Síndrome de Mirizzi

Colestase intra-hepática
- Hepatite viral
- Hepatite alcoólica
- Colangite biliar primária
- Drogas/toxinas (esteroides, clorpromazina, chá-da-jamaica, arsênio)
- Sepse/hipoperfusão
- Doenças infiltrativas
- Nutrição parenteral total
- Gravidez

DOENÇA HEPÁTICA ► O aumento de bilirrubinas é uma característica das doenças hepáticas e ocorre, em geral, em associação a alterações de outros testes bioquímicos. As doenças hepáticas associadas à icterícia são:

- **Disfunção hepatocelular aguda:** é associada à elevação de transaminases em condições como as hepatites virais, exposição a hepatotoxinas, isquemia hepática e alguns distúrbios metabólicos;
- **Disfunção hepatocelular crônica:** na maioria dos casos, não está associada à icterícia, com exceção dos pacientes com cirrose;
- **Distúrbios hepáticos associados à colestase:** associados à doença infiltrativa hepática (doenças granulomatosas – como a tuberculose, a amiloidose, a sarcoidose e o linfoma), à lesão nos colangiócitos no interior dos ductos biliares (cirrose biliar primária, alguns fármacos e fibrose cística), além das doenças que podem se apresentar como colestase atípica (hepatite alcoólica);
- **Icterícia gestacional:** várias podem ser as apresentações, entre elas, a colestase intra-hepática da gravidez, que ocorre no terceiro trimestre de gestação e resolve espontaneamente após o parto. A esteatose hepática aguda da gravidez também ocorre no terceiro trimestre de gestação e apresenta-se com quadro mais grave. A pré-eclâmpsia pode afetar o fígado

em alguns casos, especialmente na síndrome HELLP (caracterizada por hemólise, enzimas hepáticas elevadas e baixa contagem de plaquetas [do inglês *hemolysis, elevated liver enzymes, low platelet count*]);
- **Icterícia no paciente crítico:** as possibilidades são amplas, e a icterícia é geralmente secundária à doença crítica subjacente (sepse grave, hemólise, uso de fármacos e drogas hepatotóxicas, etc.) (**Figura 75.1**).

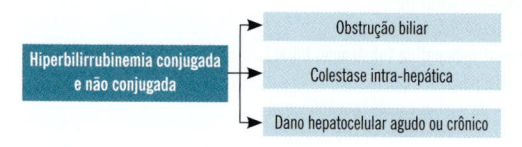

FIGURA 75.1 ▶ **HIPERBILIRRUBINEMIA CONJUGADA E NÃO CONJUGADA.**

Hiperbilirrubinemia conjugada e não conjugada → Obstrução biliar / Colestase intra-hepática / Dano hepatocelular agudo ou crônico

OBSTRUÇÃO DOS DUCTOS BILIARES ▶ A coledocolitíase é a causa mais comum de obstrução biliar, em sua maioria por cálculos de colesterol provenientes da vesícula biliar que migram para o ducto biliar comum, ocluindo a ampola de Vater. A estenose intrínseca dos ductos biliares é outra possibilidade de icterícia obstrutiva e de etiologia variada (infecções, doenças inflamatórias, doença neoplásica biliar, colangite esclerosante primária, entre outras).

A compressão extrínseca da árvore biliar pode levar à icterícia obstrutiva e pode ser decorrente de processo neoplásico (tumor de cabeça de pâncreas ou da via biliar), causas inflamatórias (edema por pancreatite aguda), bem como cálculos no infundíbulo da vesícula biliar, ocasionando a síndrome de Mirizzi.

CARACTERÍSTICAS DO COMPORTAMENTO DE PACIENTES COM ESSA DOENÇA
▶ A apresentação clínica varia de acordo com a patologia de base. A evolução aguda, associada à febre e à dor abdominal, sugere hepatites agudas (virais, medicamentosas, exacerbação de hepatite autoimune) ou obstrução aguda das vias biliares (coledocolitíase).

Em caso de síndrome colestática, o prurido é uma informação clínica importante, principalmente se estiver associada a urina escura (colúria) e fezes claras tipo "cor de massa de vidraceiro" (acolia). Febre e dor abdominal sugerem quadro de colangite. Evolução crônica e gradual da icterícia, associada à perda de peso e à ausência de dor, direciona para um quadro de neoplasia.

Nos casos de icterícia flutuante, pode-se suspeitar de cálculo de colédoco ou tumor de papila (com episódios de necrose central e desobstrução espontânea), por exemplo.

Presença de aranhas vasculares, ginecomastia e eritema palmar associados à icterícia ao exame físico pode sugerir cirrose hepática.

DIAGNÓSTICO E AVALIAÇÃO
▶ A parte mais importante da avaliação é a coleta da **história clínica** completa. Deve-se atentar para uso ou exposição a qualquer substância química ou medicamento (fitoterápicos, esteroides, vitaminas, medicamentos), história de exposições parenterais e transfusões,

tatuagens, atividade sexual, perda ponderal, aspecto das fezes e da urina, e evolução da icterícia (flutuante ou progressiva) associada ou não à dor abdominal. O **exame físico**, juntamente com a história clínica e os exames de laboratório, podem classificar corretamente a icterícia em obstrutiva ou não obstrutiva na maioria dos casos.

A **avaliação laboratorial** inicial inclui a dosagem de bilirrubina sérica total, fosfatase alcalina, transaminases (aspartato-aminotransferase [AST] e alanino-aminotransferase [ALT]), tempo de protrombina (TP) e hemograma completo. Nos casos de obstrução biliar e colestase intra-hepática, os níveis de fosfatase alcalina e outras enzimas canaliculares (como a gamaglutamiltransferase [gama-GT]) encontram-se elevados.

O hemograma completo é útil na pesquisa de quadro inflamatório ou infeccioso associado à icterícia, em busca de anemia nos casos de doenças crônicas e neoplasias, plaquetopenia em situações de doença hepática avançada e cirrose.

As transaminases aumentam em lesão hepatocelular (toxinas, hepatites virais, reação imunológica), e a elevação desproporcional em relação à fosfatase alcalina sugere doença hepatocelular intrínseca. Aumento de AST pelo menos duas vezes maior que ALT é sugestivo de doença hepática alcoólica.

O TP é uma medida dos fatores de coagulação sintetizados nos hepatócitos (fatores I, II, V, VII e X). Seu prolongamento pode resultar do déficit da síntese hepática dessas proteínas (p. ex., na insuficiência hepática grave, aguda ou crônica) e da deficiência de vitamina K (cofator dos fatores de coagulação), relacionado à redução de sua absorção no intestino delgado em situações de via biliar obstruída. A administração exógena de vitamina K normaliza o TP em situações de obstrução biliar, o que não ocorre quando seu alargamento se dá por lesão hepatocelular.

Em geral, a ultrassonografia é o **exame de imagem** inicial, pois determina o calibre das vias biliares com sensibilidade que varia de 55 a 91% para obstrução biliar e boa especificidade (82-95%) nesses casos, além de demonstrar cálculos em via biliar. Os demais exames (colangiorressonância magnética, tomografia computadorizada de abdome e colangiopancreatografia retrógrada endoscópica [CPRE]) também são úteis conforme a suspeita clínica e os exames laboratoriais iniciais.

A **Figura 75.2** apresenta um fluxograma para guiar a abordagem diagnóstica do paciente com icterícia.

O **Quadro 75.3** mostra o diagnóstico diferencial da icterícia hepatocelular.

TRATAMENTO

A abordagem terapêutica varia conforme a etiologia da icterícia.

Na obstrução biliar, o tratamento é direcionado para desobstrução por via endoscópica, radiologia intervencionista ou cirúrgica em caso de lesões maciças. As estenoses intra-hepáticas podem ser tratadas por radiologia intervencionista, enquanto nas lesões distais a preferência é pela via endoscópica. Nos casos de doença hepática, o tratamento é direcionado para a causa (suspensão do fármaco hepatotóxico, cessação do etilismo, sangria

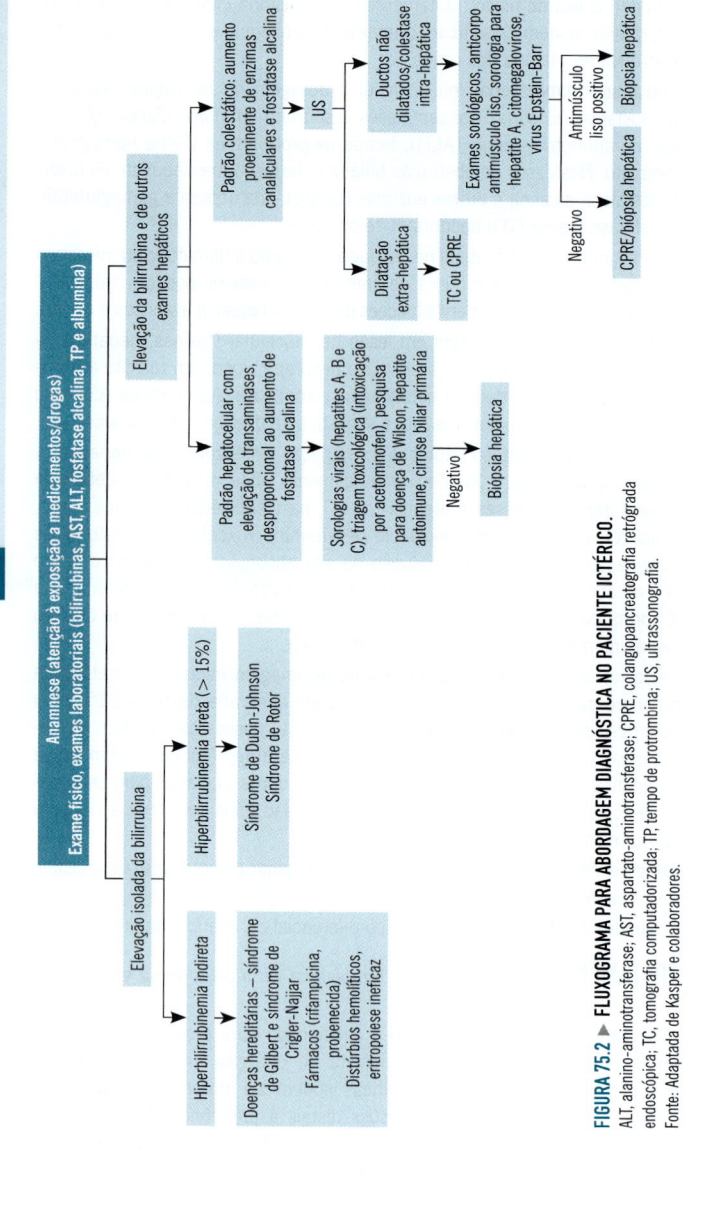

ICTERÍCIA

Anamnese (atenção à exposição a medicamentos/drogas)
Exame físico, exames laboratoriais (bilirrubinas, AST, ALT, fosfatase alcalina, TP e albumina)

- **Elevação isolada da bilirrubina**
  - **Hiperbilirrubinemia indireta**
    - Doenças hereditárias – síndrome de Gilbert e síndrome de Crigler-Najjar
    - Fármacos (rifampicina, probenecida)
    - Distúrbios hemolíticos, eritropoiese ineficaz
  - **Hiperbilirrubinemia direta (> 15%)**
    - Síndrome de Dubin-Johnson
    - Síndrome de Rotor

- **Elevação da bilirrubina e de outros exames hepáticos**
  - **Padrão hepatocelular com elevação de transaminases, desproporcional ao aumento de fosfatase alcalina**
    - Sorologias virais (hepatites A, B e C), triagem toxicológica (intoxicação por acetaminofen), pesquisa para doença de Wilson, hepatite autoimune, cirrose biliar primária
    - Negativo → Biópsia hepática
  - **Padrão colestático: aumento proeminente de enzimas canaliculares e fosfatase alcalina**
    - **US**
      - Ductos não dilatados/colestase intra-hepática
        - Exames sorológicos, anticorpo antimúsculo liso, sorologia para hepatite A, citomegalovirose, vírus Epstein-Barr
          - Negativo → CPRE/biópsia hepática
          - Antimúsculo liso positivo → Biópsia hepática
      - Dilatação extra-hepática
        - TC ou CPRE

FIGURA 75.2 ▶ FLUXOGRAMA PARA ABORDAGEM DIAGNÓSTICA NO PACIENTE ICTÉRICO.
ALT, alanino-aminotransferase; AST, aspartato-aminotransferase; CPRE, colangiopancreatografia retrógrada endoscópica; TC, tomografia computadorizada; TP, tempo de protrombina; US, ultrassonografia.
Fonte: Adaptada de Kasper e colaboradores.

QUADRO 75.3 ▶ DIAGNÓSTICO DIFERENCIAL DE ICTERÍCIA HEPATOCELULAR

- **Neoplasias:** carcinoma hepatocelular, colangiocarcinoma, metástases hepáticas, linfoma
- **Doenças hereditárias:** doença de Wilson, deficiência de α_1-antitripsina, hemocromatose, porfirias, fibrose hepática
- **Infecções virais:** hepatites virais, herpes-vírus, febre amarela, ebolavírus, adenoviroses, enteroviroses
- **Infecções bacterianas:** tuberculose, leptospirose, sífilis, abscessos piogênicos, brucelose, riquétsia
- **Parasitas:** áscaris, esquistossomose, amebíases, babesioses, leishmaniose
- **Doenças sistêmicas:** isquemia aguda, insuficiência cardíaca grave, insuficiência tricúspide, pericardite constritiva, síndrome de Budd-Chiari, doença veno-oclusiva, sarcoidose, amiloidose
- **Tóxicos:** hidrocarbonetos, vitamina A, arsênio

terapêutica nos casos de hemocromatose). Em doenças genéticas manifestadas na infância, a icterícia deve ser tratada pelo seu potencial neurotóxico. Nas síndromes colestáticas, o ácido ursodesoxicólico pode ser utilizado. A reposição de vitaminas lipossolúveis (A, D, K e E) está recomendada nas síndromes colestáticas.

REFERÊNCIA ▶

Kasper DL, Fauci AS, Hauser SL, Longo DL, Jameson JL, Loscalzo J. Harrison's principles of internal medicine. 19th ed. New York: McGraw-Hill; [2015].

LEITURAS RECOMENDADAS ▶

Feldman M, Friedman LS, Brandt LJ. Sleisenger e Fordtran: tratado gastrointestinal e doenças do fígado. 9. ed. Rio de Janeiro: Elsevier; 2014.
Roy-Chowndhury N, Roy-Chowndhury J. Classification and causes of jaundice or asymptomatic hyperbilirubinemia. Waltham: UpToDate; 2017 [capturado em 10 out. 2017]. Disponível em: https://www.uptodate.com/contents/classification-and-causes-of-jaundice-or-asymptomatic-hyperbilirubinemia.

CAPÍTULO 76

INCONTINÊNCIA FECAL

CLÁUDIO TARTA

CONCEITOS E ASPECTOS EPIDEMIOLÓGICOS ▶ A continência normal é o resultado de uma complexa interação entre as funções sensoriais e esfincterianas anorretais, associada à integridade do assoalho muscular pélvico e do neuroeixo, à complacência retal e à consistência fecal.

A **incontinência fecal** é definida como a perda recorrente e involuntária de fezes ou gases. É uma condição debilitante que afeta homens e mulheres com grande variação na prevalência – entre 1 e 21% da população em diferentes estudos –, podendo ser encontrada em mais de 50% dos idosos institucionalizados. O embaraço social resultante e a deterioração da qualidade de vida tornam essas estimativas, provavelmente, conservadoras. Dados recentes demonstram que menos de um terço dos pacientes relata essas queixas ao seu médico clínico.

CLASSIFICAÇÃO E CAUSAS ▶

Conforme a etiologia, a incontinência fecal pode ser dividida em **primária** – encontrada nas más-formações congênitas anorretais e neurais, como a espinha bífida e a meningomielocele, entre outras – ou **secundária** – resultante de alterações adquiridas, principalmente as lesões obstétricas em partos vaginais. Danos esfincterianos podem ser encontrados em até 35% dessas pacientes à ultrassonografia (US) anorretal, e os distúrbios da continência podem manifestar-se somente décadas mais tarde, podendo estar associados ao comprometimento da inervação pudenda por estiramento ou compressão. Outros fatores estruturais associados à incontinência secundária incluem os danos esfincterianos após cirurgias anorretais (hemorroidectomia, fistulectomia, esfincterotomia, etc.) e nas situações de comprometimento da capacidade de reservatório/complacência retal (nas anastomoses colorretais baixas, nas proctites infecciosas, actínicas e inflamatórias e na procidência retal). Fatores não estruturais resultam de alterações da consistência fecal (colites, síndrome do intestino irritável, síndrome pós-colecistectomia, efeitos adversos de medicamentos), de patologias psiquiátricas ou neurológicas, tumores ou trauma raquimedular.

DIAGNÓSTICO E AVALIAÇÃO ▶

Anamnese ▶ Deve detalhar o início dos sintomas, a evolução e a gravidade (escape fecal ou *soiling*, urgência fecal, incontinência para gases, fezes líquidas ou formadas), a presença de manifestações associadas (incontinência urinária, prolapsos genitais femininos), a história obstétrica e de procedimentos cirúrgicos anorretais, além da presença de comorbidades.

EXAME FÍSICO ▶ É uma etapa fundamental na avaliação desses pacientes. O exame inicia pela inspeção da região perianal e do períneo à procura de cicatrizes. A presença de dermatite é um sinal de exposição crônica ao conteúdo fecal.

Avalia-se o corpo perineal e a presença de patologias anorretais concomitantes (hemorroidas, fístulas e prolapsos). A manobra de Valsalva avalia o descenso perineal e, muitas vezes, manifesta diferentes formas de prolapsos ginecológicos (útero, bexiga, vagina, etc.) e deficiências do assoalho pélvico. A avaliação da sensibilidade anocutânea local pode indicar dano neurológico. O toque retal fornece importantes informações quanto ao comprimento do canal anal, à integridade e ao volume da musculatura esfincteriana, ao tônus esfincteriano de repouso e à força de contração voluntária. A avaliação endoscópica adicional (colonoscopia) está indicada de acordo com a história pessoal e familiar, para o diagnóstico de proctites ativas (inflamatórias ou por radioterapia) e, em alguns casos, de tumores.

AVALIAÇÃO DA GRAVIDADE DA INCONTINÊNCIA FECAL E DO IMPACTO NA QUALIDADE DE VIDA ▶

Embora seja feita com base em parâmetros subjetivos, a avaliação da gravidade da incontinência fecal é importante na padronização da avaliação do paciente, na resposta ao tratamento e na comparação de resultados entre diferentes instituições. As escalas comumente utilizadas são o escore de incontinência fecal da Cleveland Clinic (**Tabela 76.1**) e o escore de incontinência de St. Mark. A American Society of Colon and Rectal Surgeons (ASCRS) preconiza a utilização de instrumentos mais detalhados, como o índice de gravidade da incontinência fecal (FISI, do inglês *fecal incontinence severity index*) e a escala de qualidade de vida na incontinência fecal (FIQL, do inglês *fecal incontinence quality of life scale*).

FISIOLOGIA ANORRETAL ▶

Permite a determinação objetiva de parâmetros morfológicos e funcionais. Embora seus resultados não devam ser considerados isoladamente, auxiliam na determinação da etiologia da incontinência e na orientação terapêutica.

A manometria anorretal fornece informações das pressões de repouso e de contração voluntária, da complacência retal, da sensibilidade retal, do comprimento do canal anal e da presença/ausência do reflexo inibitório retoanal. A US endoanal permite a avaliação anatômica do mecanismo esfincteriano, demonstrando rupturas esfincterianas com sensibilidade e especificidade

TABELA 76.1 ▶ ESCORE DE INCONTINÊNCIA DA CLEVELAND CLINIC*

PARÂMETRO	NUNCA	RARAMENTE (<1×/MÊS)	ALGUMAS VEZES (<1× /SEMANA A >1×/MÊS)	GERALMENTE (<1×/DIA A >1×/SEMANA)	SEMPRE (>1×/DIA)
Incontinência de fezes sólidas	0	1	2	3	4
Incontinência de fezes líquidas	0	1	2	3	4
Incontinência de gases	0	1	2	3	4
Alterações de estilo de vida	0	1	2	3	4
Necessidade de forro ou plugue	0	1	2	3	4

*O escore final representa a soma dos subescores dos 5 parâmetros listados, variando de 0 (continência preservada) a 20 (incontinência completa).
Fonte: Jorge e Wexner.

próximas a 100%. No entanto, a presença de pequenos defeitos pode não se correlacionar com incontinência. O tempo de latência do nervo pudendo demonstra a condutividade motora. Latência prolongada sugere neuropatia pudenda e pode indicar um resultado desfavorável na eventual realização de procedimento cirúrgico de reconstrução esfincteriana. A eletromiografia não é exame rotineiro, mas pode ser indicada na avaliação da integridade neuromuscular do complexo esfincteriano. Finalmente, se a avaliação clínica demonstrar sinais de prolapso de órgãos pélvicos, testes dinâmicos como a defecorressonância ou a defecografia podem auxiliar na visualização da posição dos órgãos pélvicos e sua estabilidade durante a defecação.

TRATAMENTO ▶ As opções terapêuticas em pacientes com incontinência fecal podem ser divididas em:

- Medidas clínicas não invasivas, como as modificações na dieta e no estilo de vida, o retreinamento por *biofeedback* e a utilização de agentes farmacológicos;
- Alternativas minimamente invasivas, como a neuroestimulação e as de incremento esfincteriano;
- Opções cirúrgicas invasivas, como a esfincteroplastia, o esfincter artificial e a colostomia.

As **medidas clínicas** representam o manejo de primeira linha em pacientes com sintomas leves a moderados. Apresentam resultados favoráveis em muitos pacientes, evitando, assim, uma extensa avaliação funcional nem sempre disponível. Fatores de risco – como a obesidade, o sedentarismo e o tabagismo – devem ser manejados. A perda de peso tem mostrado melhorar a incontinência fecal em mulheres obesas. Medidas comportamentais incluem a atenção ao reflexo gastrocólico e os exercícios de Kegel. Modificações dietéticas podem auxiliar, evitando a cafeína, os derivados do leite e os alimentos ricos em gordura, que ocasionam amolecimento das fezes e urgência fecal em alguns pacientes. A suplementação de fibras na dieta ou de agentes formadores de bolo, como o psílio, aumenta a consistência fecal e pode melhorar os sintomas nos pacientes que apresentam fezes amolecidas. Todavia, em pacientes que apresentam fezes normais, essa medida pode agravar os sintomas.

Medidas farmacológicas são indicadas para o controle da diarreia e contribuem para o aumento do tônus esfincteriano anorretal. O cloridrato de ondansetrona melhora a consistência fecal, a urgência e a frequência evacuatória nos pacientes com síndrome do intestino irritável de apresentação predominantemente diarreica. O cloridrato de amitriptilina, um antidepressivo tricíclico, pode ser utilizado em baixas doses para o controle da urgência fecal e da diarreia, devido ao seu efeito anticolinérgico. A associação difenoxilato/atropina e a loperamida são frequentemente utilizadas no tratamento da diarreia e contribuem para o aumento do tônus do esfincter anal interno. Considerar o uso de antibióticos em pacientes com colites infecciosas. A colestiramina é uma resina que adsorve e combina-se aos ácidos biliares do intestino para formar um complexo insolúvel que é excretado nas fezes, podendo ser indicada em quadros de diarreia resultante de doença e/ou ausência do íleo e nas síndromes pós-colecistectomia. Pacientes com impactação fecal e diarreia paradoxal podem melhorar seus episódios de incontinência com a administração programada de enemas de limpeza, facilitando o esvaziamento retal; aqueles com resíduo fecal, sensação de evacuação incompleta e escape fecal (*soiling*) também podem beneficiar-se de enemas pós-evacuatórios. Cuidados locais com a pele perianal são importantes para o controle da dermatite, associada à gravidade da incontinência fecal, por meio da higiene frequente com água e da aplicação de barreiras protetoras cutâneas locais (óxido de zinco, entre outras).

Aos pacientes que não apresentam melhora significativa com as medidas clínicas iniciais, devem ser indicados o estudo fisiológico anorretal em centros especializados e o *biofeedback*. Essa técnica tem o propósito de reeducação retoanal da evacuação e da continência por meio de sondas intrarretais e esfincterianas, com projeção dos sinais, captados em monitor, que fornecem informações sensoriais ao paciente da distensão retal e possibilitam a contração coordenada do assoalho pélvico e do esfincter anal externo. Embora estudos randomizados tenham demonstrado promissores resultados após 4 semanas, com cerca de 44% de melhora sintomática, há grande variação individual na resposta ao tratamento e outros fatores devem ser considerados, como a adesão ao tratamento, o grau de denervação pudenda e a motivação do paciente.

Duas **alternativas minimamente invasivas** podem ser consideradas em pacientes com incontinência leve a moderada, sem alterações anatômicas esfincterianas e que não tenham respondido às medidas anteriormente instituídas: o uso de agentes que aumentam o volume do esfincter anal e a estimulação sacral. Diversos procedimentos que aumentam o volume do esfincter anal interno, por meio do estímulo da deposição do colágeno e do incremento do tônus, foram desenvolvidos, porém, somente dois têm aprovação do Food and Drug Administration (FDA), nos Estados Unidos: o Secca® e o Solesta®. O Secca® baseia-se na utilização de radiofrequência direcionada ao esfincter anal interno. É um procedimento seguro com poucas complicações (ulceração retal rasa e sangramento), com resultados favoráveis nos escores de incontinência fecal e nos indicadores de qualidade de vida (FIQL). O outro método é a injeção de agentes biocompatíveis, como o dextranômero estabilizado em ácido hialurônico (NASHA/Dx), na submucosa dos quatro quadrantes do esfincter anal. Estudos têm demonstrado a eficácia do método no primeiro ano, porém, com reações adversas mais frequentes, como abscessos locais.

A estimulação sacral baseia-se na estimulação programada dos nervos sacrais e dos músculos correspondentes, por meio de dispositivo e eletrodos totalmente implantáveis que liberam uma corrente de baixa voltagem pelos forames sacrais correspondentes.

As **opções cirúrgicas** devem considerar a gravidade da sintomatologia, as comorbidades e a expectativa de sucesso.

A esfincteroplastia é o tratamento-padrão em mulheres jovens com trauma esfincteriano obstétrico, embora sua eficácia seja questionada nas pacientes com neuropatia pudenda coexistente e com a evolução da idade. A indicação deve ser individualizada. Há melhora sintomatológica de curto e médio prazos em aproximadamente 80% das pacientes, com deterioração gradual do resultado no longo prazo. Realiza-se uma incisão arciforme na área cicatricial, seguida de cuidadosa dissecção e individualização dos cabos do esfíncter externo, que são mobilizados e suturados por sobreposição com fio absorvível.

A transposição muscular foi indicada no passado para incontinência fecal grave. Nessa técnica, o músculo glúteo máximo ou o músculo grácil é transposto e passa a circundar o complexo esfincteriano externo não funcional, associado a um transdutor implantável com estímulo elétrico para manter a contração tônica. É uma técnica raramente indicada devido aos resultados limitados e à morbidade.

O esfíncter anal artificial é formado por um *cuff* de silicone, implantado de forma circular no canal anal, controlado por um pequeno dispositivo de enchimento/esvaziamento. A continência é obtida quando o *cuff* é inflado. Está indicado nos casos de incontinência grave, com grande destruição esfincteriana e tentativas de correções cirúrgicas prévias. As principais complicações são a erosão e a infecção do dispositivo.

A derivação intestinal (colostomia ou ileostomia) é um tratamento a ser considerado na falta de resposta às alternativas conservadoras em pacientes com incontinência fecal grave. Há indicações específicas, como a incontinência neurogênica, nos traumas perineais graves ou raquimedulares, nas lesões actínicas extensas ou nos pacientes incapacitados física e mentalmente. A abordagem cirúrgica é agressiva, mas muitos pacientes demonstram importante melhora na qualidade de vida após o procedimento, com retorno ao convívio social.

REFERÊNCIA ▶

Jorge JM, Wexner SD. Etiology and management of fecal incontinence. Dis Colon Rectum. 1993;36(1):77-97.

LEITURAS RECOMENDADAS ▶

Alavi K, Chan S, Wise P, Kaiser AM, Sudan R, Bordeianou L. Fecal incontinence: etiology, diagnosis, and management. J Gastrointest Surg. 2015;19(10):1910-21.

Freeman A, Menees S. Fecal incontinence and pelvic floor dysfunction in women: a review. Gastroenterol Clin North Am. 2016;45(2):217-37.

Mellgren A. Fecal incontinence. Surg Clin North Am. 2010;90(1):185-94, Table of Contents.

Ng KS, Sivakumaran Y, Nassar N, Gladman MA. Fecal incontinence: community prevalence and associated factors--a systematic review. Dis Colon Rectum. 2015;58(12):1194-209.

Ramage L, Yen C, Qiu S, Simillis C, Kontovounisios C, Tan E, et al. Does a missed obstetric anal sphincter injury at time of delivery affect short-term functional outcome? Ann R Coll Surg Engl. 2018;100(1):26-32.

Saldana Ruiz N, Kaiser AM. Fecal incontinence: challenges and solutions. World J Gastroenterol. 2017;23(1):11-24.

Sharma A, Yuan L, Marshall RJ, Merrie AE, Bissett IP. Systematic review of the prevalence of faecal incontinence. Br J Surg. 2016;103(12):1589-97.

Siproudhis L, Pigot F, Godeberge P, Damon H, Soudan D, Bigard MA. Defecation disorders: a French population survey. Dis Colon Rectum. 2006;49(2):219-27.

Steele SR, Hull TL, Read TE, Saclarides TJ, Senagore AJ, Whitlow CB, editors. The ASCRS textbook of colon and rectal surgery. 3rd ed. New York: Springer; c2016.

Wald A. Update on the management of fecal incontinence for the gastroenterologist. Gastroenterol Hepatol (N Y). 2016;12(3):155-64.

INCONTINÊNCIA URINÁRIA

CAPÍTULO 77

TIAGO BORTOLINI
BRASIL SILVA NETO

CONCEITO E ASPECTOS EPIDEMIOLÓGICOS ▶ A **incontinência urinária** (**IU**) é definida pela International Continence Society como a perda involuntária de urina, por via uretral ou não, em qualquer situação ou quantidade. A IU pode ser um sintoma isolado ou fazer parte de um grupo de sintomas de armazenamento decorrente das disfunções do trato urinário inferior, e pode resultar de várias causas. O conhecimento da sua forma de apresentação e etiologia é importante para o manejo adequado, uma vez que essa condição pode ocasionar grande comprometimento social e da qualidade de vida.

A prevalência global de IU em mulheres é bastante variável (5-69%). Essa ampla diferença decorre do uso de diferentes questionários e das diversas populações avaliadas, com a maioria dos estudos descrevendo prevalência de 25 a 45%. A prevalência global de IU masculina é de 11 a 34%, com prevalência significativamente menor em homens jovens (3-5%).

CLASSIFICAÇÃO ▶ Devem ser avaliadas características como: tipo, frequência, gravidade, fatores precipitantes, impacto social e na qualidade de vida e métodos utilizados para contenção da perda urinária. Essa condição deve ser diferenciada de suor, corrimento vaginal ou descarga uretral.

Incontinência urinária de esforço (IUE) é a perda urinária sob aumento da pressão abdominal (tossir, espirrar) ou atividade física, em decorrência da insuficiência esfincteriana. É mais comum nas mulheres, sendo que em homens geralmente decorre de cirurgias prostáticas ou uretrais.

Incontinência urinária de urgência (IUU) é a perda involuntária de urina associada ou precedida pelo sintoma de urgência, desejo súbito e inadiável de urinar, associado à sensação de IU iminente. É um sintoma da síndrome da bexiga hiperativa, também frequentemente presente em quadros de obstrução infravesical e quadros neurogênicos.

Incontinência urinária mista (IUM) é a associação dos sintomas de incontinência relacionados aos esforços e à urgência.

Enurese noturna é a IU que ocorre durante o sono, não percebida pelo paciente. Esse sintoma é mais frequente em crianças, relacionado à inabilidade de despertar com o enchimento vesical, também relacionado às disfunções miccionais. Deve ser diferenciado de noctúria, em que o desejo miccional acorda o paciente e a micção ocorre de forma voluntária.

Incontinência urinária contínua trata-se da perda involuntária continuada, podendo estar associada à IUE, à IUU ou à IUM graves, bem como a fístulas urinárias, ectopia ureteral ou transbordamento vesical.

Incontinência urinária pós-miccional (ou **gotejamento pós-miccional**) é a perda urinária que ocorre após o fim da micção, geralmente após o paciente vestir-se. Esse sintoma é mais frequente em homens.

Incontinência urinária insensível é a perda urinária sem a percepção do paciente, que a identifica apenas quando já está molhado.

Incontinência urinária oculta é perda urinária identificada após a redução de prolapsos vaginais.

Outros tipos de incontinência urinária podem ser ocasionais, como a **incontinência durante o coito** ou a **incontinência urinária do riso**. Ambas as apresentações são raras em homens.

CAUSAS ▶

INCONTINÊNCIA URINÁRIA FEMININA ▶ A IUE relaciona-se à insuficiência esfincteriana e/ou à hipermobilidade uretral, com perda da sustentação do complexo esfincteriano. A IUU está associada aos sintomas de bexiga hiperativa, com etiologia idiopática ou neurogênica.

Os fatores de risco são idade, obesidade, paridade e via de parto, e terapia de reposição hormonal. Os fatores relacionados são histerectomia, nível socioeconômico, etnia, tabagismo, atividades de esforço abdominal frequente e comorbidades clínicas.

INCONTINÊNCIA URINÁRIA MASCULINA ▶ A IUU predomina em homens, secundária à hiperplasia prostática benigna (HPB), a estenoses uretrais ou aos sintomas de bexiga hiperativa (idiopática ou neurogênica) apenas. A IUE, quando presente, está associada a lesões esfincterianas geralmente secundárias a cirurgias prostáticas ou uretrais.

Os fatores de risco são idade, sintomas do trato urinário inferior secundários à HPB, estenoses uretrais ou infecções urinárias, prostatectomias ou uretroplastias prévias, comorbidades (neuropatias, diabetes), uso de álcool e déficit cognitivo.

DIAGNÓSTICO E AVALIAÇÃO ▶

A avaliação inicial inclui a caracterização dos sintomas e a avaliação de diagnósticos diferenciais. Permite estimar o desconforto gerado pelo sintoma e as expectativas do paciente em relação às possibilidades terapêuticas apresentadas. Situações de IU transitória devem ser identificadas antes da implementação de terapia definitiva, como *delirium*, infecções, vaginoses/uretrites, quadros psicogênicos, causas medicamentosas, poliúria, restrição de mobilidade e impactação fecal.

HISTÓRIA DA DOENÇA ATUAL ▶ Deve-se caracterizar os sintomas subjetivamente: como ocorre a perda urinária? Acontece com atividade física? Há associação com urgência? Há sensibilidade em relação à perda? Em casos de sintomatologia mista, deve-se questionar se há presença de componente predominante.

Sempre que possível, deve-se avaliar a IU de maneira objetiva, com sua quantificação – dado importante para avaliação da resposta ao tratamento empregado. Essa avaliação pode ser realizada por meio do número de *pads*/dia ou medida do peso do *pad* em testes padronizados, assim como o impacto da sintomatologia urinária nas atividades do paciente, com a utilização de questionários validados.

Deve ser avaliado o padrão miccional: frequência urinária durante o dia e durante a noite, sintomas de esvaziamento, hesitação, sensação de esvaziamento incompleto, jato fraco e esforço miccional. Procura-se avaliar se a etiologia dos sintomas se deve à hiperatividade detrusora (IUU), à deficiência esfincteriana (IUE), a disfunções de esvaziamento (causas obstrutivas) ou à associação desses fatores.

Identificar a duração dos sintomas e os fatores precipitantes: início dos sintomas após parto ou gestação? Após cirurgia ou trauma pélvico ou neurológico? Após cirurgia uretral ou prostática? A IU é acompanhada de algum sintoma neurológico (hipoestesia, insensibilidade)? Em homens, deve-se investigar a presença de HPB, cursando principalmente com sintomas de esvaziamento, mas frequentemente associados à urgeincontinência.

HISTÓRIA MÉDICA PREGRESSA ▶ A investigação de patologias ou tratamentos prévios é fundamental na avaliação dos sintomas. Devem ser averiguadas as patologias neurológicas, congênitas ou adquiridas (doenças degenerativas, autoimunes, traumáticas, entre outras); as comorbidades associadas, como diabetes e quadros demenciais; e os tratamentos prévios, como cirurgias ou radioterapia pélvica, com possibilidade de lesão direta do trato urinário ou de sua inervação. Em mulheres, pesquisa-se a história obstétrica e ginecológica, incluindo paridade, estado hormonal, história de prolapsos vaginais, histerectomia e/ou cirurgias prévias para tratamento da IU.

Particularmente em pacientes idosos, é frequente o uso de múltiplas medicações. Alguns fármacos podem modificar a função miccional, o volume de diurese ou o estado mental, afetando a continência. Diuréticos podem agravar sintomas urinários, apesar de não terem efeito vesical direto. Medicamentos com efeito simpaticomimético podem aumentar a resistência uretral, exacerbando sintomas de esvaziamento e desencadeando retenção urinária. Fármacos anticolinérgicos podem diminuir a contratilidade detrusora, dificultar o esvaziamento e também ocasionar retenção urinária.

EXAME FÍSICO ▶ Avaliar o estado geral de saúde do paciente e os estigmas de patologias neurológicas. No exame abdominal, são avaliadas obesidade, incisões, hérnias e distensão vesical.

O exame genital feminino em litotomia avalia aspecto vaginal, estado estrogênico vaginal, cicatrizes, adesões vaginais ou labiais. São investigados carúnculas e prolapsos de mucosa uretral, divertículos ou cistos uretrais, posição e mobilidade uretral (testes de esforço), e é feita a avaliação da presença de prolapsos associados.

Investigam-se a sensibilidade vaginal e perineal, os reflexos perineais e a força de contração do assoalho pélvico através do toque vaginal e retal.

Em homens, analisam-se meato uretral e cicatrizes penianas/perineais, toque retal para avaliação da sensibilidade, da contratilidade do assoalho pélvico e do volume e/ou de nodularidades prostáticas. Realizam-se manobras de esforço, preferencialmente com o paciente em ortostatismo.

AVALIAÇÃO COMPLEMENTAR ▶ Recomendam-se análise urinária (exame de urina) e avaliação do resíduo pós-miccional como parte da avaliação inicial em todos os pacientes. Exames adicionais, como cistoscopia, avaliação urodinâmica e exames de imagem, podem ser considerados no seguimento, se houver dificuldade diagnóstica, suspeita de componente neurológico, anormalidades na análise urinária, sintomatologia predominante de urgência, aumento do resíduo pós-miccional, prolapso vaginal de alto grau, disfunções miccionais associadas e/ou falha no tratamento inicial.

TRATAMENTO ▶ A decisão terapêutica baseia-se no tipo de incontinência, na intensidade dos sintomas referidos e na expectativa do paciente em relação à eficácia e aos efeitos adversos relacionados a cada opção.

INCONTINÊNCIA URINÁRIA FEMININA ▶ Em pacientes com IUE ou IUM predominantemente de esforço, podem ser oferecidas as seguintes opções: observação, fisioterapia de reabilitação do assoalho pélvico (± *biofeedback*), dispositivos intravaginais (pessários, compressores uretrais), uso de *pads* e tratamento medicamentoso com duloxetina. Na indicação de tratamento invasivo, deve-se discutir com o paciente os riscos e os benefícios das opções cirúrgicas: *slings* fasciais ou sintéticos (retropúbicos ou transobturatórios), agentes injetáveis ou colpossuspensão (recomendação: A) e *minislings* (recomendação: B).

Os sintomas de urgência, tanto femininos quanto masculinos, podem ser tratados de forma conservadora (primeira linha), por terapia comportamental: controle da ingesta hídrica, modificações dietéticas, treinamento vesical e fisioterapia de reabilitação do assoalho pélvico (associada ou não à eletroestimulação). Medicações anticolinérgicas ou β_3-agonistas podem ser associadas, consideradas a segunda linha de tratamento pelo potencial risco de efeitos adversos. A neuromodulação sacral e a injeção detrusora de toxina onabotulínica A podem ser indicadas em pacientes refratários.

INCONTINÊNCIA URINÁRIA MASCULINA ▶ A IUE pode ser tratada de forma conservadora, com terapia comportamental associada à fisioterapia de reabilitação do assoalho pélvico. Podem ser utilizados dispositivos de barreira como *pads*, dispositivos de compressão uretral (*clamp* peniano), dispositivos coletores (sonda vesical ou Uripen®) e tratamento medicamentoso com duloxetina (IU leve a moderada; recomendação: B). Em pacientes refratários, podem ser indicadas opções cirúrgicas: agentes injetáveis, *sling* masculino (IU leve a moderada) e esfíncter urinário artificial (IU moderada a grave; recomendação: B), considerados tratamentos padrão-ouro.

Pacientes com IUU, além do tratamento supracitado em mulheres, podem ser manejados com α-bloqueadores e/ou inibidores da 5α-redutase em caso de sintomas relacionados à HPB.

REFERÊNCIAS

Abrams P, Andersson KE, Artibani W, Birder L, Bliss D, Brubaker L, et al. 5th international consultation on incontinence. Recommendations of the International Scientific Committee: evaluation and treatment of urinary incontinence, pelvic organ prolapse and faecal incontinence. In: Abrams P, Cardozo L, Khoury S, Wein A, editors. Incontinence. 5th ed. Arnhem: European Association of Urology; 2013. p. 1895-911. 5th international consultation on incontinence, Paris february, 2012.

Abrams P, Cardozo L, Fall M, Griffiths D, Rosier P, Ulmsten U, et al. The standardisation of terminology of lower urinary tract function: report from the Standardisation Sub-Committee of the International Continence Society. Neurourol Urodyn. 2002;21(2):167-78.

Abrams P, Cardozo L, Wagg A, Wein A, editors. Incontinence. 6th ed. Bristol: ICS; 2017. 6th International Consultation on Incontinence, Tokio, September 2016.

American Geriatrics Society 2012 Beers Criteria Update Expert Panel. American Geriatrics Society updated Beers Criteria for potentially inappropriate medication use in older adults. J Am Geriatr Soc. 2012;60(4):616-31.

Dmochowski RR, Blaivas JM, Gormley EA, Juma S, Karram MM, Lightner DJ, et al. Update of AUA guideline on the surgical management of female stress urinary incontinence. J Urol. 2010;183(5):1906-14.

Haylen BT, de Ridder D, Freeman RM, Swift SE, Berghmans B, Lee J, el al. An International Urogynecological Association (IUGA)/International Continence Society (ICS) Joint Report on the Terminology for Female Pelvic Floor Dysfunction. Neurourol Urodyn. 2010;29(1):4-20.

Kobashi KC, Albo ME, Dmochowski RR, Ginsberg DA, Goldman HB, Gomelsky A, et al. Surgical Treatment of Female Stress Urinary Incontinence: AUA/SUFU Guideline. J Urol. 2017;198(4):875-83.

Lucas MG, Bedretdinova D, Berghmans LC, Bosch JLHR, Burkhard FC, Cruz F, et al. Guidelines on urinary incontinence. Arnhem: European Association of Urology; 2015.

Resnick NM. Urinary incontinence in the elderly. Med Grand Rounds. 1984;3:281-90.

CAPÍTULO 78

INSÔNIA

SIMONE C. FAGONDES
ÂNGELA BEATRIZ JOHN
MARIA PAZ HIDALGO

CONCEITOS ► O sono é um processo ativo, cujas duração e manutenção são controladas por estruturas cerebrais. É um processo vital para manter o equilíbrio fisiológico do organismo e para conservar as saúdes física e mental.

A **insônia** é o mais comum dos transtornos do sono, e é um real problema de saúde pública, com elevada prevalência, significativo impacto na qualidade de vida e associação com comorbidades. Trata-se de uma condição cuja repercussão não está restrita ao período em que a pessoa está – ou pretendia estar – dormindo, pois apresenta grande influência no desempenho diurno, sendo frequentemente uma condição crônica e persistente.

As queixas podem ser relacionadas à dificuldade em adormecer ou em manter o sono, ou a despertar mais cedo que o desejado pela manhã. A duração dos sintomas define o tipo de insônia a que um indivíduo pode estar suscetível.

De acordo com a *Classificação internacional de transtornos do sono*, 3ª edição (ICSD-3, do inglês *International classification of sleep disorders, third edition*), o termo utilizado é "transtorno de insônia crônica". Já no *Manual diagnóstico e estatístico de transtornos mentais*, 5ª edição (DSM-5, do inglês *Diagnostic and statistical manual of mental disorders, fifth edition*), o termo é apenas "transtorno de insônia" e inclui um subtipo que é o "transtorno de insônia de curto prazo" (**Quadro 78.1**). Ambas as referên-

---

QUADRO 78.1 ▶ CRITÉRIOS DIAGNÓSTICOS DE INSÔNIA SEGUNDO O DSM-5 E A AASM

DSM-5*

- Queixa de insatisfação com a quantidade ou a qualidade do sono, associada a 1 (ou mais) dos seguintes sintomas: dificuldade em iniciar o sono; dificuldade em manter o sono, caracterizada por frequentes despertares ou problemas em retornar a dormir após o despertar; despertar precoce pela manhã com dificuldade em retornar ao sono
- O distúrbio do sono causa, clinicamente, comprometimento do funcionamento social, ocupacional, educacional, acadêmico, comportamental ou em outra área importante
- A dificuldade em dormir ocorre em pelo menos 3 noites na semana
- A dificuldade em dormir está presente por durante pelo menos 3 meses
- A dificuldade em dormir ocorre a despeito de oportunidade adequada para o sono
- A insônia não é mais bem explicada ou não ocorre exclusivamente durante o curso de outro transtorno do sono (narcolepsia, transtorno respiratório do sono, transtorno do ritmo circadiano vigília-sono, parassonia)
- A insônia não é atribuída a efeitos fisiológicos de uma substância (como abuso de droga ou medicamentos)
- Transtorno mental coexistente e condições médicas não explicam a queixa predominante de insônia

AASM[†]

- Queixa de dificuldade em adormecer e/ou dificuldade em manter o sono e/ou o sono é de má qualidade
- A dificuldade supracitada ocorre frequentemente, apesar de oportunidade e circunstâncias adequadas para o sono
- Presença de pelo menos 1 dos seguintes sintomas diurnos associados à queixa do sono: fadiga; déficit de atenção, concentração ou memória; prejuízo no desempenho social ou profissional; presença de distúrbio de humor; queixa de sonolência diurna; redução da motivação, da energia ou da iniciativa; propensão para erros ou acidentes no local de trabalho ou enquanto está dirigindo; tensão, dores de cabeça ou sintomas gastrintestinais em resposta à perda de sono; preocupação com o sono

*Os itens C, D, F, G e H são os critérios do DSM-5 que o diferenciam da classificação da AASM.
[†]É necessária a presença dos itens A e B e pelo menos 1 sintoma do item C.
AASM, American Academy of Sleep Medicine; DSM-5, *Manual diagnóstico e estatístico de transtornos mentais*, 5ª edição (do inglês *Diagnostic and statistical manual of mental disorders, fifth edition*).
Fonte: American Academy of Sleep Medicine e American Psychiatric Association.

cias excluem os termos previamente utilizados, como insônia primária, secundária, psicofisiológica, idiopática, paradoxal, etc. Elas também estipulam 3 meses como tempo mínimo necessário para o diagnóstico de insônia, bem como a especificação de frequência mínima de ocorrência de 3 vezes por semana, sendo eliminado o sintoma "sono não reparador" como suficiente para o diagnóstico de insônia.

ASPECTOS EPIDEMIOLÓGICOS ▶

Estudos demonstram que cerca de 30% da população reportam pelo menos um sintoma de insônia ao longo da vida. Contudo, as taxas de prevalência do transtorno de insônia variam entre 5 e 15%.

Há associação de insônia com eventos cardiovasculares, como acidente vascular cerebral e cardiopatia isquêmica, e até mesmo com mortalidade. Vários estudos têm demonstrado a associação entre insônia e subsequente desenvolvimento de transtornos do humor, como depressão.

ASPECTOS FISIOPATOLÓGICOS ▶

Existem vários mecanismos para explicar a etiopatogenia da insônia, tanto na esfera neurobiológica como na comportamental e cognitiva. Contudo, até o momento, não há um modelo completo que englobe todas as possibilidades e forneça todas as respostas para a etiopatogenia da insônia.

Os mecanismos comportamentais e cognitivos envolvidos na insônia são os fatores que parecem aumentar a suscetibilidade do indivíduo para o seu surgimento e a sua cronificação.

O tradicional modelo de Spielman, com os "3 Ps" da insônia (fatores predisponentes, precipitantes e perpetuadores), é o mais utilizado para resumir os principais elementos envolvidos na gênese da insônia (**Quadro 78.2**).

Fatores predisponentes são o conjunto de características individuais que aumentam a probabilidade de um indivíduo desenvolver insônia, isto é, fatores que aumentam a suscetibilidade para o surgimento da doença. Essas condições podem ser de natureza física, psíquica ou social.

QUADRO 78.2 ▶ FATORES PREDISPONENTES, PRECIPITANTES E PERPETUADORES DA INSÔNIA

Fatores predisponentes
- Sexo feminino
- Idade
- Doenças médicas
- Doenças psiquiátricas
- Personalidade hipervígil
- História prévia de insônia e/ou transtorno do humor e ansiedade
- Traço genético (história familiar positiva para insônia)
- ↓ da melatonina/sinalização circadiana
- ↓ do limiar para despertar
- Contexto social (solidão, inatividade, tendência a manter padrão de sono anterior)

(Continua)

QUADRO 78.2 ► FATORES PREDISPONENTES, PRECIPITANTES E PERPETUADORES DA INSÔNIA (Continuação)

Fatores precipitantes
- Eventos estressores comuns
- Morte
- Doenças (pessoal ou de familiares e pessoas próximas)
- Hospitalizações
- Desemprego
- Violência
- Separação e outros conflitos familiares
- Mudança de endereço
- Medicações

Fatores perpetuadores
- Hábitos inadequados relacionados ao sono
- Tempo em vigília na cama
- Preocupações disfuncionais
- Alerta condicionado
- Comportamento ruminativo (ruminação noturna dos problemas do cotidiano)
- Uso de substâncias (álcool, cafeína, medicações)
- Transtornos do humor e ansiedade

Fonte: Baseada em Spielman.

Fatores precipitantes (ou desencadeantes) são eventos que desencadeiam ("gatilhos") um quadro de insônia. Também podem ser de natureza física, psíquica ou social.

Fatores perpetuadores são atitudes e comportamentos inadequados em relação ao sono que o indivíduo adota com o intuito de compensar ou reduzir as repercussões da insônia, como a sonolência diurna excessiva. Exemplos são tempo excessivo na cama, cochilos ao longo do dia e uso de medicações.

Existem vários fatores relacionados à gênese da insônia, mas o estado de hiperdespertar ou hipervigília parece possuir papel central. Esse estado pode estar condicionado a um estímulo diretamente relacionado ao sono ou estar presente ao longo do dia. Evidências biológicas demonstram que indivíduos insones apresentam ativação do sistema nervoso simpático, com altos níveis de catecolaminas, elevação da temperatura corporal, alta taxa metabólica basal e frequência cardíaca mais elevada durante o sono, quando comparados aos indivíduos normais. Já foi observado em indivíduos insones aumento da atividade do eixo hipotálamo-hipófise-suprarrenal, alteração que está associada à vigília, que, por sua vez, pode contribuir para o desenvolvimento da insônia. Aumento das frequências rápidas por meio da avaliação eletrencefalográfica também já foi demonstrado em pacientes com insônia. Esse fenômeno tem sido descrito como um potencial marcador de estado de hiperdespertar e/ou redução da pressão homeostática do sono. Estudos adicionais com espectroscopia por ressonância magnética demonstraram redução dos níveis de ácido gama-aminobutírico (GABA, do inglês *gamma-aminobutyric acid*) em indivíduos com insônia quando comparados com indivíduos normais. Esse neurotransmissor está relacionado ao sono e à sua deficiência e, consequentemente, à manutenção do estado de vigília.

É crescente, em medicina, a descrição de fenótipos para melhor caracterizar as nuanças de uma mesma doença, permitindo a escolha de um tratamento direcionado que seja individualizado, mais específico e eficiente. A literatura tem identificado dois fenótipos principais na insônia (Tabela 78.1).

TABELA 78.1 ▶ FENÓTIPOS DA INSÔNIA		
	CARACTERÍSTICAS	TRATAMENTO
Fenótipo 1	Hiperalerta psicológico, sequelas médicas, curso persistente, TTS < 6 horas	Base biológica (farmacoterapia *down-regulation* HHS)
Fenótipo 2	Hiperalerta cognitivo-emocional, sem sequelas médicas, remissão, percepção inadequada do sono	Tratamento de base comportamental (TCC)

HHS, eixo hipotálamo-hipófise-suprarrenal; TCC, terapia cognitivo-comportamental; TTS, tempo total de sono.
Fonte: Baseada em Vgontzas e colaboradores.

DIAGNÓSTICO E AVALIAÇÃO ▶ O diagnóstico da insônia é essencialmente clínico, feito com base nas queixas subjetivas do paciente.

ANAMNESE ▶ A anamnese minuciosa e detalhada é peça fundamental para definir a necessidade de exames complementares e estabelecer o diagnóstico. Geralmente, trata-se de uma consulta que demandará maior tempo e dedicação do médico. Deve-se iniciar com a abordagem específica da queixa em si, avaliando quando e como iniciou, modificações das queixas ao longo do tempo, intervenções já realizadas, bem como traçar um panorama dos hábitos de sono e das atividades diárias (incluindo trabalho, lazer, nível de estresse, alimentação, ingestão de álcool e estimulantes, atividade física, etc.), incluindo fins de semana e feriados, e das condições do local onde o indivíduo dorme. Paralelamente, investigar situações e/ou condições que estavam presentes no período, tentando identificar alguma possível ligação entre os fatos (Quadro 78.3).

QUADRO 78.3 ▶ CONDIÇÕES ASSOCIADAS COM A OCORRÊNCIA DE INSÔNIA	
• Apneia obstrutiva do sono	• Hipertireoidismo
• Transtorno afetivo bipolar/crise maníaca	• Internação hospitalar (especialmente em UTI)
• Ansiedade	• Climatério
• Transtorno do pânico	• Senilidade
• Transtorno de estresse pós-traumático	• Polimedicação
• Depressão	

UTI, unidade de terapia intensiva.

Várias medicações, especialmente das áreas cardiológicas e psiquiátricas, bem como corticosteroides, podem ter efeito tanto no início como na manutenção do sono. Para mais informações sobre fármacos específicos e seus efeitos no sono, as autoras deste capítulo sugerem consulta à obra de Kryger e colaboradores citada no fim deste capítulo, em "Referências".

Diário do sono ▶ Para uma avaliação complementar da anamnese, tentando visualizar os hábitos diários de sono do paciente, pode-se utilizar o diário do sono. Essa ferramenta facilita a observação da variabilidade dos sintomas entre os dias e a evolução ao longo do tempo, podendo ser útil também para observar a resposta ao tratamento farmacológico e ao tratamento não farmacológico.

O diário do sono deve conter as seguintes informações: horário em que o paciente se deita, o tempo que leva para adormecer, o número de despertares, o tempo que ele fica acordado durante a noite, a duração do sono e a presença de cochilos diurnos. A partir das informações obtidas do diário do sono, pode-se ter uma noção do ritmo circadiano do paciente.

EXAMES COMPLEMENTARES ▶

Actigrafia ▶ A actigrafia é uma técnica de avaliação do ciclo sono-vigília que permite o registro da atividade motora por meio dos movimentos dos membros durante 24 horas ou mais. Trata-se de um dispositivo que geralmente é colocado no pulso ou no tornozelo para a detecção dos movimentos, permitindo também avaliar o nível de exposição à luz e a temperatura corporal. Analisando os dados de atividade, pode-se obter uma estimativa do tempo total de sono, do tempo total acordado, do número de despertares e da eficiência do sono. Esses dados também geram informações sobre o ritmo biológico pela análise da variabilidade entre os dias, diferenças entre dias livres e dias de trabalho (*social jet lag*) e sincronização de ritmos (relação entre os ritmos de atividade e temperatura e sincronização ao ciclo claro-escuro). Além disso, é possível avaliar o nível de exposição à luz durante a noite (poluição luminosa).

A actigrafia é particularmente útil para estudos de seguimento e para avaliação da eficácia clínica, uma vez que pode ser avaliado o ciclo sono-vigília durante muitos dias, dependendo do padrão de sono que se deseja avaliar. Comparada com a polissonografia, a actigrafia é considerada um método de menor custo, que permite o registro do sono em ambiente natural. Sua principal indicação é para o estudo de indivíduos que não toleram ou não podem dormir em laboratório do sono, como pacientes com queixa de insônia, crianças pequenas e idosos.

O aparelho é validado e indicado pela American Academy of Sleep Medicine (AASM) para determinar os padrões de sono em populações adultas saudáveis, bem como em pacientes com suspeita de transtornos do sono, como:

- Insônia;
- Hipersonia;
- Transtorno do ritmo circadiano sono-vigília:
  - Síndrome do ciclo sono-vigília diferente de 24 horas;
  - Síndrome de avanço/atraso da fase do sono;
  - Síndrome de *jet lag*.

Polissonografia ▶ A polissonografia não tem indicação na rotina de investigação de insônia. Entretanto, ela pode ser útil quando há suspeita clínica de alguma situação que possa comprometer a continuidade e a qualidade do sono e, em alguns casos, mimetizar um quadro de insônia. Entre essas situações, as mais prevalentes são os transtornos respiratórios durante o sono (apneia obstrutiva do sono é o mais frequente deles), o distúrbio do movimento do tipo movimentos periódicos das pernas ou, ainda, o relato de despertares abruptos e, por vezes, violentos, cuja avaliação clínica não consegue afastar atividade convulsiva ou parassonias.

TRATAMENTO ▶ A abordagem é individualizada e é fundamental identificar as causas da insônia. O estímulo para adquirir bons hábitos de sono, também chamado de **higiene do sono**, é uma recomendação universal (**Quadro 78.4**). Muitas vezes, a associação de modalidades de tratamento é desejável e mais efetiva.

O objetivo é ajudar a pessoa a estabelecer um ritmo sono-vigília regular e fortalecer a associação cama-dormir, enfraquecendo comportamentos que prejudiquem o sono.

As seguintes recomendações podem ser úteis:

- Ir para a cama apenas quando estiver com sono;
- Sair da cama caso não adormeça em 20 a 30 minutos e retornar apenas quando estiver sonolento;
- Estimular a pessoa para uma maior percepção dos sinais de sonolência e cansaço, como bocejos, olhos pesados, "pescadas";
- Não checar as horas ("*clock-watch*");
- Evitar cochilos durante o dia.

QUADRO 78.4 ▶ HIGIENE DO SONO

- Evitar bebidas com cafeína 4-6 horas antes de dormir (café, chá-preto, chimarrão, guaraná, refrigerantes tipo "cola", chocolate, energéticos)
- Evitar fumar próximo ao horário de dormir e durante a noite
- Evitar álcool 4-6 horas antes de dormir
- Evitar refeições fartas à noite, mas não ir dormir com fome – recomenda-se um lanche leve
- Evitar exercícios intensos 6 horas antes de dormir; atividades relaxantes podem auxiliar
- Manter o quarto com temperatura agradável, evitando barulho e luz intensa antes de dormir
- Evitar exposição às telas próximo ao horário de dormir (televisão, computador, jogos eletrônicos, *tablets*, celulares, etc.)
- Manter regularidade nos horários de dormir e acordar, inclusive nos fins de semana e feriados
- Reservar a cama apenas para dormir e para atividade sexual – evitar ouvir música, assistir à televisão, comer, etc.

Fonte: American Academy of Sleep Medicine.

ABORDAGEM NÃO FARMACOLÓGICA ▶

Terapia de restrição do sono ▶ Técnica que consiste em reduzir o tempo total que o indivíduo permanece na cama, orientando que o paciente fique deitado apenas quando há sono efetivo. Deve ser utilizada com cautela e realizada por profissional capacitado, pois, inicialmente, pode agravar o quadro.

Mudanças de hábitos e de comportamento ▶ As **intervenções psicológicas** são baseadas na análise da aprendizagem operante. Idealmente, devem ser realizadas por profissionais da área com formação específica. Entre elas, destacam-se:

- Técnicas de relaxamento;
- *Biofeedback*;
- Psicoeducação.

Nos últimos anos, a **terapia cognitivo-comportamental** (TCC) destacou-se como importante abordagem (principal ou adjuvante) para os pacientes com insônia. É considerada o tratamento inicial de escolha para a insônia crônica, podendo reduzir potencialmente o uso de sedativos. Consiste em um tratamento multimodal que inclui diversas intervenções cognitivas e comportamentais. Componentes específicos da abordagem compreendem educação, instruções de controle de estímulos, restrição de tempo na cama e técnicas de relaxamento.

Outras técnicas são o *mindfulness*, a terapia de controle de estímulos e as terapias alternativas (musicoterapia, aromaterapia, relaxamento dos pés, etc.).

TRATAMENTO FARMACOLÓGICO ▶ O tratamento farmacológico é mais apropriado para pacientes com insônia aguda (< 3 meses de duração) e deveria ser considerado como adjuvante à TCC em pacientes com insônia crônica (Tabela 78.2). Embora o uso não criterioso de benzodiazepínicos (BZDs) por vários anos e a perpetuação de uma prescrição – muitas vezes, por déca-

TABELA 78.2 ▶ TRATAMENTO FARMACOLÓGICO PARA INSÔNIA

	INSÔNIA AGUDA	INSÔNIA CRÔNICA
1ª opção	Indutor não BZD*	Antidepressivos sedativos[†]
2ª opção	Indutor não BZD* Evitar BZD	Indutor não BZD*
		Antipsicóticos atípicos[‡]

*Zolpidem, zopiclona.
[†]Trazodona, mirtazapina, amitriptilina, doxepina.
[‡]Quetiapina, olanzapina, clozapina, risperidona. Os antipsicóticos atípicos são utilizados para o manejo da insônia associada a quadros com indicação primária para tratamento com antipsicóticos (como psicoses, depressão refratária ao tratamento, transtorno bipolar, etc.).
BZD, benzodiazepínico.
Fonte: Adaptada de Bacelar e Pinto Jr.; Qaseem e colaboradores.

das – seja uma realidade, convém realizar a sua retirada de modo gradual e cauteloso, migrando imediatamente para formas substitutivas de tratamento. Nas últimas décadas, têm surgido outras abordagens terapêuticas que se mostram muito promissoras em pacientes com comorbidades e que devem ser consideradas em substituição à prescrição de BZDs. Exemplos são o uso de pregabalina em pacientes com queixa de insônia e diagnóstico de ansiedade e o uso de prazosina em pacientes com queixas de alteração do sono após um trauma.

Fármacos utilizados como indutores do sono ▶ Há vários tipos de **benzodiazepínicos** disponíveis no mercado brasileiro, como alprazolam, bromazepam, clonazepam, diazepam, flunitrazepam, lorazepam, midazolam, etc. Seu uso deve ser limitado, uma vez que podem induzir dependência. Os efeitos adversos com o uso continuado dessas medicações podem incluir amnésia anterógrada, comportamentos complexos relacionados ao sono, quedas, prejuízo cognitivo, depressão respiratória e insônia-rebote.

Apesar de os **não benzodiazepínicos** serem relativamente bem tolerados, o uso prolongado desses fármacos deve ser evitado, uma vez que existe o risco de dependência e insônia-rebote. Deve ser realizado ajuste da dose de zolpidem (5 mg/dia) em mulheres, idosos (> 65 anos) e pacientes com insuficiência hepática.

Os **antidepressivos com efeitos sedativos** geralmente são fármacos de escolha nos casos de insônia associada à depressão. Considerar os efeitos adversos colinérgicos relacionados à amitriptilina, o que pode limitar o seu uso.

Os **antipsicóticos atípicos** geralmente são utilizados para o manejo da insônia associada a quadros com indicação primária para tratamento com antipsicóticos, como transtorno bipolar, psicoses e depressão refratária ao tratamento.

A **melatonina** é um hormônio secretado pela glândula pineal no período de escuro e sua secreção aumenta com o decorrer da noite, com pico entre 2 e 4 horas da manhã, na maioria dos indivíduos. Sua ação encontra-se na regulação dos ritmos circadianos e, principalmente, no ciclo vigília-sono. Quanto à efetividade da melatonina no tratamento da insônia, os estudos mostram resultados ainda controversos. Assim, estudos com maior número de participantes e delineamento adequado são aguardados para uma melhor definição da sua real eficácia no tratamento da insônia.

ENCAMINHAMENTO A UM ESPECIALISTA EM MEDICINA DO SONO ▶ Caso os sintomas persistam após abordagem inicial ou haja suspeita de algum transtorno do sono específico, pode ser desejável encaminhar o paciente a um especialista em medicina do sono.

REFERÊNCIAS ▶
American Academy of Sleep Medicine. The international classification of sleep disorders. 3rd ed. Darien: AASM; [2014].
American Psychiatric Association. DSM-5: manual diagnóstico e estatístico de transtornos mentais. 5. ed. Porto Alegre: Artmed; 2014.
Bacelar A, Pinto Jr LR. Insônia: do diagnóstico ao tratamento: III Consenso Brasileiro de Insônia. São Paulo: Associação Brasileira do Sono; 2013.
Kryger MH, Roth T, Dement WC. Principles and practice of sleep medicine. 6th ed. Philadelphia: Elsevier Health Sciences; 2016.

Levenson JC, Kay DB, Buysse DJ. The pathophysiology of insomnia. Chest. 2015;147(4):1179-92.

Morin CM, Jarrin DC. Epidemiology of insomnia: prevalence, course, risk factors, and public health burden. Sleep Med Clin. 2013;8(3):281-97.

Qaseem A, Kansagara D, Forciea MA, Cooke M, Denberg TD, Clinical Guidelines Committee of the American College of Physicians. Management of chronic insomnia disorder in adults: a clinical practice guideline from the American College of Physicians. Ann Intern Med. 2016;165(2):125-33.

Spielman AJ. Assessment of insomnia. Clin Psych Rev. 1986;6(1):11-25.

Vgontzas AN, Fernandez-Mendoza J, Liao D, Bixler EO. Insomnia with objective short sleep duration: the most biologically severe phenotype of the disorder. Sleep Med Rev. 2013;17(4):241-54.

Winkelman JW. Clinical practice. Insomnia disorder. N Engl J Med. 2015;373(15):1437-44.

LEITURAS RECOMENDADAS ▶

Bajor LA, Ticlea AN, Osser DN. The Psychopharmacology Algorithm Project at the Harvard South Shore Program: an update on posttraumatic stress disorder. Harv Rev Psychiatry. 2011;19(5):240-58.

Buysse DJ, Rush AJ, Reynolds CF 3rd. Clinical management of insomnia disorder. JAMA. 2017;318(20):1973-4.

Cho YW, Song ML. Effects of pregabalin in patients with hypnotic-dependent insomnia. J Clin Sleep Med. 2014;10(5):545-50.

Greenbaum MA, Neylan TC, Rosen CS. Symptom presentation and prescription of sleep medications for veterans with posttraumatic stress disorder. J Nerv Ment Dis. 2017;205(2):112-8.

Kryger MH, Avidan AY, Berry RB. Atlas clínico de medicina do sono. 2. ed. Rio de Janeiro: Elsevier; 2015.

Krystal AD. A compendium of placebo-controlled trials of the risks/benefits of pharmacological treatments for insomnia: the empirical basis for U.S. clinical practice. Sleep Med Rev. 2009;13(4):265-74.

Lipinska G, Baldwin DS, Thomas KG. Pharmacology for sleep disturbance in PTSD. Hum Psychopharmacol. 2016;31(2):156-63.

Montgomery SA, Herman BK, Schweizer E, Mandel FS. The efficacy of pregabalin and benzodiazepines in generalized anxiety disorder presenting with high levels of insomnia. Int Clin Psychopharmacol. 2009;24(4):214-22.

Morgenthaler T, Alessi C, Friedman L, Owens J, Kapur V, Boehlecke B, et al. Practice parameters for the use of actigraphy in the assessment of sleep and sleep disorders: an update for 2007. Sleep. 2007;30(4):519-29.

Natale V, Plazzi G, Martoni M. Actigraphy in the assessment of insomnia: a quantitative approach. Sleep. 2009;32(6):767-71.

Pillai V, Roth T, Drake CL. The nature of stable insomnia phenotypes. Sleep. 2015;38(1):127-38.

CAPÍTULO 79

LESÕES VESICOBOLHOSAS

LEANDRO LEITE
RENAN RANGEL BONAMIGO

CONCEITOS ▶ A seguir, são apresentados alguns conceitos importantes deste capítulo:

- **Vesícula:** elevação circunscrita de até 1 cm de tamanho, contendo líquido claro (seroso), que pode se tornar purulento ou hemorrágico;

- **Bolha:** elevação circunscrita de conteúdo líquido, maior do que 1 cm;
- **Acantólise:** perda de aderência entre as células epidérmicas;
- **Sinal de Nikolsky:** a fricção da pele determina o destacamento de camadas superiores da epiderme. Acontece quando há perda da coesão entre os queratinócitos. É característico dos pênfigos e das dermatoses com acantólise;
- **Sinal de Asboe-Hansen:** uma leve a moderada pressão sobre o teto de uma bolha íntegra leva à expansão desta lateralmente. Também indica perda de aderência entre as células da epiderme. Pode ser chamado de "Nikolsky indireto".

ASPECTOS EPIDEMIOLÓGICOS, CLASSIFICAÇÃO E CAUSAS ▶ A **Tabela 79.1** mostra a classificação das principais dermatoses vesicobolhosas, especificando causas, epidemiologia, localização e quadro clínico associado.

DIAGNÓSTICO E AVALIAÇÃO ▶ Uma pista importante para o diagnóstico é composta por anamnese, semiologia da lesão elementar e topografia das lesões.

TESTES COMPLEMENTARES ▶ Os principais testes complementares para diagnosticar e avaliar lesões vesicobolhosas são:

- **Exame histopatológico:** pode determinar o nível de clivagem das lesões, orientar o raciocínio para eczemas e vasculites. A acantólise é um importante achado nos pênfigos;
- **Teste de Tzanck:** é feito a partir de esfregaço da base de uma lesão. É empregado no diagnóstico dos pênfigos, pela presença de células acantolíticas, e no diagnóstico das vesículas virais por herpes-vírus simples (HSV, do inglês *herpes simplex virus*) ou vírus da varicela-zóster (VVZ), pelo encontro de células balonizantes multinucleadas;
- **Imunofluorescência direta:** uso de anticorpos conjugados à fluoresceína (anti-IgA, anti-IgG, anti-IgM, anti-C3, antifibrinogênio) no fragmento de pele biopsiada e leitura por meio de microscópio de fluorescência. Cada doença bolhosa autoimune apresenta um padrão próprio, que auxiliará no diagnóstico;
- **Imunofluorescência em *salt-split skin*:** técnica de indução artificial da clivagem dermoepidérmica por incubação de um fragmento de pele em solução salina e avaliação do local de deposição de autoanticorpos por meio de técnicas de imunofluorescência. Particularmente útil em diferenciar epidermólise bolhosa adquirida (EBA) de penfigoide bolhoso (PB), sendo que na EBA a deposição dos autoanticorpos ocorre no assoalho da bolha e no PB, no teto.

CONFIRMAÇÃO DIAGNÓSTICA DE ALGUMAS DOENÇAS ▶

Impetigo ▶ O diagnóstico é geralmente clínico. Pode-se utilizar exame bacterioscópico (coloração de Gram) e bacteriológico (cultura da secreção).

Herpes-zóster, herpes simples e varicela ▶ O teste de Tzanck revela células multinucleadas.

LESÕES VESICOBOLHOSAS

TABELA 79.1 ▶ CLASSIFICAÇÃO: PRINCIPAIS DERMATOSES VESICOBOLHOSAS

TIPO	DOENÇA	DEFINIÇÃO E ETIOLOGIA	EPIDEMIOLOGIA	LOCALIZAÇÃO	QUADRO CLÍNICO
Infecciosas	Impetigo	Infecção superficial da epiderme, causada por *Staphylococcus aureus* ou por *Streptococcus pyogenes*	Mais comum em crianças; fatores de risco: higiene precária, climas quentes, alta umidade, atopia, trauma cutâneo e esportes de contato	Geralmente na face, ao redor de orifícios e nas extremidades	Impetigo não bolhoso (70% dos casos): máculas eritematosas, evoluindo rapidamente para vesículas ou pústulas que se rompem facilmente, resultando em erosões recobertas por crostas melicéricas Impetigo bolhoso (causado apenas por *S. aureus*): formação de vesículas claras que coalescem em bolhas e, ao romperem, formam erosões com crostas Resolução sem deixar cicatriz; a infecção pode instalar-se em dermatoses prévias (impetiginização)
	Varicela	Infecção pelo VVZ ou herpes-vírus tipo 3, cuja transmissão é aérea, sendo altamente contagiosa; a incubação é de 2-3 semanas	Mais comum em crianças, sendo o curso benigno, com resolução em torno de 2 semanas; adultos e imunodeprimidos possuem sintomas acentuados e complicações mais frequentes	Face e couro cabeludo, com disseminação para tronco e extremidades; mucosas podem ser acometidas, principalmente a oral	Inicia com pródromo de mal-estar e febre moderada seguido de erupção pruriginosa com pequenas manchas eritematosas que evoluem para vesículas com conteúdo claro e halo eritematoso estreito, muitas com depressão central (umbilicação) É possível encontrar lesões em diferentes estágios evolutivos (máculas eritematosas, pequenas vesículas, erosões e crostas)

(Continua)

TABELA 79.1 ► CLASSIFICAÇÃO: PRINCIPAIS DERMATOSES VESICOBOLHOSAS (Continuação)

TIPO	DOENÇA	DEFINIÇÃO E ETIOLOGIA	EPIDEMIOLOGIA	LOCALIZAÇÃO	QUADRO CLÍNICO
	Herpes-zóster	É a reativação do VVZ, após período de latência nos gânglios dorsais da medula	Ocorre mais frequentemente em idosos e imunodeprimidos	Qualquer área pode ser acometida, mas o tronco é o local mais comum	A erupção é precedida por pródromo de prurido, formigamento e dor (que pode ser intensa); o paciente apresenta vesículas e/ou bolhas com conteúdo claro ou hemorrágico, agrupadas, sobre uma base eritematosa, na distribuição de um dermátomo, acompanhando o trajeto nervoso; em alguns casos, as lesões acometem mais de um dermátomo e ultrapassam a linha média; progressão para pústulas pode ocorrer; 10-15% evoluirão com neuralgia pós-herpética
	Herpes simples	Infecção pelo HSV-1 ou pelo HSV-2; há amplo espectro clínico, podendo ser assintomático, ocorrer quadro de primoinfecção ou de herpes recorrente alternado com períodos assintomáticos	HSV-1 (80-90%): geralmente com infecção na infância; HSV-2: mais comum nas infecções genitais (soroprevalência de 16% entre 14-49 anos)	Lesões frequentemente localizadas nos lábios, na região perinasal, na região pubiana, na genitália e nos glúteos	Primoinfecção: após incubação de 3-7 dias, com pródromos (mal-estar, febre, linfonodomegalia dolorosa, prurido, queimação e dor onde ocorrerá a erupção); pequenas vesículas agrupadas sobre base eritematosa, dolorosas, que progridem para pústulas, erosões ou até ulceração, com bordas delimitadas e policíclicas; os sintomas resolvem-se com a formação de crostas após 2-6 semanas; nos casos recorrentes, o pródromo é mais brando e as lesões têm menor número, duração e gravidade; quadros graves ocorrem em imunodeprimidos e com lesões cutâneas preexistentes

(Continua)

TABELA 79.1 ▶ CLASSIFICAÇÃO: PRINCIPAIS DERMATOSES VESICOBOLHOSAS (Continuação)

TIPO	DOENÇA	DEFINIÇÃO E ETIOLOGIA	EPIDEMIOLOGIA	LOCALIZAÇÃO	QUADRO CLÍNICO
Dermatoses autoimunes	PV	Doença autoimune grave, com formação de autoanticorpos antidesmogleína III, determinando perda de aderência entre os queratinócitos da epiderme e formação de bolhas	Em geral, entre a 4ª e 6ª décadas de vida; prevalência igual entre os sexos e incidência varia de 0,76-5 a cada 1 milhão por ano, sendo mais alta em judeus	Mucosas, principalmente a oral, e pele em mais da metade dos casos, podendo generalizar	Geralmente inicia com erosões dolorosas na mucosa oral; as bolhas raramente são vistas; outras mucosas também podem estar envolvidas; mais da metade dos casos desenvolve envolvimento cutâneo, formando bolhas flácidas disseminadas, com base eritematosa ou em pele normal; estas rompem-se, deixando erosões dolorosas e exsudativas que sangram facilmente; as erosões podem generalizar e envolver uma grande extensão do corpo; o sinal de Nikolsky é positivo durante a doença ativa
	PF	Cursa com formação de autoanticorpos antidesmogleína I; o PF pode estar associado ao timoma ou à miastenia grave	Em geral, entre a 4ª e a 6ª décadas de vida; ocorre de forma endêmica (fogo-selvagem) em localidades rurais do centro-sul do Brasil	Couro cabeludo, região central da face, pescoço, parte superior do tórax e dorso; lesões na mucosa são raras	A clivagem é mais superficial na epiderme: raramente os pacientes apresentam bolhas íntegras; erosões superficiais ou apenas descamação e eritema são os achados mais comuns; o sinal de Nikolsky também está presente; sintomas sistêmicos são pouco frequentes; pode evoluir para eritrodermia

(Continua)

TABELA 79.1 ▶ CLASSIFICAÇÃO: PRINCIPAIS DERMATOSES VESICOBOLHOSAS (Continuação)

TIPO	DOENÇA	DEFINIÇÃO E ETIOLOGIA	EPIDEMIOLOGIA	LOCALIZAÇÃO	QUADRO CLÍNICO
	Pênfigo induzido por fármacos	O quadro inicia após 6-12 meses de uso do fármaco; os agentes implicados são penicilamina, captopril, rifampicina, piroxicam, penicilina e fenobarbital			Assemelha-se mais ao PF do que ao PV
	Pênfigo paraneoplásico	Associa-se principalmente a linfoma não Hodgkin, leucemia linfocítica crônica, doença de Castleman, timoma e neoplasias de células fusiformes		Principalmente mucosa oral	O quadro clínico é dominado por erosões mucosas extensas, configurando estomatite grave e intratável; as lesões cutâneas são variáveis e nem sempre estão presentes; podem incluir bolhas, erosões e lesões de aspecto liquenoide
	PB	Formação de anticorpos contra dois antígenos do hemidesmossomo, o BP230 e o BP180, cursando com remissões e exacerbações	Em geral, ocorre em idosos; a incidência anual é estimada em 6-7 novos casos a cada 1 milhão	Tronco e áreas flexurais são os locais mais afetados; erosões em mucosas podem ocorrer	Inicia com pródromo de semanas a meses (prurido e lesões urticariformes); quando presentes, as bolhas são tensas, grandes, em uma base eritematosa ou não inflamatória; ao se romperem, deixam erosões exsudativas com formação de crostas; o prurido é um sintoma marcante

(Continua)

LESÕES VESICOBOLHOSAS

LESÕES VESICOBOLHOSAS

TABELA 79.1 ▶ CLASSIFICAÇÃO: PRINCIPAIS DERMATOSES VESICOBOLHOSAS *(Continuação)*

TIPO	DOENÇA	DEFINIÇÃO E ETIOLOGIA	EPIDEMIOLOGIA	LOCALIZAÇÃO	QUADRO CLÍNICO
	Pênfigo por IgA	Divide-se em duas formas clínicas: dermatose pustular subcórnea e dermatose por IgA intraepidérmica neutrofílica	Adultos de meia-idade e idosos	Tronco, axila, região inguinal e extremidades proximais; prurido pode estar presente e ser importante	Ambas cursam com a formação subaguda, em pele eritematosa ou normal, de vesículas flácidas que evoluem para pústulas; as pústulas tendem a coalescer, adquirindo padrão circinado ou anular; em geral, as mucosas são poupadas
	DH	Manifestação cutânea da sensibilidade ao glúten, tem base genética e está fortemente associada ao HLA-DQ2; a clivagem ocorre na junção dermoepidérmica e há deposição de IgA com padrão granular na imunofluorescência ao longo dessa junção	Mais comum em europeus, com média de idade de 40 anos; em crianças, há predomínio em meninas, e a história familiar é positiva em torno de 10% dos pacientes	Distribuição simétrica; predomínio em face extensora das extremidades (cotovelos, joelhos), dorso, nádegas e couro cabeludo	Papulovesículas agrupadas sobre base eritematosa de aspecto herpetiforme; placas urticariformes também são lesões primárias; prurido é intenso e lesões secundárias como escoriações são comuns; muitas vezes, os únicos achados são escoriações e erosões recobertas por crostas após coçadura
	DIgAL	Ocorre também deposição de IgA na imunofluorescência ao longo da junção dermoepidérmica, mas com padrão linear; pode ser induzida por fármacos	Adultos com mais de 60 anos ou crianças com média de 4,5 anos		A clínica pode mimetizar a de DH ou formar bolhas tensas como no PB; as lesões vesicobolhosas podem ocorrer sobre base eritematosa ou não

(Continua)

TABELA 79.1 ▶ CLASSIFICAÇÃO: PRINCIPAIS DERMATOSES VESICOBOLHOSAS (Continuação)

TIPO	DOENÇA	DEFINIÇÃO E ETIOLOGIA	EPIDEMIOLOGIA	LOCALIZAÇÃO	QUADRO CLÍNICO
	EBA	Formação de autoanticorpos contra o colágeno tipo VII, levando à formação de bolhas subepidérmicas; está no grupo das mecanobuloses	Rara; mais comum em adultos; incidência anual de cerca de 0,25 a cada 1 milhão	Surge em locais propensos ao trauma, como joelhos, tornozelos, dorso das mãos e dos pés; o envolvimento mucoso é variável e cursa com erosões quando presente	As bolhas surgem nas extremidades em pele não inflamada ou em áreas de cicatriz e podem ter conteúdo seroso ou hemorrágico; as lesões resolvem-se com cicatrização atrófica, formação de cistos de *milium* e hiperpigmentação ou hipopigmentação; pode evoluir de forma mutilante com deformidades nas extremidades, sindactilia, distrofia ungueal e perda completa das unhas
	Vasculite de pequenos vasos	Lesões cutâneas de vasculite de pequenos vasos podem evoluir com formação de bolhas; que podem ser marcadores de gravidade da doença	Todas as faixas etárias; média de 47 anos em adultos e 7 anos em crianças	Geralmente nas extremidades distais	Conteúdo hemorrágico, evolução para ulceração; a histopatologia mostraria vasculite leucocitoclástica
Causas externas	Eczema agudo	Os eczemas agudos (ver Capítulo 49) também podem cursar com vesiculação			
	Queimaduras	As queimaduras de 2º grau são assim definidas pela presença de bolhas locais			
	Traumas	A fricção repetida da pele, como a causada por sapatos inadequados, também determina o aparecimento de bolhas; pacientes com dermatite factícia podem simular doença bolhosa por meio da queimadura da sua própria pele			

(Continua)

LESÕES VESICOBOLHOSAS

TABELA 79.1 ▶ CLASSIFICAÇÃO: PRINCIPAIS DERMATOSES VESICOBOLHOSAS (Continuação)

TIPO	DOENÇA	DEFINIÇÃO E ETIOLOGIA	EPIDEMIOLOGIA	LOCALIZAÇÃO	QUADRO CLÍNICO
Erupções por fármacos	SSJ	Dermatose grave, causada mais frequentemente por fármacos (alopurinol, anticonvulsivantes aromáticos, sulfonamidas, lamotrigina, nevirapina e AINEs); ocorre descolamento de menos de 10% da superfície do corpo; NET e SSJ são consideradas variantes de gravidade de uma mesma doença	SSJ e NET têm incidência de 2-7 casos a cada 1 milhão por ano; SSJ é mais comum (3:1)	Mucosas envolvidas em mais de 90% dos casos, em 2 ou mais lugares: ocular, oral e genital; o acometimento cutâneo pode ser generalizado, dependendo de sua extensão	Há pródromos de sintomas respiratórios e febre, seguidos pelo aparecimento de lesões eritematosas com bordas papulosas e centro purpúrico, bolhas, descolamento da epiderme e acometimento importante das mucosas (crostas hemorrágicas labiais); a dor cutânea é importante; sinal de Nikolsky pode ser positivo; sintomas sistêmicos, distúrbios hidreletrolíticos e infecções secundárias podem ocorrer; a mortalidade pode chegar a 30%, sendo maior nos casos de NET
	NET	Também é uma reação cutaneomucosa grave a fármacos, com descolamento de mais de 30% da superfície cutânea			

(Continua)

TABELA 79.1 ▶ CLASSIFICAÇÃO: PRINCIPAIS DERMATOSES VESICOBOLHOSAS (Continuação)

TIPO	DOENÇA	DEFINIÇÃO E ETIOLOGIA	EPIDEMIOLOGIA	LOCALIZAÇÃO	QUADRO CLÍNICO
	Erupções bolhosas por fármacos	Bolhas e vesículas podem ocorrer em uma ampla diversidade de erupções por fármacos; estas podem ser localizadas ou generalizadas; são exemplos dessas erupções: SSJ, NET, pênfigo e PB induzidos por fármacos, pseudoporfiria, eritema pigmentar fixo, síndrome DRESS, DIgAL e reações fototóxicas e fotoalérgicas; erupções por fármacos são comuns, afetando 2-3% dos pacientes hospitalizados			
Outras	PCT	Ocorre por falha na metabolização hepática das porfirinas; o acúmulo dessas substâncias na pele, ativado pela ação da luz solar, leva ao dano tecidual	Acomete geralmente adultos, estando relacionada à hepatite C, à Aids, ao diabetes melito (25%) e ao uso de substâncias (etanol, estrogênio, cloroquina, entre outros)	Regiões fotoexpostas (face, pescoço, dorso das mãos)	Após exposição solar, os pacientes desenvolvem eritema e lesões vesicobolhosas, erosões, cicatrizes atróficas, cistos de *milium* e hipertricose facial
	Miliária	Causada pela retenção de suor pela obstrução dos ductos écrinos em diversos níveis	Mais comum em crianças, principalmente neonatos; adultos podem apresentar em ambientes quentes e úmidos	Mais comum no tronco superior de lactentes e no tronco de adultos	Miliária cristalina (oclusão superficial dos ductos): vesículas claras Miliária rubra (oclusão intermediária): pústulas e pápulas eritematosas Miliária profunda (oclusão profunda): pápulas esbranquiçadas O quadro evolui para resolução com medidas para arejar o local

(Continua)

LESÕES VESICOBOLHOSAS

TABELA 79.1 ▶ CLASSIFICAÇÃO: PRINCIPAIS DERMATOSES VESICOBOLHOSAS (Continuação)

TIPO	DOENÇA	DEFINIÇÃO E ETIOLOGIA	EPIDEMIOLOGIA	LOCALIZAÇÃO	QUADRO CLÍNICO
	Eczema disidrótico	Erupção palmoplantar de causa desconhecida que cursa com formação de vesículas e bolhas e espongiose na histopatologia	É comum e costuma envolver ambos os sexos igualmente	O quadro é simétrico e afeta principalmente as palmas das mãos, a lateral e o dorso dos dedos das mãos e as plantas dos pés	O quadro costuma ser recorrente, com vários episódios ao longo de meses ou anos; os episódios iniciam com prurido e surgimento súbito de vesículas extremamente pruriginosas de localização profunda e multiloculares (lesões "em sagu" ou "em pudim de tapioca"); elas podem coalescer em bolhas maiores; as vesículas e bolhas persistem por várias semanas, evoluindo com dissecação e descamação; as recorrências podem estar associadas com estresse físico e emocional e com climas mais quentes, mas, na maioria das vezes, nenhum desencadeante é identificado
	Bullosis diabeticorum	São bolhas e vesículas de surgimento súbito nas extremidades de pacientes diabéticos	Ocorre em diabéticos de longa data e com complicações	As extremidades inferiores são as mais acometidas	Bolhas assintomáticas, sem inflamação, surgem em pele anteriormente normal sem relatos de trauma, embora este seja implicado como causa por alguns autores; têm 0,5 cm a vários centímetros de diâmetro e resolvem-se em até 6 semanas

Aids, síndrome da imunodeficiência adquirida (do inglês *acquired immunodeficiency syndrome*); AINEs, anti-inflamatórios não esteroides; DH, dermatite herpetiforme; DIgAL, dermatose por IgA linear; síndrome DRESS, reação a fármacos com eosinofilia e sintomas sistêmicos (do inglês *drug reaction with eosinophilia and systemic symptoms*); EBA, epidermólise bolhosa adquirida; HSV, herpes-vírus simples (do inglês *herpes simplex virus*); IgA, imunoglobulina A; NET, necrólise epidérmica tóxica; PB, penfigoide bolhoso; PCT, porfiria cutânea tardia; Pf, pênfigo foliáceo; PV, pênfigo vulgar; SSJ, síndrome de Stevens-Johnson; VVZ, vírus da varicela-zóster.

Pênfigo vulgar, pênfigo foliáceo e penfigoide bolhoso ▶ O diagnóstico deve ser confirmado com exame histopatológico e imunofluorescência direta.

Síndrome de Stevens-Johnson e necrólise epidérmica tóxica ▶ O diagnóstico é clínico e histopatológico.

Porfiria cutânea tardia ▶ O diagnóstico é confirmado por fluorescência urinária ao exame com lâmpada de Wood, histopatologia, dosagens de porfirinas urinárias e séricas.

TRATAMENTO ▶

IMPETIGO ▶ Limpeza e remoção das crostas com água morna e sabão, aplicação de antibióticos tópicos como mupirocina ou ácido fusídico e, nos casos disseminados, antibioticoterapia via oral (VO) com penicilina, eritromicina ou cefalosporinas de 1ª geração.

VARICELA ▶ Analgésicos e antitérmicos, anti-histamínicos VO para controle do prurido, loção de calamina e antibióticos, se houver impetiginização das lesões. Nos adultos, na doença grave e nos imunodeprimidos, emprega-se aciclovir VO ou intravenoso (IV). O ácido acetilsalicílico está contraindicado em crianças pelo risco da síndrome de Reye.

HERPES-ZÓSTER ▶ Pacientes imunocompetentes devem ser tratados com aciclovir, valaciclovir ou fanciclovir VO. Utiliza-se aciclovir IV nos pacientes imunodeprimidos e nos casos graves. Para o controle da dor, indicam-se analgésicos, narcóticos e cremes anestésicos.

HERPES SIMPLES ▶ O tratamento é sistêmico com aciclovir, valaciclovir ou fanciclovir, devendo ser iniciado preferencialmente durante a fase prodrômica, para reduzir os surtos.

PÊNFIGO VULGAR ▶ Doses elevadas de prednisona. Se houver falha terapêutica, acrescentam-se imunossupressores como azatioprina e ciclofosfamida.

PÊNFIGO FOLIÁCEO ▶ Corticosteroides tópicos para formas localizadas ou corticosteroides sistêmicos para formas disseminadas e graves.

PÊNFIGO INDUZIDO POR FÁRMACOS ▶ A conduta é a interrupção do fármaco envolvido.

PÊNFIGO PARANEOPLÁSICO ▶ Possui baixa resposta ao tratamento. Pode entrar em remissão após ressecção da neoplasia subjacente. Rituximabe é o principal fármaco para o controle.

PENFIGOIDE BOLHOSO ▶ Administrar corticoterapia VO (em doses moderadas) ou tópica.

SÍNDROME DE STEVENS-JOHNSON E NECRÓLISE EPIDÉRMICA TÓXICA ▶ Suspender fármaco suspeito e iniciar medidas de suporte. Nenhum estudo clínico foi capaz de demonstrar qualquer benefício com o uso de corticosteroides sistêmicos.

PORFIRIA CUTÂNEA TARDIA ▶ Proibir a ingestão de bebidas alcoólicas e suspender os fármacos possivelmente relacionados. Manejar as infecções que sirvam de gatilho. Observa-se boa resposta a flebotomias periódicas e a baixas doses de hidroxicloroquina.

LEITURAS RECOMENDADAS ▶

Amagai M. Pemphigus. In: Bolognia JL, Jorizzo JJ, Schaffer JV. Dermatology. 3rd ed. New York: Mosby; c2012. p. 461-74.

Bastuji-Garin S, Rzany B, Stern RS, Shear NH, Naldi L, Roujeau JC. Clinical classification of cases of toxic epidermal necrolysis, Stevens-Johnson syndrome, and erythema multiforme. Arch Dermatol. 1993;129(1):92-6.

Bernard P, Borradori L. Pemphigoid group. In: Bolognia JL, Jorizzo JJ, Schaffer JV. Dermatology. 3rd ed. New York: Mosby; c2012. p. 475-90.

Dowd PM, Champion RH. Disorders of blood vessels. In: Champion RH, Burton JL, Burns T, Breathnach SM. Rook/Wilkinson/Ebling textbook of dermatology. 6th ed. Oxford: Blackwell; c1998. p. 2081-87.

Frank J, Poblete-Gutiérrez PA. Porphyria. In: Bolognia JL, Jorizzo JJ, Schaffer JV. Dermatology. 3rd ed. New York: Mosby; c2012. p. 717-27.

Heininger U, Seward JF. Varicella. Lancet. 2006;368(9544):1365-76.

Hope-Simpson RE. The nature of herpes zoster: a long-term study and a new hypothesis. Proc R Soc Med. 1965;58:9-20.

Hubiche T, Schuffenecker I, Boralevi F, Léauté-Labrèze C, Bornebusch L, Chiaverini C, et al. Dermatological spectrum of hand, foot and mouth disease from classical to generalized exanthema. Pediatr Infect Dis J. 2014;33(4):e92-8.

Hull CM, Zone JJ. Dermatitis herpetiformis and linear IgA bullous dermatosis. In: Bolognia JL, Jorizzo JJ, Schaffer JV. Dermatology. 3rd ed. New York: Mosby; c2012. p. 491-500.

Lee PK, Zipoli MT, Weiberg NA, Swartz MN, Johnson RA. Pyodermas: staphylococcus aureus, streptococcus, and other gram-positive bacteria. In: Freedberg IM, Eisen AZ, Wolff K, Austen KF, Goldsmith LA, Katz SI, editors. Fitzpatrick's dermatology in general medicine. 6th ed. New York: McGraw-Hill; 2003. p. 1856-78.

Mascaró Jr JM. Other vesiculobullous diseases. In: Bolognia JL, Jorizzo JJ, Schaffer JV. Dermatology. 3rd ed. New York: Mosby; c2012. p. 515-22.

Mendoza N, Madkan V, Sra K, Willison B, Morrison LK, Tyring SK. Human herpesviruses. In: Bolognia JL, Jorizzo JJ, Schaffer JV. Dermatology. 3rd ed. New York: Mosby; c2012. p. 1321-43.

Sampaio SAP, Rivitti EA. Dermatologia. 2. ed. São Paulo: Artes Médicas; 2001. p. 229-48.

CAPÍTULO 80

LINFADENOPATIA

GIULLIA MENUCI CHIANCA
JOSÉ LUIZ MÖLLER FLÔRES SOARES

CONCEITOS E ASPECTOS EPIDEMIOLÓGICOS ▶ Linfadenopatia

caracteriza-se por aumento ou alteração na característica dos linfonodos, tornando-os palpáveis ao exame físico (aqueles em localizações passíveis de serem palpadas). Os linfonodos são estruturas localizadas ao longo dos vasos linfáticos, os quais drenam a linfa (líquido do tecido extracelular) e carregam essa substância até o sistema venoso sistêmico para ser eliminada do corpo. Quando os linfonodos filtram esse líquido extracelular, eles entram em contato com organismos microbianos, *debris* celulares, células malignas, entre outros. Assim, em algumas situações, essas estruturas aumentam de volume e/ou mudam suas características habituais. Em geral, os linfonodos são considerados aumentados quando seu tamanho é superior a 1 cm; porém, essa definição varia conforme a localização.

As linfadenopatias podem ser achados incidentais durante o exame físico dos pacientes ou podem ser um sinal da doença que o paciente está apresentando. Linfonodos submandibulares menores que 1 cm, macios e achatados são comuns de serem encontrados em crianças e adultos jovens. Adultos podem ter linfonodos inguinais palpáveis de até 2 cm, sem que isso signifique alguma doença relacionada.

Em um estudo ambulatorial de atenção primária, linfonodos cervicais foram palpados em 56% dos adultos examinados. Como visto, a descoberta de linfonodos no exame físico é um achado muito comum. O grande desafio é diferenciar um achado benigno e com bom prognóstico de um sinal de uma doença subjacente como neoplasia ou doenças infecciosas, que merecem tratamento específico. Portanto, este capítulo dedica-se às características dos linfonodos e aos demais sinais e sintomas do paciente que levarão a simplesmente observar a linfadenopatia ou iniciar a investigação de sua causa.

CLASSIFICAÇÃO ▶

LINFADENOPATIA PERIFÉRICA E LINFADENOPATIA PROFUNDA ▶ Os linfonodos situam-se ao longo dos vasos linfáticos que convergem para as veias da base do pescoço, levando a linfa drenada. Em torno de um quarto dos linfonodos se situa em regiões que podem ser palpáveis ao exame físico, como cabeça, pescoço, braço, axila e perna. Quando os linfonodos acompanham veias superficiais, chama-se de linfadenopatia periférica. Os demais são chamados de profundos e situam-se em regiões não palpáveis – torácica e abdominal – e somente serão visualizados por exames de imagem. Os únicos linfonodos profundos palpáveis são os axilares e os cervicais profundos (que acompanham a veia jugular interna).

LINFADENOPATIA GENERALIZADA E LINFADENOPATIA LOCALIZADA ▶ Linfadenopatia localizada (regional) indica acometimento de uma única região anatômica, enquanto a linfadenopatia generalizada é definida como o envolvimento de duas ou mais regiões anatômicas não contíguas.

CAUSAS ▶ Linfadenopatias possuem diversas causas relacionadas (**Quadro 80.1**); por exemplo, podem surgir em um contexto de doenças simples, como infecções virais agudas, ou ser um sinal de neoplasia. Em um contexto extra-hospitalar de atenção primária à saúde, linfadenopatias estão relacionadas a causas benignas em 99% dos casos e, muitas vezes,

QUADRO 80.1 ▶ CAUSAS DE LINFADENOPATIAS

Malignas
- Linfomas
- Metástase
- Leucemias
- Sarcoma de Kaposi
- Neoplasia de pele

Infecciosas
- Brucelose
- Citomegalovírus
- Doença da arranhadura do gato
- Infecção primária pelo HIV
- Linfogranuloma venéreo
- Sífilis
- Hepatites virais
- Febre tifoide
- Tularemia
- Rubéola
- Mononucleose
- Faringite
- Toxoplasmose
- Histoplasmose

Doenças autoimunes
- Lúpus eritematoso sistêmico
- Artrite reumatoide
- Dermatomiosite
- Síndrome de Sjögren

Iatrogênicas
- Medicações
- Doença do soro

Miscelânea
- Sarcoidose
- Doença de Kawasaki
- Doença de Still

HIV, vírus da imunodeficiência humana (do inglês *human immunodeficiency virus*).
Fonte: Adaptado de Bazemore e Smucker.

podem surgir e desaparecer sem que uma causa específica seja identificada. Todavia, em serviços especializados, pacientes encaminhados para investigação de linfadenopatias são diagnosticados com neoplasias (doenças hematológicas ou cânceres metastáticos) em 18 a 24% dos casos, e até 5% têm alguma doença granulomatosa ou infecciosa tratável.

CARACTERÍSTICAS DO COMPORTAMENTO DE PACIENTES COM ESSE SINAL ▶

A idade é um importante fator na investigação de linfadenopatias. O risco de malignidade aumenta quanto mais idade tiver o paciente; a probabilidade de malignidade na infância é muito baixa. A maioria das crianças saudáveis possui linfonodos inguinais, cervicais e axilares palpáveis.

DIAGNÓSTICO E AVALIAÇÃO ▶

Na **anamnese**, é importante investigar os sintomas associados, o tempo de surgimento, a idade do paciente e a exposição. Linfadenopatias que surgiram há menos de 2 semanas ou há mais de 1 ano e não tiveram aumento progressivo do seu tamanho têm baixa probabilidade de ser malignas.

Exposição ao contato com doenças infecciosas (como tuberculose pulmonar), exposição a picadas de insetos e a animais, exposição sexual, exposição ao sol, uso de álcool e tabaco, uso de medicamentos (como fenitoína), exposição ocupacional (ao silício e ao berílio) e história de infecções recorrentes são fatores que devem ser questionados na investigação. Deve-se questionar história familiar de neoplasia. Durante a anamnese, o médico deve perguntar ao paciente se há dor de garganta, tosse, febre, sudorese noturna, fadiga, perda ponderal ou dor nos linfonodos.

Outros sintomas associados que devem ser averiguados são artralgias, fraqueza muscular ou *rash* cutâneo, na possibilidade de doença reumatológica autoimune como causa. No linfoma de Hodgkin, ocorre dor na região do linfonodo se houver ingesta de álcool. Embora esse achado ocorra raramente, é altamente específico.

Durante o **exame físico** específico do linfonodo, deve-se sentir a consistência à palpação. Linfonodos duros e indolores têm maior risco de ser neoplásicos ou causados por doenças granulomatosas e indicam necessidade de investigação adicional. Doenças virais geralmente geram nódulos hiperplásicos que são bilaterais, móveis, indolores e facilmente demarcáveis à palpação.

Linfonodos podem doer devido à distensão da cápsula por rápido crescimento, à hemorragia no centro necrótico de um nodo neoplásico ou à inflamação nodal por infecção.

Linfonodos fixos que não podem ser mobilizados sugerem neoplasia devido à sua aderência a estruturas adjacentes.

Em relação ao tamanho, em geral os linfonodos normais são menores que 1 cm; porém, linfonodos ilíacos, poplíteos e supraclaviculares de qualquer tamanho são considerados anormais. Os linfonodos epitrocleares maiores que 0,5 cm são considerados anormais.

O exame físico geral deve levar em consideração a região que determinado linfonodo drena, tendo em vista investigar lesões, infecções ou quaisquer alterações locais que justifiquem o aumento linfonodal. Contudo, nem sempre o aumento ocorrerá na próxima cadeia linfonodal, podendo acontecer somente na cadeia seguinte ou em cadeia retrógrada (como a linfadenopatia supraclavicular). O aumento de linfonodos em uma cadeia não necessariamente reflete doença localizada nessa região, podendo ocorrer em doenças generalizadas (p. ex., tuberculose).

Durante o exame físico, o médico deve palpar todas as cadeias linfonodais para verificar se as linfadenopatias são localizadas ou generalizadas. Nos linfonodos que são palpáveis, deve-se verificar sua consistência e textura, se são dolorosos ou não, seu tamanho aproximado, sinais de inflamação na região, doenças de pele e esplenomegalia.

A esplenomegalia pode indicar uma gama de doenças mais limitada, incluindo mononucleose, linfoma, leucemia linfocítica e sarcoidose.

A inspeção de nariz, garganta e orelhas deve ser realizada na presença de **linfadenopatia cervical** ou história de tabagismo, na busca de sinais de infecção ou neoplasia. A maioria das linfadenopatias cervicais possui causa infecciosa, sendo a maioria delas de rápida resolução. Nas causas malignas, linfonodos cervicais podem refletir metástases de tumores primários de cabeça e pescoço, tireoide, mama e pulmão.

Linfonodos supraclaviculares e **escalenos** são sempre patológicos. Eles drenam a região do pulmão e o espaço retroperitoneal e alteram-se na ocorrência de neoplasias ou infecções nessas regiões. Os linfonodos supraclaviculares direitos drenam o pulmão direito, o pescoço e o braço direito. Já os supraclaviculares esquerdos drenam o pulmão esquerdo, o braço esquerdo, o pescoço, o abdome e a pelve. O clássico nódulo de Virchow é um linfonodo supraclavicular esquerdo aumentado que reflete metástase de um tumor originado do trato gastrintestinal. Outros tumores que podem ocasionar metástase na região supraclavicular são os de pulmão, mama, testículo e ovário. Causas infecciosas incluem sarcoidose, tuberculose e toxoplasmose.

Linfonodos axilares geralmente refletem lesões ocorridas no membro superior ipsilateral. Devido ao fato de ser uma região muito exposta a traumas e infecções, linfonodos nessas regiões geralmente são inespecíficos, reacionais e de curta duração. Nos casos de persistência da linfadenopatia, causas infecciosas, como tuberculose, toxoplasmose e mononucleose, são possibilidades etiológicas.

Das causas neoplásicas, o câncer de mama frequentemente cursa com metástase para a região axilar, podendo ser este um achado perceptível antes mesmo da percepção do tumor primário. Linfomas podem manifestar-se nos linfonodos axilares.

Linfonodos epitrocleares e **antecubitais** podem aumentar em casos de linfomas ou melanomas nessa região.

Como dito anteriormente, **linfonodos inguinais** palpáveis de até 2 cm podem ser normais, sem nenhuma doença associada, principalmente em pessoas com hábito de andar descalças. Nessa região, em geral os linfonodos aumentados estão relacionados a causas reacionais benignas ou infecções, mas raramente associados a causas neoplásicas. É pouco provável que linfomas de Hodgkin e não Hodgkin se manifestem nessas cadeias. Linfomas, carcinomas de células escamosas e melanomas originados do pênis e da vulva também podem causar linfadenopatias nessas regiões.

Linfadenopatias generalizadas refletem desordens sistêmicas que acometem várias cadeias linfonodais e, por isso, merecem investigação etiológica. Causas a serem consideradas são neoplásicas, como linfomas, leucemias ou tumores sólidos avançados metastáticos, causas infecciosas, como mononucleose, vírus da imunodeficiência humana (HIV, do inglês *human immunodeficiency virus*), criptococose, toxoplasmose, sífilis e sarcoma de Kaposi, e outras causas, como sarcoidose, colagenoses ou síndrome de hipersensibilidade aos anticonvulsivantes.

As características que reduzem de forma modesta o risco de a linfadenopatia estar relacionada a uma doença grave são idade do paciente abaixo de 40 anos, tamanho do linfonodo menor que 4 cm^2 (2 × 2 cm ou menor) e linfonodo doloroso. Dor de garganta também reduz a chance de a causa ser maligna, sugerindo alguma doença benigna infecciosa.

Após anamnese e exame físico que abordem os sinais e sintomas supramencionados, se causas benignas e autolimitadas provavelmente estiverem causando a linfadenopatia, deve-se oferecer tratamento para a causa e seguir a investigação somente se a linfadenopatia persistir. Não há consenso sobre quanto tempo se deve observar a persistência do linfonodo; porém, alguns autores sugerem que linfonodos não inguinais de causa inexplicada que persistem por mais de 1 mês recebam investigação adicional.

Se houver probabilidade de doença autoimune ou infecciosa mais grave, deve-se realizar investigação adicional com **sorologias** ou **testes específicos**.

Se houver suspeita de causa neoplásica, **exames laboratoriais e de imagem** devem ser realizados na investigação; porém, o diagnóstico definitivo depende da **biópsia** do linfonodo. Não existe orientação específica sobre quando biopsiar um linfonodo. Para tomar essa decisão, todos os fatores citados – como idade, tempo de evolução, emagrecimento associado e características do linfonodo – devem ser levados em conta. Então, quando houver suspeita de neoplasia ou doença grave ainda sem diagnóstico definitivo, a biópsia deve ser realizada.

Quando se optar por biópsia, o linfonodo escolhido geralmente é o maior, que é mais acessível e tem características mais suspeitas. Deve-se levar a localização em consideração. Linfonodos inguinais têm menor rendimento no auxílio diagnóstico; os linfonodos supraclaviculares têm maior rendimento. A biópsia excisional (retirada de todo o linfonodo) ainda é o método de escolha, preferencialmente à aspiração com agulha fina, visto que a arquitetura linfonodal pode ser analisada nesse método e é fundamental para definição diagnóstica, particularmente para diferenciar linfoma de hiperplasia reacional benigna.

DIAGNÓSTICO DIFERENCIAL ▶ No exame físico, alguns achados podem mimetizar linfonodos e devem ser diferenciados destes. Entre eles, estão alterações cutâneas – como cistos epidermoides ou lipomas –, cisto tireoglosso na região cervical, cisto branquial, seio carotídeo proeminente, costelas cervicais na região supraclavicular, cistos sinoviais da artrite reumatoide e alterações da primeira costela.

TRATAMENTO ▶ O tratamento deve ser direcionado à causa da linfadenopatia. O uso de corticosteroides para redução do gânglio não traz benefício e pode mascarar a etiologia.

REFERÊNCIAS ▶

Bazemore AW, Smucker DR. Lymphadenopathy and malignancy. Am Fam Physician. 2002;66(11):2103-10.

Linet OI, Metzler C. Practical ENT. Incidence of palpable cervical nodes in adults. Postgrad Med. 1977;62(4):210-3.

McGee SR. Evidence-based physical diagnosis. 3rd ed. Philadelphia: Elsevier; 2012.

Vassilakopoulos TP, Pangalis GA. Application of a prediction rule to select which patients presenting with lymphadenopathy should undergo a lymph node biopsy. Medicine (Baltimore). 2000;79(5):338-47.

CAPÍTULO 81
MANCHAS NA PELE

CLARISSA PRATI
JULIANA CATUCCI BOZA
TANIA F. CESTARI

CONCEITOS ▶ **Manchas na pele** são alterações da cor da pele sem elevação ou depressão. Quando forem menores que 1 cm, serão chamadas de **máculas**.

ASPECTOS EPIDEMIOLÓGICOS ▶ Como se trata de um sinal dermatológico, não há dados epidemiológicos específicos em relação às manchas na pele. Entre as hipomelanoses, o vitiligo é a mais comum; afeta 0,5 a 2% da população geral e pode iniciar em qualquer época da vida. Com relação às hipermelanoses, o melasma é mais frequente em mulheres, principalmente em hispânicas e asiáticas e após a puberdade.

CLASSIFICAÇÃO ▶ As manchas na pele são classificadas de acordo com a origem: **pigmentares** ou **vasculossanguíneas**. Neste capítulo, serão abordadas, de maneira mais detalhada, as alterações pigmentares.

CAUSAS ▶ As alterações pigmentares resultam da diminuição ou do aumento da melanina (hipomelanoses e hipermelanoses, respectivamente) e também da deposição, na derme, de pigmentos ou substâncias de origem endógena ou exógena.

As alterações vasculares podem ser secundárias à dilatação capilar, constituindo o eritema, ou ao extravasamento de hemácias, formando a púrpura. A diascopia – pressão da lesão com uma lâmina de vidro – é um método simples para diagnóstico das púrpuras. Se a vermelhidão persistir após a pressão da lâmina, a lesão é uma púrpura; se desaparecer, é secundária à dilatação vascular.

DIAGNÓSTICO, AVALIAÇÃO E TRATAMENTO ▶

HIPOMELANOSES ▶ O principal determinante da cor da pele é o pigmento melânico. A diminuição da melanina na epiderme é chamada de hipomelanose, podendo ser secundária à redução ou à ausência de melanócitos ou ao decréscimo da produção de melanina.

Vitiligo ▶ Doença adquirida, de caráter hereditário, caracterizada por manchas acrômicas, assintomáticas, de limites nítidos, com formato e extensão variáveis. Tem incidência semelhante em ambos os sexos e pode estar associado com outras doenças autoimunes, como tireoidite de Hashimoto, diabetes melito, anemia perniciosa e doença de Addison.

O tratamento pode ser feito com corticosteroides tópicos, inibidores da calcineurina, fototerapia e técnicas cirúrgicas.

Nevo-halo ▶ É uma mancha despigmentada circunjacente a um nevo melanocítico. Surge geralmente em adolescentes e pode estar associado ao vitiligo. Não requer tratamento.

Esclerose tuberosa ▶ Doença autossômica dominante que apresenta, entre as manifestações mais comuns, manchas hipocrômicas, adenomas sebáceos, epilepsia e retardo mental. A maioria dos pacientes tem manchas ao nascimento, que são de formato ovoide, lineares, em formato de folhas ou em confete. Podem ocorrer fibromas pedunculados no pescoço e nas axilas, rabdomiomas no coração, facomas e hamartomas nos rins, no fígado, na tireoide e no trato gastrintestinal.

Pitiríase alba ▶ Consiste em manchas hipocrômicas, levemente descamativas, geralmente assintomáticas, que acometem a face, a porção superior do dorso, os braços e as coxas. A pitiríase alba acomete crianças e adolescentes e tem associação importante com atopia.

É indicado tratamento com hidratantes e, em alguns casos, corticosteroides tópicos, além de fotoproteção adequada.

Leucodermia solar ▶ Manchas acrômicas, circulares ou em formato de gota, que medem 2 a 5 mm e se localizam em áreas fotoexpostas. São devidas à ação prolongada e cumulativa da luz solar.

O tratamento dessas lesões é difícil devido à dificuldade de recuperar melanócitos lesados cronicamente.

Pitiríase versicolor ▶ Infecção fúngica superficial causada por *Malassezia furfur*. É caracterizada por manchas hipocrômicas ou hipercrômicas, descamativas no tórax, no dorso, no abdome e nas extremidades superiores. São geralmente assintomáticas.

O tratamento é feito com antifúngicos tópicos ou sistêmicos, além de medidas de controle da oleosidade.

Hanseníase ▶ Manchas hipocrômicas com diminuição da sensibilidade são um importante achado diagnóstico para as formas iniciais (indeterminadas) da doença. As lesões nas formas indeterminada e tuberculoide da hanseníase são pequenas, solitárias ou em pequeno número e bem delimitadas. As lesões são normalmente isoladas ou em pequeno número, com limites pouco precisos e, em geral, têm alteração da sensibilidade – na maioria dos casos, hipoestesia –, aspecto seco e levemente descamativo. Ao evoluir para as formas polares, podem tornar-se eritematosas, elevadas e com nítido comprometimento dos ramos nervosos adjacentes. A progressão dependerá da resistência individual e da instalação do tratamento precoce.

HIPERMELANOSES ▶ As hipermelanoses são devidas ao acréscimo no número dos melanócitos ou ao aumento da produção de melanina, desencadeado por diversos fatores.

Lentigos ou lentigo simples ▶ São manchas em pontos ou em gotas, menores que 0,5 cm de diâmetro e de cor castanho-escura a preta. Aparecem em qualquer região do corpo, mesmo em áreas não expostas ao sol, e aumentam com a idade. Não é necessário tratamento.

Lentigo maligno ▶ Manchas de cor castanha a preta, com bordas irregulares, que aumentam progressivamente de tamanho, localizadas principalmente na face, no pescoço e nos membros superiores de pessoas idosas. O lentigo maligno é considerado uma variante do melanoma *in situ*. O diagnóstico precoce é muito importante para o tratamento da lesão.

Síndrome de Peutz-Jeghers ▶ Doença autossômica dominante caracterizada por máculas pigmentadas das mucosas oral e labial, do dorso das mãos, dos pés e dos dedos, associadas a pólipos gastrintestinais. As manchas são castanho-escuras, azuis ou castanho-azuladas e geralmente variam de 3 a 4 mm de diâmetro, mas podem ser maiores.

Manchas "café com leite" ▶ Manchas bem-delimitadas, castanho-claras, de bordas serrilhadas ou regulares. Podem estar associadas com outras doenças, como neurofibromatose, ou constituir apenas uma má-formação congênita sem outras anomalias associadas.

Efélides ▶ São manchas acastanhadas, discretas, geralmente menores que 0,5 cm de diâmetro, que aparecem em áreas expostas ao sol, principalmente em pessoas de pele clara e fototipo baixo, olhos azuis e cabelos ruivos ou loiros. Aparecem por volta dos 3 anos de idade, são conhecidas como "sardas" e tendem a diminuir com as medidas de fotoproteção.

Melanose solar ▶ Manchas que surgem a partir da terceira ou quarta décadas de vida, devido à ação cumulativa da luz solar na pele. Têm entre alguns milímetros a poucos centímetros; localizam-se na face, no dorso das mãos e nos antebraços. Podem ser tratadas de diferentes maneiras, como crioterapia, *peelings* e luz pulsada ou *laser*.

Melasma ▶ É uma melanodermia adquirida que ocorre em áreas expostas ao sol, principalmente na face, sendo mais comum em mulheres. São manchas castanho-claras a castanho-escuras, e surgem principalmente nas regiões malares, frontal e labial superior. Podem estar relacionadas com o uso de anticoncepcionais orais, gravidez e algumas medicações.

O tratamento é feito com fotoproteção, despigmentantes tópicos e procedimentos dermatológicos como *peelings*, microagulhamento e *laser*.

Mancha mongólica ▶ Mancha congênita, cinza-azulada, bem-delimitada, que varia de alguns a vários centímetros de diâmetro; está localizada geralmente na região lombossacra e glútea. É mais comum em pacientes negros ou asiáticos. Pode desaparecer espontaneamente durante a infância ou manter-se, não requerendo tratamento.

Fitofotodermatose ▶ Consiste em manchas que surgem após contato com substâncias fotossensibilizantes e exposição ao sol. A causa mais comum é o contato com o limão, mas podem ter origem com outras frutas, vegetais ou plantas. As lesões desaparecem gradualmente mesmo sem tratamento.

Hiperpigmentação em doenças sistêmicas ▶ A pigmentação generalizada pode ocorrer em várias doenças, por aumento da melanina na epiderme: porfiria cutânea tarda, cirrose, hemocromatose, insuficiência renal, pelagra, anemia perniciosa, tumores produtores de hormônio adrenocorticotrófico, acromegalia e doença de Addison.

Hiperpigmentação pós-inflamatória ▶ É secundária a várias doenças cutâneas, entre elas acne, eczemas, líquen plano, herpes-zóster, varicela, sífilis e picadas de insetos.

Hiperpigmentação por fármacos ou agentes químicos ▶ Os principais causadores são clofazimina, ciclofosfamida, zidovudina, bleomicina e fenitoína. Também é comum a hiperpigmentação em área de contato com componentes existentes em produtos industriais, de petróleo, plástico, borracha, couro e madeira.

HIPERCROMIAS NÃO MELÂNICAS ▶ São manchas causadas por vários pigmentos ou substâncias que se depositam na derme. As mais comuns são descritas a seguir.

Dermatite ocre ▶ É causada pelo depósito de hemossiderina na derme, secundária ao extravasamento de hemácias na púrpura hipostática. São manchas acastanhadas localizadas na face anterior das pernas e nos tornozelos.

Carotenodermia ▶ Pigmentação amarelada da pele por depósito de caroteno, associada com a ingestão excessiva de frutas e vegetais ricos nessa substância.

Icterícia ▶ A cor amarelada é resultante do depósito de pigmento biliar na pele, nas mucosas e nas escleras.

LEITURAS RECOMENDADAS ▶

Alikhan A, Felsten LM, Daly M, Petronic-Rosic V. Vitiligo: a comprehensive overview Part I. Introduction, epidemiology, quality of life, diagnosis, differential diagnosis, associations, histopathology, etiology, and work-up. J Am Acad Dermatol. 2011;65:473-91.

Bolognia JL, Jorizzo JJ, Schaffer JV. Dermatology. 3rd ed. London: Elsevier; c2012. p. 1049-74.

Cestari TF, Dantas LP, Boza JC. Acquired hyperpigmentations. An Bras Dermatol. 2014;89(1):11-25.

Ramos e Silva M, Castro MCR. Fundamentos de dermatologia. 2. ed. São Paulo: Atheneu; 2010. p. 1423-72.

Sheth VM, Pandya AG. Melasma: a comprehensive update: part I. J Am Acad Dermatol. 2011;65(3):473-91.

Wolff K, Goldsmith LA, Katz SI, Gilchrest BA, Paller AS, Leffell DJ, editors. Fitzpatrick's dermatology in general medicine. 7th ed. New York: McGraw-Hill; c2008. p. 813-26.

SITES RECOMENDADOS ▶

American Academy of Dermatology [http://www.aad.org]
Sociedade Brasileira de Dermatologia [http://www.sbd.org.br]

CAPÍTULO 82
MASSAS CERVICAIS

DANIELA DORNELLES ROSA
ANDRESSA STEFENON
FERNANDO CASTILHO VENERO

CONCEITO ▶ As **massas cervicais** tratam-se de qualquer aumento de volume na região cervical de um indivíduo representado por diversas condições, como nódulos, cistos, linfonodomegalias ou neoplasias.

ASPECTOS EPIDEMIOLÓGICOS ▶ A epidemiologia varia de acordo com a faixa etária, sendo que, nas crianças, 90% das massas cervicais são benignas. Por outro lado, nos adultos, 80% dos casos de massas cervicais não tireóideas são malignos.

CLASSIFICAÇÃO ▶ As principais informações a serem consideradas ao classificar as massas cervicais são a etiologia e a localização.

A maneira mais prática de caracterizar as massas cervicais é separando-as em três grupos:

1. Congênitas;
2. Inflamatórias;
3. Neoplásicas.

Em relação à localização, a simplificação da anatomia cervical é dada com a seguinte divisão:

- Região central;
- Regiões laterais, cada qual com um triângulo anterior e um triângulo posterior.

CAUSAS ▶

CONGÊNITAS ▶ As causas congênitas podem apresentar-se como:

- **Cisto branquial:** corresponde a quase 20% dos casos pediátricos. É constituído de um remanescente do aparato branquial do feto, sendo que quase todos os casos são advindos do segundo arco branquial, surgindo no triângulo anterior próximo ao ângulo mandibular. Frequentemente, os pacientes tornam-se sintomáticos ao fim da infância ou quando adultos jovens, após quadro de infecção da via aérea superior;
- **Cisto tireoglosso:** é formado pela persistência do ducto tireoglosso. Surge na região cervical central. Até 40% dos casos podem ser diagnosticados após os 20 anos de idade;

- **Cisto dermoide:** pode ser congênito ou originar-se após trauma. É formado por inclusão de tecido epidérmico em camadas profundas durante a embriogênese;
- **Anomalias vasculares:** entre os tumores, o mais comum é o hemangioma que ocorre quase exclusivamente em crianças, sendo o manejo inicial a observação, já que a maioria dos casos se resolve espontaneamente. No grupo das más-formações vasculares, pode haver anomalias dos canais venosos, arteriais e linfáticos, sendo estes os que mais frequentemente se apresentam como massas cervicais.

INFLAMATÓRIAS ▶ As causas inflamatórias podem ser:

- **Linfadenite viral:** é a causa mais comum de formação de massa cervical em todo o mundo, em geral associada a quadros infecciosos virais agudos, com diagnóstico fácil e regressão espontânea;
- **Linfadenite bacteriana:** a infecção bacteriana dos gânglios linfáticos pode ocorrer após um quadro infeccioso bacteriano em cavidade oral ou outra área de cabeça e pescoço. É importante descartar a presença de abscesso cervical profundo, pelo risco de evolução para mediastinite por dissecção da secreção purulenta;
- **Linfadenite granulomatosa:** é causada por doenças como tuberculose, micobacterioses atípicas, sarcoidose, actinomicose e histoplasmose. Essas massas podem supurar espontaneamente e formar fístulas cutâneas;
- **Não infecciosas:** por serem geralmente difíceis de diagnosticar, é importante considerar essas condições no diagnóstico diferencial. Nesse grupo, encontram-se a doença de Castleman, a doença de Rosai-Dorfman e a doença de Kawasaki.

NEOPLÁSICAS ▶ Podem ser benignas ou malignas, e primárias do pescoço ou metastáticas:

- **Nódulo na glândula tireoide:** a maioria das massas é benigna. Sinais de alerta são rouquidão e história de irradiação cervical prévia;
- **Linfomas:** podem surgir em todas as faixas etárias, mas são mais frequentes em crianças e em adultos jovens. A manifestação cervical é muito comum, correspondendo a até 80% dos casos de linfoma de Hodgkin na criança;
- **Nódulo nas glândulas salivares:** 80% dos tumores são de glândula parótida, sendo que 80% destes são benignos. Dor e déficit em nervo craniano são sinais que levam a pensar em malignidade;
- **Metástases:** o pescoço pode ser o sítio de metástases de vários órgãos, mas, na maioria dos casos, o tumor primário está localizado em região de cabeça e pescoço. Lesões pétreas e de crescimento gradual, em adultos acima de 40 anos (especialmente se há história de tabagismo e/ou etilismo), são consideradas metástases cervicais até que se prove o contrário. Na maioria das vezes, a localização da metástase indica o provável foco primário.

DIAGNÓSTICO E AVALIAÇÃO ▶ Devido ao fato de as massas cervicais apresentarem origens variadas, a principal tarefa do médico assistente é determinar quais dessas lesões são malignas. Geralmente, um exame clínico apropriado levará ao correto diagnóstico, mas, em alguns casos, a adequada caracterização de uma massa cervical torna-se um grande desafio.

ANAMNESE ▶ Levar em conta a **idade** do paciente é primordial para o início do raciocínio clínico diante de uma massa cervical. Deve-se sempre ter em mente que a maioria dos pacientes pediátricos apresenta massas congênitas e inflamatórias; dos 16 aos 40 anos, o padrão segue assim, mas as malignidades já ganham mais espaço; e, acima dos 40 anos, o dever é descartar causas malignas.

Em relação ao **padrão de crescimento da massa**, para auxiliar no raciocínio diagnóstico (não é regra geral), o parâmetro pode ser o tempo de aparecimento da massa. Caso tenha demorado anos para surgir, serão abordadas as causas congênitas; se tiver evoluído em dias, são consideradas as causas infecciosas; e, ao se tratar de uma massa que se desenvolveu em meses, atenta-se para causas malignas.

O paciente adulto deve ser avaliado como tendo massa maligna até que se prove o contrário.

Outras neoplasias que se apresentam como massas cervicais são: paragangliomas, linfomas e lipomas.

Massas cervicais que resultam de doença metastática são predominantemente relacionadas com carcinoma escamoso metastático originário do trato aerodigestivo.

A **dor** pelo efeito de massa causado ou pela invasão direta neural costuma compor o cenário de certas malignidades. A **disfagia** e a **disfonia** são sintomas comuns em neoplasia de faringe ou laringe, sendo que a **otalgia reflexa** também pode estar presente.

Questionar sempre sobre **tabagismo** e **etilismo**, pois esses hábitos são os fatores de risco mais comuns para neoplasias malignas de cabeça e pescoço.

EXAME FÍSICO ▶ O exame sempre deve incluir a região cervical em si, a região da cabeça e do pescoço e o exame físico geral.

Quanto à massa propriamente dita, a avaliação deve abranger:

- **Características:** os tumores malignos tendem a evoluir com infiltração tecidual e tornam-se aderidos à manipulação. Em geral, o cisto tireoglosso eleva-se com a protrusão da língua. Já os tumores vasculares tendem a ser facilmente mobilizados lateralmente, sem mobilidade superior e inferior;
- **Localização:**
  - Linha média: tecido de origem maligna ou tireóidea. O cisto dermoide também costuma estar nessa localização;
  - Triângulos anteriores: sugere malignidades em adultos. Nas crianças, pode haver o cisto branquial do 2º arco;
  - Triângulos posteriores: é necessário pensar em carcinoma de nasofaringe;
  - Supraclavicular: sugere malignidade advinda de região abaixo da clavícula (pulmão, trato ginecológico, trato gastrintestinal);

- Pré-auricular e ângulo da mandíbula: normalmente representa tecido linfoide ou de glândula salivar em parótida, e deve ser amostrado.

A cavidade oral e a orofaringe devem ser avaliadas em todos os pacientes. Contudo, em pacientes com suspeita de tumoração maligna cervical, o exame otorrinolaringológico completo é obrigatório, visto que, nessas circunstâncias, 80% dos tumores primários estão na região de cabeça e pescoço.

AVALIAÇÃO COMPLEMENTAR ▶ Além da anamnese e do exame físico, o diagnóstico pode ser feito com o auxílio de:

- **Exames laboratoriais:** em casos de linfadenites agudas, para melhor avaliação, poderá ser feita análise laboratorial para infecção bacteriana e viral;
- **Ultrassonografia:** é útil para localizar a massa e definir seu conteúdo como cístico ou sólido. Serve também para auxiliar na realização da punção aspirativa com agulha fina (PAAF);
- **Tomografia computadorizada com contraste:** é o exame não invasivo mais útil na investigação de massas cervicais. Define localização, relação com estruturas adjacentes e conteúdo da massa;
- **Punção aspirativa com agulha fina:** realizada com agulha fina e seringa, é um método rápido, simples e seguro. Depende da experiência de quem faz o procedimento. Não serve para análise imuno-histoquímica, limitando sua aplicabilidade;
- **Biópsia excisional:** é indicada em caso de prosseguir a investigação diagnóstica após PAAF de massa metastática para coleta de maior quantidade de material, a fim de determinar sítio primário. Deve ser feita em ambiente cirúrgico e por equipe preparada para a realização de esvaziamento cervical, se indicado pelo resultado do exame de congelação;
- **Ressonância magnética:** auxilia quando há necessidade de avaliar tecidos moles e/ou infiltrações destes. Exceto isso, não acrescenta muitas informações;
- **Tomografia computadorizada por emissão de pósitrons:** embora possa elucidar algumas questões sobre a massa cervical suspeita de malignidade, normalmente esse exame não faz parte da avaliação inicial complementar.

A **Figura 82.1** mostra um fluxograma básico de avaliação de massa cervical.

TRATAMENTO ▶ Como exposto anteriormente, as massas cervicais podem fazer parte de distintas etiologias. De acordo com o que se observa nas diferentes situações da prática clínica, a descoberta do diagnóstico direcionará o médico para indicar o tratamento correto e, em consequência, para aquele com maior chance de sucesso e que seja benéfico ao paciente.

Seguindo a linha da organização em grupos etiológicos, pode-se levar em consideração os seguintes fatos para adotar estratégia terapêutica acertada diante dos achados:

- **Congênitas:** de maneira geral – salvo algumas exceções, como o grupo dos hemangiomas (que podem involuir ou responder a tratamentos injetados

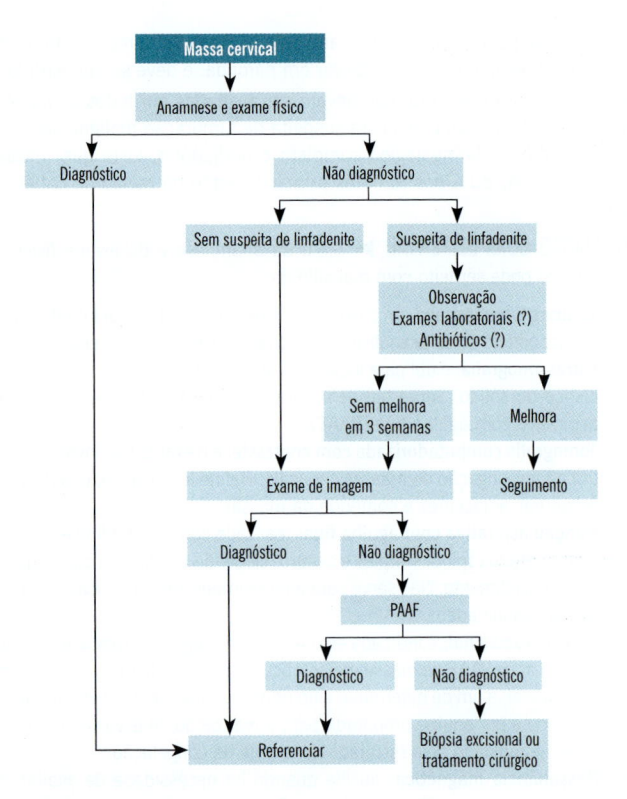

FIGURA 82.1 ▶ FLUXOGRAMA DE AVALIAÇÃO DE MASSA CERVICAL.
PAAF, punção aspirativa com agulha fina.
Fonte: Baseado em Deschler e Zenga.

localmente) –, a ressecção cirúrgica das massas aparece como a primeira abordagem terapêutica e, muitas vezes, a única;
- **Infecciosas:** a anamnese e o exame físico guiam o médico ao mais provável fator infeccioso associado com as massas que compõem esse grupo. No caso de massas decorrentes de infecções bacterianas, a antibioticoterapia direcionada resolverá a maior parte dos casos. Deve-se sempre ter em mente que, em casos que se apresentem com abscesso associado à linfadenite bacteriana, a drenagem cirúrgica deve ser aventada – e, na maioria das vezes, é mandatória. Quando se faz diagnóstico de infecção granulomatosa, a terapia será indicada de acordo com a condição diagnosticada. Um exemplo que aparece frequentemente em nosso meio é a tuberculose;
- **Neoplásicas:** nesse grupo, é a obtenção do diagnóstico anatomopatológico que definirá o desencadeamento das terapias que serão utilizadas.

Estas, preferivelmente, devem ser definidas em equipe multidisciplinar – ou seja, além de, como sempre, levar em conta a opinião do paciente, devem ser considerados os diferentes pontos de vista de médicos especialistas de distintas áreas, como cirurgiões gerais, internistas, oncologistas cirúrgicos, oncologistas clínicos, endocrinologistas, radioncologistas, hematologistas.

REFERÊNCIA ▶

Deschler DG, Zenga J. Evaluation of a neck mass in adults. UpToDate. Waltham: UpToDate; 2016. [capturado em: 2 maio 2018]. Disponível em: https://www.uptodate.com/contents/evaluation-of-a-neck-mass-in-adults

LEITURAS RECOMENDADAS ▶

Goffart Y, Hamoir M, Deron P, Claes J, Remacle M. Management of neck masses in adults. B-ENT. 2005;Suppl 1:133-40; quiz 141-2.

Pynnonen MA, Gillespie MB, Roman B, Rosenfeld RM, Tunkel DE, Bontempo L, et al. Clinical practice guideline: evaluation of the neck mass in adults. Otolaryngol Head Neck Surg. 2017;157(2_suppl):S1-S30.

Ruhl C. Evaluation of the neck mass. Med Health R I. 2004;87(10):307-10.

Santos FBG, Figueiredo MCT, Paula MRS. Tumorações cervicais: prevalência num serviço de cirurgia de cabeça e pescoço do município de Montes Claros/MG. Rev Bras Cir Cabeça Pescoço. 2013;42(2):70-6.

SITE RECOMENDADO ▶

Family Practice Notebook [http://www.fpnotebook.com/]

CAPÍTULO 83

MIALGIAS

SHEILA HICKMANN
BIANCA KIELING CHAVES
MARKUS BREDEMEIER

CONCEITOS E ASPECTOS EPIDEMIOLÓGICOS ▶

O sistema muscular constitui o principal órgão de locomoção, bem como um vasto reservatório metabólico. Disposto em mais de 600 músculos separados, esse tecido compõe até 40% do peso dos adultos. A complexidade da estrutura e da função muscular, indubitavelmente, explicam a sua suscetibilidade a doenças.

O número e a diversidade de doenças do tecido muscular excedem muito o número de sinais e sintomas que elas expressam clinicamente. Da mesma maneira, as patologias que acometem os músculos têm muitos sinais e sintomas em comum. As formas de acometimento muscular incluem mialgia, miopatia, miosite e, mais gravemente, rabdomiólise.

A **mialgia**, ou dor muscular, é uma queixa comum. Em algum momento da vida, praticamente todas as pessoas apresentarão um quadro de dor muscular. Estudos baseados na população avaliam que a prevalência de dor muscular persistente e difusa é de cerca de 10%.

É importante diferenciar a mialgia da miopatia (designação genérica para qualquer doença muscular) e da miosite (termo utilizado para a inflamação muscular). Embora a miopatia e a miosite possam causar mialgia, a maioria dos indivíduos com mialgia não tem nem uma nem outra.

CAUSAS ▶ Muitas causas de mialgia são benignas e autolimitadas, como esforço físico excessivo, trauma e infecções virais, mas também podem ser o prenúncio de distúrbios associados a uma morbidade significativa.

As etiologias podem ser divididas com base na localização da dor – difusa ou localizada. Entre as causas de **mialgia localizada**, as principais são exercícios repetitivos ou extenuantes, doenças de tecidos moles (periartrites), traumatismo, piomiosite, síndrome de dor miofascial, infarto muscular (geralmente em diabéticos) e síndrome compartimental. Já para as **mialgias difusas**, a etiologia é ampla; a seguir, estão resumidas as principais causas.

CAUSAS INFECCIOSAS ▶ Infecções, sistêmicas ou localizadas, são causas frequentes de mialgia difusa. Doenças parasitárias, *fúngicas*, virais e bacterianas estão envolvidas.

Entre as infecções parasitárias, a principal é a toxoplasmose. A miopatia inflamatória que ocorre nessa doença consiste em fraqueza progressiva, mialgia e níveis elevados de creatina-quinase (CK).

A miopatia do vírus da imunodeficiência humana (HIV, do inglês *human immunodeficiency virus*) é lentamente progressiva e assemelha-se à polimiosite. Os pacientes têm mialgia, fraqueza proximal simétrica e elevação dos níveis séricos de CK. A eletroneuromiografia (ENMG) pode mostrar uma miopatia indistinguível da polimiosite. Já a mialgia das gripes A e B ocorre mais frequentemente em crianças e pode ser seguida de miosite, quando ocorre piora da intensidade da dor e aumento da área de localização, além de elevação dos níveis de CK.

A história e o exame do paciente – incluindo febre, leucocitose, *rash* e marcadores inflamatórios elevados, como a velocidade de hemossedimentação (VHS) de hemácias e a proteína C-reativa (PCR) – são frequentemente úteis para o diagnóstico de causas infecciosas.

No **Quadro 83.1**, estão citadas as principais infecções relacionadas à mialgia.

MIOPATIAS ASSOCIADAS A FÁRMACOS ▶ Existem inúmeros fármacos que, em doses terapêuticas, podem causar mialgia com ou sem associação com outros sintomas miopáticos, como fraqueza, elevação de CK ou rabdomiólise.

Os medicamentos mais implicados são as estatinas, e a estatina com maior toxicidade muscular é a sinvastatina, seguida da pravastatina e da atorvastatina. O mecanismo pelo qual esses medicamentos causam lesão muscular

QUADRO 83.1 ▶ CAUSAS INFECCIOSAS DE MIOPATIAS	
• Influenzavírus	• Doença de Chagas
• HIV	• *Febre chikungunya*
• Citomegalovírus	• *Dengue*
• Vírus de Coxsackie B	• *Tricômonas*
• Vírus Epstein-Barr	• Herpes-vírus
• Toxoplasmose	• HTLV-1
• Cisticercose	• Leptospirose

HIV, vírus da imunodeficiência humana (do inglês *human immunodeficiency virus*); HTLV-1, vírus linfotrófico da célula T humana tipo 1 (do inglês *human T-cell lymphotropic virus*).

não é bem compreendido, e várias hipóteses têm sido propostas: diminuição dos níveis celulares de isoprenoides e ubiquinona, incremento de apoptose, mudanças nos canais de cloro diminuindo a hiperpolarização da membrana celular e alterações da permeabilidade da membrana celular. Além desses mecanismos diretos, há também um mecanismo autoimune que resulta na chamada miopatia necrosante imunomediada, na qual os níveis de CK são marcadamente elevados, o grau de fraqueza muscular proximal é variável e os sintomas persistem ou progridem mesmo após a descontinuação do agente agressor.

O aumento da suscetibilidade à miopatia é substancialmente maior em pacientes recebendo terapia concomitante com outras substâncias miotóxicas, como as listadas no **Quadro 83.2**.

QUADRO 83.2 ▶ SUBSTÂNCIAS ASSOCIADAS A MIOPATIAS	
• Estatinas	• Cocaína
• Salbutamol	• Inibidores do TNF (anti-TNF)
• Fibratos	• Zidovudina
• Antimaláricos	• Captopril, enalapril
• Colchicina	• Ciclosporina
• Corticosteroides	• Bifosfonados
• Álcool	• Ciprofloxacino

TNF, fator de necrose tumoral (do inglês *tumor necrosis factor*).

Uma relação temporal entre o início da mialgia e o início da administração do fármaco ajuda no diagnóstico. No entanto, embora seja mais comum após semanas a meses do início do tratamento, pode ocorrer em qualquer momento durante o uso da medicação. Descontinuação do agente agressor leva à resolução dos sintomas em quase todos os casos.

MIOPATIAS ENDÓCRINAS ▶ As queixas musculares são frequentes nas doenças endócrinas. No entanto, o nível sérico de CK é geralmente normal, exceto no hipotireoidismo.

Os pacientes com hipotireoidismo podem apresentar fraqueza muscular proximal, rigidez, cãibras, lentidão da contração e do relaxamento muscular e dor. As enzimas musculares são geralmente altas, e a ENMG é normal na maioria dos casos, mas pode demonstrar leves alterações miopáticas.

No hipertireoidismo, pode ocorrer fraqueza muscular proximal com atrofia e fraqueza bulbar. Os níveis séricos de CK são normais, e a ENMG geralmente é normal, embora os potenciais de ação possam ser anormalmente breves ou polifásicos. Outros distúrbios neuromusculares raros podem ocorrer em associação com o hipertireoidismo, incluindo a paralisia periódica tireotóxica e a miastenia grave.

A síndrome de Cushing (endógena e exógena) pode causar atrofia muscular proximal com fraqueza e mialgia. Na forma iatrogênica, os esteroides fluorados, como dexametasona e betametasona, estão mais frequentemente associados. Os níveis de CK são normais, e a ENMG é normal ou levemente miopática, com potenciais de ação pequenos e abundantes.

Quase todas as miopatias endócrinas respondem ao tratamento.

No **Quadro 83.3**, são citadas as principais causas de miopatias endócrinas.

QUADRO 83.3 ▶ CAUSAS DE MIOPATIAS ENDÓCRINAS

- Hipotireoidismo e hipertireoidismo
- Hipoparatireoidismo e hiperparatireoidismo
- Osteomalácia
- Diabetes melito
- Insuficiência suprarrenal
- Acromegalia
- Síndrome de Cushing e síndrome de Conn

MIOPATIAS METABÓLICAS PRIMÁRIAS ▶ As miopatias metabólicas primárias são transtornos hereditários do metabolismo do glicogênio, dos lipídeos ou do metabolismo mitocondrial muscular. Em geral, apresentam-se com mialgia induzida por exercício com ou sem mioglobinúria ou fraqueza muscular proximal progressiva.

Os pacientes com doenças de armazenamento de glicogênio que afetam os músculos geralmente se queixam de dores musculares aleatórias, cãibras em repouso e fatigabilidade com esforço e podem apresentar rabdomiólise induzida por exercício e fraqueza muscular. Os níveis séricos de CK podem ser elevados. ENMG e avaliação histológica mostram miopatia sem inflamação.

Com relação aos distúrbios do metabolismo de gorduras, o acometimento muscular caracteriza-se por hipotonia e episódios recorrentes de rabdomiólise. A mialgia e a mioglobinúria são sinais iniciais e podem ser induzidas por infecção, anestesia geral ou dieta com baixo teor de gordura. Os pacientes não apresentam cãibras ou contraturas musculares.

As miopatias mitocondriais primárias clinicamente são síndromes bem-definidas associadas a envolvimento multissistêmico. Uma miopatia mitocondrial isolada pode apresentar fraqueza proximal, intolerância prematura ao exercício, dores de cabeça, náuseas e vômitos após o exercício. Os sintomas são agravados por jejum, infecções ou estresse. Os níveis séricos de lactato em jejum são elevados em 70% dos pacientes, e os níveis de CK geralmente são normais ou pouco elevados.

O **Quadro 83.4** contém as principais miopatias metabólicas.

QUADRO 83.4 ► MIOPATIAS METABÓLICAS

Defeitos no metabolismo do glicogênio/glicose
- Deficiência de miofosforilase (doença de McArdle)
- Deficiência de fosfofrutoquinase (doença de Tarui)
- Deficiência de débrancher (doença de Cori-Forbes)
- Deficiência de maltase ácida (doença de Pompe)

Defeitos no metabolismo lipídico
- Deficiência de carnitina-palmitoil-transferase II
- Deficiência de acil-CoA-desidrogenase de cadeia longa
- Deficiência de acil-CoA-desidrogenase de cadeia curta

Miopatias mitocondriais
- MERRF
- MELAS
- Síndrome de Kearns-Sayre
- NOHL
- Síndrome de Leigh
- OEPC
- NARP

AVC, acidente vascular cerebral; CoA, coenzima A; MELAS, miopatia mitocondrial, encefalopatia, acidose láctica, episódios tipo AVE (do inglês *mitochondrial myopathy, encephalopathy, lactic acidosis, and stroke-like episodes*); MERRF, epilepsia mioclônica associada com fibras vermelhas rasgadas (do inglês *myoclonic epilepsy with ragged-red fibers*); NARP, fraqueza muscular neurogênica, ataxia e retinite pigmentosa (do inglês *neurogenic muscle weakness, ataxia, and retinitis pigmentosa*); NOHL, neuropatia óptica hereditária de Leber; OEPC, oftalmoplegia externa progressiva crônica.

DISTROFIAS MUSCULARES ► As distrofias musculares são um grupo de doenças hereditárias progressivas, cada uma com características fenotípicas e genotípicas singulares (**Tabela 83.1**).

DOENÇAS REUMATOLÓGICAS ► Entre as causas não inflamatórias estão a fibromialgia e a síndrome da fadiga crônica (SFC).

A fibromialgia é uma das causas mais prevalentes de dor muscular difusa na população. A dor ocorre no repouso e no exercício, existe sensibilidade aumentada à dor, além de sono ruim, fadiga e sintomas cognitivos, sem alterações laboratoriais. (Para melhor entender a fibromialgia, ler o Capítulo 62, Fibromialgia.)

A SFC é um conjunto bastante complexo de sintomas em que a queixa predominante é uma fadiga intensa que pode se tornar incapacitante, mas a

TABELA 83.1 ▶ DISTROFIAS MUSCULARES PROGRESSIVAS	
TIPO	MANIFESTAÇÕES MUSCULARES
Duchenne	Fraqueza progressiva dos músculos das cinturas; o indivíduo torna-se incapaz de caminhar após os 12 anos
Becker	Fraqueza progressiva dos músculos das cinturas; o indivíduo torna-se incapaz de caminhar após os 15 anos
Emery-Dreifuss	Contratura dos cotovelos, fraqueza umeral e femoral
Miotônica (DM1, DM2)	Na DM1, há fraqueza lentamente progressiva da face e da cintura escapular e dorsiflexão do pé; na DM2, a fraqueza proximal é preferencial
Oculofaríngea	Fraqueza lentamente progressiva dos músculos extraoculares, faríngeos e dos membros

DM1, distrofia miotônica tipo 1; DM2, distrofia miotônica tipo 2.

mialgia também pode estar presente junto com cefaleia, dores articulares, perturbações emocionais, alteração nas capacidades de memorização e concentração, perturbações visuais, dor nos gânglios linfáticos, dor de garganta e dor abdominal. A fadiga pode piorar com a atividade física ou mental, mas não melhora com o repouso. Como na fibromialgia, na SFC não há alteração no exame físico, tampouco nos exames laboratoriais.

As principais causas de miopatias inflamatórias são dermatomiosite (DM), polimiosite (PM) e miosite por corpúsculos de inclusão (MCI). Nos casos de DM e PM, a mialgia pode vir associada a sintomas constitucionais, fadiga, perda de peso e febre; no entanto, o sintoma predominante é a fraqueza muscular insidiosa, progressiva, simétrica e proximal dos membros e da região cervical. A musculatura faríngea também pode estar acometida, causando disfagia, assim como os músculos respiratórios, levando eventualmente à insuficiência ventilatória. A DM apresenta acometimento cutâneo característico, como sinal do xale, sinal do V, pápulas de Gottron e heliótropo. Diferentemente dos pacientes com DM e PM, a MCI acomete mais homens do que mulheres, acima dos 50 anos, e é caracterizada por fraqueza muscular distal e proximal, assimétrica e insidiosa, associada a atrofia ou hipotrofia do antebraço e do quadríceps femoral. Os músculos oculares são poupados nessas patologias. A suspeita clínica de PM, DM ou MCI é confirmada pela análise de enzimas musculares séricas, achados de ENMG e biópsia muscular. A enzima mais sensível é CK, que pode atingir valores maiores que 50 vezes o limite superior da normalidade, sendo que esse aumento é mais pronunciado na DM e na PM; na MCI, geralmente não excede 10 vezes o limite da normalidade. A ENMG pode mostrar padrão miopático; esse exame é útil principalmente para identificar a presença de doença ativa ou crônica e excluir distúrbios neurogênicos. A biópsia muscular pode ser necessária para estabelecer a natureza inflamatória da miosite, principalmente na PM e na MCI.

Quando indivíduos com idade superior a 60 anos apresentam mialgia nas cinturas escapular e pélvica associada à rigidez, o diagnóstico de polimialgia reumática deve ser considerado. Geralmente, ocorre rigidez matinal prolongada que pode ser incapacitante, e, muitas vezes, a dor muscular é exacerbada pelo movimento. Testes laboratoriais mostram geralmente elevação da PCR e do VHS. Outra característica marcante da doença é a pronta resposta aos corticosteroides. Apesar da dor muscular intensa, enzimas musculares, estudos eletromiográficos e biópsia muscular não apresentam evidência de lesão.

Na infância, a dor benigna noturna é uma causa comum de mialgia. As dores geralmente ocorrem à noite e podem acordar a criança do sono, ocorrendo abaixo dos joelhos. São de curta duração, não localizadas, frequentemente bilaterais e aliviam com analgésicos e massagem. Os exames laboratoriais são normais.

Outras doenças reumatológicas associadas à mialgia, como a artrite reumatoide e o lúpus eritematoso sistêmico, apresentam características clínicas distintas e perfis de anticorpos específicos. Nessas patologias, raramente a mialgia é um sintoma isolado (**Quadro 83.5**).

QUADRO 83.5 ▶ DOENÇAS REUMATOLÓGICAS

- Polimialgia reumática
- Síndrome da fadiga crônica
- Fibromialgia
- Lúpus eritematoso sistêmico
- Doença mista do tecido conectivo
- Esclerodermia
- Síndrome de Sjögren
- Artrites inflamatórias
- Síndrome de hipermobilidade benigna
- Dores noturnas benignas da infância
- Granulomatose eosinofílica com poliangeíte
- Poliarterite nodosa
- Sarcoidose
- Paniculites
- Miosite por corpúsculos de inclusão
- Doença de Behçet
- Dermatomiosite
- Polimiosite

OUTRAS CAUSAS DE MIOPATIAS ▶ Entre as causas de mialgia, também se encontram a insuficiência renal avançada, a insuficiência hepática, a hipocalemia, a hipomagnesemia, as carências nutricionais (vitaminas D, C, B1), entre outras.

DIAGNÓSTICO E AVALIAÇÃO ▶

Para os pacientes que apresentam mialgia, é comum que o diagnóstico não possa ser estabelecido na visita inicial. Isso acontece porque a lista de patologias que causam mialgia é extensa, e, muitas vezes, é necessário acompanhar os sintomas ao longo do tempo e obter exames diagnósticos.

A **história** do paciente fornece um ponto de partida útil para reduzir a longa lista de causas potenciais. O primeiro passo para classificar a causa é entender a característica da dor: se é aguda ou crônica, qual é o horário do dia em que há piora da dor, se há relação com trauma ou atividade física, se é proximal ou distal, se é associada a fraqueza ou distúrbios estruturais, se está associada a dores articulares, se ocorre junto com cãibras e, por fim, se existem sinais flogísticos na área de dor. A idade, o sexo, a história do uso de medicamentos e a história médica pregressa também colaboram com o diagnóstico.

A presença ou ausência de sintomas associados pode ser bastante útil para apontar a etiologia. Uma revisão minuciosa dos sistemas é necessária, com atenção para constipação, depressão, fadiga, febre, artralgias, parestesias, *rash* cutâneo, ganho de peso, hiperpigmentação, náuseas, vômitos e diarreia.

O **exame físico** é capaz de fornecer evidências objetivas para o diagnóstico. Tendo em vista que as doenças que causam mialgia podem afetar outros sistemas, um exame físico completo deve ser realizado. O achado de fraqueza reduz consideravelmente a lista de causas possíveis.

Avaliação laboratorial e outros exames diagnósticos podem não ser necessários em casos leves. No entanto, devem ser realizados para sintomas mais significativos. É apropriado fazer uma avaliação inicial com sorologias, hemograma completo, exame de urina, glicemia de jejum, função renal e hepática. Dependendo dos achados de exame físico e sintomas específicos, são necessárias medidas de cálcio, sódio, potássio, magnésio, albumina, fosfato, tireotrofina (TSH), CK e 25-hidroxivitamina D. PCR e VHS auxiliam nas causas infecciosas e em doenças reumatológicas; porém, deve-se ter cuidado, pois não são específicas. Testes de produção de cortisol e autoanticorpos também podem estar indicados.

Os **exames de imagem** não são rotineiramente necessários. A ENMG pode ser útil para apoiar o diagnóstico de miopatia inflamatória ou metabólica, bem como um processo neuropático.

A maioria dos pacientes não necessita de **biópsia muscular**. Esta deve ser considerada nos seguintes casos, após investigação inicial negativa:

- Mialgia como resultado de cãibras e relacionada ao esforço físico, limitando o exercício e/ou aumentando a CK;
- Mialgia em repouso com ou sem exacerbação ao exercício e suspeita de envolvimento muscular inflamatório;
- Mialgia induzida por esforço e um ou mais dos seguintes: mioglobinúria, fraqueza muscular, hipertrofia ou atrofia muscular e ENMG com características miopáticas.

TRATAMENTO

O tratamento das mialgias deve ser direcionado para a causa de base.

Quando a etiologia não pode ser prontamente identificada, os pacientes devem ser observados atentamente e tratados de acordo com os sintomas. Na ausência de contraindicações específicas, o tratamento empírico pode incluir calor, repouso, paracetamol, anti-inflamatórios não esteroides e relaxantes musculares.

LEITURAS RECOMENDADAS

Carvalho MAP, Lanna CCD, Bertolo MB, Ferreira GA. Reumatologia: diagnóstico e tratamento. 4. ed. São Paulo: AC Farmaceutica; 2014. p. 433-40.

Darras BT. Approach to the metabolic myopathies. Waltham: UpToDate; 2017 [capturado em 24 out. 2017]. Disponível em: https://www.uptodate.com/contents/approach-to-the-metabolic-myopathies.

Hochberg MC, Silman AJ, Smolen JS, Weinblatt ME, Weismen MH. Rheumatology. 6th ed. Philadelphia: Elsevier; 2015. p. 658-69.
Kyriakides T, Angelini C, Schaefer J, Mongini T, Siciliano G, Sacconi S, et al. EFNS review on the role of muscle biopsy in the investigation of myalgia. Eur J Neurol. 2013;20(7):997-1005.
Longo DL, Fauci AS, Kasper DL, Hauser SL, Jameson JL, Loscalzo L. Harrison's principles of internal medicine. 18th ed. New York: McGraw-Hill; 2013. p. 3487-508.
Ropper AH, Samuels MA, Klein JP. Adams and Victor's principles of neurology. 10th ed. New York: McGraw-Hill; 2014. p. 1407-71.
Shmerling RH. Approach to the patient with myalgia. Waltham: UpToDate; 2017 [capturado em 24 out. 2017]. Disponível em: https://www.uptodate.com/contents/approach-to-the-patient-with-myalgia.

CAPÍTULO 84
NÁUSEAS E VÔMITOS

MICHELE GRACIOLI SCHNEIDER
GABRIEL DALLA COSTA

CONCEITOS ▶ **Náuseas e vômitos** (ou N/V) são queixas comuns na prática clínica, e podem ser secundários a diversas causas.

Náusea é a sensação desconfortável de vômito iminente, podendo ou não ser seguida de vômitos propriamente ditos ou ser acompanhada de outros sintomas gastrintestinais. **Vômito** é o processo coordenado de expulsão forçada do conteúdo gástrico mediante contrações do trato gastrintestinal e da musculatura toracoabdominal. É importante diferenciar esses conceitos da regurgitação, que representa a passagem de conteúdo gástrico para a cavidade oral sem o esforço de vomitar, e da ruminação, que são regurgitações repetidas de conteúdo gástrico para a cavidade oral, os quais são mastigados e deglutidos novamente.

Náuseas e vômitos podem ocorrer tanto por distúrbios patológicos quanto por estímulos fisiológicos. Estímulos metabólicos, do trato gastrintestinal ou mesmo do próprio sistema nervoso central, patológicos ou não, podem ser causas.

A fisiopatologia das náuseas é pouco compreendida, mas sabe-se que há envolvimento do córtex cerebral na sua percepção, sendo um mecanismo consciente. Os vômitos, por outro lado, são um processo mediado por núcleos do tronco encefálico e efetivados pela musculatura toracoabdominal.

Os estímulos desencadeantes de vômitos podem ter origem em diferentes vias neurais. Vômitos desencadeados pela percepção consciente (odores, imagens desagradáveis), assim como aqueles causados por aumento da pressão intracraniana, infecções meníngeas e encefálicas, têm origem no córtex cerebral e são ativados por receptores não bem definidos.

Os vômitos decorrentes de doenças do ouvido interno e dos distúrbios motores são mediados por receptores muscarínicos M_1 e histaminérgicos H_1, ativando as vias aferentes labirínticas.

Estímulos químicos decorrentes de substâncias tóxicas (uremia, cetoacidose, toxinas, hipoxia) ou emetogênicas em altas concentrações sanguíneas (quimioterápicos e outros medicamentos, álcool) são percebidos por quimiorreceptores na área postrema – ou zona de gatilho –, a qual possui alta densidade de receptores muscarínicos M_1, serotoninérgicos $5-HT_3$, histaminérgicos H_1 e dopaminérgicos D_2.

Estímulos aferentes viscerais decorrentes de obstruções mecânicas, infecções gastrintestinais e da cavidade abdominal, doença pancreática ou hepatobiliar, dismotilidade do trato gastrintestinal, irritantes abdominais ou doenças que compartilhem os estímulos viscerais abdominais (p. ex., infarto agudo do miocárdio) são mediados por receptores serotoninérgicos $5-HT_3$.

CLASSIFICAÇÃO

Náuseas e vômitos podem ser **agudos** ou **crônicos**. Define-se como náuseas e vômitos crônicos quando esses sintomas têm duração superior a 1 mês.

CAUSAS

As causas de vômitos podem ser classificadas como intraperitoneais, extraperitoneais ou metabólicas/medicamentosas e estão resumidas no **Quadro 84.1**.

QUADRO 84.1 ▶ CAUSAS DE NÁUSEAS E VÔMITOS

CAUSAS INTRAPERITONEAIS

Distúrbios obstrutivos
- Obstrução pilórica
- Obstrução intestinal
- Síndrome compressiva da artéria mesentérica superior

Doenças inflamatórias
- Colecistite, colelitíase, pancreatite, apendicite
- Infecções entéricas
- Hepatites

Dismotilidade intestinal e alterações sensoriais
- Gastroparesia
- Pseudo-obstrução intestinal
- Dispepsia funcional
- Doença do refluxo gastresofágico
- Náuseas idiopáticas crônicas
- Vômitos funcionais
- Síndrome dos vômitos cíclicos
- Dor irradiada para o abdome

(Continua)

QUADRO 84.1 ▶ CAUSAS DE NÁUSEAS E VÔMITOS (Continuação)

CAUSAS EXTRAPERITONEAIS
Doença cardiopulmonar
Infarto agudo do miocárdio
Doenças do labirinto
- Cinetose
- Vertigem paroxística benigna
- Neoplasias

Distúrbios intracerebrais
- Neoplasias
- Hemorragias intracranianas
- Abscessos
- Hipertensão intracraniana
- Enxaqueca
- Íctus pós-convulsivo

Distúrbios psiquiátricos
Vômitos pós-operatórios

FÁRMACOS
- Quimioterápicos
- Antibióticos
- Antiarrítmicos
- Digoxina
- Hipoglicemiantes
- Contraceptivos orais

DOENÇAS ENDÓCRINAS/CAUSAS METABÓLICAS
- Gestação
- Uremia
- Cetoacidose
- Porfiria
- Hipertireoidismo e doenças da paratireoide
- Insuficiência suprarrenal

TOXINAS
- Insuficiência hepática
- Etanol

Fonte: Adaptado de Henry e Longo.

As principais substâncias associadas a náuseas e vômitos estão listadas no **Quadro 84.2**.

DIAGNÓSTICO E AVALIAÇÃO ▶

ANAMNESE ▶ Uma anamnese detalhada deve ser o primeiro passo na investigação clínica de náuseas e vômitos. Deve-se atentar para informações como início e duração dos sintomas, fatores desencadeantes e de alívio,

QUADRO 84.2 ▶ SUBSTÂNCIAS ASSOCIADAS A NÁUSEAS E VÔMITOS

Quimioterapia
- Sintomas graves: cisplatina, dacarbazina, mostarda de nitrogênio
- Sintomas moderados: etoposídeo, metotrexato, citarabina
- Sintomas leves: fluoruracila, vimblastina, tamoxifeno

Analgésicos
- Ácido acetilsalicílico, AINEs, colchicina

Cardiovasculares
- Digoxina
- Antiarrítmicos
- β-Bloqueadores
- Antagonistas do canal de cálcio
- Diuréticos

Terapia hormonal
- Antidiabéticos
- Anticoncepcionais orais

Antibióticos e antivirais
- Eritromicina, tetraciclinas, sulfonamidas
- Tuberculostáticos
- Aciclovir

Terapia para doença inflamatória intestinal
- Sulfassalazina
- Azatioprina

Substâncias com atuação no SNC
- Nicotina
- Narcóticos
- Antiparkinsonianos
- Anticonvulsivantes
- Lítio
- Antidepressivos

Antiasmáticos
- Teofilina

Outras
- Ferro
- Fósforo

AINEs, anti-inflamatórios não esteroides; SNC, sistema nervoso central.
Fonte: Adaptado de Henry e Longo.

dor ou desconforto associado, aspecto do conteúdo eliminado, aparecimento de febre, diarreia, perda ponderal ou outras queixas associadas ao quadro, sinais de irritação peritoneal e medicações em uso.

Com frequência, o início abrupto do quadro deve-se a causas medicamentosas, intoxicações alimentares ou infecções gastrintestinais. Normalmente, esses quadros cursam sem dor abdominal. Já os vômitos por obstrução intestinal costumam iniciar algumas horas após a refeição e são acompanhados de dor intensa. O aspecto pode ser fecaloide, especialmente nas obstruções intestinais mais distais, com alívio da dor após os episódios de vômito. Sintomas iniciados cerca de 1 hora após as refeições sugerem gastroparesia ou obstrução pilórica, enquanto aqueles iniciados imediatamente após a alimentação costumam estar associados a causas psicogênicas. Em ambas as etiologias, o conteúdo alimentar regurgitado costuma estar mal digerido, sendo que nos casos de gastroparesia grave pode apresentar alimentos ingeridos horas ou até dias antes.

Vômitos acompanhados de sangue sugerem a presença de ulcerações gástricas, lacerações (Mallory-Weiss, lacerações esofágicas) ou mesmo neoplasias. Os vômitos associados às neoplasias malignas costumam cursar com intensa perda ponderal e sintomas constitutivos, diferindo daqueles causados por sintomas psicogênicos, em que a perda ponderal, embora possa ser acentuada, não é acompanhada de outros sintomas.

A regurgitação de conteúdo não digerido, sem dor abdominal ou náuseas, é típica dos quadros de divertículo de Zenker e de acalásia. Na acalásia, alguns pacientes podem apresentar desconforto esternal pós-alimentar, com alívio parcial após a eliminação do conteúdo alimentar.

Vômitos acompanhados de conteúdo biliar excluem obstrução gástrica e não costumam ter alívio com a eliminação do conteúdo alimentar quando são decorrentes de doenças inflamatórias gastrintestinais. Quadros acompanhados de cefaleia, tonturas, alterações de campos visuais ou outras alterações neurológicas devem levantar a suspeita de causas intracranianas e quando acompanhados de febre e rigidez de nuca devem levantar a possibilidade de meningite. Geralmente, nesses casos, os vômitos não têm relação com a alimentação e não são precedidos de náuseas, e podem ser referidos como vômitos em jato.

A presença de febre e diarreia associadas ao início do quadro aponta para causas infecciosas, na maioria das vezes gastrenterites de origem viral. Sintomas crônicos estão associados a doenças sistêmicas, condições metabólicas e causas psicogênicas. Nas mulheres em idade fértil, deve ser aventada a possibilidade de gestação.

Náuseas e vômitos antecipatórios costumam preceder sessões de quimioterapia ou administração de fármacos sabidamente emetogênicos pelo paciente. Nesses casos, o manejo com técnicas comportamentais e uso de ansiolíticos pode ser útil. Medicamentos antieméticos não costumam aliviar esses sintomas, uma vez instalados.

Náusea é a sensação de vômito iminente, podendo ou não ser seguida de vômitos propriamente ditos ou ser acompanhada de outros sintomas gastrintestinais.

Vômito é o processo coordenado de expulsão forçada do conteúdo gástrico mediante contrações do trato gastrintestinal e da musculatura toracoabdominal.

Náuseas e vômitos podem ser secundários a diversas causas, que devem ser aventadas na abordagem inicial do paciente. A anamnese e o exame físico são fundamentais no diagnóstico diferencial.

Complicações dos vômitos devem ser identificadas e corrigidas, especialmente distúrbios hidreletrolíticos e desidratação.

Vômitos no fim da gestação ou que pioram nesse período devem ser investigados, pois podem representar complicações gestacionais tardias.

Vômitos antecipatórios podem ser mais bem manejados com ansiolíticos ou técnicas de relaxamento.

EXAME FÍSICO ▶ Por meio do exame físico, deve-se buscar a etiologia dos vômitos e identificar as possíveis complicações associadas, complementando as informações obtidas pela anamnese.

Devem ser pesquisados sinais de desidratação (como hipotensão ortostática e diminuição do turgor cutâneo), alterações meníngeas e alterações de campos visuais e dos pares cranianos. Alterações na ausculta pulmonar podem indicar a presença de aspiração de conteúdo gástrico. A presença de adenopatias e sinais de emagrecimento deve atentar para neoplasias associadas ao quadro.

A inspeção abdominal pode revelar a presença de movimentos peristálticos visíveis, sugerindo quadros de obstrução intestinal. A presença de equimose nos flancos (sinal de Grey-Turner) aponta para doença inflamatória pancreática grave, geralmente necro-hemorrágica. A ausculta abdominal pode revelar aumento dos ruídos hidroaéreos nos quadros de gastrenterite, enquanto os ruídos ausentes sugerem íleo adinâmico.

A palpação abdominal pode revelar a presença de ascite ou massas abdominais, sugerindo a presença de neoplasias. Dor à palpação abdominal ou defesa involuntária estão frequentemente associadas a quadros inflamatórios abdominais.

EXAMES COMPLEMENTARES ▶ A realização de exames busca tanto a definição etiológica para os quadros de náuseas e vômitos quanto a presença de potenciais complicações. Nos pacientes com sintomas agudos, em que não se pode sugerir uma causa, deve-se proceder à realização de exames complementares, especialmente se houver sinais de alerta.

Inicialmente, sugere-se hemograma completo, provas de função renal e hepática, fosfatase alcalina, gamaglutamiltransferase (gama-GT), lipase, amilase, eletrólitos e glicemia. Sugere-se acrescentar fração β da gonadotrofina coriônica humana (β-hCG, do inglês *human chorionic gonadotropin*) às mulheres em idade fértil. Para pacientes que procuram o serviço de urgência com náuseas e vômitos de início súbito e sem uma causa claramente definida, deve-se considerar a realização de eletrocardiograma. Quando etiologias hormonais, reumatológicas ou neoplásicas forem apontadas, podem ser solicitados exames específicos, já na abordagem inicial. Da mesma forma, quando a suspeita etiológica recair sobre causas obstrutivas, é indicada a realização de radiografia de abdome agudo.

Caso a avaliação inicial não aponte uma causa aparente, podem ser necessários exames de imagem. Úlceras e neoplasias gástricas podem ser detectadas pela endoscopia digestiva alta; as obstruções intestinais baixas, pela colonoscopia ou pelo enema baritado. Radiografia contrastada de trânsito intestinal pode demonstrar as obstruções parciais. A tomografia computadorizada (TC) de abdome ou a ultrassonografia podem demonstrar lesões sugestivas de neoplasia ou processos inflamatórios intra-abdominais. Lesões expansivas intracranianas devem ser analisadas por TC de crânio ou por ressonância magnética (RM).

Na suspeita de dismotilidade do trato gastrintestinal, testes específicos estão indicados. A gastroparesia pode ser avaliada com cintilografia gástrica. Alternativamente, a elastografia pode ser utilizada para identificar o padrão de ondas gastrintestinais. Na suspeita de isquemia mesentérica, a avaliação por TC, RM ou angiografia é útil para o diagnóstico.

Um algoritmo de investigação de náuseas ou vômitos é sugerido na **Figura 84.1**.

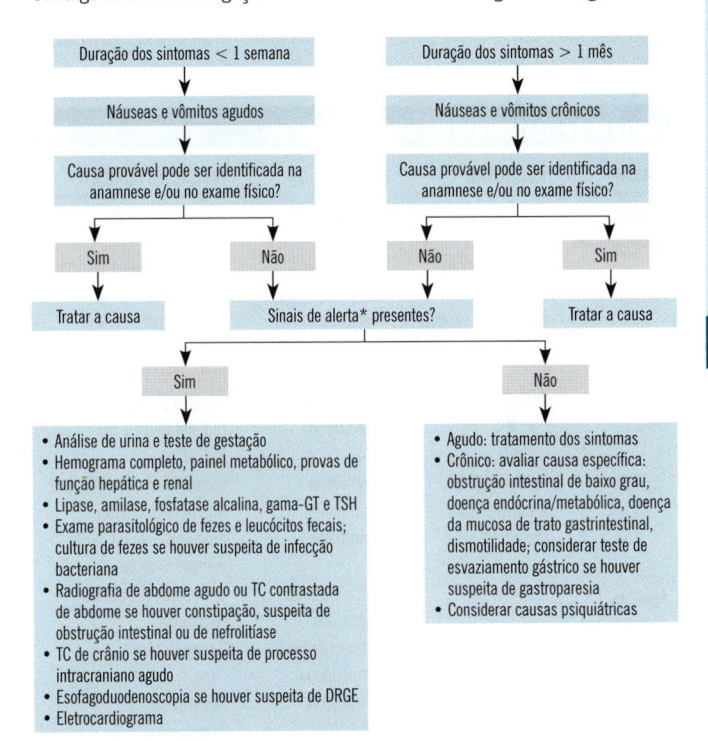

```
Duração dos sintomas < 1 semana          Duração dos sintomas > 1 mês
            ↓                                         ↓
  Náuseas e vômitos agudos                  Náuseas e vômitos crônicos
            ↓                                         ↓
Causa provável pode ser identificada na    Causa provável pode ser identificada na
  anamnese e/ou no exame físico?             anamnese e/ou no exame físico?
        ↓        ↓                                ↓         ↓
      Sim       Não                              Não        Sim
        ↓        ↓                                ↓         ↓
 Tratar a causa   Sinais de alerta* presentes?           Tratar a causa
                       ↓            ↓
                      Sim          Não
```

- Análise de urina e teste de gestação
- Hemograma completo, painel metabólico, provas de função hepática e renal
- Lipase, amilase, fosfatase alcalina, gama-GT e TSH
- Exame parasitológico de fezes e leucócitos fecais; cultura de fezes se houver suspeita de infecção bacteriana
- Radiografia de abdome agudo ou TC contrastada de abdome se houver constipação, suspeita de obstrução intestinal ou de nefrolitíase
- TC de crânio se houver suspeita de processo intracraniano agudo
- Esofagoduodenoscopia se houver suspeita de DRGE
- Eletrocardiograma

- Agudo: tratamento dos sintomas
- Crônico: avaliar causa específica: obstrução intestinal de baixo grau, doença endócrina/metabólica, doença da mucosa de trato gastrintestinal, dismotilidade; considerar teste de esvaziamento gástrico se houver suspeita de gastroparesia
- Considerar causas psiquiátricas

FIGURA 84.1 ▶ ALGORITMO PARA INVESTIGAÇÃO DE NÁUSEAS E VÔMITOS.

*Sinais de alerta: idade maior do que 55 anos, perda não intencional de peso, disfagia progressiva com vômitos persistentes, evidência de sangramento digestivo, história familiar de câncer do trato gastrintestinal, alteração do estado mental, dor abdominal, vômitos fecaloides, hematoquesia, melena, déficit neurológico focal.

DRGE, doença do refluxo gastresofágico; gama-GT, gamaglutamiltransferase; TC, tomografia computadorizada; TSH, tireotrofina.

Fonte: Adaptada de Anderson e Strayer e American Gastroenterological Association.

TRATAMENTO

O tratamento das náuseas e vômitos objetiva alívio dos sintomas e correção dos distúrbios associados. Sempre que possível, a causa básica deve ser identificada, e o tratamento, direcionado.

Desidratação e distúrbios hidreletrolíticos devem ser aventados e corrigidos de forma específica durante o tratamento clínico. Causas obstrutivas e inflamatórias podem necessitar de intervenção cirúrgica. O tratamento sintomático está indicado para alívio do desconforto ou quando não é possível identificar e tratar a causa básica.

A terapia dirigida para a causa subjacente deve ser realizada sempre que possível. Nos demais casos, a terapia antiemética deve ser orientada para a causa mais provável.

As opções medicamentosas para tratamento conforme as causas específicas estão listadas na **Tabela 84.1**.

TABELA 84.1 ▶ TRATAMENTO DAS NÁUSEAS E VÔMITOS

CLASSE	MECANISMO	EXEMPLOS	INDICAÇÕES CLÍNICAS
Agentes antieméticos	Anti-histaminérgicos	Dimenidrinato, meclizina	Cinetose, doença da orelha interna
	Anticolinérgicos	Escopolamina	Cinetose, doença da orelha interna
	Antidopaminérgico	Proclorperazina, tietilperazina	Vômitos por drogas, toxinas ou distúrbios metabólicos
	Antagonista 5-HT_3	Ondansetrona, granisetrona	Vômitos por quimioterapia, radioterapia ou pós-operatório
	Antagonista NK_1	Aprepitanto	Vômitos por quimioterapia
	Antidepressivos tricíclicos	Amitriptilina, nortriptilina	Náusea idiopática/funcional, síndrome dos vômitos cíclicos
Agentes procinéticos	Agonista 5-HT_4	Metoclopramida, tegaserode	Gastroparesia, pseudo-obstrução
	Antidopaminérgicos	Metoclopramida, domperidona	Gastroparesia
	Agonista da motilina	Eritromicina	Gastroparesia
	Análogo da somatostatina	Octreotida	Pseudo-obstrução
Esquemas especiais	Benzodiazepínicos	Lorazepam	Náuseas e vômitos antes de quimioterapia
	Glicocorticosteroides	Metilprednisolona	Vômito pós-quimioterapia
	Canabinoides	Tetra-hidrocanabinol	Vômito pós-quimioterapia

Fonte: Adaptada de Henry e Longo.

REFERÊNCIAS

American Gastroenterological Association. American Gastroenterological Association medical position statement: nausea and vomiting. Gastroenterology. 2001;120(1):261-3.

Anderson WD 3rd, Strayer SM. Evaluation of nausea and vomiting: a case-based approach. Am Fam Physician. 2013;88(6):371-9.

Henry PH, Longo DL. Linfadenopatia e esplenomegalia. In: Kasper DL, Fauci AS, Hauser SL, Longo DL, Jameson JL, Loscalzo J, organizadores. Medicina interna de Harrison. 19. ed. Porto Alegre: AMGH; 2017.

LEITURAS RECOMENDADAS

Delgado GL, Gazzi LAP, Pondé NF, Beraldo FB, Soares WGP, Pires LA. Náuseas e vômitos antecipatórios: pontos fundamentais. Rev Bras Oncologia Clínica. 2006;3(8):7-11.

Furyk JS, Meek R, McKenzie S. Drug treatment of adults with nausea and vomiting in primary care. BMJ. 2014;349:g4714.

Hasler WL, Chey WD. Nausea and vomiting. Gastroenterology. 2003;125(6):1860-7.

Longstreth GF. Approach to the adult with nausea and vomiting. Waltham: UpToDate; 2016 [capturado em 18 abr. 2018]. Disponível em: https://www.uptodate.com/contents/approach-to-the-adult-with-nausea-and-vomiting.

Rosa H. Fígado e vias biliares. In: Porto CC, Porto AL. Semiologia médica. 6. ed. Rio de Janeiro: Guanabara Koogan; 2009.

Schrier SL. Approach to the adult with splenomegaly and other esplenic desorders. Waltham: UpToDate; 2017 [capturado em 18 abr. 2018]. Disponível em: https://www.uptodate.com/contents/approach-to-the-adult--with-splenomegaly-and-other-splenic-disorders.

Tura P, Erdur B, Aydin B, Turkcuer I, Parlak I. Slow infusion metoclopramide does not affect the improvement rate of nausea while reducing akathisia and sedation incidence. Emerg Med J. 2012;29(2):108-12.

CAPÍTULO 85

NISTAGMO

CAMILA MURATT CARPENEDO
CARLOS R. M. RIEDER

CONCEITO ▶ **Nistagmo** consiste em oscilações rítmicas, involuntárias e repetidas de um ou de ambos os olhos. Esses movimentos podem ser horizontais, verticais, oblíquos, rotatórios, circulares ou qualquer combinação destes. Podem ser contínuos ou paroxísticos, ou desencadeados por certas manobras. Em geral, a velocidade do movimento é inversamente proporcional à amplitude.

CLASSIFICAÇÃO ▶ Os nistagmos podem ser classificados de várias maneiras. Quanto à amplitude e à velocidade, o nistagmo pode ser **pendular** (ambas as fases de igual amplitude e velocidade) ou **espasmódico** (uma fase rápida e uma fase lenta).

Quanto à origem, ele pode ser **central** ou **periférico**. Além disso, pode ser **induzido** ou **espontâneo** e **fisiológico** ou **patológico**.

Em relação aos aspectos fenomenológicos do nistagmo, também pode ser classificado como **rápido** ou **lento**, **grosseiro** ou **fino**, **manifesto** ou **latente** e **horizontal** ou **vertical**.

O nistagmo pendular geralmente ocorre no plano horizontal e raramente indica doença neurológica, diferentemente do nistagmo espasmódico. O nistagmo espasmódico aumenta com o olhar na direção da fase rápida. Pode ser quantificado pela forma de aparecimento. O nistagmo espasmódico é considerado de primeiro grau quando está presente apenas no olhar lateral extremo. Nesse caso, por exemplo, observa-se nistagmo com fase rápida para a direita no olhar extremo à direita. Já o nistagmo de segundo grau está presente no olhar primário, e sua intensidade aumenta com o olhar na direção do componente rápido. No nistagmo de terceiro grau, o componente rápido persiste mesmo com o olhar na direção do componente lento (nistagmo com fase rápida para a direita persistindo mesmo com o olhar para a esquerda).

CAUSAS ▶ O controle e a coordenação dos movimentos oculares dependem de conexões entre os olhos, o sistema condutor visual, o córtex occipital, as áreas de memória visual, o lobo frontal, o cerebelo, o tronco encefálico e, finalmente, os nervos cranianos. Qualquer dano a uma dessas áreas pode gerar nistagmo como resultado da inabilidade de os olhos se manterem fixos em um ponto.

Existem muitas causas de nistagmo, entre elas doença ocular, efeitos adversos de fármacos, alteração vestibular periférica e doenças do sistema nervoso central (SNC). O nistagmo pode ser congênito. O nistagmo que não decorre de doença neurológica pode ser fisiológico ou causado por doença ocular ou outros distúrbios.

DIAGNÓSTICO E AVALIAÇÃO ▶ Diante de um paciente com nistagmo, o primeiro ponto a ser estabelecido é decidir se o nistagmo indica doença neurológica ou não, e, em caso afirmativo, se a doença é central ou periférica. O nistagmo pode ser normal (nistagmo fisiológico). Por exemplo, movimentos de nistagmo nas miradas extremas do olhar lateral são comuns e não têm significado patológico.

A fenomenologia do nistagmo e a presença de outros achados ao exame serão úteis no diagnóstico topográfico.

NISTAGMO FISIOLÓGICO ▶ Nistagmo fisiológico pode ser decorrente de "ponto terminal" (nistagmo fino às miradas extremas do olhar lateral), optocinético (desencadeado pela fixação dos olhos em algo em movimento) e de indução vestibular (nistagmo induzido por rotação ou irrigação da orelha com água quente ou fria).

O nistagmo terminal é o tipo mais comum de nistagmo observado na prática clínica. Esse nistagmo geralmente é de baixa amplitude e irregular. Diferentemente do nistagmo patológico, no nistagmo terminal observa-se simetria no olhar para a direita e para a esquerda, ocorre desaparecimento do nistagmo durante o movimento dos olhos e não são observadas outras anormalidades neurológicas.

NISTAGMO INDUZIDO POR SUBSTÂNCIAS ▶ Várias substâncias, como álcool, sedativos, hipnóticos, antiepilépticos e outros fármacos, podem causar nistagmo. Em geral, este é simétrico e desencadeado pelo olhar no sentido horizontal e vertical, principalmente no olhar para cima.

NISTAGMO CONGÊNITO ▶ O nistagmo congênito é comumente um nistagmo espasmódico horizontal, que permanece horizontal mesmo no olhar para cima e para baixo. Pode ser um nistagmo congênito manifesto ou um nistagmo latente que parece apenas ao ocluir um dos olhos.

NISTAGMO OCULAR ADQUIRIDO ▶ O nistagmo ocular adquirido é do tipo pendular e ocorre em pessoas com visão muito fraca ou que trabalham em ambientes permanentemente escuros. Possui oscilação sinusoidal sem fases rápidas. O nistagmo induzido por perda da visão geralmente diminui com a convergência. Além disso, o tipo pendular pode ser monocular no olho com perda da visão.

NISTAGMO VESTIBULAR ▶ O nistagmo vestibular ocorre frequentemente quando há desequilíbrio na ativação dos canais semicirculares devido à doença vestibular periférica ou à alteração do sistema vestibular central no tronco encefálico. Quando presente de maneira espontânea, a fase lenta do nistagmo vestibular geralmente ocorre na direção da lesão, e a fase rápida, em direção oposta. Isso ocorre porque a lesão vestibular aguda costuma causar hipoatividade do labirinto; logo, os achados são semelhantes aos observados por irrigação da orelha com água gelada.

Quando o nistagmo não é espontâneo, é possível desencadeá-lo por meio de algumas manobras, nas quais a cabeça do paciente é colocada em uma posição específica. Na manobra de Dix-Hallpike ou Nylen-Barany, passa-se o paciente da posição sentada para o decúbito dorsal com a cabeça estendida 45° e girada 45° para um lado, de modo que a orelha fique em posição inferior. Após, o paciente é recolocado em posição sentada e a manobra é repetida na direção oposta. Os sintomas devem surgir quando a orelha afetada está em posição inferior. Caso ocorra vertigem ou nistagmo, o paciente é mantido na posição que provocou os sintomas até que estes cessem; depois, o movimento é repetido para verificar se há recorrência. Nas alterações periféricas, o nistagmo surge após latência de aproximadamente 3 a 40 segundos e persiste por 20 a 30 segundos. Ele sofre uma habituação e diminui aos poucos, mesmo que a cabeça seja mantida na posição desencadeante.

A **Tabela 85.1** resume as diferentes características dos nistagmos posicionais periférico e central.

NISTAGMO CENTRAL ▶ Diferenciar as formas de nistagmo pode ser um desafio. Diferentemente do nistagmo de origem vestibular, na lesão central, pode não haver latência, e, muitas vezes, o nistagmo surge assim que a cabeça é colocada na posição provocadora. O nistagmo posicional vertical (com fase rápida para cima ou para baixo), sem o componente rotatório

TABELA 85.1 ► CARACTERÍSTICAS DO NISTAGMO PERIFÉRICO E DO NISTAGMO CENTRAL NA MANOBRA DE DIX-HALLPIKE

CARACTERÍSTICA	PERIFÉRICO	CENTRAL
Latência	Sim, entre 3-10 segundos, raramente até 40 segundos	Não
Habituação	Sim, episódio individual dura de 10-30 segundos, raramente até 1 minuto	Não
Adaptabilidade	Sim	Não
Direção do nistagmo	Direção fixa, em geral misto; fase rápida com movimento de torção interna em direção à orelha pendente	Direção variável, muitas vezes puramente horizontal ou puramente vertical
Supressão por fixação visual	Sim	Não
Gravidade	Vertigens graves e acentuadas, nistagmo intenso, acompanhados de náuseas e, algumas vezes, vômitos	Vertigens discretas, nistagmo e náuseas menos evidentes

observado, é típico das lesões centrais. Nas causas centrais, o nistagmo e os sintomas associados podem persistir por um longo período, acima de 30 a 40 segundos, às vezes persistindo enquanto a posição da cabeça é mantida. Em geral, ocorre desequilíbrio na intensidade do nistagmo, da vertigem e das náuseas, ao contrário das lesões periféricas, nas quais o nistagmo, a vertigem e as náuseas geralmente têm intensidades comparáveis.

A presença de outros sinais e sintomas de envolvimento do SNC aponta para nistagmo central. O nistagmo central tende a mudar de direção e pode não ser afetado pela fixação visual. Já no nistagmo vestibular periférico, não há mudança de direção, embora sua amplitude possa variar dependendo da direção do olhar, sendo fortemente inibido pela fixação visual. Em virtude de mecanismos compensatórios, o nistagmo periférico raramente é marcado depois das primeiras 12 a 24 horas; já o nistagmo central pode persistir durante semanas ou meses.

O nistagmo de origem central normalmente decorre de acometimento do tronco encefálico. Lesões cerebelares também podem ocasionar nistagmo. Nessa situação, o nistagmo decorre do acometimento das vias vestibulocerebelares. Entre as causas mais comuns estão acidentes vasculares cerebrais isquêmicos, doença desmielinizantes e processos expansivos. As lesões do tronco encefálico menos comuns causadoras de disfunção vestibular central incluem degeneração espinocerebelar, má-formação arteriovenosa, siringobulbia e hematomas.

TRATAMENTO ▶ O tratamento utilizado depende da etiologia. As causas subjacentes devem ser tratadas sempre que possível, e a acuidade visual deve ser corrigida quando necessário. Com exceção dos casos nos quais prismas, cirurgia e lentes são úteis, os resultados do tratamento de outras formas de nistagmo são pouco eficazes. Vários agentes farmacológicos foram testados, porém, com eficácia limitada.

LEITURAS RECOMENDADAS ▶

Baloh RW. Episodic vertigo: central nervous system causes. Curr Opin Neurol. 2002;15(1):17-21.

Campbell WW. DeJong's the neurological examination. 7th ed. Philadelphia, Lippincott Williams & Wilkins; 2012.

Rucker JC. An update on acquired nystagmus. Semin Ophthalmol. 2008;23(2):91-7.

Thurtell MJ, Leigh RJ. Nystagmus and saccadic intrusions. Handb Clin Neurol. 2011;102:333-78.

CAPÍTULO 86

NOCTÚRIA

FERNANDO S. THOMÉ
GUSTAVO GOMES THOMÉ
VERÔNICA VERLEINE HÖRBE ANTUNES
ELVINO BARROS

CONCEITO ▶ Noctúria é definida pela International Continence Society como "a queixa do indivíduo de acordar à noite 1 ou mais vezes para urinar". Essa definição é muito debatida, pois acordar 1 vez à noite para urinar na maioria das vezes não se torna uma queixa dos pacientes. A maioria das pessoas relata sentir-se incomodada ao ter que acordar 3 ou mais vezes para urinar, e que o grau de incômodo aumenta com o número de micções à noite. O fato de acordar 2 ou mais vezes à noite já está associado a uma piora na qualidade do sono.

A noctúria diminui a qualidade de vida, sendo considerada o sintoma urinário baixo com maior impacto. Boa parte disso se deve a uma piora na qualidade do sono por sua interrupção durante a noite. Noctúria está associada à fadiga, à baixa concentração, ao mau humor, à diminuição no rendimento e a acidentes automobilísticos. Quedas e fraturas ósseas também estão associadas à noctúria. Isso pode ocorrer durante o dia secundariamente à fadiga, ou à noite, quando os pacientes levantam para urinar.

Muitos pacientes não reconhecem a noctúria como um problema ou têm vergonha de relatar o sintoma, o que pode dificultar o diagnóstico e retardar o tratamento apropriado. Em um estudo, 66,4% das mulheres com menos de 3 micções por noite não perceberam isso como um problema de saúde, e 60,7% consideraram a noctúria como um processo natural do envelhecimento. Isso mostra a importância do rastreamento da condição, mesmo na ausência de outros sintomas urinários.

ASPECTOS EPIDEMIOLÓGICOS ▶

Noctúria é uma queixa que atinge ambos os sexos e todas as faixas etárias. Ela torna-se mais prevalente conforme o aumento da idade, tanto em homens quanto em mulheres. Dos homens entre 20 e 40 anos, 11 a 35,2% acordam 1 ou mais vezes para urinar à noite, e 2 a 16% acordam 2 ou mais vezes. Esses números aumentam com a idade, com 68,9 a 93% dos homens com mais de 70 anos acordando 1 ou mais vezes para urinar, e 29 a 59,3% acordam 2 ou mais vezes. Nas mulheres, a prevalência segue o mesmo padrão, com 20,4 a 43,9% das mulheres de 20 a 40 anos acordam 1 ou mais vezes para urinar à noite, e 4,4 a 18% acordando 2 ou mais vezes. Nas mulheres com mais de 70 anos, a prevalência aumenta para 74,1 a 77,1% para mulheres que acordam 1 ou mais vezes para urinar, e 28,3 a 61,5% para as que acordam 2 ou mais vezes.

A incidência dos que urinam 1 ou mais vezes à noite é de 0,4% ao ano para adultos com menos de 40 anos, 2,8% ao ano para os indivíduos com idade entre 40 e 59 anos, e 11,5% ao ano para aqueles com mais de 60 anos.

CLASSIFICAÇÃO E CAUSAS ▶

A noctúria pode ser classificada conforme a sua etiologia. As causas de noctúria podem ser aumento da diurese durante o dia (poliúria global), aumento da diurese à noite (poliúria noturna) ou redução da capacidade vesical (**Quadro 86.1**).

QUADRO 86.1 ▶ CAUSAS DE NOCTÚRIA

Redução da capacidade vesical
- Redução anatômica (fibrose, cirurgia)
- Redução funcional
  - Primária (disfunção do músculo detrusor da bexiga, hiperplasia prostática)
  - Secundária (infecção, cálculo, tumor)

Poliúria
- Global (diabetes melito, diabetes insípido, polidipsia global, insuficiência renal, hipercalcemia)
- Noturna (insuficiência cardíaca, apneia do sono, insuficiência venosa, redução da vasopressina, polidipsia noturna, uso de diuréticos à noite, edema)

Etiologia mista

A **poliúria global** ocorre quando o indivíduo urina mais de 40 mL/kg em 24 horas. Isso pode ocorrer no diabetes melito, no diabetes insípido (central ou nefrogênico), na hipercalcemia ou na polidipsia ou pode ser secundário a fármacos, como os diuréticos.

A **poliúria noturna** caracteriza-se por aumento da diurese à noite. Volume urinário noturno > 20% do volume urinário diário em adultos jovens e > 33% do volume urinário diário em idosos corresponde à queixa de noctúria em 88% dos casos. Diversas podem ser as causas de poliúria noturna, como apneia obstrutiva do sono, edema causado por insuficiência cardíaca ou insuficiência venosa periférica, ou até o uso noturno de diuréticos.

A vasopressina é um hormônio fundamental no controle da água no corpo humano, tendo papel importante no controle da diurese à noite. Ela é liberada pela neuro-hipófise após sinalização do hipotálamo, sendo o fator desencadeante do aumento da osmolaridade sérica. Sua ação nos túbulos coletores permite a reabsorção de água, diminuindo a diurese e reduzindo a osmolaridade sérica. A secreção de vasopressina tem flutuação diária, com aumento da sua produção à noite, o que leva a uma menor diurese nesse período. Pacientes com desregulação nesse ciclo e consequente redução da vasopressina à noite apresentarão poliúria noturna. A incapacidade de secretar vasopressina leva ao diabetes insípido central, enquanto a incapacidade de a vasopressina agir no rim leva ao diabetes insípido nefrogênico.

O peptídeo natriurético tem ação contrária à da vasopressina, causando aumento na diurese. Condições que normalmente aumentam a secreção de peptídeo natriurético são a apneia obstrutiva do sono e a insuficiência cardíaca, o que explica a noctúria nesses casos.

Outra causa para a poliúria noturna é o edema. O acúmulo de líquido no tecido subcutâneo pode ter diversas causas, como insuficiência cardíaca, síndrome nefrótica, insuficiência renal, insuficiência venosa e uso de medicações. À noite, com o corpo em decúbito, o líquido redistribui-se pelo corpo, aumentando sua quantidade no compartimento vascular. Isso leva ao aumento da filtração renal e, consequentemente, da diurese.

A **redução da capacidade vesical** leva à incapacidade de armazenar urina. Isso pode gerar noctúria por aumento no resíduo pós-miccional ou por estímulos miccionais com volumes mais baixos que a capacidade vesical. A hiperplasia prostática benigna e a bexiga hiperativa são as principais etiologias nesses casos. Em pacientes com bexiga hiperativa, a hiperatividade do músculo detrusor da bexiga leva à vontade de urinar com volumes mais baixos que a capacidade vesical. A hiperplasia prostática benigna leva a uma obstrução à saída urinária na bexiga, com consequente formação de resíduo pós-miccional. Essa obstrução também está associada à hiperatividade do músculo detrusor da bexiga. Outras causas de redução da capacidade vesical podem ser cálculos vesicais ou ureterais, neoplasias do trato urinário, bexiga neurogênica, cistites, prolapsos urogenitais ou compressão extrínseca da bexiga.

Alguns pacientes não se encaixam especificamente em nenhuma categoria ou podem ter mais de uma causa de noctúria, sendo caracterizados como de **etiologia mista**. Estima-se que cerca de 36% dos pacientes com noctúria tenham etiologia mista.

DIAGNÓSTICO E AVALIAÇÃO ▶
A avaliação de pacientes com noctúria inicia na **anamnese** e no **exame físico**. A presença de outros sintomas, a história de medicamentos prescritos e a presença de outras comorbidades podem ser a chave para o entendimento de sua etiologia e do seu manejo. Outro ponto importante é a história de líquidos ingeridos, incluindo diuréticos como chá, café e álcool.

Os **exames adicionais** devem seguir a investigação conforme a suspeita clínica. O exame de urina pode mostrar infecção ou indicar outras alterações no trato urinário, e está recomendado para todos os pacientes com noctúria. A medida do volume residual pós-miccional também é um elemento útil, principalmente na suspeita de hiperplasia prostática ou obstrução urinária baixa. Outros exames, como estudo urodinâmico ou cistoscopia, podem ser indicados em casos específicos. Nos casos de suspeita de apneia obstrutiva do sono, deve ser realizada uma polissonografia. Conforme a suspeita etiológica, o paciente deve ser avaliado por um especialista para seguir investigação e tratamento.

Um elemento importante na avaliação da noctúria é o **gráfico de frequência-volume urinário**. Esse gráfico deve ser feito registrando o volume e o horário de cada micção, por um período mínimo de 24 horas, sendo recomendado fazer esse registro por 3 dias. Essa ferramenta permite classificar cada caso de noctúria entre as categorias conhecidas: poliúria global, poliúria noturna, redução da capacidade vesical e causa mista. O volume urinário em 24 horas aumentado (> 40 mL/kg) é o que define a poliúria global. A poliúria noturna é evidenciada pela relação entre a diurese noturna e a diurese em 24 horas. Se essa relação for > 33% em adultos com mais de 65 anos ou > 20% em adultos com menos de 25 anos, ela é indicativa de poliúria noturna. Alguns autores defendem que essa relação deve ser > 53% para definir poliúria noturna, visando a um ponto de corte mais específico. Ao medir o volume máximo urinado em uma micção, pode-se inferir a capacidade vesical e descobrir se ela está reduzida. O diagnóstico de redução da capacidade vesical noturna pode ser realizado pelo índice de capacidade vesical noturno, em que um valor acima de zero indica que a noctúria está ocorrendo com volumes urinários menores que o volume máximo urinado.

TRATAMENTO ▶
A terapia deve ser dirigida para a etiologia da noctúria, e deve incluir mudanças no estilo de vida e, se necessário, terapia medicamentosa. O tratamento tem como objetivo reduzir o número de micções à noite, melhorar a qualidade do sono e tratar comorbidades associadas.

As mudanças comportamentais são fundamentais no tratamento e devem ser seguidas por todos os pacientes. Recomenda-se que os pacientes bebam menos de 2 litros de líquidos por dia e diminuam o consumo de sal para reduzir a diurese. É importante reduzir a ingesta de líquidos à noite, evitando ingeri-los 2 horas antes de dormir. Deve-se evitar o consumo de chá, café ou álcool à noite, por terem efeito diurético. Os pacientes devem esvaziar a bexiga antes de dormir, e deixar o acesso ao banheiro livre para o caso de precisar usá-lo à noite. Para os pacientes com edema, recomenda-se levantar as pernas acima da altura do coração algumas horas antes de dormir para reduzi-lo. Os pacientes que usam diuréticos devem, preferencialmente, tomá-los pela manhã ou à tarde, evitando o uso à noite.

O tratamento específico deve ser indicado conforme a etiologia da noctúria. Pacientes com comorbidades como diabetes melito, insuficiência cardíaca e insuficiência renal devem ter suas patologias compensadas e suas volemias controladas para evitar a poliúria e o edema. A insuficiência venosa também deve ser compensada para reduzir o edema nos membros inferiores. A apneia obstrutiva do sono deve ser tratada com pressão positiva contínua na via aérea (CPAP, do inglês *continuous positive airway pressure*), conforme indicação.

A desmopressina, um análogo da vasopressina, pode ter efeito benéfico em pacientes com poliúria noturna. Sua ação tubular leva à redução da diurese, por um mecanismo já citado anteriormente. Alguns pacientes podem ter a secreção de vasopressina reduzida à noite, o que justifica o benefício da desmopressina nesses casos. Ela possui indicação bem-estabelecida nos casos de diabetes insípido central. Seu principal efeito colateral é a hiponatremia, devendo ser utilizada com cautela em pacientes idosos e evitada em pacientes com sódio sérico baixo.

Pacientes com hiperplasia prostática benigna podem receber tratamento com α_1-bloqueadores ou inibidores da α_5-redutase para reduzir a obstrução pós-ureteral. Os α_1-bloqueadores parecem ter melhor resultado na redução da noctúria. Prostatectomia pode ser indicada em casos específicos.

A bexiga hiperativa pode ser tratada com antimuscarínicos, apesar de os resultados em estudos não serem muito satisfatórios na redução da noctúria. O efeito pequeno dessas medicações na noctúria provavelmente se deve à sua pouca redução no volume urinado. A terapia comportamental, com fortalecimento da musculatura pélvica, parece ser útil nesses casos, com resultados, por vezes, melhores que os dos antimuscarínicos.

REFERÊNCIAS ▶

Dani H, Esdaille A, Weiss JP. Nocturia: aetiology and treatment in adults. Nat Rev Urol. 2016;13(10):573-83.

Fine ND, Weiss JP, Wein AJ. Nocturia: consequences, classification, and management. F1000Res. 2017;6:1627.

International Continence Society. Nocturia. [Internet]. Bristol: ICS; 2018. [capturado em: 25 abr. 2018]. Disponível em: https://www.ics.org/Documents/Documents.aspx?DocumentID=5160

Oelke M, De Wachter S, Drake MJ, Giannantoni A, Kirby M, Orme S, et al. A practical approach to the management of nocturia. Int J Clin Pract. 2017;71(11).

SITES RECOMENDADOS ▶

International Continence Society [www.ics.org]

National Association for Continence: Nocturia [www.nafc.org/nocturia/]

National Sleep Foundation: Nocturia or frequent urination at night [www.sleepfoundation.org/sleep-disorders--problems/nocturia]

CAPÍTULO 87
NÓDULO DE MAMA

ANA LUIZA MATTOS DA SILVA
ANDRESSA STEFENON
DANIELA DORNELLES ROSA

CONCEITOS E ASPECTOS EPIDEMIOLÓGICOS ▶

O **câncer de mama** é a neoplasia mais comum em mulheres no mundo, depois do câncer de pele não melanoma. Embora a maioria dos nódulos de mama seja benigna, um novo nódulo de mama é um sinal comum em neoplasia maligna de mama, sendo motivo de ansiedade para a paciente e para a família.

Um **nódulo de mama** pode ser evidenciado no autoexame ou no exame físico durante a consulta. Determinar se um nódulo de mama está presente ao exame físico pode ser desafiador, visto que o parênquima mamário é constituído de combinações variáveis de tecido glandular, fibrose e gordura. Verdadeiros nódulos mamários são geralmente assimétricos em relação à mama contralateral, distinguindo-se dos tecidos circunjacentes por serem tridimensionais – comprimento, largura e altura –, diferentemente de adensamentos ou espessamentos, que são achados bidimensionais.

CLASSIFICAÇÃO ▶

ETIOLOGIA: MALIGNOS *VERSUS* BENIGNOS ▶

Aproximadamente 90% dos nódulos mamários são benignos em mulheres de 20 a 50 anos. Os nódulos benignos de mama podem ser classificados em doenças proliferativas e não proliferativas. Doenças não proliferativas de mama não estão associadas com aumento do risco de câncer de mama, como cistos simples de mama, mais comumente, ou hiperplasia usual. As doenças proliferativas de mama sem atipia são associadas com aumento de até 5 vezes de risco de câncer de mama, como hiperplasia ductal típica e atípica, papilomas intraductais e cicatriz radial.

Os nódulos malignos de mama podem ser carcinomas ductais invasores, que correspondem a 70 a 80% das neoplasias malignas de mama, carcinomas lobulares invasores até histologias mais raras, como carcinoma mucinoso, tubular, micropapilar ou metaplásico ou, ainda, sarcomas ou linfomas.

CONTEÚDO: CÍSTICOS *VERSUS* SÓLIDOS ▶

Os nódulos benignos podem ser císticos ou sólidos. Os nódulos malignos são normalmente sólidos. Um cisto com componente sólido pode ser maligno.

DIAGNÓSTICO E AVALIAÇÃO ▶ A descoberta de nódulo de mama obriga o médico a estabelecer suas características semiológicas para solicitar **exames complementares**. Durante a **anamnese**, deve-se questionar sobre história familiar, fatores de risco pessoais para câncer de mama, como idade, menarca, menopausa, história obstétrica, dieta rica em gordura, consumo de bebida alcoólica, exposição à radiação ionizante. Apesar de essas informações serem importantes para avaliação do risco de malignidade, é importante saber que mais de 75% das pacientes com diagnóstico de câncer de mama não apresentam fatores de risco identificáveis. Deve-se questionar acerca do surgimento do nódulo, velocidade de crescimento, relação com traumas e com o ciclo menstrual.

A semiotécnica para **exame das mamas** inicia com a paciente sentada e termina com a paciente deitada. Inicia pela inspeção estática, avaliando simetria, dimensões e formato das mamas, aréolas e presença de depressões ou abaulamentos. A inspeção dinâmica é feita com a paciente levantando os braços ou com a contração dos músculos peitorais. Após a inspeção, procede-se à palpação das mamas de forma global inicialmente, seguida da palpação por quadrantes (**Figura 87.1**).

Após a palpação de ambas as mamas, procede-se à palpação dos grupos de linfonodos: fossa axilar, regiões infraclaviculares e supraclaviculares e regiões laterais do pescoço. Completa-se o exame com a expressão das papilas mamárias, procurando secreção papilar.

Ao delimitar um nódulo mamário, deve-se detalhar o exame com a definição de:

- **Limites:** nódulos bem-delimitados são geralmente benignos. Nódulos com limites imprecisos e irregulares são geralmente malignos;
- **Consistência:** nódulos mais duros são mais frequentemente malignos. Nódulos apenas firmes ou elásticos são mais provavelmente benignos;

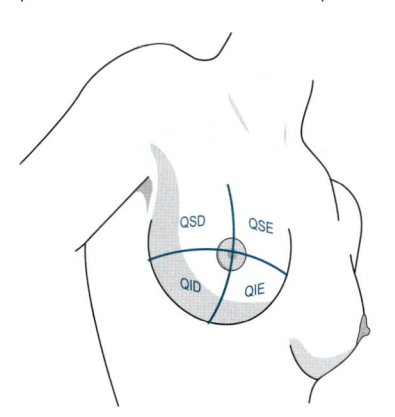

FIGURA 87.1 ▶ **QUADRANTES DA MAMA.**
QID, quadrante inferior direito; QIE, quadrante inferior esquerdo; QSD, quadrante superior direito; QSE, quadrante superior esquerdo.

- **Mobilidade:** nódulos mais móveis normalmente são benignos;
- **Fixação a estruturas adjacentes:** fixação aos planos profundos é uma característica de malignidade;
- **Tamanho:** avaliação de estadiamento em caso de neoplasia.

Achados como retração mamilar ou descarga sanguinolenta são sugestivos de malignidade. Deve-se sempre diferenciar os nódulos de pseudonódulos, ou seja, achados palpatórios que simulem tumores, como junção condroesternal, prolongamentos axilares, margens laterais abruptas em mamas discoides ou tecido adiposo aprisionado entre os ligamentos de Cooper.

A despeito de todos esses passos, os nódulos de mama podem não exibir características que diferenciem a etiologia dos nódulos de mama. Desse modo, a avaliação radiológica é necessária na maioria das lesões de mama palpáveis.

As recomendações internacionais dividem a avaliação de um nódulo palpável de mama em dois grupos: mulheres com menos de 30 anos e mulheres com mais de 30 anos. Essa distinção é feita devido ao maior risco de neoplasia maligna de mama em pacientes com 30 anos ou mais.

PACIENTES COM MENOS DE 30 ANOS ▶ O primeiro exame a ser realizado preferencialmente é ultrassonografia (US) mamária, considerando realizar mamografia em caso de exame clínico sugestivo de malignidade, alto risco pessoal de malignidade ou US mamária com achados sugestivos de malignidade. A maior densidade mamária nas pacientes mais jovens diminui a sensibilidade da mamografia. Alternativamente, uma punção aspirativa com agulha fina (PAAF) pode ser uma abordagem inicial. Nos casos de baixa suspeição de malignidade, uma opção seria a observação por 1 a 2 ciclos menstruais. Se resolver, a paciente segue o rastreamento de rotina (**Figura 87.2**).

Considerando que a investigação foi iniciada com uma US mamária, se a lesão for sólida sugestiva de benignidade, pode-se observar e repetir a US. Caso a lesão sólida seja sugestiva de malignidade, necessita-se de uma biópsia.

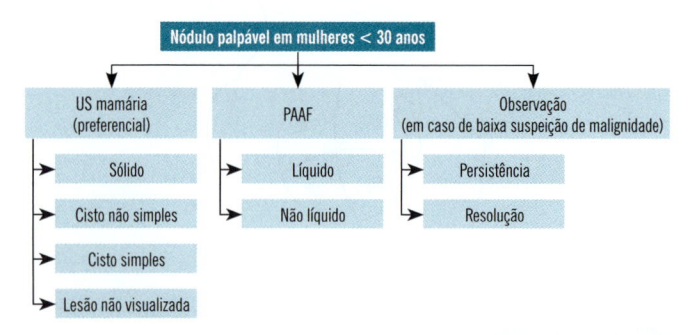

FIGURA 87.2 ▶ **ABORDAGEM INICIAL DE NÓDULO DE MAMA EM MULHERES COM MENOS DE 30 ANOS.**
PAAF, punção aspirativa com agulha fina; US, ultrassonografia.

Se a lesão for um cisto simples, a paciente deve seguir a rotina de rastreamento. No entanto, se for um cisto complexo, deve-se prosseguir a investigação com mamografia, e, se esta for sugestiva de malignidade, necessita-se de biópsia. Todavia, se ainda parece sugestiva de benignidade, podem ser repetidos os exames de imagem ou pode ser realizada PAAF para definir a citologia.

Nos casos em que a lesão não for visualizada na US, deve-se considerar uma mamografia.

Caso a investigação inicie com a PAAF, é possível ter dois resultados: conteúdo líquido ou conteúdo não líquido. Se o conteúdo confirmar líquido não sanguinolento e a lesão desaparecer, o diagnóstico confirma um cisto simples; mas se o nódulo persistir ou o líquido for sanguinolento, deve-se proceder a uma biópsia ou uma excisão. Em caso de ausência de fluido ou citologia inconclusiva, uma US mamária deve ser realizada.

Por outro lado, nos casos em que se optou por observar 1 a 2 ciclos menstruais, considerando a baixa probabilidade de malignidade, se a lesão desaparecer, a paciente segue o rastreamento de rotina. No entanto, se o nódulo persistir, deve ser investigado.

PACIENTES COM MAIS DE 30 ANOS ▶ O primeiro exame a ser realizado é a mamografia bilateral, com sensibilidade de 86 a 91% (**Tabela 87.1**). Em pacientes com idade entre 30 e 39 anos com baixa suspeição para malignidade, a US pode ser preferida.

TABELA 87.1 ▶ CLASSIFICAÇÃO BI-RADS

	ACHADOS MAMOGRÁFICOS	SEGUIMENTO	RISCO DE MALIGNIDADE
BI-RADS 0	Necessita de complemento	US mamária; outras incidências; comparação com anteriores	
BI-RADS 1	Mamografia normal	Anual	
BI-RADS 2	Achados benignos	Anual	
BI-RADS 3	Achados provavelmente benignos	Controle em 6 meses	2-3%
BI-RADS 4 (A, B, C)	Achados suspeitos de malignidade A - Baixa suspeita B - Suspeita intermediária C - Suspeita moderada	Biópsia	5-70%
BI-RADS 5	Achados altamente sugestivos de malignidade	Biópsia	> 90%
BI-RADS 6	Malignidade já biopsiada		

BI-RADS, *Breast Imaging Report and Data System*; US, ultrassonografia.
Fonte: Liberman e colaboradores.

A categoria BI-RADS (*Breast Imaging Report and Data System*) 2 da mamografia inclui achados benignos, como fibroadenomas calcificados, lipomas, linfonodos intramamários, calcificações vasculares, etc. A categoria BI-RADS 3 da mamografia inclui achados provavelmente benignos, com risco de malignidade de 2 a 3%, tendo segurança do seguimento dessas lesões e repetição da mamografia mamária em 6 meses. Já se o nódulo for suspeito de malignidade ou altamente suspeito de malignidade, deve-se realizar investigação cito-histopatológica.

A US mamária é essencialmente o próximo passo se a mamografia bilateral for negativa para malignidade ou com achado questionável de benignidade. A US mamária pode caracterizar certos achados mamográficos e também pode diagnosticar alterações mamograficamente ocultas.

A ressonância magnética (RM) mamográfica com ou sem gadolínio é um método bastante conhecido com alta sensibilidade para o diagnóstico de câncer; no entanto, é um exame mais caro. Além disso, alguns estudos não evidenciaram mais falsos-negativos ou falsos-positivos com uso da RM de mamas após mamografia e US mamária. Assim, não há papel para RM de mamas em mulheres com nódulos palpáveis de mama.

Para a avaliação cito-histopatológica, há duas técnicas disponíveis: PAAF ou biópsia percutânea (*core biopsy*). A PAAF é um procedimento diagnóstico, no qual um patologista ou radiologista ou cirurgião usa uma agulha muito fina conectada a uma seringa a vácuo para aspirar uma pequena quantidade de material da área suspeita. É uma técnica segura e econômica, mas sua eficácia depende da experiência do médico que está fazendo o procedimento e do médico patologista. A biópsia percutânea é uma técnica na qual um radiologista ou cirurgião usa uma agulha grossa para retirar pequenos pedaços de tecidos da área suspeita na mama. No entanto, é uma técnica mais cara, invasiva e com o potencial risco de recidiva de trajeto.

Em metanálise publicada no fim de 2016 com o objetivo de comparar essas duas técnicas, a sensibilidade da biópsia percutânea foi superior à da PAAF (87% *vs.* 74%), com especificidade bastante semelhante entre as técnicas (98% *vs.* 96%).

Atualmente, a biópsia percutânea é o procedimento-padrão na maioria dos centros médicos. Independentemente disso, a biópsia percutânea fornece material para avaliação de alguns fatores prognósticos de câncer de mama, como grau, receptores hormonais e hiperexpressão de HER2.

TRATAMENTO

O tratamento depende do diagnóstico do nódulo de mama. Se forem cistos simples e sintomáticos, o tratamento é PAAF para alívio. Nos casos de tumores sólidos benignos, como fibroadenomas, lipomas ou papilomas, a conduta normalmente é excisão cirúrgica. Se o diagnóstico for fibroadenoma em mulheres jovens, pode-se tomar uma conduta expectante, desde que excluído o diagnóstico de neoplasia maligna.

O tratamento em câncer de mama é bastante complexo e requer uma equipe multidisciplinar, incluindo mastologista, radioncologista e oncologista clínico.

REFERÊNCIAS ▶

Liberman L, Abramson AF, Squires FB, Glassman JR, Morris EA, Dershaw DD. The breast imaging reporting and data system: positive predictive value of mammographic features and final assessment categories. AJR Am J Roentgenol. 1998;171(1):35-40.

Porto CC. Semiologia médica. 5. ed. Rio de Janeiro: Guanabara Koogan; 2005.

Wang M, He X, Chang Y, Sun G, Thabane L. A sensitivity and specificity comparison of fine needle aspiration cytology and core needle biopsy in evaluation of suspicious breast lesions: A systematic review and meta--analysis. Breast. 2017;31:157-66.

LEITURAS RECOMENDADAS ▶

DeVita Jr V, Lawrence TS, Rosenberg SA. DeVita, Hellman, and Rosenberg's cancer: principles and practice of oncology. 10th ed. Philadelphia: Wolters Kluwer; c2011.

Expert Panel on Breast Imaging, Moy L, Heller SL, Bailey L, D'Orsi C, DiFlorio RM, et al. ACR Appropriateness Criteria® Palpable Breast Masses. J Am Coll Radiol. 2017;14(5S):S203-S24.

Liberman L, Abramson AF, Squires FB, Glassman JR, Morris EA, Dershaw DD. The breast imaging reporting and data system: positive predictive value of mammographic features and final assessment categories. AJR Am J Roentgenol. 1998;171(1):35-40.

Menke CH, Biazús JV, Xavier NL, Cavalheiro JA, Rabin EG, Bittelbrunn A, et al. Condutas em nódulo de mama. In: Menke CH, Biazús JV, Xavier NL, Cavalheiro JA, Rabin EG, Bittelbrunn A, et al. Rotinas em mastologia. 2. ed. Porto Alegre: Artmed; 2000.

Menke CH, Biazús JV, Xavier NL, Cavalheiro JA, Rabin EG, Bittelbrunn A, et al. Punções e biópsias mamárias. In: Menke CH, Biazús JV, Xavier NL, Cavalheiro JA, Rabin EG, Bittelbrunn A, et al. Rotinas em mastologia. 2. ed. Porto Alegre: Artmed; 2000.

Neal L, Sandhu NP, Hieken TJ, Glazebrook KN, Mac Bride MB, Dilaveri CA, et al. Diagnosis and management of benign, atypical, and indeterminate breast lesions detected on core needle biopsy. Mayo Clin Proc. 2014;89(4):536-47.

Wang M, He X, Chang Y, Sun G, Thabane L. A sensitivity and specificity comparison of fine needle aspiration cytology and core needle biopsy in evaluation of suspicious breast lesions: A systematic review and meta--analysis. Breast. 2017;31:157-66.

CAPÍTULO 88

NÓDULO DE TIREOIDE

EVELINE PREDEBON MORSCH
TANIA WEBER FURLANETTO

CONCEITO E ASPECTOS EPIDEMIOLÓGICOS ▶

Nódulos de tireoide podem ser detectados mediante palpação da região cervical pelo médico ou pelo próprio paciente, bem como incidentalmente em exames de imagem.

Esses nódulos são quatro vezes mais frequentes em mulheres. Nódulos palpáveis ocorrem em 4 a 7% das mulheres e em 1% dos homens, mas estudos com ultrassonografia (US) evidenciaram nódulos em 20 a 76% das mulheres. Nódulos com menos de 1 cm geralmente não são palpáveis. Cerca de 95% dos nódulos de tireoide são benignos.

CAUSAS ▶ Distúrbios benignos e malignos podem causar nódulos de tireoide (Quadro 88.1). A causa mais comum é o nódulo coloide, que não oferece risco de malignidade. Entre os malignos, o mais comum é o carcinoma papilar.

QUADRO 88.1 ▶ CAUSAS DE NÓDULOS DE TIREOIDE

Nódulos benignos
- Bócio multinodular – nódulos coloides
- Tireoidite de Hashimoto
- Cistos (coloide, hemorrágico)
- Agenesia de um lobo tireoidiano com hipertrofia compensatória do lobo contralateral
- Hiperplasia/fibrose pós-cirurgia
- Hiperplasia/remanescente pós-iodo-131
- Adenomas benignos: folicular, coloide ou macrofolicular, fetal, embrionário, de células de Hürthle, teratoma, lipoma, hemangioma

Nódulos malignos
- Carcinoma papilar
- Carcinoma folicular
- Carcinoma medular
- Carcinoma indiferenciado e anaplásico
- Linfoma de tireoide
- Metástases (carcinomas de mama, rim e outros)

DIAGNÓSTICO E AVALIAÇÃO ▶ É importante definir se há disfunção hormonal, sintomas compressivos ou malignidade. A grande maioria dos pacientes é eutireóidea.

ANAMNESE E EXAME FÍSICO ▶ Ver Tabela 88.1.

EXAMES LABORATORIAIS ▶ Tireotrofina (TSH) baixa sugere hipertireoidismo por doença de Graves, bócio multinodular tóxico ou adenoma autônomo, e deve ser realizada cintilografia para diferenciação. TSH elevada e antitireoperoxidase (anti-TPO) positiva sugerem, respectivamente, hipotireoidismo e tireoidite de Hashimoto. TSH elevada está relacionada ao aumento no risco de malignidade de um nódulo, bem como ao aumento no risco de agressividade do tumor. Calcitonina sérica deve ser medida se houver história familiar de câncer medular de tireoide, mas sua indicação na avaliação rotineira de nódulos é controversa. A dosagem de tireoglobulina é muito importante no seguimento pós-operatório dos carcinomas diferenciados de tireoide, porém, não é útil na investigação diagnóstica de um nódulo.

ULTRASSONOGRAFIA ▶ A US pode revelar nódulos adicionais em 20 a 48% dos pacientes com nódulo único palpável. A necessidade de investigação

TABELA 88.1 ▶ AVALIAÇÃO DOS NÓDULOS DE TIREOIDE		
EVIDÊNCIA	FAVORECE BENIGNIDADE	FAVORECE MALIGNIDADE
Anamnese	História familiar de bócio benigno; área de bócio endêmico	Sexo masculino, idade < 20 ou > 70 anos, irradiação prévia do pescoço ou corporal total; crescimento rápido do nódulo; rouquidão, disfagia ou obstrução; história familiar de câncer de tireoide
Exame físico	Nódulo de consistência mole, móvel	Nódulo firme, aderido; paralisia de prega vocal; linfadenomegalia cervical
Exames laboratoriais	TSH baixa (nódulo quente)	Calcitonina sérica elevada (câncer medular)
US	Cisto simples, nódulo espongiforme	Microcalcificações, contornos irregulares, altura maior que largura, extensão extratireoidiana, halo descontínuo, hipoecogenicidade
PAAF	Bethesda II	Bethesda III a V (indeterminada ou suspeita), VI (maligna)
Cintilografia	Nódulo hipercaptante	Nódulo hipocaptante

PAAF, punção aspirativa com agulha fina; TSH, tireotrofina; US, ultrassonografia.

de cada nódulo deve ser analisada individualmente. Recomenda-se sempre avaliar também os linfonodos cervicais.

Nódulos sólidos com microcalcificações, contornos irregulares, altura maior que largura, hipoecogenicidade, halo descontínuo ou extensão extratireoidiana apresentam maior probabilidade de malignidade.

É importante salientar que os resultados de US e análise citológica dependem da experiência dos profissionais que as realizam.

PUNÇÃO ASPIRATIVA COM AGULHA FINA ▶ É o método mais efetivo na avaliação do risco de malignidade, com acurácia superior a 95%. A punção aspirativa com agulha fina (PAAF) deve ser realizada conforme os seguintes critérios:

- Em **nódulos sólidos > 1 cm**, se houver características ultrassonográficas que favoreçam a possibilidade de malignidade (hipoecogenicidade, microcalcificações, contornos irregulares, altura maior que largura, extensão extratireoidiana, halo descontínuo);
- Em **nódulos > 1,5 cm**, quando a US é pouco suspeita (nódulos sólidos isoecoicos ou hiperecoicos, ou parcialmente císticos com porção sólida excêntrica, sem as características suspeitas relatadas anteriormente);
- Em **nódulos > 2 cm**, quando a suspeita de malignidade é muito baixa (nódulos espongiformes ou parcialmente císticos sem porção sólida excêntrica, sem as características sugestivas de neoplasia).

Nódulos puramente císticos não precisam ser puncionados.

Pode-se considerar PAAF de nódulos menores quando houver dados de anamnese ou exame físico sugestivos de malignidade, como história de irradiação cervical, linfonodos suspeitos ou paralisia de prega vocal.

Em caso de linfonodos cervicais suspeitos > 0,8 a 1 cm, indica-se PAAF do linfonodo para análise citológica e dosagem de tireoglobulina no lavado de agulha.

Nódulos encontrados incidentalmente em tomografia por emissão de pósitrons/tomografia computadorizada (PET [do inglês *positron emission tomography*]/TC) que apresentam captação focal de 18F-fluoro-2-desoxiglicose (^{18}FDG, do inglês *18F-fluoro-2-deoxyglucose*) têm risco de malignidade em torno de 35%, e devem ser puncionados se forem maiores que 1 cm.

CINTILOGRAFIA COM IODO RADIATIVO ▶ É indicada somente quando a TSH estiver baixa, para identificar se o nódulo é hipercaptante (quente), hipocaptante (frio) ou indeterminado. A incidência de câncer em nódulo autônomo (quente) é muito baixa, não havendo indicação para PAAF nesse caso. A realização de cintilografia é contraindicada em gestantes.

TOMOGRAFIA COMPUTADORIZADA E RESSONÂNCIA MAGNÉTICA ▶ Podem ser úteis na avaliação da extensão da doença e do comprometimento dos órgãos adjacentes. São responsáveis por grande parte dos incidentalomas.

TRATAMENTO ▶ Com o crescente aumento no diagnóstico incidental de pequenos nódulos de tireoide devido à grande realização de exames de imagem, deve-se ter muita cautela para evitar investigações e tratamentos desnecessários.

Quando houver indicação para PAAF e o resultado for benigno, recomenda-se somente acompanhamento ultrassonográfico na maioria dos casos. Pode haver indicação de repetir PAAF se a US for muito suspeita ou se houver crescimento > 50% no volume do nódulo durante o acompanhamento.

Alguns nódulos benignos podem ter indicação cirúrgica, se forem tóxicos (TSH suprimida) ou muito volumosos (> 4 cm). Alternativas terapêuticas incluem iodo radiativo, injeção percutânea de etanol (principalmente para cistos), ablação com radiofrequência ou *laser*.

Em caso de citologia maligna ou suspeita, os pacientes devem ser encaminhados para endocrinologista e cirurgião com experiência em câncer de tireoide para planejamento e realização do tratamento.

Nessa situação, também se deve ter o cuidado de evitar tratamento mais agressivo que o necessário, uma vez que a maioria dos carcinomas diferenciados de tireoide apresenta bom prognóstico.

Em alguns casos, lobectomia pode ser suficiente e reduz a chance de complicações cirúrgicas. Em tumores com citologia mais agressiva ou em estágios mais avançados, pode haver indicação para tireoidectomia total, linfadenectomia cervical, iodo radiativo (para tumores diferenciados), radioterapia cervical e até mesmo tratamento sistêmico com inibidores de tirosina-quinase, em pacientes com doença metastática progressiva.

Existem diversos testes moleculares em estudo, com intuito de auxiliar no diagnóstico e no prognóstico. No entanto, ainda há limitações de método e custo-efetividade.

Reposição vitalícia com levotireoxina é necessária sempre que a tireoidectomia for total e em alguns casos de lobectomia. O valor-alvo da TSH a ser atingido e mantido depende da gravidade do tumor, da idade e das comorbidades, devendo-se sempre evitar hipertireoidismo franco com suas potenciais complicações.

Nos pacientes com carcinoma medular, a tireoidectomia deve ser sempre total, e costuma-se indicar esvaziamento ganglionar, pelo menos do compartimento central, se não houver metástases à distância que piorem o prognóstico de maneira independente.

REFERÊNCIA ▶

Ali SZ, Cibas ES, editors. The Bethesda system for reporting thyroid cytopathology: definitions, criteria, and explanatory notes. 2nd ed. [S. l.]: Springer International Publishing; 2017.

LEITURAS RECOMENDADAS ▶

Durante C, Costante G, Lucisano G, Bruno R, Meringolo D, Paciaroni A, et al. The natural history of benign thyroid nodules. JAMA. 2015;313(9):926-35.

Guth S, Theune U, Aberle J, Galach A, Bamberger CM. Very high prevalence of thyroid nodules detected by high frequency (13 MHz) ultrasound examination. Eur J Clin Invest. 2009;39(8):699-706.

Haugen BR, Alexander EK, Bible KC, Doherty GM, Mandel SJ, Nikiforov YE, et al. 2015 American Thyroid Association Management Guidelines for Adult Patients with Thyroid Nodules and Differentiated Thyroid Cancer: The American Thyroid Association Guidelines Task Force on Thyroid Nodules and Differentiated Thyroid Cancer. Thyroid. 2016;26(1):1-133.

Lin JD, Chao TC, Huang BY, Chen ST, Chang HY, Hsueh C. Thyroid cancer in the thyroid nodules evaluated by ultrasonography and fine-needle aspiration cytology. Thyroid. 2005;15(7):708-17.

Rosário PW, Ward LS, Carvalho GA, Graf H, Maciel RM, Maciel LM, et al. Thyroid nodules and differentiated thyroid cancer: update on the Brazilian consensus. Arq Bras Endocrinol Metabol. 2013;57(4):240-64.

Tang AL, Falciglia M, Yang H, Mark JR, Steward DL. Validation of american thyroid association ultrasound risk assessment of thyroid nodules selected for ultrasound fine-needle aspiration. Thyroid. 2017;27(8):1077-82.

Wells SA Jr, Asa SL, Dralle H, Elisei R, Evans DB, Gagel RF, et al. Revised American Thyroid Association guidelines for the management of medullary thyroid carcinoma. Thyroid. 2015;25(6):567-610.

CAPÍTULO 89

NÓDULO PULMONAR SOLITÁRIO

LEONARDO MURARO WILDNER
EDUARDO DE OLIVEIRA FERNANDES

CONCEITOS ▶ **Nódulo pulmonar solitário (NPS)** é uma lesão caracterizada por medir 3 cm (ou menos) de diâmetro, circundada por parênquima pulmonar e não associada a outras alterações radiográficas. O termo "**massa**" é utilizado para lesões com mais de 3 cm.

ASPECTOS EPIDEMIOLÓGICOS ▶

Estima-se elevada frequência de NPSs no Brasil, diante das altas taxas de incidência de câncer de pulmão, bem como de doenças infecciosas. Segundo um estudo norte-americano de 2015, a taxa de NPSs encontrada incidentalmente em tomografias computadorizadas (TCs) de tórax foi de 31%.

Embora a maioria represente doenças benignas, a importância desse achado está relacionada com o potencial de malignidade. Segundo dados do Instituto Nacional de Câncer (INCA), a sobrevida média em 5 anos de pacientes com câncer de pulmão gira em torno de 7 a 10% em países em desenvolvimento, o que reforça a importância de diferenciar a etiologia das lesões e fazer diagnóstico precoce.

CAUSAS E DIAGNÓSTICO DIFERENCIAL ▶

A etiologia dos NPSs pode ser dividida em causas malignas e benignas. Entre as malignas, pode-se destacar o câncer primário de pulmão (adenocarcinoma é o subtipo que mais comumente se apresenta como NPS), as lesões metastáticas e o tumor carcinoide. Com relação às causas benignas, que são a principal etiologia dos NPSs segundo os estudos sobre o tema, os granulomas infecciosos são responsáveis por cerca de 80% de todas as lesões (principalmente relacionados a micoses endêmicas e micobacterioses).

O **Quadro 89.1** apresenta o diagnóstico diferencial de nódulo pulmonar solitário.

DIAGNÓSTICO E AVALIAÇÃO ▶

DADOS CLÍNICOS E EXAMES DE IMAGEM ▶ Inicialmente, o paciente deve ser avaliado quanto à sua história clínica, pois a probabilidade de câncer é maior com o aumento da idade e na dependência de alguns fatores de risco – notadamente, história de tabagismo. Outros fatores de risco incluem história familiar, sexo feminino, enfisema, malignidade prévia e exposição ao amianto.

Embora os nódulos possam ser diagnosticados por radiografia de tórax, a maioria dos NPSs que são encaminhados para avaliação consiste em achados incidentais de TC de tórax. Algumas características tomográficas podem ser utilizadas para predizer malignidade. Esse exame deve ser feito para todos os pacientes, geralmente sem a necessidade do uso de contraste.

A dimensão da lesão é um preditor independente de malignidade.

Com relação à atenuação, os nódulos podem ser divididos em sólidos, que são os mais frequentes, e subsólidos. Estes últimos podem ser subdivididos em não sólidos (atenuação em vidro fosco puramente) e mistos (com componente sólido). As lesões que apresentam componente sólido têm maior potencial de malignidade.

Para avaliar o crescimento do nódulo – outro preditor –, deve ser utilizada, preferencialmente, a TC de tórax. Se permanecer estável por 2 anos e for sólido ou permanecer estável por 5 anos e for subsólido, provavelmente se trata

QUADRO 89.1 ▶ DIAGNÓSTICO DIFERENCIAL DE NÓDULO PULMONAR SOLITÁRIO

1. **Neoplasias malignas**
   - Carcinoma de pulmão de pequenas células
   - Carcinoma de pulmão não de pequenas células
   - Tumor carcinoide
   - Lesões metastáticas
2. **Neoplasias benignas**
3. **Granulomas infecciosos**
   - Histoplasmose
   - Coccidioidomicose
   - Tuberculose e micobacterioses atípicas
4. **Outras infecções**
   - Abscesso
   - *Pneumocystis jirovecii*
   - Aspergiloma
5. **Inflamatórias**
   - Granulomatose com poliangeíte
   - Artrite reumatoide
   - Sarcoidose
6. **Vasculares**
   - Má-formação arteriovenosa
   - Varizes pulmonares
   - Hematoma
   - Infarto pulmonar

Fonte: Adaptado de Gould e colaboradores.

de uma lesão benigna. Lesões com crescimento documentado no período de controle têm maior chance de malignidade.

Além disso, bordas irregulares apontam para risco aumentado de neoplasia, ao passo que, nos nódulos com bordas regulares, esse risco é menor. Padrões específicos de calcificação estão associados à benignidade (p. ex., "em pipoca", laminado, central e difuso sólido).

Por fim, a localização pode ser útil, visto que nódulos localizados nos lobos superiores têm maior probabilidade de malignidade.

Imagens funcionais, principalmente a tomografia por emissão de pósitrons/tomografia computadorizada (PET [do inglês *positron emission tomography*]/TC), podem ser utilizadas no processo de avaliação de malignidade de nódulos pulmonares, com base no pressuposto de que as lesões neoplásicas são mais ativas metabolicamente. O método deve ser utilizado para avaliar lesões sólidas, com > 8 mm e com probabilidade intermediária de neoplasia (segundo os modelos de avaliação quantitativa), pois apresenta alta sensibilidade nesse grupo de pacientes.

PROBABILIDADE DE MALIGNIDADE ▶ A probabilidade pré-teste de malignidade deve ser avaliada no intuito de caracterizar a lesão de baixa (< 5%), média (5-65%) e alta (> 65%) probabilidades. A estimativa é particularmente importante em lesões com 8 a 30 mm, pois nesse intervalo o risco e as opções diagnósticas são amplamente variáveis. Em lesões maiores ou menores que o intervalo de tamanho exposto, a estimativa de malignidade dificilmente mudará a estratégia diagnóstica.

Vários modelos quantitativos estão disponíveis e foram validados para avaliar o risco individual de malignidade. O modelo da Brock University foi desenvolvido com base em duas coortes, uma norte-americana e outra canadense, e foi validado para estimar a probabilidade em populações de alto risco (fumantes ou ex-fumantes). Algumas características foram preditoras de neoplasia: idade avançada, sexo feminino, história familiar de câncer de pulmão, enfisema, tamanho do maior nódulo, localização do nódulo no lobo superior, nódulo com componente sólido, menor contagem de nódulos e espiculação. Apresenta alto valor preditivo negativo, com sensibilidade variável. A calculadora de risco desenvolvida pelos pesquisadores está disponível no *site* da Brock University e estima a probabilidade de um nódulo descrito ser diagnosticado como câncer no período de acompanhamento.

ABORDAGEM DIAGNÓSTICA ▶ A abordagem do NPS deve ser individualizada para cada cenário clínico. O desejo do paciente e da família, no que diz respeito às investigações complementares e ao tratamento, no caso de se tratar de lesão maligna, deve ser levado em consideração no momento de decidir pela conduta e pelo plano terapêutico, sejam eles mais agressivos ou mais conservadores.

Existem diversas recomendações que versam sobre o assunto, sendo que o manejo ótimo ainda não está estabelecido. Adaptações locais são necessárias, na dependência da disponibilidade de exames complementares e da experiência dos profissionais da instituição para cada tipo de procedimento. Os objetivos são diagnosticar precocemente e promover tratamento curativo para lesões malignas iniciais e, ao mesmo tempo, não expor o paciente portador de uma condição benigna a riscos cirúrgicos e acompanhamentos desnecessários.

Pacientes com imagens prévias, cujos nódulos se apresentem estáveis durante acompanhamento tomográfico seriado (2 anos para nódulos sólidos e 5 anos para nódulos subsólidos), não necessitam de avaliação adicional; se apresentarem crescimento, devem passar por avaliação histopatológica. Para os nódulos sólidos, crescimento é definido como aumento de mais de 2 mm em suas dimensões, ao passo que nos nódulos subsólidos, pode ser identificado como aumento da atenuação, aumento do tamanho ou desenvolvimento de componente sólido. Aqueles sem imagem adequada para comparação devem ser avaliados de acordo com o tamanho e as características dos nódulos.

A abordagem diagnóstica dos **nódulos sólidos** varia de acordo com o tamanho dos nódulos (**Tabela 89.1**):

- **Nódulo sólido > 8 mm:** se houver baixa probabilidade de malignidade e o nódulo permanecer inalterado, pode ser acompanhado por TCs de tórax

TABELA 89.1 ▶ AVALIAÇÃO DE NÓDULO PULMONAR SÓLIDO EM ADULTOS		
TAMANHO (MM)	BAIXO RISCO	RISCO MODERADO A ALTO
< 6	Sem seguimento de rotina	TC de tórax em 1 ano
6 a 8	TC de tórax de 6 a 12 meses	TC de tórax de 6 a 12 meses; após, de 18 a 24 meses
> 8	TCs de tórax seriadas (3, 9 a 12 e 18 a 24 meses)	PET, biópsia ou excisão

PET, tomografia computadorizada por emissão de pósitrons (do inglês *positron emission tomography*); TC, tomografia computadorizada.
Fonte: Herth, Becker e Ernst.

seriadas (3, 9 a 12 e 18 a 24 meses). Se houver alta probabilidade de malignidade, é preferível excisá-lo. Nos casos de moderada probabilidade, deve ser avaliado por PET/TC. Se esta for positiva, justifica-se a excisão. Em caso de indisponibilidade do exame, de negatividade ou de resultado indeterminado, deve-se individualizar o manejo, considerando sempre a possibilidade de biópsia;
- **Nódulo sólido com 6 a 8 mm:** deve ser realizada TC de 6 a 12 meses. Novo exame de 18 a 24 meses deve ser realizado caso o paciente seja de alto risco ou caso a estabilidade não seja garantida;
- **Nódulo sólido < 6 mm:** sugere-se controle em 1 ano, caso o paciente seja de alto risco.

Para os **nódulos subsólidos**, a abordagem é a seguinte:

- **Nódulos não sólidos (ou em vidro fosco):** nódulos < 6 mm não necessitam de avaliação complementar. Controle tomográfico pode ser considerado em nódulos de risco elevado. Nódulos ≥ 6 mm devem ser reavaliados em 6 a 12 meses; após, a cada 2 anos por um período de 5 anos. Esse acompanhamento deixa de ser necessário caso haja resolução do nódulo. Se houver crescimento ou surgimento de componente sólido, análise histológica deve ser realizada;
- **Nódulos com componente sólido:** nódulos < 6 mm não necessitam de avaliação complementar. Entretanto, o acompanhamento poderá ser indicado nos casos de alto risco. Se o nódulo tiver ≥ 6 mm, deve-se realizar controle tomográfico em 3 a 6 meses. Mantendo-se estáveis e com o **componente sólido < 6 mm**, realizar TC de tórax anualmente por 5 anos. Devem ser considerados suspeitos, com necessidade de investigação adicional, caso cresçam ou apresentem **componente sólido > 8 mm**.

Modalidades de biópsia ▶ A abordagem para coleta de material com a finalidade de análise histopatológica pode ser feita por meio de técnica cirúrgica e técnica não cirúrgica. Esta, por sua vez, pode ser realizada por meio de broncoscopia ou agulha transtorácica.

As indicações preferenciais para biópsia não cirúrgica incluem lesão com risco intermediário e pacientes não candidatos à cirurgia que apresentem lesões de alto risco. A broncoscopia é preferida em lesões grandes e localizadas em topografia central, ao passo que as lesões mais periféricas, próximo à parede torácica, são abordadas principalmente por agulha transtorácica, embora a disponibilidade dos equipamentos e a experiência local possam interferir nessa decisão.

Entre as técnicas broncoscópicas, são preferidas as que utilizam imagem associada. Na abordagem transtorácica, geralmente guiada por TC de tórax, dá-se preferência às técnicas que propiciem análise histológica (*core biopsy*), em vez de amostras citológicas adquiridas por aspiração com agulha fina. Pneumotórax é a principal complicação desse método. Resultados falso-negativos são comuns. Não devem, portanto, ser tomados como definitivos.

TRATAMENTO ▶ A excisão cirúrgica é o padrão-ouro para o diagnóstico de NPS e pode ser curativa para algumas doenças malignas. Para nódulos de alto risco ou risco intermediário, quando a biópsia não cirúrgica é não diagnóstica ou suspeita de malignidade, o procedimento preferido é a ressecção por cirurgia torácica videoassistida.

REFERÊNCIAS ▶

Gould MK, Donington J, Lynch WR, Mazzone PJ, Midthun DE, Naidich DP, et al. Evaluation of individuals with pulmonary nodules: when is it lung cancer? Diagnosis and management of lung cancer, 3rd ed: American College of Chest Physicians evidence-based clinical practice guidelines. Chest. 2013;143(5 Suppl):e93S-e120S.

Gould MK, Tang T, Liu IL, Lee J, Zheng C, Danforth KN, et al. Recent Trends in the Identification of Incidental Pulmonary Nodules. Am J Respir Crit Care Med. 2015;192(10):1208-14.

Herth F, Becker HD, Ernst A. Conventional vs endobronchial ultrasound-guided transbronchial needle aspiration: a randomized trial. Chest. 2004;125(1):322-5.

Instituto Nacional do Câncer José Alencar Gomes da Silva. Câncer de pulmão [Internet]. Rio de Janeiro: INCA; c1996-2018 [capturado em 24 mar. 2018]. Disponível em: http://www2.inca.gov.br/wps/wcm/connect/tiposdecancer/site/home/pulmao/definicao+.

McWilliams A, Tammemagi MC, Mayo JR, Roberts H, Liu G, Soghrati K, et al. Probability of cancer in pulmonary nodules detected on first screening CT. [Internet]. N Engl J Med. 2013 [capturado em: 25 abr. 2018];369(10):910-9. Disponível em: http://www.brocku.ca/cancerpredictionresearch

Ost D, Fein AM, Feinsilver SH. Clinical practice. The solitary pulmonary nodule. N Engl J Med. 2003;348(25):2535-42.

Weinberger SE, McDermott S. Diagnostic evaluation of the incidental pulmonary nodule. Waltham: UpToDate; 2018 [capturado em 24 mar. 2018]. Disponível em: https://www.uptodate.com/contents/diagnostic-evaluation-of-the-incidental-pulmonary-nodule.

LEITURAS RECOMENDADAS ▶

Bankier AA, MacMahon H, Goo JM, Rubin GD, Schaefer-Prokop CM, Naidich DP. Recommendations for measuring pulmonary nodules at CT: a statement from the Fleischner Society. Radiology. 2017;285(2):584-600.

Calcagni ML, Taralli S, Cardillo G, Graziano P, Ialongo P, Mattoli MV, et al. Diagnostic Performance of (18) F-Fluorodeoxyglucose in 162 Small Pulmonary Nodules Incidentally Detected in Subjects Without a History of Malignancy. Ann Thorac Surg. 2016;101(4):1303-9.

Callister ME, Baldwin DR, Akram AR, Barnard S, Cane P, Draffan J, et al. British Thoracic Society guidelines for the investigation and management of pulmonary nodules. Thorax. 2015;70 Suppl 2:ii1-ii54.

Choi SH, Chae EJ, Kim JE, Kim EY, Oh SY, Hwang HJ, et al. Percutaneous CT-guided aspiration and core biopsy of pulmonary nodules smaller than 1 cm: analysis of outcomes of 305 procedures from a tertiary referral center. AJR Am J Roentgenol. 2013;201(5):964-70.

Fontaine-Delaruelle C, Souquet PJ, Gamondes D, Pradat E, De Leusse A, Ferretti GR, et al. Negative predictive value of transthoracic core-needle biopsy: a multicenter study. Chest. 2015;148(2):472-480.

Gohagan J, Marcus P, Fagerstrom R, Pinsky P, Kramer B, Prorok P, et al. Baseline findings of a randomized feasibility trial of lung cancer screening with spiral CT scan vs chest radiograph: the Lung Screening Study of the National Cancer Institute. Chest. 2004;126(1):114-21.

Henschke CI, Yankelevitz DF, Mirtcheva R, McGuinness G, McCauley D, Miettinen OS, et al. CT screening for lung cancer: frequency and significance of part-solid and nonsolid nodules. AJR Am J Roentgenol. 2002;178(5):1053-7.

Li F, Sone S, Abe H, Macmahon H, Doi K. Malignant versus benign nodules at CT screening for lung cancer: comparison of thin-section CT findings. Radiology. 2004;233(3):793-8.

MacMahon H, Naidich DP, Goo JM, Lee KS, Leung ANC, Mayo JR, et al. Guidelines for management of incidental pulmonary nodules detected on CT images: from the Fleischner Society 2017. Radiology. 2017;284(1):228-43.

Mosmann MP, Borba MA, Macedo FPN, Liguori AAL, Villarim Neto A, Lima KC. Nódulo pulmonar solitário e 18F-FDG PET/CT. Parte 1: epidemiologia, avaliação morfológica e probabilidade de câncer. Radiol Bras. 2016;49(1):35-42.

Naidich DP, Bankier AA, MacMahon H, Schaefer-Prokop CM, Pistolesi M, Goo JM, et al. Recommendations for the management of subsolid pulmonary nodules detected at CT: a statement from the Fleischner Society. Radiology. 2013;266(1):304-17.

Toomes H, Delphendahl A, Manke HG, Vogt-Moykopf I. The coin lesion of the lung. A review of 955 resected coin lesions. Cancer. 1983;51(3):534-7.

CAPÍTULO 90

OBESIDADE

FERNANDA CARINE CONCI
MARIANA PALAZZO CARPENA

CONCEITOS ▶ A **obesidade** é uma doença crônica que se caracteriza por excesso de gordura, distribuída de forma localizada ou generalizada, provocada por desequilíbrio nutricional, associado ou não a distúrbios genéticos e endocrinometabólicos.

ASPECTOS EPIDEMIOLÓGICOS ▶ Trata-se de uma doença cada vez mais comum, cujas taxas aumentaram de forma significativa nos últimos 30 anos, sendo considerada uma epidemia. Segundo estimativas globais, existem 500 milhões de adultos obesos, e a prevalência tem aumentado especialmente entre crianças e adolescentes. Nos Estados Unidos, 2 a cada 3 adultos têm sobrepeso ou obesidade e 1 a cada 3 adultos é obeso.

A prevalência varia conforme idade, etnia e condição socioeconômica. Nota-se elevação entre os 20 e os 60 anos, passando a reduzir nos anos seguintes. Há, ainda, uma relação inversa entre condição econômica e obesidade, especialmente entre as mulheres. Quanto à diferença entre etnias, não está bem estabelecido, se ocorre devido a fatores genéticos, constitucionais ou sociais não relacionados com o fator econômico.

A obesidade está associada ao aumento no risco de outras comorbidades, como diabetes melito, hipertensão, dislipidemia, doença coronariana, acidente vascular cerebral, síndrome da apneia obstrutiva do sono, osteoartrose, doença hepática gordurosa não alcoólica e vários tipos de cânceres. Além disso, é causa da incapacidade funcional, da redução da qualidade de vida e do aumento da mortalidade.

CAUSAS ▶ A obesidade tem origem multifatorial, que envolve fatores genéticos, constitucionais e comportamentais. Na maioria dos casos, não há um distúrbio orgânico ou um transtorno mental que a justifique, denominando-se obesidade essencial ou primária. Menos de 1% dos obesos apresenta a forma secundária, explicada por uma doença subjacente (**Quadro 90.1**).

QUADRO 90.1 ▶ CAUSAS DE OBESIDADE SECUNDÁRIA

Endócrinas
- Síndrome de Cushing
- Hipotireoidismo
- Síndrome dos ovários policísticos
- Deficiência do hormônio do crescimento
- Lesão hipotalâmica
- Hipogonadismo

Medicamentosas
- Antipsicóticos: olanzapina, clozapina, quetiapina, risperidona
- Antidepressivos: amitriptilina, imipramina, paroxetina, citalopram
- Anticonvulsivantes: ácido valproico, carbamazepina, gabapentina
- Moduladores de humor: lítio
- Hormônios esteroides
- Agentes antidiabéticos: insulina, sulfonilureias
- Esteroides

Transtornos psiquiátricos
- Compulsão alimentar

Síndromes genéticas e congênitas

CLASSIFICAÇÃO, DIAGNÓSTICO E AVALIAÇÃO ▶ Todos os adultos devem ser rastreados anualmente com base no **índice de massa corporal** (**IMC**), que corresponde ao peso em quilogramas dividido pela altura, em metros, ao quadrado (**Tabela 90.1**). Trata-se de uma medida indireta para estimar a gordura corporal.

Na maioria das populações, IMC ≥ 25 kg/m^2 pode ser utilizado como ponto de corte para uma avaliação complementar do sobrepeso ou da obesidade. Em pacientes atletas, deve-se levar em consideração a massa muscular, já que IMC elevado pode não significar obesidade. Outros métodos de avaliação, como a bioimpedância e a densitometria, podem ser úteis quando há discrepância entre o IMC e outros achados do exame físico. No entanto, sua disponibilidade é limitada, devido ao alto custo.

Para avaliação de risco cardiovascular relacionado à obesidade, preconiza-se a avaliação da **circunferência abdominal** em todos os pacientes com IMC < 35 kg/m², já que obesos de graus 2 e 3 têm risco metabólico suficientemente alto, e essa medida parece não fornecer informações adicionais nesses casos. Essa mensuração é feita passando uma fita métrica no plano horizontal ao redor do abdome, na altura do topo da crista ilíaca direita. A fita deve estar justa – mas sem comprimir a pele – e paralela ao chão, e a medida deve ser feita ao fim de uma expiração normal. Na maioria das populações, toma-se como ponto de corte ≥ 102 cm para homens e ≥ 88 cm para mulheres (ver **Tabela 90.1**). Entretanto, a relação entre a circunferência abdominal e o risco de doenças é contínua e progressiva.

Essas definições de sobrepeso, obesidade e circunferência abdominal de maior risco são, de forma geral, aplicáveis aos indivíduos de ascendência europeia ou africana. No entanto, não são recomendadas para asiáticos, já que, nessas populações, as alterações metabólicas ocorrem em IMC e circunferências abdominais menores.

Deve-se, ainda, rastrear a presença das consequências adversas da obesidade – como hipertensão, intolerância à glicose/diabetes, dislipidemia, síndrome do ovário policístico, doença hepática não alcoólica, síndrome da apneia obstrutiva do sono, asma, doença do refluxo gastresofágico e depressão – por meio de **anamnese** e **exames clínico e laboratorial**. Revisão do estilo de vida,

TABELA 90.1 ▶ RISCO DE COMORBIDADES DE ACORDO COM O ÍNDICE DE MASSA CORPORAL E COM A CIRCUNFERÊNCIA ABDOMINAL

	IMC (KG/M²)		CIRCUNFERÊNCIA ABDOMINAL	
			HOMENS ≤ 102 CM MULHERES ≤ 88 CM	HOMENS ≥ 102 CM MULHERES ≥ 88 CM
CLASSIFICAÇÃO		RISCO DE COMORBIDADES	RISCO DE COMORBIDADES	
Baixo peso	< 18,5	–	–	–
Peso normal	18,5-24,9	Mediano	–	–
Sobrepeso	25-29,9	Aumentado	Aumentado	Alto
Obesidade grau 1	30-34,9	Moderado	Alto	Muito alto
Obesidade grau 2	35-39,9	Grave	Muito alto	Muito alto
Obesidade grau 3	≥ 40	Muito grave	Extremamente alto	Extremamente alto

IMC, índice de massa corporal.
Fonte: Garvey e colaboradores.

nível de atividade física, hábitos alimentares, história familiar e medicamentos de uso crônico podem ajudar a elucidar a causa da obesidade.

Além disso, pela avaliação clínica, muitas vezes se identificam doenças causadoras de sobrepeso/obesidade. O hipotireoidismo é uma delas, caracterizando-se por fala lenta e arrastada, queda de cabelos, face inexpressiva, edema facial, pele seca, descamativa e inelástica, com infiltração de subcutâneo, podendo ser confirmado pela dosagem de tireotrofina (TSH) e tireoxina (T4). A síndrome de Cushing deve ser lembrada quando se tem um paciente obeso, com hipertricose, estrias violáceas em mamas, abdome ou coxas, acúmulo de gordura em dorso e nuca, formando uma "gibosidade", atrofia muscular e distribuição central da gordura. Pacientes com obesidade de origem hipotalâmica podem apresentar deficiência mental, genitália infantil, ausência de caracteres sexuais secundários, distância puboplantar maior que pubovértice, retinite pigmentar e polidactilia ou sindactilia.

TRATAMENTO

A perda intencional de peso melhora e evita o surgimento de muitas das complicações relacionadas à obesidade, promovendo redução significativa de mortalidade. Há uma relação dose-dependente entre esses efeitos benéficos e a perda de peso, e, a partir de uma redução modesta de 5% do peso inicial, já se observam esses benefícios.

A mudança de estilo de vida que combina controle dietético, atividade física e intervenções comportamentais é a recomendação inicial. Desses componentes, o principal é a redução da ingesta calórica. A redução do sedentarismo deve ser estimulada e a orientação de exercícios físicos deve ser individualizada, levando em conta as preferências e as capacidades do paciente. Auxílio de terapeuta comportamental é importante para aqueles que são incapazes de fazer mudanças em seus hábitos por si próprios ou após receber orientações em consultório.

A adição de tratamento medicamentoso produz maior perda de peso e manutenção quando comparada com a mudança de estilo de vida isolada. Deve-se levar em conta as indicações que justifiquem seu uso, a história médica pregressa, os efeitos colaterais e as precauções, tais como:

- IMC $\geq$ 30 kg/m^2 ou $\geq$ 27 kg/m^2 com comorbidades secundárias ao excesso de peso;
- Presença de uma ou mais complicações ou doenças que provavelmente melhoram com a perda de peso;
- Fracasso prévio em tratamento conservador com dieta e exercícios;
- Concordância em realizar tentativas de 2-4 semanas de fazer mudanças iniciais na dieta e nos exercícios antes de iniciar a farmacoterapia;
- Concordância em fazer tratamento contínuo composto por dieta, exercícios e modificação comportamental enquanto recebe a terapia farmacológica;
- Concordância em fazer acompanhamento periódico;
- As mulheres na pré-menopausa (que ainda podem engravidar) devem usar algum método contraceptivo;
- Considerar a realização de um exame de gravidez quando o tratamento é indicado se houver alguma possibilidade de sua ocorrência;

- Não existência de contraindicação de fármacos específicos utilizados na terapia farmacológica.

Perda de 10 a 15% do peso habitual é considerada uma boa resposta quando se utilizam modificações no estilo de vida e farmacoterapia, e perdas maiores que 15% são excelentes.

O tratamento cirúrgico é recomendado para pacientes excessivamente obesos, com complicações médicas, que possam melhorar com redução de peso mais rápida e eficaz, assumindo-se que todas as tentativas médicas prévias de emagrecimento tenham falhado (**Quadro 90.2**).

QUADRO 90.2 ▶ INDICAÇÕES PARA TRATAMENTO CIRÚRGICO DA OBESIDADE

- Pacientes com IMC ≥ 40 kg/m^2, mesmo na ausência de comorbidades relacionadas à obesidade
- Pacientes com IMC ≥ 35 kg/m^2 e uma ou mais complicações relacionadas à obesidade
- Pacientes com IMC entre 30-34,9 kg/m^2 com diabetes ou síndrome metabólica podem ser considerados

IMC, índice de massa corporal.

Independentemente do IMC, não há evidência suficiente para recomendar cirurgia bariátrica para controle exclusivo da glicemia, do perfil lipídico ou para redução de risco cardiovascular. Além disso, distúrbios psiquiátricos, abuso de drogas e álcool, doença cardíaca grave com risco anestésico proibitivo e incapacidade de seguir acompanhamento posterior são contraindicações ao procedimento.

A obesidade é uma doença crônica e deve ser assim encarada e tratada em longo prazo, independentemente da terapia escolhida e, sempre que possível, de forma multidisciplinar com vistas a uma melhor adesão.

REFERÊNCIAS ▶

Garvey WT, Mechanick JI, Brett EM, Garber AJ, Hurley DL, Jastreboff AM, et al. American Association of Clinical Endocrinologists and American College of Endocrinology comprehensive clinical practice guidelines for medical care of patients with obesity. Endocr Pract. 2016;22 Suppl 3:1-203.

Goldman L, Schaefer AI. Goldman-Cecil medicine. 25th ed. Philadelphia: Elsevier; 2015.

Kasper DL, Fauci AS, Hauser SL, Longo DL, Jameson JL. Harrison's principles of internal medicine. 19th ed. New York: McGraw-Hill; 2015.

Melmed S, Polonsky KS, Larsen PR, Kronenberg, H. Williams textbook of endocrinology. 13th ed. Philadelphia: Elsevier; c2016.

Perreault L. Obesity in adults: drug therapy. Waltham: UpToDate; 2018 [capturado em 15 abr. 2018]. Disponível em: https://www.uptodate.com/contents/obesity-in-adults-drug-therapy.

Perreault L. Obesity in adults: prevalence, screening, and evaluation. Waltham: UpToDate; 2017 [capturado em 4 out. 2017]. Disponível em: https://www.uptodate.com/contents/obesity-in-adults-prevalence-screening-and-evaluation.

Perreault L. Overweight and obesity in adults: health consequences. Waltham: UpToDate; 2018 [capturado em 15 abr. 2018]. Disponível em: https://www.uptodate.com/contents/overweight-and-obesity-in-adults-health-consequences.

CAPÍTULO 91
OBSTRUÇÃO NASAL

OTAVIO B. PILTCHER
CAMILA DEGEN MEOTTI
RAPHAELLA MIGLIAVACCA

CONCEITO E ASPECTOS EPIDEMIOLÓGICOS ▶ A **obstrução nasal** é o sintoma mais frequente na prática otorrinolaringológica. Múltiplos fatores podem estar envolvidos, incluindo etiologias estruturais, sistêmicas e até psicológicas. Estima-se que aproximadamente um terço da população em geral apresente algum grau de obstrução nasal.

CLASSIFICAÇÃO ▶ Não existem na literatura formas de classificação da obstrução nasal, uma vez que a percepção da passagem do fluxo aéreo através da cavidade nasal é uma sensação subjetiva e, portanto, difícil de quantificar e qualificar, o que dificulta uma padronização do problema.

CAUSAS ▶ Na maioria dos pacientes, a obstrução nasal é causada por **alterações nasossinusais primárias** (detalhadas a seguir). Entretanto, existem causas sistêmicas e extranasais que podem cursar com obstrução nasal, como metabólicas (acromegalia, gravidez, hipotireoidismo), autoimunes (síndrome de Sjögren, lúpus eritematoso sistêmico, policondrite recidivante, síndrome de Churg-Strauss e doenças granulomatosas, como Wegener e sarcoidose), fibrose cística, discinesias ciliares, síndrome da fadiga crônica, etc.

RINITES ▶ Rinite é a inflamação da mucosa de revestimento nasal, caracterizada pela presença de um ou mais dos seguintes sintomas: obstrução nasal, rinorreia, espirros, prurido e hiposmia.

As rinites são divididas didaticamente em alérgicas e não alérgicas:

- **Rinite alérgica:** ocorre quando essa inflamação é mediada por imunoglobulina E (IgE), após exposição a alérgenos. É a doença mais comum em adultos, e a doença crônica mais comum em crianças nos Estados Unidos;
- **Rinite vasomotora:** é um tipo de rinite não alérgica, sem eosinofilia nasal, na qual alterações autonômicas geram congestão nasal e rinorreia. Os sintomas são perenes e geralmente ocasionados por irritantes respiratórios e alterações de temperatura;
- **Rinite medicamentosa:** causada, na maioria das vezes, por uso abusivo de vasoconstritores nasais tópicos, que causam congestão nasal devido ao ingurgitamento dos capilares endoteliais por efeito-rebote. Outros

medicamentos podem apresentar congestão nasal como efeito adverso, incluindo contraceptivos orais, anti-hipertensivos, anti-inflamatórios não esteroides (AINEs), ciclosporina e fármacos para disfunção erétil;
- **Outras:** rinites hormonais, rinite do idoso, rinite gestacional, rinite ocupacional, rinites infeciosas.

HIPERTROFIA DE TONSILAS FARÍNGEAS (COM OU SEM HIPERTROFIA DE TONSILAS PALATINAS) ▶

As tonsilas faríngeas e as tonsilas palatinas (ou adenoides e amígdalas palatinas, respectivamente) estão em constante atividade imunológica na apresentação de antígenos, especialmente na infância, podendo levar à hipertrofia reacional de seus tecidos. Respiração predominantemente bucal, ronco noturno, hábito de babar e sono agitado, com ou sem apneias, são os sintomas clássicos.

O diagnóstico da hipertrofia de tonsilas faríngeas pode ser feito por meio de nasofibroscopia, que permite visão direta e dinâmica do tecido na parede posterossuperior da rinofaringe, ou de radiografia de nasofaringe. A hipertrofia de tonsilas palatinas é evidenciada por meio de oroscopia.

ALTERAÇÕES ESTRUTURAIS DO NARIZ ▶

Função e formato do nariz são conceitos estreitamente ligados, sendo essencial uma boa estruturação tanto dos componentes internos (septo nasal, cornetos inferiores) quanto dos componentes externos (cartilagens alares menores e maiores, ossos próprios nasais) para a adequada respiração nasal. Assim, a alteração de uma ou mais dessas estruturas pode ocasionar obstrução nasal.

Desvios septais ▶ O septo nasal é uma estrutura óssea e cartilaginosa posicionada na linha média nasal e responsável pela estruturação central do nariz. Deformidades septais podem ser congênitas ou traumáticas. Dependendo da localização e do grau do desvio, há maior repercussão no fluxo de ar pelo nariz. Desvios caudais (especialmente em área de válvula interna, como será explicado a seguir) costumam gerar mais obstrução nasal, além de eventuais defeitos na posição e na simetria da ponta nasal (**Figura 91.1**).

É importante salientar que desvios septais são muito prevalentes, mesmo em indivíduos sem qualquer queixa nasal. Portanto, é imprescindível uma avaliação clínica adequada para conhecer o real impacto desse desvio sobre a permeabilidade nasal.

Insuficiências primárias ou secundárias de válvula nasal ▶ A região da válvula nasal interna corresponde à região de maior resistência e estreitamento da via aérea superior. Assim, pequenas alterações nessa região podem gerar grandes repercussões na respiração. Elas podem ser primárias (congênitas ou adquiridas) ou secundárias (como rinoplastia prévia com ressecção excessiva de cartilagens laterais da pirâmide nasal ou traumas).

Hipertrofia das conchas nasais ▶ A hipertrofia das conchas nasais inferiores é comumente acompanhada por obstrução nasal crônica. A mucosa da concha inferior pode tornar-se ingurgitada e hipertrófica devido à rinite alérgica ou não alérgica (rinite vasomotora, p. ex.), a infecções

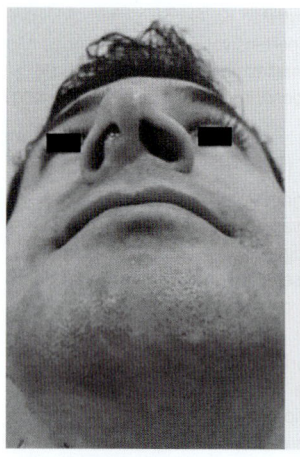

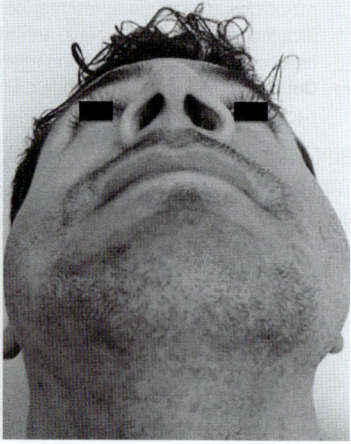

FIGURA 91.1 ▶ ASPECTOS PRÉ-OPERATÓRIO E PÓS-OPERATÓRIO DE DESVIO SEPTAL CAUDAL, DETERMINANDO ALTERAÇÃO EM FORMATO E FUNÇÃO DO NARIZ.
Crédito da foto: Raphaella Migliavacca.

agudas ou crônicas do trato respiratório superior, a influências hormonais, ao crescimento compensatório decorrente de desvios septais, a choros e a outras causas.

RINOSSINUSITE CRÔNICA E POLIPOSE NASOSSINUSAL ▶ Rinossinusite crônica (RSC) é uma das doenças crônicas mais prevalentes, sendo causa importante de piora na qualidade de vida. O papel da inflamação na fisiopatogênese da RSC é central, sendo mais prevalente em pacientes asmáticos, com hipersensibilidade ao ácido acetilsalicílico e com doenças respiratórias crônicas, como fibrose cística. Quando a RSC se associa à polipose, obstrução e congestão nasal bilateral costumam ser ainda mais exuberantes. Anosmia e hiposmia são sintomas comuns nessas condições por bloqueio e inflamação nas regiões do epitélio olfatório.

PÓLIPO ANTROCOANAL ▶ Diagnóstico diferencial na obstrução nasal unilateral, costuma acometer crianças e adultos jovens. Resulta do crescimento de um pólipo do antro do seio maxilar que se estende além do seu óstio em direção à coana, causando obliteração da fossa nasal acometida.

TUMORES NASOSSINUSAIS ▶ Os tumores nasossinusais são importantes no diagnóstico diferencial da obstrução nasal, principalmente nos casos de queixa unilateral, associada à epistaxe, à dor persistente ou a alterações de pares cranianos, especialmente hipoestesia em face (nervo trigêmeo [V2]), perda visual (nervo óptico [II]) e alterações da mobilidade ocular (nervos oculomotor [III], troclear [IV] e abducente [VI]). Há uma diversidade histológica no nariz e nos seios paranasais; assim, vários subtipos de tumores podem acometer essas regiões.

CORPO ESTRANHO ▶ Obstrução nasal unilateral e rinorreia fétida persistente são os principais achados em pacientes com corpo estranho em cavidade nasal. Esse diagnóstico diferencial é extremamente importante na população pediátrica.

CARACTERÍSTICAS DOS PACIENTES COM OBSTRUÇÃO NASAL ▶

A obstrução nasal frequentemente leva a sintomas extranasais, como cefaleia, fadiga, sonolência e distúrbio do sono, levando ao declínio em escores de qualidade de vida. A morbidade da rinite alérgica em adolescentes, adultos e pessoas de meia-idade leva à queda do desempenho na escola e no trabalho, resultando não apenas em perdas econômicas com saúde, mas também em abrangentes perdas socioeconômicas.

Além disso, sabe-se que indivíduos que apresentam obstrução nasal e consequente respiração oral de suplência na fase de crescimento facial apresentam maior prevalência de alterações craniofaciais e de oclusão dentária, como face alongada, palato ogival, atresia maxilar, protrusão da arcada superior e retrusão da arcada inferior, lábios hipotônicos e entreabertos, além de lábio superior curto.

DIAGNÓSTICO E AVALIAÇÃO ▶

Os diagnósticos de obstrução nasal são esclarecidos em grande parte no consultório, por meio da história clínica e do exame físico.

ANAMNESE ▶ Na anamnese, são de grande relevância dados como idade, início do problema, se a obstrução é fixa ou intermitente, unilateral ou bilateral, se há fatores sazonais ou outros desencadeantes, uso de medicamentos, trauma nasal ou facial, cirurgias prévias, história conhecida de alterações craniofaciais e presença de sintomas associados (coriza, espirros, prurido, sangramento, dor ou alteração do olfato).

EXAME FÍSICO ▶ O exame físico inicia por ectoscopia e inspeção do nariz. É importante observar desvios da linha média, rotação da ponta e estreitamentos ou pinçamentos na região da válvula nasal com o paciente em repouso e à inspiração, para uma análise dinâmica. A palpação do nariz auxilia na avaliação de sustentação da pirâmide nasal, especialmente da ponta, além de busca de sinais inflamatórios externos e tumorações. Na sequência, inicia-se a rinoscopia anterior com a simples elevação da ponta nasal com uma fonte de luz adequada (até mesmo a luz de um otoscópio) para uma avaliação das estruturas mais anteriores do nariz, como narinas, parte do septo e cabeça de cornetos inferiores. A colocação do espéculo nasal complementa o exame físico inicial para uma visualização mais detalhada da anatomia nasal.

EXAMES COMPLEMENTARES ▶ A videoendoscopia, seja com a utilização de endoscópios rígidos ou flexíveis (chamado nasofibrolaringoscópio, com possibilidade de exame do vestíbulo nasal até a região laríngea), é de extrema valia para o diagnóstico especializado de distúrbios nasais e sinusais.

O espelho de Glatzel com semicírculos para mensurar o halo de embaçamento do fluxo de ar de ambas as narinas pode ser utilizado de forma demonstrativa para o paciente e o acompanhante.

Exames de imagem – como radiografia, tomografia computadorizada (TC) e ressonância magnética (RM) – podem entrar no arsenal diagnóstico, dependendo da suspeita. O primeiro (cada vez mais em desuso pelo alto índice de falsos-positivos e falsos-negativos) não é aconselhado na busca de obstrução nasal ou no diagnóstico de processos agudos, sendo útil apenas a radiografia de nasofaringe na suspeita de hipertrofia adenoidiana (comparável ao exame com nasofibrolaringoscópio). A TC é reservada para suspeita de complicações relacionadas a rinossinusites, bem como para planejamento cirúrgico, suspeita de tumores e alterações anatômicas específicas. A RM pode complementar a avaliação de processos neoplásicos, sempre após um exame endoscópico suspeito.

A resistência do fluxo nasal em si pode ser medida por diferentes métodos: rinomanometria, rinometria acústica e *peak flow* nasal. Entretanto, o resultado desses exames não necessariamente se correlaciona com a percepção de obstrução nasal, tornando-os métodos de baixa validade na prática clínica.

TRATAMENTO ▶

Baseia-se no diagnóstico. Estima-se que até 25% dos pacientes com obstrução nasal sejam elegíveis para procedimentos cirúrgicos como parte do tratamento. Ou seja, a maioria será tratada clinicamente, sendo importantes as noções gerais sobre o manejo da obstrução nasal também para o não especialista.

Higiene nasal com soluções salinas pode ser preconizada para todo paciente com rinites e rinossinusites. É uma medida de baixo custo, sem efeitos colaterais, que auxilia na limpeza do muco nasal, das secreções mais espessas, dos restos celulares e das crostas. Na **Figura 91.2**, foram incluídas as principais medidas terapêuticas da rinite alérgica, de acordo com a frequência e a gravidade dos sintomas.

Nas rinites medicamentosas, especialmente por uso de descongestionantes nasais, deve-se suspender seu uso ou diluir gradativamente o medicamento com soro fisiológico na primeira semana de desmame. Pode-se lançar mão de corticosteroides tópicos e orais ou mesmo descongestionantes orais para aceleração desse processo.

Hipertrofia de tonsilas faríngeas (com ou sem hipertrofia de tonsilas palatinas) requer avaliação de especialista, sendo muito frequente a necessidade de intervenções multidisciplinares. Se os sintomas comprometerem saúde, sono e qualidade de vida, o tratamento cirúrgico será indicado (adenoidectomia ou adenoamigdalectomia; a última quando associada à remoção das tonsilas palatinas devido à hipertrofia).

A septoplastia e a redução cirúrgica do corneto inferior estão entre as cirurgias mais frequentemente realizadas pelos otorrinolaringologistas para tratamento da obstrução nasal.

O tratamento da rinossinusite crônica com ou sem polipose costuma ser clinicocirúrgico. Como o papel da inflamação é muito mais relevante que

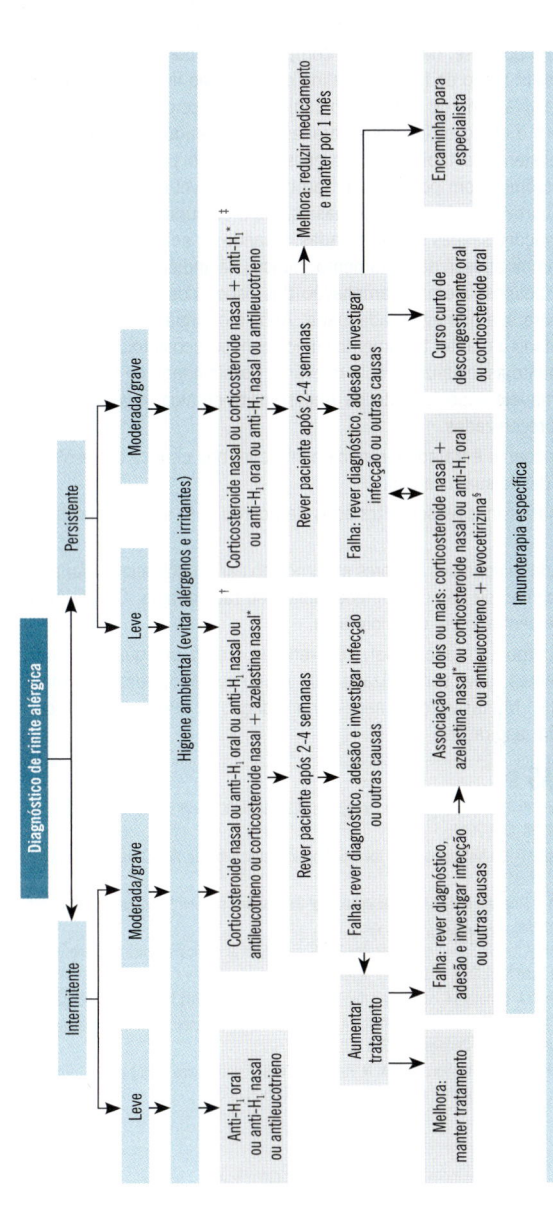

FIGURA 91.2 ▶ PRINCIPAIS MEDIDAS TERAPÊUTICAS DA RINITE ALÉRGICA, DE ACORDO COM A FREQUÊNCIA E A GRAVIDADE DOS SINTOMAS.

*Acima de 6 anos. †Sem ordem de preferência. ‡Em ordem de preferência. §Acima de 18 anos. anti-H₁, anti-histamínico H₁.

Fonte: Adaptada de IV Consenso Brasileiro sobre Rinites 2017.

Diagnóstico de rinite alérgica

- Intermitente
  - Leve: Anti-H₁ oral ou anti-H₁ nasal ou antileucotrieno
    - Melhora: manter tratamento
    - Aumentar tratamento → Falha: rever diagnóstico, adesão e investigar infecção ou outras causas
  - Moderada/grave

- Persistente
  - Leve
  - Moderada/grave

Higiene ambiental (evitar alérgenos e irritantes)

Corticosteroide nasal ou anti-H₁ oral ou anti-H₁ nasal ou antileucotrieno ou corticosteroide nasal + azelastina nasal*

Rever paciente após 2-4 semanas

Falha: rever diagnóstico, adesão e investigar infecção ou outras causas

Associação de dois ou mais: corticosteroide nasal + azelastina nasal* ou corticosteroide nasal ou anti-H₁ oral ou antileucotrieno + levocetirizina§

Imunoterapia específica

Corticosteroide nasal ou corticosteroide nasal + anti-H₁* ou anti-H₁ oral ou anti-H₁ nasal ou antileucotrieno ‡

Rever paciente após 2-4 semanas

- Melhora: reduzir medicamento e manter por 1 mês
- Falha: rever diagnóstico, adesão e investigar infecção ou outras causas
  - Curso curto de descongestionante oral ou corticosteroide oral
  - Encaminhar para especialista

Medicamento de resgate: anti-H₁ oral ou anti-H₁ com descongestionante ou corticosteroide oral

OBSTRUÇÃO NASAL

o papel da infecção na fisiopatogênese da rinossinusite crônica, o uso de antibióticos é preconizado apenas se houver infecção agudizada vigente. Na doença sem polipose, há benefício comprovado de corticosteroides tópicos nasais, assim como de irrigação salina com solução fisiológica isotônica ou hipertônica. Na falha de tratamento clínico, indica-se cirurgia para abertura, drenagem e aeração dos seios paranasais acometidos, com manutenção de corticosteroides tópicos e irrigações salinas no pós-operatório. Na rinossinusite crônica com polipose, há também alto nível de evidência para indicação de corticosteroides tópicos nasais, além de curso de corticosteroides orais. Irrigações salinas são associadas. Quando o paciente persiste com sinais e sintomas apesar do tratamento clínico, há indicação de remoção cirúrgica dos pólipos, além de ampliação dos óstios dos seios paranasais acometidos para sua drenagem adequada. Após a cirurgia, o paciente deve ser bem orientado a manter tratamento clínico com corticosteroides tópicos e acompanhamento especializado pela relevante possibilidade de recidiva dos pólipos. No manejo especializado da rinossinusite crônica, diversas outras terapias são preconizadas.

O pólipo antrocoanal é tratado cirurgicamente com boa chance de resolução se ressecado desde sua inserção.

Os tumores nasossinusais serão tratados de acordo com seu subtipo histológico.

O tratamento da maioria dos tumores malignos do nariz e dos seios paranasais é cirúrgico, seguido ou não de quimioterapia e/ou radioterapia. O tratamento dos linfomas é centrado em quimioterapia.

No caso de corpo estranho nasal, sua retirada, como em qualquer outra parte da via aérea, deve ser realizada com muito cuidado, utilizando materiais adequados. Muitas vezes, é necessária sedação ou anestesia geral, com intuito de evitar aspiração.

REFERÊNCIAS ▶

Associação Brasileira de Otorrinolaringologia e Cirurgia Cervico-Facial. IV consenso brasileiro sobre rinites: 2017. São Paulo: ABORL-CCF; 2017.

Berger G, Gass S, Ophir D. The histopathology of the hypertrophic inferior turbinate. Arch Otolaryngol Head Neck Surg. 2006;132(6):588-94.

Fettman N, Sanford T, Sindwani R. Surgical management of the deviated septum: techniques in septoplasty. Otolaryngol Clin North Am. 2009;42(2):241-52, viii.

Seidman MD, Gurgel RK, Lin SY, Schwartz SR, Baroody FM, Bonner JR, et al. Clinical practice guideline: allergic rhinitis. Otolaryngol Head Neck Surg. 2015;152(1 Suppl):S1-43.

Settipane RA, Kaliner MA. Chapter 14: nonallergic rhinitis. Am J Rhinol Allergy. 2013;27 Suppl 1:S48-51.

Tan B, Chandra R. Inferior turbinoplasty procedure. In: Kountakis SE, editor. Encyclopedia of otolaryngology, head and neck surgery. Augusta: Springer; 2013. p. 1327-30.

Udaka T, Suzuki H, Kitamura T, Shiomori T, Hiraki N, Fujimura T, et al. Relationships among nasal obstruction, daytime sleepiness, and quality of life. Laryngoscope. 2006;116(12):2129-32.

CAPÍTULO 92
OLHO SECO

GREGORY SARAIVA MEDEIROS
SERGIO HENRIQUE PREZZI
ILÓITE M. SCHEIBEL

CONCEITO ▶ Olho seco é um distúrbio multifatorial da superfície ocular caracterizado pela perda da homeostasia do filme lacrimal, acompanhada de sintomas visuais, conforme o 2º consenso internacional da Tear Film & Ocular Surface Society (TFOS) (2017).

ASPECTOS EPIDEMIOLÓGICOS ▶ A prevalência é de 5 a 34% da população. Predomina no sexo feminino e aumenta com o envelhecimento (em ambos os sexos). É mais comum em países de clima árido e altitudes elevadas.

CLASSIFICAÇÃO E MECANISMOS FISIOPATOLÓGICOS ▶ O filme lacrimal é composto por três camadas: lipídica (mais externa, previne a evaporação da água), aquosa (nutre a córnea e protege de corpos estranhos) e mucoide (umidifica a córnea). Há dois mecanismos fisiopatológicos básicos que caracterizam a síndrome clínica do olho seco:

1. **Aumento da evaporação da lágrima (estados evaporativos):** é o mecanismo mais comum. A produção de lágrima está mantida, mas fatores intrínsecos e/ou extrínsecos promovem a rápida eliminação do líquido. É responsável por mais de 80% dos casos de olho seco;
2. **Redução da produção de lágrimas (insuficiência aquosa) pelas glândulas lacrimais:** em geral, inclui doenças locais ou sistêmicas com envolvimento ocular e pode, ainda, ser subclassificada em estados associados ou não à síndrome de Sjögren. No caso de associação com síndrome de Sjögren, o olho seco pode ser provocado pelo envolvimento ocular da própria doença ou por doenças correlatas, como artrite reumatoide ou lúpus eritematoso sistêmico.

A **Figura 92.1** estabelece os mecanismos e as causas relacionadas ao olho seco.

FIGURA 92.1 ▶ MECANISMOS E CAUSAS RELACIONADAS AO OLHO SECO.

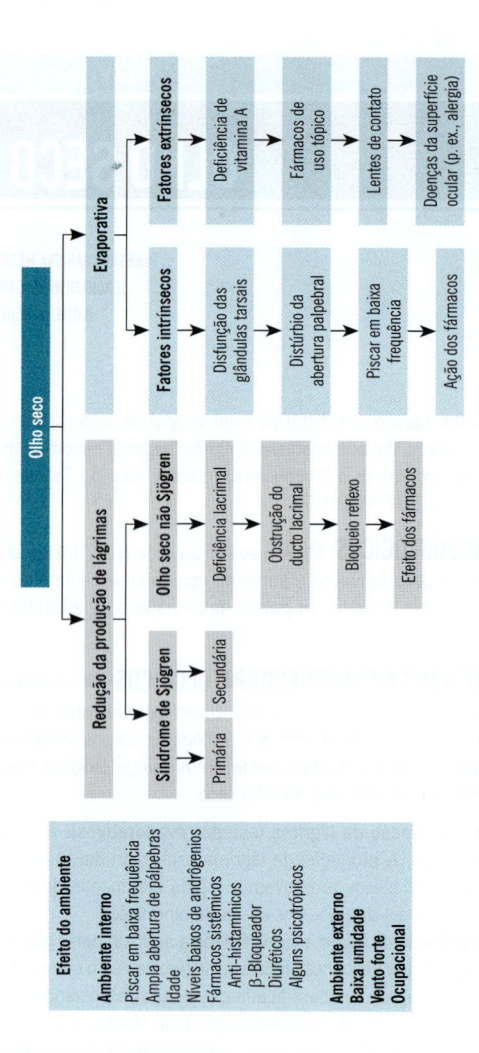

Fonte: Adaptada de The definition and classification of dry eye disease: report of the Definition and Classification Subcommittee of the International Dry Eye WorkShop (2007).

```
Olho seco
├── Redução da produção de lágrimas
│   ├── Síndrome de Sjögren
│   │   ├── Primária
│   │   └── Secundária
│   └── Olho seco não Sjögren
│       ├── Deficiência lacrimal
│       ├── Obstrução do ducto lacrimal
│       ├── Bloqueio reflexo
│       └── Efeito dos fármacos
└── Evaporativa
    ├── Fatores intrínsecos
    │   ├── Disfunção das glândulas tarsais
    │   ├── Distúrbio da abertura palpebral
    │   ├── Piscar em baixa frequência
    │   └── Ação dos fármacos
    └── Fatores extrínsecos
        ├── Deficiência de vitamina A
        ├── Fármacos de uso tópico
        ├── Lentes de contato
        └── Doenças da superfície ocular (p. ex., alergia)
```

Efeito do ambiente

Ambiente interno
Piscar em baixa frequência
Ampla abertura de pálpebras
Idade
Níveis baixos de andrógenios
Fármacos sistêmicos
  Anti-histamínicos
  β-Bloqueador
  Diuréticos
  Alguns psicotrópicos

Ambiente externo
Baixa umidade
Vento forte
Ocupacional

CAUSAS ▶ O **Quadro 92.1** apresenta as causas de olho seco.

MANIFESTAÇÕES CLÍNICAS ▶ A síndrome do olho seco costuma manifestar-se com os seguintes sinais e sintomas:

- Queimação, prurido ou opressão ocular;
- Sensação de corpo estranho ou peso palpebral;
- Dor ocular;

QUADRO 92.1 ▶ CAUSAS DE OLHO SECO

- **Anatômicas:** agenesia da glândula lacrimal, disfunção das glândulas tarsais, estenose/obstrução do canal lacrimal
- **Ambientais:** tabagismo, fumaça, queimaduras químicas ou térmicas, exposição a telas de vídeo (síndrome da visão do computador), lentes de contato (uso prolongado)
- **Cirúrgicas:** cirurgias refrativas (o olho seco costuma perdurar por 3-4 meses após), cirurgias plásticas como blefaroplastia
- **Infecciosas:** herpes-vírus (principalmente), HCV, HIV
- **Infiltrativas:** amiloidose, linfoma, sarcoidose
- **Medicamentosas:** estrogênios, β-bloqueadores, anti-histamínicos, diuréticos, antidepressivos, antiparkinsonianos, retinoides
- **Metabólicas:** distúrbios da tireoide, deficiência de vitamina A, insuficiência androgênica, diabetes melito, gestação
- **Neurológica:** disautonomia familiar (síndrome de Riley-Day)
- **Reumatológicas:** síndrome de Sjögren primária (síndrome do olho seco com xerostomia) ou secundária (associada a doenças do tecido conectivo – artrite reumatoide, lúpus eritematoso sistêmico, esclerose sistêmica)

HCV, vírus da hepatite C (do inglês *hepatitis C virus*); HIV, vírus da imunodeficiência humana (do inglês *human immunodeficiency virus*).

- Irritação e lacrimejamento (epífora);
- Fotofobia;
- Visão borrada.

Os sintomas costumam piorar durante leitura, condução de veículos e uso de computador. Com a evolução, podem surgir deterioração visual secundária à dessecação e à queratinização da superfície ocular ou formação de cicatrizes e úlceras.

A gravidade dos sintomas pode ser definida de acordo com o escore desenvolvido pelo Subcommittee of the International Dry Eye Workshop, conforme **Tabela 92.1**.

DIAGNÓSTICO E AVALIAÇÃO ▶
A **história** detalhada deverá elucidar a presença de doenças sistêmicas como síndrome de Sjögren (dor articular, boca seca, *rash* cutâneo), exposições ambientais ou uso de medicações. O **exame físico** ocular pode ser feito, inicialmente, em ambiente de atenção primária e deve atentar para a acuidade visual, o processo de piscar (mecânica e frequência), o fechamento incompleto das pálpebras ou a presença de irritação ou lesões puntiformes na conjuntiva e na pálpebra.

Uma consulta especializada oftalmológica poderá ser necessária para realização de testes adicionais, como:

- **Avaliação do filme lacrimal (lâmpada de fenda):** analisa presença, tamanho e espessura do menisco lacrimal na margem inferior da pálpebra;

TABELA 92.1 ▶ ESCORE DE GRAVIDADE DE OLHO SECO

PARÂMETROS \ GRAVIDADE	1	2	3	4
Desconforto, gravidade e frequência	Leve e/ou episódico; ocorre sob estresse ambiental	Episódico moderado ou crônico; com ou sem estresse	Grave frequente ou constante; sem estresse	Grave e/ou incapacitante e constante
Sintomas visuais	Ausentes ou episódicos leves	Incomodam ou limitam atividades; episódicos	Incomodam, limitam atividades constante e/ou cronicamente	Constante e/ou possivelmente incapacitante
Injeção conjuntival	Ausente ou leve	Ausente ou leve	+/−	+/++
Coloração conjuntival	Ausente ou leve	Variável	Moderada a acentuada	Acentuada
Coloração corneal	Ausente ou leve	Variável	Acentuada central	Erosões punctatas graves
Sinais em córnea e lágrima	Ausentes ou leves	*Debris* leves, ↓ menisco	Ceratite filamentar, adesão de muco, ↑ *debris* lacrimais	Ceratite filamentar, adesão de muco, ↑ *debris* lacrimais, ulceração
Pálpebras/glândulas tarsais	Disfunção de glândulas tarsais variavelmente presente	Disfunção de glândulas tarsais variavelmente presente	Frequente	Triquíase, queratinização, simbléfaro
TRFL	Variável	≤ 10	≤ 5	Imediato
Schirmer (mm/5 min)	Variável	≤ 10	≤ 5	≤ 2

TRFL, tempo de ruptura do filme lacrimal.
Fonte: Adaptada de The definition and classification of dry eye disease: report of the Definition and Classification Subcommittee of the International Dry Eye WorkShop (2007).

- **Teste do tempo de ruptura do filme lacrimal:** é realizado após a instilação de gotas de fluoresceína. Valores abaixo de 10 segundos são patológicos;
- **Teste de Schirmer:** dimensiona a quantidade de lágrima produzida por meio de um filtro de papel calibrado colocado junto ao globo ocular após uso de anestésico tópico;
- **Teste da osmolaridade lacrimal;**
- **Teste da coloração rosa bengala.**

DIAGNÓSTICO DIFERENCIAL ▶ O diagnóstico diferencial ocular pode ser feito com atopia, conjuntivite, trauma, úlcera, ceratopatias ou astenopia.

Outros diagnósticos podem ser rosácea, oftalmopatia tireoidiana ou fatores psicológicos.

TRATAMENTO ▶ As estratégias de tratamento, de maneira geral, estão embasadas em medidas de controle ambiental e uso de lágrimas artificiais:

- **Medidas de controle ambiental:** uso de umidificadores, evitar exposição à fumaça, piscar frequentemente durante tarefas como leitura ou uso do computador;
- **Lágrimas artificiais (consideradas tratamento de primeira linha):** a dose recomendada é de 1 gota em ambos os olhos 4 × ao dia.

CONSIDERAÇÕES FINAIS ▶ A síndrome do olho seco é frequente e relevante. É importante destacar que o tratamento, quando indicado, pode evitar distúrbios visuais permanentes. A queixa de olho seco pode ser a pista inicial para o diagnóstico de condições clínicas mais graves e multissistêmicas, como as colagenoses. Sempre deve ser encaminhado ao oftalmologista se a etiologia não estiver clara, se o paciente não obtiver alívio sintomático com lágrima artificial e medidas de controle ambiental ou se houver perda visual associada.

REFERÊNCIAS ▶

Craig JP, Nichols KK, Akpek EK, Caffery B, Dua HS, Joo CK, et al. TFOS DEWS II Definition and Classification Report. Ocul Surf. 2017;15(3):276-283.

The definition and classification of dry eye disease: report of the Definition and Classification Subcommittee of the International Dry Eye WorkShop (2007). Ocul Surf. 2007;5(2):75-92.

LEITURAS RECOMENDADAS ▶

Baudouin C, Aragona P, Van Setten G, Rolando M, Irkeç M, Benítez del Castillo J, et al. Diagnosing the severity of dry eye: a clear and practical algorithm. Br J Ophthalmol. 2014;98(9):1168-76.

Downie LE, Keller PR. A pragmatic approach to the management of dry eye disease: evidence into practice. Optom Vis Sci. 2015;92(9):957-66.

Fonseca EC, Arruda GV, Rocha EM. Olho seco: etiopatogenia e tratamento. Arq Bras Oftalmol. 2010;73(2):197-203.

Foulks G. Treatment of dry eye by the non-ophtalmologist. Rheum Dis Clin N Am. 2008;34(4):987-1000.

Messmer EM. The pathophysiology, diagnosis, and treatment of dry eye disease. Dtsch Arztebl Int. 2015;112(5):71-81; quiz 82.

Thulasi P, Djalilian AR. Update in current diagnostics and therapeutics of dry eye disease. Ophthalmology. 2017;124(11S):S27-S33.

Yao W, Davidson RS, Durairaj VD, Gelston CD. Dry eye syndrome: an update in office management. Am J Med. 2011;124(11):1016-18.

CAPÍTULO 93

OLHO VERMELHO

MARIANA COSTA HOFFMEISTER
ANA LAURA FISCHER KUNZLER
DIANE RUSCHEL MARINHO
HEITOR TOMÉ DA ROSA FILHO

CONCEITO ▶ **Olho vermelho** é a queixa ocular mais comum em emergência. Representa inflamação ocular, que pode ser causada por diversas condições (**Tabela 93.1**), sendo manifestação tanto de doença oftalmológica quanto sistêmica.

O quadro geralmente é benigno, mas, em alguns casos, há necessidade de avaliação de urgência com oftalmologista.

ASPECTOS EPIDEMIOLÓGICOS ▶ Olho vermelho corresponde a 15% das consultas com oftalmologistas. Conjuntivite é a causa mais comum de olho vermelho.

AVALIAÇÃO DO PACIENTE ▶ Inicia com **anamnese**, questionando duração dos sintomas, lateralidade, alteração na visão, dor, sensação de corpo estranho, fotofobia, secreção ocular, uso de lentes de contato e história de trauma. Em relação ao **exame físico**, a medida da acuidade visual e os achados no exame ocular com lanterna são cruciais na determinação da necessidade de referenciar o paciente. A observação geral do paciente pode fornecer dados para evidenciar se o problema provavelmente é benigno e tratável inicialmente pelo clínico de atenção primária ou se requer encaminhamento.

As doenças da conjuntiva não costumam causar sensação de corpo estranho ou fotofobia. O paciente estará sentado na sala de exame com os dois olhos abertos, não afetado pela iluminação ambiental. O paciente com conjuntivite viral ou alérgica pode apresentar sinais de rinorreia, linfadenopatia ou outros sintomas do trato respiratório superior.

Em comparação, o paciente com lesões de córnea, irite ou glaucoma com ângulo fechado provavelmente terá sinais objetivos, como baixa visão, dor e fotofobia, que indicam a natureza mais grave do problema. Essas condições exigem consulta oftalmológica.

CAUSAS, QUADRO CLÍNICO, DIAGNÓSTICO E TRATAMENTO ▶

CONJUNTIVITE ▶ É a causa mais comum de olho vermelho. Pode ser alérgica, viral ou bacteriana. Caracteriza-se por dilatação dos vasos superficiais da conjuntiva. Não há alteração de acuidade visual nem dor. A conjunti-

TABELA 93.1 ▶ PRINCIPAIS CAUSAS DE OLHO VERMELHO

	CAUSAS	PADRÃO DA VERMELHIDÃO	ACUIDADE VISUAL	DOR	FOTOFOBIA	TIPO DE SECREÇÃO
Conjuntivite	Viral, bacteriana, alérgica	Difusa, máxima na periferia	Não afetada	Ausente a leve	Presente	Aquosa nas conjuntivites viral e alérgica; mucopurulenta na conjuntivite bacteriana
Hemorragia subconjuntival	Trauma, doenças hemorrágicas, HAS	Localizada, coleção sobre a esclera	Não afetada	Ausente a leve	Ausente	Ausente
Episclerite	Idiopática	Localizada, vasodilatação na episclera	Não afetada	Ausente a leve	Ausente	Ausente
Esclerite	Doenças autoimunes, infecções sistêmicas	Localizada ou difusa	Reduzida	Intensa	Presente	Aquosa
Pterígio	Luz ultravioleta, clima seco	Difusa, intermitente	Não afetada a reduzida	Sensação de corpo estranho	Ausente	Ausente
Erosão da córnea	Lesão direta por corpo estranho, lentes de contato	Difusa	Reduzida	Intensa, ao piscar	Presente	Aquosa a mucopurulenta
Ceratite	Bacteriana, viral, fúngica, parasitária	Difusa	Reduzida	Intensa	Presente	Ausente a mucopurulenta

(Continua)

TABELA 93.1 ▶ PRINCIPAIS CAUSAS DE OLHO VERMELHO (Continuação)

	CAUSAS	PADRÃO DA VERMELHIDÃO	ACUIDADE VISUAL	DOR	FOTOFOBIA	TIPO DE SECREÇÃO
Hifema	Trauma contuso, doenças hemorrágicas	Localizada, coleção na câmara anterior	Não afetada a reduzida	Ausente	Ausente	Ausente
Glaucoma de ângulo fechado	Obstrução da drenagem do humor aquoso, com aumento da PIO	Difusa	Redução importante	Intensa; profunda, globo ocular firme	Presente	Ausente
Blefarite	*Staphylococcus*, rosácea	Difusa	Não afetada	Leve a moderada, na borda palpebral	Ausente	Ausente
Canaliculite	*Actinomyces israelii*	Localizada, no canto medial	Não afetada	Ausente	Ausente	Aquosa
Dacriocistite	*Staphylococcus*	Localizada, no canto medial	Não afetada	Localizada	Ausente	Mucopurulenta

HAS, hipertensão arterial sistêmica; PIO, pressão intraocular.
Fonte: Adaptada de Cronau, Kankanala, Mauger, 2010.

vite viral, principalmente a causada por adenovírus, é altamente contagiosa, costuma ser sazonal e apresenta-se com secreção aquosa, edema palpebral, adenopatia pré-auricular e infecção do trato respiratório superior. A conjuntivite bacteriana associa-se com secreção mucopurulenta e pálpebras grudadas ao acordar, enquanto a conjuntivite alérgica tem o prurido como característica principal. As conjuntivites costumam ser autolimitadas e ter bom prognóstico.

O diagnóstico é essencialmente clínico, feito com base no quadro clínico.

Nos casos virais, é essencial evitar atividades coletivas (escola, trabalho), assim como realizar medidas de higiene (lavagem das mãos, limpeza ocular, compressas frias) para diminuir o contágio da doença. Compressas frias, bem como anti-histamínicos tópicos, podem amenizar o prurido e o edema palpebral na conjuntivite alérgica. Lágrimas artificiais são indicadas para aliviar a sensação de corpo estranho e o desconforto. Antibioticoterapia tópica é o tratamento nos casos bacterianos e profilaxia nos casos virais e alérgicos. O paciente deve ser encaminhado ao oftalmologista quando não responde ao tratamento e nos casos crônicos ou recorrentes.

HEMORRAGIA SUBCONJUNTIVAL ▶ Também chamada de hiposfagma, refere-se à coleção hemorrágica na região subconjuntival, causada pela ruptura de pequenos vasos com extravasamento para o espaço virtual entre a esclera e a conjuntiva.

Pode decorrer de causas traumáticas ou não traumáticas. No primeiro caso, geralmente resulta de trauma direto (contusão, coçadura) ou de cirurgias prévias. Causas não traumáticas incluem manobra de Valsalva (tosse ou espirro de forte intensidade), medicamentos (ácido acetilsalicílico ou anticoagulantes), doença hemorrágica subjacente e doenças sistêmicas, como diabetes melito ou hipertensão arterial sistêmica.

Em geral, o paciente é assintomático, apresentando vermelhidão ocular, com coleção hemorrágica bem-delimitada em região subconjuntival. Essa hemorragia não provoca redução de acuidade visual e não se associa a sinais inflamatórios ou infecciosos.

O diagnóstico é feito com base no quadro clínico, com vermelhidão ocular com nítida delimitação, sem alteração de acuidade visual, fotofobia ou sensação de corpo estranho.

Não é necessário tratamento específico. Colírios lubrificantes e compressas podem ser prescritos, mas não são obrigatórios. No primeiro episódio, recomenda-se orientar o paciente quanto à reabsorção espontânea em cerca de 1 a 2 semanas. Se houver recorrência dos episódios, avaliar necessidade de investigação de distúrbios da coagulação.

EPISCLERITE ▶ É a inflamação em área localizada nas camadas superficiais da esclera (tecido conectivo entre a esclera e a conjuntiva). A visão não é afetada, e pode ocorrer sensibilidade leve na área de vermelhidão. Normalmente é autolimitada. O tratamento envolve uso de lágrimas artificiais. O paciente deve ser encaminhado ao oftalmologista caso ocorram recorrências, o diagnóstico não esteja claro ou haja piora dos sintomas.

ESCLERITE ▶ Consiste na inflamação das camadas mais profundas da esclera, quase sempre dolorosa. É associada a doenças sistêmicas autoimunes em até 50% dos casos e é mais comum em mulheres. O paciente pode apresentar diminuição da acuidade visual, dor no globo ocular, fotofobia e lacrimejamento. A hiperemia da esclera pode ser localizada ou difusa. A esclerite é indicação de encaminhamento imediato ao oftalmologista.

PTERÍGIO ▶ Consiste no tecido conjuntival fibrovascular benigno que se estende do ângulo nasal do olho em direção à córnea, em formato triangular. Pode invadir a córnea (pterígio) ou manter-se na conjuntiva (pinguécula).

Pode ser causado por exposição prolongada à luz ultravioleta, clima seco e ambiente empoeirado.

Em geral, é assintomático quando pequeno, podendo haver queixas referentes à estética. Quando maior, é geralmente sintomático, manifestando-se com olho vermelho e sensação de corpo estranho. Em alguns casos, pode invadir o eixo visual, com redução da acuidade visual, bem como provocar astigmatismo.

O diagnóstico é feito com base no quadro clínico clássico de crescimento conjuntival em formato de cunha que se estende sobre a córnea, geralmente no quadrante nasal. É importante distinguir pterígio de outras condições, particularmente lesões neoplásicas.

Os pacientes com pterígio de tamanho pequeno podem ser tratados de acordo com os sintomas, com uso de lubrificantes oculares. Pacientes com lesões maiores, muito desconforto, baixa da acuidade visual ou restrição à mobilidade ocular normalmente necessitam de excisão cirúrgica. Às vezes, a cirurgia pode ser indicada por razões estéticas; nesse caso, o paciente deve estar ciente de que pode haver recidiva. A cirurgia que apresenta menores índices de recidiva é o transplante autólogo de conjuntiva.

EROSÃO DA CÓRNEA ▶ Consiste no desgaste da córnea por fricção, com danos ao seu epitélio, porém sem acometer as camadas profundas da córnea.

Pode decorrer de trauma ocular leve ou após retirada de corpo estranho.

O quadro clínico mostra hiperemia ocular, lacrimejamento e dor, principalmente ao piscar.

O diagnóstico é feito com base no quadro clínico, associado a exame ocular com lâmpada de fenda e eversão da pálpebra superior. A realização do exame é muito difícil sem a instilação de colírio anestésico. Aplica-se colírio de fluoresceína e examina-se com lâmpada de fenda para identificar danos epiteliais. É importante sempre procurar corpos estranhos que justifiquem a lesão. A penetração do globo deve ser excluída por meio de exame completo em lâmpada de fenda, bem como medida da pressão intraocular (PIO).

Na presença de corpo estranho, deve-se removê-lo. Se houver evidência de erosão do epitélio da córnea, deve-se aplicar antibiótico em pomada e ocluir o olho durante 24 horas, reavaliando o paciente após esse período. Na presença de abrasão extensa, é indicado uso de pomada tópica que estimule a epitelização, mantendo seu uso até o epitélio da córnea se restabelecer. Lente de contato terapêutica com profilaxia tópica de antibiótico pode ser utilizada alternativamente ao curativo oclusivo. Se o paciente apresentar dor intensa, está indicado o uso de colírio cicloplégico. Se houver sinais de infecção secundária com área infiltrada nas camadas mais profundas da córnea e presença de secreção purulenta, coletar material das bordas da lesão para exame direto e de cultura, iniciando antibiótico de amplo espectro, 3 a 6 ×/dia, de acordo com a gravidade do quadro, até resultado dos exames de cultura.

CERATITE ▶ É a inflamação da córnea, também chamada de úlcera de córnea. Pode ser causada por bactérias, fungos, vírus ou parasitos. O agente mais comum da ceratite bacteriana é o estafilococo. Ceratites fúngicas podem estar relacionadas a trauma vegetal. O herpes simples é o maior causador de ceratite viral. A ceratite bacteriana e a ceratite parasitária podem estar associadas ao uso de lentes de contato (*Pseudomonas* e *Acanthamoeba*).

A ceratite é uma emergência devido ao risco de perfuração de córnea, perda de visão e perda do globo ocular, necessitando de encaminhamento imediato ao oftalmologista. O paciente pode apresentar redução da acuidade visual, hiperemia ocular, fotofobia e dor intensa. Qualquer opacificação na córnea é considerada ceratite até que se prove o contrário.

O exame com lâmpada de fenda demonstra um defeito no epitélio e uma área opacificada adjacente. O uso de fluoresceína pode facilitar o diagnóstico.

Deve-se coletar material da córnea e iniciar o tratamento com antibióticos de amplo espectro nos casos de ceratites bacterianas. São utilizados antifúngicos nas ceratites de origem micótica, antivirais nas ceratites causadas por herpes e antiamebianos nas ceratites causadas por *Acanthamoeba*.

HIFEMA ▶ É o acúmulo de sangue na câmara anterior do olho, mais comumente visto no contexto do trauma contuso. O tamanho pode ser variável, desde um micro-hifema até o preenchimento completo da câmara anterior.

Sua etiologia é predominantemente traumática, normalmente associada a trauma contuso, porém também pode decorrer de cirurgias intraoculares. Tem desenvolvimento espontâneo em alguns casos, sendo predisposto por doenças hematológicas, tumores e uveíte anterior.

O quadro clínico é variável, de acordo com a quantidade de hemácias na câmara anterior. Em sangramentos menores, pode ser visível apenas com a lâmpada de fenda (micro-hifema). Hemorragias maiores resultam em uma camada macroscopicamente visível, na câmara anterior ocular.

Casos graves em pacientes de alto risco podem necessitar de internação (hifema ocupando mais de um terço da câmara anterior, doença falciforme, doenças hematológicas e uso de anticoagulantes ou antiplaquetários). Deve-se proteger o globo ocular e controlar a PIO. É importante evitar agentes antiplaquetários, anti-inflamatórios não esteroides e varfarina. Considerar o uso de esteroides tópicos e de colírios cicloplégicos conforme a presença de inflamação intraocular. Inicialmente, deve-se realizar revisão diária do paciente, para verificar a PIO e avaliar progressão ou regressão do quadro. A partir de 2 semanas, a maioria dos pacientes pode retornar às atividades habituais. Existem casos de indicação cirúrgica, como ausência de melhora por mais de 7 dias, sinais de impregnação hemática da córnea, PIO de difícil controle (50 mmHg por mais de 5 dias ou 35 mmHg por mais de 7 dias).

GLAUCOMA AGUDO DE ÂNGULO FECHADO ▶ Condição na qual há aposição da íris sobre o trabeculado escleral, causando obstrução completa da drenagem do humor aquoso, com aumento súbito da PIO. É associada à presença de ângulo estreito da câmara anterior.

Normalmente se manifesta com dor ocular de intensidade forte, acompanhada de hiperemia ocular, visão turva, halos coloridos no campo visual, além de náuseas e vômitos.

O diagnóstico é realizado por meio da medida da PIO (valor maior que 40 mmHg) durante a crise de dor aguda ou pela observação de um ângulo estreito na câmara anterior por meio da gonioscopia (exame que avalia a anatomia do ângulo da câmara anterior).

O glaucoma agudo de ângulo fechado é uma emergência oftalmológica que ameaça a visão e deve ser tratado em poucas horas para evitar danos irreversíveis ao nervo óptico. Em geral, são administrados agentes tópicos e sistêmicos que diminuem a PIO, como manitol (intravenoso) e acetazolamida (por via oral) para os pacientes sem contraindicação. O tratamento definitivo consiste na iridotomia a *laser*, sendo idealmente realizada no mesmo dia pelo oftalmologista. O olho contralateral costuma ser tratado profilaticamente dentro de alguns dias.

BLEFARITE ▶ É a inflamação crônica da borda palpebral, geralmente associada a conjuntivite, rosácea e dermatite seborreica. É mais comumente causada por *Staphylococcus*.

O paciente refere sensação de queimação e de areia nos olhos, além de acordar com as pálpebras grudadas.

O diagnóstico é basicamente clínico, feito por meio do exame com lâmpada de fenda. As pálpebras apresentam-se vermelhas, edemaciadas, oleosas e com detritos escamosos aderidos aos cílios.

O tratamento é realizado com higiene das pálpebras com sabão neutro, xampu para bebês diluído ou soluções específicas, além de compressas mornas. O paciente deve ser alertado de que recorrências são frequentes. Hordéolo e calázio são sequelas. Hordéolo externo (terçol) é causado pela infecção, geralmente estafilocócica, de glândulas acessórias superficiais localizadas nas margens palpebrais, ditas sebáceas (ou de Zeis) e ciliares (ou de Moll). Já o calázio é uma inflamação crônica granulomatosa das glândulas tarsais (ou de Meibômio). Em casos mais graves, pode ser necessário utilizar pomadas com antibiótico e corticosteroide.

CANALICULITE ▶ É a infecção do canalículo lacrimal, localizado no canto ocular medial (ou interno). Caracteriza-se por olho levemente vermelho, geralmente unilateral, com lacrimejamento. É causada por *Actinomyces israelii* na maioria dos casos.

DACRIOCISTITE ▶ É a inflamação do sistema de drenagem lacrimal, normalmente após obstrução, causada principalmente por *Staphylococcus*.

Em geral, é unilateral, com dor, edema e eritema no canto medial do olho, muitas vezes com secreção purulenta. O tratamento é realizado inicialmente com antibióticos sistêmicos.

REFERÊNCIAS ▶

Cronau H, Kankanala RR, Mauger T. Diagnosis and management of red eye in primary care. Am Fam Physician. 2010;81(2):137-44.

Frings A, Geerling G, Schargus M. Red eye: a guide for non-specialists. Dtsch Arztebl Int. 2017;114(17):302-12.

Petricek I, Prost M, Popova A. The differential diagnosis of red eye: a survey of medical practitioners from Eastern Europe and the Middle East. Ophthalmologica. 2006;220(4):229-37.

Shields SR. Managing eye disease in primary care. Part 2. How to recognize and treat common eye problems. Postgrad Med. 2000;108(5):83-6, 91-6.

LEITURAS RECOMENDADAS ▶

Graham RH. Red eye. [S. l.]: Medscape; 2017. [capturado em 7 out. 2017]. Disponível em: https://emedicine.medscape.com/article/1192122-overview.

Horton JC. Disorders of the eye. In: Kasper DL, Fauci AS, Hauser SL, Longo DL, Jameson JL. Harrison's principles of internal medicine. 19th ed. New York: McGraw-Hill; 2015. p. 199-200.

Magalhães AO. Oftalmologia. In: Stefani SD, Barros E, organizadores. Clínica médica: consulta rápida. 4. ed. Porto Alegre: Artmed; 2013. p. 676-81.

CAPÍTULO 94

OLIGÚRIA

VERÔNICA VERLEINE HÖRBE ANTUNES
FABIANI PALAGI MACHADO
ELVINO BARROS
FERNANDO S. THOMÉ

CONCEITOS ▶ Oligúria, do ponto de vista prático, pode ser considerada quando ocorre diminuição do volume urinário para valores inferiores a 400 mL em 24 horas ou 20 mL/hora. O grupo *Kidney Disease: Improving Global Outcomes* (KDIGO) define oligúria como volume urinário menor do que 0,5 mL/kg/hora por um período > 6 horas. Esses limites foram definidos por corresponder ao volume mínimo necessário para eliminação diária da carga de resíduos metabólicos (como ureia, sódio e potássio). É necessário ressaltar que esse valor pode ser diferente, dependendo da carga de metabólitos necessários para excreção. Por exemplo, um indivíduo com grande superfície corporal e alta ingesta de alimentos poderá apresentar oligúria com valor de urina de 24 horas maior do que 400 mL/24 horas.

ASPECTOS EPIDEMIOLÓGICOS
A oligúria está presente na maioria dos pacientes com insuficiência renal aguda (IRA). Também pode ocorrer nos pacientes que não bebem líquidos em quantidade suficiente ou por falta de acesso a líquidos. Além disso, está presente nos pacientes com doença renal crônica avançada, submetidos à diálise.

FISIOPATOLOGIA
A capacidade máxima de concentração urinária do rim normal é de 1.200 mOsm/L e a produção de carga de solutos é de cerca de 600 mOsm/dia. A carga de solutos (osmóis) ativos a ser eliminada pelos rins varia com a idade, o sexo e a dieta, mas fica na média de 10 mOsm/kg de peso/dia. Assim, um volume urinário inferior a 400 mL/dia é insuficiente para eliminar as quantidades necessárias de soluto. Com uma diurese menor, ela necessariamente reterá resíduos.

CLASSIFICAÇÃO
A oligúria pode ser classificada, de forma simples e didática, em:

- Pré-renal;
- Renal ou intrínseca;
- Pós-renal ou obstrutiva.

CAUSAS
A oligúria é considerada um marcador de lesão renal aguda, sua principal etiologia. Os casos mais avançados de doença renal crônica também cursam com redução do volume de diurese, podendo levar a edema, congestão e necessidade de início de diálise.

O **Quadro 94.1** apresenta as principais causas de oligúria aguda.

QUADRO 94.1 ▶ PRINCIPAIS CAUSAS DE OLIGÚRIA AGUDA

PRÉ-RENAL
Hipovolemia
- Hemorragia, desidratação, queimadura
- Perda gastrintestinal: vômitos, diarreia, débito elevado por sondas e drenos
- Perda renal: uso de diuréticos, diurese osmótica (diabetes melito), nefropatias perdedoras de sal, diabetes insípido, insuficiência suprarrenal

Cardiovasculares: diminuição do débito cardíaco
- Agudas: IAM, arritmias, doenças valvulares, tamponamento pericárdico, hipertensão maligna, trauma
- Crônicas: miocardiopatias (isquêmicas, hipertensivas), disfunções valvulares, insuficiência cardíaca

Alteração na perfusão renal
- Vasodilatação sistêmica: sepse, uso de anti-hipertensivos, choque, anestesia, anafilaxia, hipotensão arterial
- Vasoconstrição renal: hipercalcemia, hipocalcemia, uso de fármacos vasoativos (noradrenalina, adrenalina), ciclosporina, anfotericina B
- Síndrome hepatorrenal

(Continua)

QUADRO 94.1 ▶ PRINCIPAIS CAUSAS DE OLIGÚRIA AGUDA (Continuação)

RENAL OU INTRÍNSECA
Necrose tubular aguda

- Isquêmica: hipovolemia, hipoperfusão renal (semelhante às causas pré-renais)
- Tóxica
  - Toxinas exógenas: antibióticos (aminoglicosídeos, anfotericina B), fármacos imunossupressores (ciclosporina, tacrolimo), antivirais (aciclovir), agentes quimioterápicos (cisplatina), contrastes radiológicos, metais pesados, peçonhas, solventes orgânicos
  - Toxinas endógenas: rabdomiólise (mioglobina), hemólise (hemoglobina), ácido úrico, oxalato, discrasia de células plasmáticas (mieloma)

Nefrite intersticial aguda*

- Fármacos: antibióticos (penicilinas, cefalosporinas, rifampicina, sulfonamidas, trimetoprima), diuréticos (furosemida, tiazídicos, clortalidona), captopril, AINEs (ver **Tabela 94.1**)
- Infecções: bacteriana (pielonefrite aguda, leptospirose), viral (CMV), fúngica (candidíase)
- Infiltração: leucemias, linfomas, sarcoidose
- Idiopática

Glomerulopatias

- Pós-infecciosa: *Streptococcus*, vírus, endocardite, abscessos abdominais
- Glomerulonefrite membranoproliferativa
- Glomerulonefrite rapidamente progressiva: LES, idiopática, síndrome de Goodpasture, poliarterite, granulomatose com poliangeíte, púrpura de Henoch-Schönlein, SHU, esclerodermia

Doenças vasculares

- Inflamatórias (vasculites): glomerulonefrite necrosante pauci-imune, poliarterite nodosa, granulomatose com poliangeíte, doença do soro
- Microangiopáticas: SHU, PTT, CIVD, toxemia da gestação, hipertensão maligna, esclerodermia, nefrite por radiação

Obstrução

- Renovascular
  - Obstrução da artéria renal: placa aterosclerótica, trombose, embolia, aneurisma dissecante, vasculite
  - Obstrução da veia renal: trombose, compressão
- Intratubular (por deposição)
  - Cadeia leve (mieloma), ácido úrico, oxalato, aciclovir, metotrexato, sulfonamidas

PÓS-RENAL OU OBSTRUTIVA†
Ureteral e pélvica

- Obstrução intrínseca: cálculos, coágulos, infecções fúngica e bacteriana
- Obstrução extrínseca: tumores, fibrose retroperitoneal

Vesical

- Bexiga neurogênica, neuropatia
- Hipertrofia ou neoplasia prostática
- Cálculos, coágulos
- Tumores (bexiga, próstata, útero)

(Continua)

QUADRO 94.1 ▶ PRINCIPAIS CAUSAS DE OLIGÚRIA AGUDA (Continuação)

Uretral
- Estenose de uretra (infecção, manipulação)
- Fimose
- Coágulos, cálculos

*Frequentemente, a lesão renal aguda por nefrite intersticial aguda cursa sem oligúria.
†A obstrução urinária pode cursar com anúria (cessação completa do fluxo urinário) ou até sem oligúria (em obstruções parciais).
AINEs, anti-inflamatórios não esteroides; CIVD, coagulação intravascular disseminada; CMV, citomegalovírus; IAM, infarto agudo do miocárdio; LES, lúpus eritematoso sistêmico; PTT, púrpura trombocitopênica trombótica; SHU, síndrome hemolítico-urêmica.

SUBSTÂNCIAS E MEDICAMENTOS ▶ Diversas substâncias e medicamentos de uso frequente podem levar à lesão renal aguda, podendo haver oligúria (Tabela 94.1). O mecanismo de agressão renal pode ser de efeito direto (necrose, toxicidade ou obstrução tubular) ou indireto, como a alteração da perfusão e da hemodinâmica renal.

DIAGNÓSTICO E AVALIAÇÃO ▶ A obtenção detalhada da história do paciente e o exame físico completo muitas vezes revelam a causa da oligúria. Isso é especialmente importante nos processos pré-renal e pós-renal, porque o diagnóstico precoce e o tratamento instituído normalmente resultam em recuperação completa do quadro.

TABELA 94.1 ▶ SUBSTÂNCIAS E MEDICAMENTOS QUE CAUSAM LESÃO RENAL

LESÃO	SUBSTÂNCIAS E MEDICAMENTOS
Diminuição da perfusão renal	Diuréticos, inibidores da ECA, BRAs, β-bloqueadores, vasodilatadores
Dano hemodinâmico intrarrenal	AINEs, contrastes radiológicos
Toxicidade tubular	Aminoglicosídeos, anfotericina B, cisplatina
Obstrução intratubular	Aciclovir, sulfonamidas, agentes quimioterápicos
Nefrite intersticial aguda	β-Lactâmicos, rifampicina, sulfonamidas, vancomicina, tiazídicos, furosemida, AINEs, ranitidina, cimetidina, fenitoína, alopurinol
Síndrome hemolítico-urêmica	Ciclosporina, tacrolimo, mitomicina, cocaína, estrogênios conjugados

AINEs, anti-inflamatórios não esteroides; BRAs, bloqueadores dos receptores da angiotensina; ECA, enzima conversora da angiotensina.

ANAMNESE ▶ Devem ser investigados:

- **Perda de líquidos:** diarreia, vômitos, traumas hemorrágicos, queimaduras, cirurgias, estados poliúricos como diabetes insípido ou nefrogênico. O balanço hídrico deve ser computado cuidadosamente;
- **Medicamentos:** uso recente de fármacos nefrotóxicos ou a associação deles que podem ter ação por diferentes mecanismos em conjunto (ver **Tabela 94.1**);
- **Uso de contraste radiológico:** o tipo de contraste utilizado e a dose devem ser registrados;
- **Doenças prévias:** infecciosas, vasculopatias, doenças autoimunes, diabetes melito, mieloma múltiplo. Outros fatores de risco para IRA devem ser observados: doença renal crônica, idade avançada, hipertensão arterial;
- **Sintomas de obstrução (pós-renal):** bexiga palpável, retenção urinária, tenesmo, gotejamento e/ou esforço miccional, hematúria, outros sintomas miccionais, prostatismo, cólica renal;
- **Dor em flanco:** oclusão vascular renal, distensão da cápsula renal (glomerulonefrite grave, pielonefrite).

EXAME FÍSICO ▶ No exame físico, deve-se atentar para:

- **Sinais de hipovolemia:** taquicardia, hipotensão ortostática, diminuição do turgor da pele, mucosas secas;
- **Sinais de lesão renal:** edema de membros inferiores, anemia, turgência jugular, hepatomegalia, ritmo de galope, edema pulmonar, hipertensão arterial. *Rash* cutâneo em asa de borboleta, dor e edema articular sugerem lúpus eritematoso sistêmico. Lesões purpúricas sugerem vasculites. Se houver febre e artralgias, pensar em nefrite intersticial;
- **Rins palpáveis:** trombose de veia renal, rins policísticos, hidronefrose, tumores. Transplantado renal com rim tenso e endurecido à palpação pode ser indício de rejeição aguda.

EXAMES LABORATORIAIS ▶ As análises sérica e urinária ajudam no diagnóstico. Realizar dosagem sanguínea de ureia, creatinina, eletrólitos, hemograma e albumina, bem como dosagem urinária de sódio, osmolaridade e exame de urina, além de imagem renal.

A oligúria deve ser interpretada em conjunto com a densidade urinária. A densidade urinária elevada sugere um quadro funcional, com boa função renal. O contrário ocorrerá na insuficiência renal crônica. Situações que reduzem a volemia efetiva, diminuindo o ritmo de filtração glomerular, por diminuição da pressão de perfusão e/ou aumento da resistência vascular, levarão a um quadro de oligúria funcional (rins normais), destacando-se os casos de desidratação, queimaduras, insuficiência cardíaca e choque. O resultado é a impossibilidade de excreção da carga endógena de produtos nitrogenados, levando à azotemia pré-renal.

O sedimento urinário também é útil para distinguir o quadro pré-renal do renal. A ausência de elementos celulares e de proteínas é compatível com azotemia pré-renal ou pós-renal. Sedimento ativo, com células tubulares, restos celulares e cilindrúria, especialmente cilindros pigmentados, corroboram o diagnóstico de lesão renal. A função tubular e o mecanismo de concentração estão preservados na insuficiência renal aguda. Então, a concentração de sódio urinário fica muito baixa, e a osmolaridade excede a do plasma. A abolição da capacidade renal de concentrar a urina é uma característica da IRA. A **Tabela 94.2** informa o leitor sobre a análise do sedimento urinário na oligúria, e a **Tabela 94.3** apresenta os índices urinários no diagnóstico diferencial da oligúria.

TABELA 94.2 ▶ ANÁLISE DO SEDIMENTO URINÁRIO NA OLIGÚRIA

CAUSA	ACHADOS NO SEDIMENTO URINÁRIO
Pré-renal	Sedimento pobre; poucos cilindros hialinos
Pós-renal	Sedimento pobre; poucos cilindros hialinos, possíveis hemácias
Necrose tubular aguda	Células epiteliais, cilindros granulares pigmentados, leucócitos, leve proteinúria, sedimento "marrom-sujo"
Nefrite intersticial alérgica	Leucócitos, hemácias, células epiteliais, eosinófilos, possíveis cilindros leucocitários, proteinúria leve a moderada
Glomerulonefrite	Cilindros hemáticos, hemácias dismórficas, proteinúria leve a moderada

TABELA 94.3 ▶ ÍNDICES URINÁRIOS NO DIAGNÓSTICO DIFERENCIAL DA OLIGÚRIA

ALTERAÇÕES URINÁRIAS	CAUSA PRÉ-RENAL	CAUSA RENAL (NTA)
Volume urinário	↓	↓ ou normal
Proteinúria	−	+
Densidade	> 1.020	1.010
Sedimento	Normal	Cilindros granulosos
FE Na (%)	< 1,0	> 1,0
Sódio urinário (mmol/L)	< 20	> 40
Osmolalidade urinária (mOsm/kg)	> 500	< 250-300
Relação ureia/creatinina plasmáticas	> 40:1	< 40:1
Relação osmolalidade urinária/plasmática	> 2	< 1,2
Teste de volume	+	Raramente +
Teste de furosemida	+	Ocasional

FE Na, fração de excreção do sódio; NTA, necrose tubular aguda.

Algoritmo para investigação e tratamento da oligúria

História, exame físico e exames de sangue e urina

- História e exame físico sugestivos, excreção fracionada de sódio < 1%, osmolaridade urinária > 500 mOsm, sedimento urinário normal
  → **IRA pré-renal**
  - Identificar e eliminar agente agressores
  - Depleção intravascular verdadeira → Tratar causa subjacente e hidratar até a euvolemia
  - Depleção intravascular relativa → Tratar causa subjacente

- História e exame físico sugestivos, creção fracionada de sódio > 3%, osmolaridade urinária entre 250 e 300 mOsm, sedimento urinário ativo
  → **IRA intrínseca**

- História e exame físico sugestivos, anúria, resíduo pós-miccional elevado e hidronefrose
  → **IRA pós-renal**
  - Tratamento específico da causa subjacente

IRA intrínseca — ramos:

- Hipertensão, anemia hemolítica, trombocitopenia, procedimento recente, aterosclerose
  → **Vascular**
  - **Microvascular**: Púrpura trombocitopênica trombótica, síndrome hemolítico-urêmica, síndrome HELLP, doença ateroembólica
    → Considerar biópsia: doenças hemolíticas podem exigir corticosteróides ou plasmaferese
  - **Macrovascular**: Oclusão de artéria renal, doença de aorta abdominal
    → Considerar cirurgia

- Hipertensão, proteinúria, hematúria, cilindros hemáticos, hemácias disformes
  → **Glomerular**
  - Considerar biópsia, avaliação para doença sistêmica, corticosteróides (ciclofosfamida)

- Toxina, rash, febre, eosinofilia, eosinófilos na urina
  → **Nefrite intersticial**
  - Eliminar toxina, considerar corticosteroides, biópsia

- Isquemia, toxinas, cilindros granulares pigmentados na urina
  → **Necrose tubular aguda**
  - Cuidados de suporte, reverter isquemia, eliminar toxinas, manter euvolemia

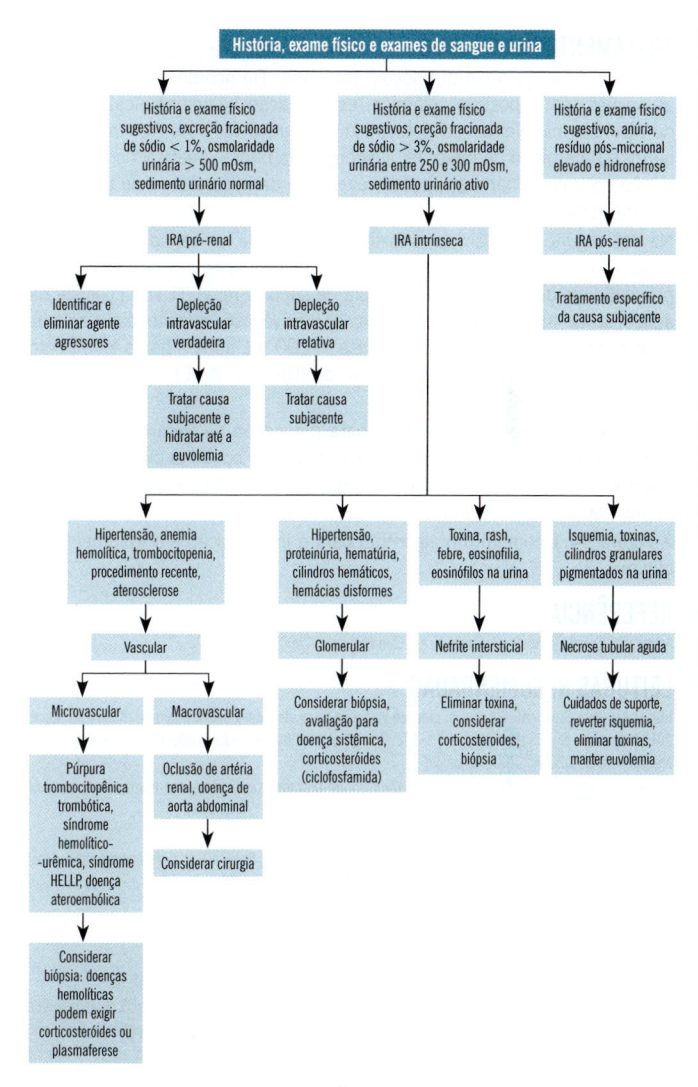

FIGURA 94.1 ▶ ALGORITMO PARA INVESTIGAÇÃO E TRATAMENTO DA OLIGÚRIA.
IRA, insuficiência renal aguda; PTT, púrpura trombocitopênica trombótica; SHU, síndrome hemolítico-urêmica; síndrome HELLP, caracterizada por hemólise, enzimas hepáticas elevadas e baixa contagem de plaquetas (do inglês *hemolysis, elevated liver enzymes, low platelet count*).
Fonte: Agrawal e Swartz.

TRATAMENTO ▶

O manejo do paciente implica compreender inicialmente o tipo de lesão renal que levou à oligúria. De acordo com a etiologia, as opções são: reposição volêmica, estabilização hemodinâmica, correção de distúrbio hidreletrolítico potencialmente grave (acidose, hipercalemia e outros), tratamento de infecção, suspensão de fármaco nefrotóxico, desobstrução do trato urinário e, por fim, avaliação da necessidade de terapia de suporte renal.

Na IRA oligúrica euvolêmica, o teste de estresse de furosemida (TEF) é considerado um preditor de evolução para insuficiência renal mais avançada e possibilidade de evolução para terapia de suporte renal. O TEF consiste na aplicação de furosemida 1 a 1,5 mg/kg intravenoso, recomendado apenas após normalização da volemia. Diurese < 200 mL após 2 horas foi o ponto de corte ideal para prever o progresso da IRA após o TEF (sensibilidade e especificidade > 85%).

Diuréticos não são recomendados para prevenção ou tratamento da IRA. A prescrição de diuréticos varia de acordo com o contexto clínico. Seu uso é justificado para pacientes com sobrecarga de volume. As recomendações atuais não impedem seu uso.

A **Figura 94.1** contém um algoritmo para a investigação e o tratamento da oligúria.

REFERÊNCIA ▶

Agrawal M, Swartz R. Acute renal failure. Am Fam Physician. 2000;61(7):2077-88.

LEITURAS RECOMENDADAS ▶

KDIGO AKI Work Group. KDIGO clinical practice guideline for acute kidney injury. [Internet]. Kidney Int Suppl. 2012 [capturado em: 25 abr. 2018];2(1):1-138. Disponível em: http://www.kdigo.org/clinical_practice_guidelines/pdf/KDIGO%20AKI%20Guideline.pdf

Kellum JA, Lameire N, KDIGO AKI Guideline Work Group. Diagnosis, evaluation, and management of acute kidney injury: a KDIGO summary (Part 1). Crit Care. 2013;17(1):204.

Klahr S, Miller SB. Acute oliguria. N Engl J Med. 1998;338(10):671-5.

Koyner JL, Davison DL, Brasha-Mitchell E, Chalikonda DM, Arthur JM, Shaw AD, et al. Furosemide stress test and biomarkers for the prediction of AKI severity. J Am Soc Nephrol. 2015;26(8):2023-31.

Ricci Z. RIFLE is alive: long live RIFLE. Crit Care. 2012;16(6):182.

Ricci Z, Ronco C. Year in review 2012: critical care – nephrology. Crit Care. 2013;17(6):246.

Short A, Cumming A. ABC of intensive care: renal support. BMJ. 1999;319(7201):41-4.

Thadhani R, Pascual M, Bonventre JV. Acute renal failure. N Engl J Med. 1996;334(22):1448-60.

Wlodzimirow KA, Abu-Hanna A, Slabbekoorn M, Chamuleau RA, Schultz MJ, Bouman CS. A comparison of RIFLE with and without urine output criteria for acute kidney injury in critically ill patients. Crit Care. 2012;16(5):R200.

OTALGIA

FELIPE DA COSTA HUVE
MAURÍCIO NOSCHANG L. SILVA
SADY SELAIMEN DA COSTA

CONCEITO E ASPECTOS EPIDEMIOLÓGICOS ▶ Otalgia pode ser definida como toda e qualquer sensação dolorosa localizada na orelha. Representa uma das principais causas de consulta médica em todas as faixas etárias e de prescrição indiscriminada de antimicrobianos, especialmente na infância.

CLASSIFICAÇÃO ▶ Quando a otalgia tem origem em qualquer área da orelha ou mastoide, é classificada como **primária**. Nesses casos, o exame físico costuma estar alterado e o diagnóstico torna-se mais evidente. No entanto, em cerca de metade das queixas de otalgia, a dor pode ser originada em outros sítios, sendo denominada **secundária** ou **referida**. Acredita-se que, nesses casos, ocorra uma convergência de vias sensoriais comuns entre as orelhas e a inervação da cabeça e do pescoço, impossibilitando o sistema nervoso central de localizar a origem precisa da dor. O exame clínico otológico encontra-se completamente normal.

CAUSAS ▶ O Quadro 95.1 apresenta as principais causas de otalgias primária e secundária encontradas na prática clínica.

CAUSAS DE OTALGIA PRIMÁRIA ▶

Otite externa ▶ Considerando todas as faixas etárias, a otite externa representa uma das principais causas de otalgia. Geralmente a dor tem instalação rápida, intensidade moderada à severa e sintomas associados, como prurido e plenitude aural. É comum o relato de manipulação do conduto auditivo externo (CAE) ou exposição à umidade como fatores desencadeantes. No exame físico, o CAE encontra-se com edema, hiperemia e otorreia. A dor tende a piorar durante a manipulação do pavilhão auditivo ou compressão do trago. É rara a ocorrência de febre, exceto quando complicada com celulite associada ou não à linfadenopatia regional.

Os principais agentes etiológicos são *Pseudomonas aeruginosa* e *Staphylococcus aureus*. A presença de hifas sugere infecção fúngica associada.

Otite externa maligna ▶ Essa patologia deve ser suspeitada em pacientes diabéticos ou imunossuprimidos com queixa de otalgia intensa e alterações no CAE ao exame físico. Tem história de sintomas refratários ao tratamento

QUADRO 95.1 ▶ PRINCIPAIS CAUSAS DE OTALGIA

OTALGIA PRIMÁRIA
Processos infecciosos/inflamatórios
- Otite externa
- Otite externa maligna
- Miringite bolhosa
- Otite média aguda
- Complicações de otites médias
- Otite barotraumática
- Herpes-zóster *oticus* (síndrome de Ramsay Hunt)
- Celulite/pericondrite/condrite
- Policondrite recidivante

Processos neoplásicos
Outros
- Traumatismos
- Lesão por frio ou queimaduras

OTALGIA SECUNDÁRIA
Processos infecciosos faríngeos
- Faringites
- Tonsilites
- Abscessos peritonsilares

Disfunção da ATM
Distúrbios dentários
Processos neoplásicos
Síndrome de Eagle
Refluxo laringofaríngeo
Neuralgias

ATM, articulação temporomandibular.

habitual para otite externa difusa. O processo infeccioso inicia na pele e no tecido subcutâneo da junção osteocartilaginosa do CAE e pode progredir de forma muito agressiva e potencialmente fatal pelo envolvimento do osso temporal e da base do crânio.

Os achados ao exame físico incluem edema, hiperemia e otorreia no CAE. A presença de tecido de granulação eleva o grau de suspeição para otite externa maligna. Paralisia de nervos cranianos, mais comumente do nervo facial, sugere envolvimento do osso temporal. Cefaleia, sinais de irritação meníngea e alteração do nível de consciência sugerem invasão intracraniana. É causada por *P. aeruginosa* na maioria das vezes. O diagnóstico diferencial com neoplasia maligna do osso temporal deve ser realizado mediante biópsia do CAE.

Miringite bolhosa ▶ Consiste em uma alteração inflamatória da camada externa da membrana timpânica caracterizada por quadro de otalgia intensa de início agudo associada à plenitude aural.

Ao exame físico, observa-se hiperemia e espessamento da membrana timpânica, que se encontra recoberta por bolhas de aspecto hemático. Alguns pacientes referem episódio de otorreia serossanguinolenta seguida por alívio parcial da dor. A etiologia pode estar relacionada à infecção por alguns vírus (adenovírus, Epstein-Barr) e até mesmo por *Mycoplasma pneumoniae*.

Otite média aguda ▶ A otite média aguda (OMA) representa, para muitos autores, a principal causa de otalgia primária. É considerada a infecção bacteriana mais comum na infância, tendo como agentes mais envolvidos *Streptococcus pneumoniae*, *Haemophilus influenzae* e *Moraxella catarrhalis*.

É um processo inflamatório da orelha média, geralmente unilateral, que cursa com quadro de dor de início súbito com intensidade moderada à severa. Na infância, costuma ocorrer concomitantemente ou logo após infecções virais de vias aéreas superiores. Nos adultos, pode estar associada com rinossinusite bacteriana. Hipoacusia do tipo condutiva é queixa comum nesses pacientes. Podem ocorrer sintomas sistêmicos, como febre, prostração e inapetência. Irritabilidade, choro excessivo e alteração do sono são mais frequentes em crianças pequenas. Na otoscopia, encontram-se hiperemia e abaulamento da membrana timpânica (**Figura 95.1**). Não raramente, pode ocorrer exsudação ou até ruptura da membrana timpânica com otorreia purulenta associada.

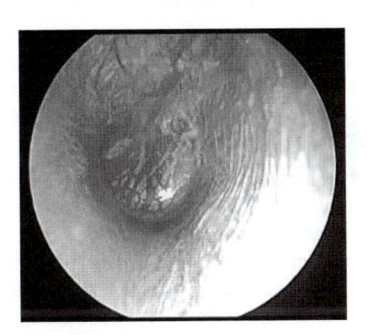

FIGURA 95.1 ▶ OTITE MÉDIA AGUDA EM ORELHA ESQUERDA.

Complicações de otites médias ▶ A mastoidite aguda é a complicação intratemporal mais comum da OMA. O quadro clínico deve ser suspeitado em pacientes com quadro de OMA associada a edema, hiperemia e abaulamento da região retroauricular, com deslocamento anterior do pavilhão auditivo. Otalgia, otorreia e febre persistente estão presentes, mesmo com tratamento antimicrobiano adequado. Pode evoluir com paralisia facial, labirintite supurativa, tromboflebite do seio lateral, meningite e abscessos intracranianos. A presença da tríade de otalgia, otorreia e paralisia do nervo abducente caracteriza a síndrome de Gradenigo, sugerindo acometimento infeccioso do ápice petroso.

Otite barotraumática ▶ É um quadro de otalgia intensa e hipoacusia condutiva ocasionado por disfunção transitória da tuba auditiva, não permitindo a equalização das pressões de ar dentro e fora da caixa timpânica. Mergulho em profundidade e descida de aeronaves são as causas mais comuns.

Ao exame, observa-se membrana timpânica hiperemiada com nível líquido e secreção retrotimpânica de aspecto sanguinolento (hemotímpano). Em casos extremos, pode ocorrer ruptura da membrana timpânica ou até mesmo lesão labiríntica com vertigem e perda auditiva neurossensorial.

Herpes-zóster oticus (síndrome de Ramsay Hunt) ▶ É um processo infeccioso associado à reativação do vírus da varicela-zóster em pacientes com quadro de otalgia intensa, paralisia facial e erupções vesiculares na orelha externa. Edema e hiperemia do CAE são comuns. Perda de audição do tipo neurossensorial e tontura sugerem comprometimento da orelha interna. A paralisia facial costuma ser completa e apresenta menores taxas de recuperação quando comparada com a paralisia facial idiopática (paralisia de Bell).

Processos neoplásicos ▶ Neoplasias malignas primárias das orelhas externa e média são incomuns. O carcinoma escamoso é o subtipo mais comum, seguido pelo carcinoma basocelular. O quadro clínico costuma ser insidioso, com semanas a meses de evolução, e caracteriza-se por otalgia moderada a intensa associada à hipoacusia, à otorreia e à otorragia. Na otoscopia, identifica-se lesão expansiva e erosiva do CAE.

A paralisia de nervos cranianos, mais comumente do nervo facial, confere pior prognóstico. Quando progride localmente, pode invadir a glândula parótida, a articulação temporomandibular (ATM), a fossa infratemporal, o seio sigmoide, entre outras estruturas. O diagnóstico diferencial deve ser feito com otite externa maligna.

Outras etiologias primárias ▶ Celulite, pericondrites e condrites podem ocorrer após infecções da orelha externa ou traumatismo. Edema e hiperemia do pavilhão auditivo são os achados superficiais mais comuns. Em caso de acometimento mais profundo (condrite), áreas de necrose podem levar à perda de substância e a deformidades permanentes da orelha. A policondrite recidivante é uma doença autoimune caracterizada por episódios recorrentes de inflamação da cartilagem, acometendo diferentes regiões do corpo, com formação de fibrose e deformidades.

Queimaduras por frio e calor também podem cursar com otalgia e terão alterações evidentes ao exame físico. A presença de hematoma é comum após traumatismo da orelha e é encontrada de forma recorrente em praticantes de artes marciais.

CAUSAS DE OTALGIA SECUNDÁRIA ▶

Processos infecciosos, neoplásicos e irritativos da faringe ▶ Representam a principal causa otorrinolaringológica para a otalgia secundária. Ocorrem por inervação sensitiva comum entre a orelha, a faringe e a laringe dada pelos nervos glossofaríngeo e vago. Na presença de dor de garganta associada à dor de ouvido, em paciente com otoscopia normal, deve-se proceder ao exame minucioso da faringe. Tonsilites, faringites e abscessos peritonsilares são as principais causas. Quando a dor tem característica insidiosa, com piora progressiva e contínua, deve-se suspeitar de neoplasias. Disfagia costuma ocorrer na evolução de neoplasias de hipofaringe e laringe.

Deve-se ressaltar que, em caso de neoplasias da cavidade nasal e rinofaringe, é possível a ocorrência de otite média secretora ou até mesmo OMA em virtude de obstrução da tuba auditiva. Consequentemente, esses pacientes apresentam exame otoscópico alterado, representando um desafio diagnóstico.

Disfunção da articulação temporomandibular e distúrbios dentários ▶

A disfunção da ATM é a principal representante entre as causas não otorrinolaringológicas de otalgia secundária. Durante o curso da doença, cerca de 85% dos pacientes apresentarão otalgia de intensidade leve a incapacitante. Muitas vezes, a dor de ouvido é o sintoma inicial, podendo ser a única manifestação da doença. Pode ser referida exclusivamente no ouvido ou ter irradiação para a mandíbula, o pescoço e a hemiface ipsolateral. Costuma piorar com a mastigação. História de bruxismo é muito comum, assim como de ansiedade e depressão.

Ao exame físico, o paciente refere dor à palpação da ATM, e apresenta estalidos e/ou deslocamento do côndilo da mandíbula durante os movimentos de abertura e fechamento da boca. Denomina-se síndrome de Costen quando a otalgia é acompanhada por zumbido e vertigem. Processos infecciosos da boca, principalmente os dentários, por vezes cursam com otalgia referida.

Outras etiologias secundárias ▶

A síndrome de Eagle tem como característica a presença de otalgia, dor de garanta, dor facial e disfagia secundárias ao processo estiloide alongado ou ossificação do ligamento. No exame físico, palpa-se o processo estiloide aumentado na fossa tonsilar. Ainda representa um diagnóstico muito controverso.

As neuralgias constituem um grupo de doenças caracterizadas pela presença de episódios recorrentes de dor unilateral aguda e lancinante na topografia do nervo acometido. Podem ser idiopáticas ou secundárias a traumas, infecções, doenças desmielinizantes ou neoplasias. A neuralgia do trigêmeo é a mais comum, afetando a segunda e a terceira porções do nervo.

DIAGNÓSTICO E AVALIAÇÃO ▶

O exame otorrinolaringológico convencional (otoscopia, rinoscopia anterior, oroscopia, palpação orofacial e cervical) costuma ser suficiente para determinar o diagnóstico diferencial entre as causas de otalgia primária, bem como de grande parte das causas secundárias.

O uso dos endoscópios flexíveis está cada vez mais difundido entre os otorrinolaringologistas como parte integrante do exame físico na primeira consulta, independentemente da queixa apresentada pelo paciente. Torna-se imprescindível na avaliação de todos os pacientes com queixa de dor de ouvido e exame otológico normal. Também é mandatória sua realização nos pacientes com alterações ao exame otológico e que não apresentam resposta ao tratamento proposto para a etiologia inicialmente suspeitada.

EXAMES COMPLEMENTARES ▶ A tomografia computadorizada de ossos temporais sem contraste deve ser solicitada na avaliação de complicações de otites médias, podendo evidenciar comprometimentos ósseos e auxiliando na diferenciação entre as otites médias aguda e crônica.

A ressonância magnética é indicada para a avaliação de complicações intracranianas de otites, bem como na suspeita de malignidades. É o exame de escolha para avaliação das disfunções da ATM. Também é importante na avaliação de causas secundárias para neuralgias.

Cintilografias ósseas com tecnécio-99 e gálio-67 são recomendadas na avaliação inicial dos pacientes com suspeita de otite externa maligna.

A biópsia da orelha externa é indicada para excluir causa neoplásica em pacientes com quadro clínico compatível com otite externa maligna. Deve ser realizada nos casos de suspeita de neoplasia.

TRATAMENTO ▶ O tratamento da otalgia deve ser fundamentalmente direcionado conforme a etiologia. Para todos os casos, analgésicos e anti-inflamatórios podem ser utilizados para alívio sintomático da dor.

Nos casos de otite externa, a limpeza cuidadosa do CAE é a base do tratamento. O uso de antibióticos sendo seguidos de antibioticoterapia tópica é suficiente para controle da maioria dos casos.

A otite externa maligna deve ser manejada com antibioticoterapia cobrindo *P. aeruginosa*, podendo ser o paciente internado ou não, dependendo do quadro clínico e da resposta ao tratamento via oral. O controle do diabetes e da imunossupressão deve ser feito sempre que possível.

Diante do quadro de otite média aguda, o uso de antibióticos sistêmicos é o tratamento de escolha, tendo como primeira linha o uso da amoxicilina. Em caso de otite média crônica, o tratamento é fundamentalmente cirúrgico. Quando ocorrem complicações relacionadas às otites médias, indica-se a internação do paciente para antibioticoterapia intravenosa. A decisão pelo manejo cirúrgico associado dependerá da gravidade e da evolução do quadro clínico.

As neoplasias da orelha têm tratamento individualizado, dependendo do estadiamento e do tipo histológico da lesão. É essencialmente cirúrgico nos estágios iniciais e com intenção de cura.

Na síndrome de Ramsay Hunt, está indicado o uso de antivirais associado ao corticosteroide via oral. Nesses casos, a resposta ao corticosteroide é inferior à obtida na paralisia de Bell em relação à recuperação da motricidade facial.

Hematomas e coleções locais devem ser drenadas, e deve ser avaliada a necessidade de antibioticoterapia associada.

Na disfunção da ATM, o paciente deve ser referenciado ao especialista. Relaxantes musculares, analgésicos e anti-inflamatórios podem auxiliar no alívio da dor enquanto o paciente aguarda o tratamento específico.

Para as neuralgias, estão indicados anticonvulsivantes, como a carbamazepina e os antidepressivos. Esses pacientes devem ser manejados em conjunto com o neurologista.

LEITURAS RECOMENDADAS ▶

Carvalhal LH, Costa SS, Dornelles CC. Complicações das otites médias. In: Costa SS, Cruz OLM, Oliveira JAA. Otorrinolaringologia: princípios e prática. 2. ed. Porto Alegre: Artmed; 2006. p. 334-41.

Charlett SD, Coatesworth AP. Referred otalgia: a structured approach to diagnosis and treatment. Int J Clin Pract. 2007;61(6):1015-21.

Finnikin S, Mitchell-Innes A. Recurrent otalgia in adults. BMJ. 2016;354:i3917.

Kim SH, Kim TH, Byun JY, Park MS, Yeo SG. Clinical differences in types of otalgia. J Audiol Otol. 2015;19(1):34-8.

Melo AA, Widolin LC. Afecções inflamatórias da orelha externa. In: Caldas Neto S, Mello Junior JF, Martins RHG, Costa SS, organizadores. Tratado de otorrinolaringologia e cirurgia cervicofacial: otologia, otoneurologia. 2. ed. São Paulo: Roca; 2011. p. 32-48.

Stepan L, Shaw CL, Oue S. Temporomandibular disorder in otolaryngology: systematic review. J Laryngol Otol. 2017;131(S1):S50-S6.

CAPÍTULO 96

PALPITAÇÕES

MARCELO NICOLA BRANCHI
MAURÍCIO NICOLA BRANCHI

CONCEITOS E ASPECTOS EPIDEMIOLÓGICOS ▶

Palpitação é definida como a percepção desagradável dos batimentos cardíacos. Os pacientes normalmente referem sentir desde uma vibração rápida no peito até uma sensação de pulsação no pescoço. Esse sintoma é frequente nos pacientes que procuram atendimento médico cardiológico, sendo responsável por até 16% das reclamações em um estudo com 500 pacientes ambulatoriais.

Normalmente, é uma condição que gera ansiedade tanto no paciente quanto no clínico, sendo que o medo de não diagnosticar uma causa tratável para essa condição leva à solicitação de inúmeros exames, muitas vezes de forma inapropriada, com elevado custo e pequeno valor diagnóstico e terapêutico.

CAUSAS ▶

Existem diversas causas que geram palpitações. Elas variam desde causas cardíacas e psiquiátricas até uso de medicamentos ou substâncias ilícitas (**Quadro 96.1**), e, algumas vezes, a etiologia não é definida.

Uma coorte demonstrou que em 84% dos casos é possível determinar a causa da palpitação, sendo que, em 40% destes, o diagnóstico pode ser realizado por meio de anamnese e exame físico detalhado associados a eletrocardiograma (ECG) em repouso e/ou exames laboratoriais. Esse mesmo

QUADRO 96.1 ▶ CAUSAS DE PALPITAÇÃO

Causas cardíacas
- Arritmias
- Doença valvar
- Marca-passo
- Mixoma atrial
- Miocardiopatia

Distúrbios psiquiátricos
- Síndrome do pânico
- Distúrbios de ansiedade
- Somatização
- Depressão

Medicações
- Agentes simpaticomiméticos
- Vasodilatadores
- Fármacos anticolinérgicos
- Retirada de β-bloqueadores

Hábitos
- Cocaína
- Anfetaminas
- Cafeína
- Nicotina

Distúrbios metabólicos
- Hipoglicemia
- Tireotoxicose
- Feocromocitoma

Estados de alto débito
- Anemia
- Gravidez
- Doença de Paget
- Febre

Excesso catecolaminérgico
- Estresse
- Exercício físico

Fonte: Adaptado de Weber e Kapoor.

estudo demonstrou que, do total, 43% dos pacientes apresentavam etiologia cardíaca, 34%, etiologia psiquiátrica, 10%, uma miscelânea de etiologias e, em 16%, a origem era desconhecida. Na análise de subgrupos para pacientes que procuravam a emergência, a etiologia cardíaca também predominava (47%, contra 27% de causas psiquiátricas, 13% de miscelânea e 13% de origem desconhecida).

DISTÚRBIOS PSIQUIÁTRICOS ▶ Palpitação é um sintoma e, por esse motivo, pode ocorrer sem que haja uma causa cardíaca. Pode vir associada a distúrbios de ansiedade, síndrome de pânico e até depressão. Frequentemente, é difícil para o paciente dizer se o sintoma de ansiedade ou pânico precedeu ou resultou de uma palpitação.

Contudo, deve-se saber que, apesar de aparentemente a causa ser de origem psiquiátrica, há possibilidade da coexistência de outra etiologia para a palpitação. Isso foi observado em até 13% dos pacientes. Outro estudo com 107 pacientes que apresentavam documentação de taquicardia supraventricular por meio do estudo eletrofisiológico demonstrou que, em 59 destes, o diagnóstico da arritmia não foi realizado na avaliação médica inicial e, em 32, foi realizado o diagnóstico de ansiedade, estresse ou até síndrome do pânico. Isso demonstra que, apesar de o paciente apresentar evidências de algum distúrbio psiquiátrico, deve-se sempre afastar outras etiologias – especialmente arritmias – como causas das palpitações.

DISTÚRBIOS CARDÍACOS ▶ Como descrito anteriormente, são as principais causas de palpitações. As causas apresentam um amplo espectro:

- Arritmias, sendo que praticamente qualquer ritmo que não seja sinusal pode gerar o sintoma. Além disso, a alteração na frequência cardíaca de uma arritmia estável, como fibrilação atrial, também pode ser o fator desencadeante;
- Doenças valvares;
- Síndrome do marca-passo;
- Miocardiopatias;
- Mixoma atrial;
- Extrassístoles.

Apesar da elevada prevalência, as causas cardíacas apresentam um excelente prognóstico. Existem quatro variáveis que se mostraram preditoras independentes para etiologia cardíaca (Tabela 96.1).

TABELA 96.1 ▸ PREDITORES DE ETIOLOGIA CARDÍACA COMO CAUSA DE PALPITAÇÃO

VARIÁVEIS	RAZÃO DE CHANCES	INTERVALO DE CONFIANÇA DE 95%
Sexo masculino	2,6	1,2-5,4
Descrição de batimentos irregulares	3,2	1,5-6,8
História de doença cardíaca	3,5	1,6-7,8
> 5 min de duração do sintoma	5,7	2,4-13,7

Fonte: Adaptada de Weber e Kapoor.

ARRITMIAS DURANTE O EXCESSO CATECOLAMINÉRGICO ▸ Sabe-se que descargas catecolaminérgicas, como as provocadas por estresse emocional ou exercício físico, podem provocar taquicardias sustentadas. Apesar de ocorrerem mais frequentemente em pacientes com doença estrutural cardíaca, pacientes hígidos também podem desenvolver essa condição, gerando palpitações.

DIAGNÓSTICO E AVALIAÇÃO ▸ Uma vez que a palpitação normalmente decorre de situações benignas, deve-se evitar o uso de medidas diagnósticas com alto custo. No entanto, o médico precisa identificar pacientes de alto risco nos quais uma investigação mais complexa deve ser utilizada.

A avaliação deve ser iniciada por uma história detalhada (incluindo a lista de medicamentos em uso), com exame físico atento e ECG em repouso de 12 derivações. Com essas medidas, o diagnóstico é realizado em um terço dos pacientes.

ANAMNESE E EXAME FÍSICO ▸ A descrição exata da sensação da palpitação pode auxiliar no diagnóstico:

- **Sensação de pancada no peito:** esse tipo de palpitação pode ser ocasionado por contrações prematuras supraventriculares e/ou ventriculares. A sensação de que o coração "parou" pode ser decorrente da pausa gerada

após essas extrassístoles. Além disso, os pacientes podem referir como se sentissem uma espécie de pancada no peito, o que pode ser explicado pelo aumento da força de contração ventricular que se segue após a pausa;
- **Sensação de vibração no peito:** em geral, ocorre secundariamente a uma arritmia sustentada. O paciente pode inclusive referir se essa sensação de vibração é regular ou irregular, distinguindo uma fibrilação atrial de uma taquicardia sinusal, por exemplo;
- **Sensação de pulsação no pescoço:** esse sintoma pode ser sentido quando há dissociação atrioventricular, resultando em uma contração atrial contra uma valva tricúspide e/ou mitral fechada. Isso provoca aumento na onda "A" do pulso venoso jugular (onda A em canhão), e pode ser visto em contrações prematuras ventriculares, bloqueios atrioventriculares totais ou taquicardia ventricular.

Durante a anamnese, o paciente pode referir que a palpitação foi acompanhada de tonturas, pré-síncope e síncope. Essa informação deve levar o médico a buscar prontamente o diagnóstico de arritmias malignas (p. ex., taquicardia ventricular) como causadoras dos sintomas.

O exame físico deve buscar alterações de ritmo na ausculta cardíaca (p. ex., para diagnóstico de fibrilação atrial), sopros (para o diagnóstico de valvulopatias ou miocardiopatias) e alterações específicas de outras condições potencialmente causais.

ELETROCARDIOGRAMA DE 12 DERIVAÇÕES ▶ O ECG pode demonstrar diversas alterações que auxiliam no diagnóstico. Além de arritmias, outras alterações podem auxiliar na identificação da etiologia, como intervalo PR curto (síndrome de Wolff-Parkinson-White), que pode sugerir a presença de taquicardias supraventriculares decorrentes da pré-excitação; hipertrofia ventricular, sugerindo miocardiopatia estrutural; presença de ondas Q profundas características de infartos prévios, o que poderia levar à busca mais específica de taquicardias ventriculares; presença de contrações prematuras ventriculares e supraventriculares; e bradicardias em geral.

EXAMES LABORATORIAIS ▶ Não há evidências que sejam necessárias para o diagnóstico da etiologia. Contudo, podem auxiliar no diagnóstico de situações mais específicas, como hipertireoidismo.

ECOCARDIOGRAMA ▶ Pode ser utilizado principalmente nos pacientes em que a história clínica e o exame físico sugerem alterações estruturais cardíacas, como sopros cardíacos.

OUTROS TESTES ▶ Quando a história, o exame físico e o ECG não sugerem o diagnóstico, podem ser utilizados outros testes diagnósticos, como *holter*, dispositivo implantável de monitorização (*loop*) e até estudo eletrofisiológico.

Essa investigação aprofundada é utilizada para pacientes em que há alto risco de a causa da palpitação ser de origem mais grave, como arritmias ventriculares. Na história desses pacientes, encontram-se sinais de alerta, como episódios sincopais, alterações sugestivas de miocardiopatias estruturais, história de infarto do miocárdio, lesões valvulares graves e história familiar positiva para arritmias e/ou morte súbita. Em pacientes de baixo risco, normalmente essas medidas são utilizadas quando há necessidade de assegurar, devido à ansiedade e/ou à insegurança do paciente, a etiologia benigna das palpitações.

TRATAMENTO ▶ O tratamento das palpitações deve ser direcionado à causa dos sintomas. Deve englobar medidas comportamentais, tranquilização do paciente em relação à benignidade da maioria dos casos, tratamento específico dos distúrbios psiquiátricos e afastamento de causas potencialmente reversíveis, como uso de medicamentos e/ou drogas ilícitas.

Nos casos de etiologia cardíaca, o tratamento também deve ser direcionado para a causa-base dos sintomas, como controle da frequência cardíaca e/ou do ritmo no caso de fibrilação atrial, tratamento das arritmias supraventriculares e ventriculares (englobando desde medidas farmacológicas até tratamento com ablação do sistema de condução cardíaco), realização de valvuloplastia e/ou troca valvular, e manejo das miocardiopatias estruturais.

REFERÊNCIAS ▶

Kroenke K, Arrington ME, Mangelsdorff AD. The prevalence of symptoms in medical outpatients and the adequacy of therapy. Arch Intern Med. 1990;150(8):1685-9.

Lessmeier TJ, Gamperling D, Johnson-Liddon V, Fromm BS, Steinman RT, Meissner MD, et al. Unrecognized paroxysmal supraventricular tachycardia. Potential for misdiagnosis as panic disorder. Arch Intern Med. 1997;157(5):537-43.

Weber BE, Kapoor WN. Evaluation and outcomes of patients with palpitations. Am J Med. 1996;100(2):138-48.

LEITURA RECOMENDADA ▶

Zimetbaum P, Josephson ME. Evaluation of patients with palpitations. N Engl J Med. 1998;338(19):1369-73.

CAPÍTULO 97

PÂNICO

CAROLINA BLAYA DREHER
GISELE GUS MANFRO

CONCEITOS ▶ O **pânico** caracteriza-se por ataques de ansiedade que iniciam subitamente e alcançam intensidade máxima em poucos minutos. Esses ataques podem apresentar-se como medo ou mal-estar intenso, acompanhado de sintomas físicos e psíquicos. Ataques de pânico podem ocorrer em qualquer transtorno de ansiedade, bem como em outros transtornos psiquiátricos (transtornos depressivos, transtorno de estresse pós-traumático, transtorno de uso de substância), e também em algumas condições clínicas (p. ex., cardíaca, respiratória, vestibular, gastrintestinal).

Os ataques de pânico devem ser diferenciados do **transtorno do pânico (TP)**, que se caracteriza pela presença dos ataques de pânico inesperados e recorrentes, seguidos de pelo menos 1 mês de medo e preocupações persistentes acerca de novos ataques ou de mudanças desadaptativas no comportamento do indivíduo com o objetivo de minimizar ou evitar os ataques. Os ataques de pânico estão associados à redução de qualidade de vida e do funcionamento psicossocial e ao aumento do risco para desfechos cardiovasculares.

ASPECTOS EPIDEMIOLÓGICOS

Os ataques de pânico são extremamente comuns na população geral. A National Comorbidity Survey Replication (NCS-R), estudando uma amostra comunitária representativa da população norte-americana, encontrou que 23% dessa população preencheram critérios para pelo menos um ataque de pânico ao longo da vida. No entanto, a prevalência do TP nesse mesmo estudo foi menos frequente, identificada em 5% dessa população ao longo da vida e em 1% no último ano.

O TP é cerca de duas vezes mais comum em mulheres e geralmente inicia no fim da adolescência ou no início da vida adulta. Além do sofrimento e do prejuízo vivenciados pelos pacientes com TP, ele está associado a uma série de outros desfechos que justificam seu tratamento como um problema de saúde pública. Pacientes com TP têm maiores taxas de absenteísmo e menor produtividade no trabalho, maiores taxas de utilização dos serviços de saúde e de procedimentos e testes laboratoriais, risco aumentado para ideação suicida e tentativas de suicídio. Em mulheres pós-menopáusicas, o TP parece estar relacionado à morbidade e à mortalidade cardiovasculares.

CAUSAS

A etiologia do TP é multifatorial. A herdabilidade do TP está estimada em 40%, e estudos com famílias demonstram que sujeitos com familiar de primeiro grau acometido pelo TP possuem mais chance de desenvolvê-lo do que os sujeitos sem familiares acometidos. Modelos atuais sugerem que há um grande número de genes de pequeno efeito, determinando algumas características e processos mentais associados ao fenótipo do TP.

Alterações no eixo hipotálamo-hipófise-suprarrenal (HHS), frequência cardíaca e tônus vagal, potencial evocado e marcadores inflamatórios têm sido associados ao pânico e ao TP, porém, com resultados inconsistentes. Da mesma forma, os exames de neuroimagem têm sido utilizados para investigação da fisiopatologia do TP, mas não são úteis para fins diagnósticos.

Alguns fatores ambientais estão associados ao desenvolvimento do TP, como apego às figuras parentais e experiências traumáticas. Outros fatores ambientais, como renda, etnia, estado civil e grau de escolaridade, não parecem ser relevantes.

CARACTERÍSTICAS DO COMPORTAMENTO DE PACIENTES COM ESSA DOENÇA

Os ataques de pânico são surtos de ansiedade caracterizadas por intenso temor, medo ou desconforto que apresentam início abrupto e alcançam pico máximo em minutos, acompanhadas de quatro ou mais dos seguintes sintomas:

- Palpitação ou coração acelerado;
- Sudorese;
- Tremores ou abalos;
- Sensação de falta de ar (dispneia) ou sufocamento;
- Sensação de asfixia;
- Dor ou desconforto torácico;
- Náusea ou desconforto abdominal;
- Sensação de tontura, instabilidade, vertigem ou desmaio;
- Calafrios ou ondas de calor;
- Parestesias (anestesia ou sensação de formigamento);
- Despersonalização ou desrealização;
- Medo de enlouquecer ou de perder o controle;
- Medo de morrer.

Os ataques podem ocorrer subitamente ou em situações em que o indivíduo já está mais ansioso e apreensivo. Eles remitem em poucos minutos, mas em algumas situações os indivíduos mantêm alguns sintomas de ansiedade após sua resolução, porém, com menor intensidade. Como os sintomas são predominantemente físicos, muitas vezes os indivíduos com esses sintomas procuram um médico generalista.

DIAGNÓSTICO ▶ O diagnóstico do TP é essencialmente clínico e está descrito no **Quadro 97.1**. Para o diagnóstico do TP, é necessário identificar alguns ataques que tenham sido espontâneos, embora, com o curso da doença, frequentemente eles passem a ser situacionais (i.e., ocorrem em situações em que o indivíduo teme ter um ataque). É importante salientar que as mudanças decorrentes do TP são mudanças desadaptativas no comportamento para minimizar ou evitar os ataques (p. ex., reorganização da vida para que haja sempre alguém disponível em caso de ataque), bem como a restrição das atividades diárias e a esquiva de situações agorafóbicas e de esforço físico.

Os ataques de pânico não podem ser secundários a uma condição médica (p. ex., hipertireoidismo e feocromocitoma), ao uso ou à abstinência de subs-

---

QUADRO 97.1 ▶ **CRITÉRIOS DIAGNÓSTICOS DO TRANSTORNO DO PÂNICO**

- **Ataques de pânico recorrentes e inesperados**
- Pelo menos um dos ataques foi seguido por um período mínimo de 1 mês de uma ou mais das seguintes características:
  - Preocupação persistente acerca de novos ataques ou sobre suas consequências (perda do controle, medo de ter um "ataque cardíaco" ou de "ficar louco")
  - Modificação desadaptativa significativa no comportamento relacionada aos ataques
- Não devem ser efeitos psicológicos de medicamentos ou de outra condição médica; não devem fazer parte do quadro clínico de outros transtornos psiquiátricos
- O transtorno não é mais bem explicado por outro transtorno psiquiátrico

Fonte: American Psychiatric Association.

tância (p. ex., abuso de cocaína ou cafeína ou abstinência de álcool) ou a algum outro transtorno psiquiátrico. Gritos, choro descontrolado e comportamento agressivo podem caracterizar um "ataque de nervos" e podem ou não ser caracterizados como ataques de pânico, dependendo da presença dos demais critérios. O diagnóstico diferencial e a solicitação de exames complementares dependem da avaliação clínica, embora sejam frequentemente solicitados para o diagnóstico diferencial de algumas condições prevalentes (p. ex., hipertireoidismo, angina).

O paciente com TP pode passar a evitar as situações associadas com os ataques, levando a um comportamento fóbico e evitativo. Quando esse comportamento se acentua, o paciente torna-se agorafóbico. A **agorafobia** é considerada uma comorbidade e é caracterizada por medo ou ansiedade intensa de estar em espaços abertos, transporte público, locais fechados ou multidões ou de sair de casa sozinho em função da crença de não poder escapar dessas situações ou não receber auxílio se necessário.

AVALIAÇÃO E MANEJO

A **anamnese** deve avaliar como a ansiedade se apresenta e como é a caracterização do medo. Deve-se investigar a presença de sintomas físicos e psíquicos que podem sugerir um ataque de ansiedade. O ataque pode ser seguido de um estado calmo ou de um estado ansioso. É importante lembrar que, muitas vezes, o paciente queixa-se de ansiedade persistente que excede o período de uma crise (poucas horas). No entanto, ao avaliar detalhadamente a manifestação clínica do paciente, com frequência é possível identificar um período de ansiedade máxima (crise), seguido de medo de ter uma nova crise (ansiedade antecipatória).

Devem ser excluídos diagnósticos de condições clínicas prevalentes que podem mimetizar um ataque de ansiedade. Em caso de dor torácica, excluir infarto, angina e pneumonia; se houver palpitação, excluir arritmia e hipoglicemia; em caso de dispneia, excluir embolia pulmonar, insuficiência cardíaca e doença pulmonar obstrutiva crônica. Após isso, sugere-se tranquilizar o paciente, reforçando que seus sintomas são desagradáveis e causam mal-estar muito forte, mas que são passageiros (cerca de poucos minutos). Orienta-se que o paciente respire pelo nariz, tentando controlar a frequência de inspirações para não hiperventilar. Podem ser utilizadas a respiração diafragmática e algumas técnicas de relaxamento. Se os sintomas forem intensos ou estiverem presentes por tempo prolongado, podem ser administrados benzodiazepínicos (BZDs) de ação curta.

TRATAMENTO

Os objetivos do tratamento são prevenir novos ataques de pânico, reduzir a ansiedade antecipatória e a hipervigilância de sintomas físicos, reverter a evitação ou esquiva fóbica e tratar as comorbidades. Deve-se buscar a remissão total dos sintomas, uma vez que sintomas residuais são preditores de recaída.

A escolha do tratamento ainda deve levar em conta a disponibilidade de tratamento, a escolha do paciente, os custos, a evidência de eficácia e efetividade em cada um dos contextos clínicos e a presença de comorbidades. Se a modalidade terapêutica de escolha for a farmacoterapia, devem ser considerados: idade do paciente, perfil de efeitos adversos, tolerabilidade, risco de superdosagem, interações medicamentosas, comorbidades clínicas e respostas prévias (individual e familiar).

INIBIDORES SELETIVOS DA RECAPTAÇÃO DA SEROTONINA ▶ São os fármacos de primeira escolha no TP, especialmente pelas fortes evidências de eficácia, perfil de efeitos colaterais favorável, além de serem seguros e eficazes para a maioria das condições comórbidas (p. ex., depressão, transtorno de ansiedade social e transtorno obsessivo-compulsivo). Os inibidores seletivos da recaptação da serotonina (ISRSs) (citalopram, escitalopram, sertralina, paroxetina, fluoxetina e fluvoxamina) foram estudados em ensaios clínicos randomizados controlados e apresentaram eficácia semelhante. Esses fármacos costumam desencadear inquietação no início do tratamento em função da sensibilidade aos sintomas de ansiedade que esses pacientes possuem.

O início do ISRS com a dose plena pode piorar os sintomas de ansiedade; portanto, sugere-se iniciar com doses baixas (**Tabela 97.1**), aumentando-as gradualmente até a obtenção de resposta terapêutica.

TABELA 97.1 ▶ PRINCIPAIS MEDICAMENTOS E DOSES UTILIZADAS NO TRANSTORNO DO PÂNICO

MEDICAMENTO	POSOLOGIA INICIAL	POSOLOGIA DE MANUTENÇÃO
Inibidores seletivos da recaptação da serotonina		
Citalopram	10-20 mg/dia	20-40 mg/dia
Escitalopram	5-10 mg/dia	10-20 mg/dia
Fluoxetina	10-20 mg/dia	20-80 mg/dia
Paroxetina	10 mg/dia	20-40 mg/dia
Sertralina	25 mg/dia	50-200 mg/dia
Antidepressivos tricíclicos		
Clomipramina	25 mg/dia	75-250 mg/dia
Imipramina	25 mg/dia	75-300 mg/dia
Inibidores seletivos da recaptação da serotonina e da noradrenalina		
Duloxetina	30 mg/dia	60-120 mg/dia
Venlafaxina	37,5-75 mg/dia	75-225 mg/dia
Benzodiazepínicos		
Clonazepam	0,25-0,5 mg/dia	0,5-6 mg/dia
Diazepam	2,5-5 mg/dia	5-30 mg/dia
Alprazolam	0,5-1 mg/dia	0,5-6 mg/dia
Lorazepam	1-2 mg/dia	1-6 mg/dia

INIBIDORES SELETIVOS DA RECAPTAÇÃO DA SEROTONINA E DA NORADRENALINA ▶ São eficazes no TP, sendo também considerados tratamento de primeira linha pelos mesmos motivos citados em relação aos ISRSs; entretanto, seu custo é mais alto.

O tratamento deve ser iniciado com doses baixas, aumentando-as gradualmente (ver **Tabela 97.1**).

ANTIDEPRESSIVOS TRICÍCLICOS ▶ A clomipramina e a imipramina são eficazes no tratamento do TP. No entanto, o risco de superdosagem e uma menor tolerabilidade tornam esses fármacos opções de segunda escolha.

O tratamento com antidepressivos tricíclicos também é acompanhado de inquietação e exacerbação da ansiedade, assim como aumento de ataques de pânico nos primeiros dias de uso. Portanto, recomenda-se iniciar com doses baixas, aumentadas gradualmente conforme a resposta e a tolerância do paciente.

BENZODIAZEPÍNICOS ▶ O uso de BZDs (alprazolam, clonazepam, diazepam e lorazepam) no tratamento dos transtornos de ansiedade é controverso. Algumas diretrizes internacionais recomendam seu uso em casos refratários para pacientes sem história de dependência de substâncias. Outros autores indicam o uso concomitante dos BZDs somente nas primeiras semanas de administração dos ISRSs, tendo em vista sua eficácia em curto prazo e alívio dos sintomas de ansiedade gerados pelos antidepressivos. Por outro lado, outras diretrizes contraindicam seu uso pelo risco de dependência.

Na prática clínica, seu uso é corrente, embora se deva atentar para o risco de dependência durante todo o tratamento. Podem ser úteis no alívio dos ataques de pânico, embora esses tenham duração limitada.

PSICOTERAPIAS ▶ A terapia cognitivo-comportamental (TCC) é a terapia com os resultados mais consistentes para o TP, com tamanhos de efeito grandes, podendo ser utilizada tanto em grupo como individualmente. Esse tratamento consiste em psicoeducação sobre o TP; respiração diafragmática e relaxamento muscular; reestruturação cognitiva para identificar e corrigir distorções no pensamento; exposição interoceptiva para aprender a lidar com os sintomas físicos do ataque de pânico; e exposição *in vivo*, com objetivo de estimular o paciente a enfrentar as principais situações que teme, por medo de passar mal e não encontrar saída ou ajuda.

REFERÊNCIAS ▶

American Psychiatric Association. DSM-5: manual diagnóstico e estatístico de transtornos mentais. 5. ed. Porto Alegre: Artmed; 2014.

Craske MG, Stein MB. Anxiety. Lancet. 2016;388(10063):3048-59.

Kessler RC, Chiu WT, Jin R, Ruscio AM, Shear K, Walters EE. The epidemiology of panic attacks, panic disorder, and agoraphobia in the National Comorbidity Survey Replication. Arch Gen Psychiatry. 2006;63(4):415-24.

Sadock BJ, Sadock VA, Ruiz P. Compêndio de psiquiatria: ciência do comportamento e psiquiatria clínica. 11. ed. Porto Alegre: Artmed; 2017.

Salum GA, Manfro GG, Cordioli AV. Transtornos de ansiedade. In: Duncan BB, Schmidt MI, Giugliani ERJ, Duncan MS, Giugliani C. Medicina ambulatorial: condutas de atenção primária baseadas em evidências. 4. ed. Porto Alegre: Artmed; 2013.

LEITURAS RECOMENDADAS

Baldwin DS, Anderson IM, Nutt DJ, Allgulander C, Bandelow B, den Boer JA, et al. Evidence-based pharmacological treatment of anxiety disorders, post-traumatic stress disorder and obsessive-compulsive disorder: a revision of the 2005 guidelines from the British Association for Psychopharmacology. J Psychopharmacol. 2014;28(5):403-39.

Blaya C, Salum GA, Manfro GG. Transtorno de pânico. In: Cordioli AV, Gallois CB, Isolan L. Psicofármacos. 5. ed. Porto Alegre: Artmed; 2015.

Katzman MA, Bleau P, Blier P, Chokka P, Kjernisted K, Van Amerigen M, et al. Canadian clinical practice guidelines for the management of anxiety, posttraumatic stress and obsessive-compulsive disorders. BMC Psychiatry. 2014;14 Suppl 1:S1.

Manfro GG, Heldt E, Blaya C. Terapia cognitivo-comportamental no transtorno do pânico. In: Cordioli AV. Psicoterapias. 3. ed. Porto Alegre: Artmed; 2017.

CAPÍTULO 98
PANICULITE

FERNANDA MUSA AGUIAR
JOEL SCHWARTZ

CONCEITOS E ASPECTOS EPIDEMIOLÓGICOS

Paniculites representam um grupo heterogêneo de patologias inflamatórias do tecido adiposo subcutâneo originadas por um processo infeccioso e/ou inflamatório. São doenças cujas apresentações clínicas se assemelham, porém, são distintas histologicamente.

A paniculite caracteriza-se por placas ou nódulos eritematosos, dolorosos ou assintomáticos, raramente migratórios, que podem evoluir ou não para úlcera.

São descritas 3 fases evolutivas dos nódulos: a fase inicial com fenômenos inflamatórios não específicos, a fase de necrose focal da gordura e a fase de fibrose cicatricial.

Microscopicamente, classifica-se a paniculite como doença que envolve predominantemente o septo ou o lóbulo. Deve-se ter em mente que o tecido subcutâneo é dividido em lóbulos de adipócitos pelos septos fibrosos, conforme mostra a **Figura 98.1**.

O tipo de paniculite dependerá do calibre do vaso que irriga a área acometida pela inflamação. Paniculites predominantemente septais envolvem vasos de grande e de médio calibres; paniculites predominantemente lobulares envolvem vasos de pequeno calibre.

A maior incidência da paniculite é no sexo feminino, sendo mais frequente nos membros inferiores.

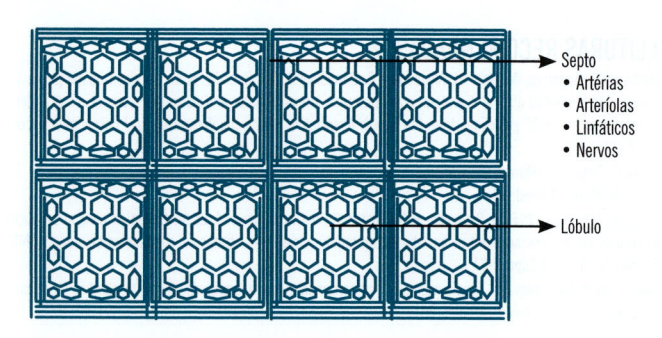

FIGURA 98.1 ▶ ESQUEMA MOSTRANDO PORÇÕES SEPTAL E LOBULAR DA HIPODERME.

Septo
- Artérias
- Arteríolas
- Linfáticos
- Nervos

Lóbulo

CLASSIFICAÇÃO E CAUSAS ▶ Classifica-se a paniculite em 4 grandes grupos, conforme sua característica histológica (Tabela 98.1):

1. Paniculite predominantemente septal sem vasculite;
2. Paniculite predominantemente septal com vasculite;
3. Paniculite predominantemente lobular sem vasculite;
4. Paniculite predominantemente lobular com vasculite.

Serão abordadas aqui as doenças mais prevalentes no cotidiano médico.

TABELA 98.1 ▶ PRINCIPAIS TIPOS DE PANICULITE E CLASSIFICAÇÃO

	PANICULITE SEPTAL	PANICULITE LOBULAR
Com vasculite	Tromboflebite superficial Poliarterite nodosa cutânea	Eritema indurado de Bazan Eritema nodoso leproso Fenômeno de Lúcio Paniculite neutrofílica lobular associada com AR Doença de Crohn
Sem vasculite	Eritema nodoso Morfeia profunda	Paniculite esclerosante Calcifilaxia Oxalose Paniculite ao frio Paniculite lúpica Paniculite na dermatomiosite Paniculite pancreática Paniculite infecciosa Paniculite factícia Paniculite traumática Necrose subcutânea do RN

AR, artrite reumatoide; RN, recém-nascido.

PANICULITE PREDOMINANTEMENTE SEPTAL SEM VASCULITE ▶

Eritema nodoso ▶ O eritema nodoso é a forma mais comum de paniculite. A doença predomina em mulheres jovens entre a segunda e a quarta décadas de vida com pico entre os 20 e os 30 anos.

Clinicamente, são descritos nódulos quentes, dolorosos ou não, simétricos, de apresentação súbita nos membros inferiores, principalmente joelho, face extensora da perna e tornozelos. Ulceração não ocorre nesse tipo de paniculite. Lesões em outras partes do corpo são raras, mas também podem ser vistas. Associadas ao quadro, também podem ocorrer febre, astenia e leucocitose.

O eritema nodoso é uma reação cutânea de hipersensibilidade desencadeada principalmente por infecções do trato respiratório superior por bactéria β-estreptocócica. Outras causas descritas são as infecções virais, fúngicas e bacterianas – inclusive a infecção por clamídia e a hanseníase –, a gestação, a doença inflamatória intestinal, a sarcoidose, os fármacos e a doença hematológica.

A avaliação inicial deve incluir anamnese completa com história da doença atual, comorbidades, uso de medicamentos, história familiar, viagens, atividades e animais de estimação. Entre os exames solicitados, devem constar hemograma completo, velocidade de hemossedimentação, anticorpo antiestreptolisina O (ASLO), exame de urina e radiografia de tórax.

As lesões são autolimitadas, durando em média 4 a 6 semanas. Casos com duração de meses até anos são relatados na literatura. A recorrência é observada principalmente em quadros com doenças significativas subjacentes.

A resolução é espontânea, na maioria das situações, com regressão sem cicatrização ou atrofia local. Entretanto, há casos que necessitam de tratamento; este envolve, se possível, a identificação e a resolução da causa de base. Como medidas adjuvantes, podem ser utilizados anti-inflamatórios não esteroides (AINEs) como naproxeno e indometacina, solução saturada de iodeto de potássio (400-900 mg/dia, 2-10 gotas na água, ou suco de laranja 3 ×/dia) para casos arrastados e, mais raramente, corticosteroide sistêmico.

Paniculite da esclerodermia (morfeia profunda) ▶ A morfeia profunda representa uma forma localizada de esclerodermia limitada à pele. Caracteriza-se por envolvimento do tecido subcutâneo com aparecimento de placas induradas que cicatrizam, deixando atrofia e hipercromia residual. Há predileção pelo aparecimento das lesões no tronco, nos braços e nos ombros. Na análise histopatológica, observa-se espessamento fibrótico do septo com depósito de colágeno e necrose do tecido subcutâneo. Podem ser observados sintomas como artrite, fadiga e astenia.

Alguns casos cursam com lesões estáveis; porém, na maioria, há progressão lenta e gradual da doença. Tratamentos tópicos com corticosteroide intralesional e D-penicilamina podem retardar o processo.

PANICULITE PREDOMINANTEMENTE SEPTAL COM VASCULITE ▶

Tromboflebite superficial ▶ A vasculite autolimitada de veias de médio calibre da derme profunda ou da hipoderme superior leva ao quadro de tromboflebite superficial. A doença manifesta-se com uma placa eritematosa quente, dolorosa, geralmente linear, que acompanha o trajeto do vaso acometido. Ela ocorre preferencialmente nos membros inferiores. Estados de hipercoagulabilidade primários e secundários devem ser investigados; porém, a maioria dos casos está vinculada à insuficiência venosa isoladamente. Outros fatores predisponentes incluem doença de Behçet, doença de Buerger, uso de anticoncepcional, gravidez e punção venosa, seja para aplicação de medicamentos ou instalação de cateter.

O sinal de Trousseau é caracterizado por múltiplos nódulos inflamatórios lineares migratórios principalmente nos membros inferiores e representa uma manifestação paraneoplásica dos cânceres de pâncreas, de estômago, de pulmão, de próstata, de colo do intestino e de bexiga.

Histopatologicamente, observa-se trombose das veias superficiais associada a um denso infiltrado inflamatório na parede do vaso. Não há inflamação nem necrose nos lóbulos.

O tratamento é conservador. Recomenda-se calor local e elevação do membro acometido. Pacientes com insuficiência venosa devem ser adequadamente avaliados e tratados. O uso de anticoagulante deve ser feito somente para casos selecionados, como casos recorrentes e crônicos, principalmente quando associados a malignidades.

Poliarterite nodosa cutânea ▶ A poliarterite nodosa cutânea representa uma doença das artérias de médio calibre e arteríolas do septo fibroso da hipoderme. Sua etiologia é desconhecida. Clinicamente, observam-se nódulos eritematosos dolorosos bilateralmente nos membros inferiores que podem ulcerar. Em alguns casos, há livedo reticular associado, assim como febre baixa, artralgias, mialgias, fadiga e astenia. Exames laboratoriais como fator antinuclear (FAN), anticorpo anticitoplasma de neutrófilos (ANCA, do inglês *antineutrophil cytoplasmic antibody*), fator reumatoide, crioglobulinas e níveis de complemento devem ser solicitados para excluir outras formas de vasculite e o envolvimento sistêmico da doença. Alguns autores descrevem associação com hepatites B e C; consequentemente, sorologias também devem ser avaliadas. Apesar do curso clínico prolongado, o prognóstico é favorável e não há envolvimento de outros órgãos.

Para o tratamento das formas brandas, é recomendada prednisona em dose moderada (0,5-1 mg/kg/dia) por 2 a 4 semanas associada a AINE. Cursos prolongados de antibióticos são descritos para casos arrastados. Nos quadros graves e debilitantes, imunossupressores podem ser utilizados.

PANICULITE PREDOMINANTEMENTE LOBULAR SEM VASCULITE ▶

Necrose gordurosa do recém-nascido ▶ A necrose gordurosa do recém-nascido é uma paniculite que surge nos primeiros dias de vida. Não há alteração do estado geral. As lesões consistem em placas ou nódulos subcutâneos indurados, eritematovioláceos com predileção por região glútea, ombros, face, braços e coxas, que regridem espontaneamente sem deixar cicatrizes ou sequelas. Há descrição de hipercalcemia relacionada, porém sem relação direta com o processo.

A etiologia é desconhecida. Fatores predisponentes ou contribuintes incluem asfixia, pré-eclâmpsia, diabetes materno, trauma obstétrico e hipotermia.

Paniculite física ▶ São descritos quatro tipos de paniculite induzidos por agente físico: paniculite por frio, paniculite traumática, paniculite factícia e paniculite química. O conteúdo será resumido na **Tabela 98.2**.

Paniculite infecciosa ▶ A infecção do tecido subcutâneo por fungo ou bactéria leva à paniculite infecciosa. A inoculação pode ser direta por trauma ou por manipulação de cateteres contaminados, ou secundária a um processo infeccioso. Há formação de lesão por contiguidade ou por disseminação hematogênica, sendo o pulmão o foco mais prevalente de infecção inicial.

TABELA 98.2 ▶ PANICULITE FÍSICA: CLASSIFICAÇÃO E CARACTERÍSTICAS

TIPO	CARACTERÍSTICAS	LESÃO	ÚLCERA	TRATAMENTO	CICATRIZ
Paniculite por frio	Ocorre em RNs e crianças; exposição direta ao frio (gelo) ou a baixas temperaturas externas	Nódulo firme, eritematocianótico na face ou nas extremidades; início alguns dias após exposição	Não	Conduta expectante; resolução espontânea	Não
Paniculite traumática	Mamas em mulheres; contusão traumática acidental	Nódulo firme, profundo na mama; pode ocorrer pele com aspecto em casca de laranja	Sim	Conduta expectante; resolução espontânea	Sim
Paniculite factícia	Autoinjeção de substâncias na hipoderme	Locais atípicos, distribuição irregular	*	Conduta expectante; resolução espontânea	*
Paniculite química	Injeção de substâncias cosméticas ou terapêuticas (meperidina, insulina, morfina, pentazocina, vitamina K_1, PVP, PMMA, silicone)	Nódulos subcutâneos com eritema e induração	Sim	Expectante ou cirúrgica	Sim (possível)

*Conforme medicação injetada ou trauma feito, poderão ser observadas úlceras e cicatrizes.
PMMA, polimetilmetacrilato; PVP, polivinilpirrolidona; RNs, recém-nascidos.

Múltiplos são os agentes que podem causar a doença; entre eles estão *Streptococcus pyogenes*, *Staphylococcus aureus*, *Pseudomonas* spp., *Klebsiella*, *Nocardia* spp., micobactéria atípica, *Mycobacterium tuberculosis*, *Candida* spp., *Fusarium* spp., *Histoplasma capsulatum*, *Cryptococcus neoformans*, *Actinomyces israelii*, *Sporothrix schenckii*, *Aspergillus fumigatus* e cromicose.

A paniculite infecciosa predomina em pacientes imunossuprimidos, diabéticos e, em menor escala, em pacientes imunocompetentes. A maioria das lesões ocorre nos membros inferiores; porém, outras partes do corpo também podem estar envolvidas, como quirodáctilos, glúteos, abdome e membros superiores. A manifestação clínica dependerá da virulência do agente etiológico envolvido, da via de contaminação (primária ou secundária) e da imunidade do paciente.

As lesões por inoculação por trauma direto são geralmente limitadas ao local da lesão inicial. A inflamação predomina na derme superior e não há microrganismos nos vasos trombosados. Já na inoculação secundária, principalmente a hematogênica decorrente de quadros sépticos, há, na maioria dos casos, nódulos múltiplos acompanhados de abscessos nas extremidades. A inflamação é observada no tecido profundo e envolve a derme reticular e a hipoderme. Os vasos trombosados são repletos de agentes infecciosos.

O diagnóstico pode ser desafiador. Biópsias devem ser feitas e enviadas para análise anatomopatológica e para exame de cultura. Se houver quadros sépticos associados à paniculite, orienta-se também a coleta de hemocultura periférica.

O tratamento dependerá da suspeita clínica. Antibióticos de amplo espectro – principalmente os que fazem cobertura para estafilococos e pseudômonas – devem ser usados inicialmente. Se o agente etiológico for isolado, recomenda-se solicitar antibiograma/antifungigrama para direcionar o tratamento medicamentoso.

Paniculites associadas a doenças sistêmicas ▶ Várias são as doenças sistêmicas que cursam com quadro de paniculite. Na **Tabela 98.3**, estão resumidas as doenças mais prevalentes e sua associação com a hipodermite.

Paniculite lobular idiopática ▶ Também denominada doença de Weber-Christian ou paniculite nodular não supurativa febril recidivante, a paniculite lobular idiopática é uma doença rara, crônica, caracterizada por nódulos eritematosos, indurados, dolorosos, não supurativos, que recidivam em surtos, podendo ser acompanhada por febre, náusea e vômitos. As lesões localizam-se preferencialmente nos membros inferiores, mas os membros superiores, o tronco e a face podem também ser afetados. Na literatura, há descrição de possível envolvimento visceral por acometimento do tecido adiposo perivisceral.

O tratamento é difícil, sendo o corticosteroide sistêmico a primeira opção. Contudo, mesmo com a retirada lenta e gradual da medicação, é comum a recidiva das lesões. Outras opções incluem AINEs, imunossupressores, iodeto de potássio e tetraciclina.

TABELA 98.3 ▶ PANICULITES ASSOCIADAS A DOENÇAS SISTÊMICAS E SUAS CARACTERÍSTICAS

TIPO	CARACTERÍSTICAS	LESÃO	ÚLCERA	TRATAMENTO	CICATRIZ
Paniculite pancreática	2-3% das doenças pancreáticas; regressão das lesões com a resolução da inflamação pancreática; em caso de lesões crônicas, investigar neoplasia	Nódulos subcutâneos eritematosos que ulceram e eliminam substância oleosa; membros inferiores; duram 2-3 semanas	Sim	Tratar doença de base; octreotida pode melhorar lesões cutâneas	Não
Paniculite por deficiência de α_1-antitripsina	Paniculite é rara; pode ser o primeiro sinal da doença; manifestação cutânea mais importante; trauma, desbridamento cirúrgico, crioterapia e gravidez são fatores de risco	Nódulos subcutâneos localizados principalmente nos membros inferiores; tendência à ulceração e liberação de material oleoso	Sim	Dapsona ou corticosteroide; outros: colchicina, doxiciclina, ciclofosfamida e plasmaférese	Sim
Paniculite lúpica	Variante rara do lúpus eritematoso; mais comum em LES do que em LED; incidência maior nas mulheres; trauma subcutâneo é um dos fatores desencadeantes	Placas ou nódulos subcutâneos profundos na face lateral dos braços, nos ombros, nos glúteos, no tronco, na face e no couro cabeludo; raro nos membros inferiores	Sim (não é regra)	Corticosteroide sistêmico ou hidroxicloroquina; outros: dapsona, corticosteroide oclusivo ou intralesional	Sim
Paniculite na dermatomiosite	Manifestação única ou associada a outras lesões cutâneas da dermatomiosite	Nódulos ou placas nos membros superiores, na coxa, no abdome e nos glúteos	Não	Corticosteroide oral e imunossupressores	Não

(Continua)

TABELA 98.3 ▶ PANICULITES ASSOCIADAS A DOENÇAS SISTÊMICAS E SUAS CARACTERÍSTICAS (Continuação)

TIPO	CARACTERÍSTICAS	LESÃO	ÚLCERA	TRATAMENTO	CICATRIZ
Paniculite na calcifilaxia	Síndrome de calcificação vascular e necrose cutânea; pacientes terminais com IRC; hipercalcemia, hiperfosfatemia, hiperparatireoidismo secundário; prognóstico ruim, alta mortalidade (60-80%), geralmente por sepse devido à quebra de barreira cutânea	Máculas ou placas violáceas e reticuladas que evoluem para nódulos necróticos e úlceras dolorosas; bilaterais, simétricas; predominam nas extremidades, nas coxas e nos glúteos	Sim	Tratamento difícil; tratar hipercalcemia, hiperfosfatemia, hiperparatireoidismo secundário	Sim
Sarcoidose subcutânea (Darier-Roussy)	Rara; pode anteceder, suceder ou ocorrer concomitantemente à sarcoidose; acomete 1-12% dos pacientes com sarcoidose	Nódulos subcutâneos firmes sem sinais de inflamação nas extremidades inferiores	Sim (não é regra)	Corticosteroide sistêmico; outros: AINE, metotrexato, dapsona	Não

AINE, anti-inflamatório não esteroide; IRC, insuficiência renal crônica; LED, lúpus eritematoso discoide; LES, lúpus eritematoso sistêmico.

PANICULITE PREDOMINANTEMENTE LOBULAR COM VASCULITE ▶

Vasculite nodular (eritema indurado de Bazan) ▶ O eritema indurado de Bazan é a forma mais comum de paniculite lobular com vasculite, sendo a tuberculose sua principal causa. Outras etiologias incluem infecções bacterianas estreptocócicas, hepatite C e fármacos como a propiltiouracila.

Clinicamente, caracteriza-se por placas e nódulos eritematosos subcutâneos geralmente dolorosos na face posterior das pernas com predileção por pacientes do sexo feminino, de meia-idade, obesas e com certo grau de insuficiência venosa. Com frequência, os nódulos tornam-se aderidos ao tecido subcutâneo e ulceram. O curso é prolongado e há cicatrização com atrofia.

Nos casos em que há confirmação de infecção por *M. tuberculosis* por proteína C-reativa (PCR) ou teste de Mantoux fortemente reator, deve-se fazer o tratamento com as mesmas medicações e doses preconizadas para a tuberculose pulmonar. Para os demais casos, são recomendados curativos, tratamento da insuficiência venosa – se presente – com meias elásticas, repouso e AINEs para alívio da dor. Assim como no eritema nodoso, podem-se utilizar iodeto de potássio e corticosteroide.

PANICULITE COM PADRÃO SEPTAL E LOBULAR ▶

Lipodermatoesclerose ▶ Lipodermatoesclerose, ou paniculite esclerosante, é normalmente vista em paciente com insuficiência venosa principalmente do sexo feminino. Outros fatores de risco incluem obesidade, episódio prévio de tromboflebite e, menos frequentemente, isquemia arterial.

Caracteriza-se por áreas induradas que progressivamente se tornam confluentes e geram o aspecto de perna "em garrafa invertida". Do ponto de vista microscópico, há extravasamento de líquido seroso que gera edema. A fibrose progressiva da parede do vaso leva à hipo-oxigenação e à diminuição do suprimento nutritivo, ocasionando ativação do plasminogênio e de radicais livres. Histologicamente, são observadas fibrose da derme e esclerose septal com necrose isquêmica na área central dos lóbulos de adipócitos inicialmente e com atrofia lobular na fase final.

O tratamento é difícil e inclui medidas para a insuficiência venosa que está associada ao quadro na maioria das vezes. A compressão com meia elástica deve ser feita quando não houver contraindicações (p. ex., doença arterial associada), assim como a avaliação cirúrgica para correção de doença vascular.

DIAGNÓSTICO E AVALIAÇÃO ▶
Após a observação de lesões compatíveis de paniculite, deve-se coletar uma **história médica** detalhada.

A **biópsia** deve ser feita para diferenciar paniculites predominantemente septais das predominantemente lobulares. A coleta de material deve englobar amplamente o tecido subcutâneo, o qual é o foco da investigação; para isso, deve ser feita biópsia por fusos. A biópsia com *punch*, material cilíndrico cortante, não é recomendada por fornecer pouca quantidade de hipoderme na amostra, tendo em vista que nesse tipo de procedimento a profundidade não é tão ampla e, ao retirar a peça, muitas vezes o subcutâneo é lesado e/ou cortado na sua superficialidade.

TRATAMENTO ▶
O tratamento varia conforme o tipo de paniculite, e foi abordado nas descrições fornecidas durante este capítulo.

REFERÊNCIAS ▶

Azulay RD, Azulay DR, Abulafia-Azulay L. Dermatologia. Rio de Janeiro: Guanabara Koogan; 2013. p. 332-8.
Costa IMC, Nogueira LSC. Poliarterite nodosa cutânea: relato de caso. An Bras Dermatol. 2006;81(Supl 3):S313-S6.
Krook PO, Halpern I, Passos AP. Afecções da hipoderme. In: Belda Junior W, Di Chiacchio N, Criado PR. Tratado de dermatologia. São Paulo: Atheneu; 2014. p. 747-802.
Morrison LK, Rapini R, Willison CB, Tyring S. Infection and pannicultis. Dermatol Ther. 2010;23(4):328-40.
Requena C, Sanmartín O, Requena L. Sclerosing panniculitis. Dermatol Clin. 2008;26(4):501-4, vii.
Requena L, Sánchez Yus E. Panniculitis. Part II. Mostly lobular panniculitis. J Am Acad Dermatol. 2001;45(3):325-61; quiz 362-4.

Requena L, Yus ES. Panniculitis. Part I. Mostly septal panniculitis. J Am Acad Dermatol. 2001;45(2):163-83; quiz 184-6.
Rivitti EA. Afecções da hipoderme. In: Rivitti EA. Manual de dermatologia clínica de Sampaio e Rivitti. São Paulo: Artes Médicas; 2014. p. 229-33.
Soufir N, Descamps V, Crickx B, Thibault V, Cosnes A, Bécherel PA, et al. Hepatitis C virus infection in cutaneous polyarteritis nodosa: a retrospective study of 16 cases. Arch Dermatol. 1999;135(8):1001-2.
Souza FHM, Siqueira EBD, Mesquita L, Fabricio LZ, Tuon FF. Paniculite pancreática como a primeira manifestação de doença visceral: relato de caso. An Bras Dermatol. 2011;86(4 Supl1):125-8.
Ter Poorten MC, Thiers BH. Panniculitis. Dermatol Clin. 2002;20(3):421-33, vi.
Wick MR. Panniculitis: a summary. Semin Diagn Pathol. 2017;34(3):261-272.

CAPÍTULO 99
PARALISIA FACIAL

LETÍCIA SCHMIDT ROSITO
MARÍLIA CUNHA GOIDANICH
INESÂNGELA CANALI
SADY SELAIMEN DA COSTA

CONCEITO ▶ A **paralisia facial** periférica é definida pela perda ou diminuição da força dos músculos da face, tendo como causas as afecções do nervo facial (VII par), podendo também apresentar sintomas relacionados com as outras funções desse nervo. O nervo facial é responsável pela função motora dos músculos da face, pela sensibilidade gustativa dos dois terços anteriores da língua, pelo lacrimejamento e pela sensibilidade tátil da concha do pavilhão auricular.

ASPECTOS EPIDEMIOLÓGICOS ▶ A paralisia facial periférica é a mais comum das patologias dos pares cranianos, com a incidência global anual de 20 a cada 100 mil habitantes.

A paralisia de Bell, muitas vezes definida como paralisia facial idiopática, é responsável por cerca de 60 a 75% dos casos de paralisia facial periférica. Embora não tenha sido observado aumento de incidência de acordo com idade, sexo ou região geográfica, há risco três vezes maior de adquirir essa condição durante a gravidez, principalmente entre o terceiro trimestre de gestação e a primeira semana pós-parto.

CLASSIFICAÇÃO ▶ A paralisia facial pode ser classificada como:
- Central;
- Periférica.

A **paralisia facial de origem central** tem como causa uma lesão supranuclear e é caracterizada pelo acometimento dos dois terços inferiores da musculatura da face, poupando a fronte, contralateral à lesão. Como as principais causas de paralisia facial central são acidentes vasculares encefálicos ou tumores do sistema nervoso central, muitas vezes é possível observar déficits neurológicos focais associados, como afasia, parestesias, paresias, entre outros.

A **paralisia facial de origem periférica** é causada por uma lesão do segmento nuclear ou infranuclear, caracterizada por paralisia de toda a hemiface ipsolateral à lesão, sem poupar a musculatura da fronte.

Além da divisão entre paralisia facial central e paralisia facial periférica, também há a classificação de House e Brackmann que avalia o grau de paralisia facial, conforme descrito na **Tabela 99.1**.

CAUSAS ▶ A **paralisia de Bell** é uma paralisia facial periférica unilateral de instalação súbita. É caracterizada por perda ou diminuição de força da hemiface ipsolateral do nervo afetado. Outros achados como hiperacusia, diminuição da produção lacrimal e perda gustativa dos dois terços anteriores da face também podem estar presentes de acordo com a topografia da lesão. Atualmente, suspeita-se que a reativação do herpes-vírus simples (tipo 1) latente no gânglio geniculado seja a causa da paralisia de Bell. Geralmente cursa com a recuperação completa dos movimentos da face em 70% dos pacientes com paralisia completa em 6 meses e em até 94% dos pacientes com paralisia incompleta.

TABELA 99.1 ▶ CLASSIFICAÇÃO DA PARALISIA FACIAL DE ACORDO COM HOUSE E BRACKMANN

GRAU	DISFUNÇÃO
I	Função facial normal
II	Disfunção leve; tônus e simetria normais ao repouso; fechamento total do olho com esforço mínimo; assimetria leve da boca quando sorri; disfunção leve da fronte com movimento
III	Disfunção moderada; assimetria discreta à inspeção; tônus e simetria normais ao repouso; fechamento total do olho com máximo esforço; assimetria visível da boca com máximo esforço
IV	Disfunção moderadamente grave; assimetria franca à inspeção; tônus e simetria normais ao repouso; ausência de movimento na fronte; incapacidade de fechar os olhos completamente
V	Grave; assimetria em repouso; desvio da comissura labial e diminuição/apagamento do sulco nasolabial; ausência de movimentos na fronte; incapacidade de fechar os olhos completamente; movimentos da boca quase imperceptíveis
VI	Paralisia completa; perda de tônus; ausência de movimentação muscular

Fonte: House e Brackmann.

As **paralisias faciais traumáticas** são a segunda principal etiologia, causando 20% das paralisias faciais, podendo ser devidas a trauma craniencefálico, lesão transoperatória, lesão penetrante por arma de fogo, fratura de ossos da face, entre outros.

As fraturas do osso temporal são a causa mais comum de paralisias faciais traumáticas, ocorrendo em cerca de 50% dos casos. Elas são classificadas em longitudinais e transversais. As fraturas transversais são menos frequentes (cerca de 20% dos casos) e cursam com lesão do nervo facial em aproximadamente 50% dos casos, sendo geradas devido a impactos occipitais. Já as fraturas longitudinais (70-80% dos casos) provocam lesão em apenas 20% dos casos e são decorrentes de impactos temporoparietais.

No caso de paralisia facial por trauma, é importante atentar para o início dos sintomas de paralisia. Quando os sintomas iniciam mais tardiamente e a paralisia é incompleta, o quadro deve-se provavelmente à compressão do nervo facial motivado pelo edema gerado pela lesão. Já os casos de início imediato de paralisia completa indicam secção do nervo facial, apresentando pior prognóstico.

A **otite média aguda** (OMA) pode apresentar como complicação a paralisia facial. Atualmente, a ocorrência é mais rara devido ao emprego de antibióticos no tratamento da OMA. Além da OMA, a otite média crônica, especialmente a colesteatomatosa, pode causar paralisia facial, também com pouca frequência. Outra possível causa de paralisia facial periférica é a **síndrome de Ramsay Hunt**, que é causada pela reativação do vírus da varicela-zóster.

Os **tumores** também podem causar paralisia facial. Eles podem envolver o nervo facial, como os paragangliomas e os neurinomas do acústico, ou ser primários do nervo, como os neurinomas e os schwanomas. Há também os tumores extratemporais do adulto, caracteristicamente o tumor de parótida, que pode cursar com paralisia facial associada à massa cervical. É importante ressaltar que o tumor de parótida que cursa com comprometimento do nervo facial apresenta mau prognóstico.

Outra etiologia possível é a **síndrome de Melkersson-Rosenthal**, caracterizada por episódios de paralisia facial periférica, língua plicata e edema orofacial de caráter recidivante.

CARACTERÍSTICAS DO COMPORTAMENTO DE PACIENTES COM ESSE SINAL ▶

A paralisia facial periférica cursa com paresia ou plegia dos músculos da mímica da face, podendo também gerar sintomas como diminuição gustativa dos dois terços anteriores da língua, hiper-reflexia e diminuição da produção lacrimal. Os sintomas variam de acordo com o grau e o local da lesão. O paciente pode apresentar queixa de dificuldade em alimentar-se, dificuldades na fala, fechamento incompleto dos olhos, desvio da comissura labial, entre outros. Além disso, de acordo com sua etiologia, a paralisia facial pode apresentar outras características.

A **Tabela 99.2** mostra os diferentes achados associados à paralisia facial que podem guiar o diagnóstico da etiologia da paralisia.

DIAGNÓSTICO E AVALIAÇÃO ▶ Ao avaliar um paciente com paralisia facial, é necessário realizar **exame físico** e **anamnese** com o intuito de buscar sinais ou sintomas característicos das possíveis etiologias para essa afecção. Após realizado esse primeiro passo e com a suspeita de uma possível etiologia, pode-se continuar a investigação com **exames complementares**, se necessário, e com o tratamento adequado.

Em casos de paralisia que poupa a fronte e está associada a déficits neurológicos, provavelmente há uma causa de origem central. Nesses casos, a investigação pode ser realizada com exames de imagem, como tomografia computadorizada (TC) do crânio. Já no caso da paralisia de Bell, o diagnóstico é de exclusão, com base nos achados de exame físico e anamnese.

Uma paralisia facial periférica de instalação mais lenta, estando ou não associada à hipoacusia, pode indicar um tumor do osso temporal. Nesses casos, os exames de imagem, como a TC de crânio, também estão indicados. Também é importante atentar para casos de paralisia associada ao surgimento de massa cervical, que pode indicar um tumor de parótida. Nessas situações, é indicada, como manejo inicial, uma punção aspirativa com agulha fina da lesão para avaliação citopatológica.

Em casos de história de paralisia facial após lesão traumática, está indicada a investigação com exame de imagem (p. ex., TC) e, se houver paralisia completa do nervo, exames eletrofisiológicos.

Na paralisia por OMA, sintomas característicos dessa patologia estarão presentes em associação com a paralisia, e o diagnóstico é feito pela clínica. Já nos casos de otite média crônica, um exame de imagem, como a TC, está indicado para confirmação diagnóstica e planejamento cirúrgico.

Exames complementares, como eletroneurografia (ENoG; potencial de ação muscular evocado) e eletromiografia, são indicados em casos de paralisia completa. Esses exames visam avaliar o nível de degeneração neuronal, avaliando prognóstico e necessidade de terapias mais invasivas. A ENoG é o primeiro exame a ser realizado, idealmente após o 3º dia de paralisia. Esse exame registra a amplitude da resposta muscular após o estímulo do tronco do nervo facial, comparando os dois lados da face. Uma redução de potencial maior ou igual a 90% entre o nervo afetado e o nervo normal indica mau prognóstico; já a redução menor que 90% indica bom prognóstico com resolução da paralisia. A ENoG é o exame de maior importância para avaliação de prognóstico e necessidade de tratamento cirúrgico. Além desse exame, é possível realizar a eletromiografia, que está indicada após o 21º dia de paralisia facial.

TRATAMENTO ▶ O tratamento da paralisia facial deve ser realizado de acordo com sua etiologia. Por isso, deve ser dada extrema importância ao exame físico e à anamnese na avaliação inicial do paciente com essa afecção.

No caso da **paralisia de Bell**, os corticosteroides em até 72 horas do início dos sintomas são indicados em todos os graus de paralisia, pois reduzem o risco de sequela motora no nervo. Está indicado o regime de prednisona

TABELA 99.2 ► SINAIS E SINTOMAS DE ACORDO COM A ETIOLOGIA DA PARALISIA FACIAL	
CAUSA	CARACTERÍSTICA
Paralisia de Bell	Início súbito; graduação conforme escala de House e Brackmann (ver Tabela 99.1); dor retroauricular pode estar presente; melhora espontânea na maioria dos casos
Paralisia facial traumática	História de trauma (aberto ou fechado); graduação variável de paralisia; início da paralisia logo após a lesão ou mais tardiamente (melhor prognóstico); lesões longitudinais: laceração da membrana timpânica, hemotímpano, otorragia, deformidades da parede óssea do conduto auditivo externo e otoliquorragia
Síndrome de Ramsay Hunt	Presença de vesículas herpéticas no pavilhão auricular que acompanham o trajeto do nervo facial; otalgia; sintomas cocleovestibulares associados (surdez, vertigem, etc.)
Otite média crônica	História de otorreia persistente; hipoacusia; paralisia de evolução progressiva
Otite média aguda	Sintomas (otalgia, febre, hipoacusia) e sinais (abaulamento e hiperemia da membrana timpânica) de otite média aguda associados ao desenvolvimento rápido de paralisia facial
Tumores	Evolução lenta e progressiva de paralisia facial; surgimento de massa em parótida (em caso de neoplasia nessa glândula); pode haver perda auditiva associada
Síndrome de Melkersson-Rosenthal	Língua plicata; edema orofacial; caráter recidivante
Paralisia central	Poupa movimentação da fronte; déficits neurológicos associados

60 mg/dia ou 1 mg/kg/dia por 3 a 5 dias e redução gradual da dose, completando 7 a 15 dias de tratamento. Além disso, podem ser empregados antivirais em até 72 horas do início dos sintomas em associação com corticosteroides em casos de paralisia grave ou completa, pois evitam sequelas motoras. Podem ser empregados valaciclovir 1 g, 3 ×/dia, ou aciclovir 400 mg, 5 ×/dia por 7 a 10 dias.

Em casos de **paralisia facial por otite média crônica**, o tratamento cirúrgico é o mais indicado. Já em casos de OMA, é indicada antibioticoterapia e timpanocentese com colocação de tubo de ventilação.

A **síndrome de Ramsay Hunt** requer tratamento imediato após o diagnóstico com o intuito de evitar sequelas, como dor neuropática e recuperação incompleta da mobilidade facial. O tratamento é realizado com antivirais, como aciclovir (800 mg, 5 ×/dia por 7 dias).

A descompressão cirúrgica do nervo facial deve ser considerada em casos de **paralisia de Bell** em que a ENoG apresenta redução da amplitude maior ou igual a 90% entre o nervo afetado e o nervo normal. Também há indicação cirúrgica em casos de paralisia facial por trauma, quando a ENoG apresenta os mesmos resultados após 6 dias da lesão. Na OMA, também há indicação cirúrgica com os mesmos resultados de ENoG e após tratamento inicial com timpanocentese e antibiótico.

A proteção ocular é de extrema importância nos casos de paralisia facial em que não há completo fechamento ocular para evitar possíveis lesões de córnea. A utilização de lágrimas artificiais e a oclusão ocular noturna são sempre indicadas nesses casos.

REFERÊNCIA ▶

House JW, Brackmann DE. Facial nerve grading system. Otolaryngol Head Neck Surg. 1985;93(2):146-7.

LEITURAS RECOMENDADAS ▶

Almeida JR, Guyatt GH, Sud S, Dorion J, Hill MD, Kolber MR, et al. Management of Bell palsy: clinical practice guideline. CMAJ. 2014;186(12):917-22.

Atolini Junior N, Jorge Junior JJ, Gignon VF, Kitice AT, Prado LSA, Santos VGW, et al. Facial nerve palsy: incidence of different ethiologies in a tertiary ambulatory. Int Arch Otorhinolaryngol. 2009;13(2):167-71.

Baugh RF, Basura GJ, Ishii LE, Schwartz SR, Drumheller CM, Burkholder R, et al. Clinical practice guideline: Bell's palsy. Otolaryngol Head Neck Surg. 2013;149(3 Suppl):S1-27.

Bento RF, Voegels RL, Sennes LU, Pinna FR, Jotz GP. Otorrinolaringologia: baseada em sinais e sintomas. São Paulo: Fundação Otorrinolaringologia; 2011. p. 55-67.

Hilsinger RL Jr, Adour KK, Doty HE. Idiopathic facial paralysis, pregnancy, and the menstrual cycle. Ann Otol Rhinol Laryngol. 1975;84(4 Pt 1):433-42.

Piltcher OB, Costa SS, Maahs GS, Kuhl G. Rotinas em otorrinolaringologia. Porto Alegre: Artmed; 2014. p. 142-50.

Pollack R, Brown L. Facial paralysis in otitis media. In: Graham MD, editor. Disorders of the facial nerve: anatomy, diagnosis, and management. New York: Raven; 1982. p. 221.

Rosa AAA, Soares JLMF, Barros E. Sintomas e sinais na prática médica. Porto Alegre: Artmed; 2006. p. 579-84.

CAPÍTULO 100

PARESIA

MÁRCIA L. F. CHAVES
SHEILA MARTINS

CONCEITOS ▶ **Paresia**, ou fraqueza muscular, é a redução na força de um ou mais músculos. Fadiga e diminuição da função muscular devido à dor são frequentemente confundidas com fraqueza pelos pacientes. Logo, é importante para o médico realizar essa distinção, uma vez que a abordagem diagnóstica é diferente.

Os termos empregados para definir fraqueza muscular são:

- **Paresia:** fraqueza em que ainda existe função muscular (grau leve a moderado);
- **Plegia:** também chamada de paralisia, indica ausência ou resquício mínimo de função muscular;
- **Hemiparesia:** fraqueza em um hemicorpo (membro superior e membro inferior);
- **Paraparesia:** fraqueza dos membros inferiores;
- **Tetraparesia:** também conhecida como fraqueza generalizada, caracteriza-se por diminuição da força muscular nos quatro membros;
- **Monoparesia:** diminuição da força muscular em um membro.

É igualmente importante conhecer os conceitos de neurônio motor superior (ou primeiro neurônio) e neurônio motor inferior (ou segundo neurônio). O primeiro neurônio tem o seu corpo no córtex cerebral e conecta-se ao corpo do segundo neurônio no corno anterior da medula. O primeiro neurônio refere-se ao neurônio motor acima do nível da sinapse na medula. O segundo neurônio está abaixo do nível da sinapse.

DIAGNÓSTICO E AVALIAÇÃO ▶

AVALIAÇÃO ▶ Em geral, a fraqueza muscular está associada a outros sinais que, incluídos na avaliação clínica, facilitam a identificação de uma síndrome motora (p. ex., piramidal) e da provável topografia do comprometimento (ou lesão) e, portanto, são de grande importância na elucidação diagnóstica. Assim, ao examinar um paciente parético, deve-se avaliar o grau de comprometimento da força muscular, os reflexos miotáticos profundos, o tônus muscular e o trofismo muscular. Também devem ser valorizados outros sinais e sintomas, como o clônus, a fasciculação e os sinais inflamatórios (dor – evidenciada à palpação muscular –, eritema e edema musculares).

Força muscular ▶ É a principal manifestação da paresia e, em quase todos os casos, o sintoma que leva o paciente a procurar ajuda médica. Para avaliar a força muscular do paciente, deve-se conhecer sua graduação (**Tabela 100.1**).

TABELA 100.1 ▶ GRADUAÇÃO DA FORÇA MUSCULAR

GRAU	DEFINIÇÃO
5	Força normal
4	Força muscular vence a gravidade e está diminuída perante a resistência
3	Força muscular vence a gravidade, mas não vence a resistência
2	Força muscular movimenta o membro, porém, não vence a gravidade
1	Há contração muscular visível, porém, não movimenta o membro
0	Não há contração muscular visível ou palpável

É fundamental avaliar todos os grupos musculares. Deve-se realizar o exame tanto da musculatura distal como da proximal, assim como dos grupos extensores e flexores. Um exame com esse grau de detalhamento evidencia a distribuição da fraqueza, o que auxilia na elaboração diagnóstica (p. ex., lesões de origem central afetam predominantemente a musculatura extensora dos membros superiores e a flexora dos membros inferiores; miopatias afetam predominantemente a musculatura proximal).

De maneira geral, a avaliação da força muscular é realizada por meio de dois métodos: (1) provas contra resistência e (2) manobras deficitárias. As provas contra resistência são realizadas por grupo muscular, no qual o examinador exerce força contrária àquela realizada pelo paciente. As manobras deficitárias são realizadas para os membros superiores (prova de braços estendidos) e para os membros inferiores (prova de Mingazzini).

Para que essa avaliação ocorra de forma eficaz, o examinador precisa saber as ações de cada músculo, sua inervação segmentar (raiz nervosa) e sua inervação por nervo periférico (**Figura 100.1**).

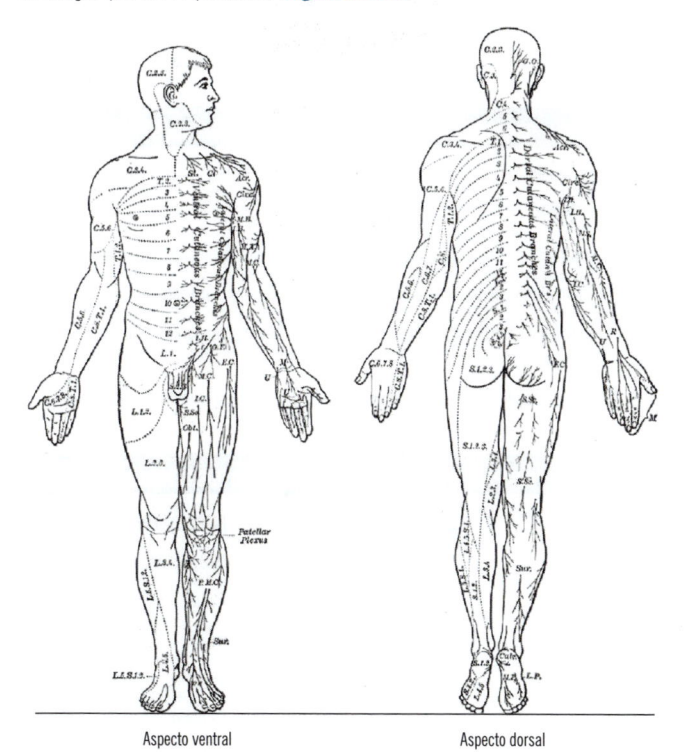

Aspecto ventral   Aspecto dorsal

FIGURA 100.1 ▶ **INERVAÇÕES SEGMENTAR E PERIFÉRICA DOS MÚSCULOS.**
Fonte: Adaptada de Netter e colaboradores.

Reflexos miotáticos profundos ▶ São de grande importância na avaliação diagnóstica do paciente com paresia. A **Tabela 100.2** mostra sua graduação. A abordagem anatômica dos reflexos também é importante. Assim como na avaliação da força muscular, no caso dos reflexos o examinador deve conhecer os componentes segmentar e periférico do arco reflexo (**Tabela 100.3**).

É importante ressaltar que pessoas hígidas apresentam reflexos tendinosos que variam de 1+ a 3+. É também imprescindível comparar os dois lados do corpo quanto à graduação dos reflexos, pois a assimetria de um reflexo pode possuir valor semiótico se inserida em um contexto clínico. Achados isolados na pesquisa dos reflexos (i.e., sem contexto clínico ou outras alterações do exame físico/neurológico) são desprovidos de valor diagnóstico. Conforme citado na **Tabela 100.2**, os reflexos não necessariamente implicam movimentação muscular. A simples contração já caracteriza reflexo presente (1+). Portanto, para avaliar os reflexos do paciente, é fundamental que o grupo muscular efetor esteja despido diante do examinador.

Trofismo muscular ▶ A palpação dos músculos com vistas a avaliar a massa muscular é outra ferramenta importante no exame do sistema motor. A atrofia muscular em pacientes paréticos sugere desnervação (caracterizan-

TABELA 100.2 ▶ GRADUAÇÃO DOS REFLEXOS MIOTÁTICOS PROFUNDOS

GRAU	DEFINIÇÃO
0+	Arreflexia
1+	Contração muscular discreta com pouco ou nenhum movimento muscular
2+	Contração muscular com movimentação muscular leve a moderada
3+	Contração muscular com movimentação muscular ampla, porém, sem clônus e aumento da área reflexógena
4+	Movimentação muscular ampla, presença de clônus e aumento da área reflexógena

TABELA 100.3 ▶ COMPONENTES SEGMENTAR E PERIFÉRICO DOS REFLEXOS

REFLEXO	INERVAÇÃO SEGMENTAR	INERVAÇÃO PERIFÉRICA
Bicipital	C5-C6	Musculocutânea
Tricipital	C7	Radial
Braquiorradial	C5-C6	Radial
Flexor dos dedos	C7-T1	Mediana
Patelar	L3	Femoral
Aquileu	S1	Tibial

Fonte: Netter e colaboradores.

do a lesão como periférica) ou miopatia (achado tardio). Pode-se suspeitar de atrofia muscular na presença de osso tibial proeminente (músculo tibial anterior), concavidade da parte medial inferior da coxa (músculo quadríceps) ou uma espinha escapular proeminente (músculo infraespinal ou supraespinal). Porém, a melhor maneira de avaliar o trofismo muscular é por meio da comparação entre o perímetro dos membros bilateralmente.

Tônus muscular ▶ As lesões neurológicas podem causar tanto diminuição como aumento do tônus muscular. Em geral, lesões periféricas implicam hipotonia, acompanhada de flacidez muscular. Já as lesões do neurônio motor superior resultam em hipertonia ou **espasticidade**, caracterizada pela resistência ao movimento passivo que afeta principalmente os músculos flexores do membro superior e os músculos extensores do membro inferior. Na espasticidade (característica da hipertonia na síndrome piramidal), observa-se o chamado **sinal do canivete**: grande resistência à movimentação articular que aumenta com o implemento da velocidade para realizar o movimento da articulação e, próximo ao fim do movimento ou à manutenção da resistência para manter a abertura articular, cede abruptamente. É muito importante diferenciar espasticidade de **rigidez** (hipertonia da síndrome extrapiramidal do tipo parkinsoniana), que se caracteriza por aumento do tônus muscular com aparecimento do **sinal da roda denteada** à movimentação passiva das articulações, independentemente de déficit de força, estando associada à alteração dos reflexos posturais. Não é acompanhada de outros sinais do neurônio motor superior, como sinal de Babinski e hiper-reflexia, que são achados da síndrome piramidal.

Nas lesões completas da medula espinal (o chamado "choque medular"), também se observam hipotonia e flacidez, que, com o tempo, evoluem para espasticidade.

Clônus ▶ Caracteriza-se por contrações e relaxamentos involuntários rapidamente sucessivos desencadeados pela manutenção do estiramento em músculos hipertônicos. Nos membros inferiores, o clônus do pé é o mais facilmente observado, sendo obtido pela dorsiflexão do pé no tornozelo (com o membro inferior sustentado pelo examinador, perna e coxa fletidas e sem deixar o tornozelo repousar no leito). O clônus da patela também pode ser observado empurrando-a bruscamente da direção distal para a proximal.

Em geral, o clônus decorre de uma lesão do trato corticoespinal e está acompanhado de outros componentes da síndrome piramidal: hiper-reflexia, sinal de Babinski, espasticidade.

Fasciculação ▶ Fasciculação consiste na contração muscular visível ou palpável de um músculo devido à descarga espontânea (involuntária) da unidade motora. É encontrada nas lesões do neurônio motor inferior.

CAUSAS E DIAGNÓSTICO DIFERENCIAL ▶ O paciente que apresenta paresia tem comprometimento no trajeto do movimento voluntário. Assim, uma parte do raciocínio diagnóstico deve ser topográfica (**Tabela 100.4**). Esquematiza-se o diagnóstico diferencial da paresia em quatro níveis, de

TABELA 100.4 ▶ DIAGNÓSTICO DIFERENCIAL DA PARESIA POR TOPOGRAFIA

LOCALIZAÇÃO DA LESÃO	POSSÍVEIS DIAGNÓSTICOS
Neurônio motor superior	
Cérebro	Doenças vasculares: infarto/hemorragia Neoplasias Infecções: abscesso cerebral, meningite, encefalite, Aids, leucoencefalopatia multifocal progressiva Esclerose múltipla ELA
Tronco encefálico	Infarto/hemorragia Neoplasias ELA
Medula espinal	Infarto/hemorragia Neoplasias Infecções: Aids, abscesso peridural, paraparesia espástica tropical, CMV Esclerose múltipla Ataxia de Friedreich, paraplegia espástica hereditária Traumatismo raquimedular
Neurônio motor inferior (corno anterior da medula)	
Tronco encefálico	Paralisia bulbar progressiva Siringobulbia Poliomielite
Medula espinal	Siringomielia Poliomielite ELA
Neurônio motor inferior (nervos periféricos e raízes nervosas)	Metabólicas: neuropatia diabética, neuropatia urêmica, neuropatia porfírica Tóxicas: álcool, fármacos, agentes químicos Infecciosas: Aids/CMV Compressivas: síndrome do túnel do carpo Autoimunes: síndrome de Guillain-Barré Trauma Hérnia de disco
Doenças da junção neuromuscular	Autoimunes: miastenia grave, síndrome miastênica de Lambert-Eaton Tóxicas: botulismo, intoxicação por organofosforados, fármacos (tetraciclinas, aminoglicosídeos, antiarrítmicos, β-bloqueadores)

(Continua)

TABELA 100.4 ▶ DIAGNÓSTICO DIFERENCIAL DA PARESIA POR TOPOGRAFIA (Continuação)	
LOCALIZAÇÃO DA LESÃO	POSSÍVEIS DIAGNÓSTICOS
Miopatias	Distrofias musculares Miopatias metabólicas Canalopatias (distúrbio de canais iônicos da membrana celular – célula muscular) Miopatias inflamatórias: infecciosas, idiopáticas (polimiosite, dermatomiosite)

Aids, síndrome da imunodeficiência adquirida (do inglês *acquired immunodeficiency syndrome*); CMV, citomegalovírus; ELA, esclerose lateral amiotrófica.

acordo com sua localização: (1) lesão do neurônio motor superior (especialmente de via), (2) lesão do neurônio motor inferior (cuja abordagem deve ser dividida em: lesão das estruturas intramedulares – corno anterior da medula – e lesão das estruturas extramedulares – periféricas: raízes, plexos e nervos), (3) distúrbios da junção neuromuscular e (4) doenças da célula muscular (miopatias) (**Tabela 100.5**).

É importante mencionar que o raciocínio topográfico da lesão (ou disfunção) deve ser sobreposto ao modo de apresentação da paresia. Dessa forma, o médico deve elaborar as hipóteses diagnósticas sob dois prismas: topográfico – já mencionado anteriormente – e semiológico – monoparesia, hemiparesia, paraparesia, tetraparesia, fraqueza proximal e fraqueza distal.

Com relação à topografia da lesão, cada um desses grupos apresenta síndromes clínicas relativamente distintas. Portanto, é importante que o examinador reconheça as características dos níveis de lesão motora para fins de elaboração das hipóteses diagnósticas.

ABORDAGEM DO PACIENTE ▶ Deve-se pesquisar o modo de início da fraqueza e sua distribuição. O médico deve avaliar se a fraqueza deve-se à perda de força ou se há dor limitando a movimentação. As síndromes clínicas, de acordo com a topografia da lesão, devem ser conhecidas pelo examinador.

Hemiparesia ▶ A hemiparesia resulta de lesão do neurônio motor superior acima da medula cervical alta; no entanto, é mais comum estar acima do forame magno. Distúrbios da linguagem, apraxias, comprometimento de campo visual, convulsões ou alterações cognitivas indicam envolvimento cortical.

A hemiparesia aguda, na imensa maioria das vezes, tem etiologia vascular (isquemia/hemorragia). Em alguns casos, pode ocorrer sangramento devido à existência de um tumor. A abordagem inicial, do ponto de vista de diagnóstico, é a realização de um exame de imagem cerebral (tomografia computadorizada [TC] ou ressonância magnética [RM]) em caráter emergencial (o mais rápido possível).

TABELA 100.5 ▶ SINAIS QUE DISTINGUEM A ETIOLOGIA DA PARESIA*

SINAL	NEURÔNIO MOTOR SUPERIOR	NEURÔNIO MOTOR INFERIOR (CORNO ANTERIOR)	NEURÔNIO MOTOR INFERIOR (AXÔNIOS) – RAIZ, PLEXO OU NERVO	JUNÇÃO NEUROMUSCULAR	MIOPATIA
Reflexos	Hiper-reflexia	Variáveis (arreflexia/hiper-reflexia)	Arreflexia ou hiporreflexia	Normais ou hiporreflexia	Normais ou hiporreflexia
Tônus	Aumentado (espástico)	Diminuído	Diminuído	Normal ou diminuído	Normal ou diminuído
Trofismo	Normal	Gravemente diminuído	Moderadamente diminuído	Normal ou diminuído	Diminuído (tardiamente)
Distribuição da diminuição da força	Piramidal (hemicorpo) ou regional	Distal ou assimétrica	Distal ou simétrica	Proximal ou generalizada (tardiamente)	Proximal
Fasciculação	Ausente	Presente	Presente	Ausente	Ausente
Clônus	Presente	Ausente	Ausente	Ausente	Ausente
Sinal de Babinski	Presente	Ausente	Ausente	Ausente	Ausente
Sensibilidade	Preservada	Preservada	Comprometida†	Preservada	Preservada
Sinais flogísticos	Ausentes	Ausentes	Ausentes	Ausentes	Presentes‡

*Algumas características podem estar presentes, mas não são obrigatórias.
†Nas neuropatias exclusivamente motoras, não há comprometimento sensitivo.
‡Nas miopatias de causa genética, não há sinais inflamatórios.

A hemiparesia subaguda ou crônica tem como principais causas hematoma subdural crônico (deve ser sempre cogitado em pacientes anticoagulados), tumor, abscesso cerebral e doenças desmielinizantes. A RM do encéfalo é o melhor método para a abordagem inicial.

Paraparesia ▶ Em geral, a causa é uma lesão localizada da medula torácica alta para baixo. Paraparesia também pode ocorrer por comprometimento da via piramidal (neurônio motor superior) em local diferente da medula espinal, como a área parassagital, mas é muito mais raro. Lesões periféricas (como neuropatias e radiculopatias) também podem ser responsáveis.

Paraparesia aguda **sempre** exige investigação emergencial, pois comprometimentos medulares se tornam rapidamente irreversíveis. Em geral, deve-se a lesões da medula espinal: tumores epidurais (metastáticos ou primários), abscesso peridural e traumatismo. A perda do controle de esfíncteres acompanha o quadro. A abordagem recomendada é o exame de imagem da medula espinal em caráter emergencial. Isquemia das artérias cerebrais anteriores compromete a área parassagital e pode desencadear paraparesia, devendo ser investigada com exame de imagem encefálica (RM preferencialmente). Entre as causas periféricas, a síndrome de Guillain-Barré (polineurorradiculopatia aguda) manifesta-se dessa maneira, sendo o exame do líquido cerebrospinal (com o objetivo de identificar dissociação proteína/células) a abordagem inicial.

Paraparesia subaguda ou crônica tem como causas mais frequentes esclerose múltipla, compressão espinal crônica devido à doença degenerativa da coluna vertebral, vírus linfotrófico da célula T humana tipo 1 (HTLV-1, do inglês *human T-cell lymphotropic virus type 1*) e neoplasias da medula espinal. Quando há espasticidade, comprometimento sensitivo e perda de controle esfincteriano, deve-se iniciar a investigação pela realização de RM da medula espinal, mas se esta for normal, deve-se considerar RM do encéfalo, devido à possibilidade de esclerose múltipla.

Tetraparesia ▶ Entre as causas de tetraparesia aguda, encontram-se anoxia, isquemia do tronco encefálico, traumatismo da medula cervical, doenças da junção neuromuscular (miastenia grave, síndrome de Lambert-Eaton) ou miopatias (distúrbios eletrolíticos, erros inatos do metabolismo energético dos músculos, toxinas, canalopatias). A possibilidade de tratar-se de síndrome de Guillain-Barré deve ser sempre cogitada. Se houver sinais do neurônio motor superior, o que determina a abordagem diagnóstica é o nível de consciência do paciente: se houver estupor ou coma, deve-se solicitar TC do cérebro. Se o paciente estiver consciente, RM da medula cervical é o exame de escolha. Se a característica da fraqueza for do neurônio motor inferior ou miopática, devem-se solicitar enzimas musculares, eletrólitos e estudos eletromiográficos.

A tetraparesia subaguda ou crônica tem como causas principais as doenças desmielinizantes do neurônio motor superior, as neoplasias do sistema nervoso central e as doenças da junção neuromuscular. Se os sinais indicarem lesão do neurônio motor superior, deve-se realizar TC ou RM da região suspeita (encefálica ou medular alta – transição craniocervical). Caso contrário, eletroneuromiografia e estudos da condução nervosa são recomendados.

TRATAMENTO ▶ Os tratamentos são de acordo com a causa, podendo haver reversão completa ou não e deverá ser avaliado do ponto de vista fisioterápico.

REFERÊNCIA ▶

Netter FH, Jones HR, Burns TM, Aminoff MJ, Pomeroy SL. Coleção Netter de ilustrações médicas: sistema nervoso. 2. ed. Rio de Janeiro: Elsevier; 2014.

LEITURAS RECOMENDADAS ▶

Brust JCM. O exame motor: há sempre mais do que fraqueza. In: Brust JCM. A prática da neurociência. [São Paulo]: Reichmann & Affonso; 2000.

Csuka M, McCarty DJ. Simple method for measurement of lower extremity muscle strength. Am J Med. 1985;78(1):77-81.

Friedman HH. Weakness of neuromuscular origin. In: Friedman HH, editor. Problem-oriented medical diagnosis. 7th ed. Philadelphia: Lippincott Williams & Wilkins; 2001.

Olney RK, Aminoff MJ. Weakness, myalgias, disorders of movement, and imbalance. In: Braunwald E, Fauci AS, Kasper DL, Hauser SL, Longo DL, Jameson JL, editors. Harrisons principles of internal medicine. 15th ed. New York: McGraw-Hill; 2001. v. 1.

Thijs RD, Notermans N, Wokke J, van der Graaf Y, van Gijn J. Distribution of muscle weakness of central and peripheral origin. J Neurol Neurosurg Psychiatry. 1998;65(5):794-6.

Young RR. Spasticity: a review. Neurology. 1994;44(11 Suppl 9):S12-20.

CAPÍTULO 101

PARESTESIA

ANA CLAUDIA DE SOUZA
LEONARDO AUGUSTO CARBONERA
SHEILA MARTINS
MÁRCIA L. F. CHAVES

CONCEITOS ▶ **Parestesias** são sensações espontâneas anormais, que ocorrem na ausência de um estímulo específico. Essas sensações podem ser as mais variadas, entre elas: frio, calor, formigamento, queimação, prurido, pressão.

Deve-se diferenciar a parestesia das demais alterações de sensibilidade (**Tabela 101.1**), pois remetem a diferentes fisiopatologias e, em consequência, a diferentes hipóteses diagnósticas.

TABELA 101.1 ▶ DEFINIÇÕES MAIS UTILIZADAS PARA ALTERAÇÕES DE SENSIBILIDADE	
TERMO	DEFINIÇÃO
Alodinia	Sensação de dor em resposta a um estímulo normalmente não doloroso
Analgesia	Insensibilidade à dor
Anestesia	Ausência completa de sensibilidade
Astereognosia	Incapacidade de reconhecer objetos pelo tato
Cinestesia	Sensação de movimento
Disestesia	Perversão da sensibilidade; sensação desconfortável após estímulo não doloroso; comumente acompanha parestesias
Hiperalgesia/ hiperpatia	Aumento da sensibilidade à dor, desproporcionalmente ao estímulo doloroso
Hipoalgesia	Redução da sensibilidade à dor
Palestesia	Sensibilidade vibratória
Parestesia	Sensação espontânea anormal, na ausência de estímulo específico

Fonte: Adaptada de Campbell e DeJong.

ASPECTOS ANATÔMICOS E MECANISMOS FISIOPATOLÓGICOS ▶

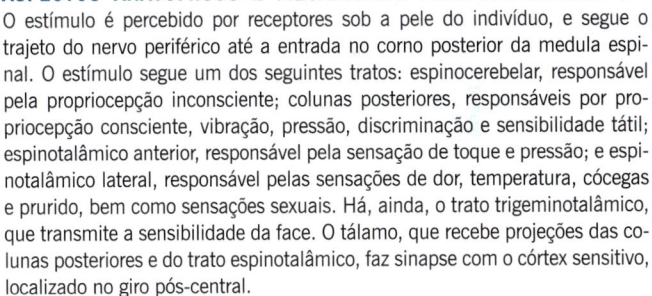

O estímulo é percebido por receptores sob a pele do indivíduo, e segue o trajeto do nervo periférico até a entrada no corno posterior da medula espinal. O estímulo segue um dos seguintes tratos: espinocerebelar, responsável pela propriocepção inconsciente; colunas posteriores, responsáveis por propriocepção consciente, vibração, pressão, discriminação e sensibilidade tátil; espinotalâmico anterior, responsável pela sensação de toque e pressão; e espinotalâmico lateral, responsável pelas sensações de dor, temperatura, cócegas e prurido, bem como sensações sexuais. Há, ainda, o trato trigeminotalâmico, que transmite a sensibilidade da face. O tálamo, que recebe projeções das colunas posteriores e do trato espinotalâmico, faz sinapse com o córtex sensitivo, localizado no giro pós-central.

A topografia da lesão do paciente que tem queixa de parestesias pode ser resumida ao córtex sensitivo contralateral, ao tálamo contralateral ou ao nervo periférico ipsilateral, desde a raiz até as terminações nervosas.

As pistas para a adequada localização estão na história clínica detalhada e no exame físico, a depender dos achados associados.

CLASSIFICAÇÃO E ETIOLOGIA ▶ De maneira geral, os casos podem ser divididos em:

- **Instalação hiperaguda**, os quais devem trazer à mente eventos vasculares cerebrais ou crise epiléptica;

- **Instalação aguda/subaguda**, que sugerem etiologia infecciosa ou imunomediada;
- **Evolução crônica**, que levantam a hipótese de neoplasia, quadros degenerativos ou carenciais.

DIAGNÓSTICO E AVALIAÇÃO ▶

O paciente que procura atendimento por parestesias deve ser submetido à **anamnese** detalhada. Sempre se deve tentar "traduzir" os termos utilizados pelo paciente, e dar exemplos comparativos ou metafóricos (p. ex., "Você sente 'formigas' caminhando pela pele?"). Os padrões de acometimento e de instalação dos sintomas são relevantes para guiar o diagnóstico topográfico e etiológico (**Figura 101.1**).

O **exame físico** inicia com a inspeção da região que apresenta parestesias. Cicatrizes como as de queimadura ou as de herpes podem sugerir lesão de terminação nervosa. A tetraparestesia durante a flexão cervical é achado presente na estenose de canal vertebral cervical. Avaliar o trajeto do nervo periférico por meio da palpação pode causar dor ou desconforto, levantando a suspeita de neuropatia focal. O estiramento da raiz nervosa, como no teste de Lasègue, pode causar dor e evidenciar uma radiculopatia.

Os **exames complementares** devem ser guiados pela suspeita clínica. Para os casos de suspeita de neuropatia focal ou radiculopatia, evidenciar o local de comprometimento por meio de exame de imagem (como ultrassonografia de punho para avaliação do túnel do carpo ou ressonância magnética [RM] de coluna lombossacra) pode ser suficiente para a abordagem terapêutica. Na suspeita de lesão talâmica ou cortical, tomografia computadorizada (TC) ou RM de encéfalo colaboram o diagnóstico etiológico. Já para os casos de neuropatia periférica, a eletroneuromiografia permite diferenciar entre predomínio de acometimento axonal ou desmielinizante, o que guia o prosseguimento da investigação etiológica.

DIAGNÓSTICO DIFERENCIAL ▶

Lesões corticais ▶ Quaisquer patologias que envolvam o córtex sensitivo (predominantemente, o giro pós-central) podem cursar com parestesias contralaterais ao acometimento cerebral e na parte do corpo com correspondência à porção afetada do córtex sensitivo (p. ex., área responsável pela sensibilidade da mão).

No acidente vascular cerebral (AVC) isquêmico, o déficit neurológico inicia de maneira súbita, podendo ou não estar associado a outros déficits, dependendo da região acometida. O AVC hemorrágico também pode apresentar parestesias, principalmente quando o sangue se deposita no parênquima ou sobre o giro pós-central.

A crise epiléptica pode ter a parestesia como pródromo ou como sintoma inicial. Nesse caso, o déficit neurológico inicia de maneira súbita, e pode evoluir com crises focais ou crises generalizadas, com resolução espontânea (exceto nos casos de estado de mal epiléptico [*status epilepticus*]) e, em sua maioria, com estado pós-ictal definido.

```
Paciente com parestesias
        │
Avaliar padrão de acometimento
```

- **Trajeto de nervo periférico** → Avaliar neuropatia focal
  - MMSS: síndrome do túnel do carpo, neuropatia ulnar
  - MMII: síndrome do túnel do tarso, neuropatia fibular

- **Trajeto de dermátomo** → Avaliar radiculopatia
  - Estenose de forame intervertebral
  - Protrusão/extrusão de disco intervertebral

- **Padrão simétrico** → Avaliar polineuropatia
  - PIDC
  - Polineuropatia diabética
  - Síndrome de Guillain-Barré

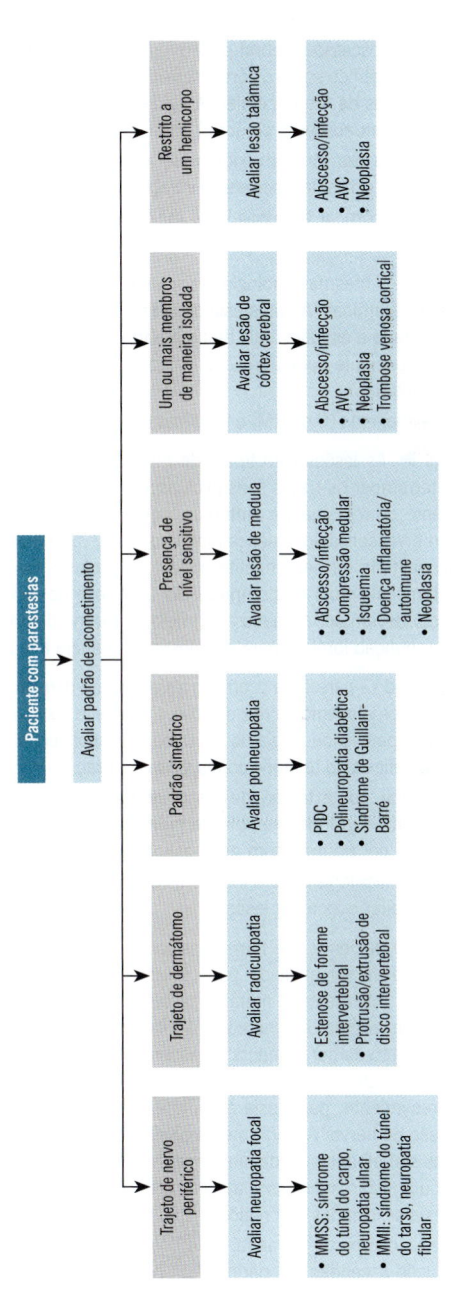

- **Presença de nível sensitivo** → Avaliar lesão de medula
  - Abscesso/infecção
  - Compressão medular
  - Isquemia
  - Doença inflamatória/autoimune
  - Neoplasia

- **Um ou mais membros de maneira isolada** → Avaliar lesão de córtex cerebral
  - Abscesso/infecção
  - AVC
  - Neoplasia
  - Trombose venosa cortical

- **Restrito a um hemicorpo** → Avaliar lesão talâmica
  - Abscesso/infecção
  - AVC
  - Neoplasia

FIGURA 101.1 ▶ ALGORITMO DE INVESTIGAÇÃO DAS PARESTESIAS.
AVC, acidente vascular cerebral; MMII, membros inferiores; MMSS, membros superiores; PIDC, polineuropatia inflamatória desmielinizante crônica.

Meningite infecciosa e abscesso cerebral podem cursar com parestesias por acúmulo de material piogênico sobre o córtex sensitivo. Nesses casos, os sintomas e sinais associados de febre, cefaleia e rigidez de nuca (esta não necessariamente presente no abscesso cerebral) podem sugerir essa etiologia.

O tumor cerebral, por sua vez, também pode cursar com parestesias, sem necessariamente apresentar sinais de hipertensão intracraniana nas fases iniciais.

O diagnóstico de lesão cortical é possível por meio de exames de imagem (TC ou RM).

Lesões talâmicas ▶ As mesmas etiologias relacionadas às lesões corticais podem causar lesões talâmicas. A parestesia ocorre no lado oposto ao do hemisfério talâmico afetado e envolve mais de uma parte do corpo – em geral, todo o hemicorpo. O paciente pode apresentar hipoestesia, anestesia ou até dor intratável (dor talâmica).

O uso de exames de imagem (TC ou RM) é fundamental para esse diagnóstico.

Lesões medulares ▶ As lesões estruturais de medula podem cursar com parestesias, ao interromper os tratos sensitivos ascendentes. É comum que o paciente apresente outros sinais e sintomas, como alteração de força e sensibilidade, com nível sensitivo. Doenças inflamatórias (vasculites), autoimunes (esclerose múltipla ou neuromielite óptica), infecciosas (mielite por tuberculose ou citomegalovírus) ou compressivas (estenose de canal cervical, hérnia de disco) devem ser avaliadas por meio de exame de imagem e, quando necessário, punção lombar, para diagnóstico e manejo adequados.

Radiculopatia ▶ Quando a parestesia ocorre no trajeto de um dermátomo, surge a hipótese de comprometimento da raiz nervosa. O paciente pode apresentar hipoestesia, anestesia, paresia ou plegia do miótomo correspondente. Também pode apresentar hiporreflexia no território correspondente à raiz do nervo.

A compressão radicular por extrusão de disco intervertebral ou estenose de forame intervertebral é grande exemplo de radiculopatia. Também pode ocorrer no estiramento por trauma, com prognóstico favorável.

Deve-se investigar a radiculopatia com exame físico minucioso e exame de imagem (RM) para avaliar o local da lesão.

Nervo periférico ▶ O paciente que tem parestesia restrita ao território de um nervo específico deve ser avaliado para neuropatia focal, seja ela de etiologia compressiva, inflamatória, metabólica ou isquêmica. A síndrome do túnel do carpo é um exemplo de neuropatia focal compressiva, que provoca parestesia no trajeto do nervo mediano, podendo levar à paresia grave. Na neuropatia focal compressiva, o exame físico pode demonstrar redução da amplitude do movimento, parestesia à compressão do trajeto e dor em choque na percussão do nervo. A síndrome do túnel do tarso ocorre nos pés, com características semelhantes às da síndrome do túnel do carpo. As neuropatias ulnar e fibular estão mais associadas a parestesias transitórias, com paresia e hipoestesia associadas nas regiões supridas pelo nervo.

Quando a parestesia ocorre de maneira simétrica, acometendo membros inferiores em evolução ascendente – padrão "em bota e luva" –, a hipótese de polineuropatia fica evidente. As características da evolução do quadro favorecem determinada etiologia. Nos casos de parestesias ascendentes associadas à paresia progressiva, também ascendente, em evolução aguda, deve-se suspeitar da síndrome de Guillain-Barré. A evolução subaguda ou crônica de um quadro semelhante tem diagnóstico diferencial mais amplo, que envolve causas metabólicas, inflamatórias e autoimunes, demandando abordagem com exames laboratoriais e realização de eletroneuromiografia. Em geral, a eletroneuromiografia mostra alterações somente após 2 semanas do início dos sintomas, não devendo ser utilizada na fase aguda.

TRATAMENTO ► Tendo em vista as inúmeras etiologias possíveis para as parestesias, não é possível resumir o tratamento a uma abordagem única. O tratamento das parestesias varia de acordo com a causa, assim como o prognóstico.

REFERÊNCIAS ►

Bähr M, Frotscher M, Duus P, Spitzer G, Gay B. Duus' topical diagnosis in neurology: anatomy, physiology, signs, symptoms. 5th ed. Stuttgart: Thieme; 2012.

Brazis P, Masdeu J, Biller J. Localization in clinical neurology. 6th ed. Philadelphia: Wolters Kluwer; 2011.

Campbell Jr W, DeJong R. DeJong's the neurologic examination. 7th ed. Philadelphia: Lippincott Williams & Wilkins; 2013.

Crossman AR, Neary D. Neuroanatomy: an illustrated colour text. 4th ed. New York: Churchill Livingstone; c2010.

Katirji B, Ruff R, Kaminski HJ, editors. Neuromuscular disorders in clinical practice. 2nd ed. New York: Springer; [2014].

Kim JS. Patterns of sensory abnormality in cortical stroke: Evidence for a dichotomized sensory system. Neurology. 2007;68(3):174-80.

Misulis KE, Head TC. Netter, neurologia essencial. Rio de Janeiro: Elsevier; 2008.

Rowland LP, Louis ED, Mayer SA. Merritt's neurology. Philadelphia: Wolters Kluwer; 2016.

CAPÍTULO 102

PERDA AUDITIVA

FÁBIO ANDRÉ SELAIMEN
ÉRIKA VIEIRA PANIZ
SADY SELAIMEN DA COSTA

CONCEITO ► A **perda auditiva**, ou hipoacusia, consiste na diminuição da percepção sonora pelo indivíduo, sendo decorrente de inúmeras doenças e causando importante impacto não apenas na qualidade de vida, mas também na perspectiva socioeconômica. Pode ter origem em qualquer parte do sistema auditivo e apresentar-se em graus variados. A hipoacusia manifesta-se de maneira uni ou bilateral e pode iniciar em qualquer fase da vida, desde o nascimento até a senilidade. O impacto da surdez neonatal é catastrófico, levando ao atraso ou mesmo ao não desenvolvimento da linguagem, além de prejuízos no aprendizado e no desenvolvimento global da criança e do adolescente.

ASPECTOS EPIDEMIOLÓGICOS

▶ De acordo com a Organização Mundial da Saúde (OMS), essa condição afeta cerca de 360 milhões de pessoas no mundo – 5,3% da população mundial. Destes, 328 milhões são adultos (55,8% são homens e 44,2% são mulheres) e 32 milhões são crianças. Além disso, estima-se que aproximadamente um terço das pessoas com mais de 65 anos apresente hipoacusia. Acredita-se que metade de todas as causas de perda auditiva possa ser prevenida por meio de medidas de saúde pública. Em crianças com menos de 15 anos, 60% dos casos de hipoacusia são atribuídos a causas preveníveis.

A perda auditiva, quando não tratada, provoca um gasto anual global de 750 bilhões de dólares. Esse valor inclui gastos com o sistema de saúde – excluindo o custo de dispositivos auditivos – de 67 a 107 bilhões de dólares, gastos com suporte educacional adicional para crianças de 5 a 14 anos com perda auditiva (3,9 bilhões de dólares), perda de produtividade por desemprego e aposentadoria precoce (105 bilhões de dólares) e custos sociais decorrentes do isolamento, dificuldade de comunicação e estigma (573 bilhões de dólares). Assim, intervenções para prevenir, identificar e tratar a hipoacusia são custo-efetivas e podem trazer grande benefício aos indivíduos afetados.

É importante ressaltar que o objetivo principal deste capítulo não é esgotar a grande variedade de diagnósticos e terapêuticas existentes para a hipoacusia. Aqui, foi elaborada uma introdução ao assunto, capaz de orientar o médico quanto à visão geral do assunto e ao manejo inicial do sintoma. Sugere-se que o leitor estude os capítulos específicos sobre as doenças que podem levar à surdez.

ANATOMIA E FISIOLOGIA

▶ A orelha é dividida em três partes: externa, média e interna (**Figura 102.1**). Esse aparato desenvolveu-se ao longo de bilhões de anos de evolução, tendo como objetivo primordial a adequada comunicação entre os seres humanos. Filogeneticamente, acredita-se ter sido a audição o último sentido a se desenvolver. Após a conquista da terra, todos os animais que vagavam pelo continente passaram a desenvolver esse sentido, podendo perceber e prevenir-se dos iminentes perigos. Nessa transição, foi necessário o desenvolvimento da orelha média como mecanismo importante da amplificação sonora no meio aéreo, pois no meio aquoso não havia necessidade desse sistema.

A **orelha externa** consiste no pavilhão (ou pina) e no meato acústico externo, um curto conduto que se dirige do exterior para o interior do órgão, sendo fe-

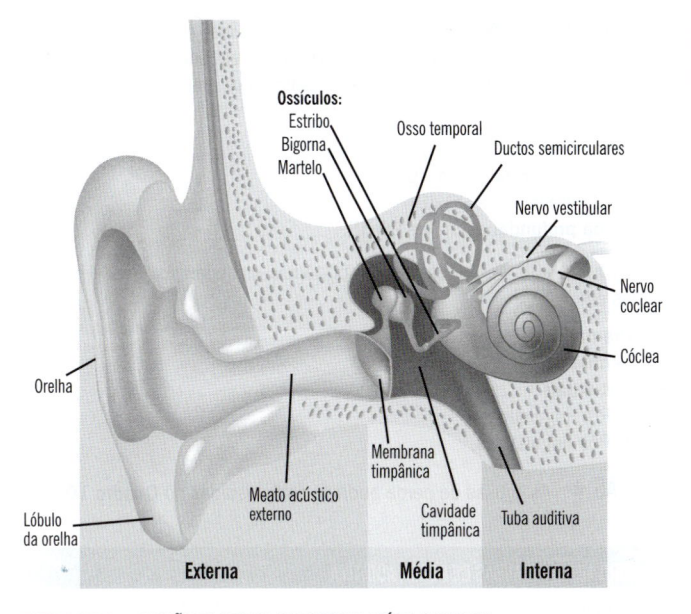

FIGURA 102.1 ▶ DIVISÃO DA ORELHA EM EXTERNA, MÉDIA E INTERNA.

chado na extremidade interna pela membrana timpânica. Tem como funções principais a proteção do sistema e amplificação sonora. É responsável pela condução sonora do meio externo até a membrana timpânica.

A **orelha média** é uma pequena cavidade aerada, iniciada na membrana timpânica, que abriga os 3 ossículos conhecidos como martelo, bigorna e estribo. Esse complexo tímpano-ossicular tem a função de conduzir e amplificar a energia do meio aéreo para o meio líquido da orelha interna.

A **orelha interna** é composta por um conjunto de cavidades e canais que são responsáveis pelo equilíbrio (canais semicirculares) e pela audição (cóclea), mais especificamente a transdução da energia mecânica em energia eletroquímica.

CLASSIFICAÇÃO ▶

Quanto ao tipo ▶ A **hipoacusia de condução** consiste em uma obstrução da onda sonora (ou redução da amplificação) antes de chegar à orelha interna. Com base nos conhecimentos da anatomia e da fisiologia, pode-se concluir que a perda condutiva é típica da orelha externa ou da orelha média. A **hipoacusia sensório-neural** engloba as classes coclear e retrococlear, esta última relacionada ao VIII par craniano (nervo vestibulococlear) e a vias auditivas centrais. A **perda mista** é caracterizada pela presença de componente sensório-neural associado ao condutivo.

QUANTO AO GRAU ▶ Por meio da audiometria tonal e vocal, realiza-se a média tritonal da via aérea em decibéis (dB) das frequências de 500, 1.000 e 2.000 Hertz (Hz). Então, as perdas classificam-se em:

- **Audição normal:** até 25 dB;
- **Perda leve:** 26 a 40 dB;
- **Perda moderada:** 41 a 70 dB;
- **Perda grave:** 71 a 90 dB;
- **Perda profunda:** acima de 90 dB.

QUANTO À IDADE ▶ De especial importância em crianças, dividem-se as perdas em:

- **Pré-natais;**
- **Perinatais;**
- **Pós-natais:**
  - Pré-linguísticas;
  - Pós-linguísticas.

CAUSAS ▶ As causas de perda auditiva estão listadas no **Quadro 102.1**.

QUADRO 102.1 ▶ CAUSAS DE PERDA AUDITIVA

Condutivas
- Otite média aguda
- Otite média com efusão
- Otite média crônica
- Otosclerose
- Disjunção de cadeia ossicular
- Estenose de meato acústico externo
- Tampão de cerume

Sensório-neurais
- Genética
- Induzida por ruído
- Ototoxicidade
- Presbiacusia
- Autoimunes
- Infecciosas (pré ou pós-natais): caxumba, meningite, rubéola, CMV, toxoplasmose, sífilis
- Metabólicas e vasculares: HAS, DM, hipercolesterolemia, disfunção tireoidiana
- Doença de Ménière
- Schwanoma vestibular
- Doenças neurológicas

Mistas
- Associação entre causa condutiva e causa sensório-neural
- Otosclerose
- Otite média crônica

CMV, citomegalovírus; DM, diabetes melito; HAS, hipertensão arterial sistêmica.

DIAGNÓSTICO E AVALIAÇÃO ▶

ANAMNESE ▶ A história clínica do paciente com hipoacusia deve ser abrangente. A idade é o primeiro fator a ser observado, pois a surdez em crianças apresenta causas bastante diversas da surdez em adultos e idosos. Devem ser caracterizados: uni ou bilateralidade, tempo de evolução e velocidade de progressão. É imprescindível buscar por sintomas otológicos associados, como presença de otorreia, otalgia, zumbido, tontura ou vertigem. A doença de Ménière cursa com quadro clínico de hipoacusia flutuante, vertigem, plenitude aural e zumbido, o que muitas vezes leva o paciente ao autodiagnóstico errôneo de "labirintite".

A história mórbida pregressa deve ser questionada em busca de doenças como diabetes melito, hipertensão arterial sistêmica, hipercolesterolemia, disfunção tireoidiana, doenças autoimunes, doenças infecciosas e traumatismo prévio. Especialmente em crianças, devem ser detalhadas a história gestacional e a neonatal, devido à grande prevalência de causas infecciosas de surdez na infância. Causas virais como sarampo, caxumba, citomegalovírus, vírus Epstein-Barr e sífilis são possíveis etiologias da surdez. Meningites, virais ou bacterianas, não raramente levam ao quadro de hipoacusia, que pode ser severa ou profunda, além de caracterizar quadro de urgência no diagnóstico e no tratamento pelo risco de calcificação intracoclear. Internações prolongadas e permanência em unidade de terapia intensiva (UTI) estão associadas ao uso de diversos antibióticos e outros fármacos ototóxicos.

É preciso questionar antecedentes familiares, os quais apresentam pistas diagnósticas valiosas em casos de surdez genética, de otosclerose, entre outras. Cabe caracterizar o grau de parentesco e também a idade de início da surdez dos familiares. O perfil psicossocial do paciente não deve ser ignorado. A exposição a ruído e o uso de equipamento de proteção individual (EPI) devem ser questionados, lembrando que o ruído – não apenas ocupacional (indústrias, fábricas, motores), mas também o recreacional (armas de fogo, festas com música alta, uso de fones de ouvido em volume excessivo) – pode levar à perda auditiva nos mais variados graus.

EXAME FÍSICO ▶ A inspeção da orelha externa é o passo inicial. Em suspeita de infecções de maior gravidade, a região retroauricular hiperemiada e edemaciada, com ou sem flutuação, é altamente sugestiva de abscesso subperiosteal ou de mastoidite coalescente. A região do pavilhão com deformidades em qualquer grau está muito associada à estenose de conduto auditivo externo, que leva à hipoacusia de condução. Más-formações de orelha média também podem estar associadas a esse tipo de alteração. Descamações cutâneas no pavilhão podem indicar acúmulo de *debris* celulares no meato acústico externo, necessitando de limpezas frequentes.

Para a realização da otoscopia, cabe lembrar que é necessário um otoscópio em bom funcionamento, com luz potente e otocone adequado ao paciente (sempre o maior possível, reduzindo em caso de condutos mais estreitos). É avaliado o meato acústico externo do início ao fim, quando é visualizada a membrana timpânica. Presença de cerume excessivo, corpos estranhos, *debris* celulares em excesso ou estenoses levará à perda condutiva. Via de regra, se for possível visualizar a membrana timpânica na sua totalidade (ou boa parte dela), não há motivo para uma perda condutiva ser atribuída à orelha externa.

A membrana timpânica deve ser avaliada em suas cinco características básicas: integridade, cor, posição, transparência e mobilidade (**Figura 102.2**).

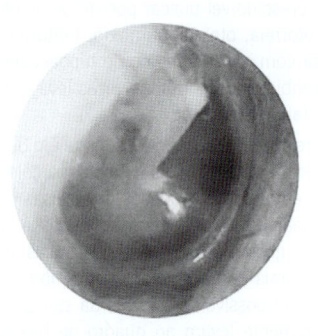

FIGURA 102.2 ▶ **MEMBRANA TIMPÂNICA NORMAL: ÍNTEGRA, COR ÂMBAR, POSIÇÃO NEUTRA (LEVE CONCAVIDADE CENTRAL), SEMITRANSPARENTE. A MOBILIDADE PODERÁ SER TESTADA SOMENTE COM OTOSCOPIA DINÂMICA.**
Fonte: Arquivo do Ambulatório de Otite Média Crônica do Hospital de Clínicas de Porto Alegre (AOMC-HCPA).

Diminuição da transparência ou cor excessivamente amarelada, bem como hipervascularização radial, são sinais sugestivos de líquido na orelha média, com consequente diminuição da amplificação sonora e perda condutiva. Membrana timpânica abaulada, hiperemiada e opaca no paciente com dor faz o diagnóstico de otite média aguda, que também cursa com hipoacusia condutiva. Retrações ou perfurações da membrana timpânica caracterizam a otite média crônica, altamente associada com perda condutiva.

A acumetria deve ser realizada sempre – independentemente de o paciente já ter realizado exames complementares como audiometria – e é composta por: comparação de vias aéreas, teste de Rinne em ambas as orelhas e teste de Weber. O teste de Rinne negativo caracteriza inequivocamente um componente condutivo (perda puramente condutiva ou perda mista). O teste de Weber, via de regra, lateraliza para o lado afetado nos casos de perda condutiva e, contrariamente, para o lado com melhor audição nos casos de perda sensório-neural (**Figura 102.3**).

EXAMES COMPLEMENTARES ▶ As audiometrias tonal e vocal, associadas à impedanciometria, são os exames mais importantes para diagnóstico, tratamento e acompanhamento da hipoacusia. Trazem valiosas informações não somente quanto ao tipo da hipoacusia, complementando a acumetria realizada durante a consulta médica, mas também quanto ao grau e à evolução do sintoma. Alguns padrões audiométricos sugerem etiologias específicas, podendo ser um guia para solicitação dos demais exames.

Comparação das vias aéreas	• VAD = VAE (percepção de igualdade) • VAD > VAE (som mais audível na direita) • VAD < VAE (som mais audível na esquerda)
Teste de Rinne (independente para cada orelha)	• Rinne positivo (som mais audível na via aérea do que na óssea) • Rinne negativo (som mais audível na via óssea do que na aérea)
Teste de Weber	• Indiferente (o paciente não percebe lateralização sonora) • Weber para a direita (percepção do som na orelha direita) • Weber para a esquerda (percepção do som na orelha esquerda)

FIGURA 102.3 ▶ RESULTADOS POSSÍVEIS EM CADA TESTE DA ACUMETRIA.
VAD, via aérea direita; VAE, via aérea esquerda.

A imagem poderá ser necessária, sendo a tomografia computadorizada de ouvidos não contrastada o primeiro exame a ser solicitado na maioria dos casos. Ela permite adequada visualização das estruturas do osso temporal, além de, atualmente, ser bastante disponível e com custos razoáveis. Após avaliação individual e a critério médico, também podem ser realizados: emissões otoacústicas (EOAs); potencial evocado auditivo de tronco encefálico (PEATE); ou ressonância magnética (RM) de ouvidos com uso do gadolínio.

TRATAMENTO ▶ O tratamento da perda auditiva envolve vários passos, sendo o primeiro e mais fundamental o diagnóstico etiológico correto. Deve-se considerar que a maioria das doenças apresenta mais de um tratamento possível, e o médico deve dominar todas as possibilidades para que possa expor ao paciente os riscos, os benefícios e as limitações de cada uma. O ideal é que a decisão seja tomada conjuntamente pelo médico, pelo paciente e, se possível, por familiar próximo.

Perdas condutivas costumam ter a possibilidade de tratamento cirúrgico. Na infância, otites médias recorrentes ou com efusão podem ser tratadas com timpanotomia e inserção de tubo de ventilação. Pacientes com otosclerose na maioria das vezes terão benefício com estapedectomia (ou estapedotomia). Otites médias crônicas devem ser tratadas, e a reconstrução de cadeia ossicular é possível na maioria das vezes, com próteses sintéticas ou enxertos autólogos de osso.

Em geral, as perdas sensório-neurais não respondem a tratamento cirúrgico, sendo o uso dos aparelhos de amplificação sonora individuais (AASIs) a primeira escolha. Aos pacientes com perda profunda e sem resposta ao AASI, poderá ser indicado o implante coclear, após avaliação adequada.

SURDEZ SÚBITA: UMA URGÊNCIA OTORRINOLARINGOLÓGICA ▶ A surdez sensório-neural súbita idiopática, ou apenas surdez súbita, é considerada uma urgência. Apesar de não trazer risco de morte iminente ao paciente, a urgência é caracterizada pela necessidade imperiosa de iniciar o tratamento nas primeiras 48 a 72 horas após a instalação do sintoma. Infelizmente, essa patologia é ignorada pelos pacientes, que muitas vezes atribuem o sintoma a cerume, e também por parte dos médicos, gerando prejuízos possivelmente irreversíveis pelo atraso diagnóstico. O sintoma relatado pelo paciente é a perda auditiva, geralmente unilateral, de início abrupto ou rapidamente progressivo. Ao exame físico, a otoscopia é normal, sem a presença de tampão de cerume no meato acústico externo e sem a presença de efusão na orelha média ou quaisquer outras alterações.

A audiometria é o exame de escolha para a definição, e deve haver perda de 30 dB em pelo menos 3 frequências consecutivas, instalada em um período não superior a 72 horas. Entretanto, como exposto anteriormente, muitas vezes não é possível aguardar o exame para firmar o diagnóstico e iniciar o tratamento, sob pena de redução importante das chances de recuperação auditiva. Sendo assim, a acumetria é de fundamental importância. Utilizando um diapasão de 512 Hz – ou, alternativamente, de 256 Hz –, a comparação de vias aéreas, somada ao teste de Rinne e ao teste de Weber, podem caracterizar a surdez como sensório-neural.

A partir desse ponto, deve-se iniciar a administração de corticosteroide via oral em dose alta, visando à recuperação auditiva das frequências perdidas. Sem atrasar o início do tratamento, a investigação complementar deverá ser executada paralelamente: audiometria, RM com gadolínio (para avaliação de vias retrococleares) e, se pertinentes, exames laboratoriais. Evidências mais recentes apontam para o benefício do uso do corticosteroide combinado: oral e intratimpânico; este último deve ser conduzido pelo otorrinolaringologista.

TRIAGEM AUDITIVA NEONATAL

De acordo com o Comitê brasileiro sobre perdas auditivas na infância, a incidência de deficiência auditiva varia de 1 a 3 a cada 1.000 neonatos saudáveis e de 2 a 4 a cada 100 neonatos internados em UTI neonatal. A incidência de deficiência auditiva é considerada elevada quando comparada às demais condições diagnosticadas por meio da triagem neonatal. Observa-se que a incidência de surdez neonatal é 20 vezes maior que a incidência de anemia falciforme e 30 vezes maior que a incidência de fenilcetonúria.

A triagem auditiva neonatal universal (TANU) é um direito do recém-nascido, garantido por Lei Federal desde 2010. A triagem tem como objetivo a identificação precoce de possível deficiência auditiva. Idealmente, o diagnóstico deve ser feito até o terceiro mês de vida, e o tratamento deve ser iniciado até o sexto mês de vida da criança, possibilitando melhores resultados para o desenvolvimento da função auditiva, da linguagem, da fala e do processo de aprendizagem e, consequentemente, a inclusão no mercado de trabalho e melhor qualidade de vida.

A TANU deve ser realizada na maternidade, antes da alta da criança, entre 24 e 48 horas após o nascimento. As técnicas recomendadas são procedimentos eletrofisiológicos e eletroacústicos, conhecidos como registro de EOAs evocadas e PEATE, considerados testes sensíveis e específicos para identificar as perdas auditivas mais importantes que podem afetar o desenvolvimento da linguagem e o desenvolvimento psicossocial da criança. Se o resultado do primeiro teste da TANU estiver alterado, a criança deve refazê-lo em 15 a 30 dias. Se a alteração persistir, o bebê deve ser encaminhado imediatamente a um serviço especializado para confirmação do diagnóstico. Se confirmada a deficiência auditiva, o tratamento necessário deve ser iniciado prontamente.

REFERÊNCIAS ▶

Brasil. Presidência da República. Portaria nº 12.303, de 2 de agosto de 2010. Dispõe sobre a obrigatoriedade de realização do exame denominado Emissões Otoacústicas Evocadas. Diário Oficial da União. 3 ago 2010.

Comitê Brasileiro sobre Perdas Auditivas na Infância. Recomendação 01/99. Dispõe sobre os problemas auditivos no período neonatal. Jornal do Conselho Federal de Fonoaudiologia. 2000;(5):3-7.

Costa SS, Cruz OLM, Oliveira JAA. Otorrinolaringologia: princípios e prática. 2. ed. Porto Alegre: Artmed; 2006. p. 346-7.

Ministério da Saúde. Diretrizes de atenção da triagem auditiva neonatal. Brasília: Ministério da Saúde; 2012. p. 7-26.

National Center for Hearing Assessment and Management. NCHAM: newborn hearing & infant hearing-early hearing detection and intervention (EHDI) resources and information [Internet]. Utah: NCHAM; c1999-2018 [capturado em 28 out. 2017]. Disponível em: http://www.infanthearing.org.

Olusanya BO, Neumann KJ, Saunders JE. The global burden of disabling hearing impairment: a call to action. Bull World Health Organ. 2014;92(5):367-73.

Piltcher OB, Costa SS, Maahs GS, Kuhl G. Rotinas em otorrinolaringologia. Porto Alegre: Artmed; 2014. p. 4.

Stachler RJ, Chandrasekhar SS, Archer SM, Rosenfeld RM, Schwartz SR, Barrs DM, et al. Clinical practice guideline: sudden hearing loss. Otolaryngol Head Neck Surg. 2012;146(3 Suppl):S1-35.

World Health Organization. Global costs of unaddressed hearing loss and cost-effectiveness of interventions: a WHO report, 2017 [Internet]. Geneva: WHO; 2017 [capturado em 4 mar. 2018]. Disponível em: http://apps.who.int/iris/bitstream/10665/254659/1/9789241512046-eng.pdf.

CAPÍTULO 103

PETÉQUIAS

BEATRIZ GRAEFF SANTOS SELIGMAN

CONCEITO E ASPECTOS EPIDEMIOLÓGICOS ▶

Petéquias são pequenas (1-2 mm) manchas rosadas ou purpúricas resultantes do extravasamento de sangue dos capilares para a pele. São lesões maculares, puntiformes, eritematosas ou castanho-escuras que não desaparecem quando se pressiona a pele. Podem ser a manifestação de diversas doenças sistêmicas, algumas benignas e outras letais; por isso, é importante seu reconhecimento e adequada investigação.

Habitualmente, o termo é utilizado no plural; uma petéquia isolada raramente vai ser percebida. As petéquias devem ser diferenciadas de pequenas telangiectasias ou da púrpura.

Por estarem relacionadas a um grupo muito heterogêneo de doenças, não há na literatura nenhum estudo da prevalência de petéquias, embora seja um sinal comum na prática médica.

CAUSAS ▶

ALTERAÇÕES PLAQUETÁRIAS ▶ Podem ser divididas em defeitos quantitativos (i.e., trombocitopenia) e defeitos qualitativos, nos quais a contagem de plaquetas é normal, mas o tempo de sangria é elevado (Tabela 103.1 e Quadro 103.1).

TABELA 103.1 ▶ **PRINCIPAIS CAUSAS DE TROMBOCITOPENIA E ACHADOS CLÍNICO-LABORATORIAIS**

CAUSAS	EPIDEMIOLOGIA	ACHADOS CLÍNICOS	ACHADOS LABORATORIAIS
Púrpura trombocitopênica imunológica	Mais comum na infância e em adultos jovens	Bom estado geral, petéquias, equimose, sangramentos	Trombocitopenia isolada
Neoplasias hematológicas	Qualquer faixa etária	Podem ou não estar presentes linfadenomegalias, esplenomegalia	Pode haver anemia, neutropenia, presença de blastos
Hiperesplenismo	Etilismo, hepatite crônica	Esplenomegalia, estigmas de cirrose	Pode haver anemia, leucopenia; TP alargado
Plaquetopenia por fármacos	Uso de medicamentos		Trombocitopenia isolada
Plaquetopenia pelo HIV	Pacientes HIV+	Pode estar presente em qualquer fase da doença	Trombocitopenia isolada ou acompanhada de outras citopenias, especialmente linfopenia
Púrpura trombocitopênica trombótica e outras microangiopatias trombóticas: síndrome hemolítico-urêmica, hipertensão acelerada maligna	Rara; acomete adultos jovens; pode ser precipitada por estrogênios, gravidez; associação com HIV, infecções, gestação, fármacos (quinina, quetiapina, gencitabina), doenças autoimunes	Febre, alterações neurológicas, hemólise intravascular, plaquetopenia e insuficiência renal aguda em graus variáveis	Anemia com hemácias fragmentadas; LDH e bilirrubina indireta aumentada; reticulocitose e redução da haptoglobina; provas de coagulação normais; alterações de prova de função renal e exame de urina; trombocitopenia; D-dímeros elevados sem consumo do fibrinogênio

(Continua)

TABELA 103.1 ▶ **PRINCIPAIS CAUSAS DE TROMBOCITOPENIA E ACHADOS CLÍNICO-
-LABORATORIAIS** *(Continuação)*

CAUSAS	EPIDEMIOLOGIA	ACHADOS CLÍNICOS	ACHADOS LABORATORIAIS
Coagulação intravascular disseminada	Associada a sepse, trauma, grandes queimados, neoplasias	Pacientes graves, normalmente em UTI; TP e TTPa alargados	TP e TTPa alargados; plaquetopenia; diminuição do fibrinogênio; D-dímeros elevados

HIV, vírus da imunodeficiência humana (do inglês *human immunodeficiency virus*); LDH, lactato desidrogenase; TP, tempo de protrombina; TTPa, tempo de tromboplastina parcial ativada; UTI, unidade de terapia intensiva.

QUADRO 103.1 ▶ CAUSAS DE DEFEITOS QUALITATIVOS PLAQUETÁRIOS

Defeitos qualitativos congênitos
- Doença de von Willebrand
- Trombastenia de Glanzmann
- Síndrome de Bernard-Soulier
- Doenças de *pool* de armazenamento

Defeitos qualitativos adquiridos
- Uremia
- Doenças mieloproliferativas
- Ácido acetilsalicílico
- Paraproteinemias

DISTÚRBIOS DE COAGULAÇÃO ▶ Defeitos na cascata de coagulação também podem causar petéquias e outros distúrbios hemorrágicos (Tabela 103.2). Essas alterações podem ser congênitas, como no caso das hemo-

TABELA 103.2 ▶ PRINCIPAIS CAUSAS DE DISTÚRBIOS DE COAGULAÇÃO

CAUSAS	COMENTÁRIOS
Congênitas	
Hemofilia A	Deficiência do fator VIII
Hemofilia B	Deficiência do fator IX
Adquiridas	
Doenças hepáticas	
Deficiência de fatores dependentes de vitamina K	Associada a colestase, má-absorção, uso de anticoagulantes orais – cumarínicos
Coagulação intravascular disseminada	Consumo de fatores de coagulação
Inibidores de coagulação	Alguns anticorpos produzidos por doenças autoimunes, como lúpus eritematoso sistêmico e artrite reumatoide
Síndrome de transfusão sanguínea maciça	
Fármacos	Heparina, fibrinolíticos

filias, ou adquiridas, como nas hepatopatias. O tempo de tromboplastina parcial ativada (TTPa) e o tempo de protrombina (TP) assumem importante papel no diagnóstico dessas condições, pois refletem, respectivamente, o funcionamento da via intrínseca e da via extrínseca da coagulação. O TP está envolvido com os fatores de coagulação dependentes de vitamina K.

ALTERAÇÕES VASCULARES ▶ Quando não houver alteração aparente da coagulação (plaquetas, tempo de sangria, TP e TTPa), a ausência de alterações da hemostasia torna muito provável o envolvimento vascular na gênese das petéquias (Tabela 103.3). Processos que levem à destruição

TABELA 103.3 ▶ PRINCIPAIS ALTERAÇÕES VASCULARES ASSOCIADAS A PETÉQUIAS OU PÚRPURAS

CAUSAS	ACHADOS CLÍNICOS	EXAMES LABORATORIAIS
Púrpura de Henoch-Schönlein (vasculite por IgA)	Mais comum em crianças; púrpura palpável em nádegas e membros inferiores, poliartralgia, dor abdominal, acometimento renal	Plaquetas e coagulação normais; pode haver anemia e leucocitose; exame de urina com hematúria e proteinúria
Vasculite leucocitoclástica	Vasculite cutânea isolada, sem acometimento sistêmico; pode ser associada a fármacos	Exames normais; diagnóstico de exclusão, confirmado por biópsia
Poliangeíte microscópica, granulomatose com poliangeíte, vasculite associada ao ANCA e granulomatose eosinofílica, vasculites de pequeno e médio calibre	Lesões cutâneas com diferentes graus de púrpura, acometimento do trato respiratório superior, pulmão e/ou renal – glomerulonefrite, envolvimento de múltiplos órgãos, articulações, perda ponderal, sintomas constitucionais com ou sem febre	Anemia, leucocitose, aumento de VHS e PCR; ANCA, anti-PR3 ou anti-MPO positivos; alterações pulmonares; sedimento urinário alterado; biópsias mostrando inflamação em artérias ou perivasculares, envolvimento de trato respiratório superior com sinusite com mais de 3 meses, mastoidite, massas retro-orbitárias, estenose subglótica – em graus variáveis de acordo com o subtipo de vasculite
Trauma	História de traumatismo	
Púrpura infecciosa	Associada com escarlatina, meningococemia, endocardite bacteriana, riquetsioses e outras infecções	Leucocitose com desvio para a esquerda; hemocultura com crescimento de bactérias
Púrpura por fármacos	Uso de fármacos como ácido acetilsalicílico, sulfas, cloroquina, quinidina, fármacos citotóxicos e cumarínicos	

(Continua)

TABELA 103.3 ▶ PRINCIPAIS ALTERAÇÕES VASCULARES ASSOCIADAS A PETÉQUIAS OU PÚRPURAS (Continuação)		
CAUSAS	ACHADOS CLÍNICOS	EXAMES LABORATORIAIS
Púrpura associada a febre persistente, citopenias, sinais de doença multissistêmica	Síndrome de ativação macrofágica ou síndrome hemofagocítica – infecções, neoplasias, doenças reumatológicas associadas	Febre alta persistente, citopenias, adenopatias, hepatoesplenomegalia, hiperferritinemia, falência de órgãos com ou sem CIVD

ANCA, anticorpo anticitoplasma de neutrófilos (do inglês *antineutrophil cytoplasmic antibody*); anti-MPO, antimieloperoxidase; anti-PR3, antiproteinase 3; CIVD, coagulação intravascular disseminada; IgA, imunoglobulina A; PCR, proteína C-reativa; VHS, velocidade de hemossedimentação.

de vasos sanguíneos de pequeno calibre (vasculites de pequeno calibre) resultarão em extravasamento de sangue na pele. Esses processos têm múltiplas causas, variando desde processos mecânicos (traumatismo, tosse, choro, apneias prolongadas/asfixia, musculação com peso excessivo, etc.) que desaparecem em poucos dias, até processos inflamatórios na parede dos vasos, como as vasculites, desencadeadas por agentes infecciosos ou autoimunes. Infecções virais podem ser causas de *rash* cutâneo com petéquias: citomegalovírus, vírus Epstein-Barr (EBV, do inglês *Epstein-Barr virus*), influenzavírus e outros vírus respiratórios, enterovírus, flavivírus, como dengue e chikungunya, além de bactérias como pneumococo, estreptococos, estafilococos e gram-negativos, especialmente em quadros mais graves ou na sepse.

DIAGNÓSTICO E AVALIAÇÃO

▶ **História** e **exame físico** são extremamente úteis para o diagnóstico. Achados como emagrecimento e esplenomegalia podem sugerir neoplasia hematológica. Surgimento rápido, febre alta e toxemia sugerem meningococemia.

História familiar ou pessoal de sangramento está associada a discrasias sanguíneas hereditárias. A presença de múltiplas equimoses e sangramento vivo deve alertar para quadro mais grave, normalmente associado à plaquetopenia.

Exames laboratoriais simples devem ser solicitados na avaliação inicial e devem incluir hemograma com plaquetas, TP, TTPa e tempo de sangria. Se estes forem normais, é mais provável que a etiologia das lesões tenha origem vascular.

O diagnóstico diferencial é feito com base na história e no exame físico, e raramente é necessário realizar exames mais complexos. Exceções são as vasculites sistêmicas, caso em que se deve procurar lesões em outros órgãos e ainda contar com exames específicos para o diagnóstico.

A localização das petéquias pode ser útil no diagnóstico diferencial de causas infecciosas. Petéquias no palato em paciente com febre podem estar associadas ao EBV; petéquias subungueais, nas conjuntivas e no palato costumam ser marcadores da endocardite; e petéquias proeminentes com halo de pápula perifolicular disseminadas podem ser decorrentes de escorbuto – deficiência de vitamina C por fatores restritivos alimentares.

O contexto clínico é o mais importante na elaboração do diagnóstico diferencial. Por exemplo, em regiões onde há surto de dengue ou febre chikungunya, o surgimento de petéquias e febre em diferentes áreas do corpo é quase diagnóstico da doença, assim como lesões purpúricas e alterações da coagulação nas meningococemias.

A **Figura 103.1** apresenta um algoritmo para a avaliação de pacientes com petéquias ou púrpura.

```
                    Petéquias ou púrpura
                    /                  \
                  Sim                   Não
                 /    \                /    \
           Palpável  Impalpável   Palpável  Impalpável
```

Palpável
- Meningococemia
- Gonococemia disseminada
- Endocardite infecciosa
- Púrpura de Henoch-Schönlein
- Riquetsioses

Impalpável
- Púrpura trombótica trombocitopênica
- Coagulação intravascular disseminada
- Púrpura fulminante

Palpável
- Vasculites
- Autoimunes

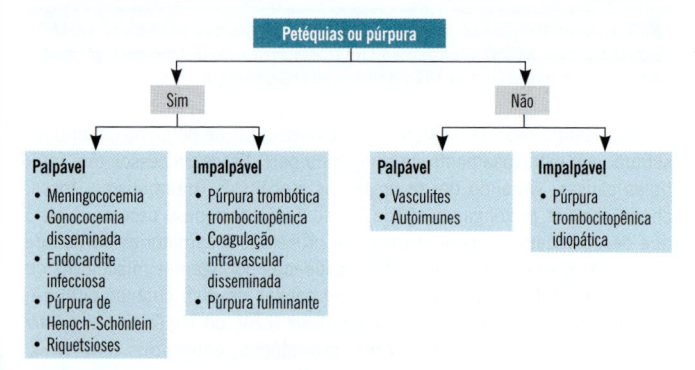

Impalpável
- Púrpura trombocitopênica idiopática

FIGURA 103.1 ▶ **ALGORITMO PARA AVALIAÇÃO DE PACIENTES COM PETÉQUIAS OU PÚRPURA.**
Fonte: Elaborado com base em Santistevan e colaboradores.

TRATAMENTO ▶ O tratamento das petéquias deve ser direcionado à condição predisponente. A suspensão de fármacos responsáveis pelo quadro geralmente determina rápida resposta clínica.

A púrpura trombocitopênica imunológica tem como tratamento de primeira linha o uso de corticosteroides sistêmicos. Todavia, uma parcela considerável dos pacientes apresentará curso crônico e resposta pobre, necessitando de outras medicações.

Na deficiência de fatores de coagulação, o tratamento deve ser feito com a reposição de concentrados específicos. As demais condutas terapêuticas fogem ao escopo dessa abordagem.

REFERÊNCIA ▶

Santistevan J, Long B, Koyfman A. Rash decisions: an approach to dangerous rashes based on morphology. J Emerg Med. 2017;52(4):457-71.

LEITURAS RECOMENDADAS ▶

George JN, Arnold DM. Approach to the adult with unexplained thrombocytopenia. Waltham: UpToDate; 2017 [capturado em 24 mar. 2018]. Disponível em: https://www.uptodate.com/contents/approach-to-the-adult-with-unexplained-thrombocytopenia.

Jennette JC, Falk RJ, Bacon PA, Basu N, Cid MC, Ferrario F, et al. 2012 revised International Chapel Hill Consensus Conference Nomenclature of Vasculitides. Arthritis Rheum. 2013;65(1):1-11.

Lawley TJ, Yancey KB. Approach to the patient with a skin disorder. In: Kasper DL, Fauci AS, Hauser SL, Longo DL, Jameson JL. Harrison's principles of internal medicine. 19th ed. New York: McGraw-Hill; 2015. p. 339-44.
Sallah S, Kato G. Evaluation of bleeding disorders: a detailed history and laboratory tests provide clues. Postgrad Med. 1998;103(4):209-18.
Sampaio SAP, Rivitti EA. Erupções purpúricas. In: Sampaio SAP, Rivitti EA. Dermatologia. 2. ed. São Paulo: Artes Médicas; 2001. p. 192-7.

CAPÍTULO 104

PIROSE

MARIANA COSTA HOFFMEISTER
CRISTINA ANTONINI ARRUDA
RAISSA VELASQUES DE FIGUEIREDO
EDUARDO DE CARVALHO MAZZOCATO

CONCEITO ▶ A **pirose** é caracterizada como um desconforto ou uma sensação de ardência que inicia na região epigástrica e estende-se até a base do pescoço. Esse sintoma é o mais típico e predominante no quadro clínico da doença do refluxo gastresofágico (DRGE).

ASPECTOS EPIDEMIOLÓGICOS ▶ A DRGE é uma das doenças mais comuns da prática médica. Segundo o Consenso Internacional de Montreal, a DRGE é definida como a ocorrência de sintomas desagradáveis (que interferem no bem-estar do indivíduo) ou o surgimento de complicações em razão do refluxo do conteúdo gástrico para o esôfago.

Dados epidemiológicos da América do Norte indicam que a pirose ocorre com frequência de pelo menos 1 vez por semana em 20% da população estudada. No Brasil, um inquérito nacional que avaliou 22 cidades brasileiras encontrou prevalência global de pirose de 11,9%, com mais mulheres afetadas e com piora dos sintomas associada à ingestão de alimentos gordurosos e apimentados.

Um estudo realizado no Rio Grande do Sul, na cidade de Pelotas, demonstrou taxas de prevalência de pirose de 48,2% no último ano, 32,2% no último mês e 18,2% na última semana nos indivíduos estudados, além de maior associação com o sexo feminino, porém sem relação com idade.

CLASSIFICAÇÃO ▶ De acordo com os critérios de Roma IV, a pirose é classificada como **funcional** – ou seja, não relacionada à DRGE – quando o paciente apresenta os seguintes critérios por pelo menos 3 meses com início dos sintomas há pelo menos 6 meses antes do diagnóstico: dor ou desconforto retroesternal em queimação, ausência de alívio dos sintomas apesar de adequada terapia antissecretória, endoscopia digestiva alta sem alterações esofágicas, ausência de refluxo ácido patológico à pHmetria esofágica e ausência de distúrbios da motilidade esofágica associados.

Estudos sugerem que 58% dos pacientes que não respondem ao tratamento com inibidores da bomba de prótons (IBPs) 2 ×/dia apresentam o diagnóstico de pirose funcional.

CAUSAS ▶ A pirose está estreitamente relacionada à DRGE. A patogênese é multifatorial, envolvendo anormalidades da barreira antirrefluxo, deficiência do clareamento esofágico, redução da resistência epitelial esofágica e, possivelmente, anormalidades na acomodação e motilidade gástricas.

O esfincter esofágico inferior (EEI), um dos principais constituintes da barreira antirrefluxo, mostra-se funcionalmente anormal na maioria dos pacientes com DRGE. Tem sido demonstrado que episódios frequentes e prolongados de relaxamento transitório do EEI, não relacionados à deglutição, constituem o principal mecanismo relacionado à DRGE. Essa anormalidade tem sido identificada em até 70% dos pacientes. A hipotonia do EEI e a presença de hérnia hiatal deslizante, embora menos frequentes, são duas outras anormalidades da barreira antirrefluxo que podem estar envolvidas na patogênese da doença.

Embora os fatores predisponentes supracitados sejam necessários para o desencadeamento da DRGE, o mecanismo central no desenvolvimento das manifestações clínicas, histológicas e endoscópicas da DRGE é o contato do ácido com a mucosa esofágica.

MECANISMOS FISIOPATOLÓGICOS ▶ Os mecanismos fisiopatológicos causadores de pirose não estão bem elucidados. Apesar disso, acredita-se que esse sintoma esteja relacionado à estimulação de quimiorreceptores da mucosa esofágica, o que é fortemente embasado pela sensibilidade que o esôfago apresenta ao conteúdo ácido que o atinge, que é demonstrada pela monitorização do pH por pHmetria esofágica de 24 horas. Sabe-se, também, que não apenas o conteúdo ácido é capaz de causar esse sintoma: o refluxo de sais biliares, o teste de distensão esofagiana por balão e distúrbios da motilidade esofágica induzidos por ácido são capazes de causar pirose.

Em quadros de pirose funcional, como já descrito previamente, o esôfago não é exposto a uma quantidade anormal de ácido. Então, eventos de refluxo ácido não estão temporalmente associados aos sintomas de pirose. Acredita-se que a pirose funcional possa estar relacionada a mecanismos fisiopatológicos de hipersensibilidade visceral de receptores dolorosos esofagianos a estímulos normais. Além disso, também há evidências de que mecanismos neurais centrais estão envolvidos nesse distúrbio, tendo sido identificados padrões específicos de potenciais corticais evocados em pacientes com pirose funcional. Outro mecanismo que se acredita estar envolvido com a pirose funcional é a dismotilidade esofagiana, devido a um achado relativamente frequente de redução da amplitude do complexo de deglutição e anormalidades na propagação da peristalse esofágica em estudos manométricos. Acredita-se que fatores psicológicos também podem contribuir com a pirose funcional, visto que há estudos que indicam que pacientes com esse distúrbio apresentam maiores taxas de ansiedade e também maior associação com outras doenças funcionais intestinais, com alteração de funções autonômicas. Além disso, nos pacientes cujo sintoma de pirose não se correlaciona com os episódios de refluxo ácido em estudos de pHmetria esofágica de 24 horas, os escores de ansiedade e somatização são maiores do que nos pacientes que apresentam sintomas provocados por refluxo ácido.

CARACTERÍSTICAS DO COMPORTAMENTO DE PACIENTES COM ESSE SINTOMA

▶ Os sintomas típicos da DRGE são pirose e regurgitação. Classicamente, a pirose tem início dentro de 30 minutos a 2 horas após as refeições, especialmente após as mais volumosas e/ou ricas em gorduras.

Alguns fatores estão associados à piora do sintoma, como posição supina, privação de sono e estresse psicológico. Embora a pirose seja bastante específica para o diagnóstico de DRGE, a gravidade e a frequência do sintoma não predizem o grau de dano à mucosa esofágica.

A regurgitação caracteriza-se pelo retorno espontâneo de conteúdo gástrico até a cavidade oral, normalmente material ácido com pequenas quantidades de alimentos não digeridos. Os sintomas atípicos da DRGE incluem hipersalivação, odinofagia, disfagia e náusea, além de manifestações extraesofágicas, como tosse crônica e dor torácica.

É necessário detalhar os sintomas do paciente durante a anamnese, visto que há muita confusão com o termo pirose, por vezes sendo usado como sinônimo para qualquer sintoma gastresofágico.

A DRGE é a principal causa de dor torácica não cardíaca. Muitas vezes, os pacientes não conseguem distinguir a pirose da dor torácica, sendo muito importante realizar o diagnóstico diferencial de doenças cardíacas como cardiopatia isquêmica. Após ser descartada causa cardíaca para a dor torácica, deve ser realizada avaliação para DRGE.

DIAGNÓSTICO E AVALIAÇÃO

▶ O diagnóstico de DRGE, segundo o Consenso brasileiro, pode ser estabelecido clinicamente em pacientes com sintomas típicos (pirose e/ou regurgitação) presentes por 1 a 2 meses que ocorram com frequência de pelo menos 2 vezes por semana.

Exames complementares, como a endoscopia digestiva alta, são geralmente necessários para a confirmação diagnóstica em pacientes com sintomas atípicos ou quando há sintomas de alerta para descartar possíveis complicações da DRGE ou outros diagnósticos. Os sintomas de alerta são: disfagia, odinofagia, sangramento gastrintestinal alto, anemia, perda de peso e vômitos recorrentes.

Teste terapêutico com IBPs em pacientes com manifestações típicas da DRGE e que não apresentem sintomas de alerta tem sido utilizado para tentar diminuir a necessidade de realizar exames complementares. Caso o diagnóstico permaneça inconclusivo, pode ser realizada uma **pHmetria esofágica de 24 horas** para avaliar a exposição esofágica ao refluxo ácido patológico.

TRATAMENTO

O manejo da pirose associada à DRGE baseia-se na instituição de medidas comportamentais antirrefluxo e no tratamento farmacológico.

TRATAMENTO NÃO FARMACOLÓGICO

Elevação da cabeceira da cama, fracionamento da dieta, redução do peso, interrupção do tabagismo e de uma série de substâncias potencialmente indutoras de refluxo gastresofágico são medidas recomendadas pelo Consenso Brasileiro, mas consideradas de eficácia terapêutica questionável por alguns autores.

Revisar as medicações que estão sendo usadas pelos pacientes com esse sintoma também é importante, já que algumas substâncias estão relacionadas à piora do quadro por reduzirem a pressão do EEI, como bloqueadores do canal de cálcio e teofilina. Outras medicações, como anti-inflamatórios não esteroides e ácido acetilsalicílico, podem contribuir para a piora da pirose devido à irritação da mucosa esofágica.

Terapia cognitivo-comportamental também tem seu papel, inclusive nos pacientes que não apresentam um diagnóstico psiquiátrico.

TRATAMENTO FARMACOLÓGICO

O tratamento farmacológico consiste no uso de antiácidos (de eficácia limitada), pró-cinéticos, bloqueadores-H2 e IBPs, sendo estes últimos a opção farmacológica mais eficaz para o tratamento da DRGE.

O tratamento deve ser iniciado com uma dose diária de IBP, administrada 30 minutos antes do café da manhã, por 4 a 8 semanas. Caso não haja resposta, a dose pode ser dobrada (30 minutos antes do café da manhã e 30 minutos antes do jantar) pelo mesmo período ou ser realizada a troca por outro tipo de IBP. Pacientes com sintomas recorrentes depois de 3 meses após descontinuação de IBP e aqueles com complicações da DRGE devem fazer uso de terapia de manutenção com a menor dose efetiva.

Antidepressivos tricíclicos em baixa dose podem ser úteis nos pacientes com suspeita de hipersensibilidade visceral nos casos de pirose funcional.

O prognóstico é benigno, apesar de os sintomas serem persistentes e piorarem a qualidade de vida dos pacientes que apresentam pirose.

TRATAMENTO CIRÚRGICO

A cirurgia antirrefluxo está indicada quando há falha do tratamento farmacológico, na impossibilidade financeira de manter o tratamento com IBP e como alternativa aos pacientes jovens que necessitariam de tratamento farmacológico continuado.

REFERÊNCIAS

Aziz Q, Fass R, Gyawali CP, et al. Functional Esophageal Disorders. Gastroenterology 2016.

Devault KR. Symptoms of Esophageal Disease. In: Feldman M, Friedman LS, Brandt LJ. Sleisenger and Fordtran's gastrintestinal and Liver Disease. 10th ed. Philadelphia: Elsevier Saunders; 2016. p. 191-192.

Dodds WJ, Dent J, Hogan WJ, Helm JF et al. Mechanisms of gastroesophageal reflux in patients with reflux esophagitis. N Engl J Med. 1982;307:1547-52.

Falk GW, Katzka DA. Diseases of the esophagus. In: Goldman, L. and Schafer, A. Goldman-Cecil Medicine. 25th ed. Philadelphia: Elsevier Saunders; 2015. p. 895-896.

Galmiche JP, Clouse RE, Balint A et al. Functional esophageal disorders. Gastroenterology. 2006;130:1459-65.

Hachem C, Shaheen N. Diagnosis and Management of Functional Heartburn. Am J Gastroenterol. 2016; 111(1):53-61.

Johnston BT, Castell DO. Sympton overview and quality of live. In: Castell DO, Richter JE. The esophagus. 4th ed. Philadelphia: Lippincott Williams & Wilkins; 2004. p. 3-41.

Katz PO, Gerson LB, Vela MF. Guidelines for the diagnosis and management of gastroesophageal reflux disease. Am J Gastroenterol 2013; 108:308.

Moraes-Filho JP, Chinzon D, Eisig JN, Hashimoto CL, Zaterka S. Prevalence of heartburn and gastroesophageal reflux disease in the urban Brazilian population. Arq. Gastroenterol. 2005; 42:122-127.

Moraes-Filho JP, Navarro-Rodriguez T, Barbuti R, Eisig J, Chinzon D, Bernardo W; Brazilian Gerd Consensus Group. Guidelines for the diagnosis and management of gastroesophageal reflux disease: an evidence-based consensus. Arq Gastroenterol. 2010; 47(1):99-115.

Nader FC, Costa JS; Nader GA, Motta GL. Prevalência de pirose em Pelotas, RS, Brasil: estudo de base populacional. Arq. Gastroenterol. 2003; 40 (1): 31-34.

Orlando RC. The pathogenesis of gastroesophageal reflux disease: The relationship between epithelial defense, dysmotility and acid exposure. Am J Gastroenterol 1997; 92: 3-5.

Richter J. Do we know the cause of reflux disease? Eur J Gastr Hepatol 1999; 11 Suppl 1: 3-9.

Sharma N, Agrawal A, Freeman J, et al. An analysis of persistent symptoms in acid-suppressed patients undergoing impedance-pH monitoring. Clin Gastroenterol Hepatol 2008; 6:521.

Vakil N, Van Zanten SV, Kahrilas P et al. Global Consensus Group. The Montreal definition and classification of gastroesophageal reflux disease: a global evidence-based consensus. Am J Gastroenterol 2006;101:1900-20.

CAPÍTULO 105

PRESSÃO ARTERIAL ELEVADA

ALBERTO AUGUSTO ALVES ROSA

CONCEITOS E ASPECTOS EPIDEMIOLÓGICOS ▶ Consideram-se **hipertensos** todos os indivíduos com níveis pressóricos persistentemente acima de 139/89 mmHg. Aqueles cujos registros de PA se situam em uma faixa intermediária entre o normal e o hipertenso são considerados **pré-hipertensos**. Além de ser causa de cardiopatia hipertensiva, insuficiência cardíaca (IC) e insuficiência renal crônica, a hipertensão arterial sistêmica (HAS) é responsável por cerca de 25% da etiologia da cardiopatia isquêmica e 40% da etiologia dos acidentes vasculares cerebrais (AVCs). Em decorrência, o conceito de HAS leva em consideração o risco de desenvolvimento de doença cardiovascular (DCV) e AVC. Os relatos do estudo de Framingham (Estados Unidos) têm demonstrado que a pressão arterial (PA) aumenta conforme se eleva a faixa etária populacional e, junto com ela, o risco desses eventos. Assim, o risco de morte por essas complicações aumenta progressiva e linearmente a partir de 115/75 mmHg, independentemente do sexo. Para cada aumento de 20 mmHg na pressão arterial sistólica (PAS) e de 10 mmHg na pressão arterial diastólica (PAD), duplica o risco de DCV e AVC. Portanto, quanto maior a PA, maior a chance de desenvolvimento de infarto agudo do miocárdio (IAM), IC, AVC e nefropatia. A constatação de que valores entre 130 e 139/85 e 89 mmHg estão associados a aumentos em mais de duas vezes no risco relativo de DCV – quando comparados a níveis de PA abaixo de 120/80 mmHg – serve de suporte para o conceito de PA normal.

A medida da PA é, portanto, um instrumento de extrema utilidade na prevenção dessas doenças. Entretanto, sofre grande variabilidade, devido a interferências ambientais (ansiedade, tabagismo, uso de cafeína, uso abusivo de etanol) e biológicas (fenômeno de regressão à média, sensibilidade dos barorreflexos). É de conhecimento geral o **efeito do avental branco**, fenômeno determinante de elevação dos níveis pressóricos acima dos valores médios do paciente, desencadeado pela presença do aferidor. A técnica inadequada na obtenção desses valores também pode determinar erros sistemáticos na sua mensuração. As medidas para evitar ou atenuar esses problemas incluem recomendações técnicas, critérios diagnósticos, medida domiciliar (automedida) e monitorização ambulatorial da pressão arterial (MAPA).

Estima-se que mais de 50 milhões de adultos norte-americanos apresentem HAS. Sua prevalência mundial é calculada em mais de 1 bilhão de indivíduos, sendo responsável por cerca de 7,1 milhões de mortes por ano. Os dados de prevalência em adultos brasileiros, incluindo a cidade de Porto Alegre, Rio Grande do Sul, variam entre 11 e 25%, conforme inclusão ou não dos indivíduos com PA controlada por medicação.

Dados fornecidos pela Organização Mundial da Saúde (OMS), em 1996, evidenciam taxa de mortalidade por HAS da ordem de 12,7 (sexo masculino) a 14,3 indivíduos (sexo feminino) a cada 100 mil habitantes das regiões Sul, Sudeste e Centro-Oeste do Brasil. Em relação a doenças do sistema circulatório como um todo (incluindo AVC), essas taxas elevam-se para 89,1 e 70,7, respectivamente.

De acordo com o National Health and Nutrition Examination Survey (NHANES) 2005-2008, em torno de 30% da população adulta norte-americana com mais de 20 anos de idade têm hipertensão arterial, sendo que cerca de 8% desconhecem seu diagnóstico. Portanto, o controle dessa doença está longe de ser adequado. Apesar da melhora apresentada nas últimas décadas, dados do NHANES 2005-2008 demonstram que somente 50% dos hipertensos têm sua PA controlada (< 140/90 mmHg). As razões para isso são a falta de acesso aos serviços de saúde e aos medicamentos, a falta de adesão dos pacientes ao tratamento de longo prazo e a inércia terapêutica (lentidão na providência dos cuidadores em alterar a medicação quando isso é necessário).

CLASSIFICAÇÃO

Conforme as diretrizes atuais (Joint National Committee [JNC] 7 Report), pode-se classificar a PA – realizando duas ou mais aferições em duas ou mais consultas médicas – em normal, pré-hipertensão, hipertensão estágio 1 e hipertensão estágio 2 (**Tabela 105.1**). Deve-se enfatizar que os pacientes com pré-hipertensão apresentam alto risco de progressão para hipertensão.

TABELA 105.1 ▶ CLASSIFICAÇÃO DA PRESSÃO ARTERIAL EM ADULTOS (A PARTIR DE 18 ANOS DE IDADE) – CRITÉRIOS DO JOINT NATIONAL COMMITTEE 7

CLASSIFICAÇÃO DA PA	PAS (mmHg)	PAD (mmHg)
Normal*	< 120	< 80
Pré-hipertensão[†]	120-139	80-89
Hipertensão estágio 1[†]	140-159	90-99
Hipertensão estágio 2[†]	≥ 160	≥ 100

*É necessário que tanto a PAS como a PAD estejam dentro desses limites.
[†]Exige-se que ao menos um dos valores (PAS ou PAD) esteja alterado.
PA, pressão arterial; PAD, pressão arterial diastólica; PAS, pressão arterial sistólica.

Nas recomendações do JNC 8, embora não incluam especificamente esses conceitos, os limites adotados para tratamento são consistentes com eles.

CAUSAS ▶ Conforme a causa, a HAS é dividida em duas categorias: primária e secundária.

A **hipertensão primária** é de causa desconhecida e engloba mais de 95% dos casos de HAS. Tem sua origem na associação de predisposição genética com fatores ambientais e certas características individuais (obesidade, ingestão excessiva de sódio, transtornos do sono, ingestão abusiva de etanol). Segundo estudos recentes, pode estar relacionada à síndrome plurimetabólica, sendo consequência da resistência periférica à ação da insulina.

A **hipertensão secundária**, que possui etiologia conhecida, pode ser de origem renal, endócrina, neurológica ou consequente a efeito medicamentoso ou de outras substâncias químicas.

O **Quadro 105.1** mostra as causas identificáveis de HAS.

QUADRO 105.1 ▶ CAUSAS IDENTIFICÁVEIS DE HIPERTENSÃO ARTERIAL SISTÊMICA

- Doença renal crônica
- Coarctação da aorta
- Síndrome de Cushing e outros estados de excesso de glicocorticosteroides
- Induzida por ou relacionada a drogas
- Uropatia obstrutiva
- Feocromocitoma
- Hiperaldosteronismo primário e outros estados de excesso de mineralocorticosteroides
- Estenose de artéria renal
- Apneia do sono
- Doença da tireoide ou das paratireoides

DIAGNÓSTICO E AVALIAÇÃO ▶

DIAGNÓSTICO DIFERENCIAL ▶ Segundo a United States Preventive Services Task Force (USPSTF) 2005, todo indivíduo com mais de 18 anos de idade deve ter sua PA medida, no mínimo:

- **Adulto ≥ 40 anos:** anualmente;
- **Adulto de 18 a 39 anos:**
  - Anualmente, se apresentar fator de risco para HAS ou se sua medida prévia de PA for igual a 130 a 139/85 a 89 (pré-hipertenso);
  - A cada 3 anos, se sua última PA < 130/80, sem fator de risco para HAS.

No raro paciente que apresenta PA inicial ≥ 180/110, ou que se apresenta em uma emergência hipertensiva, o diagnóstico de HAS pode ser feito sem confirmação posterior. Em todos os demais que apresentam PA inicial elevada, o diagnóstico deve ser confirmado por medidas fora do consultório, preferencialmente MAPA. A medida domiciliar é uma alternativa aceitável se a MAPA não for factível (recomendação do *Canadian Hypertension Education Program* [Programa Educacional Canadense em Hipertensão Arterial]).

Para o diagnóstico de certeza de HAS e seu manejo, é necessária a aferição acurada e precisa da PA. Para isso, o equipamento utilizado – aneroide ou eletrônico – deve ser regularmente inspecionado e validado.

Se utilizar o método auscultatório, o aferidor deve empregar as técnicas padronizadas: paciente em repouso durante 5 minutos, sentado, com o membro superior direito à altura do átrio direito, com os pés descansando sobre o chão. Exercícios e uso de cafeína ou tabaco devem ser evitados nos 30 minutos que precedem a mensuração. Para evitar distorções na medida da PA, é importante utilizar um manguito cuja câmara inflável cubra 80 a 100% do perímetro do braço – desse modo, evitam-se os **efeitos do manguito estreito e do manguito largo**.

São necessárias ao menos duas mensurações, sendo considerada a sua média. Inicialmente, determina-se, pelo método palpatório da artéria radial, o ponto de desaparecimento do pulso, que é utilizado para estimar a PAS. Após, infla-se o manguito 20 a 30 mmHg acima desse nível, dando início à determinação auscultatória da PA. A deflação deve ser realizada em velocidade constante de 2 mmHg por segundo. A PAS situa-se no ponto em que surge o primeiro som arterial (início da fase 1) e a PAD corresponde ao ponto de desaparecimento dos sons arteriais (início da fase 5).

Muitas vezes, é necessário aferir a PA de indivíduos sem o manguito de tamanho adequado à circunferência do braço. Nesses casos, recomenda-se utilizar o manguito-padrão para adultos (com câmara inflável de 24 cm de comprimento e 12 cm de largura) e corrigir os valores obtidos conforme os critérios apresentados na **Tabela 105.2**. Devem ser realizadas medidas em ambos os braços e pesquisa de hipotensão postural, sobretudo em idosos.

De maneira geral, os valores de PA medidos ambulatorialmente são inferiores aos mensurados em clínicas. Em 25 a 30% dos pacientes com diagnóstico

TABELA 105.2 ► CORREÇÃO DAS MEDIDAS DE PRESSÃO ARTERIAL SISTÓLICA E PRESSÃO ARTERIAL DIASTÓLICA, CONFORME O PERÍMETRO DO BRAÇO		
PERÍMETRO DO BRAÇO (cm)	CORREÇÃO DA PAS (mmHg)	CORREÇÃO DA PAD (mmHg)
20	+11	+7
22	+9	+6
24	+7	+4
26	+5	+3
28	+3	+2
30	0	0
32	−2	−1
34	−4	−3
36	−6	−4
38	−8	−6
40	−10	−7
42	−12	−9
44	−14	−10
46	−16	−11
48	−18	−13
50	−21	−14
52	−23	−16
54	−25	−17

PAD, pressão arterial diastólica; PAS, pressão arterial sistólica.
Fonte: Adaptada de Fuchs.[1]

de HAS, há elevação dos níveis pressóricos apenas no ambiente hospitalar ou no consultório médico – efeito do avental branco ou **hipertensão clínica isolada**. A repetição das medidas no consultório, o estímulo à autoavaliação (automedida de PA) e a MAPA durante 24 horas são estratégias com diferentes níveis de complexidade, que se destinam a corrigir esses vieses.

O excesso de peso, a ingestão excessiva de sódio, a pouca frequência de atividade física (sedentarismo), a ingestão de frutas e vegetais abaixo de 5 porções diárias, a ingestão de potássio abaixo da recomendada e a ingestão abusiva de etanol (> 30 g por dia) são fatores determinantes de HAS.

Essas definições, embora não constem no JNC 8 Report, de 2014, são consistentes com os limites adotados a partir dele para indicar tratamento da hipertensão arterial.

CLASSIFICAÇÃO DA HIPERTENSÃO COM BASE NA MONITORIZAÇÃO AMBULATORIAL DA PRESSÃO ARTERIAL E NA MEDIDA DOMICILIAR ▶ Embora haja debate sobre a definição mais apropriada, os seguintes critérios diagnósticos são sugeridos pela European Society of Hypertension (ESH) e pela European Society of Cardiology (ESC):

- **Média de 24 horas:** ≥ 130/80;
- **Média diurna:** ≥ 135/85;
- **Média noturna:** ≥ 120/70.

É necessário que esteja presente ao menos um desses critérios.
A hipertensão pode manifestar-se das seguintes maneiras:

- **Efeito do avental branco:** é a elevação constante da PA que ocorre apenas no consultório, sem alcançar critérios fora desse local;
- **Hipertensão mascarada:** é a elevação constante da PA fora do consultório, mas que não alcança os critérios para hipertensão quando medida no consultório;
- **Retinopatia hipertensiva moderada a grave (hipertensão maligna):** corresponde à retinopatia hipertensiva de graus III a IV, cujas manifestações fisiopatológicas estão associadas a hemorragias retinianas, exsudatos e papiledema. Em geral, estão associadas à PAD > 120 mmHg. Entretanto, pode ser de apenas 100 mmHg em pacientes previamente normotensos e naqueles com hipertensão arterial aguda (pré-eclâmpsia, glomerulonefrite aguda);
- **Emergência hipertensiva:** hipertensão arterial grave, na maioria dos casos associada à PAD > 120 mmHg, com evidência de dano agudo de órgão-alvo. Há risco à vida; portanto, deve ser tratada imediatamente, em geral com monitorização;
- **Urgência hipertensiva:** hipertensão grave, geralmente com PAD > 120 mmHg, em paciente assintomático, sem evidência de comprometimento agudo de órgão-alvo.

AVALIAÇÃO ▶ A avaliação do paciente hipertenso deve ter três objetivos: (1) revisar o estilo de vida e identificar outros fatores de risco de DCV (**Quadro 105.2**); (2) identificar causas de HAS (ver **Quadro 105.1**); e (3) avaliar a presença ou a ausência de doença de órgão-alvo (DOA; **Quadro 105.3**).

Além de anamnese cuidadosa, devem ser realizados exame físico completo (com especial atenção à medida da PA), exame de fundo de olho, cálculo do índice de massa corporal (IMC) e avaliação da presença de sopros arteriais, massas abdominais pulsáteis, distensão vesical e edema de extremidades inferiores. Também é importante fazer exame neurológico. Os testes laboratoriais de rotina estão relacionados no **Quadro 105.4**.

TRATAMENTO ▶ Em termos de saúde pública, o objetivo último do tratamento da HAS é a redução da morbidade e da mortalidade cardiovascular e renal. Reduções nas incidências de AVC (35-40%), IAM (20-25%) e IC (> 50%) têm sido obtidas em vários ensaios clínicos.

QUADRO 105.2 ► FATORES DE RISCO DE DOENÇA CARDIOVASCULAR

- HAS
- Idade: homens > 55 anos e mulheres > 65 anos
- Diabetes melito
- Colesterol LDL elevado ou colesterol HDL baixo
- Filtração glomerular estimada < 60 mL/min
- História familiar de DCV prematura: homens < 55 anos e mulheres < 65 anos
- Microalbuminúria
- Obesidade: IMC > 30 kg/m^2
- Sedentarismo
- Uso de tabaco

DCV, doença cardiovascular; HAS, hipertensão arterial sistêmica; HDL, lipoproteína de alta densidade (do inglês *high density lipoprotein*); IMC, índice de massa corporal; LDL, lipoproteína de baixa densidade (do inglês *low density lipoprotein*).

QUADRO 105.3 ► DOENÇA DE ÓRGÃO-ALVO

Coração
- HVE
- Angina ou IAM
- Revascularização coronária prévia
- IC

Cérebro
- AVC ou AIT
- Demência

Doença renal crônica
Doença arterial periférica
Retinopatia

AIT, ataque isquêmico transitório; AVC, acidente vascular cerebral; HVE, hipertrofia de ventrículo esquerdo; IAM, infarto agudo do miocárdio; IC, insuficiência cardíaca.

QUADRO 105.4 ► AVALIAÇÃO LABORATORIAL INICIAL DO PACIENTE HIPERTENSO

- ECG em repouso (12 derivações)
- Exame de urina
- Hematócrito
- Glicemia em jejum
- Potássio sérico
- Creatinina sérica
- Cálcio sérico
- Triglicerídeos, colesterol total, HDL e LDL
- Excreção urinária de albumina ou razão albumina/creatinina urinárias

ECG, eletrocardiograma; HDL, lipoproteína de alta densidade (do inglês *high density lipoprotein*); LDL, lipoproteína de baixa densidade (do inglês *low density lipoprotein*).

O tratamento da HAS inicia com a adoção de modificações de estilo de vida por meio de adequação do peso, exercícios físicos (aeróbios durante 40 minutos, 3-4 vezes por semana) e adoção da dieta DASH (Dietary Approaches to Stop Hypertension [Abordagem Dietética para Parar a Hipertensão]) – alto conteúdo de vegetais, frutas, bebidas com baixa taxa de açúcar, produtos lácteos com baixo conteúdo de gorduras, grãos, peixe, baixo conteúdo de carne vermelha e limitação da ingestão de etanol a 30 g/dia no sexo masculino e 15 g/dia no sexo feminino (**Tabela 105.3**).

Quando forem administrados fármacos anti-hipertensivos, devem ser utilizadas as diretrizes da JNC 8, da ESH e da ESC, que são baseadas nas medidas de consultório. Recomenda-se que essas medidas sejam confirmadas por medidas domiciliares e, se possível, pela MAPA. Portanto, deve-se iniciar a medicação quando as medidas do consultório forem persistentemente iguais ou superiores a 140/90. Se a PA estiver ≥ 200/100 mmHg acima da PA-alvo, deve-se iniciar o tratamento com dois fármacos. Em pacientes com DCV aterosclerótica e naqueles com doença renal crônica (DRC) e proteinúria, utiliza-se um alvo maior, para evitar AVC ou agravamento da função renal.

A maioria dos hipertensos requer mais de uma medicação para obter a PA-alvo. Cada anti-hipertensivo deve ser individualizado conforme as características e as preferências de cada paciente.

Há quatro classes de fármacos que podem ser utilizadas na monoterapia inicial: (1) diuréticos tiazídicos (DTZs), (2) bloqueadores dos canais de cálcio (BCCs) de longa duração (anlodipino e similares), (3) inibidores da enzima conversora da angiotensina (ECA) (captopril, enalapril ou outros desse gru-

TABELA 105.3 ▶ MODIFICAÇÕES DE ESTILO DE VIDA PARA PREVENÇÃO E TRATAMENTO DA HIPERTENSÃO ARTERIAL SISTÊMICA

MODIFICAÇÃO	RECOMENDAÇÃO	REDUÇÃO APROXIMADA DA PAS
Redução de peso	Manter IMC < 25 kg/m^2	5-20 mmHg/10 kg
Medidas dietéticas	Dieta rica em frutas, verduras, produtos lácteos pobres em gordura total e saturada	8-14 mmHg
Redução de sódio dietético	Ingestão diária máxima de 6 g de NaCl	2-8 mmHg
Atividade física	Atividades aeróbias por no mínimo 30 minutos, na maioria dos dias da semana	4-9 mmHg
Consumo diário de etanol	34 g para homens: em torno de 680 mL de cerveja, ou 283 mL de vinho, ou 80 mL de destilado; 17 g para mulheres e pessoas de baixo peso	2-4 mmHg

IMC, índice de massa corporal; PAS, pressão arterial sistólica.

po) e (4) bloqueadores dos receptores da angiotensina (BRAs) II (losartana e outros). Um DTZ ou um BCC de longa ação deveria ser a monoterapia inicial em pacientes da etnia negra, enquanto um inibidor da ECA de escolha e preferencialmente, ou um BRA como segunda alternativa está indicado em pacientes com nefropatia diabética ou com DRC não diabética complicada por proteinúria. Os β-bloqueadores não são mais recomendados para terapia inicial, na ausência de indicação específica para seu uso (cardiopatia isquêmica, IC com diminuição da fração de ejeção).

Em geral, a monoterapia isoladamente não controlará a PA (PA < 140/90 ou < 130/80 em diabéticos ou com insuficiência renal crônica), principalmente nos pacientes com PA > 20/10 mmHg acima da meta. Para esses casos, a combinação de medicamentos de diferentes classes tem maior efeito anti-hipertensivo do que apenas dobrar a dose da monoterapia. Quando mais de um agente é necessário, recomenda-se usar um inibidor da ECA ou um BRA associado a um BCC de longa ação. A combinação do inibidor da ECA ou do BRA com diurético não é tão eficaz como os dois. É importante notar que não se recomenda o uso associado de um inibidor da ECA e um BRA. A combinação de fármacos deve ser administrada no mesmo horário para facilitar a adesão ao tratamento. Em pacientes cuja PA noturna apresenta redução menor que 10% ("*non-dipping*") e naqueles com DRC, há benefício em usar ao menos uma dose noturna. Estudo recente revelou que o uso de DTZ (clortalidona) mostrou benefício em reduzir o risco de fratura de quadril comparado com outros anti-hipertensivos.

Após o início do tratamento, este deve ser reavaliado a cada 2 a 4 semanas, até que a meta seja atingida. Depois disso, a reavaliação passa a ser feita a cada 3 meses ou a cada 6 meses. Em pacientes com idade superior a 65 anos e hipertensão sistólica isolada, deve-se cuidar para não reduzir a PAD muito agressivamente, a fim de evitar aumento do risco de IAM e AVC.

Quando a PA não pode ser controlada – apesar da boa adesão a um regime de três fármacos (sendo um deles um tiazídico), todos utilizados em doses ≥ 50% da dose máxima recomendada – ou quando há necessidade de usar quatro fármacos para atingir o controle, há quadro de hipertensão arterial resistente ao tratamento. Isso ocorre em 15% dos pacientes hipertensos. No entanto, muitos deles têm pseudorresistência devido a alguns fenômenos: efeito do manguito curto, má-adesão à modificação do estilo de vida, terapia subótima e efeito do avental branco. A resistência verdadeira pode decorrer da expansão do volume extracelular, do aumento da atividade simpática, da ingestão de certas substâncias (anti-inflamatórios não esteroides) e da hipertensão secundária.

Se o objetivo não for alcançado, um DTZ deve ser utilizado como terapia inicial, isoladamente ou em combinação com fármacos de outra classe: inibidores da ECA, β-bloqueadores, BCCs ou BRAs. As doses recomendadas encontram-se na **Tabela 105.4**.

Além disso, é importante que esses pacientes sejam acompanhados ambulatorialmente (**Tabela 105.5**).

TABELA 105.4 ▶ ANTI-HIPERTENSIVOS ORAIS: POSOLOGIA E EFEITOS ADVERSOS

CLASSE	FÁRMACO	DOSE (MG)	FREQUÊNCIA DIÁRIA	EFEITOS ADVERSOS MAIS COMUNS
Diuréticos				
Diuréticos tiazídicos	Hidroclorotiazida	12,5-50	1	Hipocalemia, hiperuricemia
	Clortalidona	12,5-25	1	
Diurético de alça	Furosemida	20-80	2	Hipocalemia, hipovolemia
Diurético poupador de potássio	Amilorida	5-10	1-2	Hipercalemia
	Triantereno	50-100	1-2	
Bloqueadores de receptores da aldosterona	Espironolactona	25-50	1-2	Hipercalemia
Antagonistas adrenérgicos				
β-Bloqueadores	Atenolol (S)	25-100	1	Em pessoas predispostas: broncospasmo, insuficiência circulatória periférica, bradiarritmias. Em diabéticos: mascaramento de hipoglicemia. Com fármacos seletivos (S), há menos efeitos sobre os brônquios e sobre a circulação periférica
	Metoprolol (S)	40-120	1-2	
	Nadolol	40-120	1	
	Propranolol	40-160	2	
	Timolol	20-40	2	
	Oxprenolol	80-320	2	
α-Bloqueadores e β-bloqueadores	Carvedilol	12,5-50	2	Similar aos não seletivos
	Labetalol		2	

(Continua)

TABELA 185.4 ▶ ANTI-HIPERTENSIVOS ORAIS: POSOLOGIA E EFEITOS ADVERSOS (Continuação)

CLASSE	FÁRMACO	DOSE (MG)	FREQUÊNCIA DIÁRIA	EFEITOS ADVERSOS MAIS COMUNS
α-Bloqueadores	Doxazosina	1-16	1	Hipotensão postural, síncope e palpitações
	Prazosina	2-20	2-3	
	Terazosina	1-20	1-2	
Bloqueadores centrais	Clonidina	0,1-0,8	2	Sedação, boca seca, fadiga
	Metildopa	250-1.000	2	
Antagonistas do SRA				
Inibidores da ECA	Benazepril	10-40	1	Hipercalemia, tosse seca
	Captopril	25-100	2	
	Enalapril	2,5-40	1-2	
	Fosinopril	10-40	1	
	Lisinopril	10-40	1	
	Ramipril	2,5-20	1	
	Perindopril	4-8	1-2	

(Continua)

TABELA 105.4 ▶ ANTI-HIPERTENSIVOS ORAIS: POSOLOGIA E EFEITOS ADVERSOS (Continuação)

CLASSE	FÁRMACO	DOSE (MG)	FREQUÊNCIA DIÁRIA	EFEITOS ADVERSOS MAIS COMUNS
Bloqueadores dos receptores da angiotensina	Candesartana	8-32	1	Menos efeito de tosse
	Irbesartana	150-300	1	
	Losartana	25-100	1-2	
	Telmisartana	20-80	1	
	Valsartana	80-320	1-2	
Vasodilatadores diretos	Hidralazina	25-100	2	Hipotensão postural, palpitação, LES
	Minoxidil	2,5-80	1-2	Hipertricose (apenas com minoxidil)
Antagonistas do cálcio				
Di-hidropiridinas	Anlodipino	2,5-10	1	Cefaleia, edema periférico, palpitação
	Felodipino	2,5-20	1	
	Nitrendipino	10-40	1-2	
Não di-hidropiridinas	Diltiazem	90-360	1-2	Constipação, bradicardia
	Verapamil	80-320	2	

ECA, enzima conversora da angiotensina; LES, lúpus eritematoso sistêmico; SRA, sistema renina-angiotensina-aldosterona.
Fonte: Adaptada de Fuchs e Chobanian e colaboradores.

TABELA 105.5 ► SEGUIMENTO AMBULATORIAL DOS PACIENTES NORMAIS, PRÉ-HIPERTENSOS E HIPERTENSOS

PA INICIAL (mmHg)	SEGUIMENTO CLÍNICO RECOMENDADO
Normal	Reconsulta em 2 anos
Pré-hipertenso	Reconsulta em 1 ano
HAS estágio 1	Reconsulta em 2 meses
HAS estágio 2	Reavaliar ou encaminhar em 1 mês; para aqueles com PA > 180/110, avaliar e tratar imediatamente ou, no máximo, em 1 semana, dependendo da situação clínica e das complicações

HAS, hipertensão arterial sistêmica; PA, pressão arterial.

REFERÊNCIAS ►

Basile J, Bloch MJ. Overview of hypertension in adults. UpToDate; 2017 [capturado em 8 ago. 2017]. Disponível em: https://www.uptodate.com/contents/overview-of-hypertension-in-adults

Chobanian AV, Bakris GL, Black HR, Cushman WC, Green LA, Izzo JL Jr, et al. The seventh report of The Joint National Committee on Prevention, Detection, Evaluation, and Treatment of High Blood Pressure: the JNC 7 report. JAMA. 2003;289(19):2560-72.

Fuchs FD. Hipertensão arterial sistêmica. In: Duncan BB, Schmidt MI, Giugliani ERJ. Medicina ambulatorial: condutas de atenção primária baseadas em evidências. Porto Alegre: Artmed; 2004. p. 641-56.

James PA, Oparil S, Carter BL, Cushman WC, Dennison-Himmelfarb C, Handler J, et al. 2014 Evidence-based guideline for the management of high blood pressure in adults: report from the panel members appointed to the Eighth Joint National Committee (JNC 8). JAMA. 2014;311(5):507-20.

LEITURAS RECOMENDADAS ►

Achutti A, Medeiros AB. Hipertensão arterial no Rio Grande do Sul. B da Saúde da SSMA-RS. 1985;12:2-72.

Puttnam R, Davis BR, Pressel SL, Whelton PK, Cushman WC, Louis GT, et al. Association of 3 different antihypertensive medications with hip and pelvic fracture risk in older adults: secondary analysis of a randomized clinical trial. JAMA Intern Med. 2017;177(1):67-76.

Victor R. Arterial hypertension. In: Goldman L, Ausiello D. Cecil textbook of medicine. 22th ed. Philadelphia: Saunders; 2004. p. 346-63.

CAPÍTULO 106

PROTEINÚRIA

ELVINO BARROS
JOSÉ VANILDO MORALES
FRANCISCO VERÍSSIMO VERONESE

CONCEITOS ▶ O termo **proteinúria** significa aumento da excreção urinária de albumina e de outras proteínas. Considera-se normal a excreção de proteínas na urina de até 150 mg/dia, sendo que a maioria dos indivíduos excreta menos de 100 mg/dia.

O termo **albuminúria** refere-se exclusivamente à excreção de albumina, enquanto **albuminúria elevada ou gravemente elevada** significa excreção de albumina acima dos limites normais.

A proteinúria normalmente é constituída de proteínas filtradas do plasma (50-60%), secreção tubular – como a proteína de Tamm-Horsfall, secretada exclusivamente pelas células da porção espessa da alça de Henle (30-40%) – e outros 5 a 10% de proteínas por descamação do epitélio tubular. Em condições normais, a principal proteína plasmática na urina é a albumina, constituindo 30 a 40% do total excretado na urina, sendo considerados normais valores menores do que 30 mg/g de creatinina.

Os valores normais e alterados de excreção urinária de proteínas totais e de albumina na urina estão discriminados na **Tabela 106.1**.

TABELA 106.1 ▶ VALORES DE PROTEINÚRIA E ALBUMINÚRIA NA URINA

	ALBUMINÚRIA NORMAL	ALBUMINÚRIA ELEVADA	ALBUMINÚRIA GRAVEMENTE ELEVADA	PROTEINÚRIA NORMAL/ELEVADA
Urina de 24 horas	< 30 µg/min	30-300 µg/min	> 300 µg/min	≤ 150 mg/24 h/> 150 mg/24 h
Amostra isolada de urina	< 14 mg/L < 30 mg/g	14-174 mg/L 30-300 mg/g	> 174 mg/L > 300 mg/g	IPC < 0,3 IPC ≥ 0,3

IPC, índice proteinúria/creatinúria em amostra casual de urina; mg/g, albuminúria corrigida para a excreção de creatinina; mg/L, albuminúria.
Fonte: Viana e colaboradores.

ASPECTOS EPIDEMIOLÓGICOS

A prevalência de proteinúria transitória na população geral é de 4% em homens e 7% em mulheres em avaliação única por fita reagente. Quando o exame é repetido uma segunda vez, a prevalência global diminui para 0,5 a 5%.

A proteinúria é um fator de risco independente para progressão de doença renal, sendo potencialmente modificável por medidas terapêuticas disponíveis. É recomendável a avaliação rotineira de pacientes com risco de doença renal, especialmente portadores de hipertensão arterial sistêmica, diabetes melito e doença vascular e indivíduos com história familiar de doença renal. A proteinúria patológica é o melhor marcador de lesão à barreira do filtro glomerular. Atualmente, a quantidade excretada de albumina e a taxa de filtração glomerular compõem o nível de risco para desenvolvimento e progressão da doença renal crônica (DRC), de acordo com as diretrizes do Kidney Disease: Improving Global Outcomes (KDIGO) para DRC (**Figura 106.1**). As mensurações de albumina urinária são mais bem validadas em relação à associação com o risco de progressão da DRC e com a ocorrência de eventos cardiovasculares.

			Categorias de albuminúria persistente Descrição e variação		
			A1	**A2**	**A3**
			Normal a levemente aumentado	Moderadamente aumentado	Gravemente aumentado
			< 30 mg/g < 3 mg/mmol	30-300 mg/g 3-30 mg/mmol	> 300 mg/g < 30 mg/mmol
Categorias de TFG (mL/min/1,73 m²) Descrição e variação	G1	Normal ou elevado	≥ 90		
	G2	Levemente diminuído	60-89		
	G3a	Levemente a moderadamente diminuído	45-59		
	G3b	Moderadamente a gravemente diminuído	30-44		
	G4	Gravemente diminuído	15-29		
	G5	Insuficiência renal	< 15		

■ Baixo risco   ■ Risco moderado   ■ Risco alto   ■ Risco muito elevado

FIGURA 106.1 ▶ PROGNÓSTICO DE DOENÇA RENAL CRÔNICA COM BASE NA TAXA DE FILTRAÇÃO GLOMERULAR E NAS CATEGORIAS DE ALBUMINÚRIA, DE ACORDO COM AS DIRETRIZES DE 2012 DO *KIDNEY DISEASE: IMPROVING GLOBAL OUTCOMES.* **AS CORES REFEREM-SE AO RISCO DE PROGRESSÃO DA DOENÇA RENAL CRÔNICA E À EVOLUÇÃO PARA DOENÇA RENAL CRÔNICA TERMINAL.**
TFG, taxa de filtração glomerular.
Fonte: Kidney Disease Improving Global Outcomes.

CLASSIFICAÇÃO

A proteinúria pode ser classificada, de acordo com a sua origem, em (Tabela 106.2):

TABELA 106.2 ► CLASSIFICAÇÃO DA PROTEINÚRIA, DE ACORDO COM A ORIGEM

TIPO	CARACTERÍSTICAS FISIOPATOLÓGICAS	CAUSAS
Glomerular	Aumento da permeabilidade capilar glomerular a proteínas	Glomerulopatias primárias ou secundárias
Tubular	Diminuição da reabsorção tubular de proteínas do filtrado glomerular	Doença tubular ou intersticial
Superprodução	Produção aumentada de proteínas de baixo peso molecular	Gamopatia monoclonal, mioglobinúria

- **Proteinúria glomerular:** a proteinúria por aumento da permeabilidade da barreira de filtro glomerular ocorre em vários tipos de lesão glomerular, predominando a filtração de macromoléculas de peso molecular superior a 50 angstrons. A proteína urinária predominante nesses casos é a albumina, por ser esta a mais abundante das proteínas plasmáticas (concentração 20 vezes superior à das imunoglobulinas, p. ex.);
- **Proteinúria tubular:** os túbulos são capazes de reabsorver a maior parte das proteínas normalmente filtradas pelo glomérulo. Quando for observada diminuição na reabsorção dessas proteínas, haverá proteinúria de origem tubular. A reabsorção tubular não é seletiva, e, assim, há proteinúria constituída de pouca quantidade de albumina com predomínio de proteínas de baixo peso molecular, como globulinas α, β e γ, cadeias leves de imunoglobulinas, α_2-macroglobulina, β_2-microglobulina, proteína transportadora do retinol, NAG (*N*-acetil-β-D-glucosaminidase) e NGAL (lipocalina associada à gelatinase de neutrófilos [do inglês *neutrophil gelatinase-associated lipocalin*]);
- **Proteinúria por aumento de produção de proteínas anormais na circulação:** ocorre quando há produção exagerada de determinadas proteínas, como por hiperexcreção de mioglobina (mioglobinúria) ou de hemoglobina (hemoglobinúria) ou pela produção de um clone anormal de uma proteína, como IgG/kappa (κ) no mieloma múltiplo ou IgG/lambda (λ) na amiloidose. Em algumas situações, as células tumorais não produzem a imunoglobulina completa, mas apenas determinada região de sua molécula. Esses fragmentos de imunoglobulinas, conhecidos como proteínas de Bence-Jones, são lançados na circulação e, em razão de seu tamanho reduzido, são facilmente filtrados pelos glomérulos. A carga filtrada dessas proteínas anormais pode exceder a capacidade de reabsorção dos túbulos, ocasionando o aparecimento de uma proteinúria constituída quase exclusivamente de proteína anômala.

Do ponto de vista clínico, há outra classificação:

- **Proteinúria funcional:** ocorre na presença de febre, exercício intenso, insuficiência cardíaca congestiva, estresse, exposição ao frio e outras condições. É transitória, desaparecendo com a resolução dos fatores desencadeantes;

- **Proteinúria transitória idiopática:** é observada em crianças e adultos jovens, e resolve espontaneamente em um período curto de tempo, não tendo significado patológico;
- **Proteinúria ortostática:** é caracterizada por proteinúria aumentada na posição ortostática e normal na posição supina (na primeira urina matinal). É uma condição benigna que não necessita de avaliação adicional ou tratamento. Em geral, esse achado é associado com bom prognóstico e ocorre principalmente em adolescentes;
- **Proteinúria intermitente:** a distinção entre essa condição e a proteinúria transitória idiopática é a presença de proteinúria intermitente ao longo dos anos, com episódios repetidos mas esporádicos;
- **Proteinúria persistente:** a presença de pelo menos uma cruz (1+/4+) de proteína na fita reagente, mensurada em duas amostras coletadas na primeira urina da manhã, com intervalo de 1 semana, indica a presença de proteinúria, e essa situação deve ser investigada. Excreção urinária persistentemente elevada é um forte indicador de lesão glomerular por ruptura da barreira de filtro (endotélio, membrana basal e podócitos).

MECANISMOS FISIOPATOLÓGICOS ▶

A barreira capilar glomerular é composta por células endoteliais, da membrana basal e de células epiteliais, os podócitos. O glomérulo funciona como uma eficiente barreira à passagem de proteínas para a urina, selecionando as moléculas de acordo com o seu tamanho e carga elétrica. Isso permite uma pequena passagem de proteínas – como a albumina, cujo peso molecular é 69.000 dáltons e raio molecular, 3,6 nanômetros – através de suas camadas para o espaço urinário de Bowman. Nos túbulos proximais, ocorre reabsorção da maior parte dessas proteínas filtradas, sendo excretada apenas uma pequena quantidade na urina final (**Figura 106.2**).

AUMENTO DA PERMEABILIDADE GLOMERULAR: GLOMERULOPATIAS ▶

É a causa mais comum de proteinúria. Ocorre por lesão à parede capilar glomerular, seja por alargamento dos "poros" das células epiteliais podocitárias, pela perda de cargas eletronegativas ou por uma combinação desses dois mecanismos. Nesse tipo de proteinúria, predomina a presença de albumina.

Em condições normais, a membrana basal glomerular (MBG) e as células endoteliais possuem cargas elétricas negativas, repelindo a albumina, que também tem carga elétrica negativa. A imunoglobulina G (IgG) tem carga elétrica neutra ou positiva e não sofre restrição de filtração pela camada basal negativa do capilar glomerular. Contudo, outras imunoglobulinas são restritas pela seletividade de seu tamanho através da MBG e dos podócitos. Esse tipo de proteinúria é chamado de **não seletivo**, uma vez que nesses casos a parede glomerular não discrimina com eficiência entre proteínas de alto e baixo peso molecular.

O mecanismo de proteinúria por **perda de cargas eletronegativas** é baseado principalmente em modelos experimentais. Diversas substâncias existentes nessas camadas (ácido siálico, heparan sulfato e sialoglicoproteínas) são responsáveis por essa eletronegatividade. Em algumas glomerulopatias, há perda ou redução do componente eletronegativo dessas camadas, e, nesses casos, a albumina tem sua passagem facilitada para o espaço de Bowman.

Espaço de Bowman

Poro: 4-14 nm
Diafragma em fenda: 40 nm
Podócito
Membrana basal: 300 nm
Endotélio fenestrado: 50-100 nm
Lúmen capilar

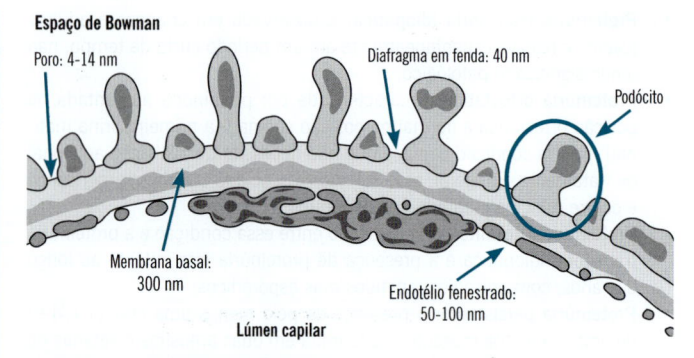

FIGURA 106.2 ▶ ESTRUTURA DO FILTRO GLOMERULAR, COM AS TRÊS CAMADAS DA BARREIRA GLOMERULAR: ENDOTÉLIO FENESTRADO, MEMBRANA BASAL E CÉLULAS EPITELIAIS OU PODÓCITOS, INTERLIGADOS PELO DIAFRAGMA EM FENDA.
Fonte: Johnstone e Holzman.

Quando predominar a filtração de albumina, a proteinúria é considerada **seletiva**. Alterações na permeabilidade capilar glomerular induzem grandes perdas de proteínas, em geral, em nível superior a 2 gramas em 24 horas.

DIMINUIÇÃO DA REABSORÇÃO TUBULAR: TUBULOPATIAS ▶ Os túbulos proximais reabsorvem pequenas quantidades de proteínas filtradas no glomérulo. Exemplos de proteínas de baixo peso molecular são a β_2-microglobulina e as cadeias leves de imunoglobulinas com peso molecular de aproximadamente 25.000 dáltons (a albumina tem 69.000 dáltons), além dos aminoácidos. Em geral, essas pequenas proteínas são facilmente filtradas através da MBG e, então, são completamente reabsorvidas pelas células do túbulo proximal. Várias doenças que produzem lesão tubular e intersticial dificultam ou até impedem a reabsorção dessas moléculas.

As proteinúrias tubulares são de intensidade leve a moderada, geralmente inferiores a 1 a 2 g em 24 horas. Doenças tubulares também incluem arterionefroesclerose hipertensiva e nefrite tubulointersticial crônica causada por anti-inflamatórios não esteroides e outros fármacos. Algumas doenças glomerulares também são acompanhadas por lesão tubular.

ALTA PRODUÇÃO PLASMÁTICA DE PROTEÍNAS ▶ A detecção de uma quantidade anormal de proteínas na urina é um forte indicador de doença renal. O rim tem baixa capacidade de transporte tubular máximo para reabsorção de proteínas. Por isso, o aumento da filtração de proteínas facilmente satura os mecanismos de transporte, e a reabsorção é diminuída. Exemplo dessa situação é a produção aumentada de proteínas monoclonais em pacientes com mieloma múltiplo e outras gamopatias de significado renal, como doença de depósito de cadeia leve e/ou pesada, glomerulonefrite imunotactoide, glomerulonefrite fibrilar, amiloidose, crioglobulinemia, entre outras.

CAUSAS
A proteinúria pode ser causada por múltiplas patologias, envolvendo o rim de forma primária ou secundária. As glomerulopatias primárias e as doenças sistêmicas que afetam secundariamente o rim, como diabetes melito, infecções, colagenoses, doenças tubulointersticiais, lesão glomerular e tubular por fármacos, são as principais causas de proteinúrias (Quadro 106.1).

QUADRO 106.1 ▶ CAUSAS DE PROTEINÚRIA

GLOMERULAR

Glomerulopatias primárias
- Alterações glomerulares mínimas
- Glomerulonefrite membranosa idiopática
- Glomeruloesclerose segmentar e focal
- Glomerulonefrite membranoproliferativa
- Nefropatia por IgA

Glomerulopatias secundárias
- Diabetes melito
- Amiloidose
- Pré-eclâmpsia
- Infecção
- Doenças autoimunes (p. ex., nefrite lúpica)
- Câncer gastrintestinal e pulmonar, linfoma
- Rejeição crônica de transplante renal

Glomerulopatias associadas a substâncias
- AINEs, quimioterápicos, antirretrovirais, pamidronato, sirolimo, cocaína/levamisol, metais pesados, lítio, penicilamina, captopril, anabolizantes

TUBULAR
- Nefroesclerose hipertensiva
- Doenças tubulointersticiais
- Nefropatia por ácido úrico
- Nefrite intersticial aguda
- Síndrome de Fanconi
- Metais pesados
- Doença falciforme
- AINEs
- Antibióticos

SUPERPRODUÇÃO
- Hemoglobinúria
- Mioglobinúria
- Mieloma múltiplo
- Amiloidose
- Doença de depósito de cadeia leve e/ou pesada
- Outras gamopatias de significado renal

AINEs, anti-inflamatórios não esteroides; IgA, imunoglobulina A.

DIAGNÓSTICO E AVALIAÇÃO ▶

QUADRO CLÍNICO ▶ Do ponto de vista clínico, os pacientes com glomerulopatias apresentam-se sob a forma de uma das quatro síndromes:

1. Síndrome nefrótica (proteinúria > 3-3,5 g/24 h, hipoalbuminemia e edema);
2. Alterações urinárias assintomáticas (proteinúria não nefrótica com ou sem hematúria, persistentes);
3. Síndrome nefrítica (hematúria, edema e hipertensão arterial);
4. Glomerulonefrite rapidamente progressiva (síndrome nefrítica e insuficiência renal aguda).

Nos pacientes cuja doença manifesta-se por síndrome nefrítica ou glomerulonefrite rapidamente progressiva, a ocorrência de insuficiência renal aguda é comum, podendo ser necessário realizar terapia renal substitutiva.

O quadro clínico do paciente com proteinúria pode variar consideravelmente. A maioria desses pacientes não apresenta sinais ou sintomas decorrentes da proteinúria. Nos estados de proteinúria maciça (proteinúria nefrótica, excedendo 3-3,5 g/dia), o paciente pode referir urina espumosa e edema nos membros inferiores que pode se tornar generalizado, caracterizando a anasarca, com derrame pleural, ascite, edema em membros superiores e face, principalmente periorbitário, e congestão pulmonar.

A avaliação clínica inicial inclui história clínica e exame físico completos, além de medida de pressão arterial e confirmação de proteinúria persistente em pelo menos dois exames de urina. Algumas condições podem induzir reações de positividade ou negatividade nas fitas reagentes na análise química do exame de urina, como mostra a **Tabela 106.3**.

MENSURAÇÃO DA PROTEINÚRIA ▶ Vários métodos estão disponíveis para quantificar a proteinúria, conforme descrito a seguir.

Medida qualitativa da proteinúria por meio de fita ▶ A maneira mais simples de medir a proteinúria é com o uso de fitas reagentes de imersão (*dipsticks*); o resultado é dado em cruzes, de + a ++++. Essa avaliação é semiquantitativa e mede apenas albumina, não detectando imunoglobulinas e proteínas de cadeias leves. Embora seja útil como rastreamento, detecta apenas uma concentração anormal das proteínas urinárias totais. Não é utilizada para avaliar efeitos de intervenções terapêuticas e nem controlar a progressão da doença renal.

Conforme mostra a Tabela 106.3, o teste apresenta resultados falso-positivos em diversas situações: urina muito concentrada, hematúria, presença de penicilina, sulfonamidas, pus, sêmen ou secreção vaginal e quando o pH urinário for alcalino (pH > 7,5). Resultados falso-negativos também podem ocorrer quando a urina for muito diluída ou quando a proteinúria não for constituída de albumina. Por isso, é importante realizar um teste quantitativo para mensurar a proteinúria. Nesse caso, o uso de teste turbidimétrico com ácido sulfossalicílico é indicado. O teste utiliza um pequeno volume de urina

TABELA 106.3 ▶ CAUSAS COMUNS DE RESULTADOS FALSOS EM DOSAGENS ROTINEIRAS DE ALBUMINA OU PROTEÍNA TOTAL NA URINA

FALSO-POSITIVOS OU FALSO-NEGATIVOS	COMENTÁRIOS
Hidratação	Desidratação aumenta a concentração de proteína na urina; hidratação excessiva diminui a concentração de proteína na urina
Hematúria	Hematúria aumenta a quantidade de proteína na urina*
Exercício físico	Exercício físico aumenta a excreção de proteína na urina, especialmente de albumina
Infecção	Infecção urinária pode causar a produção de proteínas pelo microrganismo e reações celulares inflamatórias aos microrganismos
Proteínas urinárias diferentes da albumina	Essas proteínas não reagem tão intensamente nas fitas reagentes como a albumina em métodos de rotina, em que o dado semiquantitativo será inferior à real quantidade de proteína urinária (p. ex., proteína monoclonal, imunoglobulinas anômalas)
Agentes farmacológicos[†]	Urina extremamente alcalina (pH > 8) pode reagir falsamente com o corante das fitas reagentes, dando resultado falso-positivo

*A hematúria é associada com a presença de proteínas mensuráveis pelos métodos mais sensíveis (p. ex., aqueles que medem baixos níveis de albumina). Fitas com múltiplos reagentes frequentemente darão leitura de hemoglobina, indicando a hematúria como causa do aumento da albuminúria/proteinúria.
[†]Ou outras circunstâncias causando sensível aumento da alcalinidade urinária.

centrifugada com igual quantidade de ácido sulfossalicílico a 3%, e a turbidez ocorre com concentrações iguais ou superiores a 40 mg/dL.

Detecção de albuminúria ▶ Em geral, medidas específicas para detectar albuminúria são solicitadas para pacientes diabéticos para monitorizar o surgimento de doença renal do diabetes, indicada pela elevação da albuminúria no valor igual ou superior a 14 mg/L ou 30 mg/g de creatinina em amostra de urina (ver **Tabela 106.1**). O ensaio de dosagem mais utilizado é a imunoturbidimetria.

Índice proteinúria/creatininúria e proteinúria de 24 horas ▶ O índice proteinúria/creatininúria (IPC) tem mostrado excelente correlação com a proteinúria de 24 horas em pacientes com função renal normal ou nos diferentes estágios da DRC (estágios 1 a 5). O uso do índice de proteína total/creatinina total em amostra de urina é simples por não haver necessidade de coletar urina durante 24 horas, pois o método é feito com uma amostra isolada e aleatória de urina. O IPC inferior a 0,3 indica proteinúria normal; IPC de 0,3 a 3 indica proteinúria patológica; e, se o índice for superior a 3, indica proteinúria em nível nefrótico (ver **Tabela 106.1**).

A proteinúria de 24 horas ainda é considerada o padrão-ouro para quantificar a excreção urinária de proteínas, mas pode ter fatores de erro, como coleta inadequada de urina (em geral, para menos), armazenamento e conservação da urina incorretos, e cuidados com a amostra no momento da dosagem. Recomenda-se a mensuração de creatininúria concomitante para que seja feita a verificação da correção da coleta (homens, 20-25 mg/kg/24 h, e mulheres, 15-20 mg/kg/24 h).

Quanto ao método de dosagem, utiliza-se comumente o colorimétrico vermelho de pirogalol. As proteínas presentes na amostra reagem em meio ácido com o complexo vermelho de pirogalol e molibdato, originando um novo complexo colorido que pode ser quantificado espectrofotometricamente a 600 nanômetros.

AVALIAÇÃO DO PACIENTE COM PROTEINÚRIA ▶ A medida da proteinúria tem importância diagnóstica e prognóstica e, em glomerulopatias, é o método mais eficaz para avaliar a resposta a uma intervenção terapêutica. Um aumento persistente da excreção urinária de proteínas é, em princípio, de natureza patológica.

A investigação inicial deve basear-se no quadro clínico do paciente e, em geral, inclui:

- **Urina:** pesquisa de hematúria, cilindros, dismorfismo de hemácias, glicosúria, urocultura;
- **Sangue:** hemograma, ureia, creatinina, eletrólitos, glicose, marcadores virais (vírus da imunodeficiência humana [HIV, do inglês *human immunodeficiency virus*], vírus da hepatite C [HCV, do inglês *hepatitis C virus*], marcadores para hepatite B), VDRL (do inglês *Venereal Disease Research Laboratory*), C3, C4, fator antinuclear (FAN), anti-DNAds, anticorpo antiestreptolisina O (ASLO), anticorpo anticitoplasma de neutrófilos (ANCA, do inglês *antineutrophil cytoplasmic antibody*) perinuclear e ANCA citoplasmático.

Outras investigações, orientadas pelo quadro clínico do paciente, incluem:

- **Proteinograma:** excluir gamopatia monoclonal com eletroforese de proteínas plasmáticas e urinárias, com imunofixação se identificado pico monoclonal ou policlonal na amostra;
- **Outras:** crioglobulinas, fator reumatoide, anticorpo antifosfolipídico (IgG, imunoglobulina M [IgM]), anticoagulante lúpico, anti-ENA (anti-RNP, anti-Sm, anti-SSA, anti-SSB, Scl-70, Jo-1), pesquisa de outros agentes virais, anticorpos antimieloperoxidase (anti-MPO) e anticorpos antiproteinase 3 (anti-PR3).

Na **Tabela 106.4**, é apresentada a correlação do teste laboratorial com a doença específica que induziu a proteinúria.

Se a proteinúria persistir e a história médica e o exame físico não forem conclusivos, um exame de imagem renal deve ser solicitado. Em geral, solicita-se ultrassonografia (US) de vias urinárias, a qual é imprescindível para determinar a estrutura, o tamanho, a morfologia e a ecogenicidade dos rins, informando sobre a existência e o grau de cronicidade da nefropatia.

TABELA 106.4 ▶ CORRELAÇÃO DO TESTE LABORATORIAL COM A DOENÇA ASSOCIADA QUE INDUZIU PROTEINÚRIA

TESTE	INTERPRETAÇÃO DOS ACHADOS
Anticorpo antinuclear, anti-DNAds, painel anti-ENA	Elevados no LES (fazer o diagnóstico diferencial com outras doenças reumatológicas, como Sjögren, doença mista do tecido conectivo)
ASLO	Elevado na glomerulonefrite difusa aguda pós-estreptocócica
Complementos C3 e C4	Níveis baixos são encontrados em glomerulonefrites pós-infecciosas, glomerulonefrite membranoproliferativa, glomerulopatia do C3, nefrite lúpica, crioglobulinemia associada ao vírus C
Glicemia de jejum	Elevada no diabetes melito
Hematócrito, hemoglobina	Baixos na doença renal crônica
Anti-HIV, VDRL e sorologias para hepatites	HIV, hepatites B e C e sífilis têm sido associados à proteinúria glomerular, manifestada por glomerulonefrites variadas
Albumina sérica, colesterol total e LDL	Níveis de albumina diminuídos e colesterol total e LDL aumentados decorrem do estado nefrótico
Eletrólitos séricos (Na^+, K^+, Cl^-, HCO_3^-, Ca^{2+} e PO_4^{2-})	Rastreamento para qualquer anormalidade decorrente de doença renal
Eletroforese de proteínas na urina e no soro	Resultados anormais no mieloma múltiplo e outras gamopatias de significado renal
ANCA	Vasculites sistêmicas de pequenos vasos associadas à glomerulonefrite rapidamente progressiva (crescêntica)
US renal	Evidencia alterações de nefropatia crônica
Radiografia de tórax	Pode fornecer evidências de doença sistêmica (p. ex., síndrome pulmão-rim)
US com Doppler	Pesquisa de trombose venosa ou arterial induzida pelo estado nefrótico

ANCA, anticorpo anticitoplasma de neutrófilos (do inglês *antineutrophil cytoplasmic antibody*); ASLO, anticorpo antiestreptolisina O; HIV, vírus da imunodeficiência humana (do inglês *human immunodeficiency virus*); LDL, lipoproteína de baixa densidade (do inglês *low density lipoprotein*); LES, lúpus eritematoso sistêmico; US, ultrassonografia; VDRL, do inglês *Venereal Disease Research Laboratory*.

Nos casos em que os dados da história clínica e do exame físico associados aos exames laboratoriais não elucidam o diagnóstico etiológico, deve-se indicar biópsia renal percutânea. São indicações de biópsia renal:

- Pacientes com síndrome nefrótica primária e alguns casos de síndrome nefrótica secundária (infecções virais, nefrite lúpica, diabetes melito);

- Pacientes com síndrome nefrítica primária e alguns casos de síndrome nefrítica secundária (nefrite lúpica, infecções virais, glomerulonefrite membranoproliferativa, nefropatia por imunoglobulina A [IgA], vasculite sistêmica, ANCA positivo);
- Pacientes com perda rápida de função renal (glomerulopatias, nefrite tubulointersticial aguda);
- Pacientes diabéticos que se apresentam com proteinúria nefrótica abrupta, perda rápida de função renal, sinais e sintomas de doença sistêmica grave, sedimento urinário ativo;
- DRC de início recente, sem diagnóstico etiológico, com rins de tamanho normal na US.

TRATAMENTO

A proteinúria é considerada um indicador de gravidade da lesão renal. As proteínas filtradas através do capilar glomerular são um fator de agressão e desempenham papel importante na progressão das nefropatias. Em glomerulopatias primárias ou secundárias, quanto maior for a proteinúria, mais rápida será a perda da função renal, independentemente do diagnóstico histológico inicial.

O tratamento do paciente com proteinúria persistente deve ter como objetivo reduzir a proteinúria e, assim, diminuir o tráfego de macromoléculas no glomérulo renal e no tubulointerstício, o que está associado com aumento da progressão da lesão crônica intrarrenal e, assim, da DRC associada (ver **Figura 106.1**). Duas intervenções não específicas têm sido mais estudadas: o tratamento mais agressivo da hipertensão arterial sistêmica e o uso de inibidores da enzima conversora da angiotensina (ECA) ou inibidores dos receptores da angiotensina II, que reduzem a taxa de progressão da doença renal em pacientes com nefropatias de diferentes etiologias.

CONTROLE DA PRESSÃO ARTERIAL

É fundamental para melhorar a evolução dos pacientes proteinúricos, especialmente naqueles com altas taxas de proteinúria (> 3-3,5 g/24 h ou 3 no IPC). O adequado tratamento da pressão arterial tem papel importante na proteção renal, assim como na redução de eventos cardiovasculares. Nos pacientes com proteinúria maior do que 1 g/dia, o alvo da pressão arterial é de 125/75 ou menos, conforme as diretrizes de 2012 do KDIGO.

Os fármacos de escolha para o tratamento da pressão arterial nesses pacientes são os inibidores da ECA e os bloqueadores do receptor I da angiotensina II (BRAs). Está bem demonstrado que esses fármacos são cardioprotetores, além de reduzir a proteinúria e retardar a progressão da doença renal. A associação de outros medicamentos anti-hipertensivos – ou mesmo o seu uso independente (isolado ou associado) nos casos de intolerância aos inibidores do eixo sistema renina-angiotensina-aldosterona, como diuréticos, antagonistas do cálcio, vasodilatadores, β-bloqueadores e vasodilatadores diretos, pelo fato de controlarem a hipertensão arterial – pode ser benéfica no manejo da proteinúria. Existe uma correlação positiva entre o controle da pressão arterial e a redução dos níveis de proteínas urinárias.

USO DE FÁRMACOS ANTIPROTEINÚRICOS ▶ Os inibidores da ECA I e os BRAs apresentam propriedades antiproteinúricas, além de reduzir a pressão arterial.

Ruggenenti e colaboradores encontraram redução significativa da proteinúria em pacientes tratados com enalapril, independentemente da redução da pressão arterial. Esse mesmo autor classificou os pacientes em quatro grupos, de acordo com o nível de proteinúria (**Tabela 106.5**). Foi observado que a redução mensal da filtração glomerular (mL/min/mês) foi maior nos pacientes com maior proteinúria. Assim, os tratamentos que reduzem a proteinúria podem ser eficientes em retardar a progressão das glomerulopatias. Por outro lado, as glomerulopatias que se apresentam com proteinúrias maiores do que 3 a 3,5 g/24 h tendem a evoluir para DRC progressiva e, posteriormente, terminal, o que requer método de substituição de função renal.

TABELA 106.5 ▶ IMPORTÂNCIA DA PROTEINÚRIA NA REDUÇÃO DA FUNÇÃO RENAL E PROGRESSÃO DA DOENÇA RENAL CRÔNICA

NÍVEL DE PROTEINÚRIA (g/24 h)	REDUÇÃO DA FILTRAÇÃO GLOMERULAR (mL/min/1,73 m^2)	
	MENSAL	ANUAL
1,0	0,13 ± 0,27	1,56
1,1-2,5	0,31 ± 0,19	3,72
2,5-4,0	0,61 ± 0,26	7,32
4,0	2,19 ± 1,03	26,28

Fonte: Adaptada de The GISEN Group (Gruppo Italiano di Studi Epidemiologici in Nefrologia).

TERAPIA IMUNOSSUPRESSORA ESPECÍFICA ▶ Pacientes com glomerulopatias primárias e secundárias necessitam de tratamento imunossupressor específico, que na maior parte das vezes inclui corticosteroides (metilprednisolona, prednisona), citotóxicos (ciclofosfamida), inibidores da calcineurina (ciclosporina, tacrolimo), antiproliferativos (azatioprina, micofenolato de mofetila ou sódico) ou anticorpos monoclonais (rituximabe). Alguns fármacos que estão em teste (hormônio adrenocorticotrófico, budesonida entérica, fresolimumabe) necessitam de validação clínica.

Os objetivos desses tratamentos são controlar a doença glomerular e atingir uma resposta total ou parcial ao tratamento (**Quadro 106.2**), o que está associado à preservação da função renal e à redução do índice de desfechos renais adversos. Na base dessa resposta terapêutica, está a normalização ou a redução da proteinúria a níveis não nefróticos (< 3 g/24 h), com elevação da albumina sérica e ausência de manifestações clínicas decorrentes do estado nefrótico.

QUADRO 106.2 ▶ CRITÉRIOS DE RESPOSTA AO TRATAMENTO NOS PACIENTES COM SÍNDROME NEFRÓTICA

Resposta total	Resposta parcial	Sem resposta
• Desaparecimento do edema • Normalização da albumina e do colesterol • Proteinúria de 24 h $< 0,2$ g/1,73 m^2	• Desaparecimento do edema • Melhora nos níveis de albumina e colesterol • Proteinúria de 24 h $> 0,2$ e $< 3,5$ g/1,73 m^2	• Persistência do edema • Hipoalbuminemia e hipercolesterolemia • Proteinúria de 24 h $> 3,5$ g/1,73 m^2

Fonte: Veronese e colaboradores.

REFERÊNCIAS ▶

Johnstone DB, Holzman LB. Clinical impact of research on the podocyte slit diaphragm. Nat Clin Pract Nephrol. 2006;2(5):271-82.

Kidney Disease Improving Global Outcomes. KDIGO 2012 clinical practice guideline for the evaluation and management of chronic kidney disease. Kidney Int. 2013;3(suppl 1):1-163.

Ruggenenti P, Gaspari F, Perna A, Remuzzi G. Cross sectional longitudinal study of spot morning urine protein: creatinine ratio, 24 hour urine protein excretion rate, glomerular filtration rate, and end stage renal failure in chronic renal disease in patients without diabetes. BMJ. 1998;316(7130):504-9.

The GISEN Group (Gruppo Italiano di Studi Epidemiologici in Nefrologia). Randomised placebo-controlled trial of effect of ramipril on decline in glomerular filtration rate and risk of terminal renal failure in proteinuric, non--diabetic nephropathy. Lancet. 1997;349(9069):1857-63.

Veronese FV, Morales DD, Barros EJG, Morales JV. Síndrome nefrótica primária em adultos. Rev HCPA. 2010;30(2):131-9.

Viana LV, Gross JL, Camargo JL, Zelmanovitz T, da Costa Rocha EP, Azevedo MJ. Prediction of cardiovascular events, diabetic nephropathy, and mortality by albumin concentration in a spot urine sample in patients with type 2 diabetes. J Diabetes Complications. 2012;26(5):407-12.

LEITURAS RECOMENDADAS ▶

Barros RT, Alves MAVFR, Dantas M, Kirsztajn GM, Sens YAS. Glomerulopatias: patogenia, clínica e tratamento. 3 ed. São Paulo: Sarvier; 2012.

Charlesworth JA, Gracey DM, Pussell BA. Adult nephrotic syndrome: Non-specific strategies for treatment. Nephrology (Carlton). 2008;13(1):45-50.

Flöege J. Introduction to glomerular disease: clinical presentations. In: Johnson RJ, Feehally J, Flöege J. Comprehensive clinical nephrology. 5th ed. Philadelphia: Elsevier; 2015. p. 182-94.

Kidney Disease Improving Global Outcomes. KDIGO clinical practice guideline for glomerulonephritis. Kidney Int. 2012;2(suppl 2):1-274.

Königshausen E, Sellin L. Recent treatment advances and new trials in adult nephrotic syndrome. Biomed Res Int. 2017;2017:7689254.

Morales JV, Weber R, Wagner MB, Barros EJ. Is morning urinary protein/creatinine ratio a reliable estimator of 24-hour proteinuria in patients with glomerulonephritis and different levels of renal function? J Nephrol. 2004;17(5):666-72.

Wilmer WA, Rovin BH, Hebert CJ, Rao SV, Kumor K, Hebert LA. Management of glomerular proteinuria: a commentary. J Am Soc Nephrol. 2003;14(12):3217-32.

CAPÍTULO 107

PRURIDO

BEATRIZ CASTELLAR DE FARIA
TANIA F. CESTARI

CONCEITO ▶ Prurido é definido como a sensação que incita à coçadura, desencadeado por estimulação de terminações nervosas na junção dermoepidérmica, e consiste no sintoma dermatológico mais prevalente. Pode ser originado na pele, no sistema nervoso central ou em ambos. Inúmeros mediadores estão envolvidos em sua fisiopatogênese.

ASPECTOS EPIDEMIOLÓGICOS ▶ A incidência e a prevalência do prurido são desconhecidas principalmente pela falta de registro e devido ao fato de a maioria das pessoas não procurarem o médico por uma condição pruriginosa menor.

Prurido generalizado pode ser uma característica intermitente em 84% dos pacientes psoríacos. Cerca de 70 a 80% dos pacientes com linfoma de células T cutâneo apresentarão prurido, assim como os pacientes com insuficiência renal terminal que realizam hemodiálise.

A incidência de prurido na cirrose biliar hepática é próxima de 100%, e é o sintoma inicial na metade dos pacientes com essa condição. Ocorre também em 20% dos pacientes com síndrome da imunodeficiência adquirida (Aids, do inglês *acquired immunodeficiency syndrome*) terminal. A presença de neoplasias malignas é referida em 2 a 11% dos pacientes com prurido crônico em estudos retrospectivos.

CLASSIFICAÇÃO ▶ O paciente com prurido deve ser avaliado de maneira geral, e o sintoma deve ser bem classificado para que a causa seja reconhecida e a terapêutica seja corretamente aplicada.

O prurido, quanto à forma de apresentação, é classificado em:

- **Generalizado** ou **localizado**;
- **Agudo** ou **crônico**;
- **Grave** ou **leve**;
- **Contínuo** ou **por surtos**.

CAUSAS ▶
PRURIDO EM DOENÇAS DERMATOLÓGICAS ▶

Escabiose ▶ O prurido pode ser agudo, localizado ou generalizado e iniciar 4 a 6 semanas após a infestação. Geralmente se intensifica à noite, e a doença acomete familiares e pessoas que convivem de maneira próxima.

Pediculose ▶ Prurido em regiões cobertas por pelos, associado à presença de lêndeas e/ou piolhos.

Dermatite atópica ▶ Prurido em surtos, podendo ser grave e, inclusive, incapacitante. É provocado por estímulos externos e/ou internos.

Urticária ▶ Prurido intenso geralmente presente no ponto inicial.

Prurido nodular ▶ É caracterizado por coçadura crônica e intensa e nódulos localizados frequentemente na superfície extensora dos braços e das pernas.

Prurido senil ▶ Apresenta como causa básica a diminuição do manto lipídico cutâneo, assim como outras condições frequentes nessa faixa etária: xerodermia, notalgia parestética, eczema de estase.

Prurido anogenital ▶ Os pruridos anal, vulvar e escrotal são síndromes comuns. O prurido ocasional nessas áreas pode ser considerado fisiológico, pois são regiões ricas em terminações nervosas. Quando frequentes, as seguintes dermatoses podem ser responsáveis: líquen plano, líquen simples crônico, líquen escleroso e atrófico, candidíase, *tinea cruris*, psoríase, dermatite seborreica, parasitoses, tricomoníase, eczema de contato e pediculose.

PRURIDO EM CONDIÇÕES SISTÊMICAS ▶ O sintoma é difuso, de intensidade variável, podendo apresentar escoriações em maior ou menor número.

Devem ser considerados: diabetes melito, hepatopatia, tireoidopatia, paratireoidopatia, mixedema, insuficiência renal, linfoma, anemia ferropriva, mieloma múltiplo, policitemia vera, neoplasia visceral, gravidez, anorexia nervosa, infecção por vírus da imunodeficiência humana (HIV, do inglês *human immunodeficiency virus*), infecção por príons, parasitofobia ou uso de fármacos.

PRURIDO PSICOGÊNICO ▶ O início do sintoma é associado com ansiedade, depressão ou psicose. É um diagnóstico de exclusão, e geralmente ocorre ausência de lesões cutâneas primárias e presença de lesões secundárias, variando de liquenificação a escoriações.

DIAGNÓSTICO E AVALIAÇÃO
▶ Iniciar com uma **anamnese** cuidadosa, incluindo história de fármacos, e **exame físico**, seguidos de exame retal (na mulher, exame ginecológico). A história deve levar em consideração a natureza multidimensional do prurido, incluindo qualidade, distribuição e horários. Avaliar, ainda, a presença de lesões primárias e secundárias, assim como a sua morfologia, distribuição, ocorrência de xerose, liquenificação e sinais cutâneos de doença sistêmica.

A **investigação** deve incluir hemograma (com contagem de eosinófilos), dosagem de ferro sérico, exame de urina, exame parasitológico de fezes (EPF) (evidência de parasitas ou sangue oculto), radiografia de tórax, avaliação de funções tireoidiana, hepática e renal, assim como investigação de hepatite B ou C e HIV.

A **tomografia computadorizada de abdome** é justificável na investigação de linfoma, e a **biópsia cutânea** é útil para excluir mastocitose clinicamente inaparente e elucidar outras doenças pruriginosas.

TRATAMENTO ▶ O tratamento depende da identificação e da remoção da causa do prurido. A sensação do prurido é aumentada com a pele quente. Logo, medidas que resfriem a pele, como banho frio e ambiente refrigerado, podem ajudar, assim como o uso de loção mentolada.

Corticosteroides tópicos só estão indicados quando há evidência de inflamação cutânea como causa do prurido. A xerodermia deve ser tratada com emolientes.

O tratamento medicamentoso de escolha para o prurido da doença renal é gabapentina e cromoglicato de sódio.

A colestiramina, a rifampicina e o flumecinol são efetivos especialmente no prurido originado de distúrbios hepáticos. Os anti-histamínicos são os medicamentos mais conhecidos e mais estudados no prurido. O tratamento do prurido com naltrexona é o que incorre em mais efeitos adversos. Medicamentos que atuem nas terminações nervosas da dor, como os inibidores seletivos da recaptação da serotonina, são descritos como monoterapia ou combinados no manejo do prurido de causa sistêmica. As modalidades terapêuticas existentes não podem ser generalizadas e devem ser individualizadas para cada paciente.

REFERÊNCIAS ▶

Etter L, Myers SA. Pruritus in systemic disease: mechanisms and management. Dermatol Clin. 2002;20(3):459-72, vi-vii.

Freedberg IM, Eisen AZ, Wolff K, Austen KF, Goldsmith LA, Katz SI. Fitzpatrick's dermatology in general medicine. 6th ed. New York: McGraw-Hill; 2003. p. 398-405.

Sampaio SAP, Rivitti EA. Dermatologia. 2. ed. São Paulo: Artes Médicas; 2001. p. 215-8.

Weisshaar E, Kucenic MJ, Fleicher Jr AM, et al. Pruritus and dysesthesia. In: Bologna JL, Jorizzo JL, Rapini RP. Dermatology. Edinburgh: Mosby; 2003. p. 95-110.

Yosipovitch G, David M. The diagnostic and therapeutic approach to idiopathic generalized pruritus. Int J Dermatol. 1999;38(12):881-7.

Yosipovitch G, Greaves MW, Schmelz M. Itch. Lancet. 2003;361(9358):690-4.

Yosipovitch G, Zucker I, Boner G, Gafter U, Shapira Y, David M. A questionnaire for the assessment of pruritus: validation in uremic patients. Acta Derm Venereol. 2001;81(2):108-11.

Zirvas MJ, Seraly MP. Pruritus of unknown origin: a retrospective study. J Am Acad Dermatol. 2001; 45(6):892-6.

SITES RECOMENDADOS ▶

American Academy of Dermatology [http://www.aad.org]
Cochrane [http://www.cochrane.org]
Ramos e Silva: centro dermatológico [http://www.dermato.med.br]
The Online Scholar [http://www.blackwell-synergy.com/]

CAPÍTULO 108

PULSO PARADOXAL

JOSÉ VERRI
ELVINO BARROS

CONCEITO ▶ Pulso paradoxal é a diminuição exagerada > 10 mmHg da pressão arterial sistólica sistêmica na inspiração. Pode ser considerada como a acentuação de um fenômeno fisiológico observado normalmente na inspiração, quando é esperada queda na pressão sistólica de 6 ± 3 mmHg (Figura 108.1).

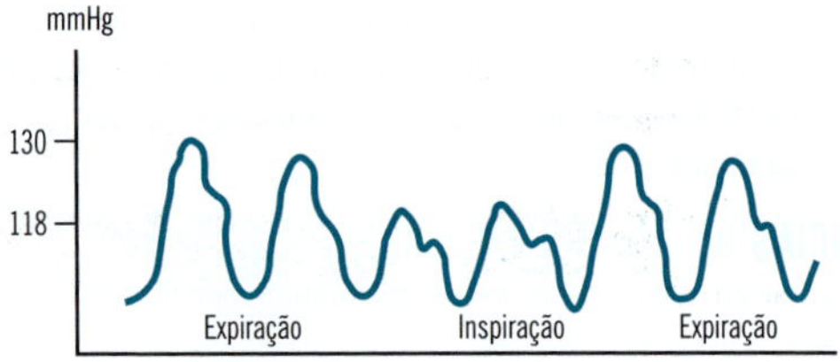

FIGURA 108.1 ▶ PRESENÇA DE PULSO PARADOXAL DE 12 mmHg (DIFERENÇA DA PRESSÃO ARTERIAL NA INSPIRAÇÃO E NA EXPIRAÇÃO).

Esse sinal foi descrito em 1873 por Adolph Kussmaul, que o chamou de "paradoxal" em consequência da persistência dos batimentos cardíacos, apesar do (quase) desaparecimento do pulso arterial durante a inspiração em 3 pacientes com doença pericárdica; mas, na verdade, não tem nada de paradoxal.

ASPECTOS EPIDEMIOLÓGICOS ▶ Do ponto de vista epidemiológico, identifica-se pulso paradoxal na imensa maioria dos pacientes com tamponamento cardíaco e em aproximadamente dois terços dos pacientes com asma brônquica grave.

MECANISMOS FISIOPATOLÓGICOS ▶ Na inspiração, a pressão negativa intratorácica determina o aumento do retorno venoso para o ventrículo direito e consequente abaulamento de sua parede livre, para acomodar maior volume de sangue. Além disso, a inspiração provoca aumento da complacência venosa pulmonar, o que aumenta sua capacidade de reservatório de sangue, reduzindo o retorno venoso para o coração esquerdo. Assim, é normal ocorrer uma leve redução do volume e da pressão sistólicos do ventrículo esquerdo com a inspiração.

No tamponamento cardíaco, o aumento da pressão intrapericárdica compromete o enchimento diastólico dos ventrículos (especialmente o do direito), que passam a competir por espaço. Com o aumento do retorno venoso para o ventrículo direito, determinado pela inspiração, e a restrição (pela elevada pressão intrapericárdica) ao abaulamento de sua parede livre, ocorre o deslocamento do septo interventricular para a esquerda, causando a redução da cavidade ventricular esquerda e do seu enchimento diastólico. Assim, acentua-se a queda do volume sistólico do ventrículo e a consequente diminuição da pressão sistólica, com a inspiração.

Os mecanismos responsáveis pelo pulso paradoxal, no tamponamento cardíaco, são complexos e incluem a redução do volume do ventrículo esquerdo durante a inspiração. Nessa situação, os ventrículos competem por espaço sob elevada pressão intrapericárdica. Na asma, a fisiopatologia do pulso paradoxal é ainda mais complexa e pouco entendida, mas aparentemente inclui marcada variação da pressão intrapleural, transmitida para a aorta.

Em síntese, na inspiração, o volume no ventrículo direito aumenta, com maior retorno venoso sistêmico, e no ventrículo esquerdo diminui, com menor retorno venoso pulmonar. Esse efeito é acentuado no tamponamento cardíaco.

CAUSAS E DIAGNÓSTICO DIFERENCIAL ▶

Ocorre em várias situações clínicas, sendo as mais importantes o tamponamento cardíaco e a asma; também pode ser observado na pericardite constritiva, no infarto do miocárdio comprometendo o ventrículo direito, na embolia pulmonar, na compressão extrínseca cardíaca, entre outros. Pulso paradoxal > 20 mmHg só é encontrado no tamponamento cardíaco e no paciente com asma grave.

A causa mais de comum de pulso paradoxal, sem pericardite constritiva, é no paciente com quadro de asma grave ou/e doença pulmonar obstrutiva crônica. Nessas condições, a variação da pressão intratorácica durante a inspiração pode ser muito aumentada, chegando a 40 mmHg.

O pulso paradoxal na ausência de patologia cardíaca pode ser encontrado em diferentes situações:

- Asma grave e doença pulmonar obstrutiva crônica;
- Apneia do sono obstrutiva;
- Pneumotórax hipertensivo;
- Embolia pulmonar;
- Derrame pleural bilateral;
- Choque hipovolêmico;
- *Pectus excavatum*.

Embora a descrição original de Kussmaul tenha sido a propósito de pacientes com pericardite constritiva, o pulso paradoxal é muito mais frequentemente um achado do tamponamento cardíaco, raro na pericardite constritiva; nesta, é típico o sinal de Kussmaul (ingurgitamento jugular com a inspiração).

Pulso paradoxal ocorre em 98% dos casos de tamponamento cardíaco, sendo um dos 3 achados característicos nessa condição; os outros são a turgência jugular (sensibilidade de 100%) e a taquicardia (sensibilidade de 81-100%). Esses pacientes geralmente têm dispneia/taquipneia e pulmões limpos à ausculta. Em pacientes com derrame pericárdico, pulso paradoxal > 12 mmHg discrimina pacientes com tamponamento daqueles sem tamponamento. O valor preditivo positivo é 5,9, enquanto o valor preditivo negativo é 0,03.

Tamponamento cardíaco sem pulso paradoxal pode ocorrer em determinadas situações: pós-operatório de cirurgia cardíaca, comunicação interatrial, insuficiência aórtica ou disfunção ventricular esquerda ou hipotensão graves.

No entanto, pode não haver pulso paradoxal em casos incipientes de tamponamento. Além disso, o pulso paradoxal está geralmente ausente em situações de tamponamento associado à insuficiência aórtica grave, à disfunção ventricular esquerda grave ou à ventilação mecânica, e pode não estar presente em casos de comunicação interatrial ou miocardiopatia hipertrófica, tamponamento regional (apenas uma ou duas câmaras cardíacas, como em pós-operatório de cirurgia cardíaca) e hipotensão grave.

Tamponamento cardíaco sem pulso paradoxal é especialmente importante na dissecção aguda de aorta. Como a insuficiência aórtica ocorre frequentemente nessa condição, o tamponamento – importante mecanismo de morte na dissecção de aorta – pode não ser reconhecido.

DIAGNÓSTICO E AVALIAÇÃO ▶

O diagnóstico de pulso paradoxal é feito pelo clínico durante o **exame físico**. À palpação, observa-se diminuição da amplitude do pulso arterial (somente quando > 15-20 mmHg), que pode ser quantificada com o esfigmomanômetro. Com o manguito inflado acima da pressão sistólica, os ruídos de Korotkoff são meticulosamente observados enquanto o manguito é lentamente desinflado. Registra-se a pressão sistólica em que os ruídos de Korotkoff são audíveis (inicialmente, de forma intermitente) apenas na expiração, e quando se tornam (audíveis) contínuos, na expiração e na inspiração. Uma diferença maior que 10 mmHg entre esses dois valores caracteriza o pulso paradoxal. Na ausência de broncoespasmo, a causa mais provável de pulso paradoxal é o tamponamento cardíaco, que geralmente mostra evidências de baixo débito cardíaco, pressão venosa central elevada e pulmões limpos. Nesse caso, o derrame pericárdico pode ser confirmado pelo ecocardiograma. Nota-se que a simples presença de derrame pericárdico no ecocardiograma não significa, necessariamente, tamponamento cardíaco. Para que este ocorra, é preciso que o líquido pericárdico esteja sob elevada pressão, a ponto de comprometer o enchimento ventricular.

Em pacientes internados em unidade de terapia intensiva, submetidos à monitorização intra-arterial (invasiva) da pressão arterial sistêmica, pode-se identificar pulso paradoxal na curva de pressão. É possível, ainda, observar pulso paradoxal na curva de oximetria digital.

Pulso paradoxal "reverso" (diminuição da pressão sistólica > 10 mmHg com a expiração) ocorre em 3 situações clínicas: (1) miocardiopatia hipertrófica, (2) dissociação atrioventricular isorrítmica e (3) ventilação com pressão inspiratória positiva intermitente em presença de falência ventricular esquerda.

TRATAMENTO ▶

O pulso paradoxal pode ser um sinal de tamponamento cardíaco, como discutido anteriormente – na ausência de outra causa óbvia, é evidência de tamponamento cardíaco. Essa situação pode levar a quadro de insuficiência cardíaca – o tamponamento é uma forma de insuficiência cardíaca aguda – e morte. Quando é identificado e diagnosticado pulso paradoxal, os sinais vitais devem ser aferidos imediatamente, além de outros sinais e sintomas de tamponamento cardíaco, como dispneia, taquipneia, sudorese, distensão jugular, taquicardia e hipotensão arterial sistêmica.

A pericardiocentese de emergência pode ser necessária, para aspirar sangue ou líquido do espaço pericárdico. Após, deve-se aferir novamente o pulso paradoxal e avaliar a efetividade do procedimento.

REFERÊNCIAS ▶

Kussmaul A. Über schwielige Mediastino-Pericarditis und den paradoxen Puls. Berliner Klinische Wochenschrift. 1873;10:461-4.

Cohen SI, Kupersmith J, Aroesty J, Rowe JW. Pulsus paradoxus and Kussmaul's sign in acute pulmonary embolism. Am J Cardiol. 1973;32(3):271-5.

Crawford MH. Inspection and palpation of venous and arterial pulses. In: Schlant RC, Hurst JW, editors. Examination of the heart. Dallas: American Medical Association;1990.

Curtiss EI, Reddy PS, Uretsky BF, Cecchetti AA. Pulsus paradoxus: definition and relation to the severity of cardiac tamponade. Am Heart J. 1988;115(2):391-8.

Fowler NO, Engel PJ, Setle HP, Shabetai R. The paradox of the paradoxical pulse. Trans Am Clin Climatol Assoc. 1979;90:27-37.

Friedman HH. Arterial pulse. In: Friedman HH. Problem-oriented medical diagnosis. Boston: Little, Brown; 1991. p. 54.

Golinko RJ, Kaplann, Rudolph AM. The mechanism of pulsus paradoxus during acute pericardial tamponade. J Clin Invest. 1963;42:249-57.

Gollapudi RR, Yeager M, Johnson AD. Left ventricular cardiac tamponade in the setting of cor pulmonale and circumferential pericardial effusion. Case report and review of the literature. Cardiol Rev. 2005;13(4):214-7.

Lee JC, Atwood JE, Lee HJ, Cassimatis DC, Devine PJ, Taylor AJ. Association of pulsus paradoxus with obesity in normal volunteers. J Am Coll Cardiol. 2006;47(9):1907-9.

McGee SR. Evidence-based physical diagnosis. 2nd ed. Saint Louis: Saunders; c2007.

McGregor M. Current concepts: pulsus paradoxus. N Engl J Med. 1979;301(9):480-2.

Reddy PS, Curtiss EI, Uretsky BF. Spectrum of hemodynamic changes in cardiac tamponade. Am J Cardiol. 1990;66(20):1487-91.

Santamore WP, Heckman JL, Bove AA. Right and left ventricular pressure-volume response to elevated pericardial pressure. Am Rev Respir Dis. 1986;134(1):101-7.

Shabetai R, Fowler NO, Fenton JC, Masangkay M. Pulsus paradoxus. J Clin Invest. 1965;44(11):1882-98.

Shiomi T, Guilleminault C, Stoohs R, Schnittger I. Leftward shift of the interventricular septum and pulsus paradoxus in obstructive sleep apnea syndrome. Chest. 1991;100(4):894-902.

Swami A, Spodick DH. Pulsus paradoxus in cardiac tamponade: a pathophysiologic continuum. Clin Cardiol. 2003;26(5):215-7.

Yalamanchili K, Summer W, Valentine V. Pectus excavatum with inspiratory inferior vena cava compression: a new presentation of pulsus paradoxus. Am J Med Sci. 2005;329(1):45-7.

CAPÍTULO 109

PÚSTULAS

MAUREN SEIDL
LARISSA LEOPOLDO
TANIA F. CESTARI

CONCEITO ▶ As **pústulas** são elevações superficiais circunscritas, preenchidas por pus, de tamanho variável. São lesões cutâneas elementares presentes em diversas doenças – infecciosas, infecciosas/inflamatórias ou inflamatórias.

ASPECTOS EPIDEMIOLÓGICOS ▶ A epidemiologia depende da causa da pústula. Em relação às etiologias infecciosas, são fatores de risco: altas temperaturas, umidade, higiene precária, imunossupressão, oclusão e trauma na pele.

As pústulas estão presentes em muitas doenças, algumas muito prevalentes, como a acne, que chega a afetar 85% dos adolescentes e 12% das mulheres adultas. Contudo, podem apresentar-se em outras doenças mais raras, como a pustulose exantemática generalizada aguda, que tem incidência estimada de 1 a 5 casos a cada 1 milhão de pacientes por ano.

CLASSIFICAÇÃO ▶ As pústulas podem ser **foliculares** ou **interfoliculares**.

CAUSAS ▶ Uma das causas mais comuns de formação de pústulas é a infecção por bactérias. A infecção bacteriana pode ser um processo primário ou secundário, quando há contaminação de lesões prévias. Lesões fúngicas também podem se apresentar como pústulas.

Algumas pústulas podem ser assépticas. Essas lesões estéreis são causadas, provavelmente, por alterações imunológicas, mas a etiologia de certeza ainda não está totalmente esclarecida, como na pustulose de Sneddon-Wilkinson.

As causas específicas de cada doença que pode manifestar pústulas na pele estão descritas na **Tabela 109.1**.

DIAGNÓSTICO E AVALIAÇÃO ▶ Em grande parte dos casos, **anamnese** detalhada e **exame clínico** são suficientes para o diagnóstico. Outras vezes, porém, são necessários exames complementares.

Os **exames complementares** que auxiliam na investigação são:

- **Bacteriológico:** a coleta da secreção purulenta para análise microbiológica diferencia pústulas estéreis de lesões infecciosas. Esse exame também orienta o tratamento, por meio do antibiograma;

TABELA 109.1 ▶ DIAGNÓSTICO DIFERENCIAL DAS DOENÇAS QUE SE APRESENTAM COM PÚSTULAS

CONDIÇÃO	CAUSA	EXAME CLÍNICO	TOPOGRAFIA	DIAGNÓSTICO
Foliculites (Figura 109.1)	Bactérias: estafilococos, gram-negativas, pseudomonas (foliculite da banheira quente [*hot tubs*]); fúngicas: dermatofíticas, pitirospóricas; foliculite dissecante e decalvante: *Staphylococcus aureus* (mais profundas e deixam alopecia cicatricial)	Pústulas foliculares, por vezes com halo eritematoso	Qualquer parte do tegumento, exceto palmas das mãos e plantas dos pés (não possuem folículos pilosos); locais mais comuns: face, nádegas, coxas e couro cabeludo; na barba = sicose	Clínico; bacteriológico, se necessário
Foliculite pustulosa eosinofílica ou doença de Ofuji	Desconhecida; fatores associados: reações de hipersensibilidade, ácaros, infecções fúngicas, disfunção imune relacionada ao HIV e também na síndrome de reconstituição imunológica após início do tratamento do HIV	Pápulas eritematosas e pústulas	Em geral, face, pescoço e tórax	Clínico; histopatológico
Pseudofoliculites	Encurvamento do pelo que penetra na epiderme, com posterior infecção por estafilococos sapróbios, em pessoas que realizam epilação ou barbeiam-se com frequência; maior acometimento em negros	Pápulas eritematosas e pustulas foliculares, com visualização do encurvamento do pelo	Área da barba e região inguinal	Clínico; bacteriológico, se necessário

(*Continua*)

TABELA 109.1 ▶ DIAGNÓSTICO DIFERENCIAL DAS DOENÇAS QUE SE APRESENTAM COM PÚSTULAS (Continuação)

CONDIÇÃO	CAUSA	EXAME CLÍNICO	TOPOGRAFIA	DIAGNÓSTICO
Acne inflamatória (Figura 109.2)	Fatores patogênicos envolvidos: hiperqueratinização do folículo, colonização microbiana com *Propionibacterium acnes*, produção de sebo e múltiplos fatores inflamatórios, além de fatores reguladores neuroendócrinos e genéticos	Comedões abertos, fechados, pápulas eritematosas, pústulas; podem ocorrer nódulos, cistos e cicatrizes, em proporções diferentes, conforme o grau da doença	Áreas seborreicas (face, dorso, região anterior do tórax)	Clínico
Rosácea	Incerta; fenômenos vasculares podem estar envolvidos	Eritema, edema, telangiectasias, pápulas, pústulas, nódulos e hiperplasia de tecidos, variando com a gravidade	Centro-facial (dorso nasal, regiões malares, fronte, mento e glabela)	Clínico; em algumas formas pode ser necessário exame histopatológico
Dermatite perioral	Não é possível detectar a causa em todos os pacientes; sabe-se que está associada ao uso indiscriminado de corticosteroides tópicos e inalatórios, além de cosméticos faciais e dentifrícios que contenham flúor	Pápulas eritematosas, pústulas e placas eritematosas descamativas	Face, predominantemente na região perioral	Clínico; em algumas formas pode ser necessário exame histopatológico

(Continua)

TABELA 109.1 ▶ DIAGNÓSTICO DIFERENCIAL DAS DOENÇAS QUE SE APRESENTAM COM PÚSTULAS (Continuação)

CONDIÇÃO	CAUSA	EXAME CLÍNICO	TOPOGRAFIA	DIAGNÓSTICO
Psoríase pustulosa (Figura 109.3)	Localizada: geneticamente determinada (palmoplantar, acrodermatite contínua de Hallopeau, placas isoladas que não evoluem para generalização); generalizada (de von Zumbusch): nos pacientes com psoríase em placas, é desencadeada pela suspensão de corticoterapia VO, hipocalcemia, infecções ou irritantes locais	Placas eritematoescamativas, recobertas por pústulas	Palmas das mãos e plantas dos pés; extremidades dos dedos, com destruição ungueal (Hallopeau); todo o tegumento	Clínico; bacteriológico (comprova ausência de microrganismos); histopatológico
Pustulose subcórnea de Sneddon-Wilkinson	Desconhecida; envolvimento de IgA?; pústulas assépticas	Pústulas sobre base eritematosa ou pele sã, coalescentes, formando placas circinadas e anulares; após seu dessecamento, há formação de áreas escamocrostosas	Axilas, abdome, região inguinal, face flexora dos membros; face, palmas das mãos e plantas dos pés raramente são acometidas	Clínico e histopatológico; bacteriológico comprova que pústulas são estéreis
Pustulose exantemática generalizada aguda	Geralmente causada por medicamentos, como aminopenicilinas, quinolonas, sulfonas, hidroxicloroquina, diltiazem, terbinafina, cetoconazol e fluconazol; aparecimento rápido (24-48 horas) após a exposição ao fármaco	Eritema difuso e pústulas não foliculares que evoluem para descamação superficial, em 5-10 dias; pode afetar mucosas minimamente; presença de sintomas constitucionais e prurido	A distribuição das lesões é predominantemente no tronco e em áreas intertriginosas	Clínico e histopatológico

HIV, vírus da imunodeficiência humana (do inglês *human immunodeficiency virus*); IgA, imunoglobulina A; VO, via oral.

FIGURA 109.1 ▶ FOLICULITE.

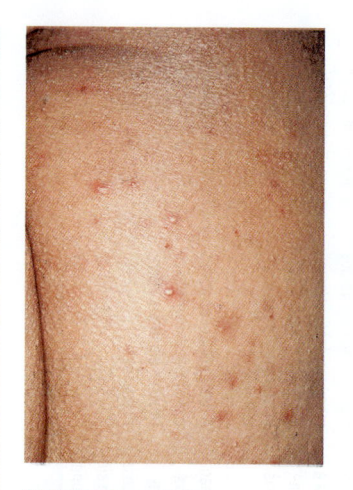

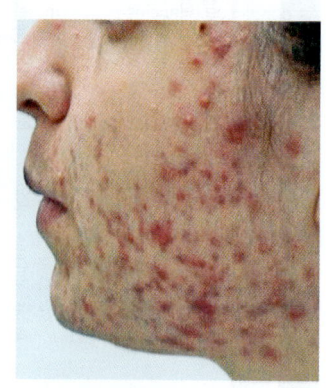

FIGURA 109.2 ▶ ACNE.

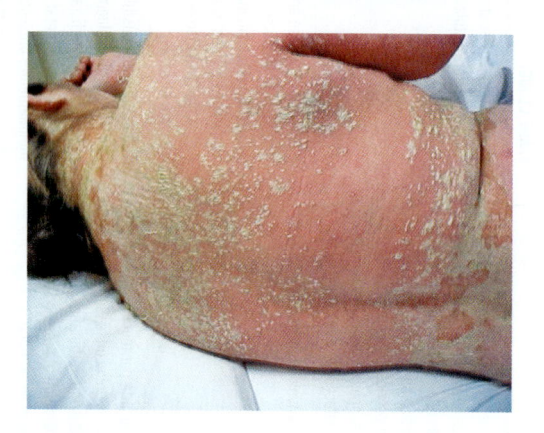

FIGURA 109.3 ▶ PSORÍASE PUSTULOSA.

- **Histopatológico:** a biópsia das lesões é importante na definição de sua etiologia. O anatomopatológico traz informações complementares, que não são possíveis de obter no exame clínico;
- **Exame micológico direto e cultural:** se houver suspeita de infecção fúngica.

Na Tabela 109.1, estão listadas as principais doenças que compreendem os diagnósticos diferenciais das pústulas, caracterizando suas causas, características clínicas e como fazer seu diagnóstico.

TRATAMENTO ▶ O emprego de medidas gerais é essencial: limpeza da superfície acometida com água e sabão, além de compressas com soluções antissépticas e anti-inflamatórias. O médico deve orientar o paciente a não romper nem espremer o conteúdo das pústulas.

As condições infecciosas devem ser tratadas com antimicrobianos adequados, tópicos ou sistêmicos, de acordo com a sua extensão. As foliculites bacterianas superficiais podem ser tratadas com antibióticos tópicos, como ácido fusídico, mupirocina ou eritromicina. Quando refratária ou disseminada, sugere-se antibiótico via oral (VO).

As foliculites não infecciosas terão tratamentos específicos. Por exemplo, a foliculite eosinofílica tem como primeira opção o uso de corticosteroide tópico, e tratamento VO com indometacina. A pseudofoliculite tem como opção mais adequada de tratamento a eliminação dos pelos de maneira definitiva.

Na acne, o tratamento é administrado conforme a gravidade da doença. Acne leve deve ser tratada com medicações tópicas, como peróxido de benzoíla (PB), retinoides tópicos (RTs) ou combinações dessas medicações com antibióticos tópicos (ATs). Na acne moderada, são usadas as associações tópicas de PB/RT, PB/AT ou RT/AT, podendo também ser utilizado antibiótico VO com as associações de PB/RT. Nos casos de acne grave, administra-se antibiótico VO com as mesmas combinações tópicas ou isotretinoína VO.

A psoríase pustulosa na forma localizada pode ser tratada com corticosteroides tópicos, emolientes e queratolíticos. As formas localizada, grave e sistêmica necessitam de medicações VO, como imunossupressores ou retinoides. A acitretina está particularmente indicada na forma generalizada, pois atua rapidamente. A fototerapia, que associa radiação ultravioleta a psoralenos (tópico ou VO), é um excelente método de tratamento.

Dapsona constitui a primeira escolha de tratamento para a pustulose de Sneddon-Wilkinson. Retinoides, fototerapia com radiação UVB ou radiação UVA associada a psoralenos e inibidores do fator de necrose tumoral são também opções de tratamento.

Na pustulose exantemática generalizada aguda, o principal tratamento consiste em retirar o fármaco causador. Curativos e antissépticos devem ser utilizados na fase pustular para prevenir infecções. Corticosteroides tópicos podem aliviar o prurido. O uso de corticosteroides sistêmicos tem sido uma prática comum, mas as evidências de eficácia ainda são precárias.

LEITURAS RECOMENDADAS ▶

Azulay DR. Lesões elementares e semiologia dermatológica. In: Ramos e Silva M, Castro MCR, editores. Fundamentos de dermatologia. Rio de Janeiro: Atheneu; 2008. p. 55-71.

França ER. Piodermites. In: Ramos e Silva M, Castro MCR, editores. Fundamentos de dermatologia. Rio de Janeiro: Atheneu; 2008. p. 895-906.

Laureano AC, Schwartz RA, Cohen PJ. Facial bacterial infections: folliculitis. Clin Dermatol. 2014;32(6):711-4.

Marsland AM, Chalmers RJ, Hollis S, Leonardi-Bee J, Griffiths CE. Interventions for chronic palmoplantar pustulosis. Cochrane Database Syst Rev. 2006;(1):CD001433.

McMichael A, Sanchez DG, Kelly P. Folliculitis and the follicular occlusion tetrad. In: Bolognia JL, Jorizzo JL, Rapini RP. Dermatology. New York: Elsevier; 2008. p. 517-29.

Razera F, Olm GS, Bonamigo RR. Neutrophilic dermatoses: part II. An Bras Dermatol. 2011;86(2):195-209; quiz 210-1.

Szatkowski J, Schwartz RA. Acute generalized exanthematous pustulosis (AGEP): a review and update. J Am Acad Dermatol. 2015;73(5):843-8.

Takahashi M. Psoríase. In: Ramos e Silva M, Castro MCR, editores. Fundamentos de dermatologia. Rio de Janeiro: Atheneu; 2008. p. 339-55.

Watts PJ, Khachemoune A. Subcorneal pustular dermatosis: a review of 30 years of progress. Am J Clin Dermatol. 2016;17(6):653-71.

Zaenglein AL, Pathy AL, Schlosser BJ, Alikhan A, Baldwin HE, Berson DS, et al. Guidelines of care for the management of acne vulgaris. J Am Acad Dermatol. 2016;74(5):945-73.e33.

CAPÍTULO 110

SIALORREIA

VANESSA CEZIMBRA FRIEDRICH
SERGIO F. M. BRODT

CONCEITOS E ASPECTOS EPIDEMIOLÓGICOS ▶

Sialorreia, conhecida também como hipersalivação ou ptialismo, é definida como a presença de saliva em excesso na boca, que pode ir além da margem dos lábios. Pode ser primariamente causada por hipersecreção das glândulas salivares, bem como pela inabilidade de controlar as secreções orais, por disfunção na deglutição ou redução na sua frequência, sensação orofaríngea e/ou laríngea reduzida, postura errada da cabeça, dificuldade para fechar a cavidade oral, ou tosse pouco efetiva. É considerada normal até os 4 anos de idade.

Independentemente de sua causa, a hipersalivação gera complicações clínicas e funcionais, como embaraço e isolamento sociais, aspirações, lesões de pele, mau odor e infecções. Além disso, está relacionada a dificuldades na adaptação à ventilação mecânica não invasiva, gerando aumento da morbimortalidade.

As glândulas salivares maiores incluem as glândulas parótidas, submandibulares e sublinguais. As glândulas menores compreendem as bucais, linguais e palatinas. Cerca de 90% da secreção é produzida pelas glândulas maiores, em estado não estimulado. No estado estimulado, 50% da secreção ocorre somente pelas glândulas parótidas.

O fluxo médio de saliva diário é de 0,8 a 1,5 litro. A saliva tem como principais funções: lubrificação, digestão, imunidade e manutenção da homeostasia, além de facilitar a mastigação e a deglutição e melhorar a gustação dos alimentos. O controle da secreção da saliva se dá pela inervação parassimpática (nervos facial e glossofaríngeo) e pela simpática (nervos espinais torácicos do gânglio cervical superior).

Em indivíduos saudáveis, a produção excessiva de saliva pode facilmente ser manejada. Entretanto, principalmente em portadores de doenças neurológicas debilitantes, o controle da saliva passa a ser ineficiente, devido à falha na coordenação oral, faríngea e/ou esofágica. Cerca de 56% dos pacientes com doença de Parkinson apresentam sialorreia, principalmente nas fases avançadas. Em crianças com paralisia cerebral, a prevalência pode chegar a 45 a 58%.

CAUSAS ▶ A sialorreia pode ser causada por medicações, doenças sistêmicas, distúrbios psiquiátricos, patologias orais e substâncias tóxicas (**Quadro 110.1 e Tabela 110.1**).

DIAGNÓSTICO E AVALIAÇÃO ▶ É importante obter história e exame físico com foco nas principais manifestações clínicas de pacientes que apresentam sialorreia.

HISTÓRIA ▶ Deve-se questionar o paciente sobre:

- Comorbidades (doenças neurológicas, distúrbios hidreletrolíticos, etc.);
- Medicamentos de uso contínuo;
- Idade;
- Gênero;

QUADRO 110.1 ▶ CAUSAS PRINCIPAIS DA SIALORREIA

Doenças sistêmicas
- Hidratação excessiva
- Intoxicação por metais pesados
- Obstrução nasal
- Patologias digestivas

Condições orais
- Ulcerações mucosas
- Líquen plano ulcerativo
- Ulceração herpética
- Ulceração traumática
- Dor oral: periodontite, estomatite
- Inflamação faríngea ou tonsilar

Doenças neurológicas
- Esclerose lateral amiotrófica
- Acidente vascular cerebral
- Doença de Parkinson
- Miastenia grave
- Paralisia cerebral
- Paralisia facial
- Síndrome de Guillain-Barré
- Encefalopatia hipóxico-isquêmica
- Tumores cerebrais

Substâncias (ver **Tabela 110.1**)

TABELA 110.1 ▶ ALGUMAS SUBSTÂNCIAS ASSOCIADAS À SIALORREIA

TIPO	SUBSTÂNCIAS
Colinérgicos diretos e agonistas muscarínicos	Pilocarpina, arecolina
Colinérgicos indiretos e agonistas muscarínicos (inibidores da acetilcolinesterase)	Neostigmina, donepezila, rivastigmina
Antipsicóticos	Típicos: haloperidol Atípicos: olanzapina, clozapina, risperidona
Medicações sedativas	Anticonvulsivantes, antiepilépticos Benzodiazepínicos
Venenos e toxinas	Metais pesados: mercúrio, arsênico, tálio Organofosforados: inseticidas, gases nervosos (Sarin) Contaminação alimentar: *Amanita muscaria* Drogas ilícitas: fenciclidina (PCP)
Antagonistas adrenérgicos (periféricos)	Ioimbina
Irritativos do esôfago	Preparações de ferro, doxiciclina, tetraciclina, quinidina, potássio, anti-inflamatórios não esteroides
Ervas e preparações à base de frutas	Noz-de-areca, pimenta-vermelha, jaborandi, ácido cítrico

- Nutrição;
- Dificuldade para mastigar e controlar alimentos/líquidos na boca;
- Aspirações/engasgos recorrentes;
- Dor em topografia de glândulas salivares;
- Fadiga muscular;
- Alterações na fonação.

EXAME FÍSICO ▶ Devem ser realizadas:

- **Inspeção extraoral:** aumento de glândulas parótidas ou submandibulares, paralisia facial, dermatite perioral/queixo, queilite, infecções fúngicas;
- **Inspeção oral:** orifícios de ductos glandulares, pressão nas glândulas para analisar fluxo, higiene dental, mobilidade da língua;
- **Palpação bimanual (oral e extraoral juntas):** palpar glândulas parótidas e submandibulares;
- **Palpação cervical:** para detectar linfonodomegalias.

EXAMES COMPLEMENTARES ▶ Muitas vezes, diante de um diagnóstico incerto, pode-se recorrer a exames complementares. Entretanto, não há necessidade de realizá-los sempre.

Os seguintes exames podem ser realizados para auxiliar no diagnóstico:
- **Sialografia:** injeção de contraste nos ductos glandulares para visualizar o fluxo de saliva (investigação de tumores palpáveis em glândulas);
- **Tomografia computadorizada:** analisar glândulas parótidas e submandibulares e suas relações com estruturas adjacentes e presença de linfonodomegalias;
- **Ressonância magnética:** acessar espaço parafaríngeo;
- **Sialoendoscopia:** visualizar glândulas salivares por endoscópio (diagnóstico e tratamento).

TRATAMENTO ▶

O manejo é feito levando em consideração as comorbidades do paciente, a idade, os riscos e as limitações de qualidade de vida atribuídas à sialorreia. Baseia-se em alguns pilares, como:

- **Fisioterapia e técnicas de reeducação neuromuscular;**
- **Terapia farmacológica:** podem ser utilizados anticolinérgicos, como escopolamina transdérmica, atropina sublingual e glicopirrônio. O uso é limitado devido a contraindicações (pacientes idosos, declínio cognitivo, cardiopatias, insuficiências hepática e renal). A preferência é dada para uso tópico;
- **Terapias minimamente invasivas:**
  - **Injeção de toxina botulínica:** aplicada diretamente nas glândulas parótidas e/ou nas glândulas submandibulares. Tem baixo risco de efeitos colaterais. Hoje, é uma das terapias mais eficazes;
  - **Fotocoagulação dos ductos salivares:** é indicada em alguns casos;
- **Radioterapia:** diretamente nas glândulas salivares. É indicada para pacientes idosos que não responderam bem aos medicamentos e não são candidatos à cirurgia. É contraindicada em crianças;
- **Cirurgia:** é a última opção para casos refratários às terapias conservadoras. As técnicas utilizadas são a ligadura ductal da glândula salivar, o reposicionamento de ducto e a neurectomia do plexo timpânico;
- **Dispositivos:** o Cough Assist é indicado para pacientes com tosse ineficaz e fraqueza da musculatura respiratória.

REFERÊNCIAS ▶

Banfi P, Ticozzi N, Lax A, Guidugli GA, Nicolini A, Silani V. A review of options for treating sialorrhea in Amyotrophic Lateral Sclerosis. Respir Care. 2015;60(3):446-54.

Goldsmith T, Cohen, AK. Swallowing disorders and aspiration in palliative care: definition, consequences, pathophysiology, and etiology. Waltham: UpToDate; 2017 [capturado em 26 out. 2017]. Disponível em: https://www.uptodate.com/contents/swallowing-disorders-and-aspiration-in-palliative-care-definition-consequences-pathophysiology-and-etiology

Goldsmith T, Cohen AK. Swallowing disorders and aspiration in palliative care: assessment and strategies for management. Waltham: UpToDate; 2018 [capturado em 15 abr. 2018]. Disponível em: https://www.uptodate.com/contents/swallowing-disorders-and-aspiration-in-palliative-care-assessment-and-strategies-for-management

Holsinger FC, Bui DT. Anatomy, function, and evaluation of the salivary glands. In: Myers EN, Ferris RL, editors. Salivary glands disorders. Berlim: Springer-Verlag; 2007.

Lakraj AA, Moghimi N, Jabbari B. Sialorrhea: anatomy, pathophysiology and treatment with emphasis on the role of Botulinum Toxins. Toxins (Basel). 2013;5(5):1010-31.

Miranda-Rius J, Brunet-Llobet L, Lahor-Soler E, Farré M. Salivary secretory disorders, inducing drugs, and clinical management. Int J Med Sci. 2015;12(10):811-24.

CAPÍTULO 111
SÍNCOPE

MAURÍCIO NICOLA BRANCHI
MARCELO NICOLA BRANCHI

CONCEITOS ▶ Síncope é uma síndrome clínica na qual ocorre perda transitória da consciência ocasionada por um período de perfusão cerebral inadequada, resultando em perda do tônus muscular. Normalmente é de curta duração (cerca de 8-10 segundos) e autolimitada.

ASPECTOS EPIDEMIOLÓGICOS ▶ A síncope está presente em até 20% da população mundial. Sua incidência aumenta após os 70 anos de idade, sendo mais frequente em pacientes do sexo feminino.

CLASSIFICAÇÃO ▶ As síncopes podem classificadas em:

- **Síncope vasovagal:** é caracterizada por fatores desencadeantes como estresse emocional, dor ou medicamentos. Em geral, é precedida por pródromos (diaforese, náusea, palidez, cansaço), e seu mecanismo envolve hipotensão vasodepressora e/ou bradicardia inapropriada;
- **Síndrome do seio carotídeo:** síncope reflexa associada à hipersensibilidade do seio carotídeo, a qual é definida por pausa > 3 segundos e/ou queda da pressão arterial (PA) > 50 mmHg durante estimulação do seio carotídeo. É mais frequente em pacientes idosos;
- **Síncope situacional:** síncope reflexa associada a uma ação específica (tosse, risos, sudorese, micção ou defecação);
- **Hipotensão ortostática:** queda da pressão arterial sistólica (PAS) (> 20 mmHg) ou da pressão arterial diastólica (PAD) (> 10 mmHg) após assumir a posição vertical. Pode ser imediata, quando há queda transitória da PA dentro de 15 segundos; clássica, quando a redução da PA é sustentada e ocorre dentro de 3 minutos; e atrasada, quando ocorre após 3 minutos;
- **Hipotensão ortostática neurogênica:** é um subtipo da hipotensão ortostática, provocado por disfunção do sistema nervoso autônomo resultante de lesões centrais ou periféricas;
- **Síncope cardíaca:** causada por bradicardia, taquicardia ou hipotensão secundária à baixa fração de ejeção, a obstruções ou a dissecções vasculares;
- **Síndrome da taquicardia postural ortostática (POTS, do inglês *postural osthostatic tachycardia syndrome*):** aumento da frequência cardíaca (> 30 bpm) ou aumento da PAS em indivíduos com 12 a 19 anos (> 40 mmHg) durante mudança de posição supina para vertical. Sinto-

mas como palpitações, tonturas, tremores e visão borrada podem estar associados;
- **Pseudossíncope psicogênica:** uma aparente – porém, não verdadeira – perda transitória da consciência em que não há uma causa identificável.

CAUSAS ▶

Em cerca de 37% dos casos de síncope, a causa não é identificável. A síncope reflexa pode corresponder a até 21% dos casos e é uma importante causa em pacientes jovens. Já as causas cardíacas correspondem a cerca de 9% dos casos e são mais prevalentes em pacientes idosos. A hipotensão ortostática é responsável por até 9% das síncopes.

O **Quadro 111.1** mostra as causas de síncope.

QUADRO 111.1 ▶ CAUSAS DE SÍNCOPE

Síncope reflexa
- Síncope vasovagal
- Síndrome do seio carotídeo
- Síncope situacional (tosse, risos, micção)

Hipotensão ortostática
- Depleção do volume intravascular (desidratação, uso de diuréticos)
- Insuficiência autonômica primária (doença de Parkinson, atrofia de múltiplos sistemas)
- Insuficiência autonômica secundária (diabetes melito, amiloidose)
- Ingesta de álcool (inibe a vasoconstrição)
- Fármacos (antidepressivos tricíclicos, fenotiazina, α e β-bloqueadores, inibidores da ECA, bloqueadores do canal de cálcio, hidralazina, nitratos)

Arritmias cardíacas
- BAVs: BAV completo, Mobitz II; Mobitz I (menos frequente)
- Doença do nó sinusal
- Taquiarritmias ventriculares (frequentemente associadas a doenças cardíacas estruturais como miocardiopatia hipertrófica, displasia arritmogênica do ventrículo direito, doença coronariana)
- *Torsades de pointes* (forma de taquicardia ventricular polimórfica que acontece em pacientes com síndrome do QT longo congênito ou adquirido)
- Taquiarritmias supraventriculares
- Bigeminismo ventricular

Doença cardíaca estrutural
- Estenose aórtica (raramente cursa com síncope quando a estenose não é grave)
- Miocardiopatia hipertrófica (obstrução da via de saída do ventrículo esquerdo, taquicardia ventricular)

Outras
- Embolia pulmonar
- Estenose pulmonar grave
- Hipertensão arterial pulmonar idiopática
- Mixomas atriais

BAV, bloqueio atrioventricular; ECA, enzima conversora da angiotensina.
Fonte: Shen e colaboradores.

CARACTERÍSTICAS DO COMPORTAMENTO DE PACIENTES COM ESSE SINTOMA ▶

As características dos episódios sincopais e a presença ou não de sintomas e sinais prodrômicos ao evento são importantes no diagnóstico do mecanismo e da etiologia da síncope. Síncopes de origem cardíaca frequentemente ocorrem subitamente, e a ausência de sinais premonitórios resulta em maior risco de queda e lesões graves como traumatismo craniencefálico.

Os sinais e sintomas premonitórios de síncope que ocorrem principalmente em pacientes com síncope vasovagal incluem:

- Tonturas;
- Sudorese;
- Sensação de quente ou frio;
- Náuseas ou desconforto abdominal inespecífico;
- Visão borrada;
- Diminuição da acuidade auditiva ou ocorrência de sons incomuns;
- Palidez reportada por espectadores.

DIAGNÓSTICO E AVALIAÇÃO ▶

A **anamnese** deve ser direcionada para a identificação de fatores reversíveis, diagnósticos e prognósticos. Síncopes de origem cardíaca apresentam pior prognóstico quando comparadas à síncope reflexa. Deve-se atentar para sintomas prodrômicos, situações em que a síncope ocorre, relato de espectadores e sintomas pós-evento. Presença de comorbidades e uso de medicamentos de uso contínuo são particularmente importantes em pacientes idosos. Deve-se pesquisar também a história familiar, principalmente de morte súbita.

Durante o **exame físico**, atentar para a identificação do ritmo e da frequência cardíaca, bem como para a presença de sopros e de terceira ou quarta bulha, o que sugere presença de cardiopatia estrutural. A PA deve ser medida imediatamente e após 3 minutos da transição entre a posição supina e a posição vertical.

Os fatores associados com causas cardíacas de síncope são:

- Idade > 60 anos;
- Sexo masculino;
- Presença de doença coronariana, miocardiopatias, arritmias prévias e insuficiência cardíaca;
- Pródromos curtos de palpitação ou ausência de sinais premonitórios;
- Síncope durante o esforço;
- Síncope na posição supina;
- Poucos episódios (1 ou 2 eventos);
- Alterações cardíacas durante o exame físico;
- História familiar de morte súbita cardíaca (< 60 anos).

ELETROCARDIOGRAMA ▶

Todos os pacientes que se apresentam com síncope devem realizar um eletrocardiograma (ECG), o qual, em muitos casos, pode diagnosticar a causa da síncope. Alguns achados sugerem fortemente síncope relacionada com arritmia cardíaca, entre eles:

- Bradicardia sinusal persistente (< 40 bpm), bloqueios sinoatriais e pausas maiores de 3 segundos;
- Bloqueio atrioventricular (BAV) de terceiro grau e de segundo grau Mobitz II;
- Alternância entre bloqueio de ramos direito e esquerdo;
- Taquicardias ventriculares ou supraventriculares;
- Presença de pré-excitação ventricular;
- Presença de QT longo ou QT curto;
- Padrão eletrocardiográfico de Brugada;
- Padrão eletrocardiográfico de displasia arritmogênica do ventrículo direito;
- Supradesnivelamento agudo de ST ou novas inversões de onda T, o que sugere isquemia ou infarto do miocárdio;
- Presença de ondas Q sugerindo infartos miocárdicos prévios.

ECOCARDIOGRAFIA ▶ Quando há suspeita de síncope de origem cardíaca, a ecocardiografia pode auxiliar no diagnóstico. Patologias como miocardiopatia hipertrófica, disfunção ventricular, estenose aórtica grave, tumores intracardíacos e derrames pleurais podem ser identificadas com esse método, assim como presença de hipertensão pulmonar e aumento do ventrículo direito, podendo sugerir embolia pulmonar.

TILT-TEST ▶ O tilt-test é um teste de estresse ortostático para avaliar a suscetibilidade de uma resposta vasovagal a uma alteração postural de uma posição supina para uma posição ereta. Uma resposta positiva é definida como pré-síncope induzida ou síncope associada à hipotensão, com ou sem bradicardia (menos comumente assistolia).

A resposta hemodinâmica à manobra de inclinação determina se existe resposta cardioinibitória, vasodepressora ou mista.

Agentes adjuvantes, como uma dose baixa de infusão de isoproterenol ou nitratos sublinguais, podem melhorar a sensibilidade.

Um tilt-test positivo sugere uma tendência ou predisposição para síndrome vasovagal.

O tilt-test pode ser útil para pacientes com síncope quando a avaliação inicial não é diagnóstica. Uma diminuição sustentada da pressão arterial ocorrendo além de 3 minutos em pé ou deitado sugere hipotensão ortostática.

O tilt-test é razoável para distinguir a síncope convulsiva da epilepsia em pacientes selecionados, bem como para estabelecer um diagnóstico de pseudossíncope.

ESTRATIFICAÇÃO DE RISCO ▶ A síncope pode apresentar-se de forma benigna; porém, em alguns casos, ela pode ser a apresentação de uma doença com alta morbimortalidade. Portanto, é necessário estratificar o risco do paciente, visto que a mortalidade tanto em curto quanto em longo prazo é influenciada pela causa e pela eficácia do tratamento.

O **Quadro 111.2** apresenta os fatores de risco em curto e longo prazos.

QUADRO 111.2 ► ESTRATIFICAÇÃO DE RISCO

Fatores de risco em curto prazo: < 30 dias
- Sexo masculino
- Idade > 60 anos
- Ausência de pródromos
- Síncope durante atividade física
- Doença cardíaca estrutural
- Doença cerebrovascular
- Insuficiência cardíaca
- História familiar de morte súbita
- Trauma
- Evidência de sangramento
- Alterações no ECG
- Elevação de troponina

Fatores de risco em longo prazo: > 30 dias
- Sexo masculino
- Idade > 60 anos
- Ausência de náuseas e vômitos precedendo o evento
- Arritmia ventricular
- Insuficiência cardíaca
- Doença cardíaca estrutural
- Doença cerebrovascular
- Diabetes melito
- Escore CHADS2 elevado
- Alterações no ECG
- Baixa taxa de filtração glomerular

CHADS2, insuficiência cardíaca congestiva, hipertensão, idade ≥ 75 anos, diabetes melito, acidente vascular cerebral (do inglês *congestive heart failure*, *hypertension*, *age ≥ 75 years*, *diabetes mellitus*, *stroke*); ECG, eletrocardiograma.
Fonte: Shen e colaboradores.

DIAGNÓSTICO DIFERENCIAL ► Existem condições em que a perda de consciência é global e, muitas vezes, diagnosticada de forma equivocada como síncope. Essas condições são:

- **Crises convulsivas:** algumas crises podem não ser acompanhadas de movimentos tônico-clônicos, o que pode confundir o diagnóstico. Em casos de taquicardia ventricular acelerada, a hipoperfusão cerebral pode resultar em crises tônico-clônicas de curta duração; no entanto, a recuperação da consciência desses pacientes é lenta, diferentemente dos casos de síncope;
- **Alterações metabólicas:** alterações como hipoglicemia e encefalite podem causar estupor e coma, porém, raramente provocam perda súbita da consciência. A recuperação do estado mental também é lenta e progressiva.

TRATAMENTO ► O tratamento sempre deve ser direcionado para a causa da síncope, visando prevenir recorrências e, em alguns casos, evitar a morte.

Quando um evento é testemunhado, o paciente deve ser atendido deitado (com as pernas elevadas, se possível) ou sentado em uma cadeira para evitar lesões. Os sinais vitais devem ser aferidos, e deve-se sempre atentar para sinais como sudorese e palidez, procurando suspeitas diagnósticas e solicitando assistência se necessário.

SÍNCOPE VASOVAGAL ▶ Por ser uma condição benigna e apresentar frequentes remissões espontâneas, o uso de medicamentos é necessário apenas quando os episódios são refratários às medidas conservadoras. Todos os pacientes devem ser instruídos quanto às características da síncope vasovagal e encorajados a evitar ambientes quentes, tentar não permanecer por muito tempo em posição vertical e não usar medicamentos que possam deflagrar o evento.

Manobras de contrapressão ▶ Quando os sintomas prodrômicos forem longos, manobras como agachar, cruzar as pernas e contrair os braços ou o abdome são importantes para evitar a síncope. O paciente deve ser orientado a manter-se em posição supina para evitar lesões.

Tratamento medicamentoso ▶ Nos casos refratários e recorrentes, a midodrina pode ser uma opção terapêutica. É um fármaco α-agonista periférico que promove maior retorno venoso e atenua os efeitos neuromediados da síncope vasovagal.

Alguns estudos apontam eficiência de até 43% de redução na recorrência de síncope. Metanálises apontam para o uso de β-bloqueadores nos casos refratários em pacientes com mais de 42 anos e refratários ao tratamento clínico.

HIPOTENSÃO ORTOSTÁTICA ▶ A ingesta de água pode restaurar a tolerância ortostática temporariamente. O pico do efeito pressórico ocorre após 30 minutos em consumos > 240 mL. Contudo, a reposição hídrica não deve ser indicada em longo prazo. Manobras de contrapressão também apresentam benefício, assim como o uso de vestimentas de compressão que envolvam o abdome. A midodrina também apresenta benefícios em casos refratários.

Em pacientes portadores de doença de Parkinson e atrofia de múltiplos sistemas, a droxidopa reduz a frequência de eventos, assim como a fludrocortisona, de acordo com estudos pequenos. Todavia, seu uso deve ser evitado em pacientes que apresentem hipertensão em posição supina.

SÍNCOPE CARDÍACA ▶

Obstrução da via de saída do ventrículo esquerdo ▶ Pacientes com síncope e portadores de estenose aórtica grave sem que exista outro mecanismo identificável para a síncope são candidatos à troca valvar.

Arritmias ventriculares ▶ Pacientes portadores de doença cardíaca estrutural que desenvolvem taquicardia ventricular e síncope apresentam maior risco de morte súbita. Portanto, em grupos selecionados, opta-se pelo implante de um cardiodesfibrilador implantável.

Arritmias supraventriculares ▶ Síncope não é muito frequente nesse grupo de pacientes. Em pacientes com pré-excitação ventricular que desenvolveram perda de consciência transitória, estudo eletrofisiológico e ablação do feixe acessório estão recomendados.

Bradiarritmias ▶ A presença de síncope em pacientes com BAV Mobitz II e de terceiro grau é indicação de marca-passo. Pausas sinusais longas, quando seguramente associadas ao evento sincopal, também podem ser indicação de implante de marca-passo. Em alguns pacientes, o estudo eletrofisiológico para avaliação da função do nó sinusal também pode ser uma opção.

REFERÊNCIAS ▶

Izcovich A, González Malla C, Manzotti M, Catalano HN, Guyatt G. Midodrine for orthostatic hypotension and recurrent reflex syncope: a systematic review. Neurology. 2014;83(13):1170-7.

Shen WK, Sheldon RS, Benditt DG, Cohen MI, Forman DE, Goldberger ZD, et al. 2017 ACC/AHA/HRS guideline for the evaluation and management of patients with syncope: a report of the American College of Cardiology/American Heart Association Task Force on Clinical Practice Guidelines and the Heart Rhythm Society. Circulation. 2017;136(5):e60-e122.

LEITURAS RECOMENDADAS ▶

Benditt D. Syncope in adults: epidemiology, pathogenesis, and etiologies. Waltham: UpToDate; 2017 [capturado em 3 fev. 2018]. Disponível em: https://www.uptodate.com/contents/syncope-in-adults-epidemiology--pathogenesis-and-etiologies.

Benditt D. Syncope in adults: management. Waltham: UpToDate; 2017 [capturado em 3 fev. 2018]. Disponível em: https://www.uptodate.com/contents/syncope-in-adults-management.

Linzer M, Yang EH, Estes NA 3rd, Wang P, Vorperian VR, Kapoor WN. Diagnosing syncope. Part 1: value of history, physical examination, and electrocardiography. Clinical efficacy assessment project of the American College of Physicians. Ann Intern Med. 1997;126(12):989-96.

Shen WK, Sheldon RS, Benditt DG, Cohen MI, Forman DE, Goldberger ZD et al. 2017 ACC/AHA/HRS Guideline for the Evaluation and Management of Patients With Syncope. Circulation. 2017;136(5):e60-e122.

CAPÍTULO 112

SOLUÇOS

FRANCISCO LOES
MARIANA IBALDI RODRIGUES

CONCEITO E ASPECTOS EPIDEMIOLÓGICOS ▶ Soluço é um distúrbio caracterizado por inspiração repentina provocada pela contração súbita e involuntária do diafragma e dos músculos intercostais. O processo é interrompido pelo fechamento abrupto da glote, produzindo som característico.

Nem sempre o soluço é lembrado pelo paciente, pois geralmente está associado com resolução espontânea. Nos casos de curta duração, nem sempre é encontrada uma causa específica, e, portanto, é inofensivo. No entanto, eles podem ser persistentes e, em poucos casos, até mesmo refratários às medidas terapêuticas.

Uma revisão sistemática encontrou incidência de até 9% de soluço persistente ou intratável em paciente com câncer avançado. O material que existe na literatura médica é fundamentado principalmente em série de casos. Sua real incidência é desconhecida.

CLASSIFICAÇÃO ► São classificados em três tipos, com base na duração entre início e término dos soluços:

1. **Transitórios ("ataque de soluço"):** são situações benignas e autolimitadas. Geralmente associam-se com distensão gástrica após refeição copiosa, aerofagia e bebidas gaseificadas. Têm duração menor que 48 horas;
2. **Persistentes:** duram entre 48 horas e 1 mês. Podem ser duradouros, especialmente quando associados com doenças neurológicas ou outro componente irreversível;
3. **Intratáveis:** episódios com duração superior a 1 mês, a despeito de medidas terapêuticas.

CAUSAS ► O mecanismo exato é desconhecido. Há diferentes vias que participam do reflexo do soluço. Primeiramente, há uma via aferente formada pelos nervos vago e frênico e pela cadeia simpática; em segundo lugar, uma área no sistema nervoso central. A via eferente é composta pelo nervo frênico e por conexões acessórias com a glote e os músculos intercostais. Existem diversas divisões etiológicas para o soluço (**Quadro 112.1**).

QUADRO 112.1 ► CAUSAS DE SOLUÇO

- **Sistema nervoso central:** evento cerebrovascular isquêmico/hemorrágico, doença de Parkinson, epilepsia, esclerose múltipla, meningite
- **Diafragmáticas:** abscesso subdiafragmático, tumores diafragmáticos, hérnia de hiato
- **Gastrintestinais:** refluxo gastresofágico, distensão gástrica, pancreatite, obstrução intestinal, úlcera péptica, abscessos
- **Torácicas:** isquemia miocárdica, pericardite, aneurisma torácico, linfadenopatias, empiema, trauma, neoplasias
- **Metabólicas:** álcool, diabetes, hiponatremia, hipocalemia, hipocalcemia, hipocapnia, uremia, doença de Graves, febre
- **Fármacos:** opioides, benzodiazepínicos, barbitúricos, quimioterápicos, antibióticos, corticosteroides, hipnóticos
- **Psicogênicas:** anorexia nervosa, transtornos de personalidade, esquizofrenia, estresse, ansiedade

CARACTERÍSTICAS DO COMPORTAMENTO DE PACIENTES COM ESSE SINTOMA ▶

Persistência de soluço durante período de sono sugere causa orgânica na maioria dos casos. Os soluços podem estar associados a desfechos adversos, como desnutrição, perda de peso, fadiga, desidratação, insônia, estresse e diminuição da qualidade de vida. Etiologia psicogênica deve ser considerada apenas quando não for encontrada nenhuma causa. Em geral, associa-se com outros sintomas, como ansiedade e estresse. Em pacientes com neoplasia avançada, deve-se considerar mais de uma causa que explique os soluços.

DIAGNÓSTICO E AVALIAÇÃO ▶

ANAMNESE ▶ Episódios transitórios são comuns e não requerem investigação detalhada. Nos demais casos, deve-se realizar coleta da história, sendo questionado grau de intensidade e duração dos soluços. Deve-se perguntar sobre outras comorbidades, cirurgias prévias, medicações em uso e possibilidade de abuso de álcool ou outras drogas.

EXAME FÍSICO ▶ Deve-se realizar otoscopia para descartar causa por irritação da membrana timpânica (infecção/corpo estranho). Examinar a cabeça e o pescoço à procura de linfonodomegalias ou aumento da tireoide. No exame da cavidade oral, podem ser observados sinais indiretos de doenças do esôfago, como halitose ou erosão da coroa dentária por vômitos frequentes. Também faz parte dessa etapa o exame neurológico, com ênfase para os nervos cranianos, bem como ausculta do tórax e exame do abdome.

INVESTIGAÇÃO COMPLEMENTAR ▶ Podem ser necessários os seguintes exames:

- **Exames laboratoriais:** hemograma completo, eletrólitos, ureia, creatinina, cálcio, provas de função hepática, amilase/lipase;
- **Exames específicos adicionais** podem auxiliar, desde que valorizada a abordagem inicial apresentada:
  - Eletrocardiograma para paciente com doença cardiovascular;
  - Radiografia de tórax ou tomografia computadorizada podem ser úteis na avaliação de patologias intratorácicas em pacientes com queixa de dispneia. Anomalia pulmonar ou mediastinal pode associar-se com estímulo ao nervo frênico ou ao nervo vago;
  - Ressonância magnética craniencefálica/punção lombar nos casos de sintomas neurológicos, como na suspeita de meningite ou possível neoplasia. Alguns pacientes apresentam manifestação de soluço já tendo doenças estruturais do sistema nervoso central conhecidas;
  - Pacientes com disfagia ou outros sintomas esofágicos podem realizar endoscopia digestiva alta. Nos casos em que ainda persistir dúvida após a endoscopia normal, pode ser realizada manometria.

TRATAMENTO ▶ Se houver a possibilidade, deve-se primeiramente tratar a doença de base. Após, opta-se por realizar as manobras físicas, em geral, inócuas. Então, se não houver resolução, opta-se por medidas farmacológicas (**Quadro 112.2**). A clorpromazina é aprovada pelo Food and Drug Administration (FDA) para uso específico no soluço. São feitas extrapolações para outras classes terapêuticas.

Pacientes oncológicos podem apresentar soluço induzido pela quimioterapia, tanto pelo quimioterápico quanto pela dexametasona utilizada como antiemético. Esses pacientes podem beneficiar-se de regime alternativo com metilprednisolona.

QUADRO 112.2 ▶ MEDIDAS GERAIS NO TRATAMENTO DO SOLUÇO

Medidas não farmacológicas	Medidas farmacológicas
• Realizar manobra de Valsalva	• Clorpromazina
• Segurar a respiração	• Haloperidol
• Estimular a nasofaringe com cateter ou beber líquidos	• Fenitoína
• Irritar o diafragma ao inclinar o tórax	• Gabapentina
• Hipnose	• Metoclopramida
• Acupuntura	• Carbamazepina
• Bloqueio dos nervos vago e frênico	• Inibidor de bomba de prótons

LEITURAS RECOMENDADAS ▶

Jeon YS, Kearney AM, Baker PG. Management of hiccups in palliative care patients. BMJ Support Palliat Care. 2018;8(1):1-6.

Kohse EK, Hollmann MW, Bardenheuer HJ, Kessler J. Chronic hiccups: an underestimated problem. Anesth Analg. 2017;125(4):1169-83.

Lembo AJ. Overview of hiccups. Waltham: Uptodate; 2017 [capturado em 27 set. 2017]. Disponível em: https://www.uptodate.com/contents/overview-of-hiccups.

Steger M, Schneemann M, Fox M. Systemic review: the pathogenesis and pharmacological treatment of hiccups. Aliment Pharmacol Ther. 2015;42(9):1037-50.

CAPÍTULO 113

SOPRO ABDOMINAL

FERNANDO MORAES DE MOURA
ANDRESSA PANAZZOLO MACIEL

CONCEITO ▶ **Sopro** caracteriza-se pelo fluxo turbulento gerado dentro de um vaso, tendo sua intensidade e irradiação determinadas conforme o fluxo e sua direção. Anormalidades intrínsecas e extrínsecas podem produzir turbulência, com origem abdominal, no retroperitônio, na região inguinal ou no tórax. A maioria dos sopros é detectada na porção epigástrica ou nos quadrantes superiores.

ASPECTOS EPIDEMIOLÓGICOS ▶

Na população geral (indivíduos não hipertensos), a presença de sopros abdominais foi detectada em 6,5 a 31% dos pacientes, em sua maioria no grupo de adultos jovens. Já nos indivíduos na faixa etária a partir dos 50 anos, a prevalência foi de 4,9%.

Caracteristicamente, são sopros sistólicos, breves, fracos e mesossistólicos e, quando em pacientes assintomáticos, são considerados "inocentes". Em pacientes hipertensos, a prevalência é de 28%. Em pacientes com estenose da artéria renal comprovada angiograficamente, os sopros são documentados em 77 a 86,9% dos casos.

CAUSAS ▶

Os sopros abdominais não necessariamente têm conotação patológica. Eles podem ocorrer em indivíduos saudáveis (variante da normalidade), em pessoas com doença renovascular e em normotensos com causas não renovasculares (**Quadro 113.1**).

QUADRO 113.1 ▶ CAUSAS NÃO RENOVASCULARES RELATADAS DE SOPROS ABDOMINAIS

- Fístula arteriovenosa esplênica
- Cirrose hepática
- Hepatite alcoólica, hepatoma
- Aneurisma de aorta abdominal
- Síndrome de compressão da artéria celíaca
- Isquemia intestinal crônica
- Neoplasia de pâncreas
- Fístula arteriovenosa hepática
- Artéria esplênica tortuosa

Fonte: Adaptado de Turnbull.

DIAGNÓSTICO E AVALIAÇÃO ▶

A relevância da avaliação do sopro abdominal encontra-se na identificação dos pacientes portadores de estenose de artéria renal, que, mesmo sendo uma condição infrequente, destaca-se por ser uma das causas de hipertensão tratável. No entanto, a busca por estenose da artéria renal deve ser limitada a determinadas populações de pacientes (**Quadro 113.2**), como na de pacientes brancos hipertensos com hipertensão refratária, em que cerca de 20% possuem estenose da artéria renal.

Nos indivíduos sem hipertensão arterial sistêmica, não se justifica o rastreamento de sopro abdominal, já que frequentemente é um achado normal.

Uma vez detectado, o sopro abdominal deve ser correlacionado ao timbre, ao ciclo cardíaco, à amplitude e à localização. Deve-se ter em mente a história clínica do paciente e os fatores de risco, a fim de caracterizá-lo como inocente ou patológico. Os sopros arteriais sobre o epigástrio foram descritos na doença renovascular, na neoplasia pancreática ou até mesmo caracterizado como sopro inocente. A identificação de sons anormais sobre a topografia hepática pode estar relacionada a atritos, zumbidos venosos e sopros arteriais. A presença de sopros e/ou atritos hepáticos sugerem carcinoma

> **QUADRO 113.2 ▶ POPULAÇÕES NAS QUAIS SE DEVE CONSIDERAR ESTENOSE DE ARTÉRIA RENAL**
>
> - Início da hipertensão antes dos 30 anos de idade
> - Pacientes com sopro arterial e hipertensão, especialmente se houver um componente diastólico
> - Hipertensão acelerada
> - Hipertensão que se torna resistente à medicação
> - Edema pulmonar instantâneo
> - Insuficiência renal, especialmente na ausência de proteinúria ou sedimento urinário anormal
> - Insuficiência renal aguda precipitada por inibidores da ECA ou BRAs
>
> BRAs, bloqueadores dos receptores da angiotensina; ECA, enzima conversora da angiotensina.
> Fonte: Simel e Rennie.

hepatocelular (CHC), especialmente em pacientes com cirrose conhecida. Atritos hepáticos isolados são condições raras e inespecíficas, podendo estar presentes em CHC ou em até 10% dos tumores com metástase hepática. Os sopros contínuos, em geral, são causados por uma fístula arteriovenosa (quadrante superior esquerdo) ou um hemangioma hepático. No baço, a ausculta de sopros e atritos não é muito comum; quando presente, geralmente indica infartos, mas pode ocorrer na esplenomegalia simples.

O zumbido venoso hepático resulta de condições que causam hipertensão venosa portal, com provável obstrução intra-hepática, sendo geralmente um som contínuo e ruidoso, auscultado no abdome ou com irradiação para o tórax. O quadro clínico de cirrose com presença de circulação colateral, zumbido hepático e frêmito periumbilical é chamado de síndrome de Cruveilhier-Baumgarten. Diferentemente deste, o sopro arterial possui componente sistodiastólico, representado por diversas patologias, entre elas: oclusão vascular, secundário à arteriosclerose ou estenose de artéria renal, anormalidades vasculares esplênicas, insuficiência vascular intestinal e doença aórtica.

A ausculta de sopros abdominais tem um papel importante na hipertensão renovascular, documentada em até 5% da população geral. O sopro abdominal será encontrado no exame físico em cerca de metade dos pacientes com hipertensão renovascular. Na doença renovascular, um estudo demonstrou maior utilidade diagnóstica quando o sopro abdominal apresentar componente sistólico e diastólico do que apenas sopro sistólico. Nesse estudo, dos 64 pacientes com hipertensão renovascular confirmada, 25 apresentavam sopro abdominal sistodiastólico com sensibilidade de 39% (intervalo de confiança [IC] 95%, 27-51%). Dois de 199 pacientes hipertensos sem doença renovascular (com angiografias normais) tinham sopros abdominais sistodiastólicos, com especificidade de 99% (IC 95%, 98-100%). Portanto, a ausência de sopro abdominal não exclui hipertensão renovascular, mas sua presença contribui para maior probabilidade de doença (**Tabela 113.1**).

TABELA 113.1 ► ACURÁCIA DOS SOPROS ABDOMINAIS NA HIPERTENSÃO RENOVASCULAR

REFERÊNCIA	TIPO DE SOPRO	SENSIBILIDADE	ESPECIFICIDADE	PROBABILIDADE (LR) SE PRESENTE	PROBABILIDADE (LR) SE AUSENTE
Grim e colaboradores, 1979	Sopro sistólico e diastólico	24/64 = 39% (27-59%)	197/199 = 99% (98-100%)	39	0,6
Fenton e colaboradores, 1966	Qualquer sopro	17/27 = 63% (45-81%)	82/91 = 90% (84-96%)	6,4	0,4
Perloff e colaboradores, 1961	Sopro sistólico	78%	64%	2,1	0,35

LR, Razão de verossimilhança.
Fonte: Simel e Rennie.

A avaliação por meio de exame físico deve ser realizada com o paciente na posição supina, sendo a ausculta realizada por moderada pressão do diafragma do estetoscópio sobre o abdome do paciente.

Primeiramente, a ausculta é realizada sobre o epigástrio; após, são percorridos os quatro quadrantes na parede anterior do abdome, ao longo dos flancos e nas áreas entre T12 e L2. Este último tem a finalidade de melhor auscultar sopros audíveis na parede posterior do abdome. Quando detectados, os sopros devem ser correlacionados com o ciclo cardíaco pela palpação do pulso carotídeo (**Figura 113.1**).

Os pacientes com risco moderado e alto risco para hipertensão renovascular são submetidos a testes de seleção não invasivos, já que oferecem uma abordagem de rastreamento menos arriscada para pacientes.

Em uma metanálise dos exames de imagem não invasivos, a angiografia por tomografia computadorizada e a angiografia por ressonância magnética contrastada com gadolínio foram consideradas as de maior precisão diagnóstica, com desempenho um pouco inferior à angiografia por ressonância magnética não contrastada. Esses exames são mais precisos do que a ultrassonografia ou a cintilografia renal potencializada com captopril.

Embora a cintilografia renal potencializada com captopril tenha sido o exame tradicional não invasivo inicial para diagnóstico de estenose de artéria renal, ela foi substituída pelos outros exames de imagem, uma vez que tem sua sensibilidade e especificidade reduzidas na presença de insuficiência renal, doença bilateral, ou quando apenas um rim está funcionando.

A tomografia computadorizada é rápida e apresenta melhor resolução espacial, mas necessita de uma grande quantidade de contraste. O Doppler renal

Áreas de ausculta

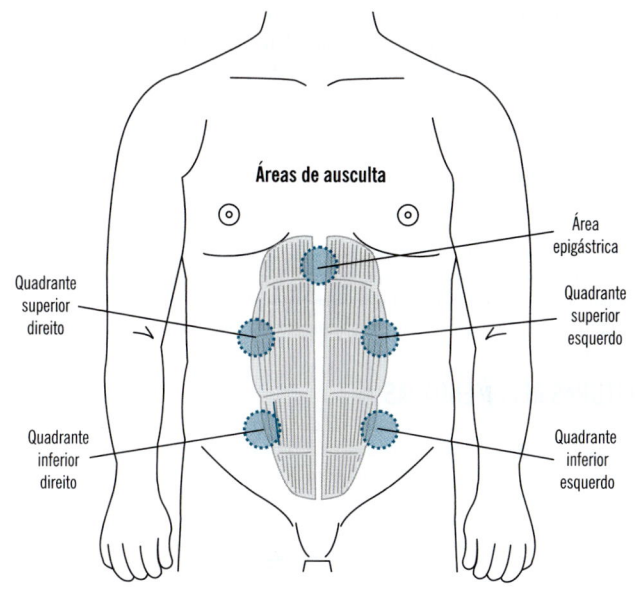

- Área epigástrica
- Quadrante superior direito
- Quadrante superior esquerdo
- Quadrante inferior direito
- Quadrante inferior esquerdo

FIGURA 113.1 ▶ ÁREAS DE AUSCULTA ABDOMINAL.
Fonte: Simel e Rennie.

é o exame não invasivo preferido no diagnóstico de displasia fibromuscular, mas é altamente operador-dependente. O Doppler também pode determinar o índice de resistência, que sendo menor que 80 está relacionado a uma resposta benéfica à revascularização em pacientes com doença aterosclerótica.

A arteriografia renal permanece como padrão-ouro, especialmente quando o diagnóstico permanece não esclarecido ou se considera a realização da revascularização da artéria renal.

A investigação de outras condições causadoras de sopro abdominal não relacionadas à doença renovascular deve ser direcionada pela suspeita clínica.

TRATAMENTO ▶ Os objetivos da terapia são o controle da pressão arterial, a estabilização da função renal e a redução das complicações cardiovasculares. A decisão e o momento de realização da revascularização, assim como a escolha entre a terapia cirúrgica ou a percutânea, continuam controversos devido à falta de ensaios randomizados de grande escala nessa área.

As indicações geralmente aceitas para revascularização são:

- Hipertensão não controlada por três ou mais fármacos, a súbita aceleração ou a associação a lesões em órgãos terminais;
- Deterioração súbita ou inexplicada da função renal, principalmente se associada ao uso de inibidores da enzima conversora da angiotensina ou bloqueadores dos receptores da angiotensina;

- Perda da massa renal ou progressão da estenose da artéria renal hemodinamicamente significativa durante a terapia medicamentosa adequada;
- Edema pulmonar instantâneo ou angina instável.

Em alguns pacientes, a angioplastia com balão ou a colocação de *stents* na artéria renal são os tratamentos de escolha.

REFERÊNCIAS

Grim CE, Luft FC, Weinberger MH, Grim CM. Sensitivity and specificity of screening tests for renal vascular hypertension. Ann Intern Med. 1979;91(4):617-22.

Simel DL, Rennie D, editors. The rational clinical examination: evidence-based clinical diagnosis [Internet]. New York: McGraw-Hill; c2009 [capturado em 10 ago. 2017]. Disponível em: https://medicinainternaucv.files.wordpress.com/2013/02/jama-the-rational-clinical-examination.pdf.

Turnbull JM. The rational clinical examination. Is listening for abdominal bruits useful in the evaluation of hypertension? JAMA. 1995;274(16):1299-301.

LEITURAS RECOMENDADAS

Braunwald E, Zipes DP, Libby P. Tratado de medicina cardiovascular. 6. ed. São Paulo: Roca; 2003. V. 1.

Braunwald E, Zipes DP, Libby P. Tratado de medicina cardiovascular. 6. ed. São Paulo: Roca; 2003. V. 2.

Chobanian AV, Bakris GL, Black HR, Cushman WC, Green LA, Izzo JL Jr, et al. The Seventh Report of the Joint National Committee on Prevention, Detection, Evaluation, and Treatment of High Blood Pressure: the JNC 7 report. JAMA. 2003;289(19):2560-72.

Goldman L, Ausiello D. Cecil tratado de medicina interna. 24. ed. São Paulo: Elsevier; 2012.

Krijnen P, van Jaarsveld BC, Steyerberg EW, Man in 't Veld AJ, Schalekamp MA, Habbema JD. A clinical prediction rule for renal artery stenosis. Ann Intern Med. 1998;129(9):705-11.

Mangione S. Segredos em diagnóstico físico. Porto Alegre: Artmed; 2001. p. 421-35.

Vasbinder GB, Nelemans PJ, Kessels AG, Kroon AA, de Leeuw PW, van Engelshoven JM. Diagnostic tests for renal artery stenosis in patients suspected of having renovascular hypertension: a meta-analysis. Ann Intern Med. 2001;135(6):401-11.

CAPÍTULO 114

SOPRO CARDÍACO

MARCOS HENRIQUE FEITAL NUNES
JOSÉ LUIZ MÖLLER FLÔRES SOARES

CONCEITO E ASPECTOS EPIDEMIOLÓGICOS

Sopro cardíaco é o som originado por vibrações decorrentes de turbilhonamento do fluxo sanguíneo. É um achado relativamente comum ao exame físico, e pode representar doença estrutural cardíaca – mais comumente, valvulopatias – ou pode estar relacionado a doenças não cardíacas e não ter significado patológico, o chamado "sopro inocente".

CLASSIFICAÇÃO ▶ O sopro cardíaco pode ser classificado, basicamente, em relação aos seguintes aspectos: **localização, irradiação, situação no ciclo cardíaco** e **intensidade**:

- **Localização:** define-se pela área de ausculta cardíaca (**Figura 114.1**) onde o sopro é mais audível, pois pode ser auscultado em vários focos. É importante ressaltar que a área por si só não define a exata origem do sopro, sendo importante conhecer sua irradiação;

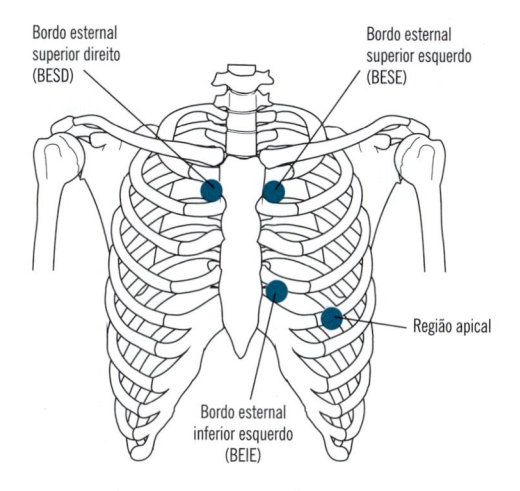

FIGURA 114.1 ▶ **PRINCIPAIS ÁREAS DA AUSCULTA CARDÍACA.**

- **Irradiação:** a irradiação do sopro depende da direção da corrente sanguínea. Por exemplo, o sopro sistólico da estenose aórtica irradia para os vasos do pescoço, uma vez que o sangue, quando passa pela válvula aórtica estenosada, dirige-se para aquela direção. O sopro da insuficiência mitral propaga-se em direção à axila, porque o átrio esquerdo, para onde o sangue reflui após a sístole nessa situação, fica acima e atrás do ventrículo esquerdo;
- **Situação no ciclo cardíaco:** os sopros são divididos em sistólicos, diastólicos e sistodiastólicos (contínuos) (**Tabela 114.1** e **Figura 114.2**):
  - **Sopros sistólicos:** ocorrem entre a primeira bulha (B1) e a segunda bulha (B2) cardíaca. Dividem-se em protossistólico, mesossistólico, telessistólico e holossistólico, e são gerados por dois mecanismos:
1. Fluxo anormal do sangue ao passar por uma obstrução, como por uma válvula semilunar estenosada (estenose aórtica e estenose pulmonar) ou por obstrução na via de saída (miocardiopatia hipertrófica). O sopro da estenose aórtica é, em geral, mesossistólico e, devido à sua característica particular em crescendo-decrescendo durante o fonocardiograma, é chamado de "sopro em diamante";

TABELA 114.1 ▶ CLASSIFICAÇÃO DOS SOPROS CARDÍACOS QUANTO À SITUAÇÃO NO CICLO CARDÍACO

FASE DO CICLO E ETIOLOGIA	LOCALIZAÇÃO
SISTÓLICOS	
Protossistólicos	
Insuficiência mitral (aguda)	Ápice
Comunicação interventricular (pequena)	BEIE
Mesossistólicos	
Funcional/fisiológico	BEE
Estenose aórtica	BESD e/ou ápice
Esclerose aórtica	BESD e/ou ápice
Miocardiopatia hipertrófica	BEE
Comunicação interatrial	BESE
Estenose pulmonar	BESE
Telessistólicos	
Prolapso mitral	BEE/ápice
Insuficiência mitral (disfunção de músculo papilar)	Ápice
Holossistólicos	
Insuficiência mitral	Ápice
Insuficiência tricúspide	BEIE ou ápice
Comunicação interventricular	BEE
DIASTÓLICOS	
Protodiastólicos	
Insuficiência aórtica	BEE
Insuficiência pulmonar	BESE
Meso/telediastólicos	
Estenose mitral	Ápice
Estenose tricúspide	BEIE
CONTÍNUOS	
Ducto arterioso patente	BESE
Fístula arteriovenosa	Sobre a fístula
Sopro venoso	Acima da(s) clavícula(s)
Sopro mamário	Entre as mamas e o esterno
Coarctação da aorta	Dorso à esquerda

BEE, bordo esternal esquerdo; BEIE, bordo esternal inferior esquerdo; BESD, bordo esternal superior direito; BESE, bordo esternal superior esquerdo.
Fonte: Adaptada de McGee, 2001.

Estenose aórtica – sopro mesossistólico, em crescendo-descrescendo, nos focos da base.

Insuficiência aórtica – sopro protodiastólico, em descrescendo, nos focos da base.

Insuficiência mitral – sopro holossistólico, nos focos do ápice.

Estenose mitral – sopro mesodiastólico, descrescendo e crescendo, em focos apicais.

Sons cardíacos normais

Sopro sistólico precoce (protossistólico)

Sopro sistólico da mesossístole (mesossistólico)

Sopro sistólico tardio (telessistólico)

Sopro holossistólico

Sopro diastólico precoce (protodiastólico) em regurgitação aórtica

Sopro contínuo (fístula arteriovenosa)

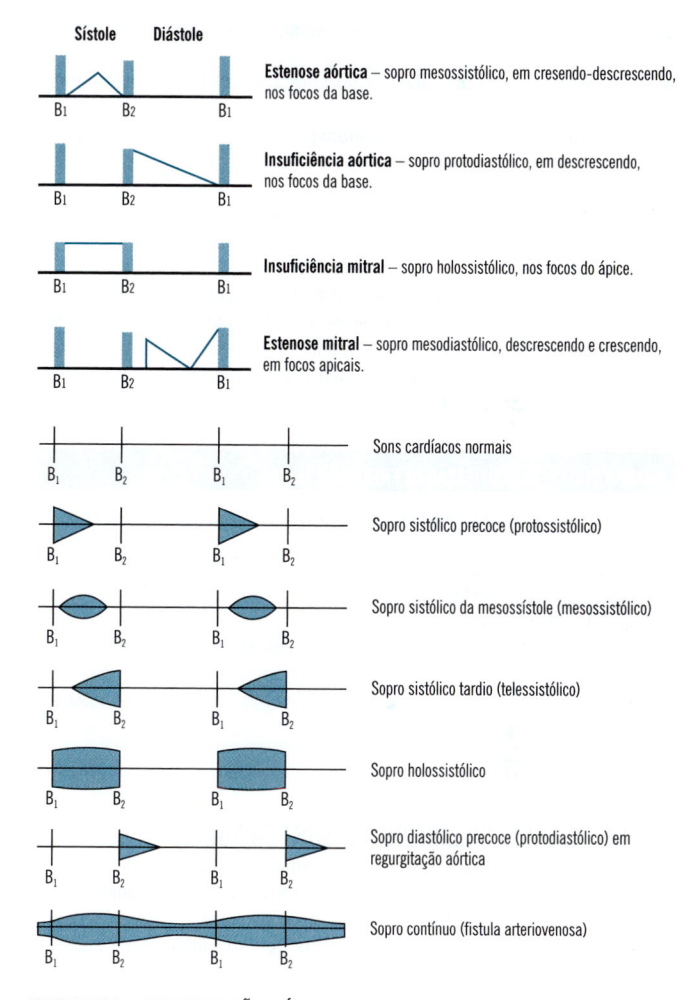

FIGURA 114.2 ▶ REPRESENTAÇÃO GRÁFICA DOS SOPROS.

2. Regurgitação do sangue do ventrículo para uma câmara de menor pressão, como na insuficiência mitral, na insuficiência tricúspide e na comunicação interventricular (CIV);
   - **Sopros diastólicos:** ocorrem entre B2 e B1. Em geral, são de menor amplitude e requerem manobras semiológicas para melhor identificação. Dividem-se em protodiastólico, mesodiastólico e telediastólico, e são gerados por dois mecanismos:

1. Fluxo retrógrado por uma válvula semilunar, como na insuficiência aórtica ou pulmonar;
2. Fluxo anormal por uma válvula atrioventricular, como na estenose mitral ou tricúspide;
   - **Sopros sistodiastólicos (contínuos):** não são alterados pela sístole ou diástole cardíaca, o que demonstra que são originados fora do coração. São exemplos o sopro da fístula arteriovenosa e do canal arterial patente. Esse tipo de sopro também é conhecido como "sopro em maquinária", por lembrar o som de uma locomotiva;
- **Intensidade:** a velocidade da corrente sanguínea influencia na intensidade do sopro. Assim, por exemplo, uma CIV de pequena dimensão, por onde o sangue passa com grande velocidade, produzirá sopro de maior intensidade do que uma CIV de grande dimensão, por onde o sangue passa com menor velocidade. A intensidade é baseada na classificação de Levine (**Quadro 114.1**).

QUADRO 114.1 ▶ CLASSIFICAÇÃO DE FREEMAN E LEVINE

- **Grau 1:** sopro muito leve, auscultado apenas com muita atenção e, às vezes, evidenciado somente com manobras
- **Grau 2:** sopro leve, porém rapidamente audível
- **Grau 3:** sopro alto, sem frêmito
- **Grau 4:** sopro alto, com frêmito
- **Grau 5:** sopro muito alto, audível com estetoscópio levemente encostado na pele do paciente
- **Grau 6:** sopro excepcionalmente alto, audível mesmo com o estetoscópio desencostado da pele do paciente

Fonte: Freeman e Levine.

CAUSAS: SOPROS ORGÂNICOS *VERSUS* FUNCIONAIS ▶

Sopros funcionais ou "inocentes" são achados relativamente comuns em pessoas saudáveis. Eles ocorrem por simples aumento da velocidade do sangue, como em anemias, febre, hipertireoidismo ou após exercícios físicos. Os sopros inocentes são sempre sistólicos, geralmente de baixa intensidade e sem irradiação.

DIAGNÓSTICO E AVALIAÇÃO ▶

AUSCULTA CARDÍACA DINÂMICA ▶ A ausculta cardíaca dinâmica é realizada durante manobras simples, com o intuito de modificar a duração ou a intensidade dos sopros de determinadas doenças cardíacas e, assim, ajudar no diagnóstico diferencial. As manobras semiológicas são (**Tabela 114.2**):

- **Manobra de Valsalva:** aumenta a pressão intratorácica e diminui o retorno venoso ao coração, aumentando a intensidade do sopro em pacientes com miocardiopatia hipertrófica;

TABELA 114.2 ► MANOBRAS SEMIOLÓGICAS	
SOPROS SISTÓLICOS	**PRINCIPAIS MANOBRAS**
Insuficiência mitral	Intensifica: agachamento; *handgrip*
Insuficiência tricúspide	Intensifica: manobra de Rivero-Carvallo
Miocardiopatia hipertrófica	Intensifica: manobra de Valsalva; ao levantar. Diminui: agachamento
CIV	Intensifica: *handgrip*
SOPROS DIASTÓLICOS	**PRINCIPAIS MANOBRAS**
Insuficiência aórtica	Intensifica: inclinar tórax para a frente; agachamento; *handgrip*
Estenose mitral	Intensifica: decúbito lateral esquerdo; exercícios; tossir

CIV, comunicação interventricular.

- **Manobra de Rivero-Carvallo (inspiração profunda):** diminui a pressão intratorácica e aumenta o retorno venoso para o lado direito do coração, intensificando o sopro da insuficiência tricúspide. Pode aumentar também o sopro da estenose pulmonar;
- **Posição de cócoras (agachamento):** aumenta o retorno venoso por comprimir vasos dos membros inferiores e do abdome. Mudar da posição ortostática para a de cócoras diminui o sopro da miocardiopatia hipertrófica. Por outro lado, quando se passa da posição de cócoras para a ortostática, aumenta-se o sopro da miocardiopatia hipertrófica;
- ***Handgrip* (preensão isométrica):** aumenta a resistência vascular sistêmica. Então, o sangue, ao sair do ventrículo, encontra maior resistência na aorta e flui mais facilmente pela lesão regurgitante, intensificando o sopro da insuficiência mitral e da CIV. De maneira oposta, esses sopros diminuem quando se diminui a resistência vascular sistêmica.

TRATAMENTO ► É direcionado às diversas etiologias dos sopros ditos orgânicos ou patológicos.

REFERÊNCIA ►

Freeman AR, Levine SA. The clinical significance of the systolic murmur. A study of 1000 consecutive "non-cardiac" cases. Ann Intern Med. 1933;6(11):1371-85.

LEITURAS RECOMENDADAS ►

Baumgartner H, Falk V, Bax JJ, De Bonis M, Hamm C, Holm PJ, et al. 2017 ESC/EACTS Guidelines for the management of valvular heart disease. Eur Heart J. 2017;38(36):2739-91.
Chizner MA. Cardiac auscultation: rediscovering the lost art. Curr Probl Cardiol. 2008;33(7):326-408.
Constant J, Lippschutz EJ. Diagramming and grading heart sounds and murmurs. Am Heart J. 1965;70(3):326-32.
McGee S. Heart murmurs: general principles. In: McGee S. Evidence-based physical diagnosis. 4th ed. [S. l.]: Elsevier; 2017.

Nishimura RA, Otto CM, Bonow RO, Carabello BA, Erwin JP 3rd, Fleisher LA, et al. 2017 AHA/ACC focused update of the 2014 AHA/ACC guideline for the management of patients with valvular heart disease: a report of the American College of Cardiology/American Heart Association Task Force on clinical practice guidelines. Circulation. 2017;135(25):e1159-e95.

Porto CC, Porto AL. Semiologia médica. 7. ed. Rio de Janeiro: Guanabara Koogan; 2013.

CAPÍTULO 115

SOPRO CAROTÍDEO

ADOLFO CARLOS BONOW
VERENA SUBTIL VIUNISKI
ALEXANDRE BALZANO MAULAZ

CONCEITO E ASPECTOS EPIDEMIOLÓGICOS ► Em condições normais, o sangue flui de maneira laminar pelas artérias. Os sopros arteriais ocorrem devido a vibrações oriundas de um fluxo turbilhonado. O **sopro carotídeo** é o ruído encontrado na sua ausculta quando, por algum motivo, ocorre o turbilhonamento.

Em pacientes assintomáticos com média de idade de 68 anos, com variação de +/− 9 anos, o sopro carotídeo pode estar presente em cerca de 4% dos indivíduos, com sensibilidade de 56% e especificidade de 98% para detectar estenose ≥ 60%. Um paciente assintomático com sopro carotídeo tem 25% de chance de apresentar estenose ≥ 60% e taxa de 44% de falso-negativo. Pacientes assintomáticos com sopro carotídeo têm até quatro vezes mais risco de acidente isquêmico transitório (AIT), duas vezes de acidente vascular cerebral isquêmico (AVCi) e risco aumentado de infarto agudo do miocárdio e morte. A doença arterial carotídea é responsável por 10 a 20% dos AVCs, e a aterosclerose é a doença mais comum dessa artéria.

É importante ressaltar que o sopro carotídeo pode representar não somente uma estenose carotídea, mas, sim, um achado relacionado à doença aterosclerótica sistêmica.

CLASSIFICAÇÃO ► O sopro carotídeo pode ser classificado em cruzes (de 1+ a 4+), conforme a intensidade (**Tabela 115.1**).

Deve-se levar em consideração que a intensidade do sopro não está relacionada com o grau de estenose da artéria subjacente, uma vez que, apesar da presença de estenose, esse sinal pode estar até mesmo ausente devido à redução do fluxo sanguíneo, principalmente em estenoses > 80%.

TABELA 115.1 ▶ CLASSIFICAÇÃO DO SOPRO CAROTÍDEO DE ACORDO COM A INTENSIDADE

INTENSIDADE	CARACTERÍSTICA DO SOPRO
+	Baixa intensidade; requer atenção e ambiente silencioso para ser ouvido
++	Moderado
+++	Intenso
++++	Muito intenso; pode ser ouvido mesmo quando se afasta o estetoscópio do ponto de ausculta

CAUSAS E FATORES DE RISCO ▶ O principal causador do sopro carotídeo é a estenose arterial secundária à doença aterosclerótica, que tem como fatores de risco hipertensão, hipercolesterolemia, tabagismo, sedentarismo, obesidade, história familiar de aterosclerose ou doença coronária. Além da estenose carotídea, o sopro na região cervical pode ser identificado em outras situações, como anemia, que diminui a viscosidade sanguínea e aumenta sua velocidade; artéria tortuosa (*kinking*), que acaba gerando fluxo turbilhonado; e estenose aórtica ou doença das artérias vertebral e subclávia, que podem transmitir o ruído do sopro até a região do pescoço.

DIAGNÓSTICO E AVALIAÇÃO ▶ O sopro carotídeo pode ser identificado por meio da ausculta da artéria carótida. Esta deve ser realizada na região da borda anterior do músculo esternocleidomastóideo, próximo à extremidade superior da cartilagem tireóidea, abaixo do ângulo da mandíbula, área em que a artéria carótida comum se bifurca em artéria carótida interna e artéria carótida externa (**Figura 115.1**).

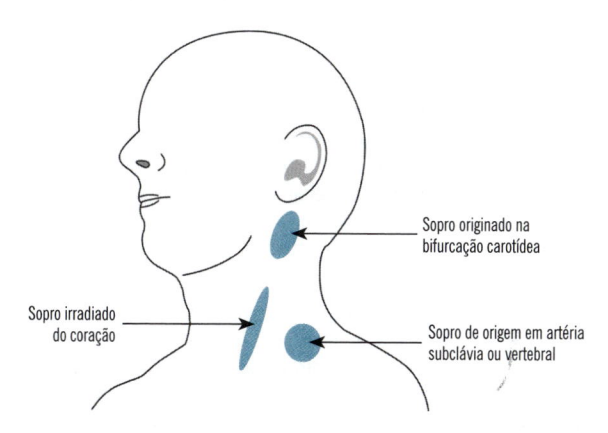

FIGURA 115.1 ▶ LOCAIS DE AUSCULTA DE SOPROS NA REGIÃO CERVICAL.

Por ser um exame de baixo custo, não oferecer risco ao paciente, apresentar boa especificidade e o sopro carotídeo poder ser marcador de risco de doenças cerebrovasculares e cardiovasculares, a ausculta das artérias carótidas em pacientes assintomáticos como rastreamento para doença carotídea parece válida. No entanto, algumas diretrizes, como da United States Preventive Services Task Force (USPSTF) e do artigo *Multidisciplinary German-Austrian Guideline Based on Evidence and Consensus*, não recomendam ausculta carotídea na busca por estenose nesses pacientes.

Em pacientes sintomáticos – ou seja, aqueles que tiveram AIT ou AVC em território irrigado pela carótida interna ipsilateral ao evento –, a ausculta carotídea é mais relevante, visto que, se um sopro for detectado, a probabilidade de o evento originar-se dessa artéria é maior. Contudo, esses pacientes devem ser submetidos a exames complementares mesmo na ausência de sopro, já que essa ausência não exclui estenose.

EXAMES COMPLEMENTARES ▶

Ultrassonografia com Doppler ▶ Permite avaliar a morfologia da parede do vaso, identificar alterações causadas pela aterosclerose e medir variáveis do fluxo sanguíneo, como a velocidade de pico sistólico, utilizadas para o diagnóstico da estenose carotídea.

Vantagens: é um método não invasivo, seguro e de baixo custo. Permite visualizar a morfologia do vaso e parâmetros do fluxo sanguíneo.

Desvantagens: é operador-dependente, fluxos filiformes podem não ser detectados, e tem capacidade de avaliar somente os vasos extracranianos.

Pode ser complementada com o Doppler transcraniano, que tem a capacidade de avaliar o fluxo sanguíneo nos vasos intracranianos e a presença de êmbolos originados proximalmente.

Angiotomografia computadorizada ▶ Mostra todo o percurso do fluxo sanguíneo, desde o arco aórtico até os vasos intracranianos. Permite avaliação por visão em diferentes ângulos e por diferentes tipos de reconstrução da imagem. Com aparelhos mais modernos, tem alta sensibilidade e especificidade – 93 e 94%, respectivamente.

Vantagens: rápida aquisição das imagens, boa sensibilidade e especificidade.

Desvantagens: uso de contraste intravenoso iodado (contraindicação relativa em pacientes com função renal alterada) e exposição à radiação. Calcificações arteriais extensas podem diminuir acurácia. A qualidade das imagens pode ser prejudicada por artefatos como restaurações dentárias com amálgama e dispositivos com conteúdo metálico.

Angiorressonância magnética ▶ É utilizada para visualização direta do vaso por meio de imagens adquiridas sem uso de contraste (método TOF [*time-of-flight*]) ou com contraste intravenoso (gadolínio), o que melhora a sensibilidade e a especificidade do exame, chegando a 94 e 93%, respectivamente, em estenoses de 70 a 90%, e sensibilidade de 77% e especificidade de 97%, respectivamente, em estenoses de 50 a 69%.

Vantagens: é menos operador-dependente que a ultrassonografia (US) com Doppler. O gadolínio é um meio de contraste mais seguro, não expõe o paciente à radiação.

Desvantagens: é um exame de maior custo, e pode superestimar o grau de estenose. O gadolínio é contraindicado relativamente em pacientes com insuficiência renal pelo risco de causar fibrose sistêmica nefrogênica. O exame pode não ser realizado se o paciente não tolerar decúbito dorsal, for claustrofóbico ou tiver implantes ferromagnéticos.

Angiografia com subtração digital ▶ Não é primeira linha na investigação, porém, é o método padrão-ouro para avaliar estenose carotídea. É realizada por meio de punção arterial e cateterização com injeção de contraste no vaso a ser estudado.

Vantagens: permite a visualização em várias projeções do sistema arterial carotídeo, com informação sobre estenose, morfologia da placa aterosclerótica e circulação colateral.

Desvantagens: é um método invasivo. Depende de punção arterial, e o paciente é exposto a contraste iodado e radiação. O maior temor é de AVC por embolização; no entanto, a incidência de evento grave é de menos de 1%.

TRATAMENTO ▶

Os pacientes com estenose carotídea oriunda de aterosclerose podem ser manejados com tratamento clínico ou tratamento clínico mais intervenção na placa.

Enquanto pacientes assintomáticos de baixo risco têm benefício com tratamento clínico otimizado unicamente, em pacientes assintomáticos de alto risco (estenose da carótida interna > 70% na US com Doppler) a intervenção na placa pode ser considerada.

Em pacientes sintomáticos, além do tratamento clínico otimizado, a intervenção na placa aterosclerótica pode ser recomendada dependendo do grau de estenose, do risco de morbidade e mortalidade periprocedimento e das características do paciente, como idade, sexo e comorbidades.

O tratamento clínico otimizado consiste em mudança de estilo de vida (cessação do tabagismo, dieta adequada, ingestão moderada de álcool, atividade física regular, índice de massa corporal < 25), controle da pressão arterial, uso de ácido acetilsalicílico ou clopidogrel – ou ambos (dependendo do quadro clínico do paciente) – e estatina.

A intervenção pode ser realizada por meio de procedimento cirúrgico (endarterectomia carotídea) ou intravascular (angioplastia carotídea e *stent*).

REFERÊNCIAS ▶

Adla T, Adlova R. Multimodality imaging of carotid stenosis. Int J Angiol. 2015;24(3):179-84.

Davies KN, Humphrey PR. Complications of cerebral angiography in patients with symptomatic carotid territory ischaemia screened by carotid ultrasound. J Neurol Neurosurg Psychiatry. 1993;56(9):967-72.

Eckstein HH, Kühnl A, Dörfler A, Kopp IB, Lawall H, Ringleb PA. The diagnosis, treatment and follow-up of extracranial carotid stenosis: a multidisciplinary German-Austrian guideline based on evidence and consensus. Dtsch Arztebl Int. 2013;110(27-28):468-76.

Grotta JC. Clinical practice. Carotid stenosis. N Engl J Med. 2013;369(12):1143-50.

Kernan WN, Ovbiagele B, Black HR, Bravata DM, Chimowitz MI, Ezekowitz MD, et al. Guidelines for the prevention of stroke in patients with stroke and transient ischemic attack: a guideline for healthcare professionals from the American Heart Association/American Stroke Association. Stroke. 2014;45(7):2160-236.

LeFevre ML, U.S. Preventive Services Task Force. Screening for asymptomatic carotid artery stenosis: U.S. Preventive Services Task Force recommendation statement. Ann Intern Med. 2014;161(5):356-62.

McColgan P, Bentley P, McCarron M, Sharma P. Evaluation of the clinical utility of a carotid bruit. QJM. 2012;105(12):1171-7.

Meschia JF, Bushnell C, Boden-Albala B, Braun LT, Bravata DM, Chaturvedi S, et al. Guidelines for the primary prevention of stroke: a statement for healthcare professionals from the American Heart Association/American Stroke Association. Stroke. 2014;45(12):3754-832.

Paraskevas KI, Hamilton G, Mikhailidis DP. Clinical significance of carotid bruits: an innocent finding or a useful warning sign? Neurol Res. 2008;30(5):523-30.

Pickett CA, Jackson JL, Hemann BA, Atwood JE. Carotid bruits and cerebrovascular disease risk: a meta-analysis. Stroke. 2010;41(10):2295-302.

Porto CC, Porto AL. Semiologia médica. 6. ed. Rio de Janeiro: Guanabara Koogan; 2009.

Ratchford EV, Jin Z, Di Tullio MR, Salameh MJ, Homma S, Gan R, et al. Carotid bruit for detection of hemodynamically significant carotid stenosis: the Northern Manhattan Study. Neurol Res. 2009;31(7):748-52.

Sandercock PAG, Kavvadia E. The carotid bruit. Practical Neurology. 2002;2(4):221-4.

Spence JD, Song H, Cheng G. Appropriate management of asymptomatic carotid stenosis. Stroke Vasc Neurol. 2016;1(2):64-71.

Sun K, Li K, Han R, Li W, Chen N, Yang Q, et al. Evaluation of high-pitch dual-source CT angiography for evaluation of coronary and carotid-cerebrovascular arteries. Eur J Radiol. 2015;84(3):398-406.

Wardlaw JM, Chappell FM, Stevenson M, De Nigris E, Thomas S, Gillard J, et al. Accurate, practical and cost-effective assessment of carotid stenosis in the UK. Health Technol Assess. 2006;10(30):iii-iv, ix-x, 1-182.

CAPÍTULO 116

SUDORESE

RENATA HECK
CLARISSA PRATI
RENAN RANGEL BONAMIGO

CONCEITOS ▶ As glândulas écrinas e as glândulas apócrinas produzem o **suor** e apresentam importante função na termorregulação corporal.

As glândulas écrinas são distribuídas por toda a superfície corporal, com maior concentração nas palmas das mãos, nas plantas dos pés, na face e nas axilas. As glândulas apócrinas são menos numerosas e localizam-se nas axilas, na região perineal, na região periumbilical, nos mamilos e no componente externolabial. Ambas são inervadas principalmente pelo sistema autônomo simpático, sendo a acetilcolina o principal neurotransmissor.

O suor é composto principalmente por água, cloreto de sódio e ureia, além de quantidades pequenas de substâncias variáveis. Sua produção excessiva é denominada **hiperidrose**.

Outros conceitos importantes que se relacionam com o tema são **hipoidrose** e **anidrose**, que significam, respectivamente, a diminuição e a ausência total da produção de suor. A **bromidrose** é caracterizada por suor com odor desagradável ou fétido, e a **cromoidrose** é referida na presença de suor com alteração da cor – azul, amarela, verde ou preta.

ASPECTOS EPIDEMIOLÓGICOS

A prevalência de hiperidrose é estimada em 1 a 5% da população, afetando ambos os sexos igualmente. Alterações da sudorese podem gerar dano psicológico e impacto na vida social dos pacientes.

CLASSIFICAÇÃO E QUADRO CLÍNICO

A hiperidrose pode ser classificada como primária ou secundária.

A **hiperidrose primária** é a forma mais comum de hiperidrose e normalmente acomete as palmas das mãos, as plantas dos pés e as axilas. Ela acontece, em geral, somente com o paciente acordado, e é estimulada por emoções ou estresse.

O quadro com acometimento volar (relativo às palmas das mãos e às plantas dos pés) habitualmente já incide na infância, enquanto a forma com predomínio axilar inicia, em geral, na adolescência. Há um provável componente hereditário associado, pois muitos são os casos de história familiar positiva para hiperidrose.

A **hiperidrose secundária** pode ser localizada ou generalizada, e está associada ou é causada por outra doença. A forma secundária é mais frequentemente unilateral e assimétrica, presente no período noturno e/ou durante o sono. O início é mais tardio, geralmente após os 25 anos de idade.

CAUSAS

A hiperidrose primária não tem associação com doenças sistêmicas ou medicações, e acredita-se que sua origem seja devida à hiperatividade do sistema nervoso autônomo.

A hiperidrose secundária tem como causas comuns as infecções crônicas, as neoplasias, as doenças endócrinas e neurológicas, além de determinados medicamentos (**Quadro 116.1**).

A anidrose/hipoidrose pode ser congênita ou adquirida. Causas congênitas/genéticas incluem displasia ectodérmica hipoidrótica, insensibilidade congênita à dor com anidrose e doença de Fabry. O quadro adquirido é considerado secundário e pode ser devido a doenças neurológicas, endócrinas (diabetes insípido, doença de Addison, hipotireoidismo) ou dermatológicas (miliária, dermatite atópica, psoríase, doença de Darier, ictiose, esclerodermia, líquen escleroso, etc.) ou a medicamentos (atropina, escopolamina, etc.) ou pode ser idiopático.

A bromidrose pode desenvolver-se secundariamente à maceração do extrato córneo com degradação bacteriana da queratina. Ela também pode ser secun-

QUADRO 116.1 ▶ CAUSAS DE HIPERIDROSE SECUNDÁRIA

Endócrinas/metabólicas

- Acromegalia
- Diabetes melito
- Fenilcetonúria
- Gestação
- Gota
- Hiperpituitarismo
- Hipertireoidismo
- Menopausa
- Obesidade
- Porfiria

Neoplásicas

- Carcinoide
- Feocromocitoma
- Linfoma
- Mesotelioma
- Timoma

Infecciosas

- Brucelose
- Doença febril aguda (defervescência)
- Encefalite
- Endocardite
- Malária
- Tuberculose

Neurológicas

- Abscesso intracraniano
- AVC
- Neoplasias intracranianas
- Neuropatias
- Parkinson
- Trauma medular

Genéticas

- Disautonomia familiar
- Doenças mitocondriais
- Epidermólise bolhosa
- Eritrodermia ictiosiforme congênita
- Paquioníquia congênita
- Queratodermia palmoplantar
- Síndrome de Klippel-Trenaunay

Medicamentosas

- Agonistas colinérgicos: pilocarpina, piridostigmina
- Analgésicos: AINEs, ácido acetilsalicílico, opioides, paracetamol
- Antibióticos/antivirais: aciclovir, ciprofloxacino, efavirenz, foscarnete, ribavirina
- Antidepressivos: inibidores seletivos e não seletivos da recaptação da serotonina, ADTs
- Anti-hipertensivos: antagonistas dos canais de cálcio, β-bloqueadores, inibidores da ECA, losartana, hidralazina, carvedilol
- Hipoglicemiantes: insulina, sulfonilureias, tiazolidinedionas
- Imunossupressores: ciclosporina, tacrolimo, micofenolato

Outras

- Alcoolismo
- Arsenicismo crônico
- Artrite reumatoide
- Compensatória (pós-simpatectomia)
- Insuficiência cardíaca
- Intoxicação por mercúrio

ADTs, antidepressivos tricíclicos; AINEs, anti-inflamatórios não esteroides; AVC, acidente vascular cerebral; ECA, enzima conversora da angiotensina.

dária a distúrbios metabólicos (fenilcetonúria) e a agentes exógenos, como alguns alimentos (alho, cebola, *curry*, aspargos) ou medicamentos (penicilinas).

A cromoidrose pode ser secundária a medicações, à hiperbilirrubinemia ou à uremia, à presença de bactérias cromogênicas, como o *Corynebacterium*, ou até ser considerada idiopática.

DIAGNÓSTICO E AVALIAÇÃO ▶

O diagnóstico da hiperidrose primária focal é clínico. Os **critérios diagnósticos** são:

- Excesso de suor visível e focal por ao menos 6 meses;
- Ausência de causas secundárias identificáveis;
- Mais duas das seguintes características:
  - Sudorese bilateral e simétrica;
  - Prejuízo das atividades habituais;
  - Frequência de pelo menos 1 episódio semanal;
  - Início do quadro antes dos 25 anos;
  - História familiar positiva, com cessação durante o sono.

Para delimitar a área do excesso de suor, o **teste de Minor** pode ser realizado. Ele consiste na aplicação de solução de iodo (3-5%) na pele limpa e seca, seguida da aplicação de amido em pó. Com a produção de suor, as áreas afetadas apresentarão coloração escurecida, demarcando a região acometida. Esse teste costuma ser útil para delimitar as áreas-alvo de tratamento com toxina botulínica.

A avaliação por meio de exames da hiperidrose secundária deve ser baseada em achados da anamnese e do exame físico sugestivos da doença de base.

TRATAMENTO ▶

O tratamento da hiperidrose localizada inicialmente consiste na aplicação de agentes tópicos como o cloreto de alumínio hexaidratado 20%. Este deve ser aplicado à noite, e age bloqueando o ducto sudoríparo por meio da precipitação do sal. A aplicação deve ser feita todas as noites, até que seja atingido o controle desejado da sudorese; após, a frequência de uso deve ser diminuída para a manutenção do efeito (cerca de 1-2 noites por semana). O efeito adverso mais comum é a irritação local.

A toxina botulínica também é utilizada para o controle da sudorese localizada. Ela age bloqueando a liberação de acetilcolina com consequente redução temporária na produção do suor. A diminuição da sudorese já costuma ser notada cerca de 3 a 5 dias após a aplicação, sendo o efeito persistente por 3 a 9 meses.

Outros tratamentos consistem na iontoforese e no tratamento cirúrgico (ressecção das glândulas ou simpatectomia torácica endoscópica). Em geral, a cirurgia é reservada para os pacientes refratários às demais medidas.

Na hiperidrose generalizada, pode-se fazer uso de agentes sistêmicos anticolinérgicos, como a oxibutinina via oral. O efeito adverso mais comum é boca seca, e o seu uso deve ser evitado nos pacientes com história de retenção urinária. O uso da medicação deve ser mantido indefinidamente para controle dos sintomas. Outros agentes empregados na terapêutica incluem clonidina, β-bloqueadores e benzodiazepínicos.

O tratamento da hiperidrose secundária e da anidrose/hipoidrose é voltado para o tratamento da causa de base.

No manejo da bromidrose, deve-se orientar adequada higiene local, trocas frequentes de roupas, antiperspirantes tópicos, depilações frequentes e uso de roupas que facilitem o arejamento local.

LEITURAS RECOMENDADAS

Hashmonai M, Cameron AEP, Connery CP, Perin N, Licht PB. The etiology of primary hyperhidrosis: a systematic review. Clin Auton Res. 2017;27(6):379-83.

Hornberger J, Grimes K, Naumann M, Glaser DA, Lowe NJ, Naver H, et al. Recognition, diagnosis, and treatment of primary focal hyperhidrosis. J Am Acad Dermatol. 2004;51(2):274-86.

Miller JL. Bromhidrosis. Waltham: UpToDate; 2017 [capturado em 15 ago. 2017]. Disponível em: https://www.uptodate.com/contents/bromhidrosis.

Miller JL, Hurley HJ. Diseases of the eccrine and apocrine sweat glands. In: Bolognia JL, Jorizzo JL, Rapini RP. Dermatology. New York: Elsevier; 2008.

Moraites E, Vaughn OA, Hill S. Incidence and prevalence of hyperhidrosis. Dermatol Clin. 2014;32(4):457-65.

Ohshima Y, Tamada Y. Classification of systemic and localized sweating disorders. Curr Probl Dermatol. 2016;51:7-10.

Smith CC, Parisier D. Primary focal hyperhidrosis. Waltham: UpToDate; 2017 [capturado em 15 ago. 2017]. Disponível em: https://www.uptodate.com/contents/primary-focal-hyperhidrosis.

Walling HW. Clinical differentiation of primary from secondary hyperhidrosis. J Am Acad Dermatol. 2011;64(4):690-5.

CAPÍTULO 117

TAQUICARDIA

MÁRCIO TORIKACHVILI
GABRIELA FEHRENBACH
JOSÉ LUIZ MÖLLER FLÔRES SOARES
RUHAN FALCÃO PERUCHI

CONCEITOS As **arritmias cardíacas** são eventos clínicos bastante prevalentes na prática médica. As alterações de frequência cardíaca (FC) podem ser mensuradas de forma clínica, por meio de técnicas de exame físico e, quando detectadas, devem chamar a atenção para a necessidade de investigação adicional, devido aos riscos relacionados às diferentes arritmias cardíacas.

O nó sinusal é composto por um agrupamento de células localizadas no átrio direito, capazes de produzir um potencial de ação que inicia e coordena a cadeia de eventos eletrofisiológicos que compõe o funcionamento normal do coração. Atualmente, considera-se que a FC normal vai de 60 a 100 batimentos por minuto (bpm), em um ritmo fisiológico, chamado de ritmo sinusal. A **taquicardia** sinusal é o distúrbio de ritmo mais comum na prática clínica. Mesmo estando frequentemente associada a estados fisiológicos, sabe-se que o aumento da FC é associado a prognósticos adversos, particularmente em homens e em portadores de doenças cardiovasculares. A identificação de pacientes com FC acima do normal é fundamental para a detecção precoce de arritmias cardíacas e para o correto diagnóstico eletrocardiográfico.

CAUSAS ▶ A taquicardia sinusal é um fenômeno fisiológico relacionado a períodos em que ocorre maior estímulo do nó sinusal sobre o sistema de condução, ocasionando aumento da FC. As causas mais comuns de taquicardia relacionam-se a períodos de maior descarga de catecolaminas, ou mesmo de inibição do tônus vagal. A adrenalina e a noradrenalina, com origem nos gânglios simpáticos ou na medula suprarrenal, são lançadas na circulação sistêmica, com ação diretamente sobre os receptores adrenérgicos presentes no miocárdio, promovendo alterações na despolarização celular e desencadeando aumento da FC.

Existem diversos processos fisiológicos, farmacológicos e patológicos que podem desencadear taquicardia sinusal, que ocorre com frequência em indivíduos saudáveis. As principais causas fisiológicas são relacionadas a períodos de dor, medo, exercício físico e ansiedade. Alguns estados também podem causar taquicardia, como anemia, febre, beri béri, gravidez, hipertireoidismo e hipovolemia. As causas mais frequentes de taquicardia sinusal estão descritas na **Tabela 117.1**.

As taquiarritmias caracterizam-se por frequências ventriculares maiores que 100 bpm e são geralmente categorizadas com base em medidas eletrocardiográficas, de acordo com a duração do complexo QRS. Um complexo QRS estreito, com duração menor que 120 milissegundos (ms), reflete a ativação ventricular rápida por meio da via normal, pelo feixe de His-Purkinje, e sugere origem supraventricular. O sítio da arritmia pode ocorrer no nó sinusal, no átrio, no nó atrioventricular ou no feixe de His. As taquicardias com complexo QRS alargado, de duração maior que 120 ms, ocorrem quando a ativação ventricular ocorre de maneira anormalmente lenta, com origem ventricular, ou com origem supraventricular, por um feixe anômalo. As taquiarritmias mais comuns na prática clínica são a fibrilação atrial, o *flutter* atrial e as taquicardias supraventriculares.

A **Figura 117.1** detalha os diferentes mecanismos elétricos das taquiarritmias mais prevalentes.

A fibrilação atrial, ou arritmia cardíaca por fibrilação atrial (ACFA), é a arritmia cardíaca sustentada mais prevalente na população mundial (ver Capítulo 61, Fibrilação atrial).

O *flutter* atrial ocorre em função de um circuito elétrico reentrante no átrio direito que, de maneira organizada e regular, produz frequência atrial alta – em torno de 300 bpm – e, em função da condução 2:1 (a mais frequente), pode gerar frequência ventricular de aproximadamente 150 bpm. As alterações eletrocardiográficas do *flutter* atrial incluem linha de base com ondas

TABELA 117.1 ▶ CAUSAS DE TAQUICARDIA	
CAUSA	ESTIMULAÇÃO DO NÓ SINUSAL
Ansiedade, emoção, atividade física	↑ Atividade simpática por descarga adrenérgica, ↑ temperatura, hipoxia tecidual
Anemia, sangramento	↑ Atividade simpática por ativação de barorreceptores, hipoxia tecidual
Infecções, febre, choque	↑ Atividade simpática por descarga adrenérgica
Tireotoxicose	↑ Atividade simpática por descarga adrenérgica
Fármacos adrenérgicos (adrenalina, noradrenalina, dopamina, dobutamina, salbutamol)	↑ Atividade simpática por atividade β_1-agonista
Atropina	Atividade anticolinérgica
Chocolate, café, chá	Liberação de metilxantinas
Nicotina	Estimulação adrenérgica pré-ganglionar
Anfetaminas/*ecstasy*	↑ Atividade simpática por descarga de noradrenalina, dopamina e serotonina
Cannabis	↑ Atividade simpática, ↓ atividade parassimpática

Fonte: Adaptada de Yusuf e Camm.

Fibrilação atrial   *Flutter* atrial   Taquicardia supraventricular por reentrada nodal

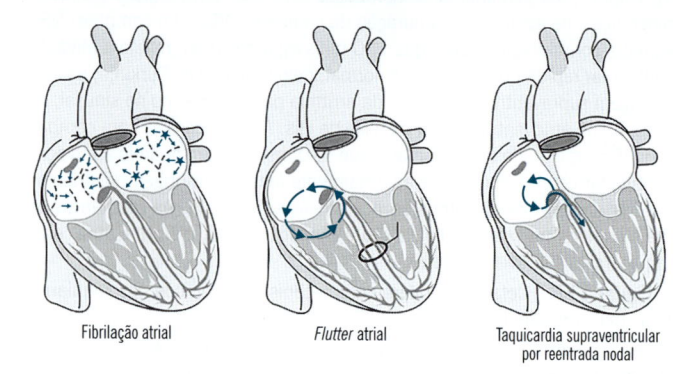

FIGURA 117.1 ▶ MECANISMO DE TAQUIARRITMIA DE ACORDO COM A REGULARIDADE DO RITMO.

regulares em formato de "dentes de serra", com frequência atrial variável entre 250 e 350 bpm. São identificadas ondas P negativas em região inferior e apiculadas em V1 e com essa frequência atrial. Os mesmos fatores de risco relacionados à fibrilação atrial aplicam-se ao *flutter* atrial, destacando-se as doenças cardíacas estruturais, como as cardiopatias congênitas, as valvulopatias e a insuficiência cardíaca.

A taquicardia atrial multifocal pode ser vista com alguma frequência em pacientes com pneumopatia crônica (doença pulmonar obstrutiva crônica [DPOC]) descompensada, e caracteriza-se por morfologias distintas da onda P (ao menos 3) precedendo o QRS, em uma mesma derivação, frequência ventricular entre 100 e 150 bpm e irregularidades dos intervalos da onda R, que pode ser confundida com fibrilação atrial, cujo diagnóstico diferencial se impõe.

As taquicardias supraventriculares paroxísticas são taquiarritmias de instalação súbita, com frequência ventricular regular, e que costumam ocorrer por um mecanismo de reentrada do nó atrioventricular. A mais comum delas se dá por mecanismo de reentrada nodal. Eletrocardiograficamente, caracterizam-se por ausência de ondas P, que podem estar junto ao complexo QRS < 120 ms ou imediatamente após, com intervalo RR regular, e costumam ter frequência ventricular elevada (150-250). Podem ocorrer em pacientes sem cardiopatia estrutural, incluindo indivíduos jovens.

As taquiarritmias com QRS alargado > 120 ms podem ser ventriculares em sua origem (p. ex., taquicardia ventricular [TV]) ou ser supraventriculares com condução aberrante, por existir previamente um distúrbio de condução tipo bloqueio de ramo esquerdo ou por via acessória, como na síndrome de Wolff-Parkinson-White.

DIAGNÓSTICO E AVALIAÇÃO ▶

Os pacientes que se apresentam com arritmias cardíacas devem ser cuidadosamente avaliados dos pontos de vista clínico e laboratorial, a fim de estabelecer o diagnóstico, definir possíveis causas, avaliar o significado clínico do distúrbio do ritmo e indicar corretamente o tratamento.

Apesar dos avanços tecnológicos no estudo das arritmias, a grande ferramenta na abordagem dos pacientes que se apresentam com taquicardia é a realização de um eletrocardiograma (ECG) de 12 derivações.

Algumas das principais taquiarritmias supraventriculares encontram-se descritas na **Tabela 117.2**.

A primeira avaliação do ECG deve ser, inicialmente, a de confirmação do aumento da FC – que é considerada normal de 60 a 100 bpm –, mensurada por meio do intervalo entre duas ondas R consecutivas, avaliando essa frequência entre elas. A maneira mais prática de realizar essa avaliação é buscar em alguma derivação longa (normalmente DII) o intervalo entre duas ondas R consecutivas.

A presença e a morfologia da onda P devem ser observadas, essencialmente para confirmar se o ritmo é sinusal. O ritmo sinusal tem como características eletrocardiográficas a presença de ondas P positivas nas derivações D1, D2 e aVF, e negativas em aVR, precedendo cada complexo QRS, com a mesma morfologia e eixo elétrico variando normalmente entre −30° e +90°.

Após confirmados a taquicardia e o ritmo, a duração do intervalo QRS deve ser avaliada. A duração normal do intervalo QRS é de até 120 ms. Se o

TABELA 117.2 ▶ DIAGNÓSTICO DIFERENCIAL DAS TAQUIARRITMIAS

ECG	RESPOSTA À ADENOSINA	FC (BPM)	REGULARIDADE	CAUSAS	TIPO
		220 – idade do paciente	Regular	Atividade física, febre, dor, ansiedade, sangramento, gravidez, pós--operatório	Taquicardia sinusal
Ausência de onda P, intervalo RR irregular	Redução transitória da frequência ventricular	100-220	Irregularmente irregular	Doença cardíaca estrutural, doenças pulmonares, tromboembolismo pulmonar, sepse, pós--operatório	Fibrilação atrial
Ritmo regular com presença de ondas em serra (onda F)	Redução transitória da frequência ventricular	150	Regular	Doenças cardíacas estruturais, como aumento do átrio direito, cardiopatias isquêmicas ou reumáticas	*Flutter* atrial

(*Continua*)

TABELA 117.2 ▶ DIAGNÓSTICO DIFERENCIAL DAS TAQUIARRITMIAS (Continuação)

ECG	RESPOSTA À ADENOSINA	FC (BPM)	REGULARIDADE	CAUSAS	TIPO
Ausência de onda P, QRS < 120 ms e intervalo RR regular	Pode responder inicialmente a manobras vagais, e costuma ter boa resposta à adenosina	150-250	Regular	Pode ocorrer também em pacientes jovens, sem cardiopatia estrutural	Taquicardia supraventricular paroxística
Ondas P com 3 morfologias distintas e irregularidade do intervalo RR	Não se aplica	100-150	Regular	Taquicardia supraventricular paroxística	Taquicardia atrial multifocal

bpm, batimentos por minuto; DPOC, doença pulmonar obstrutiva crônica; ECG, eletrocardiograma; FC, frequência cardíaca; ms, milissegundos.
Fonte: Adaptada de Link.

QRS tiver duração menor que 120 ms e tiver morfologia normal, o ritmo é supraventricular; se o QRS tiver duração maior que 120 ms, o ritmo pode ser ventricular, ou ainda por pré-excitação, por marca-passo ventricular, ou mesmo supraventricular com condução aberrante.

Do ponto de vista clínico, consideram-se fatores indicativos de instabilidade hemodinâmica a presença de hipotensão, descompensação de quadro de insuficiência cardíaca, desencadeamento ou piora de quadro anginoso, alteração do estado mental por baixo débito, sinais de hipoperfusão periférica ou síncope. O exame físico, além de auxiliar na avaliação da repercussão da arritmia sobre os vários sistemas, pode fornecer pistas sobre a arritmia envolvida, basicamente pela avaliação do ritmo, da intensidade e da constância da primeira bulha, do desdobramento da segunda bulha e das ondas a no pulso jugular.

TRATAMENTO ▶ A abordagem inicial deve ser capaz de distinguir entre os pacientes portadores de taquiarritmias que se apresentam estáveis ou instáveis hemodinamicamente. As indicações de monitorização cardíaca contínua nessas situações encontram-se no **Quadro 117.1**.

QUADRO 117.1 ▶ INDICAÇÕES PARA MONITORIZAÇÃO CARDÍACA CONTÍNUA

- Infarto agudo do miocárdio confirmado ou suspeito
- Pós-operatório de cirurgia cardíaca
- Pós-parada cardiorrespiratória
- Arritmia com instabilidade hemodinâmica
- Pacientes críticos
- Início do uso de antiarrítmicos para arritmias de alto risco
- Angina instável
- Pós-implante de cardioversor-desfibrilador e marca-passo

Fonte: Adaptado de Zimerman e colaboradores.

TRATAMENTO DE PACIENTES COM INSTABILIDADE HEMODINÂMICA ▶ Os pacientes com sinais clínicos de instabilidade são candidatos à cardioversão elétrica de urgência, que consiste na aplicação de uma corrente elétrica contínua sobre o tórax, que age de forma sincronizada sobre o complexo QRS. Para esse procedimento, que é em geral realizado em grande parte das emergências, é necessária a sedação do paciente.

Os fármacos mais utilizados para a sedação em cardioversão elétrica encontram-se na **Tabela 117.3**.

O tipo de arritmia e as condições clínicas do paciente são determinantes fundamentais do sucesso da cardioversão. A fibrilação atrial é a arritmia que pode ser frequentemente tratada com cardioversão elétrica. Uma carga de 100 a 200 joules (J) é normalmente adequada para restaurar o ritmo sinusal, embora casos com duração maior da arritmia possam requerer cargas maiores. A cardioversão elétrica do *flutter* atrial costuma ter boas chances de sucesso, com cargas de energia em geral menores do que as utilizadas

TABELA 117.3 ▶ FÁRMACOS UTILIZADOS EM SEDAÇÃO PARA CARDIOVERSÃO ELÉTRICA

FÁRMACO	APRESENTAÇÃO	DOSE MÉDIA	COMENTÁRIOS
Midazolam	Ampolas de 5 mg/mL	0,15 mg/kg	Sedação em alguns minutos; hipotensor
Etomidato	Ampolas de 2 mg/mL	0,15 mg/kg	Pouca repercussão hemodinâmica
Propofol	Ampolas de 10 mg/mL	1,5 mg/kg	Potencialmente cardiotóxico e hipotensor
Fentanila	Ampolas de 50 µg/mL	0,5-2 µg/kg	Pode ocasionar depressão respiratória

no tratamento da fibrilação atrial, e que vão de 50 a 100 J. A taquicardia supraventricular paroxística normalmente responde ao tratamento clínico medicamentoso, e a cardioversão elétrica normalmente não é necessária.

TRATAMENTO DE PACIENTES COM ESTABILIDADE HEMODINÂMICA ▶ A maior parte dos pacientes que se apresentam com taquicardias não perfaz critérios de instabilidade e, muitas vezes, é pouco sintomática. Ainda assim, quando diagnosticada uma taquiarritmia, deve ser considerada a opção de tratamento clinicofarmacológico, que pode ser realizado com manobras vagais, cardioversão química ou cardioversão elétrica eletiva.

A taquicardia supraventricular paroxística apresenta, em até 20% dos casos, resposta satisfatória às manobras de Valsalva. Recentemente, foram sugeridas modificações na técnica clássica, que podem ser valiosas e contribuir para o sucesso do restabelecimento do ritmo sinusal. A manobra de Valsalva modificada consiste em pedir ao paciente deitado e em posição reclinada que realize a manobra de Valsalva clássica, soprando o dorso da mão ou em um êmbolo de seringa plástica de 10 mL, por 15 segundos, de maneira contínua. Após, a cabeceira do paciente deve ser rapidamente abaixada, e suas pernas devem ser elevadas com auxílio dos profissionais de saúde. Dessa forma, existe aumento da pressão intra-abdominal e o desencadeamento do reflexo vagal, que pode cessar a arritmia.

Se não for obtido sucesso com a manobra de Valsalva, o fármaco mais utilizado é a adenosina, que bloqueia rapidamente a condução nodal-atrioventricular, e cessa rapidamente grande parte das taquicardias supraventriculares. A adenosina deve ser administrada rapidamente, na dose de 6 mg intravenoso (IV), seguido de um *bolus* de 20 mL de solução salina. Esse procedimento pode ser repetido se não houver resposta (reversão da arritmia) após 1 a 2 minutos na dose de 12 mg IV.

Para o tratamento da fibrilação atrial aguda, ver Capítulo 61, Fibrilação atrial. Para fins de tratamento, o *flutter* e a fibrilação atrial são considerados semelhantes, com estratégias terapêuticas similares, ainda considerando que a cardioversão química obtém menor resposta no tratamento do *flutter* atrial, sendo, por vezes, necessária a cardioversão elétrica sincronizada.

As taquiarritmias ventriculares, sobretudo a TV, a fibrilação ventricular e o *torsades de pointes*, constituem, em geral, urgências médicas que deverão ser tratadas imediatamente em ambientes de emergência ou terapia intensiva com desfibrilador e fármacos antiarrítmicos pertinentes à situação.

A detecção precoce dos sinais e sintomas das taquiarritmias, por meio de técnicas de anamnese e exame físico, assim como a capacidade de interpretação eletrocardiográfica, são ferramentas essenciais para os médicos, especialmente os que compõem os serviços de emergência, pois são doenças prevalentes, com significativa morbidade associada. Portanto, o pronto diagnóstico e o início precoce do tratamento são fundamentais para a obtenção de melhores desfechos clínicos.

REFERÊNCIAS ▶

Link MS. Clinical practice. Evaluation and initial treatment of supraventricular tachycardia. N Engl J Med. 2012;367(15):1438-48.

Yusuf S, Camm AJ. The sinus tachycardias. Nat Clin Pract Cardiovasc Med. 2005;2(1):44-52.

Zimerman LI, Pimentel M, Berger S. Arritmias. In: Nasi LA. Rotinas em pronto-socorro. 2. ed. Porto Alegre: Artmed; 2006.

LEITURAS RECOMENDADAS ▶

Greenland P, Alpert JS, Beller GA, Benjamin EJ, Budoff MJ, Fayad ZA, et al. 2010 ACCF/AHA guideline for assessment of cardiovascular risk in asymptomatic adults: a report of the American College of Cardiology Foundation/ American Heart Association Task Force on Practice Guidelines. J Am Coll Cardiol. 2010;56(25):e50-103.

Katritsis DG, Camm AJ. Atrioventricular nodal reentrant tachycardia. Circulation. 2010;122(8):831-40.

Palatini P. Need for a revision of the normal limits of resting heart rate. Hypertension. 1999;33(2):622-5.

Pastore CA, Pinho JA, Pinho C, Samesima N, Pereira Filho HG, Kruse JCL, et al. III diretrizes da Sociedade Brasileira de Cardiologia sobre análise e emissão de laudos eletrocardiográficos. Arq Bras Cardiol. 2016;106(4 Suppl 1):1-23.

Spodick DH. Normal sinus heart rate: Sinus tachycardia and sinus bradycardia redefined. Am Heart J. 1992;124(4):1119-21.

Yang XS, Beck GJ, Wilkoff BL. 749-1 Redefining normal sinus heart rate. J Am Coll Cardiol. 1995;25(2 Suppl 1):193A.

CAPÍTULO 118

TONTURA E VERTIGEM

DAIANA PAOLA PERIN
GUSTAVO COSTA FERNANDES
LISANDRA DOS SANTOS ROCHA

CONCEITOS ▶

Vertigem é uma sensação de movimento, caracteristicamente rotatória, sobre si próprio ou do ambiente. Queixa de vertigem sugere alteração no sistema vestibular, podendo ser de origem periférica (labirinto, nervo vestibulococlear – nervo craniano [NC]-VIII) ou de origem central (vias e núcleos vestibulares no tronco encefálico).

Em geral, o termo **tontura** é utilizado para definir sensação de mal-estar inespecífico, sensação de "cabeça vazia" ou sensação de "desmaio" iminente, muitas vezes acompanhada de queixas visuais e fraqueza generalizada. Queixas relacionadas à tontura sugerem algum grau de hipoperfusão cerebral, como nos quadros de síncope e pré-síncope, hipotensão postural e arritmias cardíacas, mas também podem ser secundárias a medicamentos e sintomas somatoformes.

No entanto, essa diferenciação nem sempre está clara, pois muitas vezes o paciente tem dificuldade para descrever a queixa. Além disso, a presença ou não de sintomas rotatórios não é suficientemente confiável para determinar a origem dos sintomas. Com base nisso, este capítulo se limitará aos quadros de alteração da via vestibular e, para facilidade de comunicação, será mantido o termo em conjunto **tontura/vertigem**.

ASPECTOS EPIDEMIOLÓGICOS ▶
Tontura e vertigem são queixas frequentes, correspondendo a aproximadamente 5% das visitas ao pronto-socorro e consultas ambulatoriais, sendo que 20% delas levam à admissão hospitalar.

CLASSIFICAÇÃO ▶
Os sintomas de vertigem podem ser classificados de acordo com a topografia na via vestibular. Lesões do labirinto e do NC-VIII são classificadas como **vertigens de origem periférica**, e lesões dos tratos e dos núcleos vestibulares dentro do tronco encefálico, como **vertigens de origem central**.

CAUSAS ▶
Dos casos de tonturas/vertigem, as causas mais comuns são: vertigem posicional paroxística benigna (VPPB; 15%), neuronite vestibular e outras labirintopatias periféricas (15%), pré-síncope (10%) e doenças do tronco encefálico (vertigem de origem central, 8%). Sintomas somatoformes e outros mais raros somam cerca de 30%.

O **Quadro 118.1** mostra as principais causas de vertigem relacionadas com a localização.

QUADRO 118.1 ▶ CAUSAS DE VERTIGEM RELACIONADAS COM A TOPOGRAFIA NA VIA VESTIBULAR	
Origem central	**Origem periférica**
• Doenças cerebrovasculares	• Neuronite vestibular
• Doenças desmielinizantes	• Vertigem posicional paroxística benigna
• Migrânea vestibular	• Labirintite
• Tumores da fossa posterior	• Doença de Ménière

DIAGNÓSTICO E AVALIAÇÃO ▶

ANAMNESE ▶ Inicialmente, tentar determinar o que o paciente quer dizer com "tontura" ou "vertigem", pedindo que descreva os sintomas detalhadamente. A sensação de movimentação do ambiente ou de si mesmo (rotação, lateropulsão, inclinação) remete à vertigem e ao distúrbio vestibular, central ou periférico. Queixa de desequilíbrio e instabilidade de marcha sugere disfunção vestibular, alteração da propriocepção (neuropatia periférica, doença do cordão posterior da medula), cerebelopatia ou efeito de medicações. A "sensação de desmaio" ou a "sensação de cabeça vazia", associadas à diaforese, a náuseas ou à turvação da visão, remetem à hipoperfusão cerebral global, como nas hipotensões ortostáticas e síndromes vasovagais. Quando a queixa é mal definida e a descrição envolve múltiplas queixas inespecíficas, a causa funcional (psicogênica) deve ser levada em consideração.

O tempo de instalação, a duração e os fatores de piora e alívio dos sintomas são de suma importância no auxílio diagnóstico. Perguntar especificamente sobre sintomas associados, como zumbidos (acúfenos), cefaleia, hipoacusia, dor ou sensação de plenitude auricular. Buscar, na história, o uso de fármacos ototóxicos (gentamicina, cisplatina). Episódios de vertigem breve e relacionados à movimentação da cabeça sugerem VPPB, enquanto episódios persistentes podem significar lesão do NC-VIII ou do tronco encefálico. Queixas subagudas podem estar relacionadas a lesões expansivas de fossa posterior.

EXAME CLÍNICO ▶ O exame clínico direcionado para a queixa de tontura/vertigem inclui:

- Pesquisa de nistagmo espontâneo ou induzido, em que se observam os olhos na posição central e nas miradas laterais e verticais;
- Pesquisa do reflexo vestíbulo-ocular por meio do teste de lateralização da cabeça (*head-impulse test*);
- Acuidade auditiva, preferencialmente com diapasão, comparando as vias aéreas entre os dois ouvidos;
- Teste de Rinne e Weber, que consiste na pesquisa de alterações auditivas para diferenciar a hipoacusia neurossensorial da hipoacusia de condução;
- Teste de motricidade ocular, que busca sinais de acometimento de outros NCs;
- Avaliação da motricidade facial (lembrar que o nervo facial tem a porção inicial do seu trajeto com o NC-VIII);
- Pesquisa de desalinhamento ocular secundário a lesões de NCs, que consiste em ocluir alternadamente cada olho, a fim de investigar movimentos de correção;
- Avaliação da coordenação apendicular, por meio da manobra dedo-nariz e da manobra calcanhar-joelho;
- Equilíbrio estático (manobra de Romberg) e dinâmico (avaliação da marcha normal e em *tandem*);
- Pesquisa de hipotensão postural, em especial com sintomas ao levantar da cama ou da cadeira.

Teste de lateralização da cabeça ▶ O examinador pede que o paciente fixe o olhar no seu nariz e, então, com o paciente relaxado, faz movimentos rápidos de lateralização da cabeça. No exame normal ou com lesão central (tronco encefálico), o paciente consegue manter o olhar fixo no examinador. Na presença de doença do labirinto, há uma sacada corretiva (**Figura 118.1**).

Normal antes
Paciente foca no nariz do examinador

Depois de virar bruscamente a cabeça para a direita, o paciente se mantém focado no nariz do examinador

Anormal antes
Paciente foca no nariz do examinador

Sacada corretiva

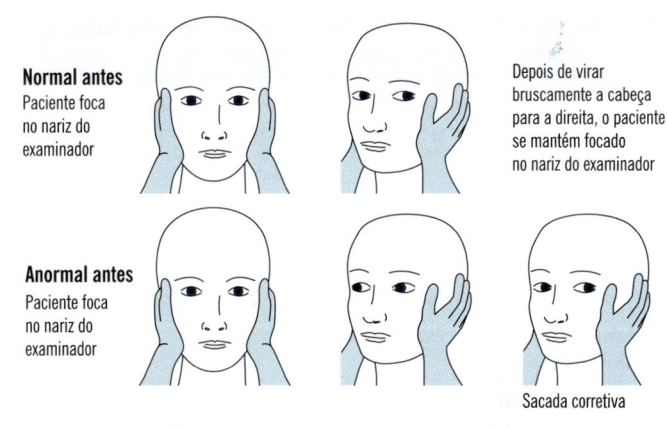

FIGURA 118.1 ▶ TESTE DE LATERALIZAÇÃO DA CABEÇA (PESQUISA DE REFLEXO VESTÍBULO-OCULAR).

Avaliação de nistagmo ▶ A presença de nistagmo deve ser avaliada na posição central (espontâneo) e durante as miradas laterais e verticais, enquanto o paciente segue o dedo do examinador (induzido). Nistagmo horizontal unidirecional com piora na mirada em direção ao componente rápido e mais evidente sem fixação visual sugere causa periférica. Nistagmo espontâneo predominantemente vertical que muda com a direção da mirada, sem latência e sem fatigabilidade, sugere etiologia central. Todavia, apesar de ser mais comum na etiologia periférica, o nistagmo central pode não mudar de direção e também ser suprimido com a fixação visual.

Pesquisa de desalinhamento ocular (*cover test* ou *test of skew*) ▶ Na pesquisa de desalinhamento ocular, o paciente fixa o olhar em um alvo e o examinador cobre cada olho do paciente de forma alternada, à procura de desalinhamento vertical do olho. Se estiver presente, esse sinal denota doença central.

A combinação das manobras de lateralização da cabeça, avaliação de nistagmo, pesquisa de desalinhamento ocular e teste de acuidade auditiva (esfregando os dedos próximo ao ouvido do paciente) é conhecida como HINTS *plus* (*head-impulse*, *nystagmus*, *test of skew plus hearing*). Essa combinação mostrou-se de grande valia na diferenciação de vertigens agudas de origens periférica e central, com sensibilidade maior para isquemias do que a ressonância magnética (RM) com difusão na fase aguda (primeiras 24-48 horas). No entanto, o exame depende da experiência do examinador, com grande variabilidade entre avaliadores – em especial, o teste de lateralização da cabeça. Para facilitar a interpretação desse teste, a tendência é utilizar o registro por vídeo com equipamento especial, já em uso em alguns centros.

As principais alterações encontradas no exame físico estão na **Tabela 118.1**.

TABELA 118.1 ▶ ALTERAÇÕES DO EXAME FÍSICO NAS SÍNDROMES CENTRAIS E PERIFÉRICAS

	ORIGEM CENTRAL	ORIGEM PERIFÉRICA
Teste de lateralização da cabeça	Normal	Alterado
Nistagmo	Multidirecional; componente rápido muda com a direção do olhar, mas não se altera com a fixação do olhar	Unidirecional, horizontal (com ou sem componente torsional), fatigável à fixação do olhar
Pesquisa de desalinhamento ocular	Alterada	Normal
Coordenação apendicular	Pode estar alterada	Normal
Hipoacusia ou zumbido	Raramente	Normalmente presente
Vertigem	Constante e menos grave	Intermitente e mais grave

OUTROS EXAMES ▶

Manobra de Dix-Hallpike ▶ Deve ser realizada apenas em caso de vertigem intermitente. Essa manobra é utilizada para o diagnóstico de VPPB, na qual o paciente apresenta sensação de vertigem por alguns segundos a minutos quando muda a posição da cabeça, principalmente se estiver deitado. O paciente é sentado na maca, e sua cabeça é lateralizada a 45°. Ele é posicionado em decúbito dorsal e sua cabeça fica pendente a 45°; os olhos permanecem abertos com o olhar fixo. Para que haja confirmação do diagnóstico, deve ocorrer nistagmo (em geral, vertical e torsional, após latência de alguns segundos) e/ou devem ser desencadeados os sintomas previamente descritos na anamnese (**Figura 118.2**).

Teste de hipotensão postural ▶ Deve-se aferir a pressão arterial do paciente em decúbito e após 3 minutos em ortostatismo. Diferenças de 20

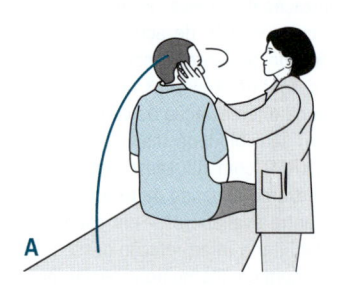

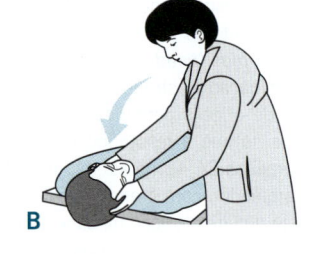

FIGURA 118.2 ▶ **MANOBRA DE DIX-HALLPIKE.**
Fonte: MedicinaNET.com.br.

mmHg na pressão sistólica ou de 10 mmHg na pressão diastólica indicam hipotensão postural.

EXAMES COMPLEMENTARES ▶

Eletrocardiograma ▶ Sempre solicitar quando pré-síncope ou outras causas de baixo débito, como arritmias cardíacas, estiverem no diagnóstico diferencial.

Tomografia computadorizada de crânio ▶ É mais útil em situações de emergência, para descartar hemorragias de tronco encefálico e lesões tumorais. Sugere-se solicitar exame de imagem quando a queixa for acompanhada de cefaleia ou sinais neurológicos focais. Apesar disso, sabe-se que a tomografia computadorizada (TC) tem baixa sensibilidade para isquemias na fossa posterior.

Ressonância magnética ▶ A RM de encéfalo é o exame mais sensível para a detecção de lesões de tronco encefálico. Também pode ser útil para a avaliação dos NCs, detectando sinais inflamatórios (deve ser solicitado protocolo específico para NCs e a RM deve ser realizada com contraste). Salienta-se que, apesar de específica, a RM tem, relativamente, baixa sensibilidade (70-80%) para isquemias de tronco encefálico nas primeiras horas, devendo ser repetida após 48 horas.

Eletronistagmografia/vectoeletronistagmografia ▶ É solicitada especialmente para investigar queixas de tontura/vertigem. Utiliza eletrodos e registros de vídeo para avaliar diversas etapas da via vestibular e vestíbulo-ocular: movimentação ocular sacádica, presença de nistagmo espontâneo e induzido, teste optocinético, resposta calórica e manobras posicionais (como Dix-Hallpike). É útil na diferenciação de patologias centrais ou periféricas. Nas doenças periféricas, também auxilia a identificar qual é o lado afetado.

Teste da inclinação (*tilt-table test*) ▶ É utilizado para identificar e documentar sintomas de tontura por sintomas vagais (hipotensão e bradiarritmias). O paciente é colocado na posição horizontal sobre uma mesa móvel que se inclina lentamente para a posição vertical, e a pressão arterial e a frequência cardíaca são monitorizadas.

DIAGNÓSTICO DIFERENCIAL ▶
O diagnóstico é feito com base na história e no exame físico. Entre os principais pontos da história, destacam-se a frequência (intermitente ou persistente) e os fatores agravantes dos sintomas. No exame físico, a bateria HINTS mostrou-se de maior utilidade para casos de vertigem persistente. Exames complementares devem ser utilizados apenas se houver suspeita de acometimento do sistema nervoso central (TC ou RM de crânio) ou distúrbios metabólicos (glicose, eletrólitos). Caso contrário, o rendimento diagnóstico é extremamente baixo.

A **Tabela 118.2** resume os principais diagnósticos diferenciais.

A **Figura 118.3** apresenta um fluxograma como sugestão para abordagem diagnóstica.

TRATAMENTO ▶
O tratamento é dividido em dois objetivos: (1) tratamento sintomático agudo e (2) tratamento da causa específica.

TABELA 118.2 ▶ PRINCIPAIS DIAGNÓSTICOS DIFERENCIAIS EM VERTIGEM

	INÍCIO E DURAÇÃO	SINTOMAS	EXAME FÍSICO	CAUSAS
Labirintite	Segundos a dias	Vertigem, náuseas, vômitos, zumbido	Hipoacusia, nistagmo tipo periférico, manobra de lateralização da cabeça	Infecção recente do trato respiratório
Neuronite vestibular	Segundos a dias	Vertigem, náuseas, vômitos	Nistagmo tipo periférico, manobra de lateralização da cabeça	Infecção recente do trato respiratório
Vertigem posicional paroxística benigna	30 segundos a 1 minuto	Piora com movimentação da cabeça, episódios súbitos e breves	Normal entre as crises, induzido pela manobra de Dix-Hallpike	TCE, idade avançada
Doença de Ménière	20 minutos a 12 horas	Vertigem, zumbido, hipoacusia, plenitude auricular	Nistagmo tipo periférico, hipoacusia	Aumento da pressão endolinfática
AVC isquêmico ou hemorrágico de tronco encefálico	Súbito, persistente	Vertigem, comumente associada com ataxia, dismetria, diplopia, disartria	HINTS padrão central, com ou sem sinais neurológicos focais	DM, HAS, fibrilação atrial, aterosclerose

AVC, acidente vascular cerebral; DM, diabetes melito; HAS, hipertensão arterial sistêmica; TCE, traumatismo craniencefálico.

Náuseas e vertigem podem ser manejadas com uso de dimenidrinato, metoclopramida, ondansetrona ou meclizina. Entretanto, o uso persistente desses fármacos atrasa a compensação central dos sintomas vertiginosos; portanto, devem ser utilizados por tempo limitado (2-3 dias). Em pacientes muito sintomáticos, pode-se optar por medicações mais sedativas, como prometazina, clonazepam ou diazepam.

O uso de corticosteroide sistêmico nos casos de neuronite vestibular tem eficácia controversa, com alguns estudos mostrando benefício em curto prazo. Apesar de não recomendada rotineiramente, prednisona na dose de 60 mg/dia por 5 a 7 dias pode ser uma alternativa para alívio em curto prazo nos casos mais sintomáticos.

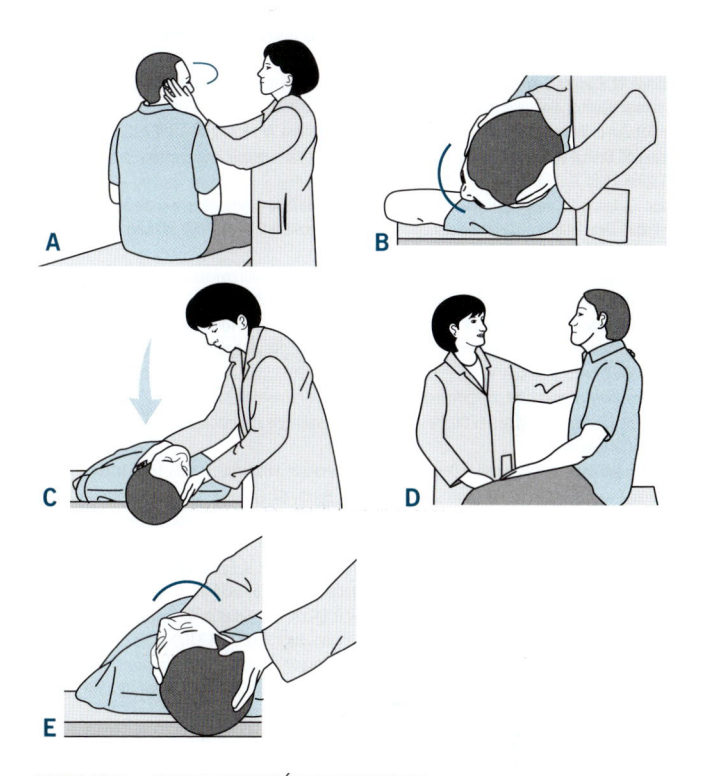

FIGURA 118.3 ▶ **ABORDAGEM DIAGNÓSTICA DE VERTIGEM.**
Fonte: Muncie e colaboradores.

Na doença de Ménière, o uso de hidroclorotiazida, betaistina e dieta hipossódica em médio e longo prazos visa à redução da pressão endolinfática e consequente redução dos sintomas.

Na VPPB, utilizam-se manobras de reposicionamento labiríntico (como Epley e Semont), com boa efetividade. Os sintomas também podem remitir espontaneamente em muitos casos.

REFERÊNCIAS ▶

Campbell WW, DeJong RN. DeJong's the neurologic examination. 7th ed. Philadelphia: Lippincott Williams & Wilkins; c2013.

Chalela JA, Kidwell CS, Nentwich LM, Luby M, Butman JA, Demchuk AM, et al. Magnetic resonance imaging and computed tomography in emergency assessment of patients with suspected acute stroke: a prospective comparison. Lancet. 2007;369(9558):293-8.

Cheung CS, Mak PS, Manley KV, Lam JM, Tsang AY, Chan HM, et al. Predictors of important neurological causes of dizziness among patients presenting to the emergency department. Emerg Med J. 2010;27(7):517-21.

Choi JH, Park MG, Choi SY, Park KP, Baik SK, Kim JS, et al. Acute transient vestibular syndrome: prevalence of stroke and efficacy of bedside evaluation. Stroke. 2017;48(3):556-62.

Edlow JA, Newman-Toker D. Using the physical examination to diagnose patients with acute dizziness and vertigo. J Emerg Med. 2016;50(4):617-28.

Fishman JM, Burgess C, Waddell A. Corticosteroids for the treatment of idiopathic acute vestibular dysfunction (vestibular neuritis). Cochrane Database Syst Rev 2011;(5):CD008607.

Herr RD, Zun L, Mathews JJ. A directed approach to the dizzy patient. Ann Emerg Med. 1989;18(6):664-72.

Karatas M. Central vertigo and dizziness: epidemiology, differential diagnosis, and common causes. Neurologist. 2008;14(6):355-64.

Kattah JC, Talkad AV, Wang DZ, Hsieh YH, Newman-Toker DE. HINTS to diagnose stroke in the acute vestibular syndrome: Three-step bedside oculomotor examination more sensitive than early MRI diffusion-weighted imaging. Stroke. 2009;40(11):3504-10.

Kroenke K, Jackson JL. Outcome in general medical patients presenting with common symptoms: a prospective study with a 2-week and a 3-month follow-up. Fam Pract. 1998;15(5):398-403.

Marx JJ, Thoemke F, Mika-Gruettner A, Fitzek S, Vucurevic G, Urban PP, et al. [Diffusion-weighted MRT in vertebrobasilar ischemia. Application, sensitivity, and prognostic value]. Nervenarzt. 2004;75(4):341-6.

MedicinaNET.com.br [Internet]. Vertigem. Porto Alegre: Artmed; c2013 [capturado em 17 abr. 2018]. Disponível em: https://www.medicinanet.com.br/m/conteudos/revisoes/5879/vertigem.htm.

Muncie HL, Sirmans SM, James E. Dizziness: approach to evaluation and management. Am Fam Physician. 2017;95(3):154-162.

Nedzelski JM, Barber HO, McIlmoyl L. Diagnoses in a dizziness unit. J Otolaryngol. 1986;15(2):101-4.

Newman-Toker DE, Hsieh YH, Camargo CA Jr, Pelletier AJ, Butchy GT, Edlow JA. Spectrum of dizziness visits to US emergency departments: cross-sectional analysis from a nationally representative sample. Mayo Clin Proc. 2008;83(7):765-75.

Oppenheim C, Stanescu R, Dormont D, Crozier S, Marro B, Samson Y, et al. False-negative diffusion-weighted MR findings in acute ischemic stroke. AJNR Am J Neuroradiol. 2000;21(8):1434-40.

Saber Tehrani AS, Kattah JC, Mantokoudis G, Pula JH, Nair D, Blitz A, et al. Small strokes causing severe vertigo: frequency of false-negative MRIs and nonlacunar mechanisms. Neurology. 2014;83(2):169-73.

The Best Practice Advocacy Centre New Zealand. A delicate balance: managing vertigo in general practice [Internet]. Dunedin: BPACNZ; 2012 [capturado em 17 abr. 2018]. Disponível em: https://bpac.org.nz/BPJ/2012/September/vertigo.aspx.

CAPÍTULO 119

TOSSE

FRANCES KOPPLIN CRESPO
MARCELO BASSO GAZZANA

CONCEITOS E ASPECTOS EPIDEMIOLÓGICOS ▶

A **tosse** é uma manobra expiratória forçada contra a glote fechada gerada voluntária ou involuntariamente, tendo as fases sequenciais inspiratória, compressiva e expiratória. Quando involuntária, ela ocorre devido à presença de um irritante químico ou físico em seus receptores específicos, que estão presentes em orofaringe, laringe, trato respiratório inferior, membrana timpânica, meato auditivo externo e esôfago – estruturas inervadas pelo nervo vago. Atualmente, considera-se a tosse como uma síndrome de hipersensibilidade, com seus vários fenótipos, ocasionada por uma resposta somatossensorial aumentada. A tosse tem como objetivo a limpeza das vias aéreas, eliminando materiais inalados e retirando o excesso de muco. É um dos sintomas mais comuns na prática clínica. Também é manifestação de diversas doenças pulmonares e extrapulmonares, devendo ser tratada com intuito de resolução da patologia de base e do prejuízo que gera na qualidade de vida do paciente.

A tosse pode levar a inúmeras complicações, as quais poderão necessitar de manejo específico. Entre elas, estão:

- **Complicações cardiovasculares:** hipotensão arterial, arritmias, deslocamento de cateteres, ruptura de vasos conjuntivais, nasais ou anais;
- **Complicações neurológicas:** síncope, cefaleia, radiculopatia cervical aguda, convulsão, dissecção de artéria vertebral;
- **Complicações gastrintestinais:** refluxo induzido por tosse, mau funcionamento de sondas de gastrostomias, hérnia inguinal, ruptura esplênica;
- **Complicação urogenital:** incontinência urinária;
- **Complicações musculoesqueléticas:** fratura de costelas, elevação de enzimas musculares;
- **Complicações respiratórias:** pneumotórax, pneumomediastino, trauma de laringe ou brônquios, hérnia pulmonar, exacerbação da asma;
- **Outras complicações:** petéquias, ruptura de feridas cirúrgicas, medo de doenças graves.

A tosse é um mecanismo de defesa do organismo. Portanto, situações associadas à tosse ineficaz, seja por redução do fluxo aéreo ou por excesso de secreção respiratória, podem criar um ciclo vicioso de lesão broncopulmonar. Entre essas condições, destacam-se:

- **Dor:** fratura de costela, costocondrite, cirurgias de abdome superior ou torácica;
- **Fraqueza dos músculos respiratórios:** lesão da medula espinal, síndrome de Guillain-Barré, esclerose lateral amiotrófica, distrofias musculares, miastenia grave;
- **Depressão do centro respiratório:** doenças do sistema nervoso central (SNC), intoxicação por fármacos depressores do SNC;
- **Obstrução de vias aéreas superiores:** laringite, corpo estranho, compressão por bócio ou neoplasias cervicais;
- **Causas pulmonares:** bronquiectasias de qualquer natureza, traqueobroncomalacia, massas endoluminais, tubo endotraqueal ou traqueostomia, asma, doença pulmonar obstrutiva crônica (DPOC).

CLASSIFICAÇÃO E CAUSAS ▶

A classificação é baseada no tempo de duração do sintoma. A investigação deverá ser guiada por essa característica, pois é a que melhor se correlaciona com a causa.

A tosse pode ser:

- **Aguda:** menos de 3 semanas. É a apresentação mais comum. A principal causa é infecção de vias aéreas, sobretudo superiores, e costuma ser autolimitada. Outras causas são exacerbação de asma ou DPOC, aspiração de corpo estranho, tromboembolismo pulmonar e insuficiência cardíaca congestiva;
- **Subaguda:** 3 a 8 semanas. É necessário sempre determinar se a sintomatologia ocorre após infecção de vias aéreas, pois a tosse pós-infecciosa é a mais comum nesse grupo. Caso uma infecção recente seja excluída, a propedêutica deverá ser a mesma da tosse crônica;
- **Crônica:** mais de 8 semanas. Ocorre por síndrome de tosse de vias aéreas superiores (STVAS, ou síndrome de gotejamento pós-nasal), asma, DPOC, doença do refluxo gastresofágico (DRGE), tabagismo, neoplasia de vias aéreas, sarcoidose, medicamentos (principalmente inibidores da enzima conversora da angiotensina [ECA]), entre outros. A tosse pós-infecciosa de longa duração também é uma causa comum na prática clínica.

As principais causas de tosse subaguda/crônica na população geral e que sempre devem ser consideradas são – em pacientes que não utilizam inibidores da ECA – STVAS, asma e DRGE. Em alguns casos, essas três condições podem sobrepor-se entre si ou a outras causas concomitantes. A presença de mais de uma causa ao mesmo tempo é um aspecto muito importante e responsável pela ineficácia do tratamento. Além disso, devido à alta prevalência no Brasil (sobretudo no Rio Grande do Sul), deve-se pensar sempre em tuberculose nos pacientes com tosse subaguda e crônica.

Em indivíduos imunossuprimidos predominam as causas infecciosas. Os agentes causadores mais comuns dependerão do mecanismo da imunossupressão (p. ex., em pacientes com deficiência de imunidade celular, como pacientes com síndrome da imunodeficiência adquirida [Aids, do inglês *acquired immunodeficiency syndrome*], infecções fúngicas e micobacterianas; em pacientes com deficiência de imunidade humoral, como portadores de deficiência comum variável, infecções por bactérias piogênicas).

O **Quadro 119.1** apresenta as causas de tosse.

CARACTERÍSTICAS DO COMPORTAMENTO DE PACIENTES COM TOSSE ▶

Apesar de ser um sintoma geralmente benigno e autolimitado, a tosse pode ser um fator de grande preocupação e constrangimento social para o paciente. Em alguns casos, sobretudo em indivíduos mais idosos, a tosse pode acarretar incontinência urinária, alterações no sono, fratura de costelas e arritmias cardíacas relacionadas com inervação vagal. Além disso, é causa importante de absenteísmo escolar e de trabalho, e sua investigação gera custo significativo.

DIAGNÓSTICO E AVALIAÇÃO ▶
A investigação etiológica baseia-se principalmente na **história** e no **exame físico** minuciosos, sendo estes normalmente suficientes para diagnóstico (**Tabelas 119.1** e **119.2**, e **Figura 119.1**). É importante atentar para a história de tabagismo, pois a incidência de tosse crônica é maior nesse grupo. Também é relevante a história ocupacional,

QUADRO 119.1 ▶ CAUSAS DE TOSSE

Causas mais frequentes
- Síndrome de tosse de vias aéreas superiores
- Asma, tosse variante de asma ou bronquite eosinofílica
- Doença do refluxo gastresofágico
- Uso de inibidores da enzima conversora da angiotensina
- Síndrome gripal
- Tuberculose pulmonar
- Outras infecções pulmonares
- Neoplasia pulmonar
- Doença pulmonar obstrutiva crônica
- Aspiração pulmonar
- Bronquiolite
- Doenças intersticiais
- Doenças ocupacionais
- Doenças pleurais (pneumotórax, derrame pleural)
- Insuficiência cardíaca congestiva
- Tosse psicogênica

Causas menos frequentes
- Traqueobroncomalacia
- Estenose das vias aéreas
- Amiloidose traqueobrônquica
- Corpo estranho na via aérea
- Traqueobroncopatia osteocondroplástica
- Broncolitíase
- Linfangioleiomiomatose
- Histiocitose X
- Traqueobroncomegalia (síndrome de Mounier-Kuhn)
- Diálise peritoneal
- Altitude elevada
- Massas mediastinais
- Metástases endobrônquicas
- Edema pulmonar
- Embolia pulmonar
- Tosse induzida por fármacos
- Vasculites
- Doenças inflamatórias intestinais
- Doenças da tireoide
- Fístulas traqueoesofágicas ou broncoesofágicas
- Otites e condições similares
- Doenças diafragmáticas (marca-passo estimulatório)

TABELA 119.1 ▶ TOSSE AGUDA: CAUSAS, SINTOMAS E SINAIS ASSOCIADOS E RESPECTIVA AVALIAÇÃO

CAUSA	SINTOMAS	SINAIS	EXAMES COMPLEMENTARES
Rinossinusite	Obstrução ou congestão nasal, rinorreia, gotejamento pós-nasal, dor facial, pigarro	Eritema, aspecto "em pedras de calçamento" na orofaringe, gotejamento pós-nasal mucoide ou purulenta	Diagnóstico clínico; TC de seios da face nos pacientes com risco ou suspeita de complicações locais
Asma	Sibilos, aperto no peito, dispneia; piora com exercício ou frio; história prévia de asma, mesmo que distante (infância); outros sintomas de atopia (rinite, conjuntivite ou dermatite atópicas)	Presença de roncos e sibilos na ausculta pulmonar	Espirometria pré e pós-broncodilatador; broncoprovocação com metacolina em caso de espirometria normal

TABELA 119.1 ▶ TOSSE AGUDA: CAUSAS, SINTOMAS E SINAIS ASSOCIADOS E RESPECTIVA AVALIAÇÃO

CAUSA	SINTOMAS	SINAIS	EXAMES COMPLEMENTARES
Síndrome gripal	Mal-estar, tosse, mialgia, cefaleia, sintomas nasais e torácicos; na *influenza*, os sintomas sistêmicos são mais proeminentes do que no resfriado comum	Inexpressivos – febre, edema e eritema de mucosa nasal e orofaringe, linfadenopatia cervical; ausculta pulmonar normal	Diagnóstico clínico; em casos específicos, pesquisa direta de vírus ou reação em cadeia da polimerase na secreção de nasofaringe
Tuberculose	Tosse produtiva, hemoptise, febre vespertina, perda de peso, astenia, sudorese noturna	Sarcopenia, febre, alterações na ausculta pulmonar variáveis – roncos, crepitantes, sibilos	Radiografia de tórax, pesquisa e cultura de micobactérias no escarro (2 amostras)

TC, tomografia computadorizada.

TABELA 119.2 ▶ TOSSE CRÔNICA: CAUSAS, SINTOMAS E SINAIS ASSOCIADOS E RESPECTIVA AVALIAÇÃO

CAUSA	SINTOMAS	SINAIS	EXAMES COMPLEMENTARES
Gotejamento pós-nasal	Sensação de algo "pingando" na garganta; pigarro, obstrução nasal, rinorreia, história de rinossinusopatia	Presença de secreção aderida à parede posterior da orofaringe	Diagnóstico clínico
DRGE	Pirose, regurgitação, dor torácica, globo faríngeo; os sintomas gastrintestinais típicos podem estar ausentes na presença de tosse em até 15%; melhora sintomática em ortostatismo	Normal ou desconforto à palpação epigástrica, na ausência de complicações	pHmetria esofágica; endoscopia digestiva alta
Inibidores da ECA	Início dos sintomas relacionado com início do medicamento e cessação poucos dias após sua interrupção	Inexpressivos	Diagnóstico clínico com comprovação após suspensão do fármaco

(Continua)

TABELA 119.2 ▶ TOSSE CRÔNICA: CAUSAS, SINTOMAS E SINAIS ASSOCIADOS E RESPECTIVA AVALIAÇÃO (Continuação)

CAUSA	SINTOMAS	SINAIS	EXAMES COMPLEMENTARES
Tabagismo	Tosse seca ou com secreção mucoide, pior pela manhã; secreção purulenta sugere sobreinfecção; é dose-dependente	Ausculta pode revelar crepitantes	Diagnóstico clínico; melhora com a cessação
DPOC	História de tabagismo com dispneia e tosse; sobreinfecção pode gerar aumento na quantidade de escarro e mudança de aspecto; atentar para o tabagismo como fator de risco – DPOC pode coexistir com outras doenças com esse mesmo causador, como neoplasia de pulmão e vias aéreas superiores	Crepitantes na ausculta; em uma exacerbação, podem ser auscultados também crepitantes e sibilos	Espirometria pré e pós-broncodilatador; radiografia de tórax para afastar outras causas
Tosse pós-infecciosa	Tosse persistente mesmo após a resolução de infecção de vias aéreas superiores ou inferiores; é seca ou pouco produtiva, com rinorreia e gotejamento pós-nasal	Sem alterações	Diagnóstico clínico; radiografia de tórax e espirometria pré e pós-broncodilatador para afastar outras causas comuns; avaliação otorrinolaringológica (nasoscopia)

DPOC, doença pulmonar obstrutiva crônica; DRGE, doença do refluxo gastresofágico; ECA, enzima conversora da angiotensina.

que pode deflagrar exposição a diversos tipos de irritantes. Também devem ser questionadas outras exposições, tanto no ambiente domiciliar quanto em atividades de lazer. Pode-se utilizar uma **escala análogo-visual** (escala que vai de 1 a 10, com extremidade 0 indicando ausência de tosse com a extremidade 10 designando a pior tosse que já apresentou) para quantificar a tosse e acompanhar sua evolução. Há também **questionários** específicos para impacto da tosse na qualidade de vida.

Exames complementares também podem ser utilizados para auxiliar no diagnóstico.

Radiografia de tórax deve ser solicitada para todos os pacientes apresentando tosse crônica e naqueles com sintomas agudos com sinais de alerta

```
Tosse > 3 semanas em indivíduos imunocompetentes
```

- Suspeita de tuberculose
  - Radiografia e baciloscopia do escarro*
    - Tuberculose confirmada → Encaminhar para tratamento
    - Tuberculose excluída

- Anamnese e exame físico não sugestivos de causa específica
  - Radiografia de tórax
    - Normal
    - Anormal → Manejo conforme alteração
      - Tosse persiste
      - Tosse resolvida

- Escarro purulento Tabagismo OU Uso de inibidores da ECA OU Sintomas de DRGE
  - Tratar condição específica
    - Antimicrobiano
    - Cessação do tabagismo[†]
    - Suspensão de inibidores da ECA
    - Terapia para DRGE[‡]
  - Tosse persiste
  - Tosse resolvida

Avaliação/terapia sequencial para causas comuns:[§]
- Síndrome de vias aéreas superiores (TC de seios da face)
- Asma (provas de função pulmonar)
- Bronquite eosinofílica (citologia do escarro)
- DRGE (terapia empírica e/ou pHmetria[‡])

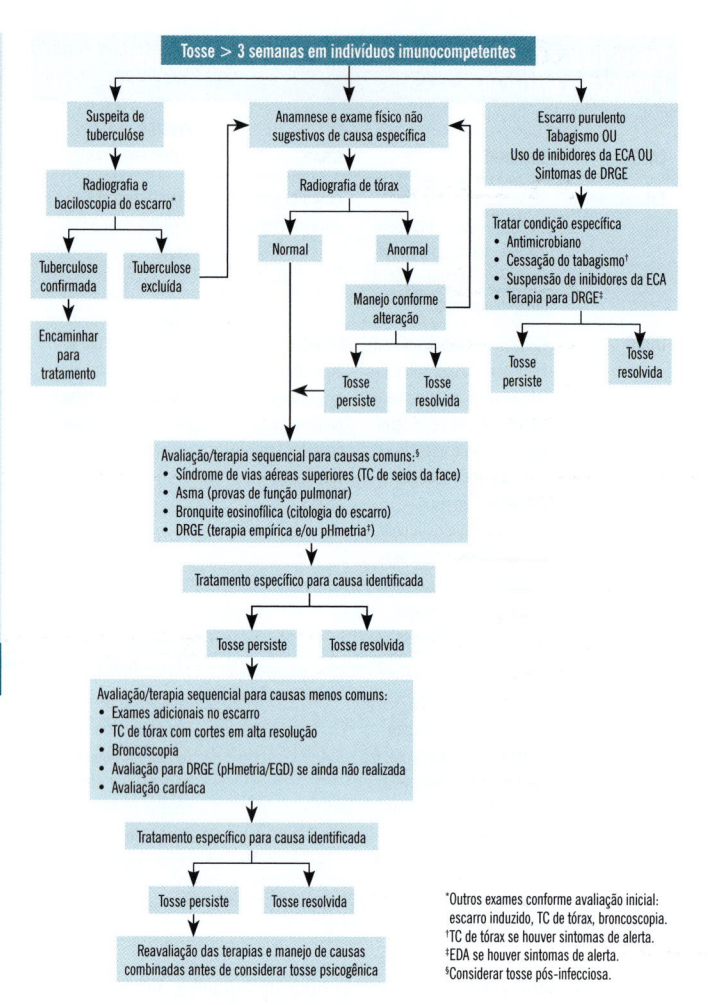

Tratamento específico para causa identificada
- Tosse persiste
- Tosse resolvida

Avaliação/terapia sequencial para causas menos comuns:
- Exames adicionais no escarro
- TC de tórax com cortes em alta resolução
- Broncoscopia
- Avaliação para DRGE (pHmetria/EGD) se ainda não realizada
- Avaliação cardíaca

Tratamento específico para causa identificada
- Tosse persiste
- Tosse resolvida

Reavaliação das terapias e manejo de causas combinadas antes de considerar tosse psicogênica

*Outros exames conforme avaliação inicial: escarro induzido, TC de tórax, broncoscopia.
[†]TC de tórax se houver sintomas de alerta.
[‡]EDA se houver sintomas de alerta.
[§]Considerar tosse pós-infecciosa.

FIGURA 119.1 ▶ ALGORITMO PARA INVESTIGAÇÃO DE PACIENTES COM TOSSE CRÔNICA.
DRGE, doença do refluxo gastresofágico; ECA, enzima conversora da angiotensina; EDA, endoscopia digestiva alta; TC, tomografia computadorizada.
Fonte: Adaptada de Silvestri e Weinberger.

(hemoptise, dispneia, febre persistente ou de caráter vespertino, dor torácica, perda de peso, hipocratismo digital), na suspeita de neoplasia ou de aspiração de corpo estranho. É mandatória a solicitação em caso de suspeita de tuberculose, juntamente com exame de escarro (2 amostras). Se não for possível coletar escarro, sugere-se a solicitação de escarro induzido e, na indisponibilidade deste, broncoscopia. Na tuberculose pulmonar, o achado principal é presença de infiltrado pulmonar em segmentos posteroapicais dos lobos superiores ou segmentos superiores dos lobos inferiores, com ou sem cavitação. Na maioria dos casos, o resultado desses exames será normal, o que ajuda a afastar algumas patologias como tuberculose e pneumonia. Nos indivíduos hígidos com tosse há mais de 3 semanas, radiografia de tórax normal e não usuários de inibidores da ECA, a hipótese diagnóstica deverá recair sobre gotejamento pós-nasal, DRGE ou asma.

Os testes de função pulmonar devem ser considerados após a realização da radiografia. O principal teste utilizado atualmente é a espirometria (antes e após broncodilatador), capaz de apontar a presença de doenças restritivas e obstrutivas das vias aéreas, sobretudo asma e DPOC, e, em menor grau, sarcoidose, obstrução de vias aéreas superiores e discinesia de laringe, entre outras. Uma espirometria com teste de broncodilatação normal tem alto valor para afastar o diagnóstico de asma. Contudo, em caso de alta suspeita diagnóstica, é possível realizar broncoprovocação (geralmente com metacolina) durante o exame na tentativa de provocar broncoconstrição. Caso esse exame também seja negativo, na presença de escarro com eosinofilia, deve-se pensar em bronquite eosinofílica sem asma. A medida elevada do óxido nítrico exalado pode sugerir inflamação eosinofílica, compatível com asma. Alternativamente aos testes de broncoprovocação, pode-se utilizar a medida seriada do pico de fluxo expiratório (medido 2 ×/dia por 1-2 semanas; variabilidade intradiária maior que 15% sugere asma). A capacidade de difusão pulmonar reduzida, em presença de espirometria e broncoprovocação normais, pode sugerir a presença de doença pulmonar intersticial como causa da tosse. Se há suspeita de asma ou tosse não explicada por causas comuns, pode-se utilizar tratamento empírico para asma, que inclui o uso de corticosteroides inalados na dose moderada ou alta (p. ex., beclometasona 1.000-2.000 µg/dia por 2-4 semanas) ou, raramente, corticosteroide oral (prednisona 40 mg/dia por 2 semanas). Em geral, a resposta ocorre em 1 a 2 semanas, e, a resposta máxima, em 8 a 10 semanas.

Imagem de seios da face em suspeita de sinusite tem pouca importância, pois pode se mostrar muito alterada mesmo em um paciente sem patologia significativa e com história de sinusopatia de longo prazo. Portanto, esse diagnóstico deve basear-se exclusivamente em anamnese e exame físico. Em alguns casos (suspeita de complicações locais, imunodepressão), pode-se realizar tomografia computadorizada (TC) de seios da face. A radiografia não é acurada. Recomenda-se nasossinusoscopia flexível e avaliação com otorrinolaringologista nos pacientes com suspeita de STVAS ou inexplicada.

A TC de tórax não está indicada na maioria dos pacientes, pois não é custo-efetiva em uma avaliação inicial e expõe os pacientes à radiação. Só deve ser solicitada em casos específicos, como suspeita de neoplasia, doença parenquimatosa pulmonar ou em pacientes imunossuprimidos.

Pacientes de pouca gravidade e com suspeita de refluxo gastresofágico podem ser submetidos a teste terapêutico com inibidor da bomba de prótons diariamente, por pelo menos 4 semanas (dose recomendada: omeprazol

20 mg 2 ×/dia, 30 minutos antes do café e da janta, ou dose equivalente de outro inibidor da bomba de prótons). Também deverão ser recomendadas medidas não farmacológicas, entre as quais estão decúbito elevado (pelo menos 30°), fragmentação das refeições, evitação de alimentos que induzem DRGE e alimentação próxima ao horário de deitar. A resposta adequada confirma o diagnóstico, mas a inadequada ou parcial não exclui. Embora a resposta possa ocorrer já nas primeiras semanas do tratamento, alguns casos podem necessitar de 3 a 6 meses para observar melhora da tosse. Pacientes com mais de 40 anos e com sinais de alerta (disfagia, odinofagia, sangramento digestivo, anemia, perda de peso) ou sintomas muito intensos deverão ser submetidos a exames complementares. A endoscopia digestiva alta tem a capacidade de realizar diagnóstico e detectar complicações, porém, sem possibilidade de avaliar o refluxo gastresofágico *per se*. Para isso, está indicada a pHmetria esofágica de 24 horas, que avalia presença, padrão e intensidade do refluxo; é um teste menos invasivo e que permite diagnóstico em paciente sem suspeita de complicações. O refluxo alcalino também pode causar tosse, que não será detectada na pHmetria, e, nesse caso, é necessária a impedanciometria esofágica.

Caso anamnese e exame físico adequados, aliados aos exames anteriormente referidos, não sejam suficientes para fechar um diagnóstico, é possível lançar mão de exames mais invasivos. A broncoscopia flexível permite a visualização da mucosa laríngea, traqueal e pulmonar, assim como coleta de culturas com lavado broncoalveolar e biópsia brônquica e/ou transbrônquica. O colapso expiratório dinâmico da via aérea (traqueobroncomalacia) é uma etiologia subdiagnosticada, que também pode ser identificada pela TC de tórax com cortes em inspiração e expiração.

A síndrome de tosse somática (antigamente chamada de psicogênica ou tosse por hábito) deve ser diagnosticada conforme os critérios do *Manual diagnóstico e estatístico de transtornos mentais*, utilizando os critérios de distúrbios de sintomas somáticos.

Cabe ressaltar o aumento dos casos, inclusive em adolescentes e adultos, de coqueluche (infecção por *Bordetella pertussis*), uma infecção altamente contagiosa. Pode haver história recente de contato com doentes com diagnóstico firmado de coqueluche, ou presença de sintomas característicos de coqueluche, isto é, episódios de tosse ou "quintas" com "guinchos" seguidos de expectoração mucoide, várias vezes ao dia, espasmódica, principalmente à noite, associadas à sudorese, à exaustão, à sufocação e, em alguns casos, à perda da consciência. Vômitos após as crises de tosse são muito comuns. Não costuma haver febre. Atualmente, pode-se utilizar a análise por biologia molecular desse material. O exame sorológico pelo método Elisa (enzimaimunoensaio) é uma alternativa, mas necessita de testes pareados e, portanto, é menos útil para o manejo agudo. Pela dificuldade logística e pelo alto custo, frequentemente se utiliza tratamento empírico, comumente feito por antimicrobianos do grupo dos macrolídeos.

A investigação de tosse em indivíduos imunossuprimidos visa excluir infecções, sobretudo aquelas potencialmente agudas graves e que podem evoluir para óbito, como pneumonia bacteriana e pneumocistose. A TC de tórax permite identificação mais precoce e com melhor caracterização, e deve ser solicitada precocemente. Muitas vezes, será necessário realizar broncoscopia diagnóstica e tratamento empírico até que a causa seja identificada.

Por fim, dependendo da série e dos critérios de inclusão, a tosse pode ser idiopática em até 46% dos pacientes.

TRATAMENTO ▶ Deve ser voltado para a causa específica sempre que possível. Algumas medidas devem ser adotadas:

- **Afastar fatores agravantes:** cessar tabagismo, suspender inibidores da ECA, suspender β-bloqueadores em asmáticos (inclusive em colírio);
- **Determinar presença de infecção recente das vias respiratórias:** esse passo torna-se importante pela grande prevalência desse padrão e pelo fato de os sintomas serem autolimitados, indicando a ausência de necessidade de tratamento se os sintomas forem brandos. Deve-se definir necessidade de uso de antimicrobianos, tendo em mente que a grande maioria das infecções de vias aéreas é causada por vírus;
- **Realizar tratamento direcionado à doença de base:** por exemplo, corticosteroides, broncodilatadores e antibióticos em exacerbações de asma e DPOC.

Em alguns casos, a simples tranquilização quanto à benignidade dos sintomas, quando não houver doença tratável subjacente, é suficiente para melhora sintomática. Contudo, em alguns casos, a tosse pode manter-se em intensidade prejudicial à qualidade de vida do paciente, o que requer intervenção medicamentosa.

Considerando o diagnóstico mais provável do paciente como STVAS, pode-se fazer uso de anti-histamínicos, vasoconstritores tópicos e agentes atropínicos. No caso de sintomas muito intensos, pode-se fazer um curso curto de corticosteroides (prednisona 40 mg pela manhã por 5-7 dias). Corticoterapia sistêmica não tem eficácia adequada no tratamento de tosse em geral, porém, encontra indicação na exacerbação de doenças obstrutivas. Corticosteroides inalatórios são importantes no tratamento de asma, DPOC e bronquite eosinofílica.

Tosse pós-infecciosa com sintomas significativos tem indicação de dexclorfeniramina associada ou não à pseudoefedrina tópica. Entretanto, a evidência desses tratamentos é fraca. Do contrário, não há necessidade de tratamento.

Tratamento sintomático não tem embasamento na literatura. Contudo, uma parcela dos pacientes se manterá sem diagnóstico definitivo, portanto, sem tratamento claro. Nesses casos, podem ser utilizados medicamentos antitussígenos, assim como nos pacientes que, a despeito do tratamento adequado, não obtêm controle. Um dos principais exemplos é a codeína (comprimidos, xarope ou ampolas para aplicação subcutânea, na dose de 30-60 mg até 4 ×/dia), que inibe reflexos centrais e periféricos da tosse. Opiáceos mais intensos, como a morfina, raramente são usados, com exceção para sintomas associados à neoplasia, principalmente quando houver dor concomitante.

Contudo, esse medicamento parece ser inefetivo em tosse secundária ao resfriado comum e à DPOC. Nessas situações, um antitussígeno não narcótico, como o dextrometorfano (10-20 mg de 4/4 horas ou 30 mg a cada 6 ou 8 horas) ou a levodropropizina (60 mg de 6/6 horas), tem efeito mais adequado. Existe o conhecimento comum de que terapias antitussígenas seriam contraindicadas em caso de tosse produtiva para possibilitar eliminação do escarro; porém, isso não encontra embasamento na literatura atual. Esses tratamentos devem ser evitados nos casos em que a tosse pode ser curada com o tratamento da doença de base.

A cessação da tosse com os agentes supracitados pode ser curativa em alguns casos, pois é postulado que a própria tosse, por lesão das vias aéreas, cause trauma continuado e, com isso, estimulação dos receptores.

Resumidamente, uma abordagem pragmática e simplificada de pacientes com tosse crônica deve ser feita conforme as seguintes etapas:

1. Identificação e tratamento de causas óbvias de tosse;
2. Foco no tratamento de asma, refluxo gastresofágico e rinossinusite;
3. Avaliação ampla para causas menos comuns de tosse crônica;
4. Tratamento neuromodulatório para tosse crônica refratária ou idiopática.

Por fim, cabe ressaltar as principais armadilhas no manejo da tosse crônica:

- Diagnóstico incorreto;
- Falha em reconhecer múltiplas causas concomitantes;
- Falta de diagnóstico objetivo de asma;
- Não uso de tratamento prolongado agressivo para asma ou DRGE;
- Má adesão ao tratamento;
- Desconhecimento de que tosse pós-viral ou por DRGE pode demorar meses para resolver;
- Diagnóstico inapropriado de tosse psicogênica e não reconhecimento do impacto da tosse na qualidade de vida do paciente.

REFERÊNCIA ▶

Silvestri RC, Weinberger SE. Evaluation of subacute and chronic cough in adults. Waltham: UpToDate, 2017 [capturado em 8 abr. 2018]. Disponível em: https://www.uptodate.com/contents/evaluation-of-subacute-and-chronic-cough-in-adults.

LEITURAS RECOMENDADAS ▶

Escamilla R, Roche N. Cough hypersensitivity syndrome: towards a new approach to chronic cough. Eur Respir J. 2014;44(5):1103-6.

Irwin RS, French CT, Lewis SZ, Diekemper RL, Gold PM, CHEST Expert Cough Panel. Overview of the management of cough: CHEST Guideline and Expert Panel Report. Chest. 2014;146(4):885-9.

Irwin RS. Cough. In: Irwin RS, Curley FJ, Grossman RF, editors. Symptoms of the respiratory tract. Armonk: Futura;1997. p. 1-54.

Jiang M, Guan WJ, Fang ZF, Xie YQ, Xie JX, Chen H, et al. A critical review of the quality of cough clinical practice guidelines. Chest. 2016;150(4):777-8.

Pacheco A, de Diego A, Domingo C, Lamas A, Gutierrez R, Naberan K, et al. Chronic Cough. Arch Bronconeumol. 2015;51(11):579-89.

Rosen MJ, Ireland B, Narasimhan M, French C, Irwin RS, CHEST Expert Cough Panel. Cough in Ambulatory Immunocompromised Adults: CHEST Expert Panel Report. Chest. 2017;152(5):1038-42.

Smith JA, Woodcock A. Clinical practice. Chronic cough. N Engl J Med. 2016;375:1544-51.
Sociedade Brasileira de Pneumologia e Tisiologia. II diretrizes brasileiras no manejo da tosse crônica. J Bras Pneumol. 2006;32(suppl. 6):S403-S46.
Tarlo SM, Altman KW, Oppenheimer J, Lim K, Vertigan A, Prezant D, et al. Occupational and environmental contributions to chronic cough in adults: Chest Expert Panel Report. Chest. 2016;150(4):894-907.
Widdicombe J, Kamath S. Acute cough in the elderly: aetiology, diagnosis and therapy. Drugs Aging. 2004;21(4):243-58.

CAPÍTULO 120
TRANSTORNOS DA PERSONALIDADE

NEUSA SICA DA ROCHA

CONCEITOS ▶ **Personalidade** é resultado da interação complexa entre variáveis neurobiológicas inatas (**temperamento**) e experiências ambientais e sociais precoces, intra e extrafamiliares, que contribuem para a construção do **caráter** da pessoa. Portanto, a combinação de fatores biológicos (temperamento) e vivenciais/ambientais (caráter) constitui a personalidade da pessoa. É o estilo ou maneira como cada um dos indivíduos lida com o mundo.

Traço de personalidade é uma tendência específica de sentir, perceber, pensar e se comportar de forma repetida e estereotipada, especialmente dentro de contextos interpessoais (desconfiança, sedução, hostilidade, teatralidade, manipulação, perfeccionismo).

O **transtorno da personalidade** ocorre quando esses traços são exagerados, causando sofrimento emocional e/ou disfunções na área social, interpessoal ou profissional.

Hipócrates (460-370 a.C.) e Galeno (129-217 d.C.) propuseram a existência de quatro tipos de temperamento: fleumático, colérico, sanguíneo e melancólico. Entre os séculos XIX e XX, Bénédict Morel, Philippe Pinel e Julius Koch descreveram os transtornos neurodegenerativos. James Cowles Prichard propôs o conceito de "insanidade moral": transtorno sem doença aparente, mas com distúrbio grosseiro do comportamento. Em 1923, Kurt Schneider chamou de personalidades psicopáticas: "aqueles com transtorno de personalidade sofrem por causa de seus transtornos, mas também causam o sofrimento da sociedade". Apresentam inabilidade de formar e manter relacionamentos interpessoais satisfatórios.

A **Tabela 120.1** apresenta a evolução das classificações de de transtornos da personalidade.

TABELA 120.1 ▶ EVOLUÇÃO DAS CLASSIFICAÇÕES DOS TRANSTORNOS DA PERSONALIDADE, DE HIPÓCRATES E GALENO AO DSM-IV-TR E À CID-10

HIPÓCRATES E GALENO	SCHNEIDER	DSM-IV-TR	CID-10
Colérico	Instável emocionalmente	*Borderline*	Emocionalmente instável, incluindo *borderline* e impulsivo
Colérico	Explosivo	Antissocial	Dissocial
Colérico	Explorador (*self-seeking*)	Narcisista	–
Colérico	–	Histriônico	Histriônico
Melancólico	Astênico	Evitativo	Ansioso (evitativo)
Melancólico	Sem vontade própria (*weak-willed*)	Dependente	Dependente
Fleumático	Sem afeto (*affectless*)	Esquizoide	Esquizoide
Fleumático	–	Esquizotípico	–
–	Inseguro sensível	Paranoide	Paranoide
–	Inseguro; anancástico	Obsessivo-compulsivo	Anancástico
–	Fanático	–	–
Sanguíneo	Hipertímico	–	–

CID-10, *Classificação estatística internacional de doenças e problemas relacionados à saúde*, 10ª revisão; DSM-IV-TR, quarta edição do *Manual diagnóstico e estatístico de transtornos mentais*.
Fonte: Adaptada de Bateman e colaboradores.

ASPECTOS EPIDEMIOLÓGICOS ▶

A prevalência-ponto é de 4 a 15% em amostras comunitárias (Estados Unidos e Europa). Internacionalmente, a prevalência-ponto é de 6,1%, com prevalências menores na Europa e mais altas nas Américas do Norte e do Sul. Representam 25% dos pacientes no contexto primário, 50% dos pacientes psiquiátricos ambulatoriais e dois terços dos prisioneiros.

Os transtornos da personalidade iniciam na adolescência e na idade adulta. Têm padrão persistente e relativamente estável no tempo. Alguns tendem a atenuar ou remitir com o tempo (p. ex., antissocial e *borderline*); outros raramente têm diminuição (p. ex., obsessivo-compulsivo e esquizotípico).

Não há diferença de prevalência entre os gêneros, mas alguns transtornos tendem a ser diagnosticados com mais frequência em homens (antissocial) e outros, em mulheres (histriônico, *borderline* e dependente).

É bastante comum que mais de um transtorno da personalidade seja diagnosticado no mesmo paciente. Também é comum a ocorrência de transtorno depressivo recorrente, transtorno de ansiedade generalizada e uso de álcool e drogas. Em geral, os transtornos da personalidade são a maior explicação para a recorrência de outros transtornos, pois, muitas vezes, não são tratados. As comorbidades do transtorno da personalidade com outros transtornos são responsáveis por menor resposta aos tratamentos, menor número de remissões completas, maior número de suicídios, maior tendência à cronificação, maior número de reinternações, maior associação com abuso de substâncias e pior nível de readaptação social.

CAUSAS ▶ Há evidências de que até 50% dos traços de personalidade possam ser herdados com uma pequena variância relacionada aos fatores ambientais.

Dados dos estudos de herdabilidade do Norwegian Institute of Public Health Twin Panel identificaram variáveis genéticas comuns para os grupos A e C e fatores genéticos e ambientais para o grupo B, em especial, o transtorno da personalidade antissocial. (Os grupos A, B e C estão descritos na subseção "Quadro clínico" deste capítulo.) Vários genes candidatos foram investigados, principalmente do sistema serotonérgico, mas nenhum gene ou grupo de genes causais foi identificado. A expressão diferencial dos genes tem relação com a variabilidade epigenética, que é resultado das adversidades precoces na infância desses pacientes, consistentes em diferentes culturas.

DIAGNÓSTICO E AVALIAÇÃO ▶ Embora os transtornos da personalidade sejam altamente prevalentes, apenas 5% das admissões são diagnosticadas com esses transtornos. Quase sempre o diagnóstico mais frequente é transtorno da personalidade *borderline*, quando o sintoma é automutilação, e transtorno da personalidade antissocial, quando o sintoma é comportamento violento. Os instrumentos diagnósticos para esse transtorno são extensos e difíceis de serem incorporados na prática clínica; por exemplo, o Personality Inventory for DSM-5 (PID-5) tem 220 questões, e outros variam de 85 a 390 questões.

Uma alternativa para rastreamento mais grosseiro é o uso do Standardized Assessment of Personality – Abbreviated Scale (SAPAS), composto por 8 questões (**Quadro 120.1**). Pontuação maior ou igual a 3 é sugestiva de transtorno da personalidade (sensibilidade: 0,94; especificidade: 0,85).

CRITÉRIOS DIAGNÓSTICOS PARA TRANSTORNO DA PERSONALIDADE ▶ De acordo com o *Manual diagnóstico e estatístico de transtornos mentais*, 5ª edição (DSM-5), os critérios utilizados para diagnosticar transtorno da personalidade são:

QUADRO 120.1 ▶ CRITÉRIOS DIAGNÓSTICOS PARA TRANSTORNO DA PERSONALIDADE		
1. Em geral, você tem dificuldade de fazer e manter amigos?	**Sim ( )**	Não ( )
2. Você se descreveria como normalmente solitário?	**Sim ( )**	Não ( )
3. Em geral, você acredita nas pessoas?	Sim ( )	**Não ( )**
4. Você normalmente perde a paciência?	**Sim ( )**	Não ( )
5. Você é normalmente uma pessoa impulsiva?	**Sim ( )**	Não ( )
6. Você é normalmente uma pessoa preocupada?	**Sim ( )**	Não ( )
7. Em geral, você depende demais dos outros?	**Sim ( )**	Não ( )
8. Em geral, você é perfeccionista?	**Sim ( )**	Não ( )

Nota: As respostas em **negrito** pontuam 1, e as outras, 0.
Fonte: Moran e colaboradores.

1. Padrão persistente de vivências ou comportamentos que se desviam acentuadamente da cultura em que a pessoa vive e que se manifestam em duas ou mais das seguintes áreas:
   a. Cognição (modo de perceber a si mesmo, aos outros e aos eventos);
   b. Afetividade (adequação das respostas emocionais, incluindo intensidade, variabilidade e labilidade afetiva);
   c. Funcionamento interpessoal;
   d. Controle dos impulsos;
2. O padrão persistente é inflexível e abrange uma ampla gama de situações pessoais e sociais;
3. Provoca sofrimento significativo ou prejuízo no funcionamento social, ocupacional ou outras áreas importantes da vida;
4. O padrão é estável e de longa duração, iniciando, em geral, na adolescência ou no início da vida adulta;
5. Não é mais bem explicado como secundário a outro transtorno mental;
6. Não decorre de efeitos diretos de uma substância ou de uma condição médica geral subjacente.

QUADRO CLÍNICO ▶ Os transtornos da personalidade podem ser divididos em três grupos, de acordo com as suas características clínicas semelhantes.

Grupo A – "MAD" ▶ As características clínicas gerais dos indivíduos do grupo A são: estranhos, desconfiados, excêntricos. Os transtornos da personalidade desse grupo são:

- **Paranoide:** padrão difuso de desconfiança e suspeitas dos outros indivíduos, que são percebidos como potencialmente ameaçadores, enganadores ou exploradores. São frequentes rancores persistentes, sentimentos de humilhação por qualquer crítica, suspeitas recorrentes de estar sendo traído pelo(a) parceiro(a);

- **Esquizoide:** distanciamento nas relações sociais e capacidade limitada de expressão emocional em contextos interpessoais. Prefere ficar só, tem pouco ou nenhum interesse em relações sexuais, e é indiferente em relação a o que os outros pensam. Devaneios são mais gratificantes que a vida real;
- **Esquizotípico:** padrão difuso de déficits sociais e interpessoais marcado por desconforto e incapacidade para relacionamentos íntimos. Há presença frequente de distorções cognitivas e perceptivas e comportamentos excêntricos.

O diagnóstico diferencial é feito com transtornos psicóticos e espectro autista.

Grupo B – "BAD" ▶ As características clínicas gerais dos indivíduos do grupo B são: dramáticos, emocionais, erráticos. Os transtornos da personalidade desse grupo são:

- *Borderline:* instabilidade nas relações interpessoais, na autoimagem e na modulação dos afetos. Tem impulsividade acentuada, ansiedades de separação intensas e sentimentos crônicos de vazio. Apresenta comportamentos recorrentes de gestos ou ameaças de suicídio e automutilações;
- **Narcisista:** padrão difuso de grandiosidade, com necessidade permanente de admiração. Tem falta de empatia com os outros. Crê ser especial, único e com direitos exclusivos. É explorador nas relações interpessoais, com comportamento arrogante e invejoso;
- **Histriônico:** emocionalidade excessiva e persistente busca de atenção. Tem comportamentos sedutores e provocantes. Apresenta autodramatização, teatralidade e expressão exagerada das emoções. É muito sugestionável;
- **Antissocial:** desconsideração e violação dos direitos dos outros. Fracassa em ajustar-se às normas sociais. Apresenta irritabilidade, agressividade, impulsividade e irresponsabilidade. Tende a ser falso, mentir e trapacear. Não sente remorso.

O diagnóstico diferencial é feito com transtornos do humor e ansiedade.

Grupo C – "SAD" ▶ As características clínicas gerais dos indivíduos do grupo C são: ansiosos, medrosos, assustados. Os transtornos da personalidade desse grupo são:

- **Obsessivo-compulsivo:** preocupação excessiva com ordem, perfeccionismo, controle das emoções e das relações interpessoais, com prejuízo na flexibilidade, espontaneidade e eficiência. Perde tempo com listas, detalhes, regras, organização e horários. É moralista. É incapaz de descartar objetos usados, é centralizador e mesquinho com dinheiro. Demonstra rigidez e teimosia;
- **Dependente:** necessidade excessiva de ser cuidado, criando comportamentos de submissão e apego demasiado com os outros. É indeciso, e precisa que outros assumam responsabilidades da sua vida e tomem suas decisões. Tem medos irreais de ser abandonado. Não consegue realizar projetos por conta própria;

- **Evitativo:** inibição social, sentimentos de inadequação e hipersensibilidade a avaliações negativas. Vê-se socialmente incapaz, sem atrativos pessoais ou inferior aos outros. Evita relacionamentos íntimos com receio de rechaço, de ser humilhado ou ridicularizado. É reservado e retraído em situações novas.

O diagnóstico diferencial é feito com transtornos do humor e ansiedade.

O modelo de categorias de diagnóstico de transtorno da personalidade do DSM-5 tem sido bastante criticado devido à possibilidade de diagnosticar comorbidades excessivamente. Também existe grande heterogeneidade dentro dos próprios transtornos, o que acarreta que o diagnóstico mais comumente realizado seja o transtorno da personalidade sem outra especificação. Entretanto, tem as vantagens de ser relativamente simples de usar; ser semelhante ao DSM-IV; seguir a mesma estrutura de categorias utilizada no restante do DSM-5; e continuar sendo a perspectiva oficial da American Psychiatric Association (APA).

As pesquisas sobre transtorno da personalidade são complicadas de desenvolver e considerar porque as populações dos estudos são heterogêneas e com diferentes critérios de avaliação. Como os transtornos da personalidade têm altas taxas de comorbidade com outros transtornos mentais, a melhora sintomática de um transtorno comórbido durante o tratamento é difícil de distinguir da verdadeira mudança de personalidade subjacente. Mais de 70% de todos os estudos de fármacos foram feitos em participantes com transtorno da personalidade *borderline*, e quase todos foram patrocinados pela indústria farmacêutica. Os ensaios são insuficientes, com média de 22,4 participantes no grupo de tratamento e 19,3 no grupo-controle. A duração média do tratamento é baixa, com média de 13,2 semanas (12 semanas medianas) com acompanhamento restrito. Essas limitações dificultam a incorporação de intervenções baseadas em evidência para o tratamento dos transtornos da personalidade.

TRATAMENTO ▶ Como indicadores gerais de tratamento, sabe-se que:

- No grupo A, os tipos estranhos, excêntricos e com aversão social são menos adaptáveis e menos tratáveis;
- No grupo B, os tipos desregulados emocional e comportamentalmente têm grandes dificuldades de adaptação social. A resposta a tratamentos é variável;
- No grupo C, os tipos ansiosos e neuróticos têm as falhas adaptativas menos graves (i.e., têm o melhor funcionamento) e têm a melhor perspectiva e resposta a tratamento.

As melhores alternativas terapêuticas para os transtornos da personalidade são as psicoterapias que incluem psicoterapias psicodinâmicas (foco em conflitos intrapsíquicos e interpessoais) e cognitivo-comportamental (foco em ideias e comportamentos disfuncionais).

O tratamento farmacológico deve ser sintoma-específico. O foco do tratamento deve estar em quatro dimensões: (1) instabilidade afetiva; (2) inibição da ansiedade; (3) distúrbios cognitivo-perceptivos; e (4) agressividade e impulsividade. A polifarmácia é comum, mas deve ser evitada quando possível. Os benzodiazepínicos devem ser evitados no transtorno da personalidade *borderline* devido ao potencial de abuso e dependência. Há relatos de efeitos desinibidores (em vez de sedantes).

Não há evidência de resultados dos fármacos no alívio dos seguintes sintomas: ansiedades de separação; tentativas exageradas na evitação de abandonos; sentimentos crônicos de vazio; perturbações da identidade; dissociações e despersonalizações. Estes são mais bem tratados por intervenções psicoterapêuticas.

REFERÊNCIAS

American Psychiatric Association. DSM-5: diagnostic and statistical manual of mental disorders. 5th ed. Arlington: APA; c2013.

Bateman AW, Gunderson J, Mulder R. Treatment of personality disorder. Lancet. 2015;385(9969):735-43.

Kendler KS, Myers J, Torgersen S, Neale MC, Reichborn-Kjennerud T. The heritability of cluster A personality disorders assessed by both personal interview and questionnaire. Psychol Med. 2007;37(5):655-65.

Moran P, Leese M, Lee T, Walters P, Thornicroft G, Mann A. Standardised Assessment of Personality - Abbreviated Scale (SAPAS): preliminary validation of a brief screen for personality disorder. Br J Psychiatry. 2003;183:228-32.

Prichard JC. A treatise on insanity and other diseases affecting the mind. Philadelphia: Harwell, Barrington and Harwell; 1837.

Reichborn-Kjennerud T, Czajkowski N, Neale MC, Ørstavik RE, Torgersen S, Tambs K, et al. Genetic and environmental influences on dimensional representations of DSM-IV cluster C personality disorders: a population--based multivariate twin study. Psychol Med. 2007;37(5):645-53.

Schestatsky SS. Fatores ambientais e vulnerabilidade ao transtorno de personalidade borderline: um estudo caso-controle de traumas psicológicos precoces e vínculos parentais percebidos em uma amostra brasileira de pacientes mulheres [tese]. Porto Alegre: UFRGS; 2005.

Schneider K. Die psychopathischen Persönlichkeiten. Leipzig : F. Deuticke; 1923.

Torgersen S, Czajkowski N, Jacobson K, Reichborn-Kjennerud T, Røysamb E, Neale MC, et al. Dimensional representations of DSM-IV cluster B personality disorders in a population-based sample of Norwegian twins: a multivariate study. Psychol Med. 2008;38(11):1617-25.

LEITURAS RECOMENDADAS

Newton-Howes G, Clark LA, Chanen A. Personality disorder across the life course. Lancet. 2015;385(9969):727-34.

Soloff PH. Algorithms for pharmacological treatment of personality dimensions: symptom-specific treatments for cognitive-perceptual, affective, and impulsive-behavioral dysregulation. Bull Menninger Clin. 1998;62(2):195-214.

Tyrer P, Reed GM, Crawford MJ. Classification, assessment, prevalence, and effect of personality disorder. Lancet. 2015;385(9969):717-26.

AGRADECIMENTO

Prof. Marcelo Fleck e Sidnei Schestatsky

CAPÍTULO 121

TRANSTORNOS DO HUMOR

FELIPE BAUER PINTO DA COSTA
BRUNO PAZ MOSQUEIRO
PEDRO ALVAREZ JAKOBSON
MARCELO P. A. FLECK

CONCEITO ▶ Os **transtornos do humor** são síndromes em que ocorrem alterações afetivas (p. ex., tristeza, ansiedade, medo, irritabilidade), vegetativas e psicomotoras por um período de alguns dias a vários meses, com prejuízo significativo na funcionalidade.

ASPECTOS EPIDEMIOLÓGICOS ▶ O transtorno depressivo maior tem prevalência de 10 a 15% ao longo da vida, e cerca de 5 a 6% em 1 ano. A depressão é duas vezes mais comum em mulheres, e a idade média de início de sintomas depressivos é entre 30 e 35 anos, mas pode ocorrer em idades mais avançadas nos casos de episódios únicos em que não há história familiar de transtorno do humor.

Estudos recentes têm evidenciado que a prevalência do transtorno bipolar ao longo da vida pode se situar entre 1,5 a 2,5%, se forem incluídos os pacientes do espectro bipolar, ou seja, com sintomas subsindrômicos. A idade média de início dos sintomas do transtorno bipolar é ao redor dos 25 anos, e é muito raro que um episódio maníaco ocorra pela primeira vez após os 60 anos de idade. Diferentemente da depressão maior, a relação entre os gêneros no transtorno bipolar é 1:1.

A depressão é a principal causa de incapacidade, mundialmente. Além disso, os transtornos do humor são associados à redução de 10 a 12 anos da expectativa de vida. Outra complicação associada é o suicídio, que é uma das principais causas de morte entre pacientes com transtornos do humor. Estima-se que cerca de 5% dos pacientes com transtorno do humor grave (com necessidade de internação) morrem por suicídio, sobretudo os jovens e os homens em idade mais avançada.

CLASSIFICAÇÃO ▶ Os transtornos do humor são classificados de acordo com a ocorrência exclusivamente de episódios depressivos (depressão maior) ou episódios depressivos alternados com episódios maníacos/hipomaníacos (transtornos bipolares). Podem ocorrer também episódios com características mistas, em que há ocorrência concomitante de manifestações depressivas e maníacas/hipomaníacas.

A **Tabela 121.1** mostra um resumo da classificação dos principais transtornos do humor.

TABELA 121.1 ▶ CLASSIFICAÇÃO DOS TRANSTORNOS DO HUMOR MAIS COMUNS

		DEPRESSÃO	MANIA/HIPOMANIA		PSICOSE
	EPISÓDIOS	DURAÇÃO	DURAÇÃO	GRAVIDADE	
Transtorno depressivo maior	Depressão	Pelo menos 2 semanas	Ausente	Ausente	Pode estar presente
Transtorno bipolar tipo I	Mania; hipomania; depressão	Pelo menos 2 semanas	7 dias ou hospitalização	Prejuízo significativo	Pode estar presente
Transtorno bipolar tipo II	Hipomania; depressão	Pelo menos 2 semanas	4 dias	Em geral, sem prejuízo significativo	Ausente na hipomania; pode estar presente no episódio depressivo

Fonte: Adaptada de American Psychiatric Association.

TRANSTORNOS DEPRESSIVOS ▶ O **transtorno depressivo maior**, ou depressão maior, é o transtorno do humor mais comum, e é caracterizado por **um ou mais** episódios depressivos. Não pode haver história de episódios maníacos ou hipomaníacos. Sua gravidade pode ser descrita como leve, moderada ou grave (esta última com ou sem aspectos psicóticos).

TRANSTORNOS BIPOLARES ▶ O **transtorno bipolar tipo I** é caracterizado por **um ou mais** episódios maníacos. Sua gravidade pode ser descrita como leve, moderada ou grave (com ou sem aspectos psicóticos). Em 60 a 70% dos casos, há precedência ou segue-se um episódio depressivo maior. É um transtorno recorrente na grande maioria das vezes. Ciclagem rápida (4 ou mais episódios de humor em 1 ano – episódios depressivos, maníacos ou hipomaníacos) tem pior prognóstico e ocorre em 5 a 15% dos casos.

O **transtorno bipolar tipo II** é caracterizado por **um ou mais** episódios depressivos, acompanhado de **pelo menos um** episódio hipomaníaco. A presença de qualquer episódio maníaco exclui o diagnóstico.

CAUSAS ▶ O conhecimento atual sugere que exista uma interação entre características genéticas, experiências precoces, contextos ambientais diversos e alterações somáticas – físicas ou farmacológicas –, levando a alterações químicas, hormonais e psicológicas.

A influência genética no desencadeamento da depressão maior é mais importante para os indivíduos mais novos, e as pessoas em idade mais avançada tendem a apresentar maior suscetibilidade a fatores como isolamento, doenças médicas gerais e incapacidade (*disability*) como causas mais prováveis dos episódios depressivos.

Em relação ao transtorno bipolar, os familiares de primeiro grau de pessoas com esse diagnóstico têm sete vezes mais chance de desenvolver o mesmo transtorno, bem como também têm risco aumentado de apresentar depressão maior.

DIAGNÓSTICO, AVALIAÇÃO E QUADRO CLÍNICO ▶ Apesar dos avanços diagnósticos, em alguns casos – especialmente quando há sintomas psicóticos concomitantes com sintomas de humor –, o diagnóstico diferencial entre transtorno depressivo maior, transtorno bipolar e esquizofrenia é bastante desafiador. O diagnóstico de um episódio depressivo ou maníaco baseia-se na presença ou na ausência de síndromes específicas, que causam sofrimento clinicamente significativo e/ou prejuízo no funcionamento social e ocupacional.

O **Quadro 121.1** apresenta as características diagnósticas dos transtornos do humor.

DIAGNÓSTICO DIFERENCIAL ▶ Os diagnósticos diferenciais dos transtornos do humor podem ser feitos com:

- **Luto complicado/patológico:** quando o luto é anormalmente intenso e prolongado, pode compartilhar diversos sinais e sintomas com a depressão maior. É importante investigar se há, na história, a perda de alguém próximo;
- **Outras doenças médicas gerais:** algumas condições clínicas podem levar ao desenvolvimento de sintomas do humor (p. ex., hipotireoidismo, esclerose múltipla, doença vascular cerebral, deficiência de vitamina B_{12}, lúpus eritematoso sistêmico, neoplasias, infecção pelo vírus da imunodeficiência humana [HIV, do inglês *human immunodeficiency virus*]). É importante descartar a presença por meio do exame físico e de exames laboratoriais, como hemograma, exame da função tireoidiana, fração β da gonadotrofina coriônica humana (β-hCG, do inglês *human chorionic gonadotropin*) para descartar gravidez. Geralmente, essas condições não satisfazem critérios para episódio depressivo ou maníaco;
- **Transtorno do humor associado ao uso de substâncias:** quando suspeitado, podem ser realizados testes toxicológicos;
- **Transtornos psicóticos (transtorno esquizoafetivo, esquizofrenia e transtorno delirante):** pode ser difícil a diferenciação, pois podem compartilhar diversos sintomas. Nos transtornos psicóticos, os sintomas psicóticos ocorrem também na ausência de alterações proeminentes de humor. Considerações úteis incluem sintomas concomitantes, história prévia e história familiar;
- **Transtorno da personalidade *borderline*:** nesse caso, os estados afetivos costumam ser mais lábeis (variações de humor rápidas e inconstantes, incluindo momentos de raiva, tristeza, alegria, vazio interior), além de geralmente serem desencadeados por estressores;

QUADRO 121.1 ► CARACTERÍSTICAS DIAGNÓSTICAS DOS TRANSTORNOS DO HUMOR

Episódio depressivo

Pelo menos 2 semanas apresentando ao menos 5 dos seguintes sintomas na maior parte dos dias e quase todos os dias, sendo que os itens 1 ou 2 devem estar presentes:
1. Humor deprimido (subjetivo ou objetivo)
2. Diminuição acentuada do interesse ou prazer em atividades diárias
3. Diminuição/aumento do apetite ou perda/ganho de peso maior que 5% em 1 mês (se não estiver em dieta)
4. Insônia ou hipersônia
5. Agitação ou retardo psicomotor
6. Fadiga ou perda de energia
7. Sentimento de inutilidade ou culpa excessiva/inadequada
8. Diminuição da capacidade de concentração ou indecisão excessiva
9. Pensamentos recorrentes de morte, ideação suicida (com ou sem plano formulado) ou tentativa de suicídio

Episódio maníaco

Pelo menos 1 semana (ou menos, se houver necessidade de internação hospitalar) de humor persistentemente elevado, expansivo ou irritável, e aumento persistente e anormal das atividades dirigidas a um objetivo ou aumento da energia acompanhado de pelo menos 3 dos seguintes sintomas em grau significativo (4 sintomas em caso de humor irritável):
1. Autoestima inflada ou grandiosidade
2. Diminuição da necessidade de sono
3. Mais loquaz ou pressão por falar
4. Fuga de ideias ou pensamentos acelerados
5. Distratibilidade
6. Aumento da atividade dirigida a um objetivo ou agitação psicomotora
7. Envolvimento excessivo em atividades com alto potencial para consequências dolorosas

Episódio hipomaníaco

Os critérios são os mesmos do episódio maníaco; porém, a duração é menor (4 dias), bem como a intensidade, ou seja, o episódio não é suficientemente grave a ponto de causar prejuízo maior no funcionamento social ou profissional, ou para necessitar de hospitalização. Se houver características psicóticas ou necessidade de internação, por definição o diagnóstico é episódio maníaco

Com características mistas

O especificador com características mistas pode aplicar-se ao episódio maníaco, hipomaníaco ou depressivo. Caracteriza-se por ao menos 3 sintomas depressivos em um episódio hipomaníaco/maníaco; ou, ao contrário, estão presentes pelo menos 3 sintomas maníacos em um episódio depressivo. A presença de características mistas em um episódio depressivo aumenta a probabilidade diagnóstica de transtorno bipolar

Fonte: Adaptado de American Psychiatric Association.

- **Transtorno de ajustamento com humor deprimido:** ocorrem no contexto de estressores sociais e/ou mudanças de vida significativas. Nesse caso, os sintomas de humor não atendem aos critérios para um dos episódios supradescritos.

TRATAMENTO ▶

TRATAMENTO DOS TRANSTORNOS DEPRESSIVOS ▶ O principal objetivo do tratamento é a remissão dos sintomas, com recuperação da funcionalidade. A indicação terapêutica depende da gravidade dos sintomas. Nos casos leves, orientam-se alterações no estilo de vida (p. ex., alterações na dieta, higiene do sono, exercício físico regular), e pode ser adequada uma reavaliação em 2 a 4 semanas para definir a persistência de sintomas ou não. Em casos leves a moderados, indica-se psicoterapia (terapia cognitivo-comportamental ou terapia interpessoal, preferencialmente), e a escolha do tipo de terapia é baseada na disponibilidade e na preferência do paciente. Para pacientes com sintomas moderados a graves, prejuízo funcional importante ou sintomas de longa duração, indica-se tratamento com psicofármacos, com possibilidade de associação de psicoterapia. O exercício físico regular deve ser indicado como tratamento adjuvante em todos os níveis de gravidade, embora motivar os pacientes gravemente deprimidos seja bastante desafiador.

Antes de iniciar o tratamento, e especialmente nos casos graves, deve-se avaliar a presença de riscos que indiquem internação psiquiátrica, principalmente a presença de ideação suicida.

As principais terapias para transtornos depressivos são:

- **Fármacos antidepressivos:** a efetividade é comparável entre as classes e entre as substâncias de uma mesma classe. O tempo de início da ação não parece ser diferente entre as classes. A seleção inicial da medicação deve ser feita com base nos efeitos colaterais esperados, na resposta prévia à medicação, na tolerabilidade, na segurança, na posologia, na idade do indivíduo, nas comorbidades, no custo e na preferência de cada paciente. Os antidepressivos devem ser utilizados por pelo menos 6 a 9 meses nos pacientes que responderam ao tratamento. O tempo mínimo esperado para início da ação terapêutica dos antidepressivos pode variar de 4 a 8 semanas em média. Devem ser mantidos no mínimo 2 anos para os pacientes com dois episódios depressivos e que tenham fatores de risco para recorrência, e discute-se o uso indefinido para os casos graves e/ou com alto risco de recorrência (**Tabela 121.2**);
- **Psicoterapia:** pode ser associada ou não a tratamento medicamentoso. A psicoterapia é provavelmente tão efetiva quanto os medicamentos antidepressivos e pode ter efeitos mais duradouros, embora seja mais dispendiosa economicamente e necessite de mais tempo para os resultados. Não é indicada como tratamento único em casos graves, devendo, então, ser associada a tratamento farmacológico. O benefício maior ocorre para os pacientes com estressor psicossocial significativo, conflitos intrapsíquicos, dificuldades interpessoais ou transtornos de personalidade comórbidos;

TABELA 121.2 ▶ PRINCIPAIS ANTIDEPRESSIVOS PARA TRATAMENTO DOS TRANSTORNOS DEPRESSIVOS E SUAS DOSAGENS

FÁRMACO	DOSE INICIAL	DOSE-ALVO	DOSE DE BENEFÍCIO MÁXIMO
Amitriptilina	25 mg à noite	100 mg à noite	150 mg à noite
Imipramina	25 mg à noite	100 mg à noite	150-200 mg à noite
Nortriptilina	25 mg à noite	50-75 mg à noite	100-150 mg à noite
Citalopram	20 mg 1 ×/dia	20 mg 1 ×/dia	40 mg 1 ×/dia
Escitalopram	10 mg 1 ×/dia	20 mg 1 ×/dia	20 mg 1 ×/dia
Fluoxetina	20 mg pela manhã	20 mg pela manhã	80 mg pela manhã
Paroxetina	20 mg 1 ×/dia	20 mg/dia	60 mg/dia
Sertralina	50 mg pela manhã	100 mg pela manhã	200 mg pela manhã
Bupropiona SR	150 mg pela manhã	300 mg/dia	450 mg/dia
Venlafaxina	37,5 mg 2 ×/dia	75 mg 2 ×/dia	100-150 mg 2 ×/dia
Venlafaxina SR	37,5 mg 1 ×/dia	75-150 mg/dia	225 mg/dia
Desvenlafaxina	50 mg 1 ×/dia	100 mg/dia	100 mg/dia
Mirtazapina	15 mg à noite	30 mg à noite	45 mg à noite

- **Eletroconvulsoterapia:** pode ser indicada aos pacientes refratários aos antidepressivos e apresenta mais rápida resposta terapêutica em relação aos antidepressivos. Pode ser o tratamento de primeira escolha em casos de risco intenso de suicídio, na presença de sintomas psicóticos, ou se houver contraindicação ao uso de fármacos. É um procedimento seguro e eficaz para tratamento da depressão grave, principalmente a associada à lentificação psicomotora e/ou a sintomas psicóticos.

TRATAMENTO DOS TRANSTORNOS BIPOLARES ▶ O objetivo do tratamento agudo de um episódio depressivo (bipolar) ou (hipo)maníaco é a remissão dos sintomas, com retorno ao nível de funcionamento prévio. A base do tratamento se dá com os estabilizadores do humor, que podem ou não ser associados a antidepressivos ou antipsicóticos, de acordo com os sintomas e com o tipo de transtorno bipolar (via de regra, os pacientes com transtorno bipolar tipo I não devem receber antidepressivos, pelo risco de apresentarem virada maníaca). Os antipsicóticos atípicos também podem ser utilizados em monoterapia, tanto na depressão bipolar quanto para controle dos episódios maníacos.

Por tratar-se de uma condição crônica e recorrente, os pacientes com transtorno bipolar devem receber tratamento em longo prazo, para manutenção e prevenção de recaída. Geralmente, mantém-se o esquema terapêutico utilizado para atingir a remissão do episódio maníaco ou depressivo. Além do uso de fármacos, também deve ser indicado tratamento multidisciplinar, especialmente com o objetivo de facilitar a adesão adequada ao tratamento.

Episódios maníacos/hipomaníacos ▶ As opções terapêuticas para episódios maníacos ou hipomaníacos são:

- **Lítio:** é a primeira opção para o tratamento do episódio maníaco ou hipomaníaco. Nos casos de mania grave ou sintomas psicóticos, também se pode associar ácido valproico ou antipsicóticos atípicos. Lítio é o tratamento de **manutenção** mais efetivo para os casos sem características psicóticas e sem comorbidades psiquiátricas. Dose inicial: carbonato de lítio 300 mg 2 ×/dia. Dose média necessária: 900 a 1.200 mg/dia. Deve-se ajustar a dose conforme litemia, solicitada a partir do 5º dia de uso. Nível sérico terapêutico: episódio agudo de mania – 0,6 a 1,2 mmol/L e manutenção de 0,6 a 1,0 mmol/L. No tratamento de manutenção, devem-se realizar exames de monitorização a cada 6 a 12 meses, que incluem litemia, exame da função da tireoide, função renal, eletrólito, cálcio sérico, contagem de leucócitos e avaliação do peso;
- **Ácido valproico:** é um anticonvulsivante que atua como estabilizador do humor. Junto com o lítio, está entre os fármacos de primeira escolha no tratamento de episódios maníacos e hipomaníacos. O nível sérico adequado para o tratamento é atingido 3 a 5 dias após o início. Na manutenção, a dosagem dos níveis séricos deve ser repetida a cada 6 a 12 meses, junto com hemograma, contagem de plaquetas e função hepática. Dose: varia de 750 a 2.000 mg/dia para atingir nível sérico de 50 a 100 mg/mL;
- **Antipsicóticos atípicos:** antipsicóticos atípicos têm efeito antimaníaco tão rápido e potente quanto os anticonvulsivantes e, por isso, fazem parte da primeira linha de tratamento para os quadros maníacos. Podem ser utilizados tanto em monoterapia quanto em combinação com lítio ou ácido valproico. Os antipsicóticos atípicos disponíveis com evidência de eficácia nos episódios (hipo)maníacos são olanzapina, risperidona, quetiapina, aripiprazol e ziprasidona;
- **Eletroconvulsoterapia:** é o tratamento com efeito mais rápido. Está reservada para situações refratárias ao tratamento medicamentoso combinado, ou quando há contraindicação para o uso de fármacos.

Depressão bipolar ▶ Geralmente é um quadro grave e longo, com risco acentuado de suicídio. O tratamento com antidepressivos eleva o risco de rápida transição para fase maníaca (virada maníaca) ou progressão para ciclagem rápida, especialmente os antidepressivos tricíclicos.

As opções para terapia de depressão bipolar são:

- **Lítio:** é a opção de primeira linha, com taxas altas de resposta. Recomenda-se tomar os mesmos cuidados descritos no tratamento da mania em relação às doses, aos níveis séricos e à monitorização;
- **Quetiapina:** sua eficácia foi comprovada para o tratamento em monoterapia. Também faz parte das opções de primeira linha;

- **Olanzapina + fluoxetina:** a combinação pode ser utilizada mesmo em pacientes com transtorno bipolar tipo I, apesar do risco já citado de virada maníaca com uso de antidepressivos. Deve-se atentar para a possibilidade de ganho de peso importante e hipercolesterolemia;
- **Lamotrigina:** pode ser utilizada em monoterapia no tratamento da depressão unipolar. Em virtude do risco de *rash* cutâneo e síndrome de Stevens-Johnson, sua dose deve ser aumentada lentamente até a dose-alvo, o que limita seu uso na prática, tornando-a mais útil para as depressões bipolares leves a moderadas, bem como no tratamento de manutenção como profilaxia de novos episódios depressivos;
- **Psicoterapia:** pode adicionar benefícios, principalmente no paciente em que se identificam fatores estressantes que desencadeiam o episódio. Também melhora a adesão ao tratamento e a aceitação da doença, ajudando na estabilização do paciente nos períodos entre as crises;
- **Eletroconvulsoterapia:** está reservada aos casos graves e refratários devido à sua alta eficácia antidepressiva.

REFERÊNCIAS ▶

American Psychiatric Association. DSM-5: manual diagnóstico e estatístico de transtornos mentais. 5. ed. Porto Alegre: Artmed; 2014.

Yatham LN, Kennedy SH, Parikh SV, Schaffer A, Bond DJ, Frey BN, et al. Canadian Network for Mood and Anxiety Treatments (CANMAT) and International Society for Bipolar Disorders (ISBD) 2018 guidelines for the management of patients with bipolar disorder. Bipolar Disord. 2018;20(2):97-170.

LEITURAS RECOMENDADAS ▶

Cleare A, Pariante CM, Young AH, Anderson IM, Christmas D, Cowen PJ, et al. Evidence-based guidelines for treating depressive disorders with antidepressants: a revision of the 2008 British Association for Psychopharmacology guidelines. J Psychopharmacol. 2015;29(5):459-525.

Cordioli AV, Gallois CB, Isolan L, organizadores. Psicofármacos: consulta rápida. 5. ed. Porto Alegre: Artmed; 2015.

Lyness JM. Unipolar depression in adults: assessment and diagnosis. Waltham: UpToDate; 2016 [capturado em 3 out. 2017]. Disponível em: https://www.uptodate.com/contents/unipolar-depression-in-adults-assessment-and-diagnosis

Malhi GS, Bassett D, Boyce P, Bryant R, Fitzgerald PB, Fritz K, et al. Royal Australian and New Zealand College of Psychiatrists clinical practice guidelines for mood disorders. Aust N Z J Psychiatry. 2015;49(12):1087-206.

Sadock BJ, Sadock VA, Ruiz P. Kaplan and Sadock's comprehensive textbook of psychiatry. 10th ed. Philadelphia: Wolters Kluwer; 2017.

Simon G. Unipolar major depression in adults: choosing initial treatment. Waltham: UpToDate; 2017 [capturado em 3 out. 2017]. Disponível em: https://www.uptodate.com/contents/unipolar-major-depression-in-adults-choosing-initial-treatment

Stovall J. Bipolar disorder in adults: pharmacotherapy for acute mania and hypomania. Waltham: UpToDate; 2018 [capturado em 8 abr. 2018]. Disponível em: https://www.uptodate.com/contents/bipolar-disorder-in-adults-choosing-pharmacotherapy-for-acute-mania-and-hypomania

SITE RECOMENDADO ▶

American Psychiatric Association [https://www.psychiatry.org/]

CAPÍTULO 122

TREMORES

NATALIA DRESSLER CAMILLO
CARLOS R. M. RIEDER

CONCEITO ▶ Os **tremores** são os distúrbios do movimento mais comuns na população adulta. São caracterizados como contrações rítmicas, oscilatórias, alternadas e involuntárias de músculos agonistas e antagonistas.

ASPECTOS EPIDEMIOLÓGICOS ▶ O tremor essencial é a causa mais comum de tremor, atingindo 0,4 a 6% da população adulta. Afeta todas as faixas etárias, porém apresenta pico bimodal de início na 2ª e na 6ª décadas de vida, sendo mais comum no idoso. Não há diferença de prevalência entre os sexos.

CLASSIFICAÇÃO E CAUSAS ▶ O tremor pode ser classificado de acordo com sua fenomenologia e sua etiologia.

FENOMENOLOGIA ▶ O **tremor de ação** ocorre durante a contração muscular voluntária, e é subclassificado em tremor postural (quando mantido em uma posição contra a gravidade), tremor isométrico (quando mantido contra um objeto rígido) ou tremor cinético (durante o movimento voluntário).

O **tremor de repouso** ocorre em uma parte do corpo sustentada, sem efeito da gravidade.

ETIOLOGIA ▶ O tremor apresenta diversas causas:

- Doenças hereditárias, degenerativas e idiopáticas, como doença de Wilson, doença de Parkinson e tremor essencial;
- Doenças metabólicas, como hipoglicemia, doenças relacionadas à tireoide/paratireoide e patologias hepáticas;
- Neuropatias periféricas, associadas à doença de Charcot-Marie-Tooth, ao diabetes melito e à síndrome da dor regional complexa;
- Relacionadas a drogas e toxinas, como inibidores seletivos da recaptação da serotonina, antidepressivos tricíclicos, lítio, cocaína, álcool, adrenalina, broncodilatadores, cafeína, esteroides, valproato, hormônios tireoidianos, amiodarona;
- Distúrbios psicogênicos.

Ao analisar o tremor, é importante salientar algumas peculiaridades que podem auxiliar no seu diagnóstico etiológico, como:

- Frequência do tremor:
  - 4 Hz – baixa;
  - 4 a 7 Hz – média;
  - \> 7 Hz – alta;
- Localização corporal e assimetria do tremor;
- Condição de ativação do tremor:
  - Repouso;
  - Ação;
  - Postura;
  - Tarefa específica;
- Presença de outras alterações ao exame neurológico;
- Efeito de álcool e drogas;
- Presença de comorbidades;
- História familiar de tremor.

No **Quadro 122.1**, estão descritas as principais etiologias relacionadas aos tipos fenomenológicos de tremor.

QUADRO 122.1 ▶ CLASSIFICAÇÃO E DIAGNÓSTICO DIFERENCIAL DO TREMOR DE ACORDO COM A FENOMENOLOGIA

Tremor de repouso
- Doença de Parkinson
- Outras síndromes parkinsonianas (menos comum)
- Tremor de Holmes
- Doença de Wilson
- Tremor essencial

Tremor postural
- Tremor fisiológico exacerbado
- Tremor induzido por drogas e toxinas
- Tremor essencial
- Tremor ortostático
- Tremor distônico
- Doença de Parkinson
- Neuropatias periféricas

Tremor de ação
- Doenças cerebelares
- Tremor psicogênico

Tremor essencial ▶ O tremor essencial é a causa mais comum de tremor na população adulta. Ele afeta todas as faixa etárias, sendo mais comum no idoso. A história familiar é positiva em mais de 50% dos casos. Há relato de melhora sintomática com ingesta de pequenas quantidades de álcool em 50 a 70% dos casos. Apesar de ser considerada uma doença mono ou oligossintomática, é incapacitante em cerca de 30% dos casos.

É um tremor de evolução lenta e progressiva, bilateral, simétrico, postural ou cinético, que predomina nas mãos e nos antebraços. O tremor dos membros superiores costuma apresentar movimentos de pronação-supinação e extensão-flexão e tem padrão ascendente, podendo acometer cabeça, face, lábios, voz, mandíbula, língua e queixo. O tremor cefálico pode ser do tipo "não-não" (horizontal) ou "sim-sim" (vertical); raramente, é rotatório.

O tremor postural varia de 4 a 7 Hz, sendo que os segmentos distais costumam exibir frequências mais altas que os segmentos proximais dos membros. A frequência apresenta relação inversa com a idade do paciente e com a amplitude do tremor; ou seja, quanto mais idoso e quanto maior a amplitude do movimento, menor a frequência do tremor.

Por vezes, pode haver discreta assimetria, bem como tremor de repouso em casos mais avançados, o que pode causar confusão com o tremor parkinsoniano, descrito a seguir. Os pacientes ainda podem apresentar alguma alteração de marcha e outros sintomas parkinsonianos discretos, como o sinal de Froment (sinal da roda denteada sem rigidez). O tremor da doença de Parkinson é o principal diagnóstico diferencial do tremor essencial. Quando há dúvidas quanto ao diagnóstico clínico das duas condições, a tomografia computadorizada por emissão de fóton único (SPECT, do inglês *single-photon emission computed tomography*) com transportador de dopamina (DAT, do inglês *dopamine transporter*) pode ser útil ao identificar a redução das concentrações do DAT no estriado de pacientes com doença de Parkinson, o que não ocorre no tremor essencial.

Também é importante ressaltar que o tremor isolado de uma parte do corpo não caracteriza tremor essencial. Quando os tremores são isolados, levam à denominação da sua localização e da tarefa específica (p. ex., tremor primário da escrita, tremor isolado da voz).

Tremor fisiológico exacerbado ▶ O tremor fisiológico exacerbado varia de 8 a 12 Hz e ocorre principalmente em situações de estresse, ansiedade ou em resposta a outros estímulos externos, como fármacos e uso de estimulantes. É o tremor que ocorre em algumas situações clínicas, como hipertermia, hipoglicemia, hipertireoidismo, etc. Pode ocorrer em pessoas saudáveis e em todas as faixas etárias. É um tremor postural fino de alta frequência e nem sempre é perceptível.

Tremor parkinsoniano ▶ O tremor parkinsoniano apresenta, de maneira característica, frequência que abrange 4 a 8 Hz. Classicamente é um tremor de repouso. No entanto, pode ser postural em alguns casos. Quando postural, apresenta latência de início após manter-se a postura, sendo denominado tremor reemergente, o que não ocorre no tremor essencial (sem latência de surgimento).

Normalmente, inicia de forma assimétrica, é mais frequente nos membros superiores e apresenta característica "em contar de moedas" dos dedos, progredindo para movimentos de pronação-supinação do antebraço e flexão-extensão do cotovelo. Os pacientes também podem apresentar tremor mentoniano e nos membros inferiores. Em geral, o tremor é exacerbado por momentos de ansiedade, tarefas cognitivas e durante a marcha; em contrapartida, costuma tornar-se menos proeminente com movimentos voluntários.

Além do tremor, é necessário avaliar outros sinais neurológicos presentes na síndrome parkinsoniana, como bradicinesia, rigidez e instabilidade postural, bem como hipomimia, micrografia e fala hipocinética.

A causa mais comum de tremor parkinsoniano é a doença de Parkinson. Entretanto, outras causas devem ser consideradas, como síndromes parkinsonianas atípicas, doenças cerebrovasculares e uso de uma série de medicamentos que acarretam bloqueio dopaminérgico, como neurolépticos, flunarizina, metoclopramida, clonidina, etc.

Tremor cerebelar ▶ O tremor cerebelar clássico caracteriza-se como um tremor de baixa frequência (2-5 Hz), postural e intencional, em geral causado por lesões em vias cerebelares. Normalmente, piora em amplitude ao atingir um alvo específico. Outros sinais neurológicos associados incluem ataxia, dismetria, disdiadococinesia, hipotonia, nistagmo e fala escandida. O paciente pode apresentar titubeação, caracterizada como movimentos oscilatórios rítmicos da cabeça e/ou do tronco.

Tremor de Holmes ▶ O tremor de Holmes é um tremor que ocorre tanto no repouso quanto na postura, e durante o movimento intencional. Possui frequência menor que 4 a 5 Hz e comumente piora na mudança de posição do repouso para a postura e durante os movimentos voluntários. Ocorre quando há lesão no circuito do triângulo de Guillain-Mollaret (trato dentatorubro-olivar), na altura do mesencéfalo.

Tremor distônico ▶ Ocorre quando pacientes com distonia focal apresentam tremor no segmento acometido. É uma forma rara de tremor. É normalmente irregular e de frequência variável, com exacerbação quando o segmento é direcionado para o lado contrário da distonia e alívio quando em favor dela. Truques sensoriais, como tocar o mento ou a região posterior da cabeça, são capazes de reduzir o tremor.

Tremor induzido por fármacos ▶ Várias medicações podem exacerbar ou induzir tremor (**Quadro 122.2**). Uma anamnese cuidadosa é capaz de esta-

QUADRO 122.2 ▶ MEDICAÇÕES QUE COMUMENTE CAUSAM TREMOR

- Adrenalina
- Agentes hipoglicemiantes
- Agonistas β-adrenérgicos
- Amiodarona
- Anfetaminas
- Antidepressivos tricíclicos
- Atorvastatina
- Cafeína
- Carbamazepina
- Ciclosporina
- Corticosteroides
- Flunarizina
- Fluoxetina
- Haloperidol
- Hormônios tireoidianos
- Lítio
- Metilfenidato
- Metoclopramida
- Neurolépticos
- Pseudoefedrina
- Teofilina
- Terbutalina
- Valproato de sódio
- Verapamil

Fonte: Adaptado de Bhidayasiri; Alty e Kempster.

belecer a relação temporal entre o uso do fármaco e o início dos sintomas. Medicações antidopaminérgicas costumam induzir tremor do tipo parkinsoniano; já fármacos que estimulam o sistema nervoso simpático, como adrenalina e broncodilatadores, podem exacerbar tremor semelhante ao tremor essencial.

Tremor psicogênico ▶ A diferenciação entre o tremor orgânico e o tremor psicogênico pode ser difícil. Peculiaridades que podem sugerir tremor psicogênico são: início abrupto, remissão espontânea, mudanças nas características do tremor e extinção com manobras de distração. Além disso, muitas vezes, há associação com eventos estressores da vida. Não há estimativas precisas da incidência do tremor psicogênico na população. O diagnóstico é feito com base na exclusão de outras causas.

DIAGNÓSTICO E AVALIAÇÃO ▶

O diagnóstico do tremor é baseado nas informações clínicas obtidas por meio da **anamnese** e do **exame clínico**. O primeiro passo consiste em caracterizar o tremor quanto à sua fenomenologia – condição de ativação, distribuição topográfica e frequência. Alguns tópicos na anamnese e outros achados no exame físico podem levar a algumas considerações adicionais. Por exemplo, tremores iniciados em idades mais avançadas são, mais provavelmente, parkinsonianos ou essenciais; o início abrupto dos sintomas deve levar à investigação de causas secundárias, como condições metabólicas ou uso de substâncias; outros sinais neurológicos no exame clínico, como hipotonia, ataxia e fala escandida, levam à hipótese de síndrome cerebelar. A partir de então, a investigação complementar deve ser direcionada conforme a hipótese diagnóstica inicial.

As **Figuras 122.1** e **122.2** mostram fluxogramas para investigação e diagnóstico dos tremores.

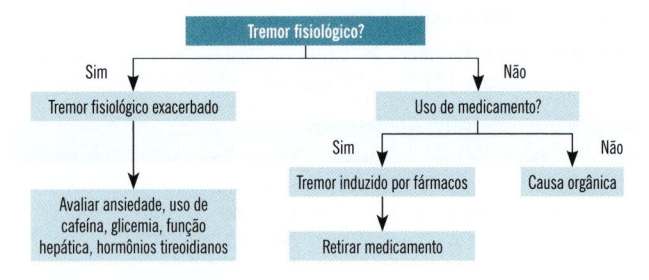

FIGURA 122.1 ▶ **DIAGNÓSTICO DO TREMOR.**
Fonte: Adaptada de Crawford e Zimmerman.

TRATAMENTO ▶

O tratamento do tremor varia conforme sua etiologia, gravidade e comprometimento funcional nas atividades de vida diária do paciente.

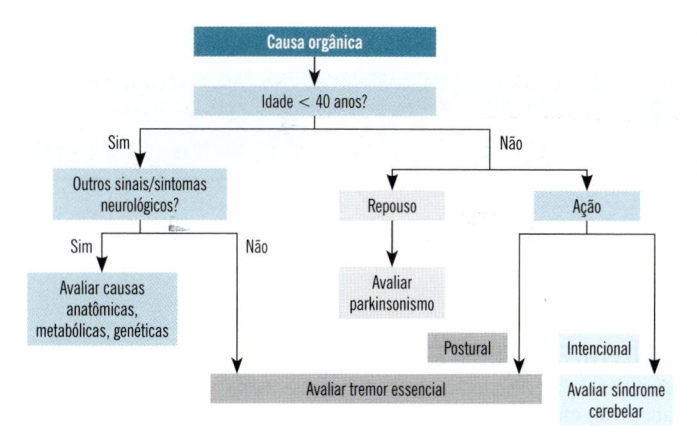

FIGURA 122.2 ▶ **DIAGNÓSTICO DE TREMOR DE CAUSA ORGÂNICA.**
Fonte: Adaptada de Crawford e Zimmerman.

O tremor essencial tem boa resposta terapêutica com propranolol e primidona. Outras alternativas terapêuticas incluem gabapentina, clonazepam, topiramato e toxina botulínica.

O tremor cerebelar e o tremor distônico respondem a benzodiazepínicos; pode-se utilizar, também, anticolinérgicos e baclofeno, no caso das distonias, e anticonvulsivantes, no caso do tremor cerebelar. A toxina botulínica é uma excelente alternativa nos casos de distonia focal ou segmentar.

A doença de Parkinson responde à reposição dopaminérgica, sendo a levodopa o fármaco indicado no tratamento dessa condição; agonistas dopaminérgicos e anticolinérgicos também são utilizados para redução do tremor parkinsoniano. Quando refratário, pode-se considerar, em casos selecionados, o tratamento cirúrgico com implante de estimulação cerebral profunda (DBS, do inglês *deep brain stimulation*).

É necessário realizar avaliação adequada das medicações em uso pelo paciente e, preferencialmente, suspender aquelas que possam ocasionar ou piorar síndromes relacionadas ao tremor.

REFERÊNCIAS ▶

Alty JE, Kempster PA. A practical guide to the differential diagnosis of tremor. Postgrad Med J. 2011;87(1031):623-9.
Bhidayasiri R. Differential diagnosis of common tremor syndromes. Postgrad Med J. 2005;81(962):756-62.
Crawford P, Zimmerman EE. Differentiation and diagnosis of tremor. Am Fam Physician. 2011;83(6):697-702.
Kamble N, Pal PK. Tremor syndomes: A review. Neurol India. 2018;66(Supplement)S:36-S47.

LEITURAS RECOMENDADAS ▶

Deuschl G. Differential diagnosis of tremor. J Neural Transm Suppl. 1999;56:211-20.
Smaga S. Tremor. Am Fam Physician. 2003;68(8):1545-52.

CAPÍTULO 123
ÚLCERA VENOSA

FERNANDA MUSA AGUIAR
JOEL SCHWARTZ

CONCEITO E ASPECTOS EPIDEMIOLÓGICOS ▶
Úlcera é uma lesão elementar crônica decorrente da perda circunscrita da epiderme e da derme, atingindo, muitas vezes, camadas mais profundas, como a hipoderme e o tecido subjacentes. A destruição é patológica com alteração na reparação do tecido cutâneo.

As úlceras crônicas dos membros inferiores causam grande morbidade para o paciente. Por sua natureza crônica e recorrente, também apresentam importante impacto social e econômico.

CLASSIFICAÇÃO ▶
Classificam-se como **úlceras crônicas** as lesões que não sofreram o processo esperado e cronológico de cicatrização, o qual geralmente ocorre após 6 semanas do início da lesão. Sua maior incidência é nos membros inferiores. As úlceras crônicas também podem ser diferenciadas das **úlceras agudas** por suas características. A ferida crônica apresenta alta colonização bacteriana; alto nível de citocinas inflamatórias e de protease; baixa atividade mitogênica e células senescentes.

CAUSAS ▶
Múltiplas são as causas da lesão. As principais etiologias da úlcera nos membros inferiores são de origem venosa, arterial, por neuropatia relacionada ao diabetes melito e por pressão. As demais causas são descritas na **Figura 123.1**.

São fatores de risco para o aparecimento da lesão o tabagismo, o diabetes melito, a obesidade, a idade avançada, a insuficiência venosa, a doença arterial periférica, a trombose venosa profunda, entre outros.

DIAGNÓSTICO E AVALIAÇÃO ▶
A etapa inicial consiste em diferenciar os tipos de úlcera. A **Tabela 123.1** sintetiza as características das principais causas de úlcera.

A úlcera venosa é responsável por 60 a 70% dos casos de úlcera no membro inferior. Ela apresenta-se no terço médio distal da perna, principalmente acima do maléolo medial. Clinicamente, caracteriza-se por uma lesão única ou múltipla, superficial a profunda – conforme o estágio da lesão – e de formato irregular. As bordas apresentam-se emolduradas, e o fundo, com fibrina e tecido de granulação. A dor é frequente, porém, não é regra, e sua intensidade

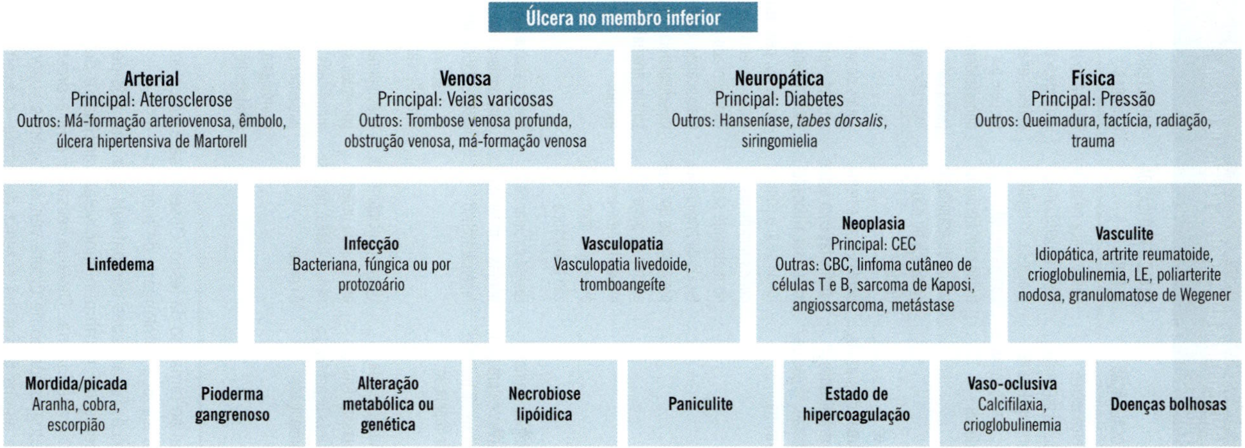

Úlcera no membro inferior

Arterial
Principal: Aterosclerose
Outros: Má-formação arteriovenosa, êmbolo, úlcera hipertensiva de Martorell

Venosa
Principal: Veias varicosas
Outros: Trombose venosa profunda, obstrução venosa, má-formação venosa

Neuropática
Principal: Diabetes
Outros: Hanseníase, *tabes dorsalis*, siringomielia

Física
Principal: Pressão
Outros: Queimadura, factícia, radiação, trauma

Linfedema

Infecção
Bacteriana, fúngica ou por protozoário

Vasculopatia
Vasculopatia livedoide, tromboangeíte

Neoplasia
Principal: CEC
Outras: CBC, linfoma cutâneo de células T e B, sarcoma de Kaposi, angiossarcoma, metástase

Vasculite
Idiopática, artrite reumatoide, crioglobulinemia, LE, poliarterite nodosa, granulomatose de Wegener

Mordida/picada
Aranha, cobra, escorpião

Pioderma gangrenoso

Alteração metabólica ou genética

Necrobiose lipoídica

Paniculite

Estado de hipercoagulação

Vaso-oclusiva
Calcifilaxia, crioglobulinemia

Doenças bolhosas

FIGURA 123.1 ▶ CAUSAS DE ÚLCERA NO MEMBRO INFERIOR E SEUS SUBTIPOS.
CBC, carcinoma basocelular; CEC, carcinoma espinocelular; LE, lúpus eritematoso.
Fonte: Adaptada de Bolognia e colaboradores.

ÚLCERA VENOSA

TABELA 123.1 ▶ CARACTERÍSTICAS DAS PRINCIPAIS CAUSAS DE ÚLCERA NOS MEMBROS INFERIORES

TIPO DE ÚLCERA	LOCALIZAÇÃO	CARACTERÍSTICAS DA ÚLCERA	CARACTERÍSTICAS CLÍNICAS
Venosa	Terço médio distal da perna, principalmente acima do maléolo medial	Lesão única ou múltipla, superficial ou profunda, irregular; bordas emolduradas; fundo com fibrina e tecido de granulação; presença ou não de dor	Edema de membros inferiores; eczema de estase; acastanhamento da pele por depósito de hemossiderina; varizes; perna com aspecto de "garrafa invertida"
Arterial	Áreas de pressão; extremidades distais; áreas de trauma	Bordas lisas e bem-definidas com aspecto de "saca-bocado"; fundo seco e com *debris* necróticos; normalmente sem tecido de granulação; presença de dor leve a intensa; piora com elevação do membro e melhora com a posição ortostática	Sinais de insuficiência arterial – pulsos fracos, extremidades frias, perda dos pelos, pele atrófica, tempo de enchimento capilar alterado (> 3-4 s) Claudicação; tabagismo, hiperlipidemia; hipertensão arterial; diabetes melito
Neuropática/ diabética	Região plantar; áreas de pressão; locais de trauma de repetição	Úlcera circular com bordas com tecido hiperceratótico	Neuropatia periférica – parestesia à anestesia distal; claudicação; xerose cutânea; artropatia de Charcot; calo plantar
Por pressão	Áreas de alta pressão e/ou de pressão por tempo prolongado	Úlcera principalmente em local de proeminência óssea; necrose é comum	Principalmente em pacientes enfermos com mobilidade reduzida, pacientes com doença neurológica, idosos e indivíduos hospitalizados

não é proporcional ao tamanho da lesão. Observa-se, muitas vezes, melhora do sintoma com a elevação prolongada do membro.

Na avaliação clínica, há achados compatíveis com quadros de hipertensão venosa, como edema de membro inferior, veias varicosas e dermatite ocre por depósito de hemossiderina. Deve-se ressaltar que a presença de veia varicosa não é patognomônico de úlcera venosa, apenas sugere e reforça a sua etiologia. Em alguns casos, há eczema de estase; consequentemente, sintomas como prurido, eritema, descamação e até exsudação podem ser referidos. Muitas vezes, há alteração do formato da perna para um aspecto de "garrafa invertida" por fibrose e induração persistentes e prolongadas. Esse quadro recebe o nome de **lipodermatoesclerose**. O exame físico deve incluir também a palpação dos pulsos periféricos.

Na maioria das vezes, o **diagnóstico** da úlcera venosa é **clínico**; porém, nem sempre os pacientes apresentam sinais e sintomas claros. **Exames complementares** como a ultrassonografia com Doppler venosa podem auxiliar no diagnóstico e na melhor avaliação clínica; obstruções e refluxos devem ser sempre avaliados.

Há casos de sobreposição dos quadros, como ocorre nas úlceras com componentes arterial e venoso concomitantes, as chamadas **úlceras mistas**. Nessas situações, o **índice tornozelo-braquial** (ITB) deve ser realizado para confirmar ou excluir o componente arterial.

O ITB é um exame simples, rápido, não invasivo, de baixo custo, que pode ser realizado no consultório. O cálculo é realizado pela razão da maior medida de pressão arterial sistólica aferida em ambos os membros inferiores, nas artérias dorsais do pé e tibiais posteriores, sobre a maior medida sistólica aferida nos membros superiores. Valores de ITB abaixo de 0,9 indicam componente de insuficiência arterial no desenvolvimento da úlcera. Resultado abaixo de 0,7 é muito significativo, e, se não houver sugestão clínica de anormalidade venosa, conclui-se que a origem da úlcera é exclusivamente arterial. Em pacientes diabéticos, a avaliação no ITB pode ser falsamente negativa. Isso ocorre pois nesses pacientes há o enrijecimento da parede arterial. Nessas situações, deve ser feita a avaliação dos pulsos periféricos, que na sua não detecção já configura o quadro de doença arterial, independentemente do ITB encontrado.

A úlcera crônica sem resposta, após 3 meses, a diversos tratamentos instituídos deve ser biopsiada em múltiplos pontos para excluir transformação neoplásica. Se houver dúvidas da etiologia já na avaliação inicial ou se a localização da lesão for atípica, é mandatória a **biópsia** do leito e da borda da úlcera.

TRATAMENTO ▶

O prognóstico da úlcera está relacionado com o seu tamanho e o seu tempo de evolução. Quanto maior for a úlcera e maior for o seu tempo de duração, maior será a probabilidade de refratariedade ao tratamento. Outro fator decisivo é a adesão do paciente ao tratamento proposto.

O tratamento da úlcera venosa crônica tem três objetivos principais:

1. Tratar e reverter os efeitos da hipertensão venosa;
2. Tratar a úlcera;
3. Prevenir a recorrência.

A simples colonização da lesão não é indicativa de tratamento com agente bactericida; logo, não deve ser feito *swab* para cultura se não houver suspeita de infecção.

Se houver exposição óssea através da úlcera, suspeitar de osteomielite e realizar investigação por meio de exames radiológicos. Solicitar inicialmente uma radiografia simples da área suspeita. A ressonância magnética tem maior sensibilidade e especificidade. A cultura da biópsia óssea é o padrão-ouro.

Úlceras com atipias ou que não apresentam resposta ao tratamento devem ser biopsiadas para excluir neoplasias.

O trabalho multidisciplinar deve ser sempre incentivado, com equipe de enfermagem especializada, dermatologistas, cirurgiões vasculares, entre outros especialistas.

TRATAMENTO DA HIPERTENSÃO VENOSA ▶ Métodos simples como a elevação do membro acima da linha cardíaca por 30 minutos várias vezes ao dia já auxiliam na melhora do edema e da microcirculação. Para a hipertensão venosa avançada, as medidas compressivas são fundamentais para o tratamento. Essa terapia visa diminuir a hipertensão venosa, melhorando, consequentemente, o retorno venoso, diminuindo o refluxo patológico, aumentando a pressão hidrostática e, por fim, diminuindo o edema e o extravasamento de macromoléculas. Adicionalmente, há aumento da atividade fibrinolítica e diminuição da liberação de mediadores inflamatórios. Estipulam-se, como medida ideal, bandas ou meias elásticas com compressão entre 30 e 40 mmHg. Para pacientes hospitalizados ou com mobilidade limitada, há a opção de compressão pneumática. Contraindicações ao tratamento compressivo são doenças arteriais periféricas graves, suspeita de trombose venosa profunda e insuficiência cardíaca congestiva. Nos casos de úlcera mista, a compressão pode ser feita, porém, com cautela, desde que a doença arterial seja leve a moderada.

Para pacientes que deambulam, pode-se lançar mão da compressão inelástica. A mais conhecida no meio dermatológico é a bota de Unna. A técnica consiste na colocação de ataduras associadas a uma cobertura com óxido de zinco que faz um molde semissólido. O objetivo do método é realizar alta compressão durante a deambulação, quando há compressão muscular, e baixa pressão ao repouso. A bota deve ser trocada a cada 7 dias. A vantagem do método é a melhor adesão do paciente, tendo em vista o conforto e a baixa necessidade de manipulação local. Entre as desvantagens, constam a necessidade de equipe especializada para a realização desse tipo de curativo e a baixa efetividade em feridas exsudativas.

TRATAMENTO DA ÚLCERA ▶ A limpeza da úlcera deve ser feita com solução fisiológica a 0,9% ou com água potável. Substâncias antissépticas, como clorexidina, detergentes e soluções à base de iodo, podem gerar eczema, piorar a inflamação local e, consequentemente, retardar o processo de cicatrização.

Muitas vezes, são encontrados tecidos necróticos. Nesses casos, é indicado o desbridamento a fim de possibilitar a formação de tecido de granulação e a consequente reepitelização.

Três tipos de desbridamentos são descritos: cirúrgico, químico e autolítico.

O desbridamento cirúrgico visa à retirada manual do tecido necrosado utilizando pinça e bisturi/tesoura ou cureta. As vantagens do procedimento são o fácil acesso e o baixo custo da técnica; a desvantagem, a remoção, muitas vezes, de tecido viável juntamente com o tecido necrosado. Essa técnica não deve ser utilizada em membros com isquemia crítica e úlceras no calcanhar próximo ao osso.

O desbridamento autolítico ocorre quando há a colocação de curativo oclusivo, mantendo a área umedecida e permitindo que enzimas do próprio exsudato atuem na degradação do tecido não viável. O método é vantajoso pois não gera dor ao paciente e atua somente no tecido desvitalizado. A desvantagem é que a técnica é lenta, demorando até 72 horas para início da melhora. Não deve ser usado em pacientes sépticos, nem em imunocomprometidos. São exemplos dessa técnica os curativos com hidrogéis e os hidrocoloides.

A colagenase e a papaína são alguns dos produtos utilizados para o desbridamento químico. Sua maior indicação é para úlceras secas com tecido de fibrina no seu fundo que retardam a formação do tecido de granulação. Atua mais rápido que o desbridamento autolítico, sendo de fácil acesso e aplicação. Pode ser utilizado em pacientes com úlceras infectadas e nos pacientes anticoagulados. A aplicação do produto em áreas sadias pode gerar eczema de contato.

A quantidade de exsudação também determina o tipo de curativo a ser escolhido. A úlcera deve ser mantida úmida, nunca seca ou molhada. A umidade favorece a migração de queratinócitos e a formação de tecido de granulação.

Os principais produtos utilizados são descritos na **Tabela 123.2**.

Por ser uma solução de continuidade, as úlceras são porta de entrada para infecções, principalmente do tecido profundo, gerando quadros de celulite e erisipela, por exemplo. Sinais clínicos de dor, eritema, secreção fétida e aumento da temperatura local são sugestivos de infecção. A infecção retarda o processo de cicatrização por aumentar a inflamação local, aumentar a exsudação e gerar tecido friável. Nesses casos, há indicação de tratamento com antibiótico sistêmico e tópico. Antibióticos tópicos, como a gentamicina e a neomicina, devem ser evitados pela alta taxa de dermatite de contato.

Deve-se ressaltar que a simples colonização bacteriana observada em culturas por meio de *swab*, por exemplo, sem evidência de infecção, não indica o uso de antibióticos.

PREVENÇÃO DA RECORRÊNCIA ▶ A prevenção da recorrência requer a adesão do paciente ao tratamento e a modificação do estilo de vida. É orientado o uso de meia elástica compressiva diariamente. Sua troca deve ser feita no máximo a cada 6 meses para não perder o efeito elástico.

Deve-se estimular o paciente a realizar atividade física, cessar o tabagismo, e atingir e manter o peso ideal. Elevação periódica da perna por 30 minutos deve ocorrer várias vezes ao longo do dia. Orienta-se, também, manter o pé da cama elevado para facilitar o retorno venoso. Essa última medida não deve ser instituída caso o paciente apresente doença arterial concomitante.

Quando possível, deve ser realizada a correção cirúrgica das anormalidades venosas a fim de diminuir a hipertensão venosa. Essa abordagem pode ser feita durante o tratamento da úlcera, principalmente quando há falha do tratamento instituído por período maior que 3 meses.

TABELA 123.2 ▶ CARACTERÍSTICAS DOS PRINCIPAIS PRODUTOS TÓPICOS UTILIZADOS NA ÚLCERA VENOSA

PRODUTO	CARACTERÍSTICAS	INDICAÇÃO	VANTAGENS	DESVANTAGENS
Hidrogel	Composto hidrofílico contendo propilenoglicol	Úlceras secas e com necrose	Indolor; estimula desbridamento autolítico; mantém umidade da ferida; pode ser utilizado nas feridas infectadas	Pode gerar maceração da pele se a ferida for muito exsudativa; necessita de curativo adicional para fixação; troca frequente
Hidrocoloide	Curativo oclusivo composto por gelatina, pectina e carboximetilcelulose sódica; apresenta base adesiva com espuma de poliuretano ou filme	Úlceras com exsudação leve a moderada	Adapta-se ao formato e ao desenho da lesão; previne contaminação secundária; estimula desbridamento autolítico; troca a cada 3-5 dias; mantém umidade do tecido	Impede visualização da ferida; não pode ser utilizado quando há exsudação intensa; odor na remoção que pode ser confundido com infecção; quando cortado, necessita de fixação
Espuma de poliuretano	Curativos planos ou em diferentes formatos de solução de polímeros	Úlceras com grande quantidade de exsudação	Absorve grande quantidade de exsudato; protege a ferida; mantém o meio úmido; adapta--se ao formato da ferida	Muitos necessitam de material adicional para fixação; pode macerar a pele perilesional se não houver troca quando saturado pelo exsudato

(Continua)

TABELA 123.2 ▶ CARACTERÍSTICAS DOS PRINCIPAIS PRODUTOS TÓPICOS UTILIZADOS NA ÚLCERA VENOSA (Continuação)

PRODUTO	CARACTERÍSTICAS	INDICAÇÃO	VANTAGENS	DESVANTAGENS
Alginato	Derivado de algas; forma um gel ao entrar em contato com o exsudato; disponível em películas e filmes	Úlcera com grande quantidade de exsudação	Altamente absorvente; propriedade hemostática; sem necessidade de trocas frequentes	Pode ressecar feridas por ser altamente absorvente; necessita de curativo para fixação; difícil remoção se houver ressecamento do produto
Filme transparente	Membrana de poliuretano com camada adesiva	Úlceras iniciais; para úlceras avançadas, usar somente se houver pouca exsudação	Forma barreira mecânica; causa autólise do tecido necrótico; mantém o meio úmido; troca a cada 3-5 dias; cobertura secundária para outros curativos; permite visualização da ferida	Não absorve exsudato; não adere a peles oleosas; pode lesar a pele se for retirado de maneira inadequada

REFERÊNCIAS

Abbade, LPF. Afecções ulcerosas. In: Belda Junior W, Di Chiacchio N, Criado PR. Tratado de dermatologia. São Paulo: Atheneu; 2014. p. 803-30.

Abbade LPF, Lastória S. Abordagem de pacientes com úlcera da perna de etiologia venosa. An Bras Dermatol. 2006;81(6):509-22.

Alavi A, Sibbald RG, Phillips TJ, Miller OF, Margolis DJ, Marston W, et al. What's new: management of venous leg ulcers: approach to venous leg ulcers. J Am Acad Dermatol. 2016;74(4):627-40; quiz 641-2.

Bolognia JL, Jorizzo JJ, Schaffer JV. Dermatology. 3rd ed. London: Elsevier; c2012.

Cooper MA, Qazi U, Bass E, Zenilman J, Lazarus G, Valle MF, et al. Medical and surgical treatment of chronic venous ulcers. Semin Vasc Surg. 2015;28(3-4):160-4.

Hafner A, Sprecher E. Ulcers. In: Bolognia JL, Jorizzo JJ, Schaffer JV. Dermatology. 3rd ed. London: Elsevier; c2012. p. 1729-46.

Kirsner RS, Vivas AC. Lower-extremity ulcers: diagnosis and management. Br J Dermatol. 2015;173(2):379-90.

Marola S, Ferrarese A, Solej M, Enrico S, Nano M, Martino V. Management of venous ulcers: State of the art. Int J Surg. 2016;33 Suppl 1:S132-4.

Morton LM, Phillips TJ. Wound healing and treating wounds: differential diagnosis and evaluation of chronic wounds. J Am Acad Dermatol. 2016;74(4):589-605; quiz 605-6.

Powers JG, Higham C, Broussard K, Phillips TJ. Wound healing and treating wounds: Chronic wound care and management. J Am Acad Dermatol. 2016;74(4):607-25; quiz 625-6.

Rivitti EA. Afecções ulcerosas: úlceras e ulcerações. In: Rivitti EA. Manual de dermatologia clínica de Sampaio e Rivitti. São Paulo: Artes Médicas; 2014. p. 146-50.

LEITURA RECOMENDADA

Galvão ALC. O Índice Tornozelo-Braquial. Rev Soc Cardiol Est Rio Grande do Sul. 2012;20(24):1-8.

CAPÍTULO 124

URTICÁRIA

LIA PINHEIRO DANTAS
VANESSA SANTOS CUNHA
TANIA F. CESTARI

CONCEITOS ▶ A **urticária** é uma reação cutânea caracterizada por erupção súbita pruriginosa, com eritema e edema, com bordas, localização, tamanho e formatos bem-definidos e duração de poucas horas (**Figura 124.1**). Está relacionada à liberação de mediadores químicos de mastócitos na derme, sendo o principal a histamina. O edema da derme superficial é chamado de urticária, enquanto o edema da derme profunda, da hipoderme e do trato gastrintestinal é denominado **angioedema**.

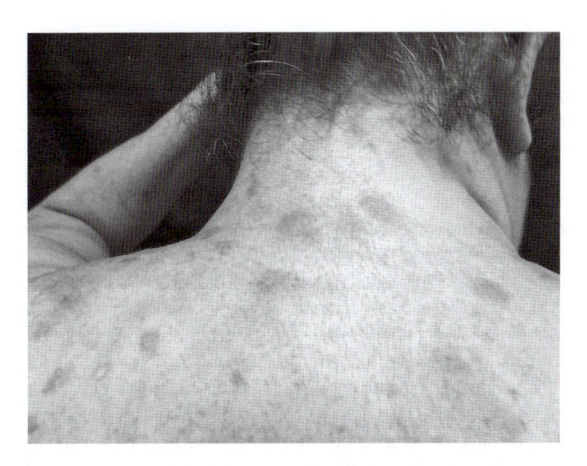

FIGURA 124.1 ▶ PLACAS URTICADAS NA REGIÃO CERVICAL POSTERIOR E NA REGIÃO TORÁCICA SUPERIOR.

ASPECTOS EPIDEMIOLÓGICOS ▶ Estima-se em 1 a 30% a chance de um indivíduo ter urticária ao longo de sua vida. A prevalência real varia de 1 a 5%. A doença tem distribuição universal e pode ocorrer em qualquer idade, sendo que o pico de incidência varia com a etiologia. É mais comum em mulheres na proporção de 2:1 nas urticárias crônicas. Angioedema hereditário é uma doença autossômica dominante e ocorre em cerca de 1 a cada 150 mil indivíduos.

CLASSIFICAÇÃO ▶ A urticária pode ser classificada de acordo com sua duração e com os fatores desencadeantes.

EM RELAÇÃO À TEMPORALIDADE ▶ A **urticária aguda** tem período de duração menor do que 6 semanas. A **urticária crônica** tem período de duração maior do que 6 semanas.

EM RELAÇÃO AOS FATORES DESENCADEANTES ▶ Na urticária espontânea, em geral, o estímulo para o desencadeamento não é identificado.

As urticárias induzidas são definidas pelo estímulo desencadeante. Incluem:

- **Urticária colinérgica:** compreende 5 a 7% das urticárias crônicas e é mais comum em jovens de 15 a 25 anos de idade. Caracteriza-se por urticas de 1 a 3 mm, muitas com halo de eritema. As lesões são muito pruriginosas e aparecem em qualquer região, exceto plantas dos pés e palmas das mãos. O quadro pode estar associado a sudorese, elevação da temperatura e, em alguns casos, a náuseas, hipersalivação, cefaleia e perturbações intestinais. Os principais desencadeantes são exercícios físicos, fatores emocionais, banhos quentes ou quadros febris. Essa forma de urticária é causada pela deficiência da inibição da acetilcolina pela colinesterase ou pelo excesso de liberação de acetilcolina pelas fibras simpáticas e parassimpáticas;

- **Urticária de pressão:** desencadeada pela pressão demorada em determinadas áreas da pele. Após 30 minutos (tipo imediata) ou após 2 a 6 horas (tipo tardia), surge placa de urtica que perdura por 6 a 48 horas;
- **Urticária de contato ao calor:** são urticas localizadas que aparecem alguns minutos após a aplicação direta de objeto quente ou aquecido. Deve-se à sensibilidade dos mediadores liberados por mastócitos ao calor. Há um tipo hereditário, em que o aparecimento das urticas é mais tardio;
- **Urticária ao frio:** as lesões localizam-se na área de exposição ao frio (tipo de contato) ou à distância (tipo reflexo). Existem formas hereditárias, de herança autossômica dominante, e podem, ainda, ser imediatas ou tardias. Em alguns casos, são associadas a alterações sorológicas (crioglobulinas, criofibrinogênio, aglutininas e hemolisinas ao frio), infecções, fenômeno de Raynaud, alterações isquêmicas, púrpuras e alergias alimentares;
- **Urticária aquagênica:** forma rara, familiar ou esporádica, em que as lesões são desencadeadas pela água. É possível que ocorra fenômeno similar ao da urticária colinérgica ou que sejam determinadas pela dispersão para a derme de antígenos solúveis em água, existentes na camada córnea;
- **Urticária solar:** as urticas surgem após exposição ao sol, que provoca o mecanismo imunológico. Nessa variante, é importante excluir reações a substâncias fotossensibilizantes, endoctantes, contactantes e outras doenças, como o lúpus eritematoso e a protoporfiria eritropoiética;
- **Dermografismo:** a lesão típica é linear, eritematoedematosa e pruriginosa, desencadeada por atrito linear sobre a pele. Pode estar reduzida nos pacientes que já estão em uso de anti-histamínicos e desaparece espontaneamente em 2 horas ou mais;
- **Urticária de contato:** é provocada pela absorção de substâncias (cosméticos, medicações, alimentos, etc.) por via tópica. As lesões aparecem 30 a 60 minutos após o contato com o agente causal e desaparecem em até 24 horas.

CAUSAS
▶ Apesar de muitos casos de urticária crônica permanecerem sem causa definida, vários fatores etiológicos têm sido relacionados ao longo da história: doenças da tireoide, pseudoalérgenos, alérgenos verdadeiros, infecção por *Helicobacter pylori*, outras infecções/infestações e autoimunidade/autorreatividade (**Quadro 124.1**).

CARACTERÍSTICAS DO COMPORTAMENTO DE PACIENTES COM URTICÁRIA
▶ A qualidade de vida dos indivíduos com urticária crônica é extremamente impactada, uma vez que sofrem com o prurido e as urticas, e apresentam fadiga causada por distúrbios do sono e efeitos colaterais das medicações utilizadas.

A urticária crônica espontânea é uma doença de alto impacto nos doentes e nos custos diretos e indiretos ao sistema de saúde, incluindo extensas implicações socioeconômicas, uma vez que retarda o retorno ao trabalho em indivíduos com vida produtiva laboral em cerca de 20 a 30% dos pacientes.

DIAGNÓSTICO E AVALIAÇÃO
▶ O diagnóstico é principalmente clínico.

QUADRO 124.1 ▶ CAUSAS MAIS COMUNS DE URTICÁRIA

Substâncias
- Devem ser consideradas todas as vias de administração
- As substâncias mais comumente implicadas são ácido acetilsalicílico, penicilinas, sulfas, sedativos, anti-inflamatórios, analgésicos, laxativos, hormônios, álcool e diuréticos

Alimentos
- Estão mais envolvidos nas urticárias agudas
- Os mais frequentes são ovos, peixes, outros frutos do mar, queijos, nozes e também os aditivos, salicilatos, ácido cítrico, azocorantes, etc.

Inalantes
- Raramente estão implicados
- Devem ser considerados: inseticidas, poeira, pólen, cosméticos, desinfetantes, desodorizantes e outros produtos voláteis

Parasitoses
- Todos os tipos de helmintos ou outros parasitos

Infecções
- Bactérias, fungos e vírus
- São exemplos: vírus das hepatites B e C, *Helicobacter pylori*, etc.

Doenças internas
- Não é frequente, mas pode ocorrer associação com lúpus eritematoso sistêmico, linfomas, leucemias, neoplasias viscerais, hipertireoidismo, febre reumática, artrite reumatoide e doenças inflamatórias intestinais

Doenças da tireoide
- Tireoidite de Hashimoto e doença de Graves são associadas à urticária crônica idiopática

Agentes físicos
- Luz, calor, frio e pressão

Contactantes
- Alimentos, substâncias têxteis, pelos e saliva de animais, artrópodes, vegetais, cosméticos e antígenos em suspensão aérea

Fatores psicogênicos
- São comumente agravantes e podem ser cogitados como agentes etiológicos somente após a exclusão de outros fatores

Anormalidades genéticas
- Existem fortes evidências de que há predisposição genética para desenvolver urticária crônica

Autoimune/autorreativa
- Considerada uma doença autoimune em cerca de 50% dos casos de urticária crônica pela presença de autoanticorpos circulantes

A urtica tem três características típicas: (1) edema central de tamanho variável, quase sempre rodeado por um eritema reflexo; (2) associação com prurido e, às vezes, sensação de queimadura; e (3) natureza efêmera, com a pele retornando à sua aparência normal geralmente em 1 a 24 horas.

O angioedema é definido por súbito e pronunciado edema da derme profunda e do tecido subcutâneo; dor mais frequente que prurido; frequente envolvimento das membranas mucosas; e resolução do quadro em cerca de 72 horas, mais demorada que no caso das urticas.

É importante também avaliar a intensidade e a atividade da doença, o que pode ser feito por meio de um **questionário** validado que estima a gravidade das urticas e do prurido (Tabela 124.1). Atualmente, utiliza-se o escore somado em 7 dias consecutivos (UAS7, escore de 0 a 42 pontos).

TABELA 124.1 ▶ AVALIAÇÃO DA GRAVIDADE DAS URTICAS E DO PRURIDO

ESCORE*	URTICAS	PRURIDO
0	Nenhuma urtica	Nenhum prurido
1	Leve (< 20 urticas/24 horas)	Leve
2	Moderada (21-50 urticas/24 horas)	Moderada
3	Grave (> 50 urticas/24 horas ou grandes áreas confluentes de urticas)	Intensa

*Soma de escores (urtica + prurido) = (0-6).
Fonte: Adaptada de Zuberbier e colaboradores.

A **anamnese** e o **exame físico** são as ferramentas mais importantes para o diagnóstico de urticária. A **investigação laboratorial** das urticárias deve ser guiada pela apresentação clínica. Exames são desnecessários para as urticárias agudas.

Recomenda-se solicitar hemograma, velocidade de hemossedimentação ou proteína C-reativa como investigação inicial nos casos de urticária crônica espontânea. Caso não respondam adequadamente ao tratamento inicial, complementar a investigação com provas tireoidianas, autoanticorpos, investigação de doenças infecciosas, teste do soro autólogo, dieta livre de pseudoalérgenos por 3 semanas e quaisquer outros com base na história clínica do paciente.

A realização de **biópsia** de pele é essencial na suspeita de urticária-vasculite, que geralmente persiste por mais de 24 horas no mesmo local, deixando lesão residual hipercrômica ou de cor purpúrica – embora isso nem sempre ocorra –, e também nos casos refratários ao tratamento com anti-histamínicos, principalmente para afastar outras doenças que possam se apresentar com lesões urticariformes.

TRATAMENTO ▶ O tratamento da urticária deve ser realizado considerando dois princípios básicos: (1) afastamento de possíveis desencadeadores e (2) tratamento farmacológico sintomático.

Para atingir o resultado esperado no tratamento da urticária crônica, é importante fazer o paciente entender a necessidade de tratamento contínuo, visto que se trata de doença crônica, porém com a peculiar diferença de que tende a entrar em remissão ao longo do tempo.

A recomendação de tratamento para urticária crônica está representada na **Figura 124.2**. Os anti-histamínicos de segunda geração mais utilizados estão exemplificados na **Tabela 124.2**.

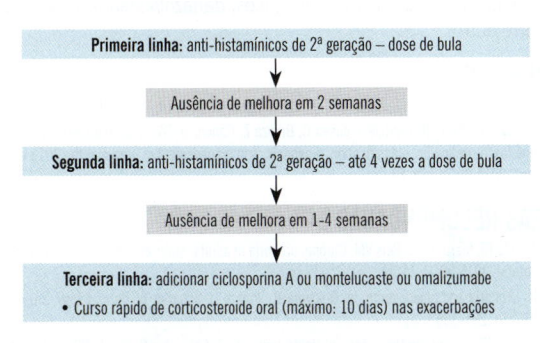

Primeira linha: anti-histamínicos de 2ª geração – dose de bula

↓

Ausência de melhora em 2 semanas

↓

Segunda linha: anti-histamínicos de 2ª geração – até 4 vezes a dose de bula

↓

Ausência de melhora em 1-4 semanas

↓

Terceira linha: adicionar ciclosporina A ou montelucaste ou omalizumabe
- Curso rápido de corticosteroide oral (máximo: 10 dias) nas exacerbações

FIGURA 124.2 ▶ ALGORITMO DE TRATAMENTO PARA URTICÁRIA CRÔNICA.
Fonte: Adaptada de Zuberbier e colaboradores.

TABELA 124.2 ▶ ANTI-HISTAMÍNICOS MAIS UTILIZADOS NO TRATAMENTO DA URTICÁRIA (DOSE DE BULA)

ANTI-HISTAMÍNICOS NÃO SEDANTES (2ª GERAÇÃO)	POSOLOGIA (VO) – ADULTOS	POSOLOGIA (VO) – CRIANÇAS
Loratadina	10 mg/dia, 1 ×/dia	2-6 anos: 2,5 mg, 1 ×/dia
Desloratadina	5 mg/dia, 1 ×/dia	6 meses-1 ano: 1 mg, 1 ×/dia 1-6 anos: 1,25 mg, 1 ×/dia 6-12 anos: 2,5 mg, 1 ×/dia
Fexofenadina	180 mg/dia, 1 ×/dia	6 meses-2 anos: 2,5 mL, 12/12 horas 2-11 anos: 5 mg, 12/12 horas
Cetirizina	10 mg/dia, 1 ×/dia	2-6 anos: 2,5 mg, 2 ×/dia 6-12 anos: 5 mg, 2 ×/dia
Ebastina	60 mg/dia, 1 ×/dia	2-6 anos: 2,5 mg, 1 ×/dia 6-12 anos: 5 mg, 1 ×/dia
Rupatadina	10 mg/dia, 1 ×/dia	Não tem

VO, via oral.
Fonte: Adaptada de Mion e colaboradores.

Há vários estudos de fármacos alternativos para o tratamento da urticária crônica, seja em forma combinada com anti-histamínicos ou em monoterapia, porém, em geral, com baixa evidência científica. São exemplos: cetotifeno, montelucaste, varfarina, nifedipino, ácido tranexâmico, colchicina, dapsona, sulfassalazina, metotrexato, plasmaférese, imunoglobulina intravenosa, hidroxicloroquina, agentes biológicos, danazol/estanozolol e ciclofosfamida, entre outros.

REFERÊNCIAS ▶

Mion O, Di Francesco RC, Amato FS, Sakai APC. Rinite alérgica. RBM. 2014;71(12):86-94.

Zuberbier T, Aberer W, Asero R, Bindslev-Jensen C, Brzoza Z, Canonica GW, et al. The EAACI/GA(2) LEN/EDF/WAO Guideline for the definition, classification, diagnosis, and management of urticaria: the 2013 revision and update. Allergy. 2014;69(7):868-87.

LEITURAS RECOMENDADAS ▶

Criado PR, Criado RF, Maruta CW, Reis VM. Chronic urticaria in adults: state-of-the-art in the new millennium. An Bras Dermatol. 2015;90(1):74-89.

Grattan CEH. Urticaria and angioedema. In: Bolognia JL, Jorizzo JJ, Schaffer JV. Dermatology. 3rd ed. London: Elsevier; c2012. p. 291-306.

Jardim RF, Criado PRC. Erupções Urticadas. In: Belda Junior W, Di Chiacchio N, Criado PR. Tratado de dermatologia. 2. ed. São Paulo: Ateneu; 2014. p. 369-95.

O'Donnell BF. Urticaria: impact on quality of life and economic cost. Immunol Allergy Clin North Am. 2014;34(1):89-104.

Peroni A, Colato C, Zanoni G, Girolomoni G. Urticarial lesions: if not urticaria, what else? The differential diagnosis of urticaria: part II. Systemic diseases. J Am Acad Dermatol. 2010;62(4):557-70; quiz 571-2.

CAPÍTULO 125

VARIZES DE MEMBROS INFERIORES

LUIZ FRANCISCO COSTA

CONCEITOS E ASPECTOS EPIDEMIOLÓGICOS ▶ Para que o sangue circule normalmente pelo corpo, são necessárias quatro condições:

1. Bomba – o coração;
2. Diferença de pressão (áreas de alta e baixa pressão);
3. "Bomba venosa" – os músculos da panturrilha;
4. Veia normal com válvulas intactas.

As veias do corpo desempenham papel importante na circulação, carregando o sangue de várias partes de volta ao coração, fenômeno conhecido como **retorno venoso**.

As veias saudáveis das pernas possuem válvulas que, ao funcionar junto com a bomba muscular da panturrilha, direcionam o fluxo sanguíneo periférico para o coração.

A **insuficiência venosa** desenvolve-se quando as válvulas param de funcionar corretamente, permitindo que parte do sangue reflua. Ocorre, portanto, um **refluxo venoso**.

Se a insuficiência venosa não for tratada, os sintomas podem piorar com o tempo. Com o envelhecimento, problemas podem ocorrer nas veias e causar várias complicações.

Dados estatísticos mostram que 1 a cada 3 norte-americanos com mais de 45 anos tem algum tipo de doença venosa.

Os primeiros sintomas por vezes parecem menores, mas, se não valorizados, podem tornar-se muito importantes com o passar do tempo.

A **insuficiência venosa crônica** (**IVC**) é uma condição clínica relacionada ou causada pelas veias que se tornam doentes. A doença venosa crônica varia da incompetência assintomática das válvulas venosas às varizes, com ou sem alterações cutâneas e úlceras venosas. A IVC tem considerável morbidade, e seu tratamento inclui elevados custos. Ela engloba um amplo espectro de anormalidades:

- Morfológicas (i.e., dilatação venosa);
- Funcionais (p. ex., refluxo venoso de longa duração).

Essas anormalidades podem ou não ser sintomáticas. Os fatores que determinam a progressão de uma forma leve para uma forma grave da doença são desconhecidos.

As anormalidades da IVC incluem as veias varicosas, as telangiectasias, as veias reticulares, as varizes, o edema e a dor nas pernas, as alterações cutâneas na perna, as úlceras de perna, a flebite e as más-formações venosas. As **Figuras 125.1** a **125.5** mostram algumas dessas anormalidades.

Telangiectasias e veias reticulares são veias intradérmicas e subdérmicas dilatadas. As varizes são veias subcutâneas dilatadas, alongadas e tortuosas.

A prevalência dos sintomas e sinais clínicos depende da presença de refluxo venoso. As telangiectasias são muito prevalentes (50-60%). As veias varicosas estão presentes em um terço da população geral.

A incidência da IVC aumenta com a idade.

CLASSIFICAÇÃO E CAUSAS DA INSUFICIÊNCIA VENOSA CRÔNICA ▶

A classificação internacional CEAP (classificação clínica, classificação etiológica, classificação anatômica, classificação fisiopatológica [do inglês *clinical signs*, *etiology*, *anatomic distribution*, *pathophysiology*]) foi criada para melhor caracterizar a etiologia da IVC.

A classificação etiológica da CEAP para a IVC é a seguinte:

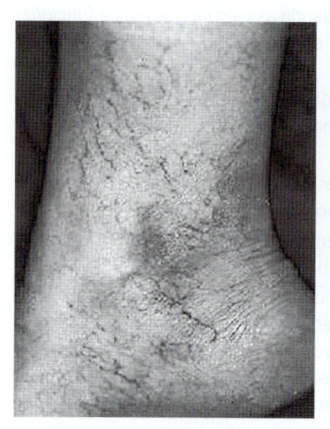

FIGURA 125.1 ▶ TELANGIECTASIA.

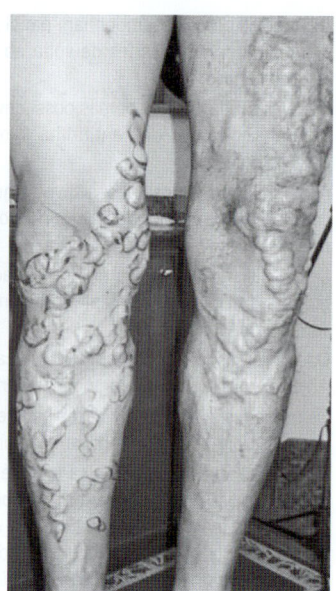

FIGURA 125.2 ▶ VARIZES.

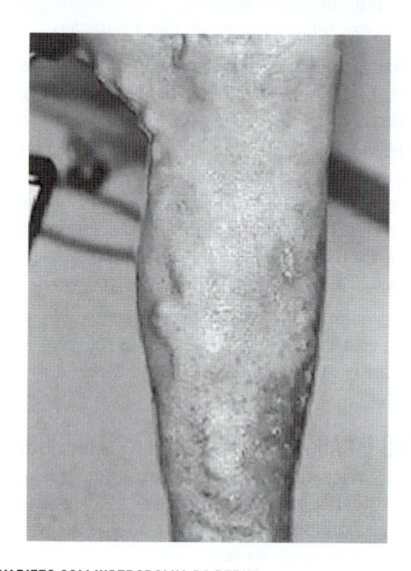

FIGURA 125.3 ▶ VARIZES COM HIPERCROMIA DA PERNA.

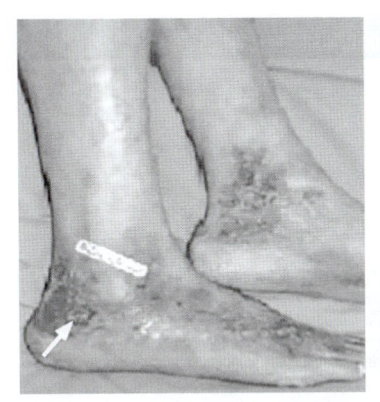

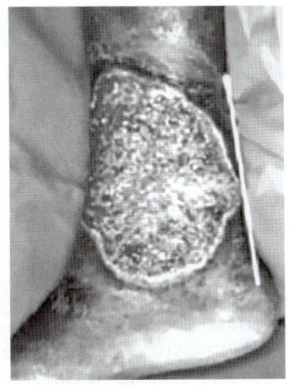

FIGURA 125.4 ▶ INSUFICIÊNCIA VENOSA CRÔNICA: PRESENÇA DE EDEMA, ALTERAÇÕES CUTÂNEAS OU ULCERAÇÃO.

FIGURA 125.5 ▶ INSUFICIÊNCIA VENOSA CRÔNICA: ÚLCERA VENOSA.

- **Congênita (Ec):** presentes desde o nascimento ou na infância (p. ex., síndrome de Klippel-Trenaunay);
- **Primária (Ep):** a maioria dos casos ocorre geralmente devido a refluxo valvular envolvendo as veias safenas ou seus ramos;
- **Secundária (Es):** desenvolvem-se como consequência de outra patologia (trombose venosa profunda ou trauma);
- **Etiologia não especificada (En)**.

FISIOPATOLOGIA ▶ A **hipertensão venosa** que se desenvolve no membro inferior é decorrente de diversos fatores associados ou não, como:

- Função inadequada da bomba muscular da panturrilha;
- Válvulas venosas insuficientes;
- Trombose ou obstrução venosa.

A hipertensão venosa que ocorre na IVC determina uma sequência de alterações anatômicas, fisiológicas e histológicas, levando à dilatação venosa, a alterações tróficas da pele e a úlceras.

A **lipodermatoesclerose** e a **pigmentação** ocorrem devido à estase venosa crônica que causa hipertensão capilar. Elas são determinadas da seguinte maneira:

- Extravasamento de hemácias → coloração por hemossiderina → pigmentação;
- Extravasamento de fibrinogênio e leucócitos → inflamação crônica e fibrose do tecido subcutâneo → lipodermatoesclerose.

SINTOMAS E SINAIS DA INSUFICIÊNCIA VENOSA

▶ Os sintomas e sinais da insuficiência venosa são apresentados no **Quadro 125.1**.

QUADRO 125.1 ▶ SINTOMAS E SINAIS DA INSUFICIÊNCIA VENOSA

Sintomas
- Varizes
- Dor
- Edema
- Cãibras
- Sensação de peso ou cansaço
- Feridas

Sinais
- Telangiectasias
- Veias reticulares
- Alterações cutâneas: lipodermatoesclerose, hiperpigmentação, úlceras
- Edema: unilateral ou bilateral
- Edema (afastar origem não venosa)
- Assimetria: medidas da circunferência de tornozelos, panturrilhas e coxas
- Má-formações venosas
- A ausência de insuficiência arterial aponta fortemente para insuficiência venosa

Fonte: Langer e colaboradores; Caggiati e colaboradores.

DIAGNÓSTICO E AVALIAÇÃO ▶

DIAGNÓSTICO DIFERENCIAL ▶ O diagnóstico diferencial da IVC pode ser feito com linfangite, linfedema (**Figura 125.6**), erisipela, trombose venosa profunda, eritema nodoso ou lipodistrofia (comum no uso de antivirais).

INVESTIGAÇÃO ▶ A avaliação por imagem do sistema venoso profundo e superficial é feita por ultrassonografia com Doppler colorido (**Figura 125.7**), o qual poderá:

- Mostrar os sistemas superficial e profundo;
- Avaliar se há sistema venoso pérvio;
- Indicar o calibre e a tortuosidade dos vasos;
- Avaliar a competência (ausência ou não de refluxo);
- Demonstrar a presença de fluxo reverso na veia femoral.

TRATAMENTO ▶

TRATAMENTO CLÍNICO ▶ O tratamento conservador pode ser aplicado em todos os pacientes com varizes e IVC. Fazem parte dessa conduta:

- **Elevação de perna, exercício e terapia de compressão:** os objetivos são diminuir o edema, comprimir as veias dilatadas, reduzir a inflamação e melhorar o transporte de oxigênio para a pele e os tecidos subcutâneos;
- **Agentes tópicos dermatológicos:** atenuam as alterações tróficas na pele (dermatite de estase);
- **Manejo da ferida e compressão (meias, bandagem) da úlcera venosa.**

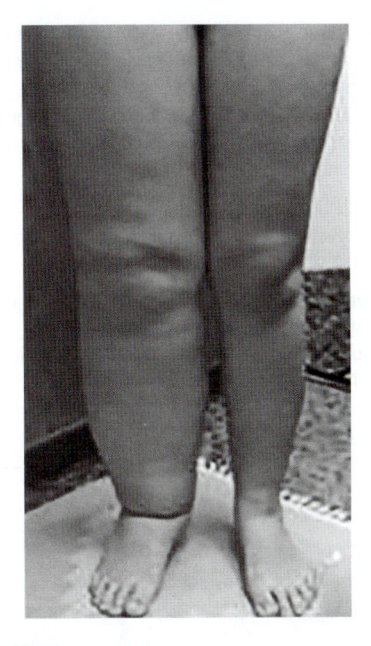

FIGURA 125.6 ▶ **LINFEDEMA.**
Fonte: Langer e colaboradores; Caggiati e colaboradores.

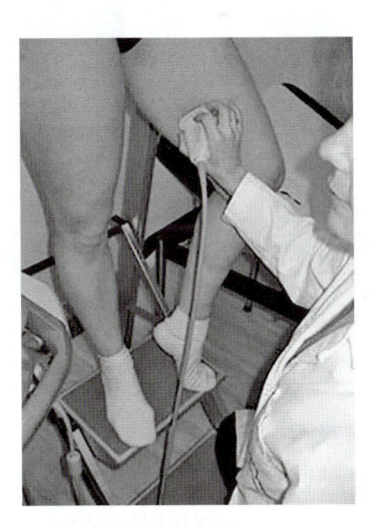

FIGURA 125.7 ▶ **ULTRASSONOGRAFIA COM DOPPLER COLORIDO.**
Fonte: Rutherford e colaboradores; Kahn e colaboradores.

A terapia de compressão elástica requer o uso de meias elásticas ou bandagens desenvolvidas para dar suporte às veias e aumentar o retorno venoso nos membros inferiores.

Pacientes com veias varicosas sintomáticas (p. ex., dor, prurido) podem beneficiar-se de um período inicial de tratamento conservador antes de realizar um procedimento cirúrgico.

TRATAMENTO CIRÚRGICO ▶ A escolha do método de intervenção para o tratamento das varizes depende do tamanho das veias, da sua localização e da presença ou da ausência de refluxo venoso. As opções são:

- **Cirurgia convencional**, que consiste em excisão da veia safena e das colaterais dilatadas (**Figura 125.8**);
- **Procedimentos minimamente invasivos**, como ablação por *laser* ou radiofrequência, escleroterapia por espuma.

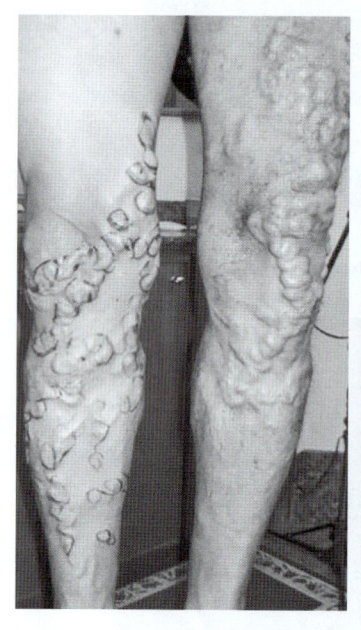

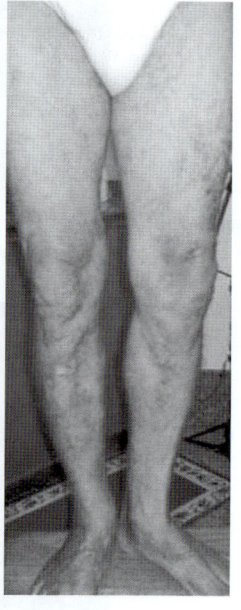

FIGURA 125.8 ▶ **PRÉ E PÓS-OPERATÓRIO DE CIRURGIA DE VARIZES.**
Fonte: Gauw e colaboradores.

REFERÊNCIAS ▶

Caggiati A, Bergan JJ, Gloviczki P, et al. Nomenclature of the veins of the lower limbs: an international interdisciplinary consensus statement. J Vasc Surg 2002; 36:416.

Eklöf B, Rutherford RB, Bergan JJ, et al. Revision of the CEAP classification for chronic venous disorders: consensus statement. J Vasc Surg 2004; 40:1248.

Gauw SA, Lawson JA, van Vlijmen-van Keulen CJ, et al. Five-year follow-up of a randomized, controlled trial comparing saphenofemoral ligation and stripping of the great saphenous vein with endovenous laser ablation (980 nm) using local tumescent anesthesia. J Vasc Surg 2016; 63:420.

Kahn SR, Partsch H, Vedantham S, et al. Definition of post-thrombotic syndrome of the leg for use in clinical investigations: a recommendation for standardization. J Thromb Haemost 2009; 7:879.

Langer RD, Ho E, Denenberg JO, et al. Relationships between symptoms and venous disease: the San Diego population study. Arch Intern Med 2005; 165:1420.

Presti C, Miranda Jr F. Projeto Diretrizes SBACV - Insuficiência Venosa Crônica Diagnóstico e Tratamento. [Internet]. São Paulo: Sociedade Brasileira de Angiologia e de Cirurgia Vascular; 2015 [capturado em 2 maio 2018]. Disponível em: http://www.sbacv.com.br/lib/media/pdf/diretrizes/insuficiencia-venosa-cronica.pdf

Rutherford RB, Padberg FT Jr, Comerota AJ, et al. Venous severity scoring: An adjunct to venous outcome assessment. J Vasc Surg 2000; 31:1307.

Vasquez MA, Rabe E, McLafferty RB, et al. Revision of the venous clinical severity score: venous outcomes consensus statement: special communication of the American Venous Forum Ad Hoc Outcomes Working Group. J Vasc Surg 2010; 52:1387.

LEITURAS RECOMENDADAS ▶

Kimmel HM, Robin AL. An evidence-based algorithm for treating venous leg ulcers utilizing the cochrane database of systematic reviews. Wounds. 2013;25(9):242-50.

O'Donnell TF Jr, Passman MA, Marston WA, Ennis WJ, Dalsing M, Kistner RL, et al. Management of venous leg ulcers: clinical practice guidelines of the Society for Vascular Surgery ® and the American Venous Forum. J Vasc Surg. 2014;60(2 Suppl):3S-59S.

Phillips T, Stanton B, Provan A, Lew R. A study of the impact of leg ulcers on quality of life: financial, social, and psychologic implications. J Am Acad Dermatol. 1994;31(1):49-53.

Rice JB, Desai U, Cummings AK, Birnbaum HG, Skornicki M, Parsons N. Burden of venous leg ulcers in the United States. J Med Econ. 2014;17(5):347-56.

Valencia IC, Falabella A, Kirsner RS, Eaglstein WH. Chronic venous insufficiency and venous leg ulceration. J Am Acad Dermatol. 2001;44(3):401-21; quiz 422-4.

CAPÍTULO 126

XEROSE

ARIANE SILVA BASTOS GELLER
LETÍCIA KRAUSE SCHENATO BISCH
RENAN RANGEL BONAMIGO

CONCEITO ▶ **Xerose** é uma alteração cutânea comum que se apresenta como pele ressecada, áspera e descamativa. Também chamada de xerodermia ou asteatose, afeta pessoas de diferentes tipos de pele e idade e várias áreas do corpo.

ASPECTOS EPIDEMIOLÓGICOS
▶ A prevalência de xerose aumenta com a idade e, provavelmente, ocorre em todos os indivíduos com idade superior a 60 anos, sendo o envelhecimento sua causa mais comum. Possui distribuição universal, afetando um pouco mais os homens que as mulheres.

FATORES ASSOCIADOS
▶ Fatores exógenos e endógenos (**Quadros 126.1 e 126.2**, respectivamente) podem contribuir para o aparecimento ou para a piora da xerose.

QUADRO 126.1 ▶ FATORES EXÓGENOS ASSOCIADOS À XEROSE

- Ar ambiente seco e/ou frio (ar-condicionado, estação de inverno, condições do deserto)
- Uso de detergentes ou sabões com alto poder adstringente
- Banhos excessivos, demorados e/ou quentes

QUADRO 126.2 ▶ FATORES ENDÓGENOS ASSOCIADOS À XEROSE

- Envelhecimento
- Climatério/menopausa
- Doenças cutâneas: ictiose, dermatite atópica, psoríase
- Doenças sistêmicas: desnutrição, insuficiência renal crônica/hemodiálise, neoplasias (doença de Hodgkin, linfomas), doenças infecciosas (HIV/Aids), endócrinas (tireoidite, hipotireoidismo)
- Medicamentos: retinoides (isotretinoína), clofazimina, alopurinol, cimetidina, hipolipemiantes (estatinas), diuréticos, butirofenonas e seus derivados – haloperidol, risperidona e domperidona

Aids, síndrome da imunodeficiência adquirida (do inglês *acquired immunodeficiency syndrome*); HIV, vírus da imunodeficiência humana (do inglês *human immunodeficiency virus*).

ETIOPATOGENIA
▶ Três alterações importantes no estrato córneo estão presentes na pele xerótica:

1. **Diminuição da síntese do fator de hidratação natural (NFM, do inglês *natural moisturizing factor*):** é a mais importante das alterações, pois há redução da capacidade de o estrato córneo ligar-se à água. O NFM consiste em uma mistura higroscópica de aminoácidos, ureia, lactato e sais inorgânicos;
2. **Decréscimo de ceramidas e outros lipídeos do estrato córneo:** as ceramidas são os principais lipídeos intercelulares (contabilizam 40-50% dos lipídeos da camada córnea) e são combinações de ácidos graxos com colesterol. Essas modificações causam aumento da permeabilidade do estrato córneo;
3. **Deficiência de aquaporinas:** as aquaporinas são canais d'água que permitem rápida movimentação da água e pequenos solutos, como glicerol e ureia, entre os queratinócitos da epiderme. Esses canais de transporte estão reduzidos na pele envelhecida e na pele xerótica.

Em consequência, o estrato córneo desseca-se, perdendo sua flexibilidade, o que resulta na formação de pequenas rachaduras e torna a superfície cutânea opaca, áspera e descamada.

MANIFESTAÇÕES CLÍNICAS ▶ As manifestações mais comuns da xerose são a pele seca e a formação de escamas finas. Se o envolvimento for mais grave, o estrato córneo desidratado se contrai e quebra, assemelhando-se a um rendilhado. O aspecto é comparado a um leito seco de rio, daí o nome eczema asteatótico ou craquelê.

As áreas de predileção da xerose são as superfícies de pele das extremidades dos membros, como face anterior das pernas e dorso das mãos e dos antebraços, mas pode haver distribuição difusa.

Quando suave, a xerose é assintomática, mas se intensa, pode associar-se a prurido e sensação de picadas. Esses sintomas são causados pela estimulação direta das fibras nervosas cutâneas da pele com barreira alterada, podendo, ainda, somar-se à inflamação ocasionada por citocinas pró-inflamatórias propiciadas por fatores mecânicos (ato de coçar, friccionar) ou por contato da pele com substâncias irritativas ou sensibilizantes (sabonetes perfumados, géis de banho, etc.).

As **Figuras 126.1** a **126.3** apresentam exemplos de pele xerótica.

DIAGNÓSTICO E AVALIAÇÃO ▶ Em geral, o diagnóstico é firmado pelas manifestações clínicas.

Na maioria dos pacientes, não são necessários exames complementares para a elucidação diagnóstica, a não ser nos casos refratários, em que se deve investigar alguma doença sistêmica que cursar com xerose.

A parte mais importante da avaliação é a **anamnese** detalhada, incluindo história familiar de xerose e informações sobre cuidados com a pele (utilização de sabões, frequência de banhos, uso de hidratantes). A **biópsia** de

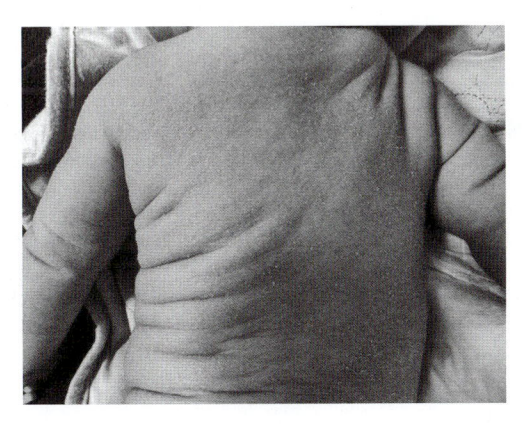

FIGURA 126.1 ▶ PELE XERÓTICA NA DERMATITE ATÓPICA.

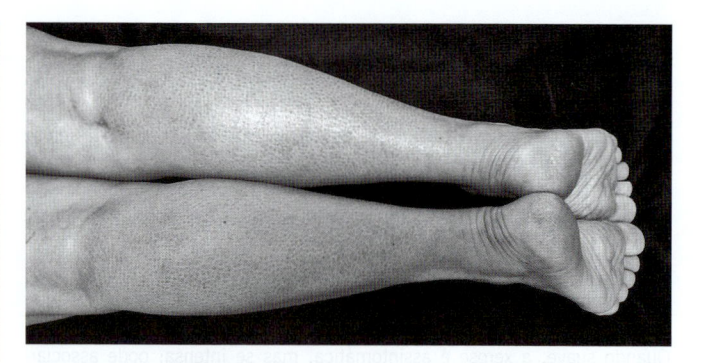

FIGURA 126.2 ▶ PELE XERÓTICA NA ICTIOSE.

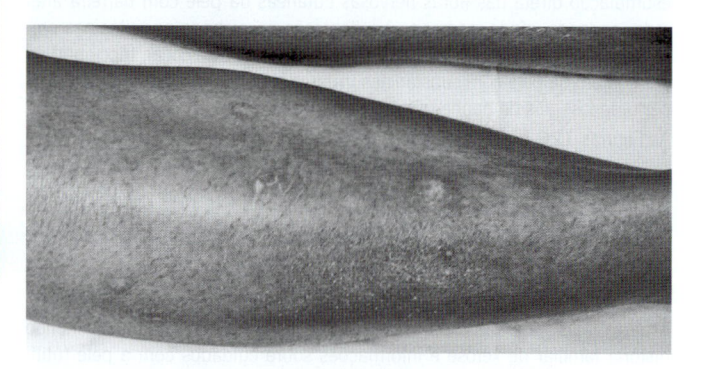

FIGURA 126.3 ▶ PELE XERÓTICA POR USO DE ISOTRETINOÍNA.

pele não é um exame de rotina na investigação dos casos de xerose, mas pode ser utilizada nos raros casos com suspeita de doença linfoproliferativa (especialmente linfomas T em fases iniciais).

TRATAMENTO ▶ O objetivo do tratamento é prevenir a perda excessiva de água da pele e repor a água já perdida. Sendo assim, o controle ou a eliminação dos fatores que agravam a pele seca e a aplicação regular de cremes emolientes ou loções hidratantes contendo ureia ou preparados tópicos com ácido láctico ou lactato de amônia reduzem o prurido e melhoram o aspecto da pele. O momento ideal para hidratar a pele é imediatamente após o banho. É prudente tomar banho somente 1 vez ao dia, com água morna, e evitar fricção com sabões.

REFERÊNCIA ▶

White-Chu EF, Reddy M. Dry skin in the elderly: complexities of a common problem. Clin Dermatol. 2011;29(1):37-42.

LEITURAS RECOMENDADAS

Pons-Guiraud A. Dry skin in dermatology: a complex physiopathology. J Eur Acad Dermatol Venereol. 2007;21 Suppl 2:1-4.

Ramos-e-Silva M, Boza JC, Cestari TF. Effects of age (neonates and elderly) on skin barrier function. Clin Dermatol. 2012;30(3):274-6.

Reider N, Fritsch PO. Other eczematous eruptions. In: Bolognia JL, Jorizzo JJ, Schaffer JV. Dermatology. 3rd ed. London: Elsevier; c2012. p. 221-2.

Weber TM, Kausch M, Rippke F, Schoelermann AM, Filbry AW. Treatment of xerosis with a topical formulation containing glyceryl glucoside, natural moisturizing factors, and ceramide. J Clin Aesthet Dermatol. 2012;5(8):29-39.

CAPÍTULO 127

XEROSTOMIA

KONRADO MASSING DEUTSCH
JORDANA BALBINOT
SADY SELAIMEN DA COSTA

CONCEITOS

A **xerostomia** é definida como a sensação subjetiva de boca seca.

Hipossalivação, por sua vez, é o achado objetivo de diminuição da produção de saliva estimulada ($\leq$ 0,5-0,7 mL/min) ou não estimulada ($\leq$ 0,1 mL/min).

ASPECTOS EPIDEMIOLÓGICOS

A prevalência de xerostomia na população geral é de cerca de 20% e pode ser ainda maior entre idosos e pacientes institucionalizados. Curiosamente, pacientes com queixa de xerostomia muitas vezes não demonstram nenhum sinal objetivo de hipossalivação, e seus sintomas podem ser secundários a alterações qualitativas na composição da saliva.

MECANISMOS FISIOPATOLÓGICOS

Sendo uma das substâncias mais versáteis e multifuncionais produzidas no organismo, a saliva possui importância crítica na preservação da saúde bucal e na qualidade de vida dos indivíduos. Um adulto produz, em média, 800 a 1.500 mL de saliva por dia. Essa substância é produzida, em sua maioria, pelas glândulas salivares maiores (parótidas, submandibulares e sublinguais), sendo também secretada por centenas de glândulas salivares menores distribuídas em toda a cavidade oral.

O fluxo de saliva é regulado pelo sistema nervoso autonômico, principalmente por receptores muscarínicos M3. A estimulação simpática é encarregada da excreção do componente seroso da saliva (produzido pela glândula parótida e pela glândula submandibular, de caráter viscoso), enquanto o componente mucoso é de responsabilidade da estimulação parassimpática (produzido pela glândula submandibular, pela glândula sublingual e por glândulas salivares menores, de aspecto fluido).

A saliva é um fluido hipotônico em relação ao plasma, e é composta por 99% de água e 1% de sais minerais e proteínas. As mucinas salivares possuem a propriedade de capturar água, atuando como agente lubrificante que protege a mucosa oral dos traumas mecânicos e facilita a deglutição. Já os sais minerais (sódio, potássio, cálcio, bicarbonato, fosfato, zinco, magnésio, entre outros) são responsáveis pelo gradiente osmótico gerador do fluxo de saliva e também pela manutenção do pH da boca próximo ao neutro (6,0-7,0). Esses íons, principalmente o bicarbonato e o fosfato, estabilizam o pH e limitam a desmineralização dos dentes causada por bactérias e alimentos.

CAUSAS ▶ Diversas condições médicas podem causar xerostomia, visto que a saliva excretada é resultado de um complexo processo que envolve hormônios, sais minerais, proteínas e imunoglobulinas (**Quadro 127.1**).

QUADRO 127.1 ▶ CAUSAS DE XEROSTOMIA

- Medicamentos
- Síndrome de Sjögren primária
- Síndrome de Sjögren secundária
- Radioterapia
- Hepatite crônica
- HIV
- Aids
- Transplante de medula óssea
- Doença do enxerto contra hospedeiro
- Hemodiálise
- Ansiedade/depressão
- Diabetes tipos 1 ou 2

Aids, síndrome da imunodeficiência adquirida (do inglês *acquired immunodeficiency syndrome*); HIV, vírus da imunodeficiência humana (do inglês *human immunodeficiency virus*).
Fonte: Adaptado de Guggenheimer e Moore.

A **síndrome de Sjögren** é uma doença autoimune que causa destruição progressiva do parênquima salivar. É mais frequente em mulheres, e seu surgimento beira os 40 a 50 anos. Pode ser primária (cursa apenas com xerostomia e xeroftalmia) ou secundária a outras condições reumatológicas (como artrite reumatoide, lúpus, entre outras). O diagnóstico da síndrome de Sjögren pode ser realizado pela biópsia de glândula salivar menor (lábio inferior) que evidencia agregado focal de linfócitos (T CD4), plasmócitos e macrófagos.

A **radioterapia** é o tratamento comumente empregado nos casos de neoplasias de cabeça e pescoço, tendo como sequela mais frequentemente referida pelos pacientes a xerostomia. Os efeitos da radiação ionizante sobre as glândulas salivares maiores e menores ocorrem de maneira aguda e tardia: inicialmente, o tratamento radioterápico causa mucosite, disfagia, eritema e descamação da mucosa oral, e, tardiamente, ocorre atrofia das glândulas salivares, que se tornam não funcionais e fibróticas.

A etiologia mais comum de xerostomia e hipossalivação é relacionada ao **uso de medicamentos**. Mais de 400 fármacos podem causar xerostomia, e 80% dos fármacos mais comumente prescritos já foram relacionados à hipossalivação. O risco de xerostomia aumenta em pacientes que fazem uso de polifarmácia, principalmente em idosos, devido ao efeito sinérgico dos fármacos xerogênicos, sendo dose/tempo-dependente. A **Tabela 127.1** reúne as medicamentos frequentemente relacionados à xerostomia.

TABELA 127.1 ▶ PRINCIPAIS MEDICAMENTOS RELACIONADAS À XEROSTOMIA

CLASSIFICAÇÃO	CATEGORIA	MEDICAÇÃO
Agentes sedativos	BZDs	Alprazolam, diazepam, lorazepam, oxazepam, triazolam
Anti-histamínicos	Primeira geração	Dexclorfeniramina, hidroxizina, meclizina, prometazina
	Segunda geração	Cetirizina, desloratadina, fexofenadina, levocetirizina, loratadina
Antiparkinsonianos	Vários	Amantadina, benzatropina, bromocriptina, carbidopa, entacapona, levodopa, pramipexol, rasagilina, ropinirol, selegilina, triexifenidil
Anti-hipertensivos	α-Agonistas	Clonidina, metildopa
	β-Bloqueadores	Atenolol, bisoprolol, carvedilol, metoprolol, propranolol
	Diurético	Furosemida
	Bloqueadores dos canais de cálcio	Anlodipino, diltiazem, nifedipino, verapamil
	Inibidores da ECA	Captopril, enalapril, lisinopril
Antidepressivos	ISRSs	Fluoxetina, escitalopram, sertralina, paroxetina, citalopram
	Antidepressivos atípicos	Bupropiona, duloxetina, venlafaxina, mirtazapina, trazodona
	ADTs	Amitriptilina, clomipramina, imipramina, nortriptilina

ADTs, antidepressivos tricíclicos; BZDs, benzodiazepínicos; ECA, enzima conversora da angiotensina; ISRSs, inibidores seletivos da recaptação da serotonina.
Fonte: Adaptada de Turner.

CARACTERÍSTICAS DO COMPORTAMENTO DE PACIENTES COM XEROSTOMIA

A disfunção quantitativa ou qualitativa da saliva é responsável por grande prejuízo na qualidade de vida dos pacientes. Ao exame físico, a mucosa oral apresenta-se pálida e corrugada, com ulcerações em alguns casos. Já a língua pode apresentar aspecto liso e hiperemiado, com diminuição das papilas, ou aparência corrugada. Infecções fúngicas, como candidíase, e/ou bacterianas, como cáries, tornam-se complicações frequentes e debilitantes para esses indivíduos.

Sintomas como sensação de boca seca, ardência oral, diminuição do paladar, desconforto para falar, dificuldade de deglutição, recusa alimentar, retenção de alimentos na boca e dificuldade na utilização de próteses são algumas das queixas mais frequentes desses pacientes. A xerostomia está frequentemente associada à disfagia, que é a dificuldade no processo de deglutição. A diminuição da saliva provoca dificuldades de mastigação, prejuízo no preparo do bolo alimentar e atraso no início da deglutição. Além do desconforto durante a alimentação, o paciente apresenta risco para complicações nutricionais, psicoemocionais e do seu estado de saúde geral, aos quais os profissionais de saúde devem estar atentos.

DIAGNÓSTICO E AVALIAÇÃO

Ao deparar-se com um paciente que apresenta queixa de "boca seca", o médico deve realizar **exame físico** e **anamnese** detalhada em busca das possíveis causas dessa condição. Alguns aspectos a serem investigados incluem a história clínica atual e pregressa, o uso crônico de medicamentos ou o uso de novos fármacos concomitantemente ao surgimento da xerostomia. Caso haja suspeita de doenças sistêmicas, quando indicados, podem ser solicitados **exames laboratoriais**, **exames de imagem** ou **biópsia**.

Há controvérsias na literatura em relação à mensuração quantitativa da saliva. Inúmeros métodos podem ser empregados (saliva estimulada ou não estimulada, saliva global ou saliva de glândula salivar isolada), porém, os valores de referência não são padronizados. Caracteriza-se hipossalivação, consideravelmente, como um fluxo salivar não estimulado ou estimulado, inferior a 0,1 mL/min ou 0,7 mL/min, respectivamente. A xerostomia aparece apenas após redução de 50% dos valores supracitados.

Tendo em vista que a xerostomia, por definição, é uma condição subjetiva, não há exame objetivo que confirme seu diagnóstico. Sendo assim, algumas ferramentas foram desenvolvidas para auxiliar o médico na avaliação desses pacientes. Fox e colaboradores avaliaram o desempenho de diferentes **perguntas** como preditivos de xerostomia e concluíram que uma resposta afirmativa a quatro questões, as quais estão ilustradas no **Quadro 127.2**, possui grande correlação com a presença de xerostomia. Sreebny e Valdini, por sua vez, concluíram que a resposta "sim" à pergunta "Você sente a sua boca seca?" possui sensibilidade de 93%, especificidade de 68%, valor preditivo negativo de 98% e valor preditivo positivo de 54% para presença de hipossalivação. Ademais, no manejo do paciente com xerostomia, o médico

> **QUADRO 127.2 ▶ PERGUNTAS VALIDADAS PREDITIVAS DA HIPOFUNÇÃO DA GLÂNDULA SALIVAR**
>
> - Você utiliza líquidos para auxiliar na deglutição de alimentos secos?
> - Você sente sua boca seca durante qualquer refeição?
> - Você tem dificuldade para engolir algum alimento?
> - A quantidade de saliva em sua boca parece ser muito grande, muito pequena, ou você não notou esse aspecto?
>
> Fonte: Adaptado de Fox e colaboradores.

pode lançar mão da **escala análogo-visual**, na tentativa de mensurar o efeito de suas intervenções sobre os sintomas do paciente.

A saliva é um marcador de saúde e as queixas relacionadas à xerostomia devem ser valorizadas.

Os medicamentos são a principal causa desse sintoma, por isso é necessário verificar a real necessidade dos fármacos que o paciente utiliza, principalmente nos casos de polifarmácia.

A xerostomia é debilitante para o paciente, e suas complicações estão diretamente ligadas a prejuízos na qualidade de vida, sendo seu manejo um desafio para o médico e para a equipe assistente.

Por ocasionar déficits em diversos aspectos da saúde do paciente, um olhar interdisciplinar é necessário para o atendimento completo e eficaz do paciente com xerostomia.

TRATAMENTO ▶ Diversas estratégias têm sido desenvolvidas para o manejo da xerostomia com o intuito de aliviar o desconforto, reduzir seus sintomas e/ou aumentar o fluxo de saliva. Intervenções como beber pequenos goles de água ao longo do dia e durante as refeições, utilizar gomas de mascar sem açúcar, substâncias substitutas da saliva (saliva artificial), hidratantes da mucosa oral, lubrificantes em forma de géis, enxaguantes e pastas dentifrícias são indicadas e estão disponíveis comercialmente, porém, seus efeitos ocorrem apenas em curto prazo.

Caso o paciente ainda possua tecido glandular funcional, pode ser indicada a estimulação mastigatória e gustativa e o uso de sialogogos sistêmicos.

A acupuntura é uma técnica que tem evidenciado resultados na diminuição da ocorrência e da gravidade da xerostomia. Outra alternativa envolve a indicação de pilocarpina (agente parassimpaticomimético que estimula os receptores colinérgicos na superfície das células acinares) na dose de 5 mg 3 ×/dia. Todavia, muitos pacientes não toleram seu uso em longo prazo devido aos efeitos adversos, sendo necessários ajustes nas doses. Os efeitos adversos desse medicamento incluem sudorese, vasodilatação cutânea, náuseas, vômitos, diarreia, hipotensão, bradicardia e alterações visuais, sendo contraindicada em pacientes com glaucoma de ângulo fechado, doença pulmonar crônica, asma e doença cardiovascular.

Acompanhamentos e orientações interdisciplinares são fundamentais para um atendimento mais completo para as necessidades dos pacientes com xerostomia. Com o intuito de evitar cáries, deve-se adotar a estratégia de visitas regulares ao dentista, para orientações de higiene oral e uso de flúor tópico. Ainda, caso o paciente utilize próteses dentárias, são necessárias orientações para evitar possíveis dores ou incômodo. Ademais, a avaliação e o acompanhamento fonoaudiológico são indispensáveis, sobretudo nos casos com suspeita de alterações no processo de deglutição decorrentes da xerostomia, os quais podem provocar declínio no quadro de saúde geral do paciente. Além disso, são necessárias orientações acerca de alimentos que sejam seguros para consumo, que não gerem desconforto ao paciente e que estimulem a produção salivar, quando há a possibilidade.

REFERÊNCIAS ▶

Dubner R, Sessle BJ, Story AT. The neural basis of oral and facial function. New York: Plenum Press; 1978.

Fox PC, Busch KA, Baum BJ. Subjective reports of xerostomia and objective measures of salivary gland performance. J Am Dent Assoc. 1987;115(4):581-4.

Fox PC, van der Ven PF, Sonies BC, Weiffenbach JM, Baum BJ. Xerostomia: evaluation of a symptom with increasing significance. J Am Dent Assoc. 1985;110(4):519-25.

Guggenheimer J, Moore PA. Xerostomia: etiology, recognition and treatment. J Am Dent Assoc. 2003;134(1):61-9; quiz 118-9.

Hopcraft MS, Tan C. Xerostomia: an update for clinicians. Aust Dent J. 2010;55(3):238-44; quiz 353.

Jensen SB, Vissink A. Salivary gland dysfunction and xerostomia in Sjogren's syndrome. Oral Maxillofac Surg Clin North Am. 2014;26(1):35-53.

Meng Z, Kay Garcia M, Hu C, Chiang J, Chambers M, Rosenthal DI, et al. Sham-controlled, randomised, feasibility trial of acupuncture for prevention of radiation-induced xerostomia among patients with nasopharyngeal carcinoma. Eur J Cancer. 2012;48(11):1692-9.

Morales-Bozo I, Rojas G, Ortega-Pinto A, Espinoza I, Soto L, Plaza A, et al. Evaluation of the efficacy of two mouthrinses formulated for the relief of xerostomia of diverse origin in adult subjects. Gerodontology. 2012;29(2):e1103-12.

Mravak-Stipetić M. Xerostomia: diagnostics and treatment. Rad 514 Medical Sciences. 2012;38:69-91.

Nieuw Amerongen AV, Veerman EC. Current therapies for xerostomia and salivary gland hypofunction associated with cancer therapies. Support Care Cancer. 2003;11(4):226-31.

Orellana MF, Lagravère MO, Boychuk DG, Major PW, Flores-Mir C. Prevalence of xerostomia in population-based samples: a systematic review. J Public Health Dent. 2006;66(2):152-8.

Pedersen AM, Bardow A, Jensen SB, Nauntofte B. Saliva and gastrointestinal functions of taste, mastication, swallowing and digestion. Oral Dis. 2002;8(3):117-29.

Platteaux N, Dirix P, Dejaeger E, Nuyts S. Dysphagia in head and neck cancer patients treated with chemoradiotherapy. Dysphagia. 2010;25(2):139-52.

Sreebny LM, Valdini A. Xerostomia. Part I: Relationship to other oral symptoms and salivary gland hypofunction. Oral Surg Oral Med Oral Pathol. 1988;66(4):451-8.

Sreebny LM, Vissink A. Dry mouth: the malevolent symptom: a clinical guide. Ames: Wiley-Blackwell; 2010.

Turner MD. Hyposalivation and xerostomia: etiology, complications, and medical management. Dent Clin North Am. 2016;60(2):435-43.

van der Putten GJ, Brand HS, Schols JM, de Baat C. The diagnostic suitability of a xerostomia questionnaire and the association between xerostomia, hyposalivation and medication use in a group of nursing home residents. Clin Oral Investig. 2011;15(2):185-92.

Villa A, Connell CL, Abati S. Diagnosis and management of xerostomia and hyposalivation. Ther Clin Risk Manag. 2014;11:45-51.

CAPÍTULO 128

ZUMBIDO

LETÍCIA SCHMIDT ROSITO
JOÃO AUGUSTO POLESI BERGAMASCHI
JEFFERSON ANDRÉ BAUER

CONCEITO ▶ O **zumbido** é classicamente conceituado como a percepção de som nas orelhas e/ou na cabeça, na ausência de estímulo sonoro externo. Pode ser caracterizado como um **barulho** que é singular a cada pessoa, semelhante a ruído da chuva, apito, barulho de cachoeira, chiado, entre outros.

Além da característica, a intensidade do zumbido também é bastante variada, podendo ser audível durante qualquer atividade ou apenas em ambiente silencioso.

ASPECTOS EPIDEMIOLÓGICOS ▶ O zumbido corresponde a uma das queixas mais frequentes, afetando cerca de 17% da população geral, com aumento da prevalência para 33% nas pessoas acima dos 65 anos de idade. Apesar disso, a maior parte dos pacientes com zumbido não se sente incomodada pela sua presença, sendo que apenas um quarto deles sente grande desconforto, o que motiva procura por assistência médica. Somente em 1 a 3% dos pacientes a repercussão do zumbido na qualidade de vida pode ser significativa, havendo associação com depressão e até mesmo risco de suicídio. De maneira geral, a condição mais associada a esse sintoma é a perda auditiva, a qual está presente em 80 a 90% dos pacientes com zumbido crônico.

FISIOPATOGÊNESE ▶ Na grande maioria dos casos, o zumbido é induzido por eventos anormais na cóclea, ou seja, a partir da diminuição do estímulo e da aferência auditiva ao córtex cerebral. No entanto, após esse gatilho, são os mecanismos centrais os responsáveis pela manutenção. Sendo assim, a opinião mais prevalente é de que o zumbido seja uma consequência perceptual de padrões de atividade neural alterados e gerados na via auditiva central, após dano em estruturas periféricas. Além disso, a percepção e o incômodo relacionado à sua presença apresentam forte ligação com o sistema límbico e o sistema nervoso autônomo.

CLASSIFICAÇÃO ▶ Didaticamente, os zumbidos são divididos em pulsáteis ou não pulsáteis:

- **Não pulsáteis:** são os zumbidos mais frequentes na prática clínica diária (80-95%). Fundamentalmente, são gerados pelo próprio sistema auditivo, e podem ter origem otológica, cardiovascular, metabólica, farmacológica,

neurológica e psicogênica. São percebidos como ruídos contínuos, do tipo chiado ou apito;
- **Pulsáteis:** são também chamados de zumbidos rítmicos, e correspondem a menos de 10% dos casos. São gerados no sistema para-auditivo, e podem ter origem muscular, vascular, por disfunção da tuba auditiva e por algumas alterações em orelha média. São percebidos, na maioria das vezes, como "batimentos do coração".

Os zumbidos também podem ser classificados como **contínuos** ou **intermitentes**.

CAUSAS ▶ As causas dos zumbidos são apresentadas no **Quadro 128.1**.

QUADRO 128.1 ▶ CAUSAS DOS ZUMBIDOS

Zumbido não pulsátil
- Trauma acústico
- Perda auditiva induzida pelo ruído
- Alterações de orelha média (otite média com efusão, otite média crônica, otosclerose)
- Ototoxicidade
- Presbiacusia
- Doença de Ménière ou hidropsia endolinfática
- Distúrbios do metabolismo da glicose
- Dislipidemias
- Alterações da função da tireoide (hipotireoidismo)
- Alterações hormonais (gravidez, menopausa)
- Alterações medicamentosas (anti-inflamatórios, antibióticos, anticoncepcionais orais, antimaláricos, antidepressivos tricíclicos, diuréticos, etc.)
- Doenças autoimunes
- Alterações microvasculares
- Disfunção da articulação temporomandibular
- Schwanoma vestibular (**Figura 128.1**)
- Esclerose múltipla
- Neurossífilis

Zumbido pulsátil de origem não vascular
- Anemia
- Tuba patente
- Alterações de orelha média (otite média com efusão, otosclerose)
- Mioclonia dos músculos da orelha média e do palato mole
- Hipertensão intracraniana benigna

Zumbido pulsátil de origem vascular
- Más-formações arteriovenosas
- Fístula arteriovenosa
- Aterosclerose da carótida
- Aneurisma da carótida interna
- Alça vascular
- Hipertensão arterial sistêmica
- *Hum* venoso
- Paraganglioma (glomo) timpânico, jugular ou jugulotimpânico (**Figura 128.2**)

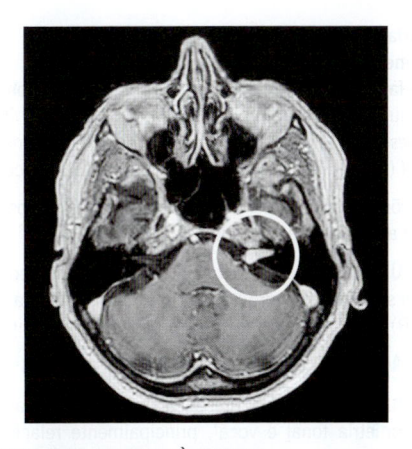

FIGURA 128.1 ▶ SCHWANOMA VESTIBULAR À ESQUERDA.

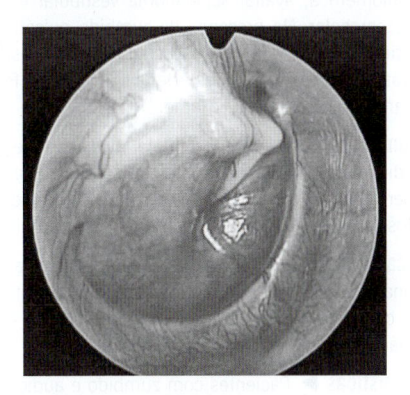

FIGURA 128.2 ▶ PARAGANGLIOMA/GLOMO TIMPÂNICO.

DAIGNÓSTICO E AVALIAÇÃO ▶

O principal objetivo da avaliação do paciente com zumbido é o diagnóstico diferencial entre alterações benignas – por exemplo, perda auditiva, mioclonias – passíveis de tratamento e/ou aconselhamento e seguimento, e doenças com repercussões graves para o paciente, como tumores retrococleares e vasculares, doenças autoimunes e neurológicas.

AVALIAÇÃO INICIAL ▶ Todos os pacientes com queixa de zumbido devem ter uma avalição inicial que contemple:

- **Anamnese completa:** sempre questionar comorbidades e medicamentos em uso;
- **Exame otorrinolaringológico completo:** deve incluir acumetria com diapasão de 512 Hz;

- **Audiometria tonal e vocal**;
- **Imitanciometria** como avaliação inicial;
- **Avaliação laboratorial** também costuma ser realizada como protocolo de rotina, incluindo hemograma, perfil lipídico, VDRL (do inglês *Venereal Disease Research Laboratory*), velocidade de hemossedimentação (VHS), tireotrofina (TSH), tireoxina (T4) livre, vitamina B_{12}, glicemia de jejum.

Demais avaliações ou exames complementares são realizados na suspeita de outra condição associada ou causadora do zumbido.

EXAMES ADICIONAIS ▶ Na suspeita de doença imunomediada da orelha interna, podem ser realizadas provas imunológicas – proteína C-reativa, fator reumatoide (FR), fator antinuclear (FAN) e pesquisa de complementos.

EXAMES DE IMAGEM ▶

Ressonância magnética ▶ Na presença de hipoacusia assimétrica verificada na audiometria tonal e vocal, principalmente relacionada à queda na discriminação da fala, ou na presença de zumbido unilateral sem compatibilidade audiométrica, avaliar schwanoma vestibular e outros tumores de ângulo pontocerebelar. Na presença de zumbido pulsátil, avaliar tumor glômico jugulotimpânico (geralmente associado à lesão vascular na orelha média) ou outras alterações vasculares arteriais e venosas. Pode-se solicitar que se realize angiografia durante o exame.

Tomografia computadorizada ▶ É útil na avaliação de traumatismos, doenças osteodistróficas do osso temporal (doença de Paget, osteogênese imperfeita) e perdas auditivas condutivas ou mistas (otite média crônica, colesteatoma, otosclerose) e na procura de alterações anatômicas congênitas.

Potencial evocado auditivo ▶ Na presença de hipoacusia assimétrica na audiometria tonal e vocal ou na presença de zumbido unilateral com audiometria normal, com reconhecimento de fala preservado ou na indisponibilidade de ressonância magnética.

Emissões otoacústicas ▶ Pacientes com zumbido e audição normal, para avaliação de dano coclear, especialmente por história de uso de ototóxicos e perda auditiva relacionada ao ruído.

Acufenometria ▶ Mede a intensidade e a frequência do zumbido no paciente. Não há correlação entre a intensidade do zumbido e o grau de incômodo do paciente, e não há relação com diagnóstico, prognóstico ou tratamento.

Pesquisa do limiar auditivo de desconforto auditivo ▶ É útil na confirmação do diagnóstico de hipersensibilidade auditiva, que parece estar associado ao zumbido em cerca de 30% dos pacientes. A presença de hipersensibilidade auditiva muda a abordagem do paciente, com indicação de terapia de habituação do zumbido.

TRATAMENTO ▶ Nos últimos anos, o tratamento do zumbido é feito, cada vez mais, com base em estudos metodologicamente adequados, aumentando o grau de evidência para tomada de decisão (**Figura 128.3**).

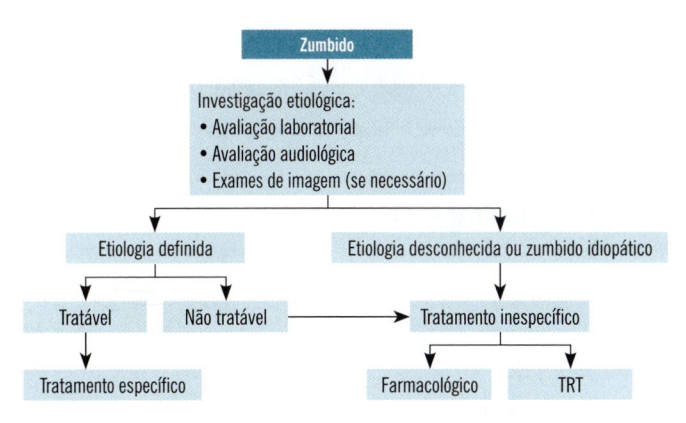

```
                    Zumbido
                       │
                       ▼
          Investigação etiológica:
          • Avaliação laboratorial
          • Avaliação audiológica
          • Exames de imagem (se necessário)
                       │
         ┌─────────────┴─────────────┐
         ▼                           ▼
   Etiologia definida      Etiologia desconhecida ou zumbido idiopático
         │                           │
    ┌────┴────┐                      ▼
    ▼         ▼                Tratamento inespecífico
 Tratável  Não tratável ──────►       │
    │                         ┌───────┴───────┐
    ▼                         ▼               ▼
Tratamento específico    Farmacológico       TRT
```

FIGURA 128.3 ▶ FLUXOGRAMA DE AVALIAÇÃO E TRATAMENTO DO ZUMBIDO.
TRT, *tinnitus retraining therapy*.

O **tratamento específico** é direcionado à causa básica do zumbido, seja tratamento cirúrgico (schwanoma vestibular, tumor glômico) ou tratamento clínico (reposição hormonal, tratamento de metabolopatias, etc.). Também podem ser utilizados aparelho de amplificação sonora individual e implante coclear para pacientes com perda auditiva.

O **tratamento sintomático** pode ser:

- **Farmacológico:** vários medicamentos podem ser utilizados no tratamento do zumbido com eficácia de cerca de 40%, muitas vezes atribuída ao efeito-placebo visto a escassez de ensaios clínicos randomizados bem-delineados que demonstrem seu real benefício. Entre elas, estão o extrato de *Ginkgo biloba* 761, a betaistina e o clonazepam. O uso de antidepressivos em pacientes com sintomas de depressão também auxilia na melhora dos sintomas;
- **Terapia de habituação (ou *tinnitus retraining therapy* [TRT]):** consiste em um tratamento em longo prazo baseado na orientação e na desmistificação de fantasias por parte do paciente em relação ao zumbido e na utilização de enriquecimento sonoro, com som neutro e de menor intensidade que o zumbido, por meio de geradores de sons binaurais, associados ou não à amplificação do som, ou outros métodos, como músicas com barulho de natureza ou de fontes sonoras;
- **Terapia cognitivo-comportamental:** geralmente realizada por psicólogo, tem o objetivo de desfocar do zumbido e associar o sintoma a situações prazerosas. Apresenta resultados muito animadores na redução da percepção e do incômodo causados pelo sintoma.

REFERÊNCIAS ▶

Fioretti A, Eibenstein A, Fusetti M. New trends in tinnitus management. Open Neurol J. 2011;5:12-7.
Han BI, Lee HW, Kim TY, Lim JS, Shin KS. Tinnitus: characteristics, causes, mechanisms, and treatments. JJ Clin Neurol. 2009;5(1):11-9.

Jastreboff PJ. Phantom auditory perception (tinnitus): mechanisms of generation and perception. Neurosci Res. 1990;8(4):221-54.

Lanting CP, de Kleine E, van Dijk P. Neural activity underlying tinnitus generation: results from PET and fMRI. Hear Res. 2009;255(1-2):1-13.

Sanchez TG, Ferrari GMS. O que é zumbido? In: Samelli AG. Zumbido: avaliação, diagnóstico e reabilitação. São Paulo: Lovise; 2004. p. 686-91.

Saunders JC. The role of central nervous system plasticity in tinnitus. J Commun Disord. 2007;40(4):313-34.

LEITURA RECOMENDADA ▶

Mondelli MFCG, Rocha AB. Correlação entre os achados audiológicos e incômodo com zumbido. Arq Int Otorrinolaringol. 2011;15(2):172-80.

ÍNDICE

Números de página seguidos de f referem-se a figuras, q a quadros e t a tabelas.
Números de página em negrito referem-se à principal discussão sobre o verbete.

A

Abscesso peritonsilar, 284
Abscesso retrofaríngeo, 284
Acidente vascular cerebral, 221
Acalásia, 227
Actigrafia, 542
Afasia, **1**-12, 27
Afasia de Broca, 3t
Afasia de Wernicke, 3t
Aftas, **12**-19
Alopecias, **19**-26
 androgenética, 20, 22, 23, 25
 areata, 20, 23, 24, 25
 cicatricial, 22, 23, 25,b26
Alterações cognitivas, 173
Alterações da fala, **27**-31
Alterações no humor, 169q
Amenorreia, **31**-39
Angioedema, 355
Angiografia com subtração digital, 773
Angiorressonância magnética, 772
Angiotomografia computadorizada, 772
Análise do líquido pleural, 186
Análise do sedimento urinário na oligúria, 642t
Anorexia, **39**-48
Anorexia nervosa, 41, 107
Ansiedade, **48**-55, 250
Anticorpos anticitoplasma de neutrófilos, 71
Anticorpos anti-DNA nativo, 71
Anticorpos contra peptídeo citrulinado cíclico, 72
Antidepressivos, 129
 com efeitos sedativos, 545
Antígeno HLA-B27, 72
Antipsicóticos atípicos, 545, 818
Apneia do sono, **55**-68
Arritmias, 119
 durante o excesso catecolaminérgico, 653
 supraventriculares, 756
 ventriculares, 755
Arterite temporal, 294
Artralgia *versus* artrite, 69
Artrite, **69**-79
 do ombro, 311
 gonocócica, 74
 reumatoide, 76, 77t
 séptica (bacteriana não gonocócica), 72
Artropatia induzida por cristais, 74
Artrose, 317
Ascite, **80**-85
Asteríxis, **85**-88
Ataxia(s), **89**-98
 cerebelares autossômicas dominantes, 92
 cerebelares autossômicas recessivas, 95
 de Friedreich, 95
 de Machado-Joseph, 92
 episódicas, 94
 espástica autossômica recessiva de Charlevoix-Saguenay, 96
 espinocerebelar tipo 2, 93
 imunomediadas, 97
 ligadas ao cromossomo X, 96
 por causas tóxicas, 97
 por deficiência de vitamina E, 95
Atrofia de múltiplos sistemas, 97
Ausculta cardíaca dinâmica, 768
Autoanticorpos, pesquisa de 71
Avaliação de nistagmo, 789
Avaliação do líquido pleural, 190t-193t
AVC, 221

B

Babinski, **98**-105 *ver também* Sinal de Babinski
Baixo peso no adulto, **105**-111
Baqueteamento digital, 144
Benzodiazepínicos, 545
BI-RADS, classificação, 601
Blefarite, 636
Bloqueio atrioventricular, 120
 de primeiro grau, 117, 118, 118f, 121
 de segundo grau Mobitz I, 118, 118f
 de segundo grau Mobitz II, 118, 118f
 de terceiro grau, 118, 119f
Bloqueio sinoatrial de primeiro grau, 118, 118f
Bócio, **111**-116
Borderline, 809
Bradiarritmias, 756

Bradicardia, **116**-122
  sinusal, 117, 117f, 119, 120, 121
Bursite, 305, 311, 319

C

Cãibras, **122**-125
Calorões ou fogachos, **125**-130
Canaliculite, 636
Candidíase, 161, 163
Caquexia, 107, 357
Cardiomegalia, **131**-136
Cardioversão elétrica, 785t
Cefaleia, **136**-142
Cefaleia em salvas (*cluster headache*), 293
Ceratite, 635
Chikungunya, 75
Cianose, **143**-146
Cirurgia
  bariátrica, 66
  da VAS, 66
  maxilofacial, 66
Cisto branquial, 568
Cisto dermoide, 569
Cisto tireoglosso, 568
Claudicação intermitente, **146**-152
Climatério, 125
Clônus, 679
Complemento total e frações, 71
Comprometimento cognitivo, 165
Conjuntivite, 630
Comprometimento cognitivo, 165
Convulsão, **152**-157
Coreia(s) e balismos, 256
  de Sydenham, 257
  infecciosas, 257
  metabólicas/endocrinológicas, 257
  senil, 260
  vascular, 258
Corrimento uretral, **157**-160
Corrimento vaginal, **160**-164
Complemento total e frações, 71
Crise epiléptica, 152
Crises tônico-clônicas bilaterais, 156
Critérios de *light*, 187q

D

Dacriocistite, 636
Deficiência de hormônio do crescimento, 471
Deficiência de iodo, 112
Degeneração cerebelar alcoólica, 96
Demência, **165**, 167
Demências e distúrbios cognitivos, 165-175
Dengue e zika, 75
Depressão, **175**-183

bipolar, 818
periparto, 179, 181
Dermatite atópica, 345, 346f, 734
Dermatite de estase, 347, 349f
Dermatite ocre, 567
Dermografismo, 836
Derrame pleural, **183**-194
Derrame parapneumônico, 189, 194
Desnutrição crônica, 107
Diabetes melito, 41
Diário do sono, 542
Diarreia, **195**-201
  aguda, 195, 199
  crônica, 195, 197, 199q, 201
  infecciosa, 196t
Diminuição da libido, **202**-211
Diminuição da libido nas mulheres, 205
Diplopia, **211**, 214, 218, 222
Disfagia e odinofagia, **223**-227
Disfonia, 6, 27, **228**-232
Disfunção erétil, **233**-240
Dispepsia, **240**-245
Dispneia, **245**-251
Dissecção aórtica, 339
Distonias, 260
Distrofias musculares, 577, 578t
Distúrbios da junção neuromuscular, 29
Distúrbios do movimento, **251**-263
Disúria, **263**-269
Disartria, 6, 27
Doença arterial periférica, 124
Doença coronariana, 119
Doença de Graves, 115
Doença de Kawasaki, 285
Doença do nó sinusal, 119
Doença do refluxo gastresofágico e suas complicações, 227, 340
Doença glomerular, 493
Doença sexualmente transmissível (DST), 265, 266f
Doença venosa crônica, 124
Dor abdominal, **269**-276
  sinal de Blumberg, 273
  sinal de Rovsing, 275f
  sinal do obturador, 273, 274f
  sinal do psoas, 273, 274f
Dor cervical, **276**-282
Dor de garganta, **283**-289
Dor facial, **289**-296
Dor lombar, **296**-303
Dor no joelho, **303**-309
Dor no ombro, **309**-316
Dor no quadril, **316**-325
Dor óssea, **326**-332
Dor torácica, **332**-341

E

Eczemas, **341**-352
 de contato, 343
 disidrótico, 348, 349f
 do mamilo, 346f
 numular, 347, 348f
 seborreico/dermatite seborreica, 350
Edema, **352**-356
Efélides, 566
Eflúvio telógeno, 21, 21q, 23, 25
Eletroconvulsoterapia, 817, 818
Emagrecimento, **356**-362
Embolia pulmonar, 339
Enurese, **362**-370
Enurese noturna, 533
Epiglotite, 284
Epilepsia, 152
Episclerite, 633
Episódios maníacos/hipomaníacos, 818
Epistaxe, **370**-381
Eritema nodoso, 663
Erosão da córnea, 634
Escabiose, 733
Escala de Ferriman-Gallwey para hirsutismo, 517f
Escala de sonolência de Epworth, 59q-60q
Escala isquêmica de Hachinski, 170t
Escarlatina, 402
Esclerite, 633
Escore CHA_2DS_2-VASC, 440t
Escore de incontinência fecal da Cleveland Clinic, 529t
Escore HAS-BLED, 440t
Escore *STOP-Bang*, 58q-59q
Esplenomegalia, **382**-392
Esquizoide, 809
Esquizotípico, 809
Estomatite aftosa, 14t
 recorrente, 18q
Estresse, **392**-399
Etilismo, 570
Exame comum de urina, 494
Exame de fundo de olho, 449
Exantemas, **400**-403
Extrassístoles, **403**-411
Exsudatos duros, 455f, 457f

F

Fadiga, **411**-421
Fala, alterações da, 27-31
Faringite por refluxo laringofaríngeo, 285
Faringite psicogênica, 285
Faringotonsilite aguda por EBHGA, 288t
Faringotonsilite irritativa, 285
Fator antinuclear, 71
Fator reumatoide, 72
Febre, **421**-427
 aguda, 422
 crônica, 423
 de origem obscura, **427**-435
 intermitente, 423
 persistente, 423
 recorrente, 423
 remitente, 423
 subaguda, 422
 sustentada ou contínua, 423
Fenótipos da apneia do sono, 56
Fibrilação atrial, **436**-442
Fibromialgia, **442**-448
Fitofotodermatose, 567
Fogachos, 125-130
Fotocoagulação dos ductos salivares, 749
Fundo de olho, **448**-461

G

Gagueira, 6, 27
Galactorreia, **461**-469
Ganho de peso, **469**-473
Garganta dor, 283
Gasometria arterial, 144
Gastroparesia, 243
Glaucoma, 294
 agudo de ângulo fechado, 636
Glossite, **473**-478
Gota, 74

H

Halitose, **478**-484
Handgrip (preensão isométrica), 769
Hanseníase, 565
Hemácias dismórficas, 489f
Hematêmese e melena, **484**-487
Hematúria, **487**-497
Hemiparesia, 676
Hemorragia subconjuntival, 633
Hepatite viral, 75
Hepatomegalia, **498**-501
Hérnia inguinal, **502**-507
Herpes simples, 557
Herpes-zóster, 557
Herpes-zóster oftálmico, 292
Herpes-zóster *oticus*, 648
Hifema, 635
Higiene do sono, 543q
Hiperaldosteronismo primário, 354
Hiperbilirrubinemia conjugada ou mista, 522, 523q, 524f
Hiperbilirrubinemia não conjugada, 522, 522q, 524f
Hipercalcemia, 40

Hipermelanoses, 566
Hiperpigmentação por fármacos ou agentes químicos, 567
Hiperpigmentação pós-inflamatória, 567
Hiperpirexia, 427
Hiperplasia suprarrenal congênita, 518
Hipertensão arterial sistêmica, 707
Hipertensão renovascular, 762t
Hipertermia, 427
Hipertireoidismo, 40, 470
Hipocratismo digital, **507**-510
 tilt-test, 512, 515
Hipoestrogenismo, 37
Hipomelanoses, 564
Hipotensão ortostática, **510**-516, 750, 755
Hipotireoidismo e hipertireoidismo, 113t
Hirsutismo, **516**-521

I

Icterícia, **521**-527
 gestacional, 523
 no paciente crítico, 524
Impetigo, 547, 557
Implante de prótese, 239
Incontinência fecal, **527**-532
Incontinência urinária, **533**-537
Índice de massa corporal (IMC), 614
Índice proteinúria/creatininúria e proteinúria de 24 horas, 727
Índice tornozelo-braquial, 149
Índice urinário no diagnóstico diferencial da oligúria, 642t
Infecção do trato urinário, 265, 493
Infecção pelo HIV, 41
Infecções virais, 75
Injeção de toxina botulínica, 749
Insônia, **537**-546
Insuficiência
 suprarrenal, 40, 40q
 venosa crônica, 841, 843f

L

Lamotrigina, 819
Lentigo maligno, 566
Lentigos ou lentigo simples, 566
Lesão,
 de cerebelo, 29
 de trato corticospinal, 28
 do nervo facial (NC VII), 28
 do nervo glossofaríngeo (NC IX), 28
 do nervo hipoglosso (NC XII), 28
 do nervo vago (NC X), 28
 vesicobolhosa, **546**-558
Libido, diminuição da, **202**-211
Linfadenite viral, 569

Linfadenopatia, **558**-563
 cervical, 561
 generalizada, 562
Linfedema, 845f
Linfomas, 569
Linfonodos antecubitais, 562
 axilares, 562
 epitrocleares, 562
 escalenos, 562
 inguinais, 562
 supraclaviculares, 562
Língua
 fissurada, 474, 475f
 geográfica, 473, 474f
 pilosa, 476, 476f
Linguagem, 1
Líquido pleural, avaliação do, 190t-193t
Litíase urinária, 493
Lítio, 818
Lúpus eritematoso sistêmico, 77
Luto complicado, 178, 179t
 patológico, 181
Luxação da articulação acromioclavicular, 310
do ombro, 312

M

Magreza constitucional, 107
Manchas na pele, **564**-567
Manobra
 de Dix-Hallpike 592, 790
 de Rivero-Carvallo (inspiração profunda), 769
 de valsalva, 768
 semiológica, 769t
 vagais, 120
Manometria esofágica, 226
Massas cervicais, **568**-573
Mastite periductal, 466
Melanose solar, 566
Melasma, 566
Melatonina, 545
Menopausa, 208
Mialgia por estatina, 124
Mialgias, **573**-581
Miastenia grave, 219
Miniexame do estado mental, 169q
Mioclonia(s), 254
 primária epiléptica, 255
 primária essencial, 255
 primária fisiológica, 255
 secundária, 255
Miocardiopatia hipertrófica, 119
Miopatias
 associadas a fármacos, 574
 endócrinas, 575, 576q
 metabólicas primárias, 576, 577q

Migrânea, 137
Mixedema, 354
Monitorização ambulatorial da pressão arterial, 712
   na medida domiciliar, 712
Monoartrites, 72
Monoparesia, 676
Mutismo, 27

N

Náuseas e vômitos, **581**-589
Neoplasias malignas, 39
Neuralgia do trigêmeo, 289
Neuralgia glossofaríngea, 293
Neurinomas do trigêmeo, 292
Neuropatia periférica, 124
Nistagmo, **589**-593
   central, 591
   congênito, 591
   fisiológico, 590
   induzido por substâncias, 591
   ocular adquirido, 591
   vestibular, 591
Noctúria, **593**-597
Nódulo
   de mama, **598**-603
   das glândulas salivares, 569
   de tireoide, 569, **603**-607
   pulmonar solitário, **607**-613

O

Obesidade, 471, **613**-617
Obstrução nasal, **618**-624
Odinofagia e disfagia, **223**-227
Oftalmoscopia, 450f
Oftalmoscópio direto, 450f
Olho, 625-637
   seco, **625**-629
   vermelho, **630**-637
Oligúria, **637**-644
   índice urinário no diagnóstico diferencial da oligúria, 642t
Osteoartrite, 76
Osteomielite, 314
   aguda, 327
   crônica, 327
Osteoporose, 326
Otalgia, **645**-651
Otite
   barotraumática, 648
   externa, 645
   externa maligna, 645
   média aguda, 647, 672, 647f
Ovários policísticos, 470
Oximetria de pulso, 144

P

Palpitações, **651**-655
Pânico, **655**-661
Paniculite, **661**-670
   da esclerodermia (morfeia profunda), 663
   infecciosa, 665
   lobular idiopática, 666
   vasculite nodular (eritema indurado de Bazin), 668
Papiledema, 460f
Paralisia
   de Bell, 671
   facial, **670**-675
      traumática, 672
      de origem central, 671
      de origem periférica, 671
Paraparesia, 676
Paresia, **675**-684
Parestesia, **684**-689
Parvovírus b19, 75
Pausa sinusal, 117, 117f
Pediculose, 734
Pênfigo foliáceo, 557
   induzido por fármacos, 557
   paraneoplásico, 557
   vulgar, 557
Penfigoide bolhoso, 557
Perda auditiva, **689**-697
Perda de peso, 65
Pericardite, 339
Peso
   baixo no adulto, 105-111
   ganho de, 469-473
   perda de, 65
Pesquisa de autoanticorpos, 71
PET-PET/CT 433
Petéquias, **697**-703
Pirose, **703**-70
Pitiríase alba, 565
   versicolor, 565
Plegia, 676
Pneumotórax espontâneo, 340
Poliartrite, 75
Poliarterite nodosa cutânea, 664P
Polipose nasossinusal, *ver* Rinossinusite crônica e polipose nasossinusal
Poliúria global, 595
   noturna, 595
Polissonografia, 61, 543
Porfiria cutânea tardia, 557, 558
Pressão arterial elevada, **707**-719
Prolactina, 463f
Prostatismo, 265
Proteína C-reativa, 70
Proteinúria, **720**-732

de 24 horas, 727
funcional, 722
glomerular, 722
índice proteinúria/creatininúria e proteinúria de 24 horas, 727
intermitente, 723
ortostática, 723
persistente, 723
por aumento de produção de proteínas anormais, 722
transitória idiopática, 723
tubular, 722
Prurido, **733**-735
anogenital, 734
nodular, 734
psicogênico, 734
senil, 734
Pterígio, 634
Pulso paradoxal, **736**-739
Pulsos arteriais, 150
Punção aspirativa com agulha fina, 571
Púrpuras, 700
Pústulas, **740**-746

R

Radiculopatia, 688
Reflexo de flexor normal em adultos, 100f
Ressonância magnética, 791
Rinite, 618
alérgica, 618
vasomotora, 618
medicamentosa, 618
Rinossinusite crônica e polipose nasossinusal, 620
Ronco, 57
Rubéola, 75, 401

S

Sarampo, 400
Sarcopenia, 108, 357
Saúde sexual, 202
Schwanoma vestibular à esquerda, 859f
Sialorreia, **746**-749
Sinal de
Asboe-Hansen, 547
Babinski, 101t, 103q, 104f
Chaddock, 101
Gordon, 101
hipovolemia, 641
lesão renal, 641
Nikolsky, 547
Oppenheim, 101
Rovsing, 275f
Síncope, **750**-756
cardíaca, 750, 755

reflexa, 514
situacional, 750
tilt-test, 753
vasovagal, 750, 755
Síndrome
da banda iliotibial, 306
da taquicardia postural ortostática, 514, 750
das pernas inquietas, 124
de Behçet, 286
de Lemierre, 285
de Melkersson-Rosenthal, 672
de Peutz-Jeghers, 566
de Ramsay Hunt, 295, 672
de Sjögren, 852
de Stevens-Johnson, 285
de Tolosa-hunt, 295
do desfiladeiro torácico, 315
do intestino irritável, 198q
do ressalto (*snapping hip*), 321
do seio carotídeo, 750
dos ovários policísticos, 518
paratrigeminal de Raeder, 295
Sinusite 293
Soluços, **756**-759
Sonolência diurna excessiva, 57
Sopro(s)
abdominal, **759**-764
cardíaco, **764**-770
carotídeo, **770**-774
diastólicos, 767
funcionais, 768
sistodiastólicos (contínuos), 768
sistólicos, 765
Sudorese, **774**-778
Surdez súbita, 695
Stevens-Johnson e necrólise epidérmica tóxica, 557

T

Tabagismo, 570
Tamponamento nasal anterior, 378
Tamponamento nasal posterior, 378
Taquicardia, **778**-786
Tartamudez, 27
Telangiectasia, 842f
Tendinite, 320
Terapia de restrição do sono, 544
Teste
com acetato de medroxiprogesterona, 34
de atropina, 120
da inclinação (*tilt-table test*), 791
de hipotensão postural, 790
de Tzanck, 547
do estrogênio associado a um progestogênio, 34

do músculo iliopsoas, 274f
  do obturador, 274f
Tetraparesia, 676
Tilt-test, 515,753
Tiques, 251, 252
Tireoidite
  de Hashimoto, 115
  de Riedel, 115
  pós-parto, 115
  subaguda, 115
  supurativa, 115
Tomografia computadorizada de crânio, 791
Tônus muscular, 679
Tontura e vertigem, **786**-794
Toracocentese, 186
Tosse, **794**-805
  aguda, 797t-798t
  crônica, 798t-799t
Transtorno
  bipolar, 813
  da personalidade, **805**-811
  da personalidade *borderline*, 814
  de ansiedade, 49, 50
  de ajustamento com humor deprimido, 816
  de estresse agudo, 397
  de estresse pós-traumático, 394, 397
  de pacientes com estabilidade hemodinâmica, 785
  depressivo, 813
  do humor, **812**-819
  do humor associado ao uso de substâncias, 814
  psicótico, 814
Transtornos depressivos, 175
Tratamento de pacientes com instabilidade hemodinâmica, 784
Tratamento dos transtornos depressivos, 816
Tremor,
  cerebelar, 823
  de Holmes, 823
  distônico, 823
  essencial, 821
  fisiológico exacerbado, 822
  induzido por fármacos, 823
  parkinsoniano, 822
  psicogênico, 824
Tremores, **820**-825
Tricotilomania, 22, 23, 24, 26
Trofismo muscular, 678
Tromboflebite superficial, 663
Tuberculose pleural, 194

U

Úlcera venosa, **826**-834
Úlceras aftosas, **12**
Úlceras orais recorrentes, 12, 16, 15t-17t
Ultrassonografia com doppler colorido, 845
Urticária, **734**, 834-840
  ao frio, 836
  aquagênica, 836
  colinérgica, 835
  de contato, 836
  de contato ao calor, 836
  de pressão, 836
  solar, 836

V

Vaginite atrófica, 161, 162, 164
  inflamatória descamativa, 161, 162, 164
  por *trichomonas*, 161, 162, 164
Vaginose bacteriana, 160, 161, 163
Varicela, 547, 557
Varizes, 840-847
  com hipercromia da perna, 842f
  de membros inferiores, **840**-847
  insuficiência venosa crônica, 841, 843f
Vasculite(s), 424
  nodular (eritema indurado de Bazin), 668
Velocidade de hemossedimentação, 70
Vertigem *ver* Tontura e vertigem
Vesícula, 546
Vírus da imunodeficiência humana, 75
Vitamina B_{12}, 96
Vitamina E, 129
Vitiligo, 564
Vômitos e náuseas, **581**-589
Vulvovaginites, 160, 265
  candidíase, 161
  vaginite atrófica, 162
  vaginite inflamatória descamativa, 162
  vaginite por *Trichomonas*, 162
  vaginose bacteriana, 160

X

Xerose, **847**-851
Xerostomia, **851**-856

Z

Zumbido, **857**-862
Zika, 75